ERGEBNISSE

DER CHIRURGIE UND ORTHOPÄDIE

HERAUSGEGEBEN VON

ERWIN PAYR
LEIPZIG

HERMANN KÜTTNER
BRESLAU

SECHZEHNTER BAND
REDIGIERT VON H. KÜTTNER

MIT 243 ZUM TEIL FARBIGEN TEXTABBILDUNGEN

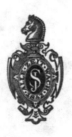

Springer-Verlag Berlin Heidelberg GmbH

ISBN 978-3-642-89370-4   ISBN 978-3-642-91226-9 (eBook)
DOI 10.1007/978-3-642-91226-9

Inhaltsverzeichnis.

I. Die intrakardiale Injektion.

Von

Karl Bachlechner-Zwickau.

Mit 7 Abbildungen.

Inhalt.

Literatur.

1. Bardeleben und Haeckel: Atlas der topographischen Anatomie des Menschen. 3. Aufl. Jena: Fischer 1904.
2. Batelli: Handbuch der gesamten medizinischen Anwendungen der Elektrizität. Bd. 1. Leipzig 1908.

3. Begouin: Soc. de biol. de Paris. Jan. 1898.
4. — Arch. clin. de Bordeaux. Jan. 1898.
5. Beumer: Infusion in den Sinus longitudinalis bei Säuglingen und über die Wirkung isovisköser Gummilösungen. Monatsschr. f. Kinderheilk., Orig. Bd. 19, 6, S. 494. 1921.
6. Bier-Braun-Kümmel: Chirurgische Operationslehre. 3. Aufl. Bd. 2.
7. Blechmann: Les épauchements du péricarde. Thèse de Paris. Nr. 172. 1913.
8. Böhm: Die Veränderungen des Herzens nach direkter transdiaphragmatischer Herzmassage. Mitt. a. d. Grenzgeb. d. Med. u. Chirurg. Bd. 27, H. 3.
9. Boruttau: Über Wiederbelebung bei Herzkammerflimmern mit besonderer Rücksicht auf Narkose und Starkstromunfälle. Dtsch. med. Wochenschr. Nr. 31, S. 849 und Therap. Monatsh. 32, S. 425. 1918.
10. — Mechanismus des Todes durch elektrischen Strom. Jahresk. f. ärztl. Fortbild. Septemberheft, S. 36. 1918 (Lit.) und Korrespbl. f. Schweiz. Ärzte. Bd. 48, S. 1356. 1918.
11. v. Brunn: Die Allgemeinnarkose. N. d. Chir. Bd. 5. 1913.
12. Büdingen: Grundzüge der Ernährungsstörungen des Herzmuskels (Kardiodystrophien) und ihrer Behandlung mit Traubenzuckerinfusionen. Dtsch. med. Wochenschr. Nr. 3, S. 64. 1919.
13. Brühl: Progr. méd. S. 478. Paris 1888.
14. Cackowicz: Über die direkte Massage zur Wiederbelebung. Arch. f. klin. Chirurg. Bd. 88, S. 917. 1909.
15. Camerer und Volkmann: Transdiaphragmaler Eingeweidevorfall bei Brustschuß. Med. Klinik. Nr. 11. 1917.
16. Coats: A case of punkture wound of the right auricle of the heart Surv. for nine days. Glasgow med. Journ. Fol. I, S. 427. 1891.
17. Corning: Lehrbuch der topographischen Anatomie. 3. Aufl. Wiesbaden: Bergmann.
18. Curschmann: Gefahren der intravenösen Strophanthintherapie. Korrespbl. f. Schweiz. Ärzte. Bd. 46, S. 1695. 1916.
19. Czèpai: Zur Frage der Adrenalinempfindlichkeit des menschlichen Organismus. Dtsch. med. Wochenschr. Nr. 33, S. 953. 1921.
20. Deneke: Die Wiederbelebung des Herzens eines Hingerichteten. Dtsch. med Wochenschr. Nr. 25, S. 1011. 1905.
21. Eppinger: Med. Klinik. Nr. 14. 1908.
22. Erlenmeyer: Über Chok und seine Behandlung im Felde. Münch. med. Wochenschrift Nr. 27, S. 986. 1916.
23. Faber: Über intravenöse Strophanthininjektionen. Münch. med. Wochenschr. Nr. 8, S. 265. 1917.
24. Frey: Bemerkungen zur kombinierten Digitalis-Suprarenintherapie. Dtsch. med. Wochenschr. Nr. 28, S. 872. 1917.
25. — Der akute Tod Herzkranker. Kieler med. Ges. Ref. Med. Klinik. Nr. 31, S. 781. 1919.
26. Gottlieb: Über die Wirkung des Nebennierenextraktes auf Herz- und Blutdruck. Arch. f. exp. Pathol. u. Pharmokol. Bd. 38, S. 99. 1896.
27. — Arch. f. exp. Pathol. u. Pharmakol. Bd. 43, S. 286. 1899.
28. Haberlandt: Das Herzflimmern. Jena 1914.
29. Haecker, R.: Experimentelle Studien zur Pathologie und Chirurgie des Herzens. Arch. f. klin. Chirurg. Bd. 84, S. 1035. 1907.
30. Hare: The fatality of heart wounds. Philadelphia Rep. 1899.
31. Heidenhain: Über Behandlung der peritonitischen Blutdrucksenkung mit intravenösen Suprarenin-Kochsalzinfusionen, nebst Bemerkungen über peritoneales Erbrechen. Grenzgeb. Med. u. Chirurg. Bd. 18, S. 837. 1908.
32. Heinecke: Experimentelle Untersuchungen über die Todesursache der Perforationsperitonitis. Arch. f. klin. Chirurg. Bd. 68, S. 429. 1899.
33. Heinz: Lehrbuch der Arzneimittellehre. Jena: Fischer 1907.
34. Hering: Der Sekundenherztod mit besonderer Berücksichtigung des Herzkammerflimmerns. Berlin 1917.

35. Hering: Der plötzliche Tod in der Chloroformnarkose. Münch. med. Wochenschr. Nr. 17, S. 521. 1916.
36. Herlitzka: Arch. ital. di biol. Bd. 44, S. 93. 1905.
37. Hesse: 21 operativ behandelte Herzverletzungen. Beitr. z. klin. Chirurg. Bd. 75, S. 475.
38. Hiffelsheim et Robin: Sur le rapport de la capacité de chaque oreilete avec celle du ventricle correspondant. Journ. de l'anat. et de la physiol. T. 1. 1864.
39. Hirschberg: Indikationsstellung der Bauchschußoperation. Dtsch. med. Wochenschrift Nr. 47, S. 1451. 1916.
40. Holzbach: Die pharmakologischen Grundlagen für eine intravenöse Adrenalintherapie bei der Peritonitis. Münch. med. Wochenschr. Nr. 21, S. 1122. 1911.
41. Hosemann: Intravenöse Campherinjektion. Dtsch. med. Wochenschr. Nr. 44, S. 1348. 1916.
42. Hotz: Energemetrische Untersuchungen über die Wirkung des Adrenalins auf den Kreislauf nebst Bemerkungen über den Wanddruck der Arterien. Arch. f. klin. Med. Bd. 138, S. 257. 1922.
43. Jeger: Chirurgie der Blutgefäße und des Herzens. Berlin 1913.
44. John: Klinische Erfahrungen über intravenöse Suprarenininjektion bei schweren Herz- und Gefäßkollapsen. Münch. med. Wochenschr. Nr. 24, S. 1221. 1909.
45. Joseph: Über intravenöse und subcutane Adrenalininjektion. Münch. med. Wochenschrift Nr. 24, S. 798. 1917.
46. Jurasz: Erfolgreiche direkte Herzmassage bei Narkosenscheintod. Münch. med. Wochenschr. Nr. 2, S. 83. 1911.
47. Klotz: Über die therapeutische Anwendung von Pituitrin mit besonderer Berücksichtigung seiner blutdrucksteigernden Komponente. Münch. med. Wochenschr. Nr. 21, S. 1119. 1911.
48. Kothe: Therap. d. Gegenw. Februar 1909.
49. — Über die analeptische Wirkung des Nebennierenextraktes bei akuten schweren Herzkollapsen. Zentralbl. f. Chirurg. Nr. 33, S. 969. 1907.
50. Krasemann: Erfahrungen über 300 Sinuspunktionen. Med. Klinik. Nr. 27. 1921.
51. Kretzschmer: Adrenalininfusion. Arch. f. exp. Pharmakol. u. Therap. Bd. 57, S. 423. 1907.
52. Külbs: In Handb. d. inn. Med. von Mohr-Staehelin: Erkrankungen der Zirkulationsorgane. 1914.
53. Läwen und Sievers: Experimentelle Untersuchungen über die chirurgisch wichtigen Abklemmungen der großen Gefäße in der Nähe des Herzens unter besonderer Berücksichtigung der Verhältnisse bei der Lungenembolieoperation nach Trendelenburg. Dtsch. Zeitschr. f. Chir. Bd. 94, S. 580.
54. — Experimentelle Untersuchungen über die Wirkung von künstlicher Atmung, Herzmassage, Strophanthin und Adrenalin auf den Herzstillstand nach temporärem Verschluß der Aorta und A. pulmonalis. Dtsch. Zeitschr. f. Chirurg. Bd. 105, S. 175.
55. Landois: Lehrbuch der Physiologie. 16. Aufl. 1919.
56. Langendorff: Untersuchungen am überlebenden Herzen. Pflügers Arch. f. d. ges. Physiol. Bd. 61, S. 291. 1895.
57. — Neuere Untersuchungen über die Ursache des Herzschlages. Ergebn. d. Physiol. 1905.
58. Leo: Über die Wirkung gesättigter wäßriger Campherlösung. Dtsch. med. Wochenschrift Nr. 13, S. 591. 1913.
59. Löwenhardt: Intraperitoneale Infusion. Ärztlicher Verein Halle. Med. Klinik. Nr. 26. 1921.
60. Meyer-Gottlieb: Experimentelle Pharmakologie 4. Aufl. Berlin-Wien 1920.
61. Meyer, F.: Zur Frage der Adrenalinwirkung auf den Coronarkreislauf. Berl. klin. Wochenschr. Nr. 20. 1913.
62. — Arch. f. exp. Pathol. u. Pharmakol. Bd. 60, S. 208. 1909.
63. Morawitz und Zahn: Untersuchungen über den Coronarkreislauf. Arch. f. klin. Med. Bd. 116, S. 304. 1914.
64. Mohr-Staehelin: Handb. d. inn. Med. Bd. 2. Berlin: Julius Springer 1914.

65. Pieri: Il massagio del cuore nelle sincope chloroformica. Riv. osp. Bd. 3, April 1913. Ref. Zentralbl. f. Chirurg. Nr. 26, S. 1045. 1913.
66. Prus: Wien. klin. Wochenschr. Nr. 21, 22. 1900.
67. Rehn: Zur experimentellen Pathologie des Herzbeutels. Verhandl. d. dtsch. pathol. Ges. S. 339. 1913.
68. Rendu: Bull. et mém. de la soc. méd. des hôp. de Paris. 1882.
69. Rosenfeld: Über Chokwirkungen bei Schußverletzungen des Rückenmarkes. Bruns' Beitr. z. klin. Chirurg. Bd. 101, H. 4, S. 372.
70. Rosenow: Uber die Wirkung des Adrenalin auf die Blutverteilung beim Menschen. Dtsch. Arch. f. klin. Med. Bd. 127, S. 136. 1918.
71. Schepelmann: Versuche zur Herzchirurgie. Arch. f. klin. Chirurg. Bd. 97, S. 739. 1912.
72. — Herzklappenchirurgie. Dtsch. Zeitschr. f. Chirurg. Bd. 120, S. 562.
73. Schmiedeberg: Grundriß der Pharmakologie in bezug auf Arzneimittellehre und Toxikologie. 8. Aufl.
74. — Herzmuskelatonie. Arch. f. exp. Pathol. u. Therap. Bd. 82, S. 165.
75. Senn: Journ. of the Americ. med. assoc. S. 197. 1887.
76. Sloan: Edinbourgh med. journ. Febr. 1895.
77. Spangaro: Richerche sperimentali nel compartamento functionale del cuore ferito e sottosposto ad atti operativi. Arch. int. de chirurg. Bd. 3. 1907.
78. Tandler: Anatomie des Herzens. (Bardelebens Handb. d. Anat. des Menschen.) Jena 1913.
79. Thannhauser: Traumatische Gefäßkrisen. Über Chok und Kollaps. Münch. med. Wochenschr. S. 581 (253). 1916.
80. Terrier und Remond: Chirurgie des Herzens und Herzbeutels. Deutsch von Beck und Lardy. 1901.
81. Tigerstedt: Die Physiologie des Kreislaufes. Bd. 1 u. 2, 2. Aufl. Berlin und Leipzig 1921.
82. Treves-Keith: Chirurgische Anatomie. Berlin 1914.
83. Trendelenburg: Zentralbl. f. Herz- u. Gefäßkrankh. Nr. 7 u. 8. 1921.
84. Velich: Kritische und experimentelle Studien über die Wiederbelebung von tierischen und menschlichen Leichen entnommenen Herzen. Münch. med. Wochenschr. Nr. 33, S. 1421. 1903.
85. Vibert: De la mort subite dans les affections chroniques du coeur et de l'aorte. Ann. de hyg. publ. Bd. 33.
86. Watson: An experimental study of the affects of puncture of the heart in cases of chloroform narcosis. Journ. of the Americ. med. assoc. 1887. Ref. Zentralbl. f. Chirurg. S. 801. 1887.
87. Weinberg: Intraperitoneale Infusion. Med. Klink. 1921.
88. Weintraud: Über intravenöse Campheranwendung. Dtsch. med. Wochenschr. Nr. 28, S. 1352. 1913.
89. Westbrook: New York med. record. S. 706. 1882.
90. Winter: Wien. klin. Wochenschr. 1905.
91. Wollenberg: Zur Lehre von den traumatischen Neurosen. Bruns' Beitr. z. klin. Chirurg. Bd. 101. H. 4, S. 343.
92. Wrede: Über direkte Herzmassage. Verhandl. d. dtsch. Ges. f. Chirurg. Bd. 2, S. 184. 1913.
93. Zeller: Versuche zur Wiederbelebung von Tieren mittels arterieller Durchströmung des Herzens und der Zentralorgane. Dtsch. Zeitschr. f. Chirurg. Bd. 95, S. 488.
94. — Die Wiederbelebung des Herzens mittels arterieller Durchströmung und Bluttransfusion. Dtsch. med. Wochenschr. Nr. 20, S. 613. 1917.
95. — Bluttransfusion. Jahresk. f. ärztl. Fortbild. Dezemberheft 1919.

Literatur (speziell die intrakardiale Injektion betreffend).

96. Amreich: Ein Fall von direkter Herzmassage (intrakardiale Injektion). Wien. klin. Wochenschr. Nr. 3, S. 50. 1922.
97. Blau: Die intrakardiale Injektion. Dtsch. med. Wochenschr. Nr. 30, S. 865. 1921.
96. Bliedung: Intrakardiale Adrenalininjektion bei Narkosenherzstillstand eines Säuglings. Münch. med. Wochenschr. Nr. 9, S. 309. 1922.

99. Boruttau: Intrakardiale Injektion mit campherhaltigen Flüssigkeiten. Zeitschr. f. exp. Pathol. u. Therap. 1918.

100. Brünings: Über intrakardiale Adrenalininjektion und intratracheale Sauerstoff-insufflation bei Herz- u. Atemlähmung. Med. Klinik. Nr. 21, S. 641. 1921.

101. Dörner: Ein Fall von Wiederherstellung der Herztätigkeit durch intrakardiale Injektion. Med. Klinik. Nr. 24, S. 653. 1917.

102. Esch: Zur Frage der unmittelbaren Einspritzung in das Herz bei hochgradiger Lebensgefahr. Münch. med. Wochenschr. Nr. 22, S. 786. 1916.

103. Erkes: Aussprache zu Vogt. 45. Vers. d. dtsch. Ges. f. Chirurg. 1921.

104. Förster: Über Schmerzbetäubung bei Kropfoperationen und einen erfolgreichen Fall von intrakardialer Injektion. Münch. med. Wochenschr. Nr. 31, S. 904. 1920.

105. Frenzel: Bekämpfung des Narkoseherzstillstandes durch intrakardiale Adrenalin-injektion. Münch. med. Wochenschr. Nr. 24, S. 730. 1921.

106. Friedemann: Wirkung der intrakardialen Adrenalininjektion auf die metadiphtheri-sche Herzlähmung. Dtsch. med. Wochenschr. Nr. 52, S. 1581. 1921.

107. Gheinisse: Zur intrakardialen Injektion. Presse méd. Nr. 85. 1921.

108. Greuel: Zur intrakardialen Injektion. Berl. klin. Wochenschr. Nr. 47, S. 1381. 1921.

109. Guthmann: Intrakardiale Einspritzung von Adrenalin-Strophanthin bei akuten Herz-lähmungen. Münch. med. Wochenschr. Nr. 24, S. 729. 1921.

110. Henschen: Die Wiederbelebung des Herzens durch peri- und intrakardiale Injek-tion, durch Herzaderlaß und Herzinfusion. Schweiz. med. Wochenschr. Nr. 14. 1920.

111. Herlitzka: Zur intrakardialen Injektion. Klin. Wochenschr. Nr. 19, S. 949. 1922.

112. Hesse: Zur intrakardialen Injektion. Münch. med. Wochenschr. Nr. 21, S. 563. 1919.

113. Heydloff: Über Wiederbelebungsversuche durch Herzinjektion bei Narkosezufällen. Monatsschr. f. Geburtsh. u. Gynäkol. Bd. 51, S. 380. 1920.

114. Kneier: Über intrakardiale Adrenalininjektion bei akuter Herzlähmung. Dtsch. med. Wochenschr. Nr. 49, S. 1490. 1921.

115. König: Aussprache zu Vogt. 45. Vers. d. dtsch. Ges. f. Chirurg. 1921.

116. Latzko: Luftembolie bei Eklampsie. Zentralbl. f. Gynäkol. Nr. 16, S. 304. 1916.

117. Mocquot: Die Wiederbelebung des Herzens. Rev. de chirurg. 1909. Ref. Münch. med. Wochenschr. Nr. 42, S. 2179. 1909.

118. Pribram: Aussprache zu Vogt. 45. Vers. d. dtsch. Ges. f. Chirurg. 1921.

119. Ruediger: Die intrakardiale Injektion. Münch. med. Wochenschr. Nr. 4, S. 142. 1906.

120. Schulze: Zur intrakardialen Injektion. Therap. d. Gegenw. S. 339. Sept. 1921.

121. Szubinski: Unmittelbare Einspritzung in das Herz bei hochgradiger Lebensgefahr. Münch. med. Wochenschr. Nr. 50, S. 1738. 1915.

122. Tappeiner: Ref. Med. Klinik. 1921.

123. Van den Velden: Die intrakardiale Injektion. Münch. med. Wochenschr. Nr. 10, S. 274. 1919.

124. Vogeler: Die intrakardiale Injektion. Dtsch. med. Wochenschr. Nr. 27. S. 740. 1920.

125. Vogt: Die intrakardiale Injektion zur Bekämpfung der Asphyxia pallida der Neu-geborenen. Dtsch. med. Wochenschr. Nr. 32, S. 882. 1919.

126. — Über die Grundlagen und die Leistungsfähigkeit der intrakardialen Injektion zur Wiederbelebung. Münch. med. Wochenschr. Nr. 24, S. 732. 1921.

127. — Anatomische und technische Fragen zur intrakardialen Injektion. Dtsch. med. Wochenschr. Nr. 49, S. 1491. 1921.

128. — Welchen Gewinn brachte die Kriegschirurgie der Frauenheilkunde? Münch. med. Wochenschr. 1921.

129. Volkmann, Joh.: Zur Technik der intrakardialen Injektion. Dtsch. med. Wochen-schr. Nr. 35, S. 965. 1919.

130. — Zur intrakardialen Injektion bei Kollapszuständen. Med. Klinik. Nr. 52. 1917.

131. Walker: Adrenalin in resucitation vrom apparent death. Brit. med. journ. Jan. 8. 1921. Ref. Zentralbl. f. Chirurg. S. 125. 1921.

132. Walker: Adrenalin zur Wiederbelebung. Ref. Berl. klin. Wochenschr. Nr. 9. S. 215. 1921.

133. Winterstein: Über Wiederbelebung bei Herzstillstand. Münch. med. Wochenschr. Nr. 5, S. 153. 1917.

134. Zuntz: Wiederbelebung durch intrakardiale Injektion. Münch. med. Wochenschr. Nr. 21, S. 562. 1919.

135. Schmidt: Über die intrakardialen Injektionen. Orvosi hetilap. Jg. 65, Nr. 41, S. 361—363. Ref. Ztbl. f. d. ges. Chir. Bd. XVI, H. 4, S. 216. 1922.

In letzter Zeit mehren sich die Mitteilungen über das an sich alte Verfahren, in Fällen höchster Lebensgefahr durch unmittelbare Einspritzung geeigneter Mittel in das Herz das Leben zu erhalten. Bei der Bedeutung, die der Eingriff gerade für den Chirurgen haben dürfte, erschien es gerechtfertigt, auch an dieser Stelle die mit der intrakardialen Injektion bisher gemachten Erfahrungen zusammenfassend darzustellen und die für unser therapeutisches Handeln sich daraus ergebenden Grundsätze zu formulieren.

I. Vorgeschichte und Entwicklung der Methode.

Idee und Vorschlag sind nicht neu.

1. Herzpunktionen.

Nach Henschen wurden Punktionen der Herzhöhle im Tierversuch schon früher ausgeführt. Senn und Watson stellten schon 1884 bzw. 1887 den guten Erfolg der Vorhofspunktion bei Luftembolie fest. Am Menschen versuchten sie Coats, Dana, Fischer, Kinloch, Mills, Westbrook. Begouin erwartete von ihr Erfolge bei Luftembolie. Nach Wallace Milne soll die Herzpunktion als „zentraler Aderlaß" großen Stiles ausgeführt, die Überdehnung des erlahmenden rechten Herzens, die „Schlagkrise" bei der Lungenentzündung beheben. Die Wirkung ist nach ihm augenblicklich und lebensrettend, sofern das Schlagvolumen genügend verkleinert wird. Er sah bei einem 20jährigen Mädchen, das infolge schwerer, dekompensierter Mitralinsuffizienz bereits pulslos in der Agone lag, nach dieser Entlastungspunktion Wiederkehr des Pulses und des Bewußtseins, der Lippenrotfarbe, der Pupillenreaktion und eine Verkleinerung der Herzdämpfung. Die Wirkung war allerdings nur vorübergehend, 4 Stunden später trat der Tod ein. Sloan führte bei einer sterbenden Kranken, bei der eine Perikardpunktion mit Troikart beabsichtigt war, eine unfreiwillige Entlastungspunktion des rechten Herzens aus. Es quollen gegen 300 ccm Blut heraus. Die Kranke heilte, vermutlich weil dieser „zentrale Aderlaß" das überdehnte rechte Herz wirksam entlastet hatte.

2. Intrakardiale Injektionen.

Auch Einspritzungen in das Herz wurden von Verschiedenen seit langem ausgeführt. Latzko hat seit 1904 in zahlreichen Fällen bei Herzsynkope injiziert — dauernd erfolglos. Winter empfahl 1905 auf Grund von Tierversuchen bei Chloroformasphyxie Adrenalin in das linke Herz einzuspritzen. Van den Velden versuchte seit 1906 systematisch bei inneren Erkrankungen die Herzeinspritzung (45 Fälle). Am freiliegenden Herzen wurden Einspritzungen in die Herzkammern häufig von Chirurgen ausgeführt. Jaffé spritzte Kochsalzlösung ein, um bei Verletzungen des Organs das schlaffe und zur Aufnahme seiner Tätigkeit nicht genügend gefüllte Herz zur Erzielung eines ausreichenden Schlagvolumens zu füllen. Das Herz schlug danach zunächst, setzte aber bald wieder aus, worauf eine wiederholte Einspritzung zu erneuter Kontraktion führte. Ähnliches berichtete Quénu: Die erste Injektion hatte vorübergehenden Erfolg. Eine zweite Injektion verursachte dann den endgültigen Herzstillstand, da die Flüssigkeit zu stark abgekühlt war. Auf Grund von experimentellen Untersuchungen über die Wirkung von künstlicher Atmung, Herzmassage, Strophanthin und Adrenalin auf den Herzstillstand bei temporärem Verschluß der Aorta und A. pulmonalis nahmen Läwen und Sievers 1910 an, daß beim Menschen Bedenken gegen eine direkte Einverleibung des Adrenalins in die linke Herzkammer (etwa 0,2 ccm der Lösung 1 : 1000) nicht vorlägen. Mehrfache Mitteilungen über Versuche und Erfahrungen mit der Injektion erschienen während des Krieges (Dörner, Esch, Rüdiger, Szubinski, Velden, Joh. Volkmann, Winterstein). In der letzten Zeit haben dann Amreich, Blau, Bliedung, Boruttau, Brünings, Erkes, Förster, Frenzel, Friedemann, Gheinisse, Greuel, Guthmann, Henschen, Herlitzka, Hesse, Heydloff-Opitz, Kneier, Pribram, Schulze, Tappeiner, Vogeler, Vogt, Joh. Volkmann, Walker, Zuntz u. a. berichtet.

Schon aus diesen kurzen einleitenden Vorbemerkungen geht hervor, daß eine größere Anzahl von Arbeiten über das Gebiet vorliegt. Neben rein kasuistischen Mitteilungen, die für eine kritische Verwertung nur bedingt geeignet sind, finden sich eingehendere physiologische, pharmakologische und klinische Arbeiten, die für den Ausbau der Methode von Wert sind.

Unter Berücksichtigung der physio-pharmakologischen und anatomischen Grundlagen und der klinischen Erfahrungen ergibt sich nun am besten folgende Einteilung: 1. Physiologische Grundlagen. 2. Pharmakologische Grundlagen. 3. Anatomische Vorbedingungen. Aus ihnen leiten sich dann Technik, Art des Medikamentes, Indikationsstellung zum Eingriff ab.

II. Die Grundlagen der Methode.

1. Physiologische Grundlagen.

a) Die herzphysiologischen Untersuchungen erbrachten experimentell den Beweis für die Möglichkeit einer Wiederbelebung des Herzens und bestätigten so den alten Satz Vesals „Cor primum movens sed ultimum moriens". Das Herz ist, wenn es zu schlagen aufgehört hat, noch nicht unbedingt gestorben. Man hat vielmehr in zahlreichen Fällen verhältnismäßig lange Zeit nach dem Tode des Tieres bzw. nach dem Ausschneiden des Herzens aus dem Körper deutliche Bewegungen des ganzen Herzens oder einzelner Herzteile beobachtet.

Daß das ausgeschnittene Herz noch eine Weile weiterlebt, bemerkte schon Cleanthes 300 v. Chr. A. D. Waller und E. W. Reid beobachteten nach Tigerstedt spontane Kontraktionen des vom Körper ausgeschnittenen, nicht künstlich ernährten ganzen Kaninchenherzens während 42—72 Minuten und erzielten bei künstlicher Reizung noch 90 Minuten nach dem Tode positives Resultat. Am Katzenherzen sahen sie vollständige Kontraktionen bis 25½ Minuten nach dem Tode.

Einzelne Herzteile pulsieren noch länger. Zum Beispiel beobachtete Vulpian noch 93½ Stunden nach dem Tode des Tieres Kontraktionen des rechten Vorhofes am Hundeherzen.

Rawitz sah bei einem 6 Monate alten menschlichen Foetus noch 4 Stunden nach dem Tode normale Kammerkontraktionen.

Nachdem die künstliche Speisung des ausgeschnittenen Säugetierherzens von der Aorta aus bekannt geworden war, konnte man in sehr zahlreichen Fällen das Herz unter

Anwendung geeigneter Nährflüssigkeit sehr lange am Leben erhalten und wiederbeleben (Langendorff, Locke, Rusche, Velich).

Nach Velich ist die Widerstandsfähigkeit des Menschen- und Tierherzens so bedeutend, daß die vitalen Vorgänge desselben nicht einmal bei der Temperatur von 0° endgültig unterbrochen werden. Das Herz behält eine verhältnismäßig lange Zeit nach der Unterbrechung seiner Tätigkeit die Fähigkeit zur Erneuerung seiner Arbeit. Auf Grund seiner Versuche zieht Velich dann den Schluß, daß bei verschiedenen Krankheitsformen das Herz nicht infolge absoluter Erschöpfung seiner Kräfte, sondern durch Anhäufung von Stoffen, die seine Tätigkeit behindern, stehen bleibe. Werden diese Stoffe durch Ausspülung aus der Herzmuskulatur entfernt, so kann man neue Kontraktionen des scheintoten Herzens erzeugen.

Kuliabko und Velich zeigten, daß die Möglichkeit der Wiederbelebung des Herzens von der postmortalen Muskelstarre vollkommen unabhängig ist. Ein Kaninchenherz, das $18^1/_2$ Stunden bei 0° aufbewahrt gewesen war, zeigte noch Pulsation der Vorhöfe und der rechten Kammer beim Durchspülen der Ringerlösung. Ein anderes Herz wurde nach 44stündigem Aufenthalt im Eisschrank durch die Ringerlösung vollständig wiederhergestellt und pulsierte noch 3 Stunden.

Auch Herzen von Tieren, die an einer Krankheit gestorben waren, wurden durch Kuliabko durch Ringerflüssigkeit wieder belebt. So wurden noch nach 72 Stunden Pulsationen des ganzen Herzens und nach 7 Tagen Wogen und Wühlen der Vorhöfe und Hohlvenen beobachtet.

Ein Affenherz wurde von H. E. Hering $4^1/_2$ Stunden nach Auffindung des toten Tieres durch Speisung mit Ringerlösung wieder vollständig belebt. Das Tier wurde dann auf Eis gelegt und steinhart gefroren. 24 Stunden später konnten wieder alle Abteilungen des Herzens zum Schlagen gebracht werden. Nach weiteren 25 Stunden pulsierten der linke Vorhof und die rechte Kammer des inzwischen aufs neue gefrorenen Tieres unter dem Einfluß der Ringerlösung wieder.

Kuliabko konnte am Herzen eines an doppelseitiger Pneumonie gestorbenen $3^1/_2$ Monate alten Knaben 20 Stunden nach dem Tode mit der Ringerlösung Kontraktionen aller vier Herzabteilungen auslösen. In einem anderen Fall 30 Stunden nach dem Tode Kontraktionen der Herzohren und des rechten Vorhofes. Ähnliche Resultate erzielten weiter noch Deneke und Hering.

b) Ergaben diese Versuche die Tatsache, daß das Herz als eines der widerstandsfähigsten Organe des menschlichen Körpers in seiner Funktion die Tätigkeit der übrigen für das Bestehen des Lebens wichtigen zu überdauern pflegt, so tritt im Gegensatz zu diesem häufigeren „Mechanismus des Todes" in bestimmten Fällen der Tod eines sonst völlig gesunden Organismus durch primären Herzstillstand ein. Gelingt es in solchen Fällen auf irgendeine Weise, die Herztätigkeit wieder in Gang zu bringen, dann könnte unter bestimmten Vorbedingungen, die noch zu erörtern sind, eine dauernde Wiederbelebung des Gesamtorganismus erzielt werden.

Der Tod ist, im Gegensatz zu früheren Anschauungen, ein ganz allmählicher Vorgang, der vom funktionstüchtigen Zustand über ein Zwischenstadium von noch umkehrbaren Veränderungen zu schließlich irreparablen führt. Die zeitliche Dauer dieses Überganges ist bei den einzelnen Organen des Körpers je nach dem Grad ihrer individuellen Widerstandsfähigkeit außerordentlich verschieden. Am empfindlichsten ist das Gehirn, am widerstandsfähigsten das Herz.

c) Die herzphysiologischen Untersuchungen haben ferner die besonders bemerkenswerte Tatsache ergeben, daß zur Wiederbelebung eines in seiner Tätigkeit gelähmten Herzens die Einleitung eines neuen Coronarkreislaufes erforderlich und von größter Wichtigkeit ist.

Die experimentell angewandte Durchspülung des Herzens wurde von Spina beim Menschen als herzwärts gerichtete intraarterielle Infusion empfohlen. 1908 schlug Zeller zur Wiederbelebung des Herzens durch Versorgung der Kranzgefäße mit frischem und sauerstoffgesättigtem Blut die zentripetale arterielle Bluttransfusion vor. Winterstein hielt am Menschen in geeigneten Fällen (Herztod in Narkose, Tod durch Erstickung infolge eines vorübergehenden Atemhindernisses, Kohlenoxydvergiftung, Tod durch Gehirnerschütterung, wenn die Chokwirkung zu plötzlichem Atemstillstand führt, Tod durch Erfrieren) eine Wiederbelebung durch intraarterielle Infusion herzwärts (A. thyr. inf.), unterstützt durch künstliche Atmung und eventuell Herzmassage für möglich.

Mechanisch suchte man durch Massage des Herzens eine Wiederbelebung zu erzielen. v. Bezold bemerkte zuerst, daß ein Kaninchenherz, welches wegen Abbindung der Kranzarterien stillstand, zu neuer Tätigkeit erweckt wurde. Nach Tigerstedt wurde dieses Resultat am Kaninchen nach Ligatur der Kranzarterien von Michaelis, am Hund nach Chloroformvergiftung von Schiff, Prus, Tuffier und Hallion, Batelli u. a., an der Katze nach Äthertod von Pike, Guthrie und Stewart bestätigt.

Beim Menschen wurde eine Wiederbelebung des Herzens durch Herzmassage bei Herzstillstand in der Chloroformnarkose, bei Asphyxie, bei Starkstromunfällen zum Teil mit Erfolg versucht.

Zusammenfassend gehen also aus diesen Untersuchungen folgende Tatsachen hervor: 1. Unter geeigneten Versuchsbedingungen ist eine Wiederbelebung des toten Herzens auf lange Zeit hinaus, selbst nach erheblichen Schädigungen, wie Erfrieren, im Tierexperiment möglich. Man kann demnach das Herz als ein sehr widerstandsfähiges Organ bezeichnen. 2. Einige klinische Einschränkungen erfahren diese Feststellungen dadurch, daß die Zeitspanne, innerhalb deren man sich von einer Wiederingangsetzung des Herzens für die Erhaltung des Lebens noch Erfolg versprechen kann, begrenzt ist. Dies beruht auf der außerordentlichen Empfindlichkeit des Zentralnervensystems, besonders des Großhirnes, gegen Zirkulationsstörungen. Nach Batelli und Wrede (Untersuchungen über Herzmassage) sind nach 20 Minuten am Großhirn irreparable Veränderungen eingetreten. Nach Sand sind sogar schon nach 3 Minuten degenerative Zellveränderungen am Gehirn nachzuweisen. Nach Wrede hätte man wenigstens beim Chloroformtod einen Zeitraum von 10—15 Minuten als äußerste Toleranzgrenze des Großhirnes gegenüber Zirkulationsstörungen zu bezeichnen. 3. Für die Wiederbelebung des toten Herzens erscheint die Möglichkeit, einen neuen Coronarkreislauf zu erzeugen, von besonderer Wichtigkeit.

2. Pharmakologische Grundlagen.

Neue Gesichtspunkte in der Verwertung dieser physiologischen Feststellungen für den Kliniker brachten nun die pharmakologischen Untersuchungen über bestimmte Herz- und Kreislaufmittel. Nach Henschen kommen als direkte Reizmittel des Herzens nur solche in Betracht, die am Muskel- oder Nervenapparat des Herzens selbst angreifen und deren Injektion eine augenblickliche, örtlich bedingte Reaktion am Organ auszulösen vermag. Versucht wurden Campher, Coffein, Digitalisstoffe und Strophanthin, schließlich am meisten bevorzugt die Nebennieren- und Hypophysenpräparate.

Campher.

Nach Gottlieb vermag der Campher die motorischen Apparate des Froschherzens neu zu beleben, wenn die Reizerzeugung zu erlöschen droht. Selbst wenn das Herz schon mehrere Minuten lang seine Tätigkeit völlig eingestellt hat, werden nach Böhme durch Campher nach Wiederherstellung der Reizerzeugung neue Pulse hervorgerufen. Nach Loewi erweist sich die Campherwirkung — gemessen an der Reaktion auf den Vagusreiz — als antagonistisch gegenüber lähmenden Herzgiften. Am überlebenden Herzen

höherer Tiere gelingt es durch geeignete Campherlösung Herzflimmern, das nach Hering
Ursache des innerhalb weniger Sekunden zum Tode führenden Versagens der Herztätigkeit ist (Status thymolymphaticus, Angina pectoris, Chloroformtod) aufzuheben. Der
intrakardialen Verwendung dürfte die geringe Wasserlöslichkeit des Camphers, 1:1000 bis
1:500, entgegenstehen. Das gewöhnliche Campheröl dürfte daher höchstens intraperi-
kardial anwendbar sein. Boruttau empfiehlt auf Grund experimenteller Versuche als
Rettungsmittel beim Sekundenherztod durch Kammerflimmern, vorwiegend bei primärem
Herzstillstand in der Narkose und beim elektrischen Starkstromunfall — Fälle, in denen
das Adrenalin wegen der Begünstigung des Herzkammerflimmerns durch heterotope Reizbildung kontraindiziert sei — die intrakardiale Injektion von 50 ccm campherhaltiger,
kalkfreier Salzlösung in die linke Herzhöhle, unterstützt durch Herzmassage und künstliche Atmung. Praktische Erfahrungen scheinen darüber zu fehlen. Versuche mit neueren
intravenös anwendbaren Campherpräparaten scheinen noch nicht gemacht zu sein. Theoretisch müßte man sich von ihrer Anwendung besonders bei chirurgischen Fällen (z. B. Chloroformtod) Nutzen versprechen.

Coffein.

Von Winterstein wurde bei Todesfällen von Erstickung das Coffein zur intraarteriellen
Infusion empfohlen, um zugleich eine Erweiterung der durch die Kohlensäureintoxikation
verengten Gefäße, vor allem der Coronargefäße zu erzielen. An sich ist es eines der
wirksamsten Analeptica, das neben einer Steigerung der absoluten Kraft des Herzens
sowie einer indirekten Steigerung seiner Arbeitsleistung, zu einer erheblichen Erweiterung
der Kranzgefäße (durch periphere Wirkung an den Gefäßwänden) führt. Gerade Coffein
müßte demnach von besonderem Wert sein. Gegen seine intrakardiale Verwendung sprechen
aber folgende Nachteile. 1. Nach Gottlieb wird nach toxischen Gaben — vorübergehend auch bei der intravenösen Injektion kleiner Gaben im Experiment — die Herztätigkeit abgeschwächt und arhythmisch. Das Herz kommt zum Flimmern und diastolischen Stillstand. Bei empfindlichen Menschen sah man schon nach 0,5—0,6 g gefährliche
Vergiftungserscheinungen auftreten, die bei intrakardialer Anwendung unter Umständen
zu Katastrophen führen könnten. 2. Durch Coffeininjektionen werden leicht Gewebs-
nekrosen verursacht, so daß Herzmuskelinjektionen auch dadurch schädlich werden können.

Van den Velden hat Koffein ohne besonders günstige Wirkung angewandt. Dörner
konnte durch wiederholte intrakardiale Injektion von insgesamt 5 ccm Sol. coff. Natr.
benz. auf die Dauer von 5 Stunden bei einem Erfrorenen die Herztätigkeit wieder in Gang
bringen.

Digitalisstoffe und Strophanthine.

Digitalisstoffe wurden von van den Velden versucht. Ihre Wirkung scheint für die
intrakardiale Einspritzung zu wenig rasch. Van den Velden scheint sie wieder verlassen
zu haben. Eher verdienen die Strophanthine Beachtung. Von Höpffner, Liebermeister
wurden bei Typhuskollaps und anderen Kollapszuständen nach intravenöser Injektion
von 0,5 mg Strophanthin Zunahme der Pulsamplitude und Drucksteigerung beobachtet.
Wegen Speicherung im Herzen wirken sie nachhaltiger als das flüchtige Adrenalin. Als
Nachteil sind die schweren Myokardveränderungen zu bezeichnen, die bei intramuskulärer
Injektion beobachtet werden. Vogt teilt eine persönliche Mitteilung Fränkels mit, nach
der man wegen Reizwirkung auf das menschliche Gewebe mit Digitaliskörpern überhaupt
vorsichtig sein müsse. Injektion in die Wand oder das Trabekelsystem könne zu einer
Infiltration und damit zu einer Störung der Reizleitung führen. Nach Läwen und Sievers
führt Strophanthin in zu hohen Dosen zu Ventrikelstillstand in Systole. Es kann den Herzmuskel günstig beeinflussen, aber die Wirkung ist inkonstant.

Verschiedene Autoren verwandten ausschließlich Strophanthin, zum Teil in Kombination
mit Adrenalin. Van den Velden versuchte es, ebenso empfiehlt Hesse die Einspritzung
von $^1\!/_2$ mg Strophanthin in 15—20 ccm physiologischer Kochsalzlösung. Er hat in 12 Fällen
vergeblich injiziert. Ruediger, der die Injektion seit 1909 anwandte, sah einen momentanen
Erfolg durch Strophanthin bei einer sterbenden Kranken mit dekompensiertem Vitium.
Die Frau erholte sich wieder und lebte noch 5 Monate. Bei intravenöser Anwendung des
Mittels hat er angeblich nie eine ähnlich plötzliche und prompte Wirkung gesehen. Guthmann hat in zwei Fällen (Kollaps bei Operation einer Extrauterinschwangerschaft und

Chloroformsynkope) mit Erfolg je 1 ccm Adrenalin und Strophanthin injiziert. Szubinski spritzte in seinen beiden ersten Fällen erfolglos 2 ccm Digipurat und 10 Tropfen Adrenalin 1 : 1000 ein. Später auf Vorschlag von Strasburger entsprechend dem Schlagvolumen 30—40 ccm physiologische Kochsalzlösung, der Digipurat oder Strophanthin und 10 bis 15 Tropfen Suprarenin zugesetzt war.

Adrenalin.

Allgemeines. Die besten Erfahrungen scheint man bisher mit der intrakardialen Einspritzung von Adrenalin gemacht zu haben. Nach Meyer-Gottlieb haben die bisher vorliegenden Erfahrungen in Übereinstimmung mit den experimentellen Feststellungen auch am Menschen ergeben, daß die intravenöse Adrenalininjektion bei jeder Form von Kreislaufkollaps wiederbelebend wirkt. Adrenalin, das auf alle Fasern des sympathischen Systems erregend wirkt, hat am Herzen dieselbe Wirkung wie Acceleransreizung. Das stillstehende Herz kann durch Adrenalininjektion wieder zum Schlagen gebracht werden.

Velich bewies die direkte Einwirkung des Nebennierenextraktes auf das Herz bereits 1896. Das ausgeschnittene Herz eines jungen Hundes, dem Adrenalin in das Blut injiziert war, pulsierte noch eine Stunde. Ähnliche Resultate erzielten Friedenthal, Szbulsky, Symonowicz. Gottlieb hat experimentell die Wiederbelebung durch Adrenalin bei der Chloroform- und Kalivergiftung des Herzens schon 1896 gezeigt Er hat auf die Bedeutung des Nebennierenextraktes besonders in Fällen, wo es nur darauf ankommt, das Herz über einen augenblicklichen Zustand der Gefahr hinwegzubringen, hingewiesen. Crile konnte 1903 durch intravenöse Dauerinfusion adrenalinhaltiger Kochsalzlösung und gleichzeitige künstliche Atmung Tiere, die schon 15 Minuten lang lebenslos gewesen waren, wiederbeleben. Herlitzka hat 1905 die wiederbelebende Wirkung des Adrenalins auf das isolierte und erschöpfte Kaninchenherz nachgewiesen. Er hat dann mit einer modifizierten Langendorffschen Methode Wiederbelebungsversuche an Hunden angestellt, die durch Erstickung getötet waren. Ohne Adrenalin hatte er nur Fehlerfolge, mit Adrenalin erhielt er Wiederbelebung nach vollständigem Herzstillstand. Winter hatte 1905 auf Grund von Tierversuchen die direkte Einspritzung von Adrenalin in die linke Herzkammer durch die Brustwand hindurch bei der Chloroformasphyxie in Verbindung mit künstlicher Atmung empfohlen, Latzko seit 1904 am Menschen ohne Erfolg versucht. Läwen und Sievers fanden 1910 experimentell, daß Adrenalininjektion in den linken Ventrikel sehr rasch eine starke, aber flüchtige Blutdrucksteigerung bewirkt. Die Muskelzellen der inneren Herzwandschichten würden zur Kontraktion gebracht und dadurch die systolischen Zusammenziehungen des Herzens verstärkt. Die Blutdrucksteigerung beruhe im wesentlichen auf Kontraktion der kleinsten Arterien.

Die günstigen, mit der intravenösen Therapie erzielten Resultate Heidenhains bei peritonealer Kreislaufschwäche, Kothes im Herzkollaps nach Lumbalanästhesie und schwerem postoperativem Chok, Johns bei schwersten Herz- und Gefäßkollapsen, wo bedrohliche Herzschwäche sofort behoben und anscheinend Sterbende gerettet wurden, ermunterten besonders zur intrakardialen Anwendung. Nach Schmiedeberg beruht die Wirkung des Adrenalins in 1. Beseitigung der Atonie, 2. direkter Wirkung auf die Nervi accelerantes. Meyer hatte schon 1909 für die Kreislaufschwäche bei Diphtherievergiftung experimentell gezeigt, daß fast sterbende Tiere, deren Blutdruck bereits auf 30—40 mm Hg gefallen war, durch Adrenalin noch bis zu 7 Stunden am Leben erhalten werden konnten. Friedemann empfiehlt deshalb bei metadiphtherischer Herzlähmung, die durch Atonie infolge Lähmung der im Herzen gelegenen sympathischen Ganglienzellen entsteht, die Adrenalininjektion, um durch elektive erregende Wirkung auf die Endapparate der sympathischen Nerven die Herzerschlaffung zu beseitigen. Er sah bei der Injektion von $1/2$ mg Epirenan bei einer sterbenden Diphtheriekranken schon nach wenigen Sekunden ein Verschwinden der Herzerweiterung, ein Steigen der Pulszahl von 12 auf 140, anfangs starke Unruhe und Erbrechen, nach 2 Stunden Exitus.

Wirkung auf den Coronarkreislauf. Morawitz und Zahn bestätigen die schon 1907 von Langendorff am isolierten, künstlich durchbluteten Herzen festgestellte erweiternde Wirkung des Adrenalins auf die Kranzgefäße, desgleichen F. Meyer, Starling und Evans, Starling und Markwalder. Es hat von allen Substanzen bei weitem die gewaltigste Wirkung auf das Stromvolumen der Kranzgefäße. Der Blutstrom in ihnen wird in doppelter Weise gefördert: 1. durch Steigerung des Aortendruckes, 2. durch eine wahre, echte, von der Drucksteigerung unabhängige Erweiterung der Kranzgefäße.

Nachteile. Die Nachteile des Adrenalins liegen 1. in der Flüchtigkeit der Wirkung, wenigstens im Tierexperiment. Dies ist bedingt durch die rasche Zerstörung des Adrenalins und weiter nach Straub dadurch, daß es nur wirkt, solange ein Konzentrationsgefälle vorhanden ist. Durch Kombination mit Hypophysin wäre eine Verstärkung der Blutdruckwirkung und Verlängerung der Wirkungsdauer zu erzielen. Nach Morawitz und Zahn verengert aber Pituitrin die Kranzgefäße. 2. Schmiedeberg betont, daß Adrenalin vielleicht sogar zum systolischen Herzstillstand führen kann. Nach Gerhardt trat am Hunde während der Blutdruck noch hoch war, plötzlich Herzstillstand ein. 3. Heinz hat nachdrücklich betont, daß kritiklose Anwendung des Adrenalins als Analepticum und als Kollapsmittel in Fällen, wo das Herz durch eine längere konsumierende Krankheit, durch hohes Fieber, Entzündungsprozesse oder subchronische und chronische Intoxikation geschädigt sei, zu verwerfen ist. Für ein derartig geschwächtes Herz bedeutet die durch Adrenalininjektion ausgelöste enorme Blutdrucksteigerung eine große Gefahr. Heinz gelangt auf Grund von Tierversuchen zu dem Schluß, daß das theoretisch scheinbar ideale Herzanalepticum Adrenalin praktisch nur mit größter Vorsicht und nur in ausgesuchten Fällen zu verwenden, in anderen geradezu zu vermeiden sei. 4. Nach Boruttau und Hering begünstigt das Adrenalin das Auftreten heterotoper Reizbildung und damit das Kammerflimmern. Seine Anwendung müßte demnach gerade in den Fällen, für die es wohl am ehesten in Betracht kommt, kontraindiziert sein. Die Mehrzahl der Erfolge wurde klinisch bisher trotzdem mit intrakardialer Adrenalininjektion erzielt. Henschen glaubt auch, daß die Warnung Boruttaus zum mindesten für die Wiederbelebung an sich noch leistungsfähiger Herzen innerhalb des chirurgischen Indikationsgebietes keine Berechtigung habe. Immerhin ist nach dem Vorstehenden, wie auch Henschen und Vogt betonen, Vorsicht geboten.

Menge. Die Maximaldosis von 1 ccm ist nicht zu überschreiten. Es ist langsam zu injizieren, da zu rasches Einspritzen zu tetanischem Krampf und Stillstand in Systole führen kann. Nach Trendelenburg ist die Wirkungsstärke des Adrenalins abhängig von der in der Zeiteinheit einfließenden Adrenalinmenge, von der Erregbarkeit des Gefäßsystems, die in der ganzen Säugerreihe nur geringe Schwankungen zeigt, und besonders von der Geschwindigkeit, mit der das Blut durch den Kreislauf getrieben wird. Greuel glaubt daher, daß die Injektion von 0,5 mg Adrenalin noch reichlich hoch gegriffen sei, und daß vielleicht die unter Umständen wiederholte Injektion von 0,25 mg Adrenalin genüge. Henschen sagt ausdrücklich: Wo der intrakardialen Injektion bisher ein Dauererfolg beschieden war, wurde er mit verhältnismäßig kleinen Dosen erreicht.

Mit Adrenalininjektion erzielten Erfolge Bliedung, Brünings, Förster, Frenzel, Greuel (2 Fälle), Guthmann (2 Fälle), Henschen (2 Fälle),

Opitz-Heydloff, Kneier, A. Mayer, Tappeiner, Volkmann (4 Fälle), Walker (2 Fälle), Zuntz.

Als optimale Reizdosen der verschiedenen Medikamente werden angegeben: Coffein etwa 2 ccm der 20%igen Lösung, Digitalispräparate $^1/_2$—1 ccm der Lösung, Strophanthin 0,5 mg, Nebennierenpräparate $^1/_2$—1 ccm der Lösung 1 : 1000.

3. Anatomische Grundlagen.

a) **Lage und Topographie des Herzens.** Von den drei Herzflächen ist die vordere für praktische Zwecke am wichtigsten. Wir erreichen bei der Injektion, wie bei den meisten chirurgischen Eingriffen, das Herz von vorne her. Nach Corning wird die Vorderfläche des Herzens zum größten Teil von der Vorderwand des rechten Ventrikels gebildet, von welchem der kurze Stamm der A. pulmonalis abgeht.

Dazu kommt rechts und oben die vordere Wand des rechten Vorhofes mit dem rechten Herzohr, welches sich nach vorne der Aorta ascendens auflagert und den Ursprung derselben teilweise verdeckt. Der rechte Vorhof wird von der rechten Kammer durch den Sulcus coronarius getrennt, in welchem die A. coronaria cordis dextra um den rechten scharfen Rand der Hinterfläche und zum Sulcus longitudinalis posterior verläuft. Der linke Ventrikel beteiligt sich nur mit einem schmalen Streifen an der Bildung der Vorderfläche des Herzens. Er bildet zum größten

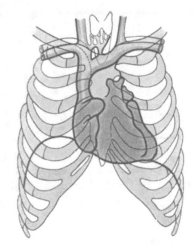

Abb. 1. Projektion der einzelnen Herzabschnitte auf der vorderen Brustwand. (Nach Corning.)

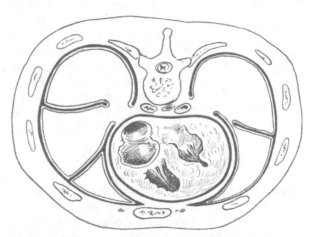

Abb. 2. Lage des Herzens zur vorderen Brustwand. (Nach Corning.)

Teil den linken Herzrand und die Facies posterior und inferior. Der Sulcus longitudinalis anterior, die Grenze zwischen linkem und rechtem Ventrikel ist in der Ansicht von vorne zu sehen. In ihm verläuft der Ramus descendens der A. coronaria sinistra mit kleinen, in die V. magna cordis mündenden Venen. Ein Drittel der Masse des Herzens gehört der rechten, zwei Drittel der linken Körperhälfte an.

Die Vorderfläche des Herzens ist größtenteils von beiden Lungen bedeckt, nur eine kleine Partie, die der Vorderwand der rechten Herzkammer angehört,

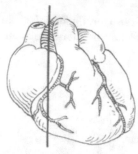

stößt direkt an die vordere Brustwand (ventrale Enden der 4. und 5. Intercostalräume und hintere vom M. transversus thoracis überdeckte Brustbeinfläche). Im übrigen wird das Herz bzw. das Pericardium parietale von der Brustwand getrennt durch den vorderen Pleuraspalt (Sinus costomediastinalis anterior), in den sich die vorderen Lungenränder einlagern. Im linken 4.—5. Intercostalraum dicht neben dem Brustbein ist demnach die einzige Stelle, die eine Punktion des Herzens ohne Pleuraverletzung gestattet.

Abb. 3. Massenverteilung des Herzens in bezug auf die Mittellinie.

b) Arteria mammaria interna. Die A. mammariae internae verlaufen von der Articulatio sternoclavicularis gerade nach unten, indem sie in den obersten Intercostalräumen etwa $^1/_2$—$1^1/_2$ cm von den Sternalrändern entfernt sind, unten 1—2 cm. Nach Sandmann beträgt die Entfernung im 1. Intercostalraum 11 mm, im 2.—4. 15—16 mm, im 5. 17 mm und im 6. 20 mm.

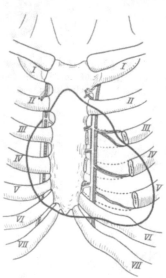

c) Coronargefäße. Die Lage der Kranzgefäße wurde, soweit sie hier in Betracht kommt, schon unter 1. erwähnt. Nach Brünings soll sich die gefäßfreie Herzoberfläche zu dem von den Kranzgefäßen eingenommenen Raum wie 1000:1 verhalten.

d) Reizleitungssystem. Zonen, durch deren Schädigung sofortiger Herzstillstand hervorgerufen wird, sind das Septum der Vorkammern und Kammern, der Sulcus longitudinalis anterior an der Grenze seines oberen und mittleren Drittels, die Basis des Herzohres in der Nähe der Einmündungsstelle beider Venae cavae.

Nach Külbs verläuft das Hissche Bündel vom Ventrikelseptum aus an der Innenseite des linken bzw. des rechten Ventrikels. Immer von der Muskulatur getrennt, gelangen die beiden Schenkel subendokardial bis zur unteren

Abb. 4. Lage der Mammaria interna. (Nach Bardeleben.)

Hälfte der Ventrikelmuskulatur, indem sie sich immer mehr fächerförmig ausbreiten. Dann treten sie auf die Papillarmuskulatur über, um allmählich mit deren Muskulatur sich zu vereinigen. Weitere Fasern verlaufen bis zur Spitze der Ventrikel und auch rückläufig an der Innenfläche der dem Septum gegenüberliegenden Wand aufwärts. Überall findet hier ein allmählicher Übergang der

Muskelfasern des Bündels in die Fasern des Myokards statt. Die Ausläufer liegen dicht unterhalb des Endokards, teils verlaufen sie in Gestalt feiner Fäden, der sog. falschen Sehnenfäden durch das Ventrikellumen, indem sie die Lücken zwischen Muskeltrabekeln überbrücken.

III. Nebenverletzungen und ihre Vermeidung.

Auf Grund dieser anatomischen Vorbemerkungen sind nun folgende mögliche Nebenverletzungen zu besprechen:

1. Pleura und Lungen.

Alle Methoden, die nicht den linken 4. oder 5. Intercostalraum wählen, müssen von vorneherein damit rechnen, die Pleura zu durchstoßen. Aber auch

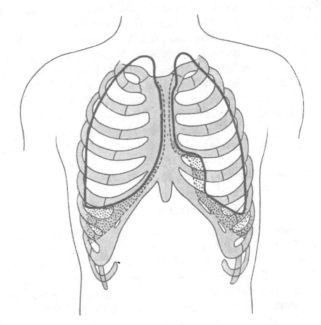

Abb. 5.   Verhältnis vom Pleura- und Lungengrenzen.   (Nach Corning.)

bei Injektion im 4. bzw. 5. Intercostalraum wird man gelegentlich mit Nebenverletzungen zu rechnen haben, da nach Tanja eine erhebliche Verschiebung der Pleuragrenzen an der vorderen Brustwand beobachtet ist. Auf dem letzten Chirurgenkongreß hat König darauf aufmerksam gemacht. Daß eine Pleuraverletzung unter Umständen höchst unangenehme Folgen nach sich ziehen kann, beweist die Beobachtung von Esch, der eine Kranke viele Stunden nach der erfolgreichen Adrenalininjektion an Pneumothorax verlor. Vogt weist besonders darauf hin, daß unter pathologischen Verhältnissen, besonders bei Emphysem, narbiger Verziehung der Pleura, Vergrößerung des Herzens usw. die Gefahr einer Verletzung des Rippenfelles viel größer sei. Natürlich kann man unter solchen Umständen auch die Lunge durchstechen. Bei Injektionen,

die an anderen Stellen vorgenommen wurden, besonders in der Mamillarlinie,
habe ich mehrmals bei Obduktionen Lungenverletzungen feststellen können.
Außer gelegentlichen kleinen subpleuralen Hämatomen habe ich keinen Nachteil davon gesehen. Immerhin könnten sie zu unangenehmen Komplikationen
führen.

2. Mammaria interna und ihre Äste.

Die Arterie mit ihren Begleitvenen wird mit Sicherheit dadurch vermieden,
daß dicht am Sternum oder mindestens 2—2$\frac{1}{2}$ cm einwärts davon eingestochen
wird; der Ramus sternalis der Arterie dadurch, daß man sich mehr an den
oberen Rand der unteren Rippe hält.

3. Kranzgefäße.

Verletzungen der Kranzgefäße scheinen nicht beobachtet zu sein. Van den
Velden nimmt an, daß die dickwandigen Gefäße der feinen Nadel ausweichen.
Ich möchte aber darauf hinweisen, daß die Einlagerung der Gefäße in den derben
Herzmuskel jedenfalls andere Bedingungen bildet, als wir es z. B. bei den
Gefäßen des Unterhautzellgewebes beobachten. Hier können wir mit einem
Ausweichen der Gefäße bei der Injektion, wie auch die Erfahrungen bei der
örtlichen Betäubung zeigen, eher rechnen. Auf jeden Fall dürfte bei der Punktion
des linken Ventrikels eine Verletzung der im Sulcus verlaufenden Gefäße möglich
sein. Ich habe einmal bei Leichenversuchen eine Füllung der Vena cordis magna
und ihrer Äste gesehen. Henschen fand bei der Obduktion seines ersten Falles,
daß die Injektion intravenös in die Vena interventricularis anterior erfolgt war,
an welcher der kleine Einstich eben sichtbar war.

4. Reizleitungssystem.

Über Verletzungen des Reizleitungssystems liegen natürlich nur wenig Beobachtungen vor. Henschen gibt die zu meidenden Gefahrzonen folgendermaßen
an: Die Scheidewand der Vorhöfe und der Ventrikel, die Zone des His-Tawara-
schen Bündels, der Spangarosche Punkt (oberer Drittelpunkt der vorderen
Längsfurche), Basis des Herzohres (Gegend des sinoaurikulären Systems), hintere
Hälfte der atrio-ventrikulären Grenzzone. Vogt glaubt, daß Verletzungen des
atrio-ventrikulären Bündels, das geschützt im Septum liegt, nicht zu fürchten
seien. Nach Mönckeberg schadet ein Stich mit einer feinen Nadel kaum.
Meiner Ansicht nach ist es in Berücksichtigung der Anatomie des Hisschen
Bündels doch höchst wahrscheinlich, daß wir bei intrakardialen Injektionen
Fasern des Reizleitungssystems allemal treffen. Vielleicht beruht überhaupt
die Möglichkeit der Wiederingangbringung des stillstehenden Herzens auf einer
von diesen Stellen durch die Injektion erregten Reizbildung — sei es Reiz der
Nadel an sich, sei es Folge des Medikamentes —, zumal sich solche Reize ganz
unabhängig vom Reizleitungssystem ungebahnt im Myokard nach allen Richtungen hin ausbreiten können. Auf Grund dieser Annahme müßte auch die
Differenz der Anschauungen: Perikard-, Muskel- oder Herzhöhleninjektion,
rechter oder linker Ventrikel zugunsten derjenigen Methode gelöst sein, die am
einfachsten, sichersten, unter möglichster Vermeidung von Nebenverletzungen
arbeitet, eine Ansicht, zu der man übrigens auch durch das Studium der mit-

geteilten Erfolge kommen müßte. Mit dieser Anschauung ist bisher wohl zu vereinbaren, daß es gewisse Teile des Reizleitungssystems gibt, die wir auf alle Fälle zu vermeiden trachten.

5. Arteria pulmonalis.

Ich möchte auf Grund eines Obduktionsbefundes bemerken, daß man unter Umständen auch die Pulmonalis treffen kann, vor allem, wenn man, wie das vorgeschlagen wurde, im 3. Intercostalraum punktiert. Es handelte sich um eine 68jährige Frau, die mit schwerster Trachealstenose infolge maligner Struma in desolatem Zustand zur Aufnahme kam. Von einer Operation sollte zuerst Abstand genommen werden. Ich injizierte der Frau, um ihr den qualvollen Zustand zu erleichtern, im 3. Intercostalraum hart am Sternum 0,02 Morphium intrakardial. Überraschenderweise besserte sich der Zustand in der nächsten Zeit. Bei einem erneuten, schwersten Erstickungsanfall wurde dann doch noch der mächtige substernale Kropf entfernt. Die Autopsie ergab nun zahlreiche Metastasen im vorderen und hinteren Mediastinalraum mit Einbruch in die Trachea. Beim Ablösen der Weichteile vom Thorax zeigt sich, daß in der Gegend der äußeren Punktionsstelle in Höhe der 3. Rippe dicht am linken Brustbeinrand das Unterhautzellgewebe blutig durchtränkt ist. Beide Lungen liegen weit vor, am vorderen freien Rand der linken Lunge kommt in der Gegend der 4. Rippe ein linsengroßer Blutaustritt zum Vorschein. Im Herzbeutel etwa 20 ccm blutige Flüssigkeit. Über dem Anfangsteil der Aorta findet sich unter dem Epikard ein flächenhaft ausgebreitetes Hämatom, das die ganze Breite der Art. pulm. einnimmt. Beim Aufschneiden des Herzens zeigt sich an der vorderen Pulmonalklappe an ihrem Ansatz ein kleines punktförmiges Hämatom. Sonst am Herzen keine wesentlichen Veränderungen.

Möglicherweise spielt in dem Falle die durch die mächtige intrathorazische Struma bedingte Lageveränderung eine Rolle. Immerhin zeigt der Fall, daß es wichtig ist, sich über den Intercostalraum vor dem Einstechen genau zu informieren.

6. Gefahr der Blutung.

Zu erörtern wäre auch noch die Frage, ob nicht aus den Stichkanälen des Epi- und vor allem Myokards unangenehme Nachblutungen erfolgen können. Nach den vorliegenden Erfahrungen und Obduktionsergebnissen scheint diese Gefahr nicht zu bestehen, wenigstens nicht bei Anwendung dünner Nadeln. Meist war bei Obduktionen der Stichkanal überhaupt nicht oder nur durch kleinste subepi- und endokardiale Blutungen nachweisbar. Ich selbst konnte bei 20 Obduktionen sowohl bei Einspritzungen Stunden vor dem Tode als auch bei solchen sub finem vitae oder kurz nach dem Tode meist nur geringe sub-epi- und -endokardiale Blutungen feststellen. In einem Fall sah ich allerdings bei der Obduktion eines jungen Mannes einen blutigen Herzbeutelerguß von etwa 100 ccm, eine Menge, die an sich nicht zur Herztamponade genügen würde, da im allgemeinen die Blutmenge, die nötig ist, um Herztamponade zu erzeugen, auf 250—400 ccm geschätzt wird. In dem erwähnten Falle wollte ich mit dünner Nadel lediglich eine Entlastungspunktion ausführen (die Obduktion ergab später bei dem 28jährigen Mann inoperables Magencarcinom) und punktierte im 3. Intercostalraum 3 cm nach links vom Sternum. Nach Aspiration von 20 ccm dunklem Blut erhielt ich nichts mehr und entfernte die Nadel. Obduktionsbefund: Im 3. linken Intercostalraum etwa 3 cm vom Rande des Brustbeines entfernt eine Punktionsstelle, die auch beim Ablösen der Weichteile vom Brustkorb in der Muskulatur der linken Brustseite deutlich zum Vorschein kommt. Nach Abnahme des Brustbeines liegen beide Lungen weit vor, berühren sich in der Mittellinie mit ihren freien Rändern. Auf der Vorderseite des Herzbeutels etwas mehr nach der Mitte zu die Punktionsstelle deutlich sichtbar. Es finden sich an dieser Stelle einige ganz feine Blutgerinnsel, die die Einstichstelle ringförmig umgeben. Bei Eröffnung des Herzbeutels entleeren sich etwa 100 ccm hämorrhagische Flüssigkeit. Beide Blätter des Herzbeutels glatt und spiegelnd. Auf dem Epikard dicht unterhalb des Sulcus coronarius und etwa 1 cm nach rechts von der Kammerscheidewand ebenfalls eine linsengroße, mit Blut bedeckte Einstichstelle, die, wie man nach Eröffnung des rechten Ventrikels sieht, die Ventrikelwand durchbohrt. In den Herzhöhlen reichlich Cruorgerinnsel, die Kranzarterien ohne alle Veränderungen.

Henschen glaubt, daß bei einigermaßen sorgsamer Technik keine Blutung aus den Stichstellen in den Herzbeutel zu befürchten sei. Bei seinen zur Sektion gelangten Fällen war die Stichstelle am Herzen nur in einem Fall für das Auge knapp erkennbar. Van den Velden sah mehrfach kleinere Blutaustritte in das perikardiale und myokardiale Gewebe, nie subendokardiale Blutungen oder Läsionen. Ruediger traf nur einmal, Hesse regelmäßig im Epi-, seltener im Endokard geringe hirse- bis linsenkerngroße Suggilationen, nach Punktion des linken Ventrikels nie, nach vier Punktionen des rechten Ventrikels einmal 20 ccm Blut im Herzbeutel. Dörner stellte bei der Obduktion eines 5 Stunden nach dreimaliger intrakardialer Coffeininjektion verstorbenen Kranken etwa 40 ccm rötlich gefärbte seröse Flüssigkeit fest, die drei Stichöffnungen konnten sowohl am Epi- wie am Endokard festgestellt werden. Szubinski und J. Volkmann fanden subendo- und subperikardiale Hämatome, Blutungen zwischen mediastinalem Brustfell und Herzbeutel. Kneier sah bei der Obduktion zweier Fälle von akuter Herzlähmung infolge von Erstickung einmal keinerlei Spuren der Injektion, einmal die Einstichstelle am rechten Ventrikel, keinen Erguß im Herzbeutel, keine Blutungen in das Perikard. Man könnte annehmen, daß bei Punktionen des linken Ventrikels mit seiner 2—3mal dickeren Wandung als des rechten die Gefahr einer Nachblutung wegen der kräftigeren Muskelkontraktion noch geringer wäre.

IV. Arten der Injektion.

Ebensowenig wie die Wahl des Medikamentes ist Ort und Art des Eingriffes völlig geklärt. Die vorliegenden Arbeiten zeigen, daß sowohl an verschiedensten Stellen injiziert wurde, wie auch in verschiedene Herzabschnitte. Henschen unterscheidet zwischen intraperikardialer, intramyokardialer, intraventrikulärer Injektion. Aus manchen Arbeiten geht nicht genau hervor, wohin injiziert wurde, manche Autoren trennen scharf zwischen Herzmuskel- und Herzhöhleneinspritzung und verlangen die letztere. Einzelne wollen nur in den linken Ventrikel einspritzen. Es ist begreiflich, daß bei einem Eingriff, der letzten Endes meist in Fällen höchster Lebensgefahr unter dem Eindruck eines starken

Affektes gemacht wurde, eine scharfe Scheidung wohl nicht immer zu erreichen war und nicht immer gemacht wurde.

Ich führe hier kurz z. B. die Mitteilung von Förster an, die mir besonders charakteristisch erscheint. Es handelte sich um Strumektomie bei einem 29jährigen kräftigen Bauernmädchen. Leitungsanästhesie und Umspritzung nach Härtel. „Ich hatte gerade den Kragenschnitt angelegt und war im Begriff, den Hautlappen nach oben abzulösen, als ziemlich plötzlich die Atmung und der Puls aussetzten. Luftembolie ausgeschlossen, da die beiden Mittelvenen nicht sonderlich groß und vor der Durchschneidung doppelt unterbunden waren. Leichenblasses Aussehen, große, starre Pupillen — scheinbar Exitus letalis!, sofort eingeleitete künstliche Atmung, rhythmisches Vorziehen der Zunge, Herzmassage von der Magengrube aus und starkes Beklopfen der Herzgegend — Injektionen aller Art — alles vergebens! Qualvolle Minuten, wie sie kein Dante schildern und sich ausdenken kann!! — Es ist ja alles umsonst, das Leben dahin!! — Doch halt, um nichts unversucht zu lassen, 1 ccm Suprareninlösung 1:1000 intrakardial!! Ich weiß nicht einmal, ob ich in den linken Ventrikel hineingelangte oder in seine Muskulatur — ich nahm eine lange Hohlnadel, wie sie mir von der Leitungsanästhesie noch zur Hand war — und, o Wunder: das Herz begann zu arbeiten.“

Immerhin dürfte, bis eine definitive Klärung vorliegt, der nach den bisherigen Erfahrungen einfachste Weg vorzuziehen sein.

1. Perikardinjektionen.

Die intraperikardiale (und paraperikardiale) Injektion erfolgt nach Henschen entweder vom Epigastrium her oder von einer der für die Herzbeutelpunktion festgelegten Stellen des peri-

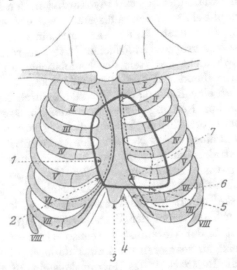

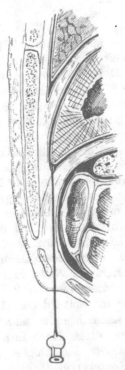

Abb. 6. Injektionsstellen in das Perikard. (Nach Henschen.)

Abb. 7. Epigastrischer Injektionsweg. (Nach Henschen.)

kardialen Projektionsfeldes von der vorderen Brustwand her. Da nach Luschka die Dicke der Brustwand beim Erwachsenen 2 cm beträgt, erscheint eine Injektionstiefe von $2\frac{1}{2}$—3 cm genügend. Henschen empfiehlt besonders den epigastrischen Injektionsweg. Die Technik ist nach ihm

einfach: Der linke Zeigefinger markiert an dem halbsitzend gelagerten
Kranken die Spitze des Schwertfortsatzes, unter ihm tritt die Nadel in der
Medianlinie schräg von unten nach oben vor, die ersten 2 cm der Hinterfläche
des Schwertfortsatzes entlang, dann durch die Brustbeinzacken des Zwerch-
felles schließlich in den Herzbeutel. Nach den ersten 2 cm wird die Nadel etwas
schräg nach hinten weitergeführt. Die Länge der gesamten Wegstrecke beträgt
je nach Alter und Größe vom 5. Lebensjahr an zwischen 4—6 cm. Die Wirkungsweise der Injektion beruht nach Versuchen von Boit, Rehn und anderen auf
Resorption. Gunn und Martin empfahlen die intraperikardialen Einspritzungen
von Herzreizmitteln und fanden, daß bei Einspritzung von Atropin, Pilocarpin
und Adrenalin fast unmittelbar die charakteristische Herzwirkung ausgelöst
wird. Sie soll durch örtliche Resorption durch das Perikard und den gefäß-
und lymphspaltenreichen Herzmuskel bedingt sein. Da indes durch brüske
Zerrungen des Herzbeutels unter Umständen vorübergehender oder sogar
dauernder Herzstillstand eintreten kann, dürfen nach Henschen Injektionen
ins Perikard nicht mit zu dicken Nadeln und nur unter schonender Nadelführung
erfolgen.

2. Myokardinjektionen.

Die intramyokardiale (Herzwandinjektion) wurde schon öfters gelegentlich
herzchirurgischen Eingriffen am freiliegenden Herzen vorgenommen. Green
und Delbet konnten durch Atropin bzw. Coffeininjektionen keine dauernde
Herztätigkeit erzielen. Van den Velden hielt Myokardinjektion für genügend.
Da nach Ranvier das mit subepikardialen, endo- und myokardialen, den Blut-
capillaren dicht anliegenden Lymphbahnen reich ausgestattete Herz einem
Lymphschwamm vergleichbar ist, wäre nach Henschen mit einer raschen
Diffusion der in die Muskelsubstanz eingespritzten löslichen Mittel zu rechnen.

Zu erwägen wäre hier ferner, ob nicht der Reiz des Nadelstiches an sich
kontraktionsauslösend und wiederbelebend auf das Herz zu wirken vermag.
Goltz hatte schon 1850 gezeigt, daß eine Reizung des Ventrikels durch Nadel-
stich mit einer einmaligen Kontraktion, Reizung der Vorhof- oder Sinusgegend
mit einer Serie von Zuckungen beantwortet wird. Schmiedeberg konnte das
erschlaffte Herz durch Berührung mit einer feinen Nadel an der Atrioventrikular-
grenze zu einer Serie schneller Kontraktionen veranlassen. Schon der mechanische Reiz der Nadel hatte eine gewisse Beschleunigung der Herzaktion zur
Folge. Auch van den Velden nahm daher schon an, daß der Reiz des Nadelstiches im Epikard oder Herzmuskel sofort kontraktionsauslösend wirke, ein
nach seiner Meinung sehr wichtiger Faktor bei der Verteilung des injizierten
Medikamentes. Nach Landois hat 1. der Herzmuskel, ebenso wie die übrige
Muskulatur, die Fähigkeit, auf Reize zu reagieren, und zwar dadurch, daß er
eine Kontraktion ausführt. 2. Ist die Reizbarkeit des Herzmuskels eine direkte.
3. Die Größe der Kontraktionen ist nicht abhängig von der Größe des Reizes.
Der minimale Reiz hat bereits maximale Wirkung (Alles- oder Nichts-Gesetz).
Der Herzmuskel verbraucht demnach auf einen überhaupt wirksamen Reiz
hin sofort alle ihm augenblicklich zur Verfügung stehende Energie. 4. Der
Herzmuskel ist erst nach Ablauf der refraktären Periode für neue Reize empfäng-
lich. 5. Der Herzmuskel besitzt die Fähigkeit der Reizleitung, die unabhängig
ist von den zahlreichen im Herzmuskel vorhandenen Nervenfasern. Tiger-

stedt gibt an, daß ein Herz, das z. B. durch Reizung der hemmenden Herznerven stillsteht, durch leichte mechanische Reizung erregt werden kann. Nach Heitler handelt es sich hier um eine Reizung des Perikards. Auch die Reizung der inneren Wand der linken oder rechten Herzkammer mittels eines von dem entsprechenden Vorhof her hineingeführten Stäbchens verursachte leicht arhythmische Störungen in der Herztätigkeit und übte also eine erregende Wirkung aus. Dagegen war in diesen Versuchen das Myokard ganz unempfindlich für den mechanischen Reiz.

Meiner Meinung nach sind diese interessanten physiologischen Ergebnisse in der Beurteilung des Wertes und der Wirkungsweise einer intrakardialen Injektion bisher etwas zu wenig beachtet worden. Ich habe daher in allen Fällen darauf geachtet, ob schon das Eindringen der Nadel in den Herzmuskel Zuckungen auslöse, ich konnte bei stillstehendem Herzen niemals Zuckungen feststellen. Zu betonen ist allerdings, daß meine Einspritzungen durchweg an Menschen vorgenommen wurden, deren Herz durch vorhergehende Krankheiten geschwächt war. Auch Volkmann gibt an, daß er zu wiederholten Malen die Nadel, ohne einzuspritzen, bis zu 1 Minute lang im Herzen beließ, er konnte dabei nie eine Verstärkung oder Vermehrung der Zusammenziehungen, noch bei bereits eingetretenem Herzstillstand überhaupt eine Kontraktion bemerken, während einige Sekunden nach der Einspritzung auch der Puls sich sofort besserte. Es handelt sich eben auch hier um im Prinzip vom Tierexperiment verschiedene Vorgänge, was um so deutlicher zeigt, daß wir in der Bewertung solcher Ergebnisse bei der Anwendung auf den Menschen vorsichtig sein müssen. Jedenfalls können sie allein nicht ausschlaggebend für unser therapeutisches Vorgehen sein.

3. Intrakardiale Injektionen.

Als wirksamste und immer anzustrebende Methode wird von der Mehrzahl der Autoren die Einspritzung in die Herzhöhle bezeichnet, dabei wird der rechte oder linke Ventrikel bevorzugt. Auf Grund anatomischer Betrachtung erscheint die Einspritzung in den rechten Ventrikel als am ungefährlichsten, da sich bei ihr mit großer Sicherheit Nebenverletzungen vermeiden lassen.

V. Technik.

Am besten punktiert man wohl demnach nach den bisher vorliegenden Erfahrungen — auch meine Obduktionsbefunde sprechen dafür — im 4. oder 5. linken Intercostalraum hart am Sternum am oberen Rand der unteren Rippe, also im 4. Zwischenrippenraum der 5., im 5. der 6. Rippe. Man erreicht damit im allgemeinen den rechten Ventrikel. Dabei ist der 4. Intercostalraum, worauf auch Vogt hinweist, viel weiter und daher leichter zu tasten und bequemer zugänglich als der 5. Die Tiefe des Einstiches wird zwischen $3^3/_4$ und 5 cm im Mittel bezeichnet. Diese Bestimmung ist nur relativ, man denke z. B. an ein fettes oder mageres Individuum mit der ganz verschiedenen Dicke des Unterhautzellgewebes. Bewußt eine intraperikardiale Injektion auszuführen, ist meines Erachtens schwierig. Henschen hält eine Tiefe von $2^1/_2$—3 cm für genügend, einen sicheren Anhaltspunkt im Perikard und nicht anderswo zu sein, gibt es wohl nur durch Aspiration der Perikardflüssigkeit, die dann allerdings vermehrt sein müßte. Eher ist dies beim Herzmuskel der Fall. In vielen Fällen hat man deutlich das Gefühl eines charakteristischen Widerstandes beim Eindringen der Nadel in den Muskel. Bei noch schlagendem Herzen pulsiert auch die Nadel. Auch bei stillstehendem Herzen kann es, wie schon erwähnt, durch den mechanischen Reiz der Nadel zu einer Kontraktion und damit zur Bewegung der Nadel kommen. Vogt hält das für ein prognostisch günstiges Zeichen. Am sichersten dürfte noch die Injektion in die Kammerhöhle sein, denn die Möglichkeit der Aspiration von Blut, oder aber der spontane Blutaustritt nach Abnahme der Spritze beweist, daß man in der Herzhöhle ist (falls nicht andere Hohlräume, z. B. Pulmonalis oder Vorhof, punktiert wurden). Es wird sich also empfehlen, erst dann einzuspritzen, wenn man mit Leichtigkeit Blut ansaugen konnte oder Blut austritt.

Henschen gibt für die intrakardiale Injektion (Herzhöhleninjektion) folgende Punktionsstellen an: 1. Für den rechten Vorhof (bzw. für dessen Entlastungspunktion) den 4. oder 5. rechten Intercostalraum unmittelbar neben dem Brustbeinrand. 2. Für die Entlastungspunktion der rechten Kammer den 4. oder 5. linken Intercostalraum (vielleicht auch noch den 3.) unmittelbar neben dem Brustbeinrand. Für die einfachen Reizinjektionen das Projektionsfeld der rechten Kammer im Bereich des 3.—5. linken Intercostalraumes hart neben dem Brustbeinrand oder außerhalb der Mammaria sinistra, zwei Querfinger breit nach außen vom linken Brustbeinrand.

Die linke Herzkammer wird nach Hesse an Stelle des Spitzenstoßes an der linken relativen Herzgrenze oder ein Querfinger breit einwärts von ihr im 4. oder 5., bei vergrößertem Herzen auch im 6. Intercostalraum erreicht. Die Nadelspitze sieht bei Eindringen vom Spitzenstoßpunkt aus nach innen und oben. Nach Henschen ist bei einer Punktion oberhalb der Ventrikelspitze mit einer Wanddicke von etwa 15 mm zu rechnen.

Die Mehrzahl der Autoren empfehlen, wie schon erwähnt, die parasternale Injektion im 4. oder 5. linken Intercostalraum und damit die Punktion des rechten Ventrikels. Auch Henschen bezeichnet den Einstichort als den zweckmäßigsten. Man hat nach ihm mit einer mittleren Wanddicke von 4—5 mm im mittleren Ventrikelfeld praktisch zu rechnen.

Henschen, Vogt, Volkmann u. a. empfehlen im allgemeinen folgendes Vorgehen: Hart am linken Brustbeinrand wird die Nadel mit aufgesetzter, wohl am besten gefüllter Spritze im 4. Intercostalraum eingestochen, sie gleitet dem Brustbeinrand entlang und wird mit leicht medialer Neigung tiefer geführt. In etwa 2 cm Tiefe wird der Herzmuskel erreicht, der einen deutlichen Widerstand bietet. Zuweilen pulsiert jetzt die Nadel deutlich. Die Ankunft in der Kammerhöhle bemerkt man, meiner Ansicht nach aber nicht immer, am Aufhören des Herzmuskelwiderstandes, sicherer dadurch, daß Blut in die Spritze eindringt oder angesaugt werden kann. Da jetzt wohl auch Pneumothorax nicht mehr zu befürchten ist, kann es unter Umständen, wenigstens nach den Erfahrungen bei örtlicher Betäubung, zweckmäßig sein, die Spritze abzunehmen, um zu sehen, ob Blut aus der Nadel austritt. Dann erfolgt die Injektion. Manche empfehlen die Normaleinstichtiefe ($3^1/_2$—5 cm!) vorher mit einem Korkstückchen zu markieren. Ich habe meistens ganz langsam injiziert, worauf auch besonders hingewiesen wird, und während des Einspritzens dauernd durch Aspiration das Medikament mit angesaugtem Blut zu vermischen gesucht. Ich halte diesen

Hinweis für wichtig, weil das Verfahren meiner Ansicht nach die einfachste Möglichkeit einer Vermeidung einer zu hohen Konzentration ist und außerdem rasch für eine Verteilung des Mittels gesorgt wird. Füllungsinfusionen, Mischen des Medikamentes mit Lösungen, Blut od. dgl. komplizieren meiner Ansicht nach den Eingriff, der als ultima ratio so einfach wie möglich sein muß. Es ist noch darauf hinzuweisen, daß selbstverständlich auch andere Maßnahmen, die noch erörtert werden, anzuwenden sind.

Instrumentarium.

Zur Injektion genügt eine 6—10 cm lange, dünne Nadel (Braunsche Nadel Nr. 4 oder 5) und eine gewöhnliche 1-ccm-Rekordspritze. Für den Entlastungsaderlaß sind nach Henschen etwas dickere Hohlnadeln und größere Spritzen zu benützen. Das Instrumentarium muß stets, wie auch empfohlen, vollkommen gebrauchsfertig bereit stehen. Eine entsprechende Nadel, geeignete Spritze, steril aufbewahrt, dazu geeignete Ampullen mit Suprarenin, Strophanthin sind bei uns sowohl in den Operationssälen als auch auf den Stationen zur ausschließlichen intrakardialen Injektion stets bereit.

VI. Indikationen.

Wie bereits erwähnt, wurden die Indikationen zur Einspritzung teils sehr weit gestellt, teilweise auf die Fälle dringendster Lebensgefahr beschränkt.

1. Chirurgische Indikationen.

Auf chirurgischem Gebiet werden folgende Indikationen angegeben: Der akute Herztod in der Chloroformnarkose (Chloroformsynkope, primärer Narkosenherzstillstand, Sekundenherztod), Narkosenasphyxie, Operationskollaps, drohende postoperative oder peritonitische Herzlähmung, Vergiftungen mit Chloral, Kohlenoxyd u. a., Blitzschlag- und Starkstromverletzungen, Fälle von akuter Herzlähmung infolge von Erstickungen, Erfrierung, Verletzungschok, endlich Herzbelebung bei herzchirurgischen Eingriffen oder bei der Trendelenburgschen Embolieoperation.

2. Interne Indikationen.

Interne Indikationen sind nach Blau neben Vergiftungen, die Fälle von plötzlichem Herztod (Sekundenherztod) bei Herzkranken sowie Herzgesunden, bei denen die Obduktion keine oder nicht entsprechende Veränderungen am Herzen oder an anderen Organen nachweist, um das plötzliche Versagen des Herzens zu erklären. Ferner chronische Herzmuskelschwäche mit bedeutend veränderter Blutverteilung, gleichgültig ob sie durch Affektionen des Endooder Myokards oder extrakardial bedingt ist. Ich möchte darauf hinweisen, daß bei dem uns doch noch völlig rätselhaften Thymustod, der ganz das Bild einer schwersten akuten Vergiftung macht, die Injektion leider ohne Erfolg zu sein scheint. Ich habe wenigstens in zwei Fällen keinerlei Wirkung davon gesehen. Velden bezeichnet noch Herzmuskelerkrankungen als Indikation, während man sich bei den akuten Herzschwächezuständen im Verlauf von

Infektionskrankheiten auf Grund von Mißerfolgen zurückhaltend verhält. Von Friedemann. Greuel wird besonders die metadiphtherische Herzlähmung angegeben. Am weitesten geht Schulze, der empfiehlt, die intrakardiale Injektion überall da zur Anwendung zu bringen, wo schnelle Herzwirkung nötig ist und die Venen zur Einspritzung ungeeignet sind. Er glaubt sogar auf diese Art Lungenkrankheiten (Lues und Gangrän) mit spezifischen Mitteln beeinflussen zu können. Er hat bei einem siebenjährigen Mädchen mit schwerem dekompensiertem Herzfehler wegen schlechter Venen 15mal (!) intrakardiale Strophanthineinspritzungen gemacht.

Gerade bei den internen Indikationen werden besonders die von Velden betonten Vorbedingungen zu berücksichtigen sein: 1. noch funktionstüchtiges, nicht durch längere Zeit vorhergehende exzitierende Behandlung seiner Reservekräfte beraubtes Herz, 2. Unmöglichkeit, das Arzneimittel auf irgendeine andere Weise an den Motor des Kreislaufes heranzubringen (Versagen der intravenösen Zufuhr).

3. Geburtshilflich-gynäkologische Indikationen.

Vogt gibt folgende an: der drohende Verblutungstod in der Geburtshilfe, der Chok durch Inversio uteri. Vogt hat ferner noch die Asphyxia pallida als Indikationsgebiet angegeben. Es sind einige Tropfen (8 bis 10) Suprarenin oder 0,2—0,4 Hypophysin in 1 ccm physiologischer Kochsalzlösung einzuspritzen. Dabei ist die besondere Lage des Herzens beim Neugeborenen zu berücksichtigen. Auf Grund von Röntgenuntersuchung gibt Vogt an, daß das kugelförmige Herz mehr quer und unmittelbar post partum auch mehr kranialwärts liegt. Er empfiehlt deshalb grundsätzlich, sich scharf an den medialen Winkel des 4. Intercostalraumes zu halten. Man soll erst einspritzen, wenn die Nadel infolge Herzmuskelkontraktion ausschlägt und sich die Spritze mit Blut füllt.

Vogt empfiehlt auch zu injizieren, wenn es bei einem wiederbelebten Neugeborenen nach Stunden oder Tagen wieder zur Asphyxie käme, ferner auch als Ultimum refugium bei Bronchitis capillaris, Debilitas vitae der Frühgeburten und bei allen Erkrankungen, bei denen die akute absolute Herzschwäche im Vordergrund steht. Er hat bei den Obduktionen seiner Fälle keine schädlichen Folgen oder Nebenverletzungen erlebt. Im Anschluß an die Injektion sollen bei eingetretener Herztätigkeit intramuskulär 1 oder 2 ccm Coffein gegeben werden. Ein Erfolg scheint bisher nicht erreicht worden zu sein. Soviel ich mündlich hörte, wurde das Verfahren auch an anderen geburtshilflichen Kliniken bisher vergeblich versucht.

Meiner Ansicht nach ist es noch nicht möglich, bei den im Verhältnis zum großen Indikationsgebiet spärlichen Erfahrungen ein sachliches Urteil zu gewinnen. Um so mehr ist scharf hervorzuheben, daß wir ein akutes Versagen des Herzens bis dahin scheinbar herzgesunder Menschen ganz anders zu bewerten haben als das Erlahmen der Herzkraft chronisch kranker Individuen. Daraus geht auch hervor, welche Bedeutung der Eingriff gerade für die Chirurgie haben dürfte.

VII. Andere Hilfsmittel.

Es ist zu betonen, daß neben der intrakardialen Injektion weitere Hilfsmittel zur Wiederbelebung des Herzens anzuwenden sind. Als solche sind zu nennen: 1. Künstliche Atmung. Läwen und Sievers erreichten das günstigste Resultat durch künstliche Atmung mit Sauerstoff kombiniert mit der Adrenalininjektion. Auch Greuel und Henschen halten künstliche Atmung mit Sauerstoff für durchaus geboten. 2. Die intravenöse Dauerinfusion. Entweder in der von Friedemann und Läwen neuerdings wieder empfohlenen Form oder nach Greuel als Dauerinfusion von 150 ccm 10%iger Traubenzuckerlösung, der 15 Tropfen Adrenalin zugesetzt sind, 4—6mal, jede Infusion innerhalb eines Zeitraumes von 15 Minuten. 3. Nach Henschen Strychnin (subcutan). Es soll beim Chok auf die gelähmten Zentren wirken und den Gefäßtonus heben, bei mit Herz- und Gefäßerschlaffung verknüpften Herzstörungen die Adrenalinzentren und den Herzmuskel selbst anregen. Damit sei eine gleichzeitige, sehr wirkungsvolle, direkte Steigerung der Erregbarkeit der bulbären Zentren, besonders des Vasomotoren- und Atemzentrums verbunden. 4. Kopftieflagerung, wodurch vielleicht rein mechanisch eine schnellere Durchblutung des Zentralnervensystems zu erzielen ist. Außerdem wäre meiner Ansicht nach noch zu erwägen, ob die Injektion nicht in geeigneten Fällen mit Blutreinfusionen oder Transfusionen zu kombinieren sei.

Meiner Ansicht nach wird man die intrakardialen Injektionen eben am besten mit dem Ankurbeln des Motors vergleichen können. Dieses Beispiel wird uns auch zweierlei verständlich machen: 1. zeigt es uns, daß der Eingriff allein nicht genügt, um den in Gang gebrachten Kreislaufmotor in Bewegung zu halten, 2. kann ein Versagen der Injektion den Mißerfolg auch anderweitiger Maßnahmen verständlich machen. Solange hinreichende klinische Erfahrungen nicht vorliegen, wird man in verzweifelten Fällen neben der intrakardialen Injektion alle anderen therapeutischen Maßnahmen zum Versuche, ein Leben zu retten, in Anwendung bringen müssen.

Vielfach wurde, besonders zur Unterstützung bei Herzverletzungen, die Herzmassage gefordert. Pieri stellt bei 76 Fällen von Herzmassage 19 volle Erfolge zusammen. Nach Amreich sind bis jetzt 48 Fälle von direkter Herzmassage bekannt, bei denen in 37,5% ein positives Resultat (definitive oder temporäre Wiederbelebung des Herzens) erzielt wurde. Zu betonen ist, daß Wrede schwere Schädigungen danach sah, Böhm fand bei vier Fällen von Herzmassage so schwere Zerreißungen und Destruktionen der Herzmuskelfasern, daß diese Veränderungen allein seiner Ansicht nach als tödlich anzusehen waren. Amreich sah Abriß eines Papillarmuskels. Nach den bisherigen Erfahrungen ist dieser Eingriff demnach abzulehnen und es bedeutet vielleicht einen Fortschritt, wenn der weitere Ausbau der intrakardialen Injektion es ermöglicht, an Stelle des groben mechanischen Eingriffes einen physiologischen zu setzen.

VIII. Zusammenfassung.

Zusammenfassend wäre demnach folgendes zu sagen:

1. Die Möglichkeit, ein stillstehendes Herz durch intrakardiale Injektion wieder zu beleben, ist durch herzphysiologische Versuche begründet. Es ist

aber zu betonen, daß diese Versuche unter anderen Bedingungen vorgenommen wurden. Die damit erzielten Erfolge dürften somit nicht ohne weiteres uneingeschränkt auf den Menschen anwendbar sein.

2. Nach den vorliegenden Mitteilungen wurde mit der intrakardialen Injektion in 25 Fällen Wiederbelebung des Herzens erzielt (Dauererfolge), davon betrafen 8 Narkosenherzstillstand.

3. Die Injektion hat nur Aussicht auf Erfolg, wenn bestimmte Vorbedingungen erfüllt sind. Diese sind 1. zeitlich: spätestens 15 Minuten nach dem Herzstillstand hat man mit irreparablen Schädigungen des Großhirnes bzw. Zentralnervensystems zu rechnen; 2. sprechen die vorliegenden Erfahrungen dafür, daß man sich nur in Fällen mit nicht bereits vorher schwer geschädigtem, also funktionstüchtigem, seiner Reservekräfte nicht beraubtem Herzen einen Erfolg versprechen darf. Dies gilt besonders für interne Indikationen.

4. Sowohl anatomische Überlegungen wie auch Obduktionsergebnisse zeigen, daß der Eingriff doch nicht vollkommen „harmlos und ungefährlich" ist. Es sind deshalb 1. strenge Indikationen zu fordern, 2. die einfachsten, unkompliziertesten, vor unbeabsichtigten Nebenverletzungen sichersten Methoden anzuwenden, zumal man auch auf Grund pharmako-physiologischer Betrachtungen und der mitgeteilten Erfolge schließen kann, daß die strengen Scheidungen der einzelnen Arten des Eingriffes einer zureichenden Begründung entbehren.

5. Als einfachste Methode wird deshalb die Einspritzung im 4. linken Intercostalraum, parasternal, in die Höhle des rechten Ventrikels empfohlen. Es ist erst zu injizieren, wenn Blut aspiriert wurde oder aus der Nadel austrat. Während der langsam zu erfolgenden Injektion ist das Medikament durch weitere Aspiration dauernd mit Blut zu mischen.

6. Das geeignetste Medikament dürfte Adrenalin sein. Mehr als 1 ccm der Lösung 1:1000 ist nicht einzuspritzen. Vielleicht genügt weniger, Kombinationen mit Hypophysin, Strophanthin wurden versucht, Coffein scheint bei manchem Vorteil nicht so geeignet. Versuche mit geeigneten Campherpräparaten dürften anzustellen sein. Die Ablehnung des Adrenalins durch Boruttau scheint, nach den erzielten Dauererfolgen wenigstens, für die Wiederbelebung funktionstüchtiger Herzen auf chirurgischem Indikationsgebiet nicht zu gelten.

7. Die Injektion ist durch geeignete Hilfsmittel (künstliche Atmung, intravenöse Infusionen, Kopftieflagerung) zu unterstützen.

Kurze Übersicht über erfolgreich behandelte Fälle.

Es erschien zweckmäßig, noch in einer Tabelle kurz die bisher erfolgreich behandelten Fälle anzuführen.

Name	Zahl der Fälle	Ursache und Art des Hst.	Mittel und Menge	Technik	Sonst. Maßnahmen	Zeit v. Hst. bis Inj.	Dauer bis Eintritt der Wirkung	Ort der Injektion
Bliedung	1	Sek. Hst. Op. koll. 4 Monate alt Säugl.	0,0002 g Adrenalin	Dicht am linken Sternalrand	—	Sof.	—	r. Kammer?
Brünings	1	Narkosenkollaps, prim. Hst.	1 ccm Adr. 1%o, Pituitrin	3. I.C.R. am Sternalrand.	—	—	—	r. Kammer?
Förster	1	Kollaps bei Strumektomie (intravenöse Novocaininjektion?)	Suprarenin	?	Anal.- und künstl. Atm.	?	Sof.	lk. Kammer?
Frenzel	1	Prim. Narkosen, Hst.	1 ccm Adrenalin	3. lk. I.C.R. parasternal	Künstl. Atm. I. Hm.	4 Min.	2 Min.	r. Kammer?
Greuel	2	Diph. Herzlähmung	Adrenalin b. Physormon	5. I.C.R. Spitzenstoß.	—	—	—	lk. Kammer (hell. Blut)
Guthmann	2	Blutungskollaps Narkosekollaps	Adrenalin	4.–5. I.C.R. 2½ cm vom Sternum	—	—	—	r. Kammer
Henschen	2	Operationskollaps, Herzschuß	1,5 ccm 1%o Adr., 1 ccm Adr. + 1 ccm Pituitrin	4. lk. I.C.R. Herzspitze, einmal direkt ins Herz	—	—	—	Herzbeutel, lk. Kammer
Heydloff	1	Prim. Hst. bei Lumb.-Anästhesie	2 ccm Adr. 1%o	4. lk. I.K.R. parasternal.	I. Hm.	2–3 Min.	—	r. Kammer?
Kneier	1	Hst. bei Kehlkopfexstirpation	Adrenalin	4. lk. I.C.R. parasternal.	—	—	—	r. Kammer
Mayer, A.	1	—	—	—	—	—	—	—
Ruediger	1	Dekomp. Vitium	Stroph.	2. I.C.R. parasternal.	—	—	—	r. Kammer
Tappeiner	1	Prim. Narkose-Hst.	1 ccm Adr. 1%o	4. I.C.R. Spitzenstoß.	Künstl. Atm. I. Hm.	5–6 Min.	—	lk. Kammer
Velden	3	Nach mündl. Mitteil. im Felde (von anderen ausgeführt)						
Volkmann, Joh.	4	2 Narkose, 2 Kollaps (Blutungen)	1 ccm Adr. in 20 NaCl u. nur 1 ccm 1%o Adr.	4. lk. I.C.R. parasternal.	Künstl. Atm.	—	—	r. Kammer
Walker	2	—	—	—	—	—	—	—
Zuntz	1	Sek. Nark. Hst.	1 ccm 1%o Adr.	4. I.C.R. 3 Querfinger vom lk. Sternalrand	Künstl. Atm.	4–5 Min.	—	r. Kammer

I. Hm. = indirekte Herzmassage, Hst. = Herzstillstand.

II. Über Bauchfellverwachsungen.

Von

Carl Vogel-Dortmund.

Literatur.

1. Adams: Perit. adh. Lancet 1913.
2. Adenot: Contribution à l'étude des occl. int. Rev. de chirurg. 1. 1896; 16. 1897.
3. Anschütz: Postoperativer Ileus. Bruns' Beitr. z. klin. Chirurg. Bd. 35.
4. Arndt: Eserin usw. Zentralbl. f. Gynäkol. S. 273. 1904.
5. Baisch: Klinische und experimentelle Untersuchungen usw. Beitr. z. Geburtsh. u. Gynäkol. 9. 3.
6. Bardley: Zit. nach Binz: Arzneimittellehre.
7. Baumgärtner: Berl. klin. Wochenschr. Nr. 5. 1879.
8. Benjamin: Lancet Vol. 40.
9. Bernhard: Öl in der Bauchhöhle. Münch. med. Wochenschr. S. 1486. 1911.
10. Bertelsmann: Ileus und Joddesinfektion. Zentralbl. f. Chirurg. 1911 u. 1913.
11. Beuttner: Technik der peritonealen Wundversorgung. Zürich 1918.
12. Biermer: Zentralbl. f. Gynäkol. S. 834. 1905. (Ref.)
13. Binz: Arzneimittellehre.
14. Blake: The use of steril oil etc. Gynaecol. a. obstetr. surg. Vol. 6. 3.
15. Boese und Heyrovski: Experimentelle Untersuchungen über normale und pathologische Darmbewegungen. Langenbecks Arch. Bd. 90.
16. Bofinger: Atropin. Münch. med. Wochenschr. Nr. 23. 1901.
17. Boldt: Atropin. Dtsch. med. Wochenschr. Nr. 48. 1904.
18. v. Boltenstern: Atropin. Würzburg. Abh. a. d. Gesamtgeb. d. prakt. Med. IV. 9.
19. Boseck: Atropin. Münch. med. Wochenschr. Nr. 9. 1904.
20. Breslauer: Sensibilität der Bauchhöhle. Bruns² Beitr. z. klin. Chirurg. Bd. 121.
21. ten Brink: Über die Bedingungen der Entstehung peritonealer Adhäsionen durch Brandschorfe. Zeitschr. f. Geburtsh. u. Gynäkol. S. 276. 1898.
22. v. Brunn: Chirurgenkongreß 1908. Zentralbl. f. Gynäkol. Bd. 13.
23. Budde: Perigastritis. Chirurgenkongr. 1920.
24. Bumm: Über Darmverschluß nach Laparotomie. Münch. med. Wochenschr. Nr. 16. 1888.
25. Bunge: Postoperativer spastischer Ileus. Chirurgenkongr. 1908.
26. Busch und Bibergeil: Experimentelle Untersuchungen zur Verhütung peritonealer Adhäsionen. Langenbecks Arch. Bd. 87.
27. Carlo: Neue Therap. H. 8.
28. Cernezzi: Physiopathologie des großen Netzes. Dtsch. med. Wochenschr. S. 434. 1906.
29. Championiére: Ref. Zentralbl. f. Chirurg. S. 895. 1892.
30. Clark: Anat. consid. in perit. Adh. Surg., gynaecol. a. obstetr. Vol. 9. H. 6.
31. Clairmont und v. Haberer: Experimentelle Untersuchungen zur Physiologie und Pathologie des Peritoneums. Langenbecks Arch. Bd. 76.
32. Coffey: Abdominal Adhäsions. Americ. journ. of sciences. Vol. 61.
33. Craig: Physostigmin. The prevention of postoperat. etc. Ref. Zentralbl. f. Chirurg. Bd. 35. 1905.

34. Craig - Ellis: An exp. and hist. study of cargile membr. etc. Ann. of surg. Vol. 41. 1905.

35. Credé: Chirurgenkongr. 1887. Münch. med. Wochenschr. Nr. 52. 1912; Nr. 38. 1913.

36. Crump: A new oil etc. Surg., gynaecol. a. obstetr. Vol. 41.

37. Czaplewski: Atropin. Medycyna. Bd. 44. 1901.

38. v. Dembowski: Über die Ursachen der peritonealen Adhäsionen usw. Langenbecks Arch. Bd. 37.

39. — Zur Entstehung der peritonealen Adhäsionen. Zentralbl. f. Gynäkol. Bd. 91. 1915.

40. Denk: Zur Frage der circumscripten chronisch-adhäsiven Peritonitis. Wiener klin. Wochenschr. Nr. 2. 1911.

41. Dietrich: Atropin. Münch. med. Wochenschr. Nr. 8. 1901.

42. Drews: Dtsch. med. Wochenschr. Nr. 10. 1914.

43. Dürig: Zur Klinik des Ileus. Zeitschr. f. ärztl. Fortbild. Bd. 17. 1910.

44. Duschinsky: Experimentelle Untersuchungen über die Vermeidung von Adhäsionen nach Laparotomien. Diss. München 1898.

45. Ebeler: Sennatin. Zentralbl. f. Chirurg. S. 2034. 1913; Med. Klinik. Bd. 37. 1913.

46. Eden und Lindig: Über die Verhütung postoperativer Verwachsungen. Dtsch. med. Wochenschr. Nr. 39. 1920.

47. Elischer: Gynäkologenkongr. 1886.

48. Enderlen: Über die Transplantation des Netzes usw. Dtsch. Zeitschr. f. Chirurg. Bd. 55.

49. — Über die Deckung von Magendefekten durch transplantiertes Netz. Dtsch. Zeitschr. f. Chirurg. Bd. 55, S. 183.

50. Feldmann: Über den diagnostischen und therapeutischen Wert des Pneumoperitoneums usw. Zentralbl. f. Gynäkol. Bd. 7. 1922.

51. Fervers: Hypophysenextrakt-Injektion bei Ileus und nach Laparotomie. Med. Klinik. Bd. 14. 1922.

52. Firnig: Gynäkologenkongr. 1886.

53. Flatau: Muß ..... das Blut entfernt werden? Münch. med. Wochenschr. Nr. 42. 1904.

54. Flesch - Thebesius: Über Ileus durch Verwachsung und Stränge. Dtsch. Zeitschr. f. Chirurg. Bd. 157.

55. Foerster: Strychnin. Inaug.-Diss. Greifswald 1898.

56. Franke: Zentralbl. f. Chirurg. S. 1293. 1908.

57. Frankenstein: Münch. med. Wochenschr. Nr. 51. 1914.

58. Franz: Über die Bedeutung der Brandschäden in der Bauchhöhle. Zeitschr. f. Geburtsh. u. Gynäkol. Nr. 47, S. 64.

59. Frensberg: Strychnin. Inaug.-Diss. Leipzig 1875.

60. v. Frey: Wien. klin. Wochenschr. Nr. 43. 1892.

61. Fritsch: Die Res. as. Lap. Zentralb. f. Gynäkol. 1890.

62. Fromme: Adhäsionsbildung in der Bauchhöhle. Monatsschr. f. Geburtsh. u. Gynäkol. Bd. 59.

63. Fuchs: Zentralbl. f. Gynäkol. Bd. 18. 1921.

64. Fürbringer: Ärztl. Sachverst.-Zeit. Nr. 7. 1897.

65. Gebauer: Dtsch. med. Wochenschr. Nr. 47. 1902.

66. Gebele: Atropin. Münch. med. Wochenschr. Nr. 33. 1901.

67. Gelhorn: Exp. stud. of perit. adh. Gynaecol. a. obstetr. surg. 1909.

68. Gelinsky: Heißluft bei Bauchoperationen. Zentralbl. f. Chirurg. 1908.

69. — Gefahren, Verhütung usw. Langenbecks Arch. S. 949. 1914.

70. Georgiewski: Über die fibrinösen Entzündungen seröser Häute usw. Beitr. z. pathol. Anat. u. z. allg. Pathol. Bd. 25.

71. Gersuny: Über eine typische peritoneale Adhäsion. Langenbecks Arch. Bd. 59.

72. — Peritoneale Adhäsion und ihre Beziehung usw. Zentralbl. f. Gynäkol. S. 1485. 1899.

73. Glimm: Über die Bauchfellresorption usw. Dtsch. Zeitschr. f. Chirurg. Bd. 83.

74. Goetze: Münch. med. Wochenschr. Nr. 44. 1921.
75. Graser: Untersuchungen über die feineren Vorgänge bei der Verwachsung usw. Langenbecks Arch. Bd. 55. Langenbecks Arch. Bd. 50; Dtsch. Zeitschr. f. Chirurg. Bd. 27.
76. Grigolaff: Peritoneale Plastik mit isoliertem Netz. Zentralbl. f. Chirurg. S. 1212. 1906.
77. Grube: Strychnin. Zentralbl. f. Gynäkol. Nr. 26. 1901.
78. Grudzew: Fremdkörper in der Bauchhöhle. Zentralbl. f. Gynäkol. Nr. 46. 1906.
79. v. Hacker: Wien. med. Wochenschr. 1887.
80. Hallwachs: Einheilen von organischem Material usw. Langenbecks Arch. Bd. 24.
81. Hämig: Münch. med. Wochenschr. Nr. 23. 1901.
82. Hardley: Brit. med. journ. 1894.
83. Harnack: Physostigmin. Arch. f. exp. Pathol. u. Pharmakol. Bd. 5.
84. Harrenstein: Peritoneale Adhäsion. Diss. Amsterdam 1918.
85. Harttung: Schwerste Verwachsung nach Cholecystitis usw. Zentralbl. f. Chirurg. Bd. 34. 1922.
86. Hegar und Kaltenbach: Operative Gynäkologie.
87. Heidenhain: Chirurgenkongr. 1897, 1908.
88. Heinz: Studien über die Entzündung seröser Häute. Münch. med. Wochenschr. 1900.
89. — Über Jod und Jodverbindungen usw. Virchows Arch. f. pathol. Anat. u. Physiol. Bd. 155.
90. — Über die Herkunft des Fibrins usw. Virchows Arch. f. pathol. Anat. u. Physiol. Bd. 160.
91. Henle: Chirurgenkongr. 1911 u. Zentralbl. f. Chirurg. 1920.
92. v. Herff: Über schwere Darm- und Magenlähmungen usw. Zeitschr. f. Geburtsh. u. Gynäkol. Bd. 44.
93. Hermes: Netzplastik. Dtsch. Zeitschr. f. Chirurg. 1901.
94. Heubner: Physostigmin. Arch. f. exp. Pathol. u. Pharmakol. Bd. 59.
95. Heuß: Med. Klinik. Bd. 40. 1921.
96. Hinsberg: Über die Beteiligung des peritonealen Epithels usw. Virchows Arch. f. pathol. Anat. u. Physiol. Bd. 152.
97. v. Hippel: Zur Nach- und Vorbehandlung von Laparotomien. Zentralbl. f. Chirurg. Bd. 46. 1907.
98. Hirschel: Öl. Münch. med. Wochenschr. 1911 u. 1912.
99. Hoehne: Campheröl. Münch. med. Wochenschr. S. 871. 1912.
100. Hoffmann: Zentralbl. f. Chirurg. Bd. 122. 1913.
101. Höchtlen: Atropin. Münch. med. Wochenschr. Nr. 23. 1901.
102. Horwath: Wien. med. Wochenschr. Nr. 32. 1870.
103. Hotz: Zur Pathologie der Darmbewegungen. Habilitationsschr. Würzburg 1909.
104. Hyrtl: Lehrbuch.
105. van Itersen: Hand. v. het. Need. Geneesk. Congr. Delft. 1897.
106. Jahreiß: Münch. med. Wochenschr. Nr. 10. 1893.
107. Jankowski: Strang. inf. mult. Adhäsionsbildung usw. Dtsch. med. Wochenschr. Nr. 38. 1909.
108. Jaschke: Münch. med. Wochenschr. 1912.
109. Jerusalem: Einiges über die Nachbehandlung Laparotomierter. Münch. med. Wochenschr. 1908.
110. Joseph: Ein Todesfall nach Pneumoperitoneum. Berl. klin. Wochenschr. Nr. 46. 1921.
111. Kader: Dtsch. Zeitschr. f. Chirurg. Bd. 33.
112. Kahn M. Morell: Le Pneumoperit. etc. Journ. de radiol. et d'électrol. Tom. 6, p. 5.
113. Kawasoye: Über die anatomischen Veränderungen usw. nach Campherölinjektion. Arch. f. Gynäkol. Bd. 100. 1914.
114. Kehrer: Gynäkologenkongr. 1891.
115. Keith: Lancet p. 362. 1914.
116. Kelterborn: Versuche über d. Entstehung, Bedeutung usw. Zentralbl. f. Gynäkol. S. 913. 1890.

117. Kirchberg: Druck- und Saugbehandlung usw. Münch. med. Wochenschr. Nr. 30. 1913; Med. Klinik. Bd. 13. 1914.
118. Kleinschmidt: Nachbehandlung Laparotomierter. Ergebn. Bd. 5.
119. Klotz: Behandlung des Ileus post operationem. Zentralbl. f. Gynäkol. Bd. 50. 1892.
120. Koch: Über das Verhalten des großen Netzes bei der peritonealen Infektion. Med. Klinik. 1911.
121. Kocher: Diskussion zu Pribram: Neue Experimente zur Vermeidung peritonealer Adhäsionen. Chirurgenkongr. 1914.
122. Kolaczek: Bruns' Beitr. z. klin. Chirurg. Bd. 78.
123. Kruckenberg: Gynäkologenkongr. 1886.
124. — und Ribbert: Zentralbl. f. Gynäkol. Bd. 21. 1885.
125. Körte: Sitzungsber. d. 70. Tag. d. Ver. d. Chirurg. Berlins. 1903.
126. — Chirurgenkongr. 1908.
127. — Erkrankungen und Verletzungen des Peritoneums. Stuttgart: Bergmann 1908.
128. Krebs: Zentralbl. f. Gynäkol. S. 833. 1905. (Ref.)
129. Kreisch: Über die an derselben Person wiederholte Laparotomie. Wien. med. Wochenschr. S. 796. 1897.
130. Kroh: Beiträge zur Behandlung peritonealer Adhäsionen. Münch. med. Wochenschr. S. 365. 1914.
131. Kron: Über die chronische adhäsive Peritonitis. Dtsch. Zeitschr. f. Chirurg. Bd. 126.
132. Kühl: Zur Behandlung der peritonealen Adhäsionen. Zentralbl. f. Chirurg. Bd. 19. 1918.
133. Kümmell: Ärztl. Verein Hamburg, 30. April 1900. Dtsch. med. Wochenschr. Nr. 27 u. 28. 1890.
134. Küstner: Bedeutung der Brandschäden usw. Zentralbl. f. Gynäkol. S. 425. 1890.
135. Lajos Goth: Zentralbl. f. Gynäkol. 1908.
136. Lauenstein: Chirurgenkongr. 1892.
137. — Verwachsung durch Netzstränge als Ursache andauernder schwerer Koliken. Langenbecks Arch. Bd. 45.
138. Läwen: App. fibroplast. Chirurgenkongr. 1914.
139. Lenander: Dtsch. Zeitschr. f. Chirurg. 1881.
140. Lexer: Die freie Transplantation. Neue dtsch. Chirurg. Bd. 26a.
141. Lindig: Über die Entstehung, Bedeutung und Behandlung von Adhäsionen. Berl. klin. Wochenschr. Bd. 1, S. 9.
142. Linkenheld: Beiträge zur Beurteilung postoperativer Beschwerden nach Laparotomien. Zeitschr. f. Geb. u. Gynäkol. Bd. 74.
143. Löhnberg: Experimentelle Beiträge zum Zweck der Verhütung peritonealer Adhäsionen mit arteigenen Fetten Arch. f. Gynäkol. Bd. 3; S. 115, Sitzg. d. Vereins niederrhein.-westfäl. Chirurg. u. Gynäkol. Düsseldorf, 26. Nov. 1921.
144. Lorent: Ileus und Trauma. Inaug.-Diss. Bonn 1902.
145. Mann: The transpl. of fat etc. Surg. Clin. of North America. Ref. Zentralbl. f. d. ges. Chirurg. Bd. 18, H. 1.
146. Maragliano: Gazz. d. osp. e d. clin. Vol. 82. 1904.
147. Marchand: Prozeß der Wundheilung. Dtsch. Chirurg. Bd. 16.
148. — Veränderungen peritonealer Deckzellen nach Einführung von Fremdkörpern. Beitr. z. pathol. Anat. u. z. allg. Pathol. Bd. 69.
149. Maslowski: Exstirpation beider Ovarien usw. Langenbecks Arch. Bd. 9.
150. Martin: Gynäkologenkongr. 1888.
151. Middeldorpf: Münch. med. Wochenschr. Nr. 17. 1901.
152. v. Mikulicz: Schles. Ges., 25. Mai 1900; Therap. d. Gegenw. Bd. 10. 1900.
153. Mittermaier: Geburtsh. Ges. Hamburg, 15. Jan. 1895.
154. Miyake: Vorläufige Mitteilung über ein neues Mittel (Koktol) zur Verhütung peritonealer Adhäsionen. Zentralbl. f. Chirurg. Bd. 39. 1922.
155. Momburg: Öl. Dtsch. med. Wochenschr. S. 556. 1913.
156. Morris: Perit. Adh. Americ. Journ. of obstetr. a. gynaecol. Ann. of surg. Vol. 55.
157. Moscowicz: Physostigmin. Wien. klin. Wochenschr. Nr. 22. 1901.
158. Müller: Zur Nachbehandlung schwerer Laparotomien. Gynäkologenkongr. I. 1886.
159. Murphy: XIII. internat. med. Kongr. 1900.

160. **Muscatello**: Über den Bau und das Aufsaugungsvermögen des Peritoneums. Münch. med. Wochenschr. Nr. 20. 1900.
161. **Nägeli**: Klinische Bedeutung und Bewertung der abdominellen Verwachsung. Zentralbl. f. Chirurg. 1914; Dtsch. Chirurg. Bd. 11. 1916.
162. **Neukirch**: Münch. med. Wochenschr. Nr. 33. 1901.
163. **Nieberding**: Beiträge zur Darmokklusion nach Laparotomien. Gynäkologenkongr. 1889.
164. **Niederrhein**. Ges. Bonn. Sitzg. vom 14. Nov. 1921.
165. **Noetzel**: Über peritoneale Resorption und Infektion. Langenbecks Arch. Bd. 57.
166. **v. Noorden**: Physostigmin. Berl. klin. Wochenschr. Nr. 42. 1901.
167. **Nowack**: Öl. Wien. klin. Wochenschr. 1889.
168. **Obalinsky**: Über den sekundären Darmverschluß. Berl. klin. Wochenschr. 1889 u. 1893; Langenbecks Arch. Bd. 38.
169. **Odebrecht**: Zentralbl. f. Gynäkol. Bd. 34. 1892.
170. **v. Oettingen**: Inaug.-Diss. Dorpat 1888.
171. **Offergeld**: Experimentelle Beiträge zur internen Therapie des Darmverschlusses. Langenbecks Arch. Bd. 79.
172. **Okintschitz**: Unser Verh. zur Bauchf. bei Laparotomien. Festschr. f. Grekow. Ref. Zentralbl. f. d. ges. Chirurg. Bd. 9. 1917.
173. **Olshausen**: Zeitschr. f. Geburtsh. u. Gynäkol. Bd. 19; Gynäkologenkongr. 1886 u. 1888.
174. **Oppenheim**: Dtsch. med. Wochenschr. Nr. 13. 1902.
176. **Pal**: Eserin. Zentralbl. f. Physiol. Bd. 10. 1900.
175. **Paton**: Observ. on intraabd. Adh. Med. Presse. 1907.
177. **Pankow**: Zur Frage der peritonealen Wundbehandlung. Zentralbl. f. Gynäkol. Bd. 31. 1904; Monatsschr. f. Geburtsh. u. Gynähol. Bd. 2. S. 26.
178. **Papielski**: Pilocarpin. Wratsch. Bd. 15. 1901.
179. **Pettenkofer**: Zeitschr. f. ärztl. Fortbild. Bd. 10. S. 11.
180. **Payr**: Über den Magendarmelektr. Langenbecks Arch. Bd. 106. u. 77.
181. — Über die keimfreie kolloidale Pepsinlösung usw. Zentralbl. f. Chirurg. Bd. 1; 1922; Naturf.-Vers. Wien 1913; Chirurgenkongr. 1914.
182. — Zur Prophylaxe und Therapie der peritonealen Adhäsionen. Münch. med. Wochenschrift Nr. 47. 1913.
183. — Praktische Erfahrungen mit der Pepsin-Pregl-Lösung usw. Chirurgenkongr. 1922.
184. — Eingeweidesenkung und Konstitution usw. Zentralbl. f. Chirurg. Bd. 4. 1921.
185. — Obstipationsurs. und Formen usw. Langenbecks Arch. Bd. 114.
186. **Perozzi**: Fol. gynaecol. Bd. 13.
187. **Polano** und **Dietl**: Das Pneumoperitoneum in der Gynäkologie. Gynäkologenkongr. 1922.
188. **Pope Saxton**: Na. citr. Ann. of surg. Vol. 63.
189. **Pribram**: Chirurgenkongr. 1914; Langenbecks Arch. Bd. 105.
190. **Propping**: Zur Joddesinfektion des Operationsfeldes. Zentralbl. f. Chirurg. S. 661. 1911.
191. **Puls**: Gynaecol. a. obstetr. surg. Vol. 33.
192. **Rehn**: Langenbecks Arch. Bd. 43.
193. **Reichel**: Nachbehandlung nach Laparotomien. Langenbecks Arch. Bd. 50.
194. — Zur Pathologie des Ileus und Pseudoileus Dtsch. Zeitschr. f. Chirurg. Bd. 35.
195. **Reichert**: Dtsch. Zeitschr. f. Chirurg. Bd. 35.
196. **Richard**: Klinische Bedeutung der peritonealen Adhäsionen. Inaug.-Diss. Bonn 1904.
197. **Richardson**: Etudes on perit. Adh. etc. Ann. of. surg. 1911.
198. **Riedel**: Über adhäsive Entzündungen in der Bauchhöhle. Langenbecks Arch. Bd. 47.
199. **Rimann** und **Wolff**: Dtsch. Zeitschr. f. Chirurg. Heft 3—4. 1897.
200. **Rindfleisch**: Langenbecks Arch. Bd. 46.
201. **Rißmann**: Peritoneale Adhäsionen. Zentralbl. f. Gynäkol. S. 705. 1898.
202. **Rohde**: Nachbehandlung Laparotomierter. Berl. klin. Wochenschr. Nr. 24. 1922.
203. **Roos**: Deutsche med. Wochenschr. Nr. 41. 1903.

Auflage seiner operativen Gynäkologie der Vorbeugung und Heilung des Darmverschlusses ein wichtiges Kapitel, in welchem er vorsichtige Bauchfellnaht,
Ausbreitung des Netzes hinter der Bauchwunde, schonende Behandlung des
Endothels, Vermeidung grober mechanischer Verletzungen und konzentrierter
Antiseptica als vorbeugende Maßnahmen gegen die Entstehung von Verwachsungen fordert, also schon damals ähnliche Grundsätze aufstellte, wie wir sie
auch heute noch als wichtigste Mittel der Prophylaxe kennen.

Besonders vom Jahre 1886 ab (1. Gynäkologen-Kongreß) ist das Thema
Bauchfellverwachsung nicht wieder aus den Erörterungen der Gynäkologen
und Chirurgen verschwunden, und sowohl die klinischen Beobachtungen als
die Experimente häuften sich im Schrifttum bald erheblich an.

Die Gefahr, die in der Neigung des Bauchfells zur Verwachsung ruht, wird
recht verschieden hoch eingeschätzt. Einzelne halten sie nur für gering, wie
Rindfleisch und Sänger, andere wieder für sehr verhängnisvoll. Es gibt
sicher Fälle genug, wo sie bestehen ohne üble Folgen. Sänger, Kümmell,
Elischer u. a. haben solche beschrieben, Martin erwähnt eine ganze Anzahl
von Relaparotomien aus anderer Ursache, bei denen Verwachsungen gefunden
wurden, die keine Erscheinungen gemacht hatten. Wenn aber Rindfleisch
sagt, die Verklebungen, die er für unvermeidlich hält, schaden nicht, sie seien
sogar heilsam, da sie den Darm in seiner Lage fixieren und für Richtigstellung
sorgen, und hierin nur ein günstiges Moment für die Heilung erblickt, so ist
dem doch entgegenzuhalten, daß das richtigste doch wohl stets das den natürlichen Verhältnissen am nächsten Kommende ist. Der Darm hat aber von
Natur eine ausgiebige Beweglichkeit und muß sie für seine Tätigkeit haben.
Wie schädlich diese abnormen Fixierungen des Darmes sein können, geht
aus den verschiedenen Veröffentlichungen hervor, deren Fälle zum Teil überaus
traurige Krankheitsbilder entwickeln.

Handelt es sich um räumlich nicht so sehr ausgedehnte Verwachsungen,
so sind ja meist die Folgen nicht so schlimm; gelingt es nicht auf unblutigem
Wege, die Verwachsungen in ihren Folgen unschädlich zu machen, so tut doch
meist die Operation ihre Schuldigkeit. Wenn die Stränge getrennt sind, sind
meist die Beschwerden endgültig behoben. Hierhin gehören viele Fälle des
Schrifttums, veröffentlicht durch Kümmell, Stelzner, Heidenhain,
Rehn, Obalinsky, Martin, Jahreiß, v. Oettingen, Reich, Lauenstein, Fritsch u. a.

Die Häufigkeit des Auftretens der Verwachsungen wird recht verschieden
angegeben. Auf dem Gynäkologen-Kongreß 1888 teilte Martin mit, daß er
bei 22 Relaparotomien nur zweimal keine Verwachsung gefunden habe. Olshausen, Gusserow, Veit bestätigten die Häufigkeit der Verwachsungen.
Kreisch veröffentlichte aus der Martinschen Klinik 65 Relaparotomien, wo
fast stets Verwachsungen gefunden wurden. Baisch hat auf 2000 Köliotomien
23 Fälle von postoperativem mechanischem Ileus errechnet, Spencer Wells
und Werth (nach Baisch) jeder auf 1000 Fälle 11, sie haben also etwas über
1% deutliche Ileussymptome gesehen. Martius fand $4,8\%$, Payr mußte bei
3000 Laparotomien $3,26\%$ nachoperieren und stellte außerdem noch $10—12\%$
Verwachsungen fest. Demgegenüber weist Nägeli einwandfrei in jüngster
Zeit durch Röntgenaufnahmen des Pneumoperitoneums nach, daß nicht weniger
als 91% der großen Laparotomien Verwachsungen zeigen, ein Beweis, wie

viele Fälle symptomlos bestehen. Lindig war allerdings in der Lage, „röntgeno-
skopisch bei Pneumoperitoneum nachgewiesene Verwachsungen durch die
Laparotomie als Trugschlüsse aufzudecken".

Anatomie.

Wegener sagt in seiner bahnbrechenden Arbeit über die Bauchhöhle: „Die
normale Bauchhöhle ist nach gemachter Peritoneotomie histologisch und klinisch betrachtet gleichzuachten einer großen Höhlenwunde, die Peritoneal-
fläche parallel zu setzen einer großen Wundfläche, die in ausgesprochenster
Weise ausgestattet ist mit der Disposition zur prima intentio. Die peritoneale
Serosa besitzt in höchstem Grade diejenige Eigenschaft, welche wir gewöhnlich
kurz als Plastizität bezeichnen, d. h. die Fähigkeit, in ihrem Gewebe eine große
Menge von Zellen zu produzieren, welche, ohne je Eiterzellen zu werden, sich
unmittelbar zu dauerndem bleibendem Gewebe entwickeln." Diese Zellen
erscheinen an den Stellen, wo ein Reiz des Peritoneums stattgefunden hat,
und bilden sich zu einem bleibenden Dauergewebe um. Sie bewirken eine Art
prima intentio, indem sie sich zwischen zwei vorher aus dem Zusammenhang
getrennte Flächen lagern und eine Verklebung und dauerhafte Verbindung
herstellen. Damit ist wohl allein schon die Theorie von der Notwendigkeit
bakterieller Mitwirkung bei der Verwachsungsbildung widerlegt.

Graser hat dann durch sorgfältige Beobachtung experimentell gewonnener
Präparate die große Neigung des Bauchfells zur Verwachsung bestätigt. Er
brachte durch Bleiplattennaht zwei parietale Bauchfellflächen fest zusammen
und fand, daß auf diese Weise, ohne jeglichen anderen „Reiz" als den des
Aufeinanderliegens, eine feste Verklebung stattfand, und zwar zuweilen ohne
Zerstörung des beiderseitigen Endothelbelags. Zuweilen ist auch das Endothel
einseitig zerstört und hier die subendotheliale Schicht der einen Seite mit dem
Endothel der anderen vereinigt. An wieder anderen Stellen ist das Endothel
beider Blätter zerstört. In noch anderen Fällen schließen die beiden Blätter
nicht dicht aneinander, sondern werden durch eine Exsudatschicht, bestehend
aus Fibrin und Wanderzellen, getrennt. In diesen Fällen geschieht die Verwachsung durch spindelförmige Elemente, die von der Umgebung her vordringen, wie bei der sonstigen Wundheilung. Diese letztere Form der Vereinigung spielt in den Verwachsungen, wie sie hier in Betracht kommen, die
Hauptrolle, da sie wohl stets dort eintritt, wo es sich um Endothelverletzungen
handelt. Also Exsudation von Fibrin und Organisation desselben
vom lebenden Gewebe her.

An anderer Stelle faßt Graser das Ergebnis seiner Untersuchungen so
zusammen: „Bevor es zu einer festeren Verklebung zwischen den Bauchfellblättern kommt, lassen die Peritonealendothelien Veränderungen regressiver
Art erkennen, in deren Fortschreiten eine Fibrinentwicklung in, an und um
diese Zellen zustande kommt. Mit reichlicherer Fibrinentwicklung gehen diese
Zellen allmählich zugrunde. Wenn solche Fibrinbildungen von beiden Seiten
einander berühren, tritt Verklebung ein, worauf dann die zur Verwachsung
führenden Veränderungen unter Neubildung von Gefäßen und Zellen sich
anschließen."

Ähnlich äußert sich Marchand über die Verklebung zweier Bauchfellblätter.

Bumm sagt: „Die Serosa beantwortet jede Reizung und Verletzung mit fibrinöser Entzündung."

Heinz hat in seinen Studien über seröse Häute den Vorgang der Verwachsung von Bauchfellblättern in derselben Weise beobachtet wie Graser. Er erzeugte Verklebung der Eingeweide durch Einspritzung von Lugolscher Lösung in die Bauchhöhle von Kaninchen und fand folgendes: „Schon nach 12 Stunden war Verklebung benachbarter Darmschlingen eingetreten; nach 18 Stunden war dieselbe schon recht fest. Die mikroskopische Untersuchung der Verwachsungsstelle zeigte eine fortlaufende Reihe guterhaltener Endothelien nur sehr selten. Das Endothel war im Gegenteil meist entweder ganz verschwunden oder hochgradig degeneriert. Es geht also der Verwachsung eine Abstoßung des Endothels vorher. Das Bindemittel, das die Verwachsung einleitet, ist das Fibrin, das von den beiden verwundeten Serosaflächen abgesondert wird."

Heinz kommt zu demselben Resultat wie Graser und Ziegler, welcher sagt: „Die Endothelien seröser Häute schützen vor Verwachsungen. Dieselbe kommt erst zustande, wenn die Endothelien aus irgendeinem Grunde verloren gegangen sind.

Muskatello leugnet diesen Schutz, wird aber von Heinz dadurch widerlegt, daß er das Endothel bei Muskatello nicht für normal erklärt. Harrenstein bespricht in längeren Ausführungen die Rolle des Fibrins bei der Verwachsungsbildung.

Nach diesen anatomischen Vorbemerkungen ist die besonders wichtige Frage der Ursache der Verwachsungen zu beantworten. Von dieser Beantwortung hängt die Möglichkeit der Verhütung und wirksamen Behandlung ab. So viele Bearbeitungen die Frage der Ursache der Verwachsungen gefunden hat, so viele Verschiedenheiten sind in der Beantwortung zutage getreten.

In seinem anatomischen Lehrbuch bespricht Hyrtl in § 44 mit einigen Worten die Neigung des Bauchfells zu Verwachsungen. „Da die ineinander gestülpten Ballen einer serösen Membran sich allenthalben berühren, so darf es nicht wundern, wenn durch Entzündungen, welche mit der Ausscheidung plastischer Stoffe an die freie Oberfläche der serösen Membranen einhergehen. häufig Verlötungen und Verwachsungen beider Ballen stattfinden." Damit wäre wohl der Vorgang erklärt, wenn nicht der Begriff der „Entzündungen", die hier in Frage kommen, noch so sehr streitig wären. Hyrtl faßt den Begriff jedenfalls sehr weit.

Ursachen der Verwachsungen.

Aufklärung über die Ursachen der Verwachsungen kann uns geben:
1. die klinische Erfahrung,
2. das Experiment.

1. Die klinische Erfahrung.

Ich habe in meiner ersten Arbeit über die Verwachsungen mehrere typische Krankengeschichten eigener Erfahrung gebracht, die die verschiedenen ursächlichen Momente beleuchten.

Ich skizziere sie kurz: Einem 57jährigen gesunden Mann fährt ein Radfahrer mit geringer Wucht gegen den Leib. Langsam steigende Beschwerden, die sich in $^1/_2$ Jahr zum vollendeten Darmverschluß entwickelt. Operation ergab mäßige Verwachsungen, die getrennt wurden. Zuerst Wohlbefinden, dann nach 3 Wochen wieder Ileus. Patient starb. Diesen Fall nannte ich damals den Typus einer aseptischen rezidivierenden Bauchfellverwachsung; „Aus einem minimalen, vom Patienten kaum beachteten und fast vergessenen Trauma entwickelt sich ein Prozeß, der an Bedeutung einer bösartigen Geschwulst nichts nachgibt und dessen üblen Ausgang wir nie mit einiger Sicherheit werden vermeiden können, solange uns die Mittel fehlen, die Rezidive, d. h. die Wiederverwachsung der bei der Operation getrennten Flächen zu vermeiden."

Ähnliche Fälle schildern R o s e r , dessen Kranker Darmverschluß nach starkem Stoß gegen den linken Unterbauch bekam, und R i e d e l . Letzterer operierte einen Fuhrmann, der einen Hufschlag gegen die rechte Bauchseite erhalten hatte, der zu starken Verwachsungen geführt hatte. S c h ö n w e r t h beobachtete zwei einschlägige Fälle von Darmverschluß nach stumpfer Verletzung.

Ich habe damals eine intraabdominale Blutung als Ursache der Verwachsung angeschuldigt und halte diese meine Anschauung bis heute noch nicht für widerlegt.

Bei unseren oben geschilderten Fall finden wir: Ein leichter Stoß hat mehrere Monate vorher eingewirkt. Zuerst Wohlbefinden, dann allmählich Darmverschluß. Diese Tatsachen lassen nur eine Deutung zu, nämlich eine durch den Stoß entstandene leichte intraabdominelle Blutung. Ein etwaiger durch den Stoß bedingter Durchbruch eines bis dahin latent verlaufenen Darmgeschwüres würde sicher akute Entzündungserscheinungen gemacht haben, ebenso ein ähnlicher Durchbruchsprozeß am Wurmfortsatz. Es bleibt also als primäre Ursache der Verklebung nur die Blutung bestehen, wenn auch, worauf ich zurückkommen werde, von anderer Seite, besonders auf Grund experimenteller Ergebnisse, einer Blutung die Fähigkeit, Bauchfellverwachsungen zu erzeugen, abgesprochen wird. Die dann wiederholt in kurzer Zeit eintretenden Rückfälle sind so zu deuten, daß durch die Trennung große Wundflächen geschaffen waren, die nun aufeinander zu liegen kamen, sogar unter einem gewissen Druck gegeneinander gepreßt wurden und bei mangelhafter Peristaltik naturgemäß verwachsen mußten. Es sind dieselben Verhältnisse, wie bei jedem Aneinanderliegen zweier Wundflächen, mit dem hier die Verwachsung begünstigenden Momente, daß das Bauchfell eine Neigung zu Verwachsungen hat, wie kein anderes Gewebe des Körpers („Plastizität" W e g n e r s). Ist doch bewiesen (G r a s e r u. a.). daß selbst Verwachsungen eintreten, wenn nur eine der einander berührenden Serosaflächen verwundet ist, die andere aber gesund. Die Oberfläche des Bauchfells ist eben entwicklungsgeschichtlich und anatomisch nicht zu vergleichen mit der der äußeren Haut oder der Schleimhäute, sondern die Bauchhöhle ist nur eine sehr große Lücke im Bindegewebe, bedeckt mit einem sehr zarten Endothel, das selbst auch dem bindegewebigen Blatt angehört.

Damit sind meines Erachtens die Verwachsungen, sowohl die primären als die Rezidive, genügend erklärt, und die Notwendigkeit, bakterielle Mitwirkungen heranzuziehen, um einen genügenden Reiz zur Verklebung zu finden, leuchtet mir nicht ein. Man müßte denn annehmen, daß der Stoß irgendwo am Darmrohr einen Locus minoris resistentiae geschaffen habe für den Durchtritt von Bakterien durch die Wand. Da klingt doch wohl die Annahme, daß ein Blutextravasat sich organisiert und den Reiz zur Verklebung bildet, weit weniger gezwungen. Eine Verletzung des Bauchfells muß ja allerdings angenommen werden, denn ohne Verletzung keine Blutung, aber bei der Leichtigkeit des Stoßes ist dieselbe sicher nicht bedeutend gewesen und könnte allein nur eine lokal sehr wenig ausgedehnte Verwachsung bedingen. Die sehr verbreiteten Verwachsungen, die sich bei der Operation fanden, sind meines Erachtens nur zum geringen Teil durch jene Verletzungen entstanden, zum größeren Teil durch das nicht aufgesogene, gerinnende und sich organisierende Blut. Etwas anderes ist es, wenn nach einer Operation Blut in der Bauchhöhle zurückgelassen wird, die letztere aber an sich intakt ist oder durch exakte Nähte überall wieder hergestellt wird. Dann befindet sich das Blut, wie Wegner mit Recht sagt, unter denselben Bedingungen wie in einem gesunden Blutgefäß mit intaktem Endothel; es findet keine Gerinnung statt und das Blut wird allmählich aufgesogen. Bekanntlich beschränkt sich jedoch, um bei dem Wegnerschen Vergleich zu bleiben, bei einer Endothelverletzung eines Blutgefäßes die Gerinnung nicht auf die Stelle dieser Verletzung, sondern schreitet zentrifugal von hier aus fort. Weshalb sollen ähnliche Verhältnisse beim Bauchfell nicht möglich sein? Die Gerinnung beginnt an der Stelle der kleinen Verletzung, schreitet von da aus fort und so entsteht aus dem Blut ein Kitt, der die Därme breit vereinigt und sich organisiert.

Gersuny sah oft Verwachsungen bei Frauen in der Nachbarschaft der Genitalien ohne sichtbare Ursache. Er nimmt die Möglichkeit von Blutungen in die Bauchhöhle bei der Ovulation und Menstruation an. Das Blut könne dann teilweise liegen bleiben und sich organisieren. Auch Klotz ist der Ansicht, daß Blutergüsse die Verwachsungen begünstigen.

Auch für die Erklärung der Wiederverwachsung bei unserem obigen Fall ist meines Erachtens die Mitwirkung von Bakterien unnötig. Es ist eben eine aseptische Wundheilung wie bei jeder primär heilenden Wundnaht. Zu behaupten, hier seien zur Verwachsung Bakterien nötig, heißt meines Erachtens die Möglichkeit aseptischer Wundheilung leugnen.

Riedel nimmt für seinen Fall eine Leberverletzung und Austritt von Galle in die Bauchhöhle neben der Blutung an und schreibt der Galle die Hauptwirkung bei der Bildung der Verwachsungen zu, gewiß mit Recht, denn die Galle hat das Bauchfell sicher weit mehr gereizt, als es Blut überhaupt kann. Absolut ausschließen möchte ich nach meinen obigen Ausführungen aber auch hier eine wenn auch relativ bescheidene Mitwirkung des Blutes nicht.

Soviel zunächst über die Bedeutung der Blutung; ich komme später noch auf die Frage zurück.

In einem zweiten meiner Fälle handelte es sich um einen Krebs des Blinddarms, welcher zweizeitig reseziert wurde. Nach $\frac{1}{2}$jährigem Wohlbefinden allmählich Ileusanfälle. Bald notwendige Operation ergab kein Geschwulstrezidiv, wohl aber ausgedehnte Verwachsungen zwischen Dünndarm, Dickdarm und Bauchwand. Tod nach mehreren Tagen an Herzschwäche. Autopsie ergibt noch andere Verwachsungen, keine Entzündung.

Es handelt sich also hier um Verwachsungsbildungen nach zweizeitiger Resektion einer bösartigen Geschwulst an der Stelle des primär angelegten und nachher verschlossenen Kunstafters. Ähnliche Fälle beschreiben Olshausen, Schwarz, v. Wahl, Winiwarter: Entfernung von Geschwülsten, dadurch Schädigung des Bauchfellendothels und als Folge davon Verwachsungen.

In einem weiteren Falle zeigte sich dasselbe Bild wiederholten Ileus infolge von rezidivierenden Verwachsungen, nur mit dem Unterschiede, daß die primäre Ursache der letzteren weder Verletzung noch Geschwulst, sondern Entzündungen bzw. Geschwürsprozesse der Darmschleimhaut waren. Hierhin gehören eine Anzahl der Verwachsungen bei Blinddarmentzündungen, wie auch bei anderen Geschwürsprozessen im Darm, z. B. bei Magengeschwüren, bei manchen Cholecystitisfällen. Für beide letztere Arten gibt Riedel mehrfache Beispiele von Verwachsungen, die operativ getrennt wurden, aber wieder auftraten. Einen ähnlichen Fall beschreibt Lauenstein. Payr macht darauf aufmerksam, daß manche chronische Schleimhautprozesse des Dickdarms eine adhäsive Bauchfellentzündung auslösen können.

Gerade bei den Schleimhautgeschwüren des Darmkanals spielen ja die Verklebungen eine überaus wichtige Rolle als Schutzmittel gegen den Durchbruch und folgende allgemeine Bauchfellentzündung.

Interessant ist endlich mein letzter damals geschilderter Fall: Es handelt sich um eine Patientin, der vor einem halben Jahre eine rechtsseitige Wanderniere befestigt worden war in der damals noch üblichen Weise, daß die Niere an ihre Stelle hinaufgeschoben und das alte Lager unterhalb durch einen mit Jodoformgaze gefüllten Mikuliczbeutel ausgestopft wurde. Nach ungestörter Heilung zeigten sich bald Verwachsungsbeschwerden in der rechten Bauchseite. Die bald notwendig werdende Operation ergab ausgedehnte Verklebungen aller dort liegenden Darmteile und der Bauchwand. Die Ursache dieser Verwachsungen ist nicht ganz klar. Ich nehme an, daß sie zurückzuführen sind auf die Tamponade des retroperitonealen Raumes, indem der mechanische Reiz der Gaze, der chemische des Jodoforms verbunden mit dem in den Tampon abgesonderten Wundeiter eine gewisse entzündliche Reaktion transperitoneal auslösten, die zu Verwachsungen führte. Der Wurmfortsatz erwies sich als gesund, konnte hier also nicht angeschuldigt werden.

Daß das Jodoform das Endothel schädigt und so zur Verwachsung geeignet macht, beobachteten besonders Olshausen und Martin.

Bei allen Fällen hatten wir also Verwachsungen, die operativ getrennt wurden, aber sich meist wieder in verstärktem Maße bildeten. Die Neigung des Bauchfellüberzuges zur Wiederverklebung ist auch ohne bakterielle Mitwirkung vorhanden. Damit soll natürlich nicht geleugnet werden, daß Bakterien, wenn sie zur Zeit der Trennung der Verwachsungsflächen noch irgendwie virulent vorhanden sind, eine Wiederverwachsung sehr begünstigen werden. Sie sind nur meines Erachtens nicht, wie von anderer Seite (s. unten) angenommen wird, notwendige Voraussetzung der Verwachsungen. Reichert sieht sogar die Ursache der postoperativen Darmlähmung, die ihrerseits durch die Aufhebung der Darmbewegung natürlich die Verklebung erheblich begünstigt, in einer Entzündung. Nach Reichert gehen viele derartige Kranke unter Anhalten des Ileus an Peritonitis zugrunde.

Dazu ist folgendes zu bemerken: Daß die Lähmung der Darmbewegungen eine große Rolle bei den Verwachsungen und ihren Rezidiven spielt, ist gewiß. Ich werde auf diese Frage noch zurückkommen. Weshalb aber die Lähmung stets auf Infektion beruhen soll, ist mir nicht verständlich. Ich habe schon betont, daß in unseren und vielen Literaturfällen die Infektion nur eine ganz geringe Rolle gespielt hat und daß sowohl alle primären Verwachsungen als auch die Rezidive durchaus ohne Zuhilfenahme der Infektion, nur aus den physiologischen Eigenschaften des Bauchfells und den pathologischen Veränderungen, die offen zutage lagen, zu erklären sind. Die Fälle, in denen der Ileus nach Lösung der Verwachsungen anhält und bei der Sektion eine diffuse Entzündung gefunden wird, gehören nicht hierher. Die Entzündung ist da eben durch die letzte Operation hineingebracht worden. Wenn sie einmal da ist, lähmt sie auch den Darm, aber damit ist doch nicht bewiesen, daß auch da, wo man bei Verwachsungsrezidiven keine Bauchfellentzündung findet, doch eine Entzündung die Ursache der Darmlähmung und damit der Wiederverwachsung ist.

Andere klinisch erhärtete Ursachen von Verwachsungen sind noch folgende:

Müller erklärt in seinem bekannten Vortrag auf dem 1. Gynäkologenkongreß als Ursache der Verwachsungen die Berührung peritonealer Wundflächen, die durch die Ruhe der Därme und des Körpers nach der Operation und die festen Druckverbände bedingt sei. In der Diskussion über diesen Vortrag erwähnt Olshausen seinen oben schon besprochenen Fall, wo er viel Jodoform auf den Stiel gebracht hat und die entstehenden Verklebungen diesem zuschreibt.

Schatz führt bei derselben Gelegenheit auch die mangelhafte Darmbewegung an, Kaltenbach die früher gebrauchten zu starken Antiseptica, besonders Carbolsäure, welches Mittel wieder v. Säxinger ohne Schaden angewandt hat.

Kruckenberg hat, ebenso wie Müller, mit Sublimat schlechte Erfahrungen gemacht, ersterer sah bei drei Todesfällen nach Bauchoperation mit Sublimatanwendung bei der Sektion sehr starke Verwachsungen am 8., 9. und 13. Tag nach der Operation. Kruckenberg glaubt, daß oft eine Verletzung des Endothels dadurch hervorgerufen werde, daß eine Geschwulst durch eine zu kleine Bauchwunde hinausgezwängt würde, eine Auffassung, die jedenfalls einiges für sich hat, wie auch Elischer den Endothelabschürfungen des Bauchfells große Wichtigkeit beilegt, während Schwarz dieses Moment für weniger wichtig hält, als die trichterförmige Einziehung des Bauchfells nach außen hin, wie sie bei der Naht behufs Aneinanderlegung der Bauchfellflächen erstrebt wird.

Sänger erwähnt die später noch zu besprechenden Tierversuche, in denen er Stücke der vorderen Bauchwand bei Kaninchen entfernte und stets Verwachsungen bekam. Firnig vertritt die oben erwähnte Ansicht von Reichert, daß bei Entstehung aller Verwachsungen stets eine umschriebene Entzündung vorliegt.

Auf dem 4. Gynäkologenkongreß wurde dieselbe Frage von Kehrer angeregt, der eine Kranke, bei der ein Ovarialstumpf mit Sublimat gereinigt, dann mit Jodoform gepudert worden war, nach 8 Tagen an Ileus durch Verwachsung verlor. Er schuldigt die Antiseptica und das Arbeiten an den Därmen an. In demselben Sinne, gegen Antiseptica, auch Jodoform, und mechanische Verletzung des Endothels, spricht sich Martin aus, ebenso wie Reichel. Dieser sagt: „Im Bereich jeden Substanzdefektes des Peritoneums ist die Verwachsung mit einer serösen Fläche wohl unausbleiblich."

Obalinsky führt ebenfalls als Ursache von Verwachsungen Reizungen des Bauchfells durch die Hände, Drains usw. an. Klotz hält die Verwachsungen für Folge zu penibler Toilette des Bauchfells und der Antiseptica, während v. Säxinger nicht nur, wie oben erwähnt, Carbolsäure gebraucht, sondern auch eine sorgfältige Toilette ausdrücklich empfiehlt. Meyer und Kaltenbach sind ebenfalls Anhänger einer guten Toilette; Bumm ist wieder Gegner derselben wegen der mechanischen Reizung. Kader nimmt nach Duschinsky eine Zirkulationsstörung des Darmes als springenden Punkt an. Diese begünstigt die Einwanderung von Bakterien durch die Darmwand und bewirkt so indirekt adhäsive Entzündungen.

Die Schlußfolgerungen aus diesen klinischen Beobachtungen sind also: Verwachsungen entstehen durch intraperitoneale Blutungen in oben geschilderter Weise, durch mechanische und chemische Schädigungen des Endothels, durch Entzündungen. Daß auch Fremdkörper Verwachsungen bedingen, ist durch zahlreiche klinische Erfahrungen bekannt.

2. Das Experiment.

Meine eigenen Versuche stammen aus dem Jahre 1901; vorher sind solche angestellt außer den schon erwähnten von Graser und Heinz noch von v. Dembowsky, Sänger, Kelterborn - Küstner, Rißmann, Duchinsky u. a.

Die Ergebnisse ihrer Versuche sind in Kürze folgende: v. Dembowsky legte an verschiedenen Stellen des Bauchfells Brandschorfe an und beobachtete, daß diese mit Netz und Magen verwachsen, nicht aber mit der „glatten gespannten Oberfläche der bei jeder Respiration sich bewegenden Leber". Er hat dann das Bauchfell mit einer festen Zahnbürste rauh gebürstet. Nach 8 Tagen war es wieder glatt und ohne Verwachsung. Dann entfernte er an einer Stelle Peritoneum parietale und Fascie mit dem Messer und fand nach einer Woche ebenfalls keine Verwachsung. Unterbindungen, die er unter vorheriger Abklemmung am Netz anlegte, verklebten stets. Gegen diese Ausführungen von v. Dembowskys wenden sich Küstner und Kelterborn. Küstner bestreitet zunächst die Berechtigung, die Schlüsse v. Dembowskys auf den Menschen zu übertragen, ebenso die Notwendigkeit, daß Brandschorfe stets Verwachsungen hervorrufen müßten. Er löste eine große Geschwulst mit dem Glühbrenner aus Verwachsungen heraus und fand bei einer späteren Nachoperation keine Verwachsung. Kelterborn bekam nach Anlage von Brandschorfen und Schaben des Bauchfells mit dem scharfen Löffel keine Verwachsung. Er führt die Netzverwachsungen mit der Bauchwunde auf Luft zurück, die im Bauche bleibt und das Netz gegen die vordere Bauchwand preßt. Er kommt zu dem Schluß: Epitheldefekte, Brandschorfe und Unterbindungen führen meist nicht zu Verwachsungen. Diese sind bei sonst normalem Bauchfell weitaus meist auf Infektion zurückzuführen. Demgegenüber weist v. Dembowsky auf den Unterschied zwischen Netz und Dünndarm hin, der in ihrer verschiedenen Beweglichkeit besteht. Rißmann vereinigte zunächst zwei Serosafalten durch Naht und bekam natürlich stets Verwachsungen. Er beweist dann, daß diese anfangs breiteren Verwachsungen sich nach 4 Wochen zu Strängchen ausgezogen haben. Er vernähte dann eine mit Bauchfell überzogene mit einer von diesem entblößten Fläche (serofibröse

Verwachsung). Diese wurden fester als jene ersten (seroseröse). Die nicht infizierte und nicht lädierte seroseröse Adhärenz nennt er nicht Verwachsung, sondern Verklebung. Es findet nach Riß mann dabei keine Exsudation zwischen die Blätter statt. Bei Verwachsung haben wir eine eigentliche Exsudation, die sich organisiert und schrumpft. Die serofibrösen Verwachsungen sind an Festigkeit annähernd gleich den durch Vereinigung von stark lädierten oder infizierten Blättern zustande gekommenen seroserösen.

Sänger machte Versuche mit tiefen und oberflächlichen Bauchfelldefekten und fand in beiden Fällen den Darm verwachsen. Er sagt, „das Peritoneum parietale verhält sich nach Lösung der Flächenverwachsung wie wundes Gewebe, aber es ist doch Peritoneum und das von ihm gesetzte Exsudat führt rasch zur Verklebung mit den Eingeweiden".

Duschinsky warnt zunächst vor Berührung des Bauchfells mit Luft, direkter mechanischer Verletzung, Antiseptica, heißem und kaltem Wasser und erwähnt dann als äußerst günstige Bedingung für das Zustandekommen von Verwachsungen die postoperative Darmlähmung. In seinen Versuchen kommt er zu dem Ergebnis, daß das Netz stets mit der Bauchwunde verwächst. Einfache Infektionen und Bauchfelldefekte von mäßiger Größe machen keine Verwachsungen. Löhnberg erzielte durch einseitige mechanische Verletzung keine Verlötung, geringe durch doppelseitige, stärkste durch doppelseitige Verletzung und folgendes Betupfen mit 10%iger Jodtinktur.

Von meinen eigenen Versuchen führe ich nur folgendes an: Bezüglich der Blutung kam ich zu dem oben schon erwähnten Schluß: „Das Blut als solches ist kein das Bauchfell zur Verwachsung reizender Fremdkörper; stammt es jedoch aus einer intraperitonealen Verletzung, so gerinnt es an dieser verletzten Stelle ebenso wie in einem Blutgefäß mit verletzter Intima und ist dann die Ursache zu weit ausgedehnteren Verwachsungen, als sie die Verletzung allein gemacht haben würde. Blut, welches in eine vollkommen intakte Bauchhöhle hineinkommt, von außen her, wird ohne Schaden aufgesogen."

Mechanische Verletzungen stärkerer Art, besonders wenn sie der Bauchwunde benachbart sind, führen meist zu Verwachsungen. Brandschorfe führten in meinen Versuchen dann zu Verwachsungen, wenn sie von geringerer Stärke waren; ich erklärte das so, wie Graser dieselbe Erscheinung bei den chemischen Reizen: allzu starke Schädigung verhindert die Prima intentio. Fremdkörper und Infektion machen stets Verwachsungen.

Endlich noch einige Worte über Verwachsungen von an sich intakten Eingeweideteilen an der Bauchwunde. Ich habe solche ganz selten gesehen. Gesunde Darmschlingen waren nie, das Netz einige Male verwachsen. Die Theorie Kelterborns, daß die häufigen Verwachsungen des Netzes mit der Bauchwand auf Luft zurückzuführen wären, die das Netz gegen die Naht preßt, ist mir nicht einleuchtend. Ebensogut könnte man annehmen, daß etwa im Bauch zurückbleibende Luft sich zwischen den Eingeweiden und der vorderen Bauchwand, dem höchstmöglichen Punkt in der Rückenlage ansamle und gerade die Berührung und damit auch die Verwachsung dieser beiden verhindere. Ich glaube jedoch, daß die jedenfalls sehr geringe Menge Luft, die vielleicht hier und da im Bauch zurückbleibt, überhaupt keine Rolle spielt, sondern bald verschwindet. Wenn das Netz leichter verwächst als die Darmschlingen, so ist der Grund sicher der, daß ersteres sich weniger hin und her bewegt als der mit aktiver Bewegungsfähigkeit versehene Darm.

Besonders interessant waren mir einige Fälle, in denen ich die Bauchnaht mit fortlaufender Silberdrahtnaht gemacht hatte. Bei allen dreien blieben die Naht und speziell auch die Drähte ganz frei von Verwachsungen. Vielleicht ist die Glätte des Drahtes ein die Verklebung hinderndes Moment dem anderen raueheren Nahtmaterial gegenüber. Ich schilderte früher schon eine klinische Beobachtung, die diese Annahme bestätigte: Sehr ausgebreitete Verwachsungen, aus früherer Entzündung entstanden, waren in einer Operation getrennt worden, die die Bauchhöhle von der Symphyse bis zum linken Rippenbogen durchtrennt hatte. Alle hier zur Naht verwendeten Silberdrähte heilten glatt ein, außer den vier letzten links oben, die herauseiterten. Den dadurch an dieser Stelle rezidivierenden Bauchbruch habe ich später nachoperiert und gefunden, daß hier infolge der Stichkanaleiterung der entfernten Drähte einige Netzverwachsungen bestanden, aber die ganze übrige primär geheilte Naht, an der ich mit dem eingeführten Finger deutlich die einzelnen Drähte abtasten konnte, ganz frei war von jeglicher Verwachsung, sogar des Netzes.

Nach mir haben dann noch Walthard, Ugeno, Richartz, Busch und Biebergeil, van Itersen, Pankow, Baisch, Zahradniky, Flesch-Thebesius u. a. über ähnliche Versuche berichtet. Ich gehe nicht auf alle Einzelheiten ein, sondern referiere die Erfolge:

Grobe Verletzung des Bauchfells, vor allem vollkommene Zerstörung des endothelialen Überzugs können Verwachsungen machen, besonders wenn deren Bildung durch Ruhigstellung begünstigt wird.

Bezüglich chemischer Schädigungen besteht ziemliche Einigkeit darüber, daß sie Verwachsungen bedingen, wenn zwei beschädigte Flächen in längere Berührung kommen. Geprüft wurde meist Jodtinktur, Jodoform, Äther-Alkohol, Sublimat, Carbolsäure. Dem chemischen Reiz gleich wirken nach Körte, Riedel u. a. reine Galle und reiner Urin. Merkwürdig ist, daß v. Dembowsky bei Anwendung von so intensiven Ätzmitteln wie Origanumöl keine Verwachsung bekam.

Über die verwachsungsbildende Wirkung der Brandschorfe ist wenig Einigkeit erzielt worden. Meine eigenen Versuche sind oben geschildert. Maslowsky, Spiegelberg und Waldeyer, Franz u. a. erzielten positive, Küstner, van Itersen, Kelterborn und Pankow negative Erfolge. v. Dembowsky sah das aktiv unbewegliche Netz verwachsen, die Därme nicht. Über die Intensität der von den anderen Autoren gemachten Schorfe ist nichts gesagt, so daß ich die Berechtigung meiner obigen Annahme von der verschiedenen Wirkung verschieden starker Verbrennung aus fremden Untersuchungen nicht nachprüfen konnte. Harrenstein ist von meiner Erklärung nicht befriedigt. Praktisch ist die Frage heute ohne Bedeutung, da Brandschorfe im Bauchraum nicht mehr ungedeckt zurückgelassen werden.

Lebhafte Meinungsverschiedenheiten bestehen auch unter den neueren Autoren über die Wirkung der Blutung. Meine eigenen Ergebnisse sind oben berichtet. Im übrigen erzielten positive Erfolge mit Blut Pankow, Baisch, der zu ganz ähnlichen Schlüssen kommt wie ich u. a., während z. B. Richartz die verwachsungsfördernde Wirkung des Blutes ablehnt. Fromme glaubt, daß sowohl Serosadefekte als Blut nur Verwachsungen machen, wenn Infektion hinzukommt, die er auch für die Lähmung der Peristaltik verantwortlich macht. Ihm schließt Schründer sich an. Gegen die Notwendigkeit der Annahme der Infektion sprechen u. a. die Experimente Rißmanns, der Schnitte und Kulturen von Verwachsungen machte, ohne Keime zu finden.

Mechanische Reize sind ebenfalls öfter und in verschiedener Form angewandt worden: Schaben des Bauchfells mit Instrumenten und Tupfern, Gittern mit dem Messer u. a. Auch derartige Reize können Verwachsungen erzeugen, wenn begünstigende Momente hinzukommen, vor allem Darmruhe, ähnlich den chemischen Insulten. Fehlt die dauernde Berührung der geschädigten Fläche mit einer anderen, so kann der Defekt restlos ausheilen ohne Verwachsung.

Zu den mechanischen Reizen gehören auch die Fremdkörper. Große Fremdkörper machen immer Verwachsung, wie klinisch und experimentell vielfach bewiesen ist. Streitig ist die Rolle der Unterbindungen und Nähte. Spiegelberg und Waldeyer, sowie Tilmanns und Rosenberger fanden, daß Unterbindungsfäden bald von Bindegewebe eingekapselt werden, ohne Verwachsung zu erzeugen. Ähnliches fand Hinsberg bei Aufstreuen von Lycopodiumkörnchen.

Fromme hält Unterbindungen für unschädlich, größere Fremdkörper bedingen stärkeren Reiz und daher Verwachsung. Auch Hallwachs erklärt die Unterbindungen für bedeutungslos. Sie werden abgekapselt. Lindig legt Wert darauf, resorbierbares Nahtmaterial zu nehmen. Ob das so wichtig ist, bezweifle ich mit Rücksicht darauf, daß die Verwachsungen sehr schnell entstehen, jedenfalls fertig sind, bevor die Resorption der Nähte geschieht.

Endlich gehören hierhin die Drains. Dieselben bedingen zweifellos stets Verwachsungen. Am zweckmäßigsten sind sicher glatte Glasröhren, etwa in Form der von Dreesmann angegebenen, die infolge ihrer Glätte am wenigsten reizen.

Strittig ist zuletzt noch die Frage, ob zur Verwachsung die Berührung zweier geschädigter Flächen nötig ist, oder ob es genügt, daß eine geschädigte Fläche mit einer gesunden zusammenkommt. Die Graserschen Versuche sind hier kaum zu verwerten, da das feste Zusammenpressen zweier Flächen das Endothel beider zweifellos schädigt. Ähnliches sehen wir bei der Lembertschen Naht. Richartz spricht sich dafür aus, daß beide Flächen geschädigt sein müssen, ebenso Beham und jüngst Löhnberg; Busch und Biebergeil, ebenso wie ich u. a., hatten den Eindruck, als wenn unter im übrigen sonst günstigen Bedingungen auch die Schädigung einer Fläche genügt.

Zusammenfassend steht also fest, daß Infektion und Fremdkörper sicher Verwachsungen bedingen; wahrscheinlich ist, daß chemische, thermische, mechanische Reize solche machen, wenn im übrigen die Bedingungen günstige sind.

Vorbedingung zu jeder Verklebung ist eine wenigstens einige Zeit dauernde Berührung der beiden Flächen. Die Zeit, die zur Verklebung nötig ist, wird verschieden bemessen. Fritsch schätzt sie eher nach Minuten als nach Stunden. Auf diese wichtige Frage komme ich zurück.

In das Kapitel der Ätiologie gehören noch die neuesten Mitteilungen von Payr über den Zusammenhang der Verwachsungen mit der Konstitutionspathologie. Er glaubt beobachtet zu haben, daß die sogenannten Konstitutionsschwächlinge eine besondere Neigung zur Verwachsung haben, eine besonders große Plastizität des Bauchfells, einen sogenannten „Adhäsionsbauch". Payr nimmt als Ursache eine Minderwertigkeit der Serosadeckzellen an. Als praktische Folgerung aus seiner Beobachtung fordert Payr besondere Betonung der prophylaktischen Maßnahmen bei diesen Asthenikern.

Ich habe mich mit der Konstitutionspathologie wohl mit am ersten unter den Chirurgen beschäftigt, noch in Bonn auf Anregung meines damaligen Chefs Geheimrat Bier hin. Ich habe ähnliche Beobachtungen wie Payr noch nicht gemacht, habe allerdings auch früher nicht auf einen Zusammenhang geachtet.

Endlich muß hier noch die zweifellos vorhandene Verschiedenheit der persönlichen Neigung zu Verwachsungen besprochen werden, wozu die Payrsche Theorie ja schon gehört. Wir sehen außerordentlich verschiedene Verklebungstendenz des Bauchfells z. B. bei entzündlichen Vorgängen, etwa Blinddarmentzündung, verschiedener Menschen, so daß wir sie nicht allein auf Verschiedenheit des Prozesses zurückführen können, sondern ganz zweifellos verschiedene individuelle Disposition annehmen müssen. Dafür scheint mir auch die zweifellose Tatsache zu sprechen, daß der Abbau der Verwachsung nach Ablauf der Entzündung, den ich für ebenso normal halte wie den Abbau eines Callus nach geheiltem Knochenbruch, sehr verschieden schnell und vollständig geschieht. Auch hier spielen individuelle Verschiedenheiten erheblich mit.

Flesch-Thebesius erwähnt einen Fall, der 23 mal wegen immer sich wiederholender Verwachsungen laparotomiert werden mußte. Er sagt richtig, daß es eigentlich keine primär strangförmige Verwachsungen gibt, sondern dieselben sind stets Produkte breiterer und dann allmählich ausgezogener und zum Teil verschwundener Verklebung. Das ist eben der natürliche Abbau eines zu bestimmtem Zwecke vom Bauchfell geschaffenen Produktes, nachdem es seine Schuldigkeit getan. Die Vollständigkeit dieses Abbaues ist aber nicht gleich. Auch hier spielt die persönliche Disposition mit.

Löhnberg glaubt, daß Drains und Tampons nicht immer Verwachsungen zu machen brauchen, und zwar deshalb, weil „zahlreiche Beobachtungen mitgeteilt sind, wo nach voraufgegangener längerer Drainage oder Tamponade später bei einer wiederholten Laparotomie keinerlei Adhäsionsbildung gefunden wurde". Letzteres ist meines Erachtens gar kein Beweis, die Verwachsungen werden eben abgebaut, wenn sie ihre Schuldigkeit getan haben, einen Schädling zu isolieren. Wenn auch vielleicht nicht immer ein glattes Drain, so wird meiner Überzeugung nach ein Tampon doch immer von Verwachsungen umgeben, die aber nach Ausheilung der primären Schädigung normal wieder verschwinden.

Auf der verschiedenen persönlichen Disposition der einzelnen Individuen beruhen auch vielleicht, wenigstens zum Teil, die verschiedenen Ergebnisse gleichartiger Versuche (s. oben!).

Nach Payr sind es wieder die typischen Lymphatiker-Astheniker die mehr Neigung zur Abkapselung entzündlicher Herde an den serösen Häuten haben. Payr denkt auch „an die Möglichkeit einer vielleicht mit ihr (der Minderwertigkeit des Bindegewebes) in Zusammenhang stehenden verringerten Regenerationsfähigkeit der Serosadeckzellen, sowie an eine Störung des Fermentchemismus des Organismus bei vorhandenem Status asthenicus". Die bekannte Tatsache, daß oft sehr schwere akute eitrige Peritonitisformen keine Verwachsungen hinterlassen, ganz leichte Infektionsprozesse aber, schleichend weiter kriechend, feste Verwachsungen, erklärt Payr dahin, daß das eitrige Exsudat im ersteren Falle ein proteolytisches Ferment enthalte, das die Fibrinmassen und sogar neugebildetes Bindegewebe verflüssigt und zur Resorption vorbereitet, während bei leichter Infektion diese proteolytische Wirkung fehlt.

Die Annahme von Spalding, daß Nervenverletzungen, z. B. der Rectusnerven, zur Verwachsung prädisponieren, finde ich sonst nicht bestätigt.

Endlich erwähne ich noch, daß Dürig kürzlich in einem Falle die Röntgenbestrahlung eines Gebärmutterkrebses als Ursache für spätere Verwachsungen an der Flexur anschuldigt. Der Fall ist erwähnenswert mit Rücksicht auf den Gedankengang Payrs, der hypertrophische Narben, besonders bei Hypoplastikern, unter dem Einfluß von Röntgenbestrahlung sich zurückbilden sah und daher den entsprechenden Vorschlag auch für Verwachsungen macht.

Soviel über die allgemeinen Ursachen der Verwachsungen. Einzelne Stellen des Bauchraumes sind noch besonders zu solchen geneigt, sei es daß hier die natürlichen anatomischen Verhältnisse ihre Bildung begünstigen, sei es, daß die die Verwachsungen bedingenden Prozesse hier besonders häufig sich finden. Hierhin gehört natürlich in erster Linie die Blinddarmgegend. Blinddarmentzündung ist meist von Verwachsung gefolgt, die, wie oben schon bemerkt, hier ein automatisch einsetzendes Schutzmittel gegen allgemeine Bauchfellentzündung sind und nach Ablauf der Blinddarmentzündung sich wieder abbauen sollen. Es wurde schon erwähnt und ist jedem Chirurgen geläufig, daß gerade die Blinddarmentzündung die große Verschiedenheit der persönlichen Disposition zur Verwachsung am deutlichsten zeigt, sowohl in der Entstehung als besonders auch im Abbau derselben. Payrs Anschauung hierüber ist ebenfalls oben schon ausgeführt. Um die Verwachsungen nicht in unerwünschter Stärke zu begünstigen, soll man bei Blinddarmeiterung den Tampon auf das notwendigste beschränken, sowohl was Umfang anbelangt, als die Zeit der Unterhaltung. Die Ableitung des Eiters wird durch möglichst glatte Röhren (Glas) besser gewährleistet als durch den Tampon. Im allgemeinen stehe ich auf dem Standpunkt, daß weitgehend von dem primären Wundverschluß Gebrauch gemacht werden soll, auch bei eitrigen Prozessen in der Bauchhöhle. Bei sehr starker übelriechender Jauchung nähe ich meist den größten Teil der Wunde zu und lege nur ein oder mehrere, höchstens kleinfingerdicke Glasröhren ein. Die Anschauungen bezüglich des primären Wundschlusses bei eitriger Blinddarmentzündung sind ja verschieden, eine Erörterung hierüber würde hier zu weit führen, nur so viel sei festgestellt, daß im Interesse der Hintanhaltung von Verwachsungen und Brüchen möglichst der primäre Wundschluß anzustreben ist.

Dasselbe gilt für die andere Vorzugsstelle für Verwachsungen im Bauchraum, die Gallenblasengegend. Gerade die letzte Zeit hat eine Anzahl Arbeiten gebracht, die die Frage des Wundschlusses nach Entfernung der Gallenblase zum Gegenstande haben. Daß man nach Möglichkeit die Gallenblase stets subperitoneal ausschält, um eine peritoneale Bedeckung des Lagers zu erhalten, ist wohl selbstredend, doch werden Verwachsungen dadurch längst nicht immer sicher vermieden. Schon die Naht disponiert zur Verklebung; dazu kommt aber, daß sehr oft die Nachbarorgane an der Gallenblase angeklebt sind und nach Lösung derselben ein nichts weniger als intakter Bauchfellüberzug, sowohl dieser Eingeweide selbst, als der Blase übrig bleibt, so daß nach Entfernung der Blase und Naht des Überzugs jene wieder anwachsen werden. Je stärker die entzündlichen Erscheinungen, um so größer ist natürlich diese Neigung nicht nur des Bauchfells der Gallenblase, sondern auch der Nachbarorgane. Ich glaube, daß nur ganz wenig Gallenblasenentfernungen nicht von Verwachsungen gefolgt sind, wenn diese auch glücklicherweise längst nicht immer Erscheinungen machen. Ich persönlich habe auch hier dem Grundsatz, nach sorgfältiger Toilette des Bettes der entfernten Gallenblase möglichst die ganze Wunde zu nähen; wenn der Cysticusstumpf nicht absolut sicher hat versorgt werden können, so führe ich ein höchstens bleistiftdickes Gummirohr bis auf den Stumpf und nähe über diesem das Gallenblasenperitoneum, so daß das Drain im Gallenblasenbett liegt. Dieses Rohr ziehe ich nach 2—3 Tagen um ca. 2 cm vor und entferne es allmählich ganz, so daß das Lager von innen nach außen sich langsam aneinanderlegt.

Harttung sah jüngst zwei Fälle starker Verwachsung nach Ektomie mit Wundverschluß und glaubt, daß nach Ektomie „immer ein mehr oder minder großer Erguß" zurückbleibt, der die Verwachsung bedingt. Bei guter Wundversorgung, peritonealer Bedeckung des Leberbettes und Blutstillung halte ich das Zurückbleiben dieses Ergusses nicht für so selbstverständlich, sonst müßte man doch bei Drainage seine Spuren im Verband regelmäßig sehen, was nicht der Fall ist. Ich möchte daher glauben, daß in den beiden Harttungschen Fällen andere Ursachen die Verwachsungen bedingt haben und man sie nicht als Gegengründe gegen den primären Wundschluß gelten lassen kann. Wichtig bei Entscheidung der Frage, ob Drainage oder nicht, ist auch sowohl bei Cholecystektomie als bei Blinddarmoperation die Dauer der Infektion. Ist dieselbe schon eine längere, so sind die Abwehrkräfte des Bauchfells mobil gemacht und wir können eher ganz schließen im Vertrauen auf dieselben als bei akuterem Verlauf.

Eine weitere für Verwachsungen disponierte Stelle ist natürlich das kleine Becken und seine Nachbarschaft bei Frauen, auf Grund der verschiedenen gynäkologischen Erkrankungen, sowohl Entzündungen als Geschwülste, auch Störungen der Schwangerschaft und der durch alle diese Prozesse notwendig werdenden operativen Eingriffe; auf Einzelheiten kann hier nicht eingegangen werden.

Endlich sei erwähnt, daß am Mesosigma zuweilen Verwachsungen eigener Art beobachtet werden. Lindig hat kürzlich die Ansicht vertreten, daß diese Gegend entwicklungsgeschichtlich zu Verwachsungen neige; er fand, daß die schon im Embryonalstadium einsetzenden und im extrauterinen Leben fortdauernden Entwicklungsvorgänge am Sigma und Mesosigma eine Reihe von Momenten enthalten, die als Disposition zur Bildung von Verklebungen und Verwachsungen anzusehen sind. Lindig fand bei Frauen öfter Verwachsungen am Mesosigma als bei Männern und sieht die Ursache dafür in hyperämischen Zuständen des Genitalsystems. Auf ähnliche Verhältnisse weist Kaufmann hin, der auf die Untersuchungen Toldts Bezug nimmt, die als bewiesen hinstellen, daß Verwachsungen gerade an diesen Stellen durchaus nicht immer auf Grund früherer Entzündungen entstehen, sondern „Konglutinationsprodukte" sind. Toldts Angaben fußen auf Untersuchungen von Föten und Neugeborenen.

Opitz hat vor kurzem darauf hingewiesen, daß die unbestimmten Schmerzen im Unterleib und Kreuz bei manchen weiblichen Personen, die zuweilen mangels objektiven Befundes auf Hysterie und Neurasthenie zurückgeführt werden, nicht selten auf derartige Verwachsungen, die Perisigmoiditis, zurückzuführen seien, besonders wenn sie links geklagt werden. Es liegen dann jene entwicklungsmechanisch bedingten Verwachsungen vor, die durch irgendeinen äußeren Einfluß, etwa eine Operation, eine „pathologische Umbildung" erfahren und funktionshemmend und schmerzerregend in die Erscheinung treten. Harrenstein bespricht ebenfalls abnorme Stränge und Häute des Bauchfells, die in der ersten Entwicklung der Organe ihre Ursache haben, und zwar an verschiedenen Stellen des Bauchraums. Mayer-Tübingen erörtert die Frage der postoperativen Verwachsungen nach chirurgischen und gynäkologischen Operationen. Er untersuchte 60 gynäkologische Relaparotomien von diesem Gesichtspunkte aus und fand 87% Verwachsungen: davon waren 37 außerhalb seiner Klinik operiert und zeigten sämtlich Verwachsung, 23 in seiner Klinik operiert, von denen nur 15 Verwachsungen aufwiesen. Er sieht die Ursache der häufigen Verwachsungen in mangelhafter Asepsis, nicht genügend exakter Blutstillung und Peritonealisierung. Anhaltspunkte für die Disposition des Stillerschen Habitus asthenicus (Payr) fand er nicht.

Soviel über unsere Kenntnisse von den Entstehungsursachen der Verwachsungen.

Hieraus ergeben sich Hinweise für unser Handeln zum Zweck der Verhütung derselben.

Der Satz jedoch, daß es leichter sei, eine Krankheit zu verhüten als sie zu heilen, gilt hier nur sehr mit Einschränkung. Zwar ist es einfach, aus der Erfahrung, daß chemische Reize das Bauchfell zu Verwachsungen anregen, den Schluß zu ziehen, jene zu vermeiden, und heute haben ja auch alle Chirurgen an die Stelle der Antisepsis bei an sich reiner Operation die Asepsis gesetzt. Schonendes Operieren ist erstes Erfordernis; das unverletzte Bauchfell verträgt vieles (Nötzel), das geschädigte nicht. Auch die Dauer der Operation ist nicht gleichgültig. Alle unvermeidbaren Schädigungen wirken natürlich stärker, je länger sie dauern. Ebenso wird überall sorgfältig darauf Bedacht genommen, nicht durch thermische Reize das Bauchfell zu schädigen. Die Temperatur des Operationsraumes, der Hände. Instrumente, Kompressen, Tücher, kurz aller Gegenstände, die mit den Eingeweiden in Berührung kommen, soll annähernd die des Körpers selbst sein. Werden Eingeweideteile aus dem Bauchraum herausgeholt, so muß Vorsorge getroffen werden, daß sie sich nicht zu stark abkühlen. Einzelne Operateure bevorzugen zu diesem Zwecke das Einschlagen der Därme in mit warmer Kochsalzlösung oder Tawel-Lösung getränkte Mullkompressen (Schiffer, Witzel, Sänger, Fritsch u. a.), andere hüllen sie in warme trockene Handtücher ein. Ich möchte die erstere Methode für die weniger angreifende für das Endothel halten, als die trockene Behandlung, ebenso wie Payr, Busch und Biebergeil, Zahradniky u. v. a. Erstens schmiegen sich nasse Kompressen sicher dem Darm inniger an als die starreren trockenen Tücher, unter deren Falten sich Luft ansammelt. Letztere möchte ich nun als eine mechanisch schädigende Ursache zwar nicht so in den Vordergrund stellen, wie das z. B. Kelterborn, Duschinsky u. a. tun, aber eine stärkere Verdunstung von der Darmoberfläche aus und damit sowohl eine schädliche Austrocknung (Walthard), als Abkühlung derselben ist wohl sicher eine Folge der Berührung mit der Luft, die durch das Auflegen nasser Kompressen verhütet wird. Kälte lähmt den Darm; diese Tatsache betonte schon Wegener und nach ihm viele andere, ebensowie daß Wärme die glatte Muskulatur anregt. Die Anhänger der Tücher sagen zwar, die nasse Kompresse selbst dunstet stark aus und kühlt dadurch ab. Das würde richtig sein, wenn man eine und dieselbe Kompresse zu lange frei liegen ließ. Sobald sie sich abkühlt, muß sie gewechselt werden. Eine sehr schnelle Abkühlung findet in dem warmen Operationsraum erfahrungsgemäß nicht statt. Die meisten Kompressen werden zudem noch von den Händen der Assistenten bedeckt, die die Därme zurückhalten und so die Ausdünstung und Abkühlung verlangsamen. Wesentlich ist auch, daß die Kompressen ziemlich dick sind, damit eine oberflächliche Ausdünstung und Abkühlung nicht sofort bis auf den Darm wirkt. Unter diesen Voraussetzungen aber glaube ich, daß ein trockenes Tuch eine rauhere Berührung für den Darm ist als eine nasse Kompresse. Uhlmann hat aus der Zweifelschen Klinik Vergleiche angestellt zwischen großen Serien von Fällen, die einerseits feucht, andererseits trocken behandelt waren. Er findet keinen Unterschied in der Neigung zur Verwachsungsbildung. Auch Wilms ist der Ansicht, daß kein großer Unterschied zwischen feuchter und trockener Behandlung besteht.

Ich komme damit auf die mechanischen Insulte. Es muß gesorgt werden, diese möglichst zu vermeiden, und soweit sie unvermeidlich sind, so gering wie möglich zu gestalten bzw. bei der Toilette etwa gesetzte Wundflächen durch einstülpende Nähte u. dgl. möglichst zu vermindern. Im einzelnen Falle hängt das Vorgehen von den jeweiligen Umständen, von den örtlichen Verhältnissen und natürlich auch sehr vom Kräftezustande des Kranken ab. Nach schwierigen langdauernden Operationen wird man leider oft im Interesse der Abkürzung derselben auf eine sonst ganz wünschenswerte Toilette verzichten müssen. Daß jedes unnötige Manipulieren mit Händen, Instrumenten und Tupfern u. dgl. an den Eingeweiden vermieden wird, ist selbstredend. Das Tupfen soll eben ein Tupfen, aber kein Wischen und Reiben sein. Daß es so sehr wichtig ist, wie Hegar und Kaltenbach betonen, die Bauchhöhle von ergossenem Cysteninhalt oder Ascites zu säubern, möchte ich nicht behaupten. Das häufige Einführen von Schwämmen zu diesem Zwecke kann unter Umständen mehr schaden als nützen, während Rückstände jener Flüssigkeiten, vorausgesetzt natürlich, daß sie keimfrei, wohl meist harmlos sind. Köberle säubert, wie Hegar und Kaltenbach anführen, bei schwer zu beseitigendem Geschwulstinhalt (Gallerte) die Bauchhöhle durch „walkende Bewegung" mit den Fingern in einer um die Därme geschlagenen trockenen Serviette. Dabei dürften doch wohl so starke Endothelabschürfungen zustande kommen, daß die so mißhandelten Därme mit Verklebung reagieren. Will man Cysteninhalt absolut entfernen, so dürfte eine warme Kochsalzspülung diesen Zweck wohl schonender erfüllen. Schaden wird aber keimfreier Cysteninhalt nicht leicht, gegen Verwachsungen könnte er sogar schützen (s. unten).

Die Empfehlung von Okintschitz, das Bauchfell vor Schluß der Bauchhöhle mit 96%igem Spiritus abzureiben, um seine aktive Hyperämie zu erhöhen, kann kaum gebilligt werden.

Scharfe Haken sind überall, auch am Peritoneum parietale, durch stumpfe zu ersetzen. Der scharfe Haken wird von einem Assistenten mit einer Hand gehalten, während dieser zugleich mit der anderen Hand sonstige Verrichtungen vornimmt. Letztere lenken die Aufmerksamkeit vom Haken ab und die Folge ist, daß dieser nicht einfach einige scharf umgrenzte Einstiche in die Bauchwand macht, die vielleicht unschädlich wären, sondern dort sicher oft eine vielgestaltige zerrissene Wunde zurückläßt, die Verwachsungen begünstigen muß.

Der Glühbrenner wird wohl kaum noch gebraucht, oder wo es geschieht, z. B. zum Abtragen des Wurmfortsatzes oder der Gallenblase, wird der Stumpf und damit der Schorf versenkt.

Blut soll möglichst aus der Bauchhöhle entfernt werden; daß es Verwachsungen begünstigt, unterliegt wohl keinem Zweifel.

Bezüglich der chemischen Schädigungen ist noch einiges zu sagen über die Bedeutung der Joddesinfektion der Haut für die Verwachsungsbildung. Es ist mehrfach ausgesprochen worden, daß das Grossichsche Verfahren die Verwachsungen fördere, indem der Bauchfellüberzug der eventerierten Eingeweide durch die Berührung mit dem Jodanstrich geschädigt würde. Besonders Propping und Flesch - Thebesius warnen vor dem Jod, letzterer bringt mit der Hautjodierung eine von ihm beobachtete Vermehrung der Verwachsungen im Krieg in Zusammenhang; auch König, Hoffmann und Dose stellten eine Zunahme der Ileusfälle fest. Schumacher fürchtet die Jodierung bei gynäkologischen Operationen nicht, weil hierbei meist die Eingeweide nicht vorgelagert werden. Mayer-Tübingen fand die Jodtinktur unschädlich, selbst bei intraperitonealer Anwendung; dasselbe berichtet sein Schüler Vogt von der Pregllösung. Lanz wendet (nach Harrenstein) keine Jodtinktur mehr an. Löhnberg bestätigt jüngst wieder die verwachsungserregende Wirkung der Jodtinktur.

Die Möglichkeit, daß durch die Berührung mit der Jodtinktur Eingeweideteile beschädigt und damit zu Verwachsungen disponiert werden, muß sicher zugegeben werden. Viele verhüten das, indem sie die sterilen Tücher bis an den Wundrand heranreichen lassen und mit demselben verklammern. Ich weiß nicht, ob nicht das Lagern auf dem Tuch einen mechanischen Reiz für den Darm darstellt, der schädigend wirkt; glatte Abdeckung, Protektif u. dgl. ist wohl vorzuziehen.

Ich bin in allerjüngster Zeit anders vorgegangen, ich möchte das Verfahren zur Nachprüfung empfehlen: Ich habe die Bauchhaut einen Tag vor der Operation jodiert und mit sterilem Verband versehen. Vor der Operation wurde dann mit Äther und nachher mit Alkohol die Jodtinktur abgewaschen. Der Hauptwert der Jodtinktur liegt in ihrem Eindringen in die Poren, wodurch die Keime der tieferen Hautschichten abgetötet werden. Dieser Vorteil ist bei obigem Verfahren durchaus gewahrt. Die Oberfläche bleibt steril, während die Eingeweide nicht mehr geschädigt werden können.

Von ganz besonderer Wichtigkeit ist natürlich die Fernhaltung von Infektionskeimen. Die bakterielle Infektion ist — neben großen Fremdkörpern — die einzige nicht umstrittene Ursache von Verwachsungen. Eine ganze Anzahl von Autoren sagt sogar, die anderen Schädigungen des Bauchfells, chemische, mechanische und thermische, führen nie zur Verwachsung, wenn nicht Infektion hinzukommt. Veit z. B. hat wiederholt betont, daß er auch das Zurücklassen ungedeckter Stümpfe für erlaubt hält, wenn für sichere Asepsis Vorsorge getroffen wird. Hierhin gehört auch die Forderung, möglichst schnell zu operieren, da natürlich mit der Länge der Operation die Infektionsmöglichkeit wächst. Auch das Zurücklassen von Blutresten ist natürlich bei der Möglichkeit bakterieller Infektion besonders gefährlich. Daß eine wenn auch geringe Infektion die Verwachsung außerordentlich befördern muß, ist zweifellos, daß sie jedoch notwendige Vorbedingung derselben sei, glaube ich nicht.

Groß ist die Zahl der Vorschläge, verletzte Bauchfellstellen, sowohl Stümpfe als größere Flächen, zu decken, um Verwachsungen an denselben zu verhindern. Viele dieser Vorschläge sind praktisch nicht brauchbar. Wenn z. B. Stern vorschlägt, Stümpfe mit einer Paraffin- oder Hammeltalgkappe zu versehen, so habe ich mich nicht veranlaßt gesehen, diese „Experimente" nachzuprüfen. Denn, von flächenhaften Defekten gar nicht zu reden, wie soll man um einen freien serös durchtränkten Stumpf einen Überzug von einer Fettmasse machen, der haftet, nicht reizt, nicht als Fremdkörper wirkt? Dasselbe gilt vom Kollodium, welches Stern wegen seiner Glätte empfiehlt. Auch das Verfahren Lauensteins, Protektif zwischen getrennte Flächen zu legen, ist nicht zu billigen. Alle diese Maßnahmen werden sicher aus selbstverständlichen Gründen Verwachsungen eher erzeugen als verhindern. Dasselbe gilt von der Silberfolie von Puls.

Auch konserviertes tierisches Gewebe ist zur Deckung verwendet worden: Morris-Buffalo nahm sogenannte kargile Membrane, d. h. Ochsenperitoneum, welches wie Catgut resorbiert wird; inzwischen soll sich darunter neues Endothel bilden. Spalding sagt dagegen mit Recht, daß die Haut zwischenzeitlich als Fremdkörper wirkt. Derselbe Vorwurf richtet sich gegen den Vorschlag von Lyman und Bergfeld, konservierte Amnionhaut zu benutzen.

Eher berechtigt ist wohl das Verfahren, frei überpflanztes Netz zur Deckung zu verwenden. Hierüber hat wohl zuerst Sundholm berichtet (nach Grigolaff). Grigolaffs eigene Versuche ergaben positive Erfolge. Springer und Kolaczek leugnen die Wirkung des Verfahrens, Mann fand es mindestens sehr unsicher in der Wirkung, zuweilen schädlich. Der Vorschlag von Hoffmann, die Serosa des parietalen Bauchfells neben dem Bauchschnitt zu entfernen und zur Deckung zu benutzen, ist zu verwerfen, denn das Verfahren erzeugt einen schlimmeren Defekt als der war, den es decken soll. Am Bauchschnitt treten an sich schon leicht Verwachsungen ein, um so sicherer, wenn in seiner Nachbarschaft das Bauchfell verletzt ist. Richtiger ist der Vorschlag von Fuchs, den Bauchfellappen von der Blasenkuppe zu nehmen, wo der Defekt sich durch Naht schließen läßt. Diese Naht muß aber sehr sicher sein, damit sie bei Füllung der Blase nicht nachgibt.

Will man von der Netzdeckung Gebrauch machen, so müssen selbstredend die Netzstücke möglichst so aufgeheftet werden, daß sie keine freien Ränder haben. Diese sind einzuschlagen, ebenso wie der freie Netzrand da, wo der Lappen hergenommen wird.

Erwähnenswert ist der Vorschlag von Richardson, das Bauchfell in zwei Blätter zu spalten, die dann so mit den Defekträndern vereinigt werden, daß sie den Defekt selbst zwischen sich fassen und ihn so decken. Das Verfahren dürfte nur technisch nicht so einfach sein und sich auch doch immer nur in Ausnahmefällen anwenden lassen.

Das wichtigste Mittel, Verwachsungen zu verhüten, ist, durch Bewegung der Eingeweide gegeneinander eine längere Berührung derselben zu verhüten. Diese Bestrebungen gehen teils dahin, die aktive Darmbewegung, die Peristaltik, zu fördern, teils auch suchen sie eine gewisse passive Bewegung durch Einbringen einer „Gleitschmiere" zu erzielen.

Früher war es stehende Regel, vor einer Bauchoperation den Darm durch gründliche Abführkur zu entleeren und durch Opiumgaben ruhigzustellen. Die Ansichten über die Zweckmäßigkeit dieses Vorgehens haben sich gründlich geändert. Gerade die Verwachsungen haben die Hauptursache für die Disqualifizierung des Opiums gegeben. Eine baldigst nach der Operation einsetzende Darmbewegung ist das einzig sichere Mittel, Verwachsungen zu verhüten oder beginnende Verklebungen noch zu lösen. Hierauf hat schon Lawson Tait hingewiesen. Die Bedeutung der Peristaltik geht auch aus der Tatsache hervor, daß nach allseitiger Erfahrung das aktiv unbewegliche Netz am meisten der Verwachsungsgefahr ausgesetzt ist.

Leider aber treten der Anregung der Peristaltik mancherlei Hindernisse in den Weg. Das Erbrechen nach der Narkose verhindert die Darreichung von Medikamenten vom Magen aus; wir sind, abgesehen von Klistieren, also in erster Linie auf den subkutanen Weg angewiesen. Die hier empfohlenen Mittel sind sehr zahlreich. Alle haben Fürsprecher, alle aber auch Widersacher gefunden. Atropin ist in seiner Wirkung unsicher, in höheren Dosen giftig; es wirkt nach Binz durch Lähmung des Splanchnicus in kleinen, des Vagus in großen Gaben, nach Czaplewsky stärkt es den Tonus der Darmmuskulatur. Es sind Todesfälle beobachtet (Höchtlen, Bofinger, Gebele, Neukirch, Gebauer, zit. nach Offergeld). Ähnlich wirken Homatropin und Skopolamin, stärker aber auch giftiger wirken Nikotin und Strychnin; Thiosinamin und Fibrolysin wurden ohne Erfolg gebraucht.

Eines der zweifellos meist gebrauchten Mittel ist das aus der Kalabarbohne gewonnene Physostigmin oder Eserin, in Mengen von 0,001, sofort auf dem Operationstisch zu geben und nach einigen Stunden zu wiederholen, da nach Kionka (zit. nach Pankow) die Wirkung in ca. 4 Stunden aufhört.

Dasselbe ist in der subkutanen Anwendungsform zuerst von mir 1902 [1]) angegeben worden, nachdem vorher v. Noorden seine Anwendung per os zum Zwecke der Anregung der Peristaltik empfohlen hatte. Das Mittel wirkt nach Binz auf die Ganglien der Darmwand, nach Traversa schaltet es den Vagus, Sympathicus, das Ganglion coeliacum und die Medulla aus. Also sind Atropin und Eserin Antagonisten.

Nach mir haben viele Autoren recht gute Erfolge von dem Mittel berichtet, wie Arndt, Moskowiz, Craig, Lennander, Wilms, Stössel, Offergeld, v. Hippel, Kraft, Henkel, Vinneberg, Simon, Lajos-Goth, Platon, Beham und besonders Zahradniky. Pankow, Braun und Riemann hatten keinen Erfolg, Heubner beobachtete Nausea, Henle warf dem Mittel auf Grund von Röntgenuntersuchungen vor, daß es zwar den Darm

---

[1]) Kleinschmidt nennt in den „Ergebnissen der Chirurgie und Orthopädie" Bd. 5 „Woyse 1907". Wie mir Herr Prof. Kleinschmidt auf Anfrage schriftlich mitteilt, liegt hier ein Druckfehler vor; es soll heißen „Vogel 1902". Ich berichtige hiermit mit Genehmigung von Kleinschmidt diesen Druckfehler.

zusammenziehe, aber unregelmäßig, nicht im Sinne einer normalen Peristaltik. Franke hatte meist guten Erfolg, glaubt aber, daß das Mittel in einzelnen Fällen schädliche Spasmen erzeuge. Gelinzky hatte bei Erwachsenen sehr gute Erfolge, bei Kindern hält er das Mittel für zu eingreifend. Daß die pharmakologische Maximaldosis (0,001) sehr niedrig gegriffen ist, beweist ein von Stevens veröffentlichter Fall, in dem irrtümlich 0,12, also mehr als das 100fache jener Dosis gegeben wurde und die Kranke trotzdem zu retten war. Craig gibt bis zu 0,003, eventuell mit Atropin zusammen, so, daß Atropin vor der Narkose gegeben wird, weil es langsamer wirkt (0,0004 subkutan); er gibt nur dann Eserin, wenn keine subserösen Darmteile verletzt sind. Carlo steigert die Dosis in 24 Stunden bis zu 0,006.

Dem Physostigmin nahe verwandt ist das Pilokarpin, von Traversa empfohlen, klinisch meines Wissens nicht weiter erprobt.

1910 empfahl Zülzer das Hormonal als vorzügliches Peristaltikum. Henle berichtete 1911 auf dem Chirurgenkongreß über gute Erfahrungen, vor allem regelmäßige Peristaltik gegenüber dem Physostigmin. Er fand bei allen Diskussionsrednern Zustimmung.

Hoffmann - Breslau beobachtete lebhaften Schmerz nach dem Hormonal. Besonders mehrten sich die Mitteilungen, die ihm ungünstige Allgemeinwirkung durch Herabsetzung des Blutdruckes vorwarfen, bedingt durch das in ihm enthaltene Vasodilatin. Popielski, Hesse, Kretschmer, Rosenkranz beschrieben einschlägige Fälle. Jurasz erlebte einen Todesfall. Darauf ist das Mittel mehr und mehr verlassen worden. In letzter Zeit ist das Neohormonal auf den Markt gekommen, welches nicht die Fehler, wohl aber die Vorzüge des Hormonals haben sollen, wie Denk u. a. betonen. Es wird in Mengen von 20 ccm intravenös oder intragluteal gegeben, eventuell nach einigen Stunden wiederholt. Denk hat nebenher Klysmen, Hitze und außerdem noch Physostigmin angewandt, so daß der gute Erfolg nicht zweifelsfrei dem Neohormonal zuzuschreiben ist.

Ebenfalls in den letzten Jahren sind als subcutan zu gebende Darmanreger hergestellt die wirksamen Substanzen der Cascara sagrada und der Sennawurzel, das Peristaltin und das Sennatin. Ersteres ist von v. Brunn - Rostock Koch, Flatau, Frankenstein u. a. mit gutem, von Pietsch u. a. mit nicht befriedigendem Erfolge gebraucht worden; Sennatin wird von Credé, Ebeler, Siegert, Meyer (Kausch) u. a. gelobt, außerdem in der Tierarznei sehr geschätzt. Ich habe beide Mittel in zahlreichen Fällen gebraucht und bin im allgemeinen mit der Wirkung zufrieden; Schaden beobachtete ich nicht.

Über das im letzten Jahrzehnt besonders von gynäkologischer Seite angewandte Pitruitin habe ich keine Erfahrung. Harvey fand es in 30 Fällen erfolgreich. Auch Hyoszin ist in einzelnen Fällen angewandt worden (Martius); Fervers empfiehlt Hypophysenextrakt.

Nach meiner ziemlich reichen Erfahrung schätze ich am meisten von den subcutanen Darmanregern das Physostigmin, das Sennatin und das Peristaltin. Zur Verhinderung der Verwachsungen ist bei allen besonders wichtig, daß die erste Anwendung schon auf dem Operationstisch erfolgt. Nach einigen Stunden muß die Einspritzung eventuell wiederholt werden. Man beobachtete nun aber nicht selten, daß der Darm sich zwar kräftig bewegt, geradezu aufbäumt, aber Winde doch nicht abgehen. Dann gibt ein Glycerinklysma meist prompten Erfolg. Gewöhnlich habe ich daher das Verfahren so angewandt, daß ich grundsätzlich eine Stunde nach jener Einspritzung ein Klysma gab beides, wenn die Wirkung ungenügend war, nach einigen Stunden wiederholend.

Es gibt nun aber auch einzelne Fälle, in denen das Physostigmin zwar ein starkes Arbeiten des Darmes hervorruft, aber auch durch Glycerin kein Abgang von Gasen oder Stuhl zu erzielen ist. Hier scheint mit ein Klappenverschluß vorzuliegen, der durch das Arbeiten des Darmes nur fester wird. In diesen Fällen ist allein Opium am Platze, und ich habe auch dieses, wie ich schon oft betonte, subcutan gegeben in Form einer Lösung von Extr. opii in Wasser eine Anwendungsform, die ich um so wärmer empfehlen möchte, als oft gegen die Einverleibung des Mittels vom Munde aus dieselben Gründe sprechen, wie gegen Abführmittel, in erster Linie Erbrechen. Vielleicht kann das Opium zweckmäßig durch die jüngst hergestellten Alkaloide Papaverin, Narkophin, Narcein ersetzt werden.

Auch Reichel hebt hervor, daß zuweilen die Drastika die Dehnung des zuführenden Schenkels steigern, „dann forciere man nicht die Peristaltik, sondern beruhige sie!"

Auch die Elektrizität ist zur Anregung der Darmbewegung angewandt worden. Diefenbach führte eine Elektrode in das Rectum ein, Pettenkofer machte sogenannte elektrische Einläufe, in denen die eingelassene Flüssigkeit als eine Elektrode diente. Das Verfahren hat wohl gegenüber dem Diefenbachs den Vorteil, daß die Flüssigkeit höher hinaufkommt, doch kann andererseits wohl auch Unterbrechung der Flüssigkeitssäule entstehen.

Wärme wird mit Erfolg in Form von Aufschlägen, Thermophorapparat, Heißluftkästen und besonders auch des Diathermieapparates angewandt. Von den Heißluftkästen in mehrstündiger Anwendung erwarten Strempel und Gelinsky Anregung der Peristaltik, Förderung der resorptiven Kräfte des Bauchfells, bakterienhemmende und adhäsionsverhindernde Wirkung. Interessant ist endlich der Vorschlag von Payr, der Eisen in Form von Ferr. ox. oder red. oder Magneteisenstein in den Darmkanal gab und dann mit einem Magneten von außen die so gefüllten Därme in Bewegung setzte. Ob der 1913 und 1914 zuerst gemachte Vorschlag Nachahmer gefunden hat, ist mir nicht bekannt.

Im Anschluß an diese Vorschläge, die aktive Peristaltik anzuregen, noch einige Worte über die Vorbereitung zur Operation in der Bauchhöhle mit Rücksicht auf die postoperative Darmträgheit. Soll man den Darm entleeren oder nicht? Vielfach ist es noch Brauch, grundsätzlich vor jeder Bauchoperation abführen zu lassen. Über die Nützlichkeit dieses Vorgehens läßt sich doch sehr streiten. Ich bin zwar der Ansicht, daß alte stagnierende Kotmassen vor jeder Operation entfernt werden sollen aus den verschiedensten naheliegenden Gründen. Also der Darm soll vor jeder Operation, nicht nur vor der Laparotomie, von alten Stuhlmassen, besonders bei chronisch Verstopften befreit werden. Anders liegt aber meines Erachtens die Frage, ob es richtig ist, gerade den Darmoperationen bzw. solchen an den weiblichen Unterleibsorganen eine intensive Abführkur vorauszuschicken. Ich habe mich schon 1902 dagegen ausgesprochen und befinde mich wohl in Übereinstimmung mit der großen Mehrzahl der Fachgenossen. In Fall 5 meiner ersten Arbeit ist in der Krankengeschichte berichtet, daß sofort nach der Operation Aloe gegeben

wurde, mit dem Erfolg, daß „unglaubliche Massen" teils alten Stuhles mehrere
Tage hindurch abgingen. Ich halte es für möglich, daß die Anwesenheit dieser
Massen gerade günstig gewesen ist. Der Inhalt des Darmes ist doch wohl
das natürlichste und daher das sicherste Reizmittel zur Anregung
der Darmbewegung! Der leere Darm wird daher auch medikamentös weniger
leicht in Bewegung zu setzen sein als der gefüllte. Der auf dem ersten Gynäkologenkongreß von Bumm gemachte Vorschlag, „knappe Diät, Abführmittel
schon einige Tage vor der Operation, um bei völlig leeren und zusammen-
gefallenem Darm operieren zu können", ist heute nicht mehr haltbar.

Ich möchte es daher für das Richtigste halten, bei Darmoperationen, wo
eine gründliche Darmentleerung erwünscht ist, diese durch einmalige Darreichung von Ricinus mehrere Tage vor der Operation herbeizuführen,
damit die Muskulatur nicht zu sehr angestrengt wird und bis zur Operation
Zeit hat, sich zu erholen und ihren Tonus wieder zu gewinnen. Bei anderen
Bauchoperationen, besonders auch den gynäkologischen, ist eine Abführkur
mindestens überflüssig, es sei denn, man hat Grund, das Vorhandensein alter
Stuhlmassen anzunehmen. Diese würden dann in ähnlicher Weise, wie oben
beschrieben, also mehrere Tage vor der Operation und in nicht zu intensiver
Weise zu beseitigen sein. Am Tage vor der Operation Ricinus zu geben, wie
Pankow empfiehlt, halte ich also nicht für richtig, ohne aber Obalinsky
recht zu geben, wenn er sagt: „Die Abführmittel machen Hyperämie des
Bauchfells, beschleunigen somit die Entzündung, welche dann zu dem am
meisten schadenden Faktum wird." Die Hyperämie macht ohne Bakterien
keine Entzündung.

Gegen die Gasblähung des Darmes empfiehlt Füth Tierkohle vor der Operation zu geben, die die Zersetzung hindert und die Gase bindet.

Peristaltik ist die aktive Bewegung der Därme. Um ihre Wirkung,
also die Aufhebung einer dauernden Berührung der Eingeweide zu verstärken,
sucht man weiter eine passive Lageveränderung zu fördern, die vor allem
auch auf die aktiv unbeweglichen Eingeweideteile, in erster Linie das Netz
einwirken soll. Hierhin gehört zum Teil schon die vorher besprochene Payrsche
Magnetwirkung. Weiter hat zuerst Jerusalem die Saugglocke mit Erfolg
angewandt, die die Eingeweide bewegen und gleichzeitig, wie auch Kroh bestätigt, hyperämisieren und dadurch eine Umstimmung der Zirkulationsverhält-
nisse bedingen soll. Kroh berichtet auch über Tierversuche. Kirchberg
bestätigt die Erfolge, warnt aber — natürlich — vor Anwendung des Mittels
bei Geschwürsverdacht. Massage in jeder Form, vor allem auch mit der
Schrottkugel (Payr), dient ähnlichen Zwecken. Jüngst ist Ujeno aus der
Küttnerschen Klinik wieder warm für die postoperative Massage eingetreten,
von der sie — nach Erfolgen bei Kaninchen — Dehnung und Lösung von Verwachsungen erhofft. Löhnberg bezweifelt den Erfolg, fürchtet sogar Schaden
infolge vermehrter Exsudation im Operationsgebiet. Auch das Frühauf-
stehen der Operierten wirkt im Sinne eines Lagerwechsels der Eingeweide,
worauf jüngst noch Rohde und Götze hinwiesen, welch letzterer außerdem
betont, daß hierdurch der Bildung günstiger gelegener, weil der aufrechten
Haltung sich anpassender Verwachsungen Vorschub geleistet würde. Rohde
empfiehlt die „Steil- und Sitzlage" nach Rehn, die die Peristaltik günstig
beeinflußt infolge des zur Geltung kommenden intraabdominellen Druckes.

Ruderapparat und Zimmerveloziped schließen sich diesen Mitteln an. Auch der Henlesche „Spaziergang im Bett", d. h. frühzeitige Beinbewegung noch während der Bettruhe, gehören hierhin.

Sehr zahlreich sind die Empfehlungen, Flüssigkeiten in die Bauchhöhle einzubringen, die teils die Eingeweide mechanisch voneinander trennen, teils in schleimiger Form als „Gleitschmiere" dienen und die Bewegung gegeneinander fördern sollen. Ich glaube zuerst letzteres Moment in die Frage hineingebracht zu haben, indem ich Versuche vornahm mit Salepabkochung, Hühnereiweiß und Mucin. Erstere brachten keinen Erfolg, letzteres zersetzt sich zu leicht. Ich habe dann Gummi arabicum eingeführt und mit diesem Mittel eine Anzahl Erfolge erzielt, sowohl beim Versuchstier als auch in einigen Fällen beim Menschen. Hyrtl sagt: „Die Glätte der freien Fläche erleichtert das freie Hin- und Hergleiten der beweglichen Eingeweide. Verletzte Peritonealflächen aber sind nicht nur rauh, gleiten also schon aus rein mechanischen Gründen nicht so recht aneinander vorbei, sondern auch in ihrer Sekretion gestört, so daß sie nicht mehr aus sich die Fähigkeit haben, die Gleitschmiere zu produzieren, die alle intakten serösen Häute normaliter überzieht und vor Verletzungen durch gegenseitige Reibung schützt, ebenso wie die Gelenkflächen." Zuerst hat bekanntlich Müller versucht, große Mengen Kochsalzlösung in die Bauchhöhle einzuführen, in dem Bestreben, dadurch die Eingeweide voneinander zu trennen. Das Mittel ist vielfach, auch von mir nachgeprüft worden, im allgemeinen ohne Erfolg, wahrscheinlich deshalb, weil es zu schnell aufgesogen wird (Sänger, Obalinsky).

Ich möchte dieses letztere Moment nicht als ausschlaggebend für die Beurteilung des Wertes des Verfahrens halten; haben doch mehrere Autoren die außerordentliche Geschwindigkeit der Verwachsungsbildung betont. Fritsch ist geneigt, die Zeit, in der sich die Verklebung herstellt, eher nach Minuten als nach Stunden zu berechnen seine Ansicht wird bestätigt durch die Beschreibung, die v. Frey von einem Falle gibt: Bei der Entfernung einer im kleinen Becken und an der Bauchwand adhärenten Cyste wurden letztere Verwachsungen zuerst gelöst. Als dann die Cyste aus dem kleinen Becken befreit war, zeigten sich schon mehrere Darmschlingen mit der zuerst gesetzten Parietalwunde verklebt. Da läßt sich doch wohl annehmen, daß die Wirkung einer so großen Menge Kochsalzlösung, wie sie Müller empfiehlt (bis zu 2 Liter), für diese erste Zeit nicht durch die Resorption beeinträchtigt wird. Das Bauchfell wird sich allerdings nicht so schnell reparieren und seine Verwachsungsfähigkeit verlieren, bis die Resorption der Lösung beendet ist, aber ich möchte betonen, daß es sich besonders darum handelt, gerade in den ersten Stunden und Tagen eine Verklebung zu verhüten, wo wir eines anderen Hilfsmittels hierzu, nämlich der Peristaltik, so oft entraten müssen. Der Müllersche Vorschlag einer zeitlichen Ausdehnung der Kochsalzlösung durch permanente Irrigation hat aus begreiflichen Gründen keinen Anklang gefunden. Das Liegenlassen eines Drains ist natürlich unstatthaft. Weiter möchte ich gegen den Müllerschen Vorschlag folgenden Einwand machen: Soll es nicht unter Umständen, besonders bei stark mit Gas gefülltem Darm, der also spezifisch leichter ist als die Kochsalzlösung, möglich sein, daß letztere sich in den tiefsten Teilen der Bauchhöhle, in Rückenlage also zu beiden Seiten der Wirbelsäule und im kleinen Becken ansammelt und die Darmschlingen nach vorn gegen die vordere Bauchwand treibt und dort mit jener und untereinander in um so innigeren Kontakt bringt, als sie selbst raumbeengend durch ihre Menge wirkt? Es kommt dann ihre verklebungshemmende Wirkung darauf an, wo die getrennten Verwachsungen gesessen haben. Saßen sie in der Tiefe, so wird wohl der Zweck der Lösung erfüllt werden, saßen sie an sehr beweglichen Darmschlingen oder gar an der vorderen Bauchwand, so dürfte sie eher schaden als nützen.

Das Bedenken Martins gegen den Müllerschen Vorschlag, das Kochsalz würde in seiner Eigenschaft als Fremdkörper ungünstig wirken und die Resorptionskraft zu sehr in Anspruch nehmen, möchte ich nicht für sehr schwerwiegend halten, ebensowenig wie ich die Ansicht Obalinskys teilen kann, daß die Lösung das Bauchfell reizt und dadurch Verwachsungen veranlaßt.

Öl ist von Krump und Bayles aus dem Netz des Rindes gewonnen worden. Sie brachten bis 2000 ccm in die Bauchhöhle, angeblich mit gutem Erfolg. Olivenöl verwendeten Blake und Burrow mit Erfolg, doch fand bei ersterem zweimal Infektion statt. Ebenfalls Pflanzenöle verwendeten Glimm und Borchard. Busch und Bibergeil machten Versuche mit Olivenöl, Paraffin, Lanolin, Karragen, Agar, doch beobachteten sie bei allen Mitteln zu starke Reizwirkung; Gelatine und Gummilösung werden nach diesen Autoren zu schnell aufgesogen. Behan sah Gutes bei Verletzungen von Borlanolin, bei Entzündungen versagte es. Pribram (Payr) berichtet über Versuche mit Kälberglaskörpermasse; primäre Verwachsungen wurden verhindert, solche nach bakterieller Infektion und schweren chemischen Reizen nicht. Kocher berichtete im Anschluß an diesen Vorschlag (Chirurgenkongreß 1914), daß er in mehreren Fällen homogenisierte Milch eingeführt hatte, auf Grund der Beobachtung, daß die in den Chyluscysten enthaltene schleimige Flüssigkeit anscheinend die Verwachsung verhindert. Über Erfolge berichtet er nicht. Flesch - Thebesius verwandte in zwei Fällen Schweinefett ohne Erfolg. Höhne u. a. gaben Campheröl. Martius verwirft alle diese chemischen „Fremdkörper", weil sie reizen und Verwachsungen eher erzeugen als verhindern. Auch Momburg und Schepelmann sahen starke peritoneale Reizung nach der Ölanwendung.

Die jüngsten Versuche sind die mit menschlichem Fett, dem Humanol. Dasselbe ist bekanntlich als Gleitschmiere in Gelenke, Sehnenscheiden u. dgl. eingebracht worden. Eden und Lindig haben es intraperitoneal angewandt, um Verwachsungen zu verhüten, und zwar bei Kaninchen, Ratten und auch bei Menschen. Sie fanden, daß artgleiches Fett, also bei Menschen Humanol, in größeren Mengen eingeführt, Verwachsungen verhinderte, artfremdes, also z. B. Humanol bei Tieren, weniger sicher wirkt. Das Mittel muß in größeren Mengen eingebracht werden, einfaches Betupfen der Defekte genügt nicht. Löhnberg berichtet über gute Erfahrung bei Tieren, hält aber die Darstellung des Humanols durch einfaches Auslassen nicht für richtig, sondern empfiehlt die Ätherextraktion, die allein die chemisch reinste Gewinnung des Fettes gewährleistet. Er fand, daß Menschenfett bei Kaninchen noch günstiger wirkt als arteigenes Kaninchenfett, nach seiner Ansicht deshalb, weil ersteres einen niedrigeren Schmelzpunkt hat, also im Tierkörper dünnflüssig ist und daher weniger reizt. Die mikroskopischen Befunde, die Löhnberg genau beschreibt, sind eigentlich nicht so, daß sie die adhäsionshemmende Wirkung des Fettes erklären. Es bilden sich nämlich fibrinhaltige Auflagerungen, von denen man eigentlich adhäsionsfördernde Wirkung erwarten sollte. Löhnberg erklärt das Gegenteil durch den Befund einer Endothelschicht, die die stark fetthaltige Auflagerung überzieht. Er verweist auf analogen Befund von Hoehne und Kawasoye, die Campheröl einbrachten, starke peritoneale Reizung mit Auflagerungen, aber keine Verwachsungen sahen, mit gleichem Befund von Endothelbelag. Die Untersuchungen bedürfen wohl noch näherer Prüfung und Erklärung. Heuß sah vom Humanol keinen Erfolg. Wilms glaubt, daß alle derartigen Mittel mehr durch Anregung der Peristaltik wirken. Eden und Lindig weisen in ihrer Arbeit auf die Beobachtung von Lexer hin, daß das aus menschlichem Fett gewonnene Öl gerinnungshemmende Wirkung habe.

Damit kommen wir auf die letzte Versuchsreihe, die im Kampfe gegen die Verwachsungen angestellt ist. Ich habe schon 1902 die Möglichkeit betont, die Verklebung dadurch zu verhindern, daß man die Fibringerinnung hemme, die ja jene einleitet. Ich habe damals auch schon einschlägige Versuche gemacht, nämlich mit Magn. sulf., mit Blutegelextrakt und Pepton, mußte aber davon Abstand nehmen, weil alle diese Mittel zu stark reizten. Payrs Schüler Schmiedt erzielte im Tierexperiment Erfolge mit Hirudin, wenn er es in Kochsalzlösung verdünnt in größeren Mengen in verschiedenen Schüben einspritzte. Er verwandte 0,02—0,05 Hitudin in 50 ccm NaCl-Lösung + 5—10 Tropfen Adrenalin. 1916 habe ich den Gedanken wieder aufgenommen, auf die Mitteilung von Henschen hin, daß eine Lösung von Natr. citr., die gerinnungshemmend wirkt, unbedenklich in den Kreislauf gebracht werden kann, demnach wohl auch für das Bauchfell unschädlich ist. Ich löste das Mittel in physiologischer Kochsalzlösung und versetzte es mit der alten Gummilösung, um eine Gleitschmiere, die gleichzeitig gerinnungshemmend wirkt, einzubringen.

Das Rezept ist also:

> Natr. citr.   0,05
> Natr. chlorat.   1,8
> Sol. Gummi ar. ad 200,0
>   steril.

Diese Flüssigkeit wird körperwarm nach Vollendung der Operation in die Bauchhöhle eingebracht und diese dann geschlossen. Saxton-Pope hatte, wie ich nachträglich feststellte, schon 1914 in ähnlicher Weise mit Natr. citr. experimentiert, ebenso Walker und Ferguson.

Kühl (Altona) machte nach meiner Veröffentlichung im Zentralbl. f. Chirurg. dem Verfahren den Vorwurf, daß das Gummi nicht sicher zu sterilisieren sei. Er wies auf die Gefahr des Tetanus hin. Ich habe damals erwidert, daß ich in den 11 Fällen, in denen ich das Verfahren bis dahin angewandt hatte, niemals auch nur die geringste Störung der Wundheilung gesehen hätte. Heute verfüge ich über 28 Fälle, und auch sie sind vollständig prompt und ohne die geringste Infektion sowohl der Bauchhöhle als der Naht geheilt. Ich habe das Mittel vom Apotheker sterilisieren lassen, ebenso wie z. B. subcutane und intravenöse Injektionsflüssigkeiten sterilisiert werden durch einstündiges Erhitzen im Dampfapparat auf etwa 100⁰. Kühls damaliger Vorschlag, Kollargol zuzusetzen, ist nicht zu billigen, erstens weil Antiseptica die Verwachsungen fördern, und zweitens weil Kollargol nur ein recht schwaches Antisepticum ist und Keime, die durch obiges Sterilisationsverfahren nicht getötet werden, sicher nicht unschädlich macht. Übrigens ist Gummi ar. ja auch zu anderen Zwecken schon in den Kreislauf gebracht worden, z. B. empfiehlt Krabbel, es der Infusionslösung zuzusetzen, um die Diffusion zu verlangsamen.

Jüngst hat Feldmann — wie früher schon Bainbridge — vorgeschlagen, am Schlusse der wegen Verwachsungen ausgeführten Laparotomie zur Verhütung von Rezidiven Sauerstoff in die Bauchhöhle einzublasen. Am 4. Tag war bei den zwei so behandelten Kranken noch Gas perkutorisch nachweisbar. Der Erfolg des Verfahrens dürfte, wie oben für die Kochsalzlösung ausgeführt, von der Lage der primären Verwachsungen abhängen. Hierauf macht auch Mayer (Tübingen) aufmerksam.

Der neueste Vorschlag zur Bekämpfung der Verklebung ist der von Payr, die von ihm hergestellte „Pepsin-Pregl-Lösung". d. h. eine Mischung von Pespin. puriss. mit Preglscher Jodlösung auf die Serosawunde zu streichen die das Fibrin lösen und so die Verklebung verhüten soll. Payrs Versuche sind noch nicht abgeschlossen, er drückt seinen zeitigen Standpunkt in folgenden Worten aus: „Weitere ausgedehnte Tierversuche müssen erst noch erweisen, ob das Verfahren auch bei Laparotomien mit Eröffnung von Magen und Darm gestattet ist, ob nicht eine Gefährdung der Magen-Darmnaht durch die verdauende Kraft in Frage kommt..... Die in die Bauchhöhle eingebrachten geringen (!) Pepsinmengen sollen ja nur für die ersten 48 Stunden, die für die Wiederbildung der Verwachsungen die entscheidenden sind, das Fibrin auf den Durchtrennungsflächen der Verwachsungen lösen. Eine Schädigung der Serosadeckzellen habe ich bisher im Tierversuch nicht beobachten können".

Von ähnlichen Erwägungen wie Payr scheint Miyake (Tokio) auszugehen, der ein von ihm Koktol genanntes „weißes Pulver, gewonnen aus dem Preßsaft einer Tropenfrucht und neuerdings als Erweichungsmittel harten Fleisches in unserer Küche eingeführt", aufpinselt. Nähere Mitteilung steht noch aus.

In vorstehenden Ausführungen ist nicht nur die Prophylaxe, sondern auch die Behandlung zum größten Teil erschöpft.

Die Beantwortung der Frage, ob, wann und wie wir bei Verdacht auf Verwachsungen operieren sollen, hängt weitgehend von der Stellung der Diagnose ab.

Diagnose.

Dieselbe kann sehr leicht sein, aber auch große, oft unüberwindliche Schwierigkeiten bieten.

Wenn wir aus der Vorgeschichte wissen, daß entzündliche Prozesse sich früher an einem bestimmten Ort der Bauchhöhle abgespielt haben, z. B. am Blinddarm, an der Gallenblase oder den weiblichen Unterleibsorganen, und es treten nun meist allmählich wachsende Schmerzen an den betreffenden Stellen auf, so ist der Verdacht auf Verwachsungen hier gerechtfertigt. Dasselbe gilt, wenn eine Verletzung, entweder stumpf oder perforierend, vorausgegangen ist oder eine frühere Operation Endothelschädigungen bedingt hat, also Momente vorliegen, wie sie im Kapitel der Ätiologie geschildert sind. Aus den Untersuchungen von Lenander, Kappis, L. R. Müller u. a. wissen wir, daß das Peritoneum viscerale und die Bauchorgane selbst unempfindlich sind, daß dagegen das Mesenterium Empfindungsnerven enthält, die durch Zug gereizt werden, besonders aber, daß das parietale Peritoneum sehr empfindlich ist durch Vermittlung der sensiblen Fasern des Sympathicus und der Nervi splanchnici. Die Fähigkeit der Lokalisation des Schmerzes ist aber auch hier mangelhaft. Diese Zerrungsschmerzen werden durch abnorme Anheftung der Organe ausgelöst, daher machen, wie Martius u. a. betonen, breite Verwachsungen oft weniger Schmerzen als einzelne Stränge. Die Beobachtung Payrs, daß Verwachsungen in der unteren Bauchhöhle mehr Beschwerden machen als in der oberen, kann Martius nicht bestätigen. Die Angabe von Martius, daß bei strangförmigen Verwachsungen die Schmerzen besonders abhängig sind von der Körperhaltung, kann ich bestätigen; die Spannung der Stränge wechselt eben mit der veränderten Körperhaltung. Bezüglich der Schmerzen ist sehr zu beachten, daß Verwachsungskranke, besonders wenn sie schon öfter operiert sind, meist Neurastheniker sind, deren Angaben also mit Vorsicht gewertet werden müssen. Diese Vorsicht darf jedoch andererseits nicht vergessen lassen, daß oft Verwachsungen bestehen und erhebliche Beschwerden machen können ohne erkennbare klinische Symptome. Ich habe als Gutachter nicht selten Gelegenheit gehabt, für die Berechtigung der Klagen von Kranken einzutreten, die anderwärts als Neurastheniker oder gar Simulanten abgewiesen waren. Ich würde z. B. nach einer schweren stumpfen Bauchverletzung, bei der eine Blutung angenommen werden könnte, nicht wagen, spätere Klagen über erwerbsvermindernde Beschwerden als unberechtigt hinzustellen, auch wenn mittlerweile jeder abnorme Befund zurückgegangen wäre. Ich habe früher (s. meine Arbeit in den Grenzgebieten) solche Fälle geschildert.

Funktionsstörungen können lange Zeit ganz fehlen. Sehr oft ist man bei der Operation erstaunt über die starken Knickungen und Schnürungen des Darmes, die man findet, ohne daß sie nennenswerte Störungen gemacht hätten. Zuweilen besteht nur Neigung zu Verstopfung und Meteorismus; in anderen Fällen verstärken sich diese Zeichen mangelhafter Durchgängigkeit des Darmes allmählich bis zu vollständigen Ileusanfällen. Dieses anfallsweise Auftreten von Darmverschlußerscheinungen ist ein wichtiges Zeichen für Verwachsungen gegenüber anderen differentialdiagnostisch wichtigen Prozessen, z. B. Geschwülsten.

Haben wir, wie gesagt, derartige lokale Schmerzen und langsam sich steigernde Verschlußbeschwerden nach einem Vorgang, der erfahrungsgemäß Verwachsungen bedingt, so ist die Diagnose leicht und wir werden uns leicht entschließen, wenn die unblutigen Mittel versagen, die Relaparotomie vorzunehmen an der Stelle der vermuteten Verwachsungen, also meist der der Schädigung bzw. ersten Operation. Sehr oft ist die Diagnose nicht so einfach. Verwachsungen können, wie wir sahen, aus Ursachen, die anamnestisch schwer festzustellen sind, z. B. Magengeschwür, entstehen. Der Schmerz ist oft wenig charakteristisch, z. B. die bekannten Kreuzschmerzen können auf alle möglichen anderen Prozesse im Unterleib deuten; Druckschmerz ist oft nicht vorhanden, oft ist er sehr stark, aber durch andere Ursachen als Verwachsungen bedingt. Die Peristaltik kann, wenigstens in der ersten Zeit des beginnenden Darmverschlusses, einen Anhalt bieten, sie ist meist verstärkt. In selteneren Fällen kann man aus der Peristaltik die Darmverengung erkennen. Der Meteorismus und die Darmaufbäumung können lokal oder einseitig sein. Nach Rehn kann

man zuweilen das Aufhören der Peristaltik an bestimmter Stelle auskulta-
torisch hören. Im vorgeschrittenen Stadium kann bekanntlich die Peristaltik
gelähmt sein, und diese Fälle sind diagnostisch besonders schwierig, sowohl
in bezug auf das Erkennen eines Darmverschlusses überhaupt, als besonders
die Lokalisation desselben. Nach Operationen tritt außerdem hier und da
ein von Olshausen als paralytischer Ileus, später als Pseudoileus bezeichneter
Zustand des Darmes auf, der, ohne ein mechanisches Hindernis zu zeigen und
auch ohne Entzündung das Bild des vollkommenen Ileus bietet, nach Olshausen auf Grund von Schädigungen der Darminnervation durch die Even-
teration und Abkühlung der Därme. Andere Autoren haben diese Form für
eine schwer erkennbare Peritonitis erklärt (Reichel). Für den typischen
Strangulationsileus, bedingt durch Verwachsung, wird angegeben, daß die
Symptome meist langsam entstehen und sich verstärken. Nach Olshausen
zeigen sich die Ileuserscheinungen meist erst vom 6. Tage ab. Die Verklebung
ist zuerst locker, sie wird allmählich fester und schnürt langsam den Darm
stärker ab. Tritt dagegen sehr früh und plötzlich nach der Laparotomie ein
Verschluß auf, so ist mit mehr Wahrscheinlichkeit eine Abknickung des Darmes
in einer inneren Hernie, ein Volvulus oder dergleichen anzunehmen.

Schlange nennt als Haupterkennungsmomente des Strangulationsileus
1. Fehlen des intensiven Schmerzes, 2. Fehlen der Kollapserscheinungen,
3. Vorhandensein deutlich erkennbarer geblähter Darmschlingen mit peristalti-
scher Bewegung, 4. Vorhandensein von Störungen im Bauch vor dem Ileus.

Differentialdiagnostisch kommen besonders die in jüngerer Zeit, besonders
neuerdings von A. Mayer beschriebenen lokalen Darmspasmen in Frage, weil
sie zu vollkommenen Ileussymptomen führen können. Auf diesen Spasmus
wirkt besonders Atropin lösend, eine Erfahrung, die diagnostisch verwertbar ist.

Bei postoperativem Ileus ist, wie Payr hervorhebt, besonders an Rezidive
des durch die erste Operation bekämpften Grundleidens, z. B. an eine Geschwulst zu denken.

Eine der wichtigsten differential-diagnostischen Entscheidungen ist die
zwischen mechanischem Adhäsionsileus und Peritonitis. Die Anamnese kann
hier oft helfen, oft versagt sie. Die Temperatur ist nicht immer ausschlaggebend, denn jeder wird meine Beobachtung bestätigen, daß nicht selten die
schwerste Bauchfellentzündung ohne nennenswertes Fieber einhergeht. Andererseits bedingt auch der Darmverschluß und die Kotstauung nicht selten mäßige
Fiebersteigerung. Eher ist der Puls zu verwerten, der bei Darmverschluß oft
merkwürdig lange gut bleibt, bei Bauchfellentzündung dagegen bald abfällt.
Wilms sagt, bei Obturationsileus ist meist der Puls gut, schwer zu unterdrücken, bei Peritonitis schwach und leicht zu unterdrücken. Zuweilen allerdings bewirkt die Resorption von Ptomainen aus dem Darminhalt bei Verschluß schnelles Nachlassen der Herzkraft. Die Peristaltik erlischt in beiden
Fällen bald völlig. Wilms gibt an, daß „eine ausgesprochene Druckschmerzhaftigkeit, ein diffuser Meteorismus mit völliger Darmruhe, Spannung der
Bauchdecken, der Nachweis von flüssigem Exsudat in der Bauchhöhle und
Fieber für Peritonitis sprechen könnte". Andererseits kann, wie schon Nothnagel betont, auch bei dem Verschluß jedes dieser Symptome vorhanden sein
und jedes kann bei Peritonitis fehlen.

Weiter komplizierend wirkt die nicht seltene Vereinigung von Darmverschluß und Peritonitis.

Auf alle in Betracht kommenden Einzelheiten einzugehen ist vollkommen untunlich; es hieße, die ganze Bauchchirurgie und -diagnostik besprechen. Bezüglich Einzelheiten sei insbesondere auf Wilms ausführliche Darlegungen verwiesen (Der Ileus, Dtsch. Chirurg., Bd. 46g).

Welter gibt unter Berufung auf Payr, Pers und Haenisch Winke über die Röntgendiagnostik von Dickdarmadhäsionen. Er durchleuchtet den mit Barium gefüllten Darm mit aufgelegter Hand und studiert die Beweglichkeit des Darmes gegen die Hand (palpatorische Motilitätsprüfung). Um bei Doppelflintenbildung zu erfahren, ob dieselbe organisch oder funktionell ist, wird Patient in rechter und linker Seitenlage photographiert. Bei funktioneller Störung gehen dabei die Läufe auseinander, bei organischer Fixation nicht (Payr).

Hier mögen nur noch die Punkte Platz finden, die Obalinsky als besonders wichtig für die Vorgeschichte und Diagnose des Darmverschlusses anführt und die in Kürze alle einschlägigen Momente würdigen:

Die Anamnese soll folgende Fragen umfassen:

1. Wie lange dauert das gegenwärtige Leiden?

2. Ob es allmählich, ob plötzlich aufgetreten ist.

3. Ob es das erstemal erscheint, ob es rezidiviert und im letzteren Falle wie oft und auf welche Weise?

4. Ob keine dazu disponierenden Krankheiten vorkamen, und zwar: Typhus, Dysenterie, Entzündungen des Bauchfells oder anderer vom Peritoneum bedeckter Organe, keine chronische Obstipation, keine Nieren- oder Gallensteinkolik bestanden haben?

5. Ob keine unmittelbaren Ursachen vorhanden waren: heftiger Schlag auf den Unterleib, Erkältung, Essen unverdaulicher Dinge. Ob kein Bruch reponiert war?

6. Ob Bauchschmerzen sich eingestellt haben? Wenn diese vorhanden sind, ob sie anfallsweise oder fortwährend auftreten?

7. Ob keine Kreuzschmerzen bestehen?

8. Bei Frauen überdies: Wie verhält sich die Menstruation, ob keine Schwangerschaft vorhanden war?

Die Untersuchung soll nach Obalinsky die Aufmerksamkeit auf folgende Punkte lenken:

9. Wie ist der Puls und die Temperatur?

10. Wie sind die Kräfte des Kranken?

11. Die Bauchgestalt: ob gebläht, ob eingesunken? Im ersteren Falle, ob gleichmäßig kugelförmig, ob unregelmäßig?

12. Ob keine sich schattierenden oder sich zeichnenden und unbeweglich in einer Position bleibenden Darmschlingen an der Bauchoberfläche bemerkbar sind?

13. Ob kein Widerstand beim Betasten oder ob kein tiefliegender Tumor fühlbar ist?

14. Ob keine vermehrte Darmbewegung hörbar ist?

15. Ob beim Berühren der ganze Bauch oder nur eine Stelle schmerzhaft ist?

16. Ob keine freie Flüssigkeit im Bauchraum erkennbar ist?

17. Ob beim Schütteln kein metallischer Schall hörbar ist?

18. Wie verhält sich das Erbrechen, ob öfters, und wenn es erscheint, ob mit Kot?

19. Ob kein Bruch besteht?

20. Ob keine Störungen beim Harnlassen?

21. Ob im Mastdarm kein Schleim mit Blut vorhanden ist? Ob kein von einem harten Körper herrührender Widerstand fühlbar ist?

22. Bei Vornahme einer Operation ist es angezeigt, abgesondert die vor der Operation gestellte Diagnose und separat die während der Laparotomie vorgefundenen Verhältnisse und die auf dieselben gestützte Diagnose zu notieren.

In manchen Fällen, wo eine genaue Diagnose nicht möglich ist, muß man aus dem Gesamtbild heraus auf Grund der Erfahrung eine möglichst genaue Wahrscheinlichkeitsdiagnose stellen. Lindig sagt mit Recht, der Nachweis von Verwachsungen läßt sich nicht mit Methoden führen, sondern er beruht auf einer aus Erfahrung gewonnenen Deutung von Schmerzsymptomen und Funktionsstörungen.

In neuester Zeit ist uns als wichtiges diagnostisches Hilfsmittel gerade in bezug auf Verwachsungen die Röntgenphotographie des Pneumoperitoneums, insbesondere von Nägeli ausgebaut, an die Hand gegeben worden. Besonders Verwachsungen zwischen Eingeweiden einerseits und der Bauchwand andererseits sind hierdurch deutlich erkennbar, da sie den durch die eingeblasene Luft hergestellten Raum zwischen jenen beiden durchsetzen; in einzelnen Fällen aber konnte Nägeli auch Verbindungen zwischen einzelnen Eingeweideteilen sichtbar machen. Über Unglücksfälle bei Herstellung des Pneumoperitoneums berichtet Nägeli nicht. Von anderer Seite werden solche gemeldet. Joseph beobachtete einen Todesfall, wahrscheinlich infolge Anstechens einer Vene bei dem stark skoliotischen Kranken, ebenso Gärtner. Letzterer führt die Gefahr auf Luftembolie zurück und empfiehlt, wie neuerdings die meisten Autoren, statt der Luft Sauerstoff einzuführen, der unschädlich ist, da das Gas von den roten Blutkörperchen glatt aufgenommen wird.

Mayer (Tübingen) sieht den Hauptwert der Methode in der Möglichkeit der Differentialdiagnose zwischen Hysterie, spastischem Ileus und Verwachsungen. Polano und Dietl geben technische Einzelheiten bemerkenswerter Art. Feldmann empfiehlt das Pneumoabdomen besonders für die Diagnose von Verwachsungen, wo die Palpation versagt. Er bläst von einem linksseitigen Einstich 2 Liter Sauerstoff ein und zieht die Röntgendurchleuchtung der Aufnahme vor wegen der Möglichkeit des Lagewechsels.

Partsch empfiehlt das Pneumoperitoneum vor der Milzexstirpation, um Verwachsungen zu erkennen, die eventuell die Operation unmöglich machen könnten. Kahn teilte kürzlich 4 Todesfälle unter 131 mit und manche üble Zufälle; Übelkeit, Druckgefühl, Beklemmungen beschweren den Untersuchten.

Als letztes diagnostisches Hilfsmittel bleibt die Probelaparotomie übrig, zu der man sich als relativ ungefährlichem Eingriff schon ohne Bedenken früh entschließen soll, wenn die Beschwerden des Kranken hochgradig sind und den unblutigen Mitteln nicht weichen oder gar sich verstärken.

Die großen Schwierigkeiten, die die Diagnose bietet, verlieren etwas von ihrem den Arzt niederdrückenden Charakter durch die Erwägung, daß eine genaue Differentialdiagnose praktisch sehr oft nicht so nötig ist, da die Operation ja auf alle Fälle vorgenommen werden muß. Nachdem die inneren Mittel erschöpft sind, müssen wir laparotomieren und der Wunsch, eine möglichst exakte Diagnose zu stellen, muß zurücktreten hinter die dringendere Forderung, nicht den günstigen Zeitpunkt für die noch Aussicht auf Erfolg versprechende Operation zu versäumen.

Damit ist die Frage der Behandlung der Verwachsungen schon angeschnitten.

Behandlung.

Wann sollen wir operieren?

Es ist selbstverständlich, daß zuerst die unblutigen Verfahren erschöpft werden: Wärme in ihren verschiedenen Formen, Massage und Medikomechanik, eventuell Elektrizität in den oben beschriebenen Anwendungsformen. Ich habe nicht selten recht schöne Erfolge hiervon gesehen, besonders von Diathermie und folgender Massage. Versagen diese Mittel, sind die Beschwerden irgendwie hochgradig oder besteht Verdacht, daß Verschlimmerung, besonders Darmverschluß droht, so sollen wir mit der Operation nicht zu lange warten. Dieselbe stellt immer an den Kräftezustand des Kranken gewisse Anforderungen. Zudem wissen wir ja vorher nie, ein wie großer Eingriff bevorsteht, ob wir nur einen Strang zu durchschneiden oder breite Verwachsungen zu trennen, eventuell sogar eine Darmresektion oder Enteroanastomose zu machen haben. Ein tagelanges Herumprobieren, ob nicht das eine oder andere unblutige Mittel doch noch zum Ziele führt, ist jedenfalls sehr gefährlich. Mancher üble Ausgang unserer Ileusoperationen ist sicher nicht der Operation als solcher, sondern der zu späten Anwendung derselben zur Last zu schreiben.

Der Ort der Operation ist in vielen Fällen durch die Vorgeschichte oder eine einigermaßen sichere Lokalisation der Beschwerden und objektiven Erscheinungen gegeben. Bei postoperativen Verwachsungen ist es zweifellos richtig, die erste Wunde wieder zu eröffnen, wobei man natürlich mit großer Vorsicht vorgehen muß, weil oft Eingeweide an der inneren Narbe angewachsen sind. Bei unklarer Lokalisation dürfte die Mittellinie der gegebene Weg der Eröffnung sein, auch auf die Gefahr hin, einen queren oder gar einen zweiten Schnitt hinzufügen zu müssen. Richtig ist sicher auch die Mahnung verschiedener Autoren, den Schnitt groß genug anzulegen, um möglichst bald einen genauen Überblick bekommen zu können. Eventuell müssen die Eingeweide weitgehend herausgeholt werden.

Einzelne Stränge werden natürlich getrennt und die Nachbehandlung ist bestrebt, Wiederverwachsung zu verhindern, insbesondere durch Anregung der Peristaltik. Kleinere Oberflächendefekte — solche entstehen auch bei der Trennung der Verwachsungen, besonders am Darm — werden übernäht, Stümpfe versenkt, größere Höhlenwunden werden möglichst ausgeschaltet, eventuell käme Deckung durch frei verpflanztes Netz oder Bauchfellappen, wohl am besten von der Blase hergenommen, in Frage. Auch das Lig. teres kann in geeigneten Fällen, besonders bei Defekten in seiner Nachbarschaft, dann in gestielter Form mit seinem Bauchfellüberzug verwendet werden. Martius rät, „eventuell die Flexura sigmoidea mit einer App. epipl. im kleinen Becken festzunähen".

Sind die Verwachsungen noch frisch, so ist die Mahnung berechtigt, bei der Trennung sich eine weise Beschränkung auf das Notwendigste aufzuerlegen, weil man mit der Möglichkeit einer Mobilisierung von etwa noch in ihnen sitzenden Keimen rechnen muß. Bei großen flächenhaften Defekten empfehle ich nach wie vor die Einbringung von Gummilösung mit Natr. citr. und anschließend natürlich alle Mittel, einen Lagewechsel der Eingeweide zu erzielen, sowohl aktiv wie passiv, wie früher geschildert. Aus meinen 28 Fällen habe ich unbedingt den Eindruck einer guten Wirksamkeit des Mittels bei absoluter Unschädlichkeit, wenn auch natürlich zuzugeben ist, daß das Freisein von Verwachsungsbeschwerden nicht beweisend ist für das Freisein von Verwachsungen. In 5 Fällen habe ich mich durch Relaparotomie nach $^3/_4$ bis 3 Jahren überzeugen können, daß Wiederverwachsungen an den Därmen immer ausgeblieben waren, während solche am Netz zweimal gefunden wurden, und zwar zwischen diesem und der vorderen Bauchwandnaht.

Von anderen einzuführenden Mitteln käme wohl nur noch Humanol in Frage, doch müssen hier auch noch weitere Erfahrungen abgewartet werden.

In geeigneten Fällen tut man zweifellos gut, auf die Trennung der Verwachsungen zu verzichten und lieber durch Enteroenteroanastomose die dem Verschluß ausgesetzten Darmpartien auszuschalten, vorausgesetzt, daß nicht allzu große Darmteile dadurch außer Tätigkeit gesetzt werden. Besonders kommen hierfür die Verwachsungen am Pförtner des Magens und oft auch solche am Blinddarm in Frage, die durch Gastroenterostomie bzw. Ileokolostomie umgangen werden. In mehreren Fällen habe ich auch den Querdarm mit dem abführenden Teil der Flexur vereinigt, und zwar hier ohne Schaden antiperistaltisch.

In anderen Fällen, wo Verwachsungen voraussichtlich nicht zu vermeiden sind, muß man sich von Fall zu Fall helfen. Jenes dürfte z. B. zuweilen am Bett der entfernten Gallenblase der Fall sein. auch bei subperitonealer Ausschälung. Ich habe mir da öfter so geholfen, daß ich an dieses Bett ein möglichst dickes Netzpolster heranbrachte, dessen weiches und nachgiebiges Gewebe, die Bewegungen von Duodenum und Dickdarm, die hier anwachsen, gestattet und Abknickungen dieser Darmteile vermeidet. Analog ist man auch in anderen Fällen oft in der Lage, wenn Wiederverwachsungen nicht zu vermeiden sind, sie so sich bilden zu lassen, daß sie möglichst unschädlich sind. Dahin gehört z. B. auch der oben erwähnte Vorschlag von Götze, durch Steillage des Körpers sofort nach der Operation die Verwachsungen der aufrechten Körperhaltung anzupassen, weil im Liegen entstandene Verwachsungen bei späterem Aufrichten eher Zerrungen bedingen würden.

Prognose.

Die Prognose der Operation ist bei strangförmigen Verwachsungen und früher Operation gut, sonst immer zweifelhaft, sowohl bezüglich des direkten Erfolges, als besonders bezüglich der Rückfälle. Über den ersteren entscheidet die Art und Größe der Operation und der Kräftezustand des Kranken; bezüglich der letzteren kommen die verschiedenen disponierenden Momente, die oben geschildert sind, in Frage: Ausdehnung und Sitz der Verwachsung bzw. die Möglichkeit, die durch die Trennung gesetzten Wunden decken zu können, besonders aber das Gelingen der Anregung einer frühzeitigen Peristaltik. Verwachsungen an wenig beweglichen Organen, z. B. am Magen, an der Leber und den weiblichen Unterleibsorganen sind natürlich bezüglich Rezidivs prognostisch ungünstiger als solche an den beweglichen Darmteilen.

III. Die Diphtherie vom chirurgischen Standpunkt.

Von

Wilhelm Dunkel-Berlin.

Inhalt.

Literatur.

I. Allgemeiner Teil.

1. **Alber:** Jahrb. f. Kinderheilk. Bd. 80. H. 3.
2. **Albrecht:** Therap. d. Gegenw. H. 11. 1919.
3. **Bachauer:** Münch. med. Wochenschr. S. 693. 1914.
4. **Baginski:** Nothnagels spez. Pathol. u. Therap. 1913. Berl. klin. Wochenschr. Nr. 43. 1897.
5. **Bärthlein:** Berl. klin. Wochenschr. Nr. 22. 1913.
6. **Bauer:** Rhein.-westf. Verein f. inn. Med. 1914.
7. **Behring:** Ges. Abhandl. 1915.
8. **Benda:** Arch. f. Kinderheilk. 1915.
9. **Berblinger:** Münch. med. Wochenschr. Nr. 1. 1913.
10. **Berlin:** Dtsch. med. Wochenschr. Nr. 5. 1910; Münch. med. Wochenschr. Nr. 38. 1908.
11. **Beyer:** Münch. med. Wochenschr. Nr. 5 u. 34. 1913.

12. Bieber: Dtsch. med. Wochenschr. Nr. 6. 1920.
13. Bingel: Über Behandlung der Diphtherie mit gewöhnlichem Pferdeserum. Leipzig: Vogel 1918.
14. Birk: Med. Klinik. Nr. 36. 1919.
15. Blühdorn: Münch. med. Wochenschr. Nr. 23. 1912.
16. Böhnke: Dtsch. med. Wochenschr. Nr. 3. 1913.
17. Bonhoff: Dtsch. med. Wochenschr. Nr. 42. 1918.
18. Braun, W.: Dtsch. med. Wochenschr. Nr. 3. 1913. Nr. 23. 1914; Zeitschr. f. ärztl. Fortbild. Nr. 10. 1919.
19. Brückner: Verhandl. d. Ges. d. Naturforsch. u. Heilk. Nr. 11. Dresden 1912; Verein. sächs.-thür. Kinderärzte in Halle 1913; Dtsch. med. Wochenschr. Nr. 44. 1909.
20. Bürgel: Dtsch. med. Wochenschr. Nr. 20. 1919.
21. Buttermilch: Verhandl. f. inn. Med. u. Kinderheilk. 1913.
22. Camerer: Verhandl. d. Ges. dtsch. Naturforsch. u. Ärzte. 1885.
23. Carrey: Journ. of dis. by childr. Vol. 77. 1921.
24. Conradi: Verhandl. d. Ges. d. Naturforsch. u. Heilk. Dresden 1912; Münch. med. Wochenschr. Nr. 10, 20. 1913.
25. Conradi - Bierast: Dtsch. med. Wochenschr. Nr. 34. 1912.
26. Czerny: Vereinigte ärztl. Ges. Berlin, 16.—23. Okt. 1918. Med. Klinik. Nr. 19. 1922.
27. Delbrück: Münch. med. Wochenschr. Nr. 44.
28. Dorn: Berl. klin. Wochenschr. Nr. 42. 1919.
29. Dorner: Münch. med. Wochenschr. Nr. 35. 1916; Klin. Studie usw. Jena: Fischer 1918.
30. Dunkel: Verein f. inn. Med. u. Kinderheilk. Berlin 1921.
31. Dworetzki: Münch. med. Wochenschr. Nr. 18. 1912.
32. Eckert: Therap. Monatsh. Nr. 8. 1909.
33. Eltes: Inaug.-Diss. Jena 1919.
34. Fahr: Virchows Arch. f. pathol. Anat. u. Physiol. Bd. 221. H. 1.
35. Feer: Lehrb. d. Kinderheilk. Jena 1919.
36. — Münch. med. Wochenschr. Nr. 13. 1919.
37. Fette: Med. Klinik. Nr. 50. 1909.
38. Flügge: Grundriß der Hygiene. 1915.
39. Ford: M. A. B. Rep. 1909.
40. Friedberger: Med. Ges. Greifswald, 10. Jan. 1919; Arch. f. f. Kinderheilk. Bd. 67. H. 5 u. 6.
41. Friedemann: Berl. klin. Wochenschr. Nr. 21. 1922; Med. Klinik. Nr. 19. 1922.
42. Friedländer: Berl. klin. Wochenschr. Nr. 17. 1914.
43. Galatti: Wien. med. Klinik. Nr. 2 u. 3. 1901.
44. Gabriel: Berl. klin. Wochenschr. Nr. 23. 1908.
45. Gerson: Berl. klin. Wochenschr. Nr. 12. 1919.
46. Gödde: Neurol. Zentralbl. Nr. 16. 1920.
47. Hagedorn: Zentralbl. f. Chirurg. Nr. 20. 1912; Klin. Vortr. N. F. Nr. 760/61. April. 1919.
48. Hahn und Sommer: Münch. med. Wochenschr. Nr. 1. 1914.
49. Heurlin: Münch. med. Wochenschr. 1914. Nr. 13.
50. Herzfeld: Münch. med. Wochenschr. Nr. 34. 1919.
51. Heubner: Münch. med. Wochenschr. Nr. 4. 1916; Lehrb. d. Kinderheilk. 1908.
52. Hoebener: Inaug.-Diss. Jena 1919.
53. Hoesch: Dtsch. med. Wochenschr. Nr. 37. 1911.
54. Van't Hoff: Monatsschr. f. Kinderheilk., Orig. Bd. 13.
55. Holst: Norsk Magaz. f. laegevidenskaben Bd. 79, H. 2.
56. Hübschmann: Münch. med. Wochenschr. Nr. 3. 1917.
57. Joannowics: Wien. klin. Wochenschr. Nr. 9. 1919.
58. Jochmann: Klin. Jahrb. Bd. 22.
59. Kauert: Dtsch. Arch. f. klin. Med. Bd. 100.
60. Karger: Dtsch. med. Wochenschr. Nr. 22. 1919.
61. Kassowitz: Dtsch. med. Wochenschr. Nr. 47. 1921; Jahrb. f. Kinderheilk. Bd. 76; Verhandl. d. Naturforsch. u. Ärzte. 85.

62. Kausch: Dtsch. med. Wochenschr. Nr. 48. 1913.
63. Kausch und Freund: Dtsch. med. Wochenschr. Nr. 48. 1913.
64. Kleinschmidt: Jahrb. f. Kinderheilk. 76, 81, 86. 4.
65. Klinger und Schoch: Korrespbl. f. Schweiz. Ärzte Nr. 48. 1916; Zeitschr. f. Hyg. u. Infektionskrankh. Nr. 80, S 1.
66. Koch: Virchows Arch. f. pathol. Anat. u. Physiol. Bd. 213.
67. Kolle und Schloßberger: Med. Klinik. Nr. 1. 1919.
68. Knospel: Jahrb. f. Kinderheilk. Bd. 81, H. 3.
69. Krieser: Münch. med. Wochenschr. Nr. 37. 1916.
70. Langer: Münch. med. Wochenschr. Nr. 38. 1916; Verein. ärztl. Ges. Berlin, 21. Juni 1916.
71. Leede: Zeitschr. f. klin. Med. Bd. 77, Nr. 3 u. 4.
72. Leschke: Münch. med. Wochenschr. Nr. 41. 1915.
73. Liedke-Völkel: Dtsch. med. Wochenschr. Nr. 12. 1914.
74. Löffler: Med.-statist. Mitt. a. d. Kais. Gesundheitsamt. Bd. 2. 1884.
75. Love: Glasgow med. Journ. Okt. 1911.
76. Malynisc: Inaug.-Diss. Zürich 1908.
77. Massini: Jahrb. f. Kinderheilk. Bd. 76; Schweiz. Korrespbl. Nr. 9. 1908.
78. Meyer, F.: Berl. klin. Wochenschr. Nr. 25. 1909; Arch. f. exp. Pathol. u. Therap. Bd. 60.
79. Meyer, Hans: Dtsch. med. Wochenschr. Nr. 38. 1920.
80. Meyer, S.: Münch. med. Wochenschr. Nr. 31. 1919.
81. Milkowitz: Münch. med. Wochenschr. Nr. 18. 1913.
82. Morgenroth: Therap. Monatsh. 1909.
83. Moritz: Die Krankheiten der oberen Luftwege. 1903.
84. Much: Med. Klinik. Nr. 3. 1910.
85. Müller: Dtsch. Arch. f. klin. Med. Bd. 109.
86. Münzberg: Dtsch. med. Wochenschr. Nr. 34. 1917.
87. Noest: Dtsch. Arch. f. klin. Med. H. 3 u. 5.
88. Opitz: Dtsch. med. Wochenschr. Nr. 3. 1922; Verein f. inn. Med. u. Kinderheilk. Berlin 1921.
89. Park: Zentralbl. f. Chirurg. Nr. 24. 1912.
90. Park and Zingher: Arch. of ped. Vol. 31, p. 7. Juli 1914.
91. Pariser: Med. Ges. Febr. 1913.
92. Paschen: Ärztl. Verein Hamburg, 4. Dez. 1917.
93. Pfeifer: Ärztl. Verein Frankfurt, 2. Okt. 1916.
94. Plange und Schmitz: Münch. med. Wochenschr. Nr. 12. 1915.
95. Pollack: Wien. klin. Wochenschr. Nr. 32. 1913.
96. Ponticaccia: La Ped. Nr. 2. 1910.
97. Pospischill: Wien. klin. Wochenschr. Nr. 29. 1908.
98. Pötter: Münch. med. Wochenschr. Nr. 40. 1916.
99. Rall: Münch. med. Wochenschr. Nr. 12. 1915.
100. Reiche: Mitt. a. d. Hamb. Staats-Krankenanst. 14; Zeitschr. f. klin. Med. Bd. 81, H. 3 u. 4; Münch. med. Wochenschr. Nr. 51. 1917; Grenzgeb. d. Med. u. Chirurg. Bd. 27; Ärztl. Verein in Hamburg, 5. Nov. 1912.
101. Reichmann: Med. Ges. Jena, 3. Dez. 1919.
102. Retzlaff: Arch. f. Kinderheilk. Bd. 49. 1909.
103. Rödelius: Zeitschr. f. Hyg. u. Infektionskrankh. Bd. 75, H. 3.
104. Rohmer: Zeitschr. f. Kinderheilk. Bd. 76.; Berl. klin. Wochenschr. Nr. 29. 1914.
105. Rollestone: Zentralbl. f. Chirurg. Nr. 3. 1912; The Practitioner. Jan. 1919.
106. Rolly: Münch. med. Wochenschr. Nr. 34, 40. 1916.
107. Romberg: Mehrings Lehrb. d. inn. Med. Jena 1913.
108. Römer: Münch. med. Wochenschr. Nr. 20. 1913.
109. Ruppel: Dtsch. med. Wochenschr. Nr. 11. 1914.
110. Seidel: Naturwiss.-med. Verein Jena 1915.
111. Seligmann: Med. Klinik. Nr. 19 u. 20. 1914; Berl. klin. Wochenschr. Nr. 23. 1917.
112. Simmonds: Ärztl. Verein Hamburg 1915.
113. Sommer: Berl. klin. Wochenschr. Nr. 43.

114. Spark: Ges. f. inn. Med. u. Heilk. 1913.
115. Stahr: Münch. med. Wochenschr. Nr. 29. 1916.
116. Strangmeyer: Münch. med. Wochenschr. 1912.
117. Straub: Zeitschr. f. ärztl. Fortbild. 1910.
118. Ströbel: Zentralbl. f. ges. Chirurg. u. Grenzgeb. Nr. 1. 1913.
119. v. Strümpel: Münch. med. Wochenschr. Nr. 40. 1916.
120. Szontagh: Arch. f. Kinderheilk. Bd. 58.
121. Schäfer: Berl. klin. Wochenschr. Nr. 38.
122. Schanz: Berl. klin. Wochenschr. Nr. 9. 1913.
123. Schatter: Korrespbl. f. Schweiz. Ärzte. Nr. 5. 1892.
124. Schick: Münch. med. Wochenschr. Nr. 47. 1913; Wien. med. Wochenschr. Nr. 35.
　　　1914; Zentralbl. f. Bakteriol., usw Nr. 57. 1913; Vers. d. Naturforsch. u. Ärzte.
　　　84, 85.
125. Schlippe: Dtsch. med. Wochenschr. Nr. 14. 1908.
126. Schmitz: Berl. klin. Wochenschr. Nr. 6. 1917.
127. Schöne: Arch. f. klin. Med. Bd. 110; Dtsch. med. Wochenschr. Nr. 8. 1913; Med.
　　　Klinik. Nr. 14. 1920.
128. Schreiber: Dtsch. med. Wochenschr. Nr. 20. 1913.
129. Schulze: Arch. f. klin. Chirurg. Nr. 2. 1888.
130. Schuster: Wissenschaftl. Verein Frankfurt 1913.
131. Schwab: Münch. med. Wochenschr. Nr. 12. 1914.
132. Tachau: Therap. d. Gegenw. 1910.
133. Ten - Brock: Münch. med. Wochenschr. S. 1301. 1914.
134. Ullianski: Thèse de Genève. p. 13. 1913.
135. Wagner: Münch. med. Wochenschr. Nr. 9. 1913.
136. Weinert: Zentralbl. f. Chirurg. Nr. 10. 1921.
137. Wittmaak: Beitr. z. Klin. d. Infektionskrankh. u. z. Immunitätsforsch. Bd. 4.

II. Tracheotomie.

1. Albanus: Tracheotomie: In Therap. Technik von Schwalbe. Leipzig 1914.
2　v. Angerer: Handbuch der ges. Therapie von Penzoldt u. Stitzing. Jena 1914.
3. Baginski und Gluck: Arch. f. Kinderheilk. Bd. 13.
4. v. Bardeleben: Lehrbuch der Chirurgie und Operationslehre. Berlin 1881.
5. Bingel: Zentralbl. f. Chirurg. Nr. 22. 1921.
6. Bose: Arch. f. klin. Chirurg. Bd. 14.
7. Braun, H.: Die Lokalanästhesie. Leipzig 1913.
8. Brünings: Die Krankheiten des Kehlkopfs in Denker u. Brünings Lehrb. des Ohres
　　u. der Luftwege. Jena 1912.
9. v. Bruns: Berl. klin. Wochenschr. Nr. 53. 1872.
10. Cackowicz: Vortrag in Agram 1892.
11. Cohen: Zentralbl. Nr. 5. 1921.
12. Denker: Med. Klinik. Nr. 1. 1913; Dtsch. med. Wochenschr. Nr. 1. 1913.
13. Dobbertin: Dtsch. med. Wochenschr. Nr. 44. 1912.
14. Feer: Lehrb. d. Kinderheilk. Jena 1919.
15. — Mitteilungen aus klinischen und medizinischen Instituten der Schweiz. I. Reihe,
　　H. 7.
16. Fischer: Berl. klin. Wochenschr. Nr. 32. 1917.
17. — Inaug.-Diss. Berlin 1919.
18. Folger: Jahrb. f. Kinderheilk. Bd. 54, S. 604.
19. Frank: Münch. med. Wochenschr. Nr. 6. 1900; Nr. 17. 1914.
20. Gersuny: Jahrb. f. Kinderheilk. Bd. 108. 1900.
21. Gurlt: Geschichte der Chirurgie und ihre Ausübung. Bd. 1 u. 2. Berlin 1898.
22. Habs: Dtsch. Zeitschr. f. Chirurg. Bd. 33, S. 522.
23. Hans: Münch. med. Wochenschr. Nr. 23. 1912.
24. Hansen: Münch. med. Wochenschr. Nr. 21. 1917.
25. Heistek: Chirurgie. Nürnberg 1770.

26. **Helfreich:** Geschichte der Chirurgie in Neuburger u. Pagel: Handb. d. Geschichte d. Med. Bd. 3. Jena 1905.
27. **Hildebrand:** Grundriß der chirurgisch-topographischen Anatomie. Wiesbaden 1903.
28. **Hinterstoisser:** Wien. klin. Wochenschr. Nr. 50. 1917.
29. v. **Hofmeister:** Die Operationen an den Luftwegen. In: Handb. d. Chirurg. von Bruns, Garré u. Küttner. Stuttgart 1913.
30. **Holmes Gordon:** Die Geschichte der Laryngologie. Berlin 1887.
31. **Hueter-Lossen:** Grundriß der Chirurgie. Leipzig 1887/88.
32. **Jennings:** Journ. of the Americ. med. assoc. Vol. 12, p. 21. 1888.
33. **Jenny:** Dtsch. Zeitschr. f. Chirurg. Bd. 27, S. 377.
34. **Keiner:** Monatsschr. f. Kinderheilk., Orig. Bd. 10. 1912.
35. **Kocher:** Chirurgische Operationslehre. Jena 1907.
36. **Kochler:** Dtsch. med. Wochenschr. Sonderabdruck. Leipzig 1895.
37. **König:** Lehrbuch der speziellen Chirurgie. Berlin 1905.
38. **Körner:** Lehrbuch der Ohren-, Hals- und Kehlkopfkrankheiten. Wiesbaden 1918.
39. **Krause:** Gaz. lekarska. 92.
40. **Krönlein:** Beilage zu Zentralbl. f. Chirurg. Nr. 6. 1898.
41. **Krukenberg:** Münch. med. Wochenschr. Nr. 28. 1897.
42. **Leede:** Münch. med. Wochenschr. Nr. 23. 1912.
43. **De-Lens:** Zentralbl. f. d. ges. Chirurg. Bd. 5. 1914.
44. **Leser:** Die spezielle Chirurgie. Jena 1909.
45. **Liek:** Zentralbl. f. Chirurg. Nr. 16. 1919.
46. **Lünning:** Korrespbl. f. Schweiz. Ärzte. Nr. 13. 1911.
47. **Maag:** Hospitalstidende. Nr. 15. 1893.
48. **Mayer:** Münch. med. Wochenschr. Nr. 14. 1892; Nr. 47. 1899.
49. **Neukomn:** Die späteren Folgezustände nach Tracheotomie bei Kehlkopfdiphtherie im Kindesalter. Zürich 1885.
50. **Oberst:** Kurzgefaßte chirurgische Operationslehre. Berlin 1911.
51. **Orth:** Wien. klin. Wochenschr. Nr. 35. 1918.
52. **Passavant:** Dtsch. Zeitschr. f. Chirurg Bd. 19.
53. **Pfaundler:** Münch. med. Wochenschr. Nr. 43. 1901.
54. **Riedel:** Berl. klin. Wochenschr. Nr. 11. 1903.
55. **Rohmer:** Dtsch. med. Wochenschr. Nr. 40. 1912.
56. **Sehrt:** Med. Klinik. Nr. 4. 1913.
57. **Seidel:** Med.-naturwiss. Ges. Jena, 3. Juni 1915.
58. **Seifert:** Zentralbl. f. Chirurg. Nr. 17. 1922.
59. **Schippers:** Nederlandsch tijdschr. v. Geneesk. Nr. 20. 1910; Jahrb. f. Kinderheilk. Bd. 28, S. 72.
60. **Schmidt:** Die Krankheiten der oberen Luftwege. Berlin 1909.
61. — **Schweiz.** med. Wochenschr. Nr. 3. 1921.
62. **Schmieden:** Der chirurgische Operationskursus. Leipzig 1909.
63. **Schuchhardt:** Langenbecks Arch. Bd. 36, H. 3.
64. **Schüller:** Tracheotomie, Laryngotomie usw. in Dtsch. Chirurg. Stuttgart 1880.
65. **Schulz:** Zeitschr. f. Chirurg. Bd. 106, H. 1—4.
66. **Schumacher:** Korrespbl. f. Schweiz. Ärzte. Nr. 13. 1911.
67. **Tandler:** Topographische Anatomie dringlicher Operationen. Berlin 1916. Med. Klinik. Nr. 4. 1913.
68. **Thost:** Monatsschr. f. Ohrenheilk. Nr. 12. 1896.
69. **Tillmanns:** Lehrbuch der speziellen Chirurgie. Leipzig 1911.
70. **Widowitz:** Arch. f. Kinderheilk. Bd. 70. 1921.
71. **Wilms:** Tracheotomie in Wullstein-Wilms Lehrbuch der Chirurgie. Jena 1913.
72. **Wilms** Die Operationen am Halse in Bier, Braun, Kümmel. Leipzig 1914.
73. **Wolff:** Dtsch. med. Wochenschr. Nr. 17. 1918.

III. Blutungen nach Tracheotomie.

1. **Bayer:** Prag. med. Wochenschr. Nr. 33. 1882.
2. **Buchholz:** St. Petersb. med. Wochenschr. Nr. 25. 1895.
3. **Chiari:** Chirurgie des Kehlkopfs und der Luftröhre. Stuttgart 1916.

 4. **Dünzelmann:** Verein sächs.-thür. Kinderärzte. 1910.
 5. **Engelhard:** Grenzgeb. Bd. 6, S. 398.
 6. **Foltanek:** Jahrb. f. Kinderheilk. Bd. 33. 1892.
 7. **Frühward:** Jahrb. f. Kinderheilk. Bd. 23. 1885.
 8. **Ganghofer:** Prag. med. Wochenschr. Nr. 16, 17. 1889.
 9. **Gueterbock:** Dtsch. Zeitschr. f. Chirurg. Nr. 24. 1886.
10. **Habs:** Dtsch. Zeitschr. f. Chirurg. Nr. 33. 1886.
11. **Hecker:** Münch. med. Wochenschr. Nr. 20. 1897.
12. **Hertner:** Münch. med. Wochenschr. Nr. 20. 1897.
13. **Jenny:** Dtsch. Zeitschr. f. Chirurg. Bd. 27, S. 377.
14. **Kermanner:** Wien. klin. Wochenschr. Nr. 43. 1898.
15. **Klauber:** Prag. med. Wochenschr. Nr. 6. 1904.
16. **Körte:** Arch. f. klin. Chirurg. Bd. 24, S. 238.
17. **König:** Lehrbuch der speziellen Chirurgie. Berlin 1898.
18. **Kreuzer:** Diss. Bonn 1898.
19. **Krönlein:** Arch. f. klin. Chirurg. Bd. 21, S. 253.
20. **Maas:** Dtsch. Zeitschr. f. Chirurg. Bd. 31, S. 317.
21. **Martina:** Dtsch. Zeitschr. f. Chirurg. Bd. 31. S. 317.
22. **Passavant:** Dtsch. Zeitschr. f. Chirurg. Bd. 19/21, S. 535.
23. **Schläpfer:** Bruns' Beitr. z. klin. Chirurg. H. 122. 1921.
24. **Sterken:** Inaug.-Diss. Bonn 1919.
25. **Taute:** Bruns' Beitr. z. klin. Chirurg. Bd. 41, S. 17.
26. **Tillmanns:** Lehrbuch der speziellen Chirurgie. Leipzig 1911.
27. **Trendelenburg:** Handbuch der Kinderheilkunde. Bd. 6. 1880.
28. **Verse:** Münch. med. Wochenschr. Nr. 6. 1917.
29. **Zimmerlin:** Jahrb. f. Kinderheilk. Bd. 19. 1883.

IV. Intubation.

 1. **Alsberg und Heimann:** Arch. f. Kinderheilk. Bd. 33.
 2. **Baer:** Unterelsäß. Ärzteverein 1909; Dtsch. Zentralbl. f. Chirurg. Bd. 35, S. 201.
 3. **Baginski:** Diphtherie und diphtherischer Krupp. Wien-Berlin 1913.
 4. **Bartels:** Dtsch. Arch. f. klin. Med. Bd. 2.
 5. **Bauer:** Rhein.-westfäl. Verein f. inn. Med. 1914; Jahrb. f. Kinderheilk. Bd. 44.
 6. **Bokay:** Arch. f. Kinderheilk. Bd. 40. 1913; Die Lehre von der Intubation. Leipzig 1906; Pester med.-chirurg. Presse. Nr. 41. 1891.
 7. **Cromanns de Ruiter:** Diss. Amsterdam 1889.
 8. **Cuno:** Fortschr. d. Med. Okt. 1915.
 9. **Dünzelmann und Brückner:** Verein sächs.-thür. Kinderärzte, 19. Mai 1912.
10. **Egidi:** Intubation des Kehlkopfs mit Tracheotomie. Rom 1906. Casa editrice italian.
11. **Escherich:** Wien. klin. Wochenschr. Nr. 7 u. 8. 1891.
12. **Fasano:** Gaz. de Ospedali. Nr. 9.
13. **Feer:** Lehrbuch der Kinderheilkunde. Jena 1919.
14. **Frank:** Dtsch. med. Wochenschr. S. 2062. 1906.
15. **Fritz:** Wien. med. Wochenschr. Nr. 25. 1920.
16. **Galatti:** Das Intubationsgeschwür und seine Folgen. Wien 1902. S. 28.
17. **Ganghofer:** Sitzg. der 62. Versamml. dtsch. Naturforsch. u. Ärzte zu Heidelberg 1889.
18. **Georgijewski:** Practischeski Wratsch. Nr. 41—45. 1903.
19. **Gottfried:** Therap. Monatsh. S. 321. 1891.
20. **Hagenbach und Burckhard:** Korrespbl. d. Schweiz. Ärzte. Nr. 17 u. 19. 1900.
21. **Hamburger:** Münch. med. Wochenschr. S. 297. 1921.
22. **Hammes:** Arch. f. Kinderheilk. Bd. 48. 1909.
23. **Herrmann:** Jahrb. f. Kinderheilk. Bd. 93, H. 5.
24. **Hohlfeld:** Jahrb. f. Kinderheilk. Bd. 91, H. 4.
25. **Hoyne:** Journ. of the Americ. med. assoc. Vol. 76, p. 1305. 1919.
26. **Hunter:** Northwestern Lancet. Juni 1. 1889.
27. **Jacubowski:** Gaz. lekarska. Nr. 35 u. 36. 1891.

28. Kasper: Münch. med. Wochenschr. Nr. 11. 1910.
29. Katzin: Diss. Petersburg 1898.
30. Klein: Arch. f. Kinderheilk. Bd. 23, S. 38.
31. Kob: Zeitschr. f. ärztl. Fortbild. Nr. 10. 1907.
32. Lehnert: Zur Kenntnis der Narbenstriktur und des Narbenverschlusses nach Intubation nach Beobachtungen an der Leipziger Kinderklinik. Berlin 1907.
33. Lotsch: Jahrb. f. Kinderheilk. Bd. 18, S. 4.
34. Marfan: Jahrb. f. Kinderheilk. Bd. 49. 1909.
35. Martens: Dtsch. med. Wochenschr. Nr. 35. 1911.
36. Messlay: Bull. et mém. de la soc. anat. de Paris. p. 93. 1895.
37. Moltschanow: Russki Wratsch. Nr. 1. 1906.
38. Momiatowski: Przeglad lekarski. Nr. 22—25. 1892.
39. Morgenstern: Therap. Monatsh. S. 218. 1917.
40. Neumann: Arch. f. Kinderheilk. Bd. 51.
41. O'Dwyer: New York med. Journ. Vol. 59, p. 297.
42. Oppenheimer: Arch. f. Kinderheilk. Bd. 24.
43. Pfaundler - Schloßmann: Handb. d. Kinderheilk. 1906.
44. Quadflag: Versamml. dtsch. Naturforsch. u. Ärzte in Aachen. 1900.
45. v. Ranke: Münch. med. Wochenschr. Nr. 43. 1901; Sitzgb. d. 62. Versamml. dtsch. Naturforsch. u. Ärzte zu Heidelberg 1889; Münch. med. Wochenschr. Nr. 40. 1891; 1893.
46. Reich: Jahrb. f. Kinderheilk. Bd. 65.
47. Sassower: Berl. klin. Wochenschr. Nr. 43. 1919.
48. Sevèstre und Martin: Traité des maladies de l'enfance. Bd. 1.
49. Sevèstre: Progr. méd. Nr. 6. 1897.
50. Siéwscinski: Monatsschr. f. Kinderheilk. Orig., Bd. 12, H. 4.
51. Sippel: Med. Korrespbl. d. Württ. ärztl. Landesvereins 1. u. 31. Jan. 1903.
52. Socolow: Arch. f. Kinderheilk. Bd. 67, H. 5 u. 6.
53. Schalter: Korrespbl. f. Schweiz. Ärzte. Nr. 15. 1892.
54. Schwabe: Dtsch. med. Wochenschr. Nr. 14. 1891.
55. Thümer: Jahrb. f. Kinderheilk. Bd. 59, S. 301.
56. Trumpp: Münch. med. Wochenschr. Nr. 45. 1899; Nr. 43. 1901.
57. Urban: Dtsch. Zentralbl. f. Chirurg. Bd. 21, S. 151.
58. Whitney: Boston med. a. surg. journ. Okt. 1893.
59. Widerhofer: Dtsch. med. Wochenschr. S. 2062. 1906.
60. Widowitz: Arch. f. Kinderheilk. Bd. 70, H. 1. 1921.
61. Woinow: Russki Wratsch 1901 u. 1916; Wratsch. Gaz. Nr. 45 u. 50. 1913.
62. Zuppinger: Jahrb. f. Kinderheilk. Bd. 13, H. 3.

V. Stenosen.

1. Anschütz: Vereinig. nordwestdtsch. Chirurg. 13. Juni.
2. Brahmann: 59. Naturforsch.-Versamml., Chirurg. Sekt. zu Berlin. Sept. 1886.
3. Brückner: Zeitschr. f. Kinderheilk. Bd. 6, H. 5 u. 6. 1913.
4. Brüggemann: Dtsch. med. Wochenschr. Nr. 14. 1921.
5. Brüning: Med. Klinik. S. 404. 1918.
6. Busalla: Arch. f. klin. Chirurg. Bd. 70.
7. Fleiner: Dtsch. med. Wochenschr. Nr. 42—46, 48—50. 1895.
8. Galatti: Jahrb. f. Kinderheilk. Bd. 42, S. 333.
9. Gersuny: Jahrb. f. Kinderheilk. S. 108. 1900.
10. Gobel: Dtsch. Zeitschr. f. Chirurg. Bd. 78, S. 578.
11. Hajek: Wien. klin. Wochenschr. Nr. 49. 1921.
12. Hayemann: Med. Klinik. Nr. 38. 1913.
13. Henschen: Schweiz. med. Wochenschr. Nr. 25. 1920.
14. Hofer: Wien. klin. Wochenschr. Nr. 23 u. 24. 1920.
15. Hohlfeld: Jahrb. f. Kinderheilk. Bd. 95. 1921.
16. Holmgreen: Svenska läkaresaelskapets Handlinger. Bd. 42, H. 3. 1916.

17. **Küster:** 59. Naturforsch.-Versamml., Chirurg. Sekt. zu Berlin. Sept. 1886.
18. **Lehmann:** Vereinig. nordwestdtsch. Chirurg. Juni 1913.
19. **Lehnert:** Zur Kenntnis der Narbenstrikturen. Berlin 1907.
20. **Meyer:** Freie Vereinig. d. Chirurg. Berlins, 13. März 1905.
21. **Pels-Leusden:** Med. Klinik. Nr. 47. 1921.
22. **Peuckert:** Münch. med. Wochenschr. Nr. 43. 1919.
23. **Ranke:** Sitzungsber. d. 62. Versamml. dtsch. Naturforsch. u. Ärzte zu Heidelberg 1889.
24. **Sonnenburg:** 59. Naturforsch.-Versamml., Chirurg. Sekt. zu Berlin. Sept. 1886.
25. **Schiff:** Rev. hebdom. de laryngol., d'otol. et des rhinol. Nr. 45. 1905.
26. **Schulz:** Berl. klin. Wochenschr. Nr. 29. 1899.
27. **Thost:** Vereinig. nordwestdtsch. Chirurg. Dez. 1919.
28. **Trumpp:** Münch. med. Wochenschr. Nr. 43. 1901.
29. **Uckermann:** Act. oto-laryngologica. Vol. 1. Fasc. 1. 1918.
30. **Uffenorde:** Dtsch. med. Wochenschr. Nr. 17. 1919.
31. **Weinlecher:** 59. Naturforsch.-Versamml., Chirurg. Sekt. zu Berlin. Sept. 1886.

Einleitung.

Die Kenntnis der diphtherischen Erkrankungen ist uralt, dementsprechend sind die Literaturangaben über Diphtherie und ihre Bekämpfung im Laufe der Zeit unzählbar geworden, aber nicht nur die Angaben, sondern auch die Ansichten. Ein einheitlicher Faden zieht sich erst seit Löfflers Entdeckung des Diphtheriebacillus im Jahre 1884 und seit Behrings genialer Einführung des Diphtherieserums im Jahre 1893 durch dieses Gebiet der Medizin. Man kann sagen, daß heute in der Erkenntnis wie in der Bekämpfung der Diphtherie im großen ganzen eine befriedigende Lösung gefunden worden ist und daß eine weitere Herabsetzung der Mortalitätsziffer weniger durch neue Methoden, als durch immer weitere Verbreitung der anerkannten Bekämpfungsarten und durch verbesserte Technik erzielt werden kann.

Eine Bewertung der Fortschritte der chirurgischen Behandlung der Diphtherie ist nur in dem großen allgemeinen Rahmen der Diphtheriebekämpfung möglich. Die chirurgischen Maßnahmen werden nie als rein chirurgische Maßnahmen Erfolge zeitigen; nur im Verein mit der serologischen Behandlung werden sie ihren großen Wert für die Bekämpfung der Diphtherie behalten können.

Vor der Serumzeit ein Feld des Chirurgen, der neben allgemeiner Behandlung bei etwa $1/3$ der Fälle operativ eingreifen mußte — Krankenhaus im Friedrichshain 1888/95 unter 2996 Diphtherie-Aufnahmen 996 Tracheotomien —, ist die Diphtherie in der Serumzeit immer mehr ein Gebiet des internen Arztes geworden. Der Umstand, daß im Krankenhause am Friedrichshain die Diphtheriestation seit fast fünf Jahrzehnten der chirurgischen Abteilung angegliedert ist und seit 1903 von W. Braun nach einheitlichen Gesichtspunkten geleitet wurde, bot uns besondere Gelegenheit, die Wichtigkeit der chirurgischen Behandlung auf diesem Gebiete unter vollkommener Würdigung der internen und speziell der serologischen Behandlung und Bekämpfung zu beurteilen. Im Verlauf dieser Arbeit werde ich unsere Erfahrungen zusammen mit den grundlegenden Arbeiten der neueren Literatur zur Darstellung zu bringen versuchen.

A. Allgemeiner Teil.

1. Begriff und Wesen der Diphtherie.

Auf die ältere Geschichte der Diphtherie, deren Namen Bretonneau 1826 in richtiger Erkenntnis der pathologisch-anatomischen Verhältnisse einführte, kann ich hier nicht eingehen, wie ich auch das bakteriologische Gebiet der Diphtherie, einen wie wichtigen Teil bei der Diphtherie-Erkenntnis und -Bekämpfung es immer einnimmt, nur so weit streifen kann, als es zur chirurgischen Beurteilung nötig ist. Gerade die bakteriologischen Fragen sind zum Teil noch sehr umstritten, ich erinnere nur an den Pseudodiphtheriebacillus, den die einen als Abart des Diphtheriebacillus bezeichnen, während andere ihn mit dem eigentlichen Diphtheriebacillus gar nicht in Verbindung bringen.

Trotzdem auch in Fällen von klinisch einwandfreier Diphtherie Diphtheriebacillen im Ausstrich manchmal nicht gefunden werden, so steht doch für Nasen-, Rachen- und Kehlkopfdiphtherie der Löfflersche Bacillus unbestritten als Erreger fest; dasselbe gilt für die Wunddiphtherie, wenn auch hier gerade die bakteriologischen Befunde in ihrer Deutung manche Schwierigkeiten geboten haben. Denn neuerliche, zahlreiche Untersuchungen von Wunden mit schmierigen Belägen haben in großer Menge diphtheriebacillenähnliche Befunde ergeben, die die Unterscheidung von echten Diphtheriebacillen sehr schwer machen können. Es sind dies z. B. Saprophyten und die schon erwähnten Pseudodiphtheriestäbchen. Alle Versuche, durch Züchtungsänderungen ihren Charakter einwandfrei festzulegen, sind bis heute ohne rechten Erfolg geblieben. Die Differentialdiagnose gegenüber dem echten Diphtheriebacillus ist nur im Tierversuch zu stellen; die bakteriologischen Untersuchungsergebnisse sind deshalb immer nur vorsichtig zu bewerten; diese Untersuchungen sollten nur durch einen Bakteriologen ausgeführt werden.

1888 wurde das krankheiterregende Gift des Diphtheriebacillus, das Toxin, von Löffler, Roux und Yersin nachgewiesen; auf der Erkenntnis, daß dies Toxin im menschlichen und tierischen Körper ein Gegengift, das Antitoxin, hervorruft, baute Behrings Arbeit — Neutralisierung des Diphtherietoxins durch das in den Körper hineingebrachte Antitoxin — auf, die der ganzen Frage der Diphtheriebekämpfung eine Wendung und glückbringende Lösung gegeben hat.

2. Serumfragen.

a) Anwendung und Erfolge der Serumbehandlung.

Die Wirkung des Serums auf den klinischen Verlauf der Diphtherie ist bekannt. Nach Noest bedingt es eine günstige Beeinflussung des Allgemeinbefindens, eine Beschränkung des weiteren Fortschreitens der Diphtherie, während Noest keinen Einfluß des Serums auf schnelleres Abstoßen der Beläge sah, konnten andere — Seidel, Braun — dies feststellen. Auf die Heilerfolge nach Serumgaben gehe ich weiter unten ein.

Die Antitoxinserumtherapie, die wichtigste in der augenblicklichen Diphtheriebekämpfung, wird von drei Grundfragen beherrscht:

1. von der Art,
2. von der Menge,
3. von dem Zeitpunkt der Einspritzung.

Zu 1. Von der subkutanen Einspritzung kam man wegen der langsamen Resorption des Serums schnell wieder ab. Berghaus hat nachgewiesen, daß intravenöse Injektionen 500 mal mehr wirken als subcutane und 80—90 mal mehr als intraperitoneale; Schottmüller sah, daß intravenöse Injektionen 10 mal stärker als intramuskuläre und 500 mal stärker als subcutane wirken.

Über intravenöse Einspritzungen veröffentlichte Berlin gute Resultate, denen sich Morgenroth mit ähnlichen auf intramuskulärem Wege anschloß. Versuche auf unserer Diphtheriestation, die Hoesch seinerzeit über intramuskuläre und intravenöse Einspritzungen anstellte, haben einen praktischen Erfolgsunterschied nicht ergeben. Wir spritzen deshalb mit Ausnahme der schweren Spätfälle, in denen wir durch intravenöse, rascheste Einführung von Antitoxinmengen in das toxinreiche Blut noch einen kurzen Zeitgewinn erhoffen, intramuskulär und sind praktisch damit ausgekommen. Für den praktischen Arzt, der die Diphtheriekranken im allgemeinen früher in Behandlung bekommt als das Krankenhaus, meist schon am ersten oder zweiten Tage der Erkrankung, also zu einem Zeitpunkt, der einen günstigeren Erfolg des Serums erwarten läßt, genügt die intramuskuläre Serumgabe fast immer.

Knöspel berichtet über gute Erfolge nach intramuskulären Injektionen; er spritzt wie wir in schweren Fällen intramuskulär + intravenös. Seidel spritzt intravenös + intramuskulär, weil dadurch das Antitoxin möglichst lange und in hohen Dosen im Körper bleiben soll. v. Delbrück (Jena) hält bei schweren Fällen intravenöse + intramuskuläre Einspritzungen für allein richtig. Er sah

nach intramuskulärer Injektion 19,5% Todesfälle,
nach kombinierter   ,,   5,6%   ,,

Bei Tracheotomien verhielt sich die Zahl der Todesfälle bei intramuskulären und kombinierten Injektionen wie 41 zu 14. Kausch ist für intravenöse + intramuskuläre Injektion, da die intravenöse Injektion zwar schneller als die intramuskuläre wirkt, sich aber auch schneller verbraucht.

Wenn hinsichtlich der Art der Serumgabe mit wenigen Ausnahmen im Prinzip der Standpunkt der intramuskulären Injektion, resp. bei schweren Fällen der kombinierten, intramuskulären + intravenösen der anerkannte ist, so gehen über die Größe der Serumgaben die Meinungen seit Einführung des Serums weit auseinander.

Nach den ersten Erfolgen des Serums suchte man die Mortalitätsziffer durch höhere Serumgaben, bis zum Mehrfachen der anfangs gespritzten Serummenge von 1500—2000 Immunitätseinheiten (I.-E.), noch weiter herab zu drücken, mit meistens negativem Erfolge. Diese Versuche waren im allgemeinen Versuche am untauglichen Objekt, da es sich um Spätfälle handelte, Fälle, in denen das Toxin schon seine Verbindung mit den Körperzellen eingegangen war und hieraus weder durch kleine noch große Antitoxinmengen mehr gelöst werden konnte.

Auf unserer Abteilung wurden erst geringere Dosen von 1500—2000 I.-E. gespritzt. Wir sind dann zu hohen Dosen von 10 000 bis 20 000 I.-E. übergegangen und sind schließlich auf **3000 bis 4000 I.-E.** zurückgegangen und dabei stehen geblieben. Unsere früheren Versuche haben uns gelehrt, daß kein Unterschied im klinischen Verlauf der Diphtherie zu beobachten ist, der auf eine Steigerung der Serummenge zurückgeführt werden konnte. Wir haben zwar Dosen bis 60 000 I.-E., wie Meyer und Eckert nach dem Vorgange amerikanischer Ärzte — die sogar bis zu 100000 I.-E. gingen —, nie gegeben. Wir gaben bei Kindern von 3—5 Jahren nur bis zu 20000 I.-E.; daraus, daß 20 000 I.-E. gegenüber 3000 I.-E. bei diesen Altersstufen keinen Unterschied in der Wirkung erkennen ließen, glaubten wir den Schluß herleiten zu dürfen, daß dann auch noch weitere Steigerungen der Serummengen zwecklos sind.

Außer Eckert und Meyer berichteten unter anderen noch Pospischil (Österreich) und Bie (Dänemark) über Erfolge mit großen Dosen. U. Friedemann (Berlin) gab 1922 eine Übersicht über seine seit 1915 mit höheren Dosen behandelten Fälle. Er injiziert folgende Mengen:

3000 bis 4000 I.-E. bei leichten Fällen,
6000 bis 8000 I.-E. bei schwereren Fällen von Rachendiphtherie,
20 000 I.-E. bei Larynxdiphtherie (bei Säuglingen weniger).

Zwei Tage nach der ersten Einspritzung werden wieder 10000 I.-E., dann täglich 5000 bis 6000 I.-E., bis zu 100000 I.-E. insgesamt gespritzt. Bei Befürchtung von Lähmungen gibt Friedemann täglich 1000 I.-E. drei Wochen lang. Die Dauergaben begründet Friedemann damit, daß aus den bei Sektionen nachweisbaren, klinisch nicht feststellbaren Diphtheriebacillennestern in Ösophagus und Lunge eine dauernde Toxinneubildung vor sich geht, der Körper also an einer chronischen Bacillensepsis zugrunde geht. Zur Neutralisierung dieser Gifte dienen die weiteren Serumgaben. Morgenroth unterstrich Friedemanns Ansicht. Friedemann sah seine Erfolge hauptsächlich bei den mittelschweren Fällen; die schwerste Form der Diphtherie, die nekrotischseptische, hat Friedemann, ebensowenig wie wir, mit vereinzelten Ausnahmen, durch hohe Serumgaben auch nicht mehr beeinflussen können.

Wir haben bisher nach folgendem Schema gespritzt:

bis zwei Jahre alte Kinder und klinisch besonders
leichtkranke ältere Kinder bekamen . . . . . 1200—2000 I.-E.,
mittelschwerkranke Kinder über zwei Jahre und Erwachsene . . . . 3000 I.-E.,
schwerkranke Fälle von Rachenbräune und Croup . 4000 I.-E.

Wir spritzen immer unter zwei Voraussetzungen nach:
1. wenn außerhalb des Krankenhauses weniger gespritzt worden ist, als unserem Schema entspricht,
2. wenn ein anfänglich leicht erscheinender und dementsprechend niedrig gespritzter Fall sich später zu einem schweren entwickelte.

Da wir glauben, die Anregungen Friedemanns nicht ohne weiteres ablehnen zu dürfen, so werden wir von jetzt ab auch dann nachspritzen, wenn wir den Eindruck haben, daß innerhalb 24 Stunden nach der ersten Serumgabe keine wesentliche Besserung eintritt.

Wir hegen auf Grund unserer von Hoesch geprüften Fälle wenig Hoffnung, bereits eingetretene Komplikationen nach Diphtherie, insonderheit die Lähmungserscheinungen, durch Serumgaben zu beeinflussen. Literaturangaben über Einzelfälle, in denen nach Serumgaben bei Lähmungen Heilung gesehen wurde, sagen wenig. Auf unserem Standpunkt der Nichtbeeinflussung von Lähmungen stehen unter anderen: Comby, Netter und Hoebener. Letzterer kann aus der Literatur keine beweisende Belege für den einwandfreien Nutzen der Serumbehandlung postdiphtherischer Lähmungen anführen.

Günstige Erfolge sah im Gegensatz dazu u. a. Gödde, der zwei schwere Fälle von Diphtherielähmungen durch große Dosen günstig beeinflußte.

Wenn das Diphtherietoxin mit den Zellen des Körpers einmal eine Verbindung eingegangen ist, so läßt es sich auch durch Antitoxin aus diesen Verbindungen nicht mehr herausreißen. Diese Tatsache hat uns schon frühzeitig, wie die meisten kompetenten Beurteiler, auf den **wichtigsten Punkt der ganzen Serumbehandlung** hingewiesen, nämlich auf das **frühzeitige Einspritzen des Antitoxins.** Zahlen, aus denen der Wert dieser Frühbehandlung deutlich hervorgeht, hat W. Braun auf Grund seines Friedrichshainer Materials gegeben. Es handelt sich um 3325 Diphtheriefälle bei Frauen und Kindern mit 388 Todesfällen aus der Zeit vom 1. November 1913 bis 15. Januar 1918. Von diesen wurden gespritzt am:

1. Krankheitstage 41,1% mit 8,1% der Gesamttodesfälle
2. „ 24,5% „ 29,8% „ „
3. „ 34,2% „ 64 % „ „

Das Anwachsen der Todesziffern bei verspäteter Serumbehandlung beweisen noch folgende Zusammenstellungen:

	Von den am 1.	2.	3.	4.	5. Krankheitstage und später gesprizten starben		
bei Reiche	4,4%	6,7%	15,4%	24,4%	30,2%	31,3% ·	†
„ Dorner (ohne Tracheotomie)	6,5%	9,5%	19,6%	28,8%		29,4% ·	†
„ Friedemann	0,5%	2,1%	3,9%	5,6%	16%	7% ·	†
„ W. Braun	2,5%	13,1%	21,9%			·	†

Diese Zahlen sind beweisend. Je später gespritzt wird, um so größer ist der Todesprozentsatz. **Diphtherie erfolgreich bekämpfen heißt heute, sie sofort nach ihrem Auftreten der Serumbehandlung zugänglich zu machen,** das ist das Grundgesetz der Diphtheriebekämpfung, deshalb sind alle Diphtherie- und Diphtherieverdachtsfälle sofort mit Serum zu behandeln. Das klinische Bild ist ausschlaggebend, das Ergebnis der bakteriologischen Untersuchung darf nicht abgewartet werden, da diese bei klinisch einwandfreier Diphtherie zuweilen negativ ausfällt und kostbare Zeit für die Therapie bis zur bakteriologischen Klärung verloren geht.

b) Serum-Prophylaxe.

Ein wichtiges Hilfsmittel, um von vornherein die Diphtherie in ihrer Entstehung und ihrem Übergreifen auf die Nachbarschaft zu verhüten, ist die Serumprophylaxe. Zu solchem Zwecke spritzen wir bei bedrohten Personen 600 I.-E. Wir warnen vor der Unterlassung dieser prophylaktischen Spritzung, für die z. B. im Osten Berlins durch W. Brauns aufklärende Arbeit fast alle Gefährdeten mit geringer Ausnahme zu gewinnen waren. Es gibt keinen Gegengrund gegen diese Prophylaxe. Durch die unten noch näher erwähnte Schicksche Cutanreaktion könnte man daran denken, die am meisten gefährdeten Menschen, die schon normalerweise einen sehr geringen Antitoxintiter haben, aus der Umgebung der Kranken herauszusuchen und sie vor allem der Prophylaxe zu unterziehen. Hierdurch könnten zwar Kosten gespart werden, aber durch die Cutanreaktion ginge eventuell wiederum kostbare Zeit verloren.

Der Prophylaxe hat die Furcht vor der Anaphylaxiegefahr lange schädigend im Wege gestanden, sie wurde gegen die Diphtherieserumbehandlung immer wieder ins Spiel gebracht. Wir lehnen die Wichtigkeit dieser Gefahr im Einverständnis mit Gaffky, Heubner und anderen ab. Sie hat eine Zeitlang die Serumbehandlung sehr mißkreditiert und großen Schaden angerichtet. Wir haben den Eindruck, daß die äußerst beklagenswerte Verwirrung, die durch die Furcht vor der Anaphylaxie in die Diphtheriefrage hineingebracht worden ist, jetzt endlich mehr und mehr schwindet. Den großen Zahlen an Diphtherietodesfällen steht bei uns kein Todesfall im anaphylaktischen Chok gegenüber. Zu warnen ist allerdings vor intravenösen Diphtherieserumgaben, wenn vor der erneuten Serumbehandlung schon Serum gegeben worden war; hiernach konnten wir kürzlich einen leichten Fall von Anaphylaxie beobachten.

Auch die öfter beobachtete Serumerkrankung nach Diphtherieserumgaben ist von so geringer Schädlichkeit, daß sie im Vergleich zu dem Nutzen des Serums nicht in Betracht kommt; stürmischere und lästigere Erscheinungen bei Erwachsenen gehen ebenso schnell wie leichtere bei Kindern vorüber.

Massini, der sie mehrere Male beobachtete, beschreibt sie als ganz kurzdauerndes, urticarielles oder masernähnliches Exanthem harmloser Art bei Temperaturen bis 38⁰. Sie ist zu verhüten durch Gebrauch von abgelagertem Serum und geringen Mengen hochwertigem Serums.

Kleinschmidt nimmt an, daß Serumkrankheiten eher durch Verwendung artverschiedener Diphtheriesera, als durch Modifikation des üblichen Pferdeserums vermieden werden können.

c) Neuere Serumfragen.

Wir stehen mit den meisten Autoren auf dem Gebiet der Diphtheriebekämpfung fest auf dem Boden der spezifischen Serumbehandlung. Doch hat es auch hier Zweifler gegeben und gibt es noch. Reiche war der Ansicht, daß die Einführung des Behringschen Serums mit einer sinkenden Phase der Diphtherievirulenz zusammenfiele und daß darauf diese guten Ergebnisse zurückzuführen seien; die Jahre 1907/08 mit ihren schweren Diphtherien haben seinen Irrtum bewiesen. Vollkommen überzeugt von seinem Standpunkt scheint Reiche selbst nicht zu sein, da er die letzte Konsequenz, nämlich völligen Verzicht auf die Serumbehandlung, nicht zieht, er will wegen der lokalen guten Erfolge und wegen der günstigen Beeinflussung des Allgemeinbefindens an der Serumtherapie festhalten.

Weiter gegangen ist Bingel (Braunschweig); er hat im Verlauf von vier Jahren 937 Fälle zur Hälfte mit antitoxinhaltigem Serum, zur anderen Hälfte mit Serum von Pferden, die nicht mit Diphtherietoxin vorbehandelt waren — sogenanntes Leerserum — gespritzt; seine Versuche haben keinen Erfolgsunterschied gegeben. Von vielen Seiten, z. B. von Feer, Herzfeld, Birk, Dorn, Meyer, Bonhoff, Kolle, Schloßberger und Albrecht ist das Bingelsche Verfahren nachgeprüft worden mit dem Ergebnis, daß, wenn auch dem Leerserum als artfremdem Eiweiß ein gewisser Heilerfolg nicht abzusprechen ist, es bei weitem die Wirkung des antitoxinhaltigen Serums nicht aufzuweisen vermag. Alle, die das Bingelsche Verfahren nachgeprüft haben, warnen davor. Wir können voll und ganz der Ansicht von Schöne beipflichten, daß ein gesetz-

licher Zwang ausgeübt werden sollte, der jeden Arzt verpflichtet, Diphtherie-
kranke mit Heilserum zu behandeln.

Im Laufe der Zeit sind von Behring und anderen in seinen Bahnen arbeitenden
Forschern neue Gesichtspunkte in die Methoden der Diphtheriebekämpfung
hineingebracht worden (Hahn, Zangemeister, Viereck, Kleinschmidt
u. a.). Durch aktive Immunisierung mit einem Gemisch von Diphtherietoxin-
Antitoxin (T. A.) nach Art der Pockenimpfung hoffte Behring eine Dauer-
immunität gegen Diphtherie schaffen zu können, denn die passive Immunisierung hält nur 3—4 Wochen vor. Abgeschlossen sind diese Arbeiten noch
nicht. Über den augenblicklichen Stand der Forschungen berichtete im vorigen
Jahre Opitz. Er ist der Ansicht, daß sich die aktive Immunisierung als
Methode der Wahl einbürgern wird. In Anbetracht der diesem Verfahren noch
anhaftenden Nachteile — schlechte Wirkung bei Säuglingen, 20—40% Versager, zum Teil erst Eintreten des Schutzes nach mehreren Injektionen, nur
ein Jahr Wirkungsdauer — ist eine allgemeine praktische Anwendung noch
nicht zu empfehlen, selbst wenn man nach dem Schickschen Verfahren die am
meisten gefährdeten Menschen für diese aktive Immunisierung aussuchen könnte.
Das Schicksche Verfahren beruht bekanntlich darauf, daß eine intracutan
gegebene Diphtherietoxinlösung bei Individuen, die Antitoxin besitzen, keine
Reaktion auslöst, während diejenigen, die kein Antitoxin besitzen, mit Infiltration und Rötung in der Injektionsstelle reagieren. Nach Parker und
Zingher besagt die positive Reaktion, daß bestimmt kein Antitoxin im Blut
vorhanden ist, die negative läßt nur mit einiger Sicherheit das Vorhandensein
von Antitoxin vermuten; in 20—25% der Fälle treten Pseudoreaktionen
auf. Czerny bestätigt diese Erfahrungen. Es ist zu wünschen, daß diesen Bestrebungen ein Erfolg beschieden ist, da dadurch das Diphtherieproblem ebenso
endgültig gelöst werden könnte wie das der Pocken. Leider befinden wir uns
aber noch im Stadium der Versuche und müssen deshalb das Mögliche auf den
oben angegebenen Wegen zu erreichen suchen. Alle diese neueren Bestrebungen
haben die klassischen Grundzüge der Serumtherapie bis heute nicht erschüttern
können.

3. Allgemeine interne Therapie.

Die allgemeine örtliche Behandlung der Diphtherie ist seit Anwendung
des Behringschen Serums in den Hintergrund getreten. Von den zahlreichen
üblichen Gurgelmitteln gebrauchen wir noch Wasserstoffsuperoxyd und über-
mangansaures Kali, durch Hals- und Brustumschläge, in schwersten Fällen
durch Eiskravatten, ferner durch reichliche Anwendung von Sprays schaffen
wir oft lokale Erleichterung. Versuche von Jochmann und Gabriel,
örtlich die Krankheitserreger anzugreifen, sind ohne Erfolg geblieben; die
Pyozyanase- und Staphylokokkensprays, ferner die chemischen Mittel, wie
Providoform und Yatren, wenden wir nich mehr an, da wir ohne sie auskommen. Auf Komplikationen der Diphtherie, von denen Schädigungen des
Herzens, der Niere und des Nervensystems die Hauptgruppe stellen, muß ich
hier noch kurz eingehen. Alle diese Organveränderungen sind durch das Toxin
des Diphtheriebacillus veranlaßt. Die früher geäußerte Ansicht, daß das Serum
als artfremdes Eiweiß auf Herz und Niere schädigend wirken könnte, gilt heute

wohl für abgetan (Hagedorn, Heubner, Baginski), auch wir haben solche Schädigungen durch das Serum nicht beobachten können.

Am bedrohlichsten ist die Schädigung der Herzkraft durch das Diphtherie-toxin infolge infektiöser Myokarditis, unsere später folgende Sektionsstatistik zeigt, welcher Prozentsatz an Todesfällen auf seine Rechnung zu setzen ist. Herz-störungen sah Leede in 10%, Romberg in 10—20% der Fälle. Neben der selbstverständlichen größten körperlichen Ruhe verordnen wir bei drohender Herzschwäche Digitalis, Coffein und Campher, von Digalen sahen wir weniger gute Erfolge, Morphium wirkt günstig durch Entlastung des Herzens infolge Ruhigstellung des Körpers. Zur Hebung des Blutkreislaufes sind von Pospi-schill Kochsalzinjektionen angeraten worden, F. Meyer empfiehlt intra-venöse Kochsalz-Adrenalininfusionen; wir konnten uns bei den Versuchen von Hoesch von dem Erfolg des Adrenalins nicht überzeugen. Bei allen schweren Diphtheriefällen, in denen wir Herzkomplikationen zu befürchten glauben, geben wir prophylaktisch Strychnin in steigenden Dosen. Die früher be-obachteten, meist in der Rekonvaleszenz, seltener erst 6—7 Wochen nach der Erkrankung an Diphtherie auftretenden plötzlichen Spätherztodesfälle sind bei uns sehr selten geworden, in den letzten Jahren überhaupt nicht mehr beobachtet.

Die Nephritiden nach Diphtherie verlaufen im allgemeinen harmlos, auf die gute Prognose dieser Komplikation wird allseits hingewiesen (Reiche). Sie werden mit Entlastung des Gefäßsystems durch flüssigkeitsarme Kost und mit reizloser, namentlich salzarmer Diät behandelt.

Die Lähmungen nach Diphtherie, in 10—20% der an Diphtherie Er-krankten von Romberg, beobachtet von uns in 10% der Fälle, treten meist als Spätfolgen auf; am frühesten und häufigsten sieht man die Gaumensegel-lähmung, die sich durch Verschlucken beim Trinken und beim Sprechen äußert, öfter Akkommodationslähmungen der Augen, seltener Lähmungen der Rückenmuskulatur und der Beine; die seltenste, aber gefährlichste Lähmung ist die des Phrenicus, die durch Zwerchfellähmung einen plötzlichen Tod zur Folge haben kann. Übersichtsstatistiken von Love und Rolleston geben folgendes Bild:

Love: 1133 Diphtheriefälle mit 85 = 6% Lähmungen, davon 65 = 76,5% geheilt.
20 = 23% † (schwerste, maligne Diphtherie).

Unter den 85 Lähmungen waren:

53 Gaumensegellähmungen,
15 Gaumensegellähmungen + Augenmuskellähmung,
3 Akkommodationsmuskellähmungen,
12 intestinale und kardiale Lähmungen,
1 Beinlähmung,
1 generalisierte Lähmung.

Die mittlere Dauer der Lähmung betrug 18 Tage, Beginn meist nach drei Wochen.

Rolleston: 1500 Diphtheriefälle — 335 = 22,3% Lähmungen, vom 2.—10. Lebens-jahr am häufigsten beobachtet. Bei Serumgabe am 1. Tag der Erkrankung 4,9% Läh-mungen, steigend bei Serumgabe am 5. Tag der Erkrankung auf 31,4% Lähmungen.

Gaumensegellähmung . 15,2%, meist in der 2.—3. Woche auftretend,
Augenmuskellähmung . 11,2%,   „   „   „   4.—5.   „   „   ,
Herzlähmung . . . . 3%,   „   „   „   1.—2.   „   „   ,
Zwerchfellähmung . . 0,6%,   „ von „   5.   „ an „   .

Zum größten Teil verschwinden diese Lähmungen von selbst wieder, Behand-lung mit Strychnin und Elektrizität sollen in hartnäckigen Fällen die Heilung

6

beschleunigen. Reichmann sah bei einer $^3/_4$ Jahr bestehenden Lähmung durch konstanten Strom Besserung. Ich wies schon zu Anfang darauf hin, daß man durch Serumgaben die bestehenden Lähmungen zu beeinflussen versucht hat, daß die Erfolge aber sehr fraglich sind. Wenn man aber auch die einmal aufgetretene Lähmung nicht mehr wird mit Serum beeinflussen können, prophylaktisch wirkt das Serum ohne Zweifel günstig, denn nach den Literaturangaben sind in der Serumzeit die Lähmungen seltener geworden. Friedemann hofft durch fortlaufende Serummengen insonderheit Herz- und Nervenkomplikationen zu verhüten. Besondere chirurgische Maßnahmen kommen bei allen diesen Komplikationen nach Diphtherie nicht in Frage.

B. Spezieller Teil.

I. Chirurgische Eingriffe bei Diphtherie.

1. Vorbemerkungen.

Wie unser Friedrichshainer Material zeigt, wird bei der Serumbehandlung die Zahl der für chirurgische Eingriffe in Frage kommenden Diphtherie-Fälle beschränkt, es bleiben aber immer noch genug Fälle übrig, bei denen die mechanische Beschränkung der Atmung durch Stenosierung von Larynx und Trachea chirurgische Maßnahmen nötig macht. Eine Übersicht über unsere Diphtherieabteilung aus den Jahren 1895—1922 gibt die folgenden Zahlen: 1895/1922 14527 Diphtheriefälle, 1940 † = 13%; 2325 Tracheotomien = 16% der Aufnahmen, davon † 916 = 39% der Tracheotomierten.

In der Vorserumzeit 1888/95 kamen 2996 Diphtheriefälle zur Aufnahme, 1005 † = 33%, von 2996 wurden 996 = 33% der Aufnahmen tracheotomiert, hiervon starben 627 = 66% der Tracheotomierten.

Der Wert des Diphtherieserums geht aus diesen beiden Statistiken deutlich hervor.

Die Formen der Diphtherie, die für die speziell chirurgische Behandlung in Frage kommen, sind wie in der Vorserumzeit Rachenödem und Croup und die hierdurch bedingte Larynx- und Trachealstenose. Die Stenose wird verursacht durch die raumbeengende Pseudomembranbildung im Kehlkopf und in der Trachea, durch starke eitrige Ausscheidungen, die das Larynxlumen weiter verengern und drittens durch die submuköse entzündliche Schwellung, die eine Unbeweglichkeit der Stimmbänder verursachen kann. Hierdurch werden die wohlbekannten Bilder der Atemnot hervorgerufen. Tracheotomie oder Intubation sind die beiden Maßnahmen, mit denen wir lebensrettend eingreifen müssen.

2. Indikationen zum chirurgischen Eingriff.

Einer Gegenüberstellung der Vor- und Nachteile der Tracheotomie und Intubation soll unsere Indikationsstellung zu einem chirurgischen Eingriff vorangehen. Die Indikation wird immer vom subjektiven Empfinden des einzelnen Arztes mitbeeinflußt werden und unter der ständigen ärztlichen Überwachung in einem Krankenhause anders d. h. enger begrenzt sein als draußen in der Praxis. Auch die Indikationen der einzelnen Krankenanstalten schwanken, z. B. wurden bei uns ca. 16% der Aufgenommenen operiert,

Brückner (Dresden) hatte unter 1267 Aufnahmen 323 = ca. 25% Operierte, Martens (Berlin) unter 1290 Fällen 390 = 30% Tracheotomierte, Berlin 20%, Colley-Egis 10%, Hamburger 8% Tracheotomierte.

Nach Rauchfuß hat man das Krankheitsbild der stenosierenden Larynxdiphtherie in drei Stadien eingeteilt:

1. das Stadium der Prodromalsymptome,

2. das Stadium der Kehlkopfstenose mit ausreichender Atmungskompensation,

3. das Stadium der Kehlkopfstenose mit ungenügender Atmungskompensation.

Wir sehen als äußerste Grenze, bis zu der wir unter den günstigen Verhältnissen einer Spezialabteilung unter den oben angeführten Voraussetzungen den chirurgischen Eingriff noch hinausschieben, folgende Symptome an:

Scharfer Stridor bei Ein- und Ausatmung, körperliche Unruhe, Verstärkung der Atmung durch die Hilfsmuskeln, besonders der Bauchmuskulatur, beginnende Einziehung bei der Atmung in der Magen- und Sternumgegend, beschleunigter Puls; dieser Zustand entspricht dem zweiten Rauchfußschen Stadium.

Zur Asphyxie darf man es nie kommen lassen, denn die Erfahrungen mit frisch eingelieferten Patienten, die diese Erscheinungen schon zeigten, haben uns bewiesen, daß die in solchem Zustande schon vorhandene Kohlensäureüberladung der Zentren und die durch sie bedingten allgemeinen Schädigungen des Körpers weit gefahrbringender sind als der im Vergleich dazu einfache chirurgische Eingriff. Die Krankenhausverhältnisse gestatten uns, da wir jeden Augenblick eingreifen können, die Operation weiter hinauszuschieben als außerhalb des Krankenhauses; hier wird man sich früher zur Operation entschließen müssen.

Ich füge hier ein, daß wir durch die von den Kranken, Erwachsenen wie Kindern, als äußerst angenehm empfundene Dampfspraybehandlung bei beginnendem Croup unter Zeitgewinn für die Serumwirkung den chirurgischen Eingriff in vielen Fällen zu umgehen vermögen. Sippel berichtet, daß von 196 Larynxdiphtheriestenosen 78 unter Spray und Serum zurückgingen. In der Literatur finden sich über die Vermeidbarkeit eines chirurgischen Eingriffes bei Larynxdiphtherie, also für konservative Behandlung, noch folgende ganz auseinandergehende Zahlen:

Zuppinger hat 45%, Bokay 36%, Baginski 36%, Berlin 0%. Colley-Egis 65%, Hamburger 68% konservativ behandelt.

Diese Zahlen sind nur relativ zu werten, denn was der eine als Croup ansieht, das faßt der andere noch nicht unter diesen Begriff. Auf jeden Fall soll man weder zu früh noch zu spät eingreifen; auf dem von uns angedeuteten Mittelweg dürfte man dem richtigen Zeitpunkt am nächsten kommen.

3. Art des Eingriffs.

Beseitigung der mechanischen Beschränkung der Atmung ist das chirurgische Ziel, Intubation und Tracheotomie stehen uns hierbei zur Verfügung. Bis in die 80er Jahre des vorigen Jahrhunderts beherrschte die Tracheotomie, die zu allen Zeiten geübt und ärztliches Allgemeingut war, allein das Feld. Dann wurde die Intubation als gleichwertiges, ja von einzelnen (Baginski) als überlegenes Verfahren empfohlen. Tatsächlich kann aber die Intubation, wie Baginski zugeben muß, die Tracheotomie nie gänzlich verdrängen. Die Streitfrage: Tracheotomie oder Intubation hat sich im großen ganzen dahin entschieden, daß der Chirurg die Tracheotomie, der chirurgisch weniger geübte Internist und Kinderarzt die Intubation vorzieht. Die Vor- und Nachteile beider Eingriffe werden im weiteren Verlauf ausgeführt werden.

Die Geschichte der Tracheotomie ist uralt. Von Galen schon erwähnt, hat sie im Laufe der Zeit viele Wandlungen durchgemacht, bis man zu der heute gebräuchlichen Technik gelangt ist.

Einige anatomische Bemerkungen über den Abschnitt der Luftwege, der für die Ausführung der Operation in Frage kommt, mögen hier eingeschaltet werden.

Die obere Grenze des Operationsgebietes ist der untere Rand des Schildknorpels. Eine Durchtrennung der Luftwege oberhalb dieser Linie würde die Insertion der Stimmbänder in das Operationsgebiet ziehen; nach unten bildet die Incisura jugularis sterni eine natürliche Grenze, das zwischenliegende Stück ist nach Hueter anatomisch in fünf Abteilungen eingeteilt:

1. das Ligamentum cricothyreoideum ·medium s. conicum,
2. die Cartilago cricoidea,
3. die Pars superior tracheae (oberhalb des Schilddrüsenisthmus),
4. die Pars media tracheae (bedeckt vom Schilddrüsenisthmus),
5. die Pars inferior tracheae (unterhalb des Schilddrüsenisthmus).

Entsprechend diesen fünf Gebieten kann man fünf verschiedene Arten der Tracheotomie aufstellen, die nach dem Ort ihrer Ausführung bezeichnet werden:

1. die Koniotomie,
2. die Krikotomie,
3. die Tracheotomia superior,
4. die Tracheotomia media,
5. die Tracheotomia inferior.

Die Koniotomie wird von vielen Chirurgen mit Rücksicht auf die nach ihr beobachteten funktionellen Störungen des Kehlkopfs verworfen; aus gleichem Grunde wird auch die Krikotomie, die in noch stärkerem Maße eine Gefährdung des Kehlkopfaufbaues und seiner Funktionen bedeutet, von Bier, v. Bergmann, Schmieden, v. Angerer, Feer und Albanus abgelehnt. Die Tracheotomia med. wird heute wohl überhaupt nicht mehr ausgeführt; soweit sie in der Literatur erwähnt wird, werden gegen ihre Anwendung schwerwiegende Bedenken geltend gemacht.

a) Tracheotomie.

Es bleiben also nur die Tracheotomia superior und inferior übrig. Ihre Technik ist kurz folgende:

α) Bei der Tracheotomia superior wird die Trachea zwischen dem vorspringenden Ringknorpel und dem Isthmus der Schilddrüse eröffnet. Die Breite des Isthmus differiert bei den einzelnen Individuen sehr stark, er bildet die Hauptschwierigkeit dieser Operation; denn seine Verletzung kann durch starke und nur schwer zu stillende Blutung den Eingriff erheblich verzögern, ja unmöglich machen. Bose hat seinerzeit ein Verfahren beschrieben, das diese Gefahren vermeidet. Zwischen Luftröhre und Isthmus liegt eine Bindegewebsschicht, die als ein Blatt der mittleren Halsfascie aufgefaßt werden kann. Diese Fascie spaltet sich am unteren Rande der Schilddrüse in zwei Blätter, von denen das eine vor, das andere hinter der Schilddrüse wegzieht, um sich an ihrem oberen Rande vor dem Kehlkopf wieder zu einer einfachen Lage zu vereinigen. Diese retrothyreoidale Bindegewebsschicht läßt sich als eine zusammenhängende Schicht von der Trachea abheben. Ferner liegen sämtliche Gefäße, namentlich die am oberen Rande des Isthmus verlaufenden starken Venenanastomosen in dieser Kapsel, die die beiden Fascienblätter um die Drüsen herumbilden, so daß man bei der Ablösung des hinteren Fascienblattes von der Trachea mit ihnen nicht in Berührung kommt. Man muß also bei der Operation über dem Isthmus einschneiden, wo beide Fascienblätter oberhalb der Schilddrüse schon wieder vereinigt sind, und dann von hier aus, den Isthmus stumpf abhebend, zwischen dem hinteren Fascienblatt und der Luftröhre in die Tiefe gehen. Dieses einfache Verfahren Boses hat die Blutungsgefahr bei der Tracheotomia superior stark vermindert.

Das übrige technische Vorgehen ist in allen chirurgischen Lehrbüchern fast einheitlich beschrieben und so geläufig, daß sich eine weitere Ausführung hier erübrigt; es genügt zu erwähnen, daß auf exakte Blutstillung und Fixierung der Trachea bei der Incision durch Häkchen oder Leitungsfäden allgemein größter Wert gelegt wird.

β) Für die Ausführung der Tracheotomia inferior steht das vom Isthmus einerseits und vom Sternum andererseits begrenzte Stück der Luftröhre zur Verfügung, seine Länge ist abhängig von der Ausdehnung der Schilddrüse nach unten und von dem Hochstand des Sternums. Da die Trachea von vorn oben nach hinten unten verläuft, so ist in diesem untersten Operationsabschnitt die Entfernung zwischen Haut und Trachea am größten, aus diesem Grunde bietet die Eröffnung der Luftröhre hier vielleicht etwas größere technische Schwierigkeiten als bei der Tracheotomia superior. Das weitere technische Vorgehen ist ebenso wie bei der Tracheotomia superior in den chirurgischen Lehrbüchern einheitlich festgelegt. Auf sorgfältige Blutstillung, Fixierung der Trachea beim Eröffnen wird auch hier allgemein hingewiesen.

Neuerdings hat Dobbertin eine Methode für die tiefe Tracheotomie angegeben, deren prinzipielles Bestreben eine möglichst stumpfe Gewebsdurchtrennung mittels zweier Schielhäkchen ist. Nur die Haut wird scharf durchtrennt, Fascie, Muskelinterstitien und Bindegewebsschichten reißt Dobbertin durch die beiden Schielhäkchen schichtweise in der Längsrichtung auf, wobei der Assistent die durchtrennten Lagen durch stumpfe Haken zur Seite zieht. Die Trachea fixiert er durch zwei scharfe Häkchen und zieht sie dann zur Längsincision leicht jugularwärts in die Hautwunde vor, da so eine Verletzung und spätere Druckusur der Anonyma mit unstillbaren Blutungen vermieden werden könnte. Die Vorteile seiner Methode faßt Dobbertin dahin zusammen: Die resistierende Narbe ist im Gegensatz zur typischen Tracheotomia inferior mit Längsschnitt winzig und nicht strahlig, die Dauer des ganzen Eingriffs beträgt vom ersten Hautschnitt bis zur Eröffnung der Trachea nur eine Minute; er ist so leicht auszuführen, daß auch nicht messergewandte Ärzte davor nicht zurückzuschrecken brauchen; schließlich ist eine nennenswerte Blutung durch das stumpfe Auseinanderziehen der Bindegewebssepten unmöglich und trotz des kleinen 1—1$\frac{1}{2}$ cm betragenden Hautschnittes das Operationsfeld in jeder Tiefe gleich übersichtlich.

Um beim Aushusten der Kanüle den Trachealschnitt schnell wieder zu finden, empfiehlt Seidel die bei der Tracheotomie angelegten Haltefäden in der Trachea für die Zeit des Kanülements liegen zu lassen.

Während bei der bisher geschilderten typischen Ausführung der Tracheotomie Haut und Luftröhre durch Längsschnitte gespalten wurden, hat neuerdings eine Reihe von Chirurgen aus kosmetischen wie aus technischen Gründen diese Längsschnitte durch Querschnitte ersetzt; insonderheit tritt Frank für diese Methode ein. Die Vorzüge des queren Hautschnittes liegen, wenn auch nicht ausschließlich, auf dem Gebiete der Kosmetik. Die guten Resultate des als Vorbild dienenden Kocherschen Kragenschnittes sind bekannt. Der bis auf Kanülenbreite durch Knopfnähte geschlossene Querschnitt soll meist per primam heilen (Rohmer, Keiner, De Leus). Leede sah die Perprimam-Heilung nie. Ferner soll der Querschnitt eine bessere Übersicht bieten. Während Frank auch die Trachea zwischen zwei Ringen quer eröffnet, weil dies ebenfalls eine technische Erleichterung beim Einführen der Kanüle bedeute, und er hierbei nie Nachteile sah, äußern andere Autoren dagegen doch Bedenken (Leede, Hans und Rohmer). De Leus, Keiner und Schumacher sind für die quere Eröffnung der Trachea, dagegen behalten v. Angerer, Tillmanns, Brünings und andere bei der Eröffnung der Trachea den alten Längsschnitt bei, während sie den Hautquerschnitt nach Frank aus kosmetischen Gründen anwenden.

Der Vollständigkeit halber kann ich hier noch ein Verfahren erwähnen, das v. Bruns in Deutschland im Jahre 1876 zuerst zur Eröffnung der Trachea angewandt hat, die Galvanokaustik; von der ursprünglich erwarteten blutstillenden Wirkung hat man Vorteile nicht gesehen, man ist heute wieder vollkommen davon abgekommen.

Es ist eine vielumstrittene Frage, ob ein dyspnoischer Patient zur Vornahme der Tracheotomie chloroformiert werden soll — Ätheranwendung ist selbstverständlich ausgeschlossen. Langenbeck, der wohl zuerst bei Tracheotomien die Chloroformnarkose anwandte, berichtet über keinen Fall, in dem Chloroform nicht vertragen worden wäre; Bose hat sogar den Eindruck, als ob Halbasphyktische das Chloroform sehr gut vertrügen; denn er sah keine unruhigen Narkosen in diesen Fällen; auf jeden Fall erleichtert die Narkose den chirurgischen Eingriff. Wir sind bei den schon durch Überladen des Blutes mit Kohlensäure leicht benommenen Kindern ohne Narkose meist ausgekommen, doch scheuen wir uns nicht, einige Tropfen Chloroform zu geben, resp. bei Erwachsenen, wenn die Zeit noch langt, eine oberflächliche Lokalanästhesie zu machen.

Die Methoden der Wahl sind also die Tracheotomia superior und inferior. Welches Verfahren ist nun das günstigere von beiden? Die Ansichten hierüber sind geteilt, sie hängen sicherlich zum Teil davon ab, auf welche Methode der eine oder andere eingearbeitet ist. Die Literaturangaben, in denen der Anhänger der oberen im Durchschnitt dieselben Erfolge angibt wie der Anhänger der unteren, deuten darauf hin, daß ein grundlegender Unterschied zwischen beiden kaum bestehen kann. Bei uns ist die Tracheotomia inferior die Methode der Wahl bei Kindern, bei Erwachsenen wenden wir auch die Tracheotomia superior an. Folgende Vor- resp. Nachteile haben sich herausgestellt:

Die Vorteile der Tracheotomia superior sind: erstens die Nähe der Trachea und dadurch bedingte kürzere Operationsdauer; zweitens geringe Operationsblutung (Feer, Bose). Die Nachteile bestehen in der Nähe der Schilddrüse, die oft erst abpräpariert werden muß (Fischer), ferner in der Nähe der Glottis — Gefahr des Glottisödems (Seidel) —, des weiteren in dem erfahrungsgemäß erschwerten Dekanülement, das wiederum die Gefahr der Nekrose und Striktur bedingt. Thost stellte fest, daß in Fällen, wo Stenosen, speziell Granulationsstenosen beobachtet wurden, fast ausschließlich die Tracheotomia superior angewandt worden war. Desgleichen berichtet Wilms, daß eine Granulombildung nach der Tracheotomia superior öfter beobachtet worden sei als nach der Tracheotomia inferior. Derselbe weist auch auf die Schädigung der Bewegung der Stimmbänder bei der Tracheotomia superior hin.

Die Nachteile der Tracheotomia inferior bestehen in der tiefen Lage der Trachea in diesem Gebiete, in der Blutungsgefahr durch Verletzung des Venenplexus der Jugularis und Thyreoidea im Operationsfelde. Für den einigermaßen Geübten bieten diese Venen aber nur geringe Schwierigkeiten, wie sich auch Verletzungen der Arteria anonyma, der Thymus und der Pleura leicht vermeiden lassen; zuletzt besteht der Nachteil der Tracheotomia inferior in der Gefahr der gefürchteten Arrosionsblutungen, auf die ich später noch näher eingehen muß.

Die Vorteile der Tracheotomia inferior bestehen darin, daß die bei der Tracheotomia superior erwähnten Nachteile bei ihr fortfallen, vor allen D'ngen ist hierbei ein frühzeitiges Dekanülement ohne Schwierigkeiten mit ganz seltenen Ausnahmen möglich. Gleich uns üben die Tracheotomia inferior aus u. a. Seidel, Wilms (bei Kindern), Fischer, Habs und Seifert; Hausen empfiehlt bis zum 4. Lebensjahr die obere, später die untere.

Für den Erfolg der Tracheotomie ist die richtige Wahl der Kanüle von großer Wichtigkeit. Es wird allgemein nur noch die Luersche Doppelkanüle mit beweglichem Schild und unscharfem Rande benutzt; sie hat sich nach vielem Ausprobieren als die beste bewährt. Die Beweglichkeit des Schildes schützt bei Drehungen des Halses vor Trachealverletzungen durch schlechte Kanülenlage. Die Doppelkanüle ermöglicht die einfachste Auswechslung bei Verstopfung. Die Dicke der Kanüle ist abhängig von der Größe des Patienten; sie schwankt zwischen 5 mm bei einjährigem Kinde bis zu 12 mm bei Erwachsenen. Trumpp empfiehlt die rechtwinklig abgebogene Kanüle nach Gersinus, da er einen Teil der Trachealstenosen auf die Abbiegung der Trachea durch den gebogenen Hals der Luerschen Kanüle zurückführt. Neuerdings hat Hoffmann (Offenburg) eine am äußeren Ende des Innenrohres gebogene Kanüle angegeben, durch die ein Anhusten des Operateurs vermieden wird.

γ) Über unsere **Tracheotomieresultate** gibt die folgende Statistik eine Übersicht; daran angeschlossen ist eine Zusammenstellung über die Todesursache der an Diphtherie Verstorbenen nach den Sektionsprotokollen. Ich betone hier gleich, daß die Todesfälle nach der Tracheotomie nur in ganz verschwindend kleiner Zahl der Tracheotomie als Operation zur Last fallen; sie sind meist reine Diphtherietode, bedingt durch das Überhandnehmen des Diphtherietoxins infolge zu späten therapeutischen Eingreifens.

Im Krankenhaus Friedrichshain zählten wir in den Jahren 1895/1922 unter 14 527 Fällen 2325 Tracheotomien, von denen 916 = 39% starben.

Führe ich die letzten Jahre gesondert an, so ergibt sich:

Jahr	Aufnahmen	†	Tracheotom.	† nach Tracheot.
1912/13	685	83	71	27
1913/14	757	66	44	16
1914/15	791	91	73	28
1915/16	824	122	105	48
1916/17	731	86	68	32
1917/18	523	49	62	18
1918/19	462	49	63	31
1919/20	380	40	49	19
1920/21	299	16	25	5
1921/22	280	10	27	8
			587	232 = 31% †

Über ähnliche Erfolge berichten:

Krankenhaus Sudenburg 1902/07   40% † nach Tracheotomie
    ,,   ,,   1907/08   34,5% † ,,   ,,
Leipziger Chirurgische Klinik . .   31,3% † ,,   ,,
Cackovic (Österreich) . . . . .   34,5% † ,,   ,,
Schippers (Amsterdam). . . .   29,15% † ,,   ,,
Ford (Amerika). . . . .   30% † ,,   ,,

Nun kann aber großer Wert auf die Vergleichsstatistik bei Tracheotomien nicht gelegt werden; denn wenn der eine seine Indikationen zum Eingriff weit stellt, so wird er unter seiner im Verhältnis großen Zahl von Tracheotomien weniger Todesfälle zu buchen haben als derjenige, der bei engerer Indikationsstellung fast nur schwerst bedrohte Individuen dem chirurgischen Eingriff unterzieht; ferner wird auch die verschiedene Schwere der Epidemie in den verschiedenen Jahren die Zahlengröße ändern.

Ein Auszug aus den Sektionsprotokollen der Jahre 1919/20 unseres Krankenhauses ergibt die Todesursache der an Diphtherie mit und ohne Tracheotomie Verstorbenen. Bei den Tracheotomierten wird angegeben:

Dilatatio cordis 1
   ,,   ,, + Bronchitis 1
   ,,   ,, + Bronchopneumonie 1
   ,,   ,, +   ,,   + Bronchitis 1
   ,,   ,, +   ,,   + Perikarditis 1
   ,,   ,, + parenchymatöse Degeneration + Bronchopneumonie 3
Arrosionsblutung aus der Vena anonyma 1

Die übrigen Fälle kamen nicht zur Sektion.

Eine Übersicht über die Todesursache der ohne Tracheotomie Verstorbenen ergibt folgende Tabelle:

Parenchymatöse Degeneration des Herzens . 3

Dilatation des Herzens 1

Bronchopneumonie 1
Eitrige Bronchitis 1

Pleuritis . . . .
Nephritis 1
Endokarditis 1
Tuberculosis pulmonum 1
Empyem 1

Ein Vergleich dieser beiden Tabellen zeigt, daß der Tod nach Tracheotomie, abgesehen von dem einen Todesfall durch Arrosionsblutung, ein reiner Diphtherietod ist, daß der Tod also nicht durch den chirurgischen Eingriff verursacht wird.

δ) Komplikationen nach Tracheotomie. Der Blutungstod allerdings ist ein Operationstod. Diese Blutungsgefahr hat zeitweilig das Tracheotomieverfahren etwas zu diskreditieren vermocht; mit Unrecht, denn wenn wir von 1903—1922 unter ca. 1400 Tracheotomien 4 solcher Blutungen erlebten, so bedeutet das nur etwas mehr als $^1/_4 \%$. Eine so kleine Anzahl unglücklicher Zufälle, so bedauerlich sie immer sind, wird nie ein Operationsverfahren in Verruf bringen können.

Man unterscheidet bei der Tracheotomie sofort und später auftretende Blutungen; erstere sind durch mangelhafte Blutstillung bedingt, durch Tamponade meist zu stillen und laufen im allgemeinen gut ab. Dagegen verlaufen die Spätblutungen meist tödlich; sie entstehen durch eine primäre mechanische Schädigung durch Kanülendruck, die von einer sekundär fortschreitenden Phlegmone gefolgt ist, oder bei der Abstoßung von intratrachealen Membranen. Die fortschreitende Sepsis oder der Kanülendruck verursachen eine Läsion der an sich schon septisch veränderten Gefäßwände.

In der Mehrzahl der Fälle wird die Arteria anonyma, die an der Kreuzungsstelle mit der Trachea zu dieser in ziemlich enger Verbindung steht, geschädigt. Taute fand unter 72 Sammelfällen 55 mal Blutungen aus der Arteria anonyma, Schläpfer fand unter 114 Fällen

die Anonyma . . . . 82 mal,
die Carotis communis . . . . 5 „
die Thyreoidea inferior . . . 3 „
die Thyreoidea superior . . . 1 „
Anonyma aortae . . . . . . 2 „
Vena anonyma dextra . . . 4 „

17 mal blieb das die Blutung verursachende Gefäß unbekannt. Meist traten diese Blutungen nach der Tracheotomia inferior auf. Bei der Tracheotomia superior, wo die Arteria thyreoidea superior beschädigt werden kann, sind diese Blutungen selten.

Von unseren vier Blutungsfällen kamen zwei zur Sektion:

1. Diphth. Scharlach. Trach. 9. 5. 13. Dekanüliert 12. 5. 13. † 22. 5. 13.
2. Diphth. Grippe   „ 19. 2. 19.   „ 21. 2. 19. † 28. 2. 19.

Sektionsbefund im ersten Fall: lange Arteria anonyma mit Kanülen-Decubitusstelle. Perforation in die Trachealwunde; im zweiten Falle Arrosion der Vena anonyma.

Eine Übersicht über Blutungstode in anderen Abteilungen gibt folgendes Bild:

Bruns Klinik	unter 183 Tracheotomien	3 Blutungen	$= 1,6\%$
Chiari-Wien	„ 411	„ 5	„	$= 1,2\%$
Becker (Züricher Kinderspital)	„ 100	„ 3	„	$= 3\%$
Ganghofer	„ 166	„ 1	„	$= 0,6\%$
Habs	„ 572	„ 3	„	$= 0,5\%$
Payr	„ 107	„ 1	„	$= 0,93\%$
Widerhofer (Kinderspital Wien)	„ 178	„ 8	„	$= 4,5\%$
Braun (Friedrichshain) . . .	„ 1400	„ 4	„	$= 0,27\%$

Zuweilen tritt die Blutung schubweise auf. Man kann dann durch breite Freilegung und Abbindung der Gefäße (Payr) die Blutung zu stillen suchen, doch ist bei Anonyma- und Carotisunterbindung die Gefahr der zerebralen Hemiplegie groß. Bei der von Payr deshalb empfohlenen Resektion und Naht der Gefäße ist der Erfolg sehr fraglich.

Das beste Mittel gegen die Blutung ist die Prophylaxe; bei der Operation zartes Vorgehen, Schnitt nicht zu nah zum Sternum hin, Schnittführung auf die Schilddrüse zu, sorgfältige Kanülenbehandlung, frühes Dekanülement. Wir selber führen neben der Anwendung der vorzüglichen Luerschen Doppelkanüle und der Anwendung des Serums, das ein früheres Dekanülement gestattet als in der Vorserumzeit, die geringe Zahl von 0,27% Arrosionsblutungen auf unser frühes Dekanülement zurück. Wir dekanülieren ohne Ausnahme nach 2 × 24 Stunden. Dieser frühe Zeitpunkt ist erst durch die Anwendung des Behringschen Serums möglich geworden; in dieser frühzeitigen Möglichkeit des Dekanülements sehen wir einen der Hauptvorzüge des Diphtherieserums mit. Sind wir bei erneuten Stenoseerscheinungen zum Wiedereinlegen der Kanüle gezwungen — vier Fälle in den letzten sechs Jahren — so haben wir durch unterbrochenes Dekanülement, bei dem wir für die ganze Nacht die Kanüle wieder einlegten oder bei auftretender Atemnot am Tage für einige Stunden, in 3—5 Tagen das Dekanülement fast immer erreicht. Die Fälle, bei denen wir gezwungen waren, die Kanüle längere Zeit liegen zu lassen — einmal bei einem Kinde, das später an Masern starb, ein zweites und drittes Mal bei Kindern, bei denen das Dekanülement noch nach Monaten, beziehungsweise nach über einem Jahre doch noch möglich war —, sind so verschwindend gering, daß sie bei unsern großen Zahlen kaum in Betracht kommen. Es empfiehlt sich, jedem Patienten vor dem Dekanülement eine nach seinem Alter abgestufte Menge Morphium zu geben und unter dem Dampfspray zu dekanülieren. Wir führen im wesentlichen darauf unser fast ausnahmslos glattes Dekanülement zurück.

Im allgemeinen wird als Zeitpunkt des Dekanülements der 4. Tag angegeben (Moritz, Hagedorn u. a.), von Seifert und Bingel der 3.—4. Tag. Wir halten eine so lange Kanülenbehandlung für überflüssig und sehen darin den Grund für die Seltenheit von Arrosionsblutungen und von späteren Beschwerden nach Tracheotomien bei unseren Patienten.

Während wir so selten über erschwertes Dekanülement zu klagen hatten, wurden andere Kliniken etwas öfter davon betroffen (Martens unter 390 Tracheotomien 3, v. Ranke 5 Fälle unter 900, Schmidt 3 Fälle). Man muß damit bei längerem Kanülengebrauch rechnen. Es können sich dann in der Trachea Granulationen bilden, oft polypöser Art, die nach Entfernung der Kanüle die Trachea ventilartig verschließen. Ferner können Verbiegungen des Trachealrandes, Erschlaffung der vorderen Trachealwand, Kompression von außen, Verklebungen in der Trachea, Narbenstenosen, Gewohnheitsparesen, Spasmus glottidis und funktionelle Schwäche die Entfernung der Kanüle erschweren; bei ängstlichen Kindern genügen auch rein psychische Vorstellungen. Diese Kinder kann man oft durch eine gefensterte Kanüle an die Mundatmung gewöhnen. Bei mechanischer Ursache des Dekanülements muß das Hindernis beseitigt werden. Wilms empfahl Abkratzen der Granulationen und Dehnen des Trachealrohres durch Schornsteinkanüle. Braun wandte eine Schornsteinkanüle mit oberem elastischem Rohre an. Hagedorn riet Bougieren des Larynx vom Munde oder von der Wunde aus. v. Ranke sah, daß Granulationen sich von selber abstießen. Schmidt berichtet über drei Fälle von erschwertem Dekanülement. Bei einem 1½ jährigen Kinde curettierte er die Granulationen an der hinteren Trachealwand und behandelte diese mit Brüggemannschen Bolzen nach; in einem zweiten Falle, der vor 12 Jahren tracheotomiert worden war, mit einem Defekt in der linken Seitenplatte des Schildknorpels und Hypertrophie der linken Stimmlippe, machte er eine Laryngostomie und behandelte mit Schlauchkanüle nach; bei einem dritten Falle, wo totale Atresie des Larynx und hochgradige Trachealstenose bestand, machte er eine Laryngostomie und Narbenexcision mit plastischer Deckung, später Nachbehandlung mit Brüggemannschen Bolzen und Schmidtscher Schlauchkanüle. Auch die später noch zu erwähnenden Thostschen Bolzen werden beim Dekanülement zur Beseitigung von mechanischen Hindernissen im Larynx empfohlen.

Ist das Dekanülement geglückt, so verheilt die Wunde selbst sehr bald unter Salbenbehandlung. Komplikationen im Wundverlauf — Übergreifen der Diphtherie auf die frische Wunde — haben wir nie gesehen, in seltenen Fällen ist es von anderen Autoren gesehen worden. Wenn der Patient von seiner Diphtherie geheilt ist, ist die Wunde auch abgeheilt. Die Tracheotomie verzögert also die Krankheitsdauer der Diphtherie und den Krankenhausaufenthalt der Diphtheriekranken nicht.

Auf weitere Folgeerscheinungen nach chirurgischen Eingriffen bei der Diphtherie werde ich nach den Ausführungen über die Intubation noch näher eingehen.

b) Intubation.

Zu Anfang der 90er Jahre des vorigen Jahrhunderts fand ein neues Verfahren zur Behebung von diphtherischen Trachealstenosen seinen Weg nach Europa, die Intubation. Allerdings hatte schon 1858 der Franzose Bouchut darauf hingewiesen, durch Einführung eines Tubus in die stenosierte Trachea die Atemnot zu beseitigen. Von Trousseau wurde das Verfahren damals abgelehnt und geriet bald in Vergessenheit. Ungefähr 30 Jahre später baute O'Dwyer die Methode technisch bis auf die kleinste Einzelheit aus; er fand Anhänger; in Europa nahmen insonderheit die Kinderärzte dieses auf. Anhänger wurden hier v. Bokay, Trumpp, Brückner, v. Ranke, Baginski, Woinow u. a. Das Operationsverfahren sowie das Instrumentarium O'Dwyers sind in allen einschlägigen Lehrbüchern zu finden, so daß ich von einer Erörterung absehen kann. Technische Verbesserungen sind, abgesehen von kleinen Abänderungen in der Tubenform, seit O'Dwyers Angaben nicht gemacht worden.

Die in der Literatur angestellten Vergleiche zwischen Intubation und Tracheotomie gipfeln in der Frage: Leistet die Intubation weniger, gleich viel oder mehr als die Tracheotomie?

Da wir auf unserer Diphtheriestation nur kleine Serien von Intubationen ausgeführt haben, kann ich aus ihnen keine entscheidenden Schlüsse ziehen. Wir brachen unsere Versuchsreihe wieder ab, da wir für ältere Kinder keine Verbesserung der Erfolge sahen, die Sterblichkeit bei Kindern unter 1½ Jahren, die nach Tracheotomie ca. 60% betrug, nach der Intubation bis ca. 85% stieg.

Die Literaturangaben über Intubation sind sehr zahlreich. Baginski, dessen Material am ehesten mit dem unsrigen verglichen werden kann, weil es sich ebenfalls aus der Berliner Arbeiterbevölkerung zusammensetzt, steht auf dem Standpunkt, daß die Intubation bei allen Altersklassen möglich, daß aber bei sehr jungen Säuglingen die Tracheotomie vorzuziehen ist. Moltschanow intubierte auch Säuglinge mit nur 31% Todesfälle, v. Cackovic will nicht vor Beginn des zweiten Jahres intubieren. Lehnert wendet bis zum zweiten Lebensjahre die Tracheotomie an, Whitney sogar bis zum zehnten Lebensjahre. Löhe wendet sie bei Kindern überhaupt nicht an.

Kontraindikationen der Intubation sind nach Baginski: fortgeschrittene Asphyxie und Herzschwäche, gangränöse und septische starre Infiltration und starkes Ödem der Weichteile des Pharynx und des Vestibulum des Larynx, starke Sekretabsonderung.

Diese Kontraindikationen werden in der Literatur vielseitig bestätigt (Dünzelmann, Brückner, v. Bokay). Kasper warnt vor Anwendung der Intubation bei lymphatischen Kindern und bei solchen, die kürzlich eine Infektionskrankheit überstanden haben. Bokay lehnt sie für die Landpraxis wegen ungenügender ärztlicher Überwachung ab. Dagegen haben Trumpp und Jacques, wie auch O'Dwyer sie in der Privatwohnung mit Erfolg angewandt. Jacubowski und die Krönleinsche Klinik weisen ferner darauf hin, daß bei tiefsitzenden Stenosen der Tubus die verengten Stellen nicht mehr erreichen kann, daß sie für diese Fälle also auch nicht anwendbar ist.

Die Nachteile der Intubation bestehen:

a) in den oft schwierigen Intubationsversuchen. Cromanns de Ruiter beobachtete hiernach lebensbedrohende Asphyxien;

b) in der Verlegung des Tubenlumens durch Membranen beim Einlegen;

c) in der Notwendigkeit einer dauernden sorgfältigen ärztlichen Überwachung wegen der Gefahr der nachträglichen Verstopfung des Tubenlumens durch Schleim und abgelöste Membranen und wegen der dadurch bedingten Notwendigkeit des Tubenwechsel;

d) in dem öfteren Wechseln;

e) im Verschlucken der Tube (Baginski);

f) im Aushusten der Tube (Sippel 96 mal unter seinen Fällen);

g) in den durch längeres Liegenlassen verursachten Geschwüren und Nekrosen (Lehnert unter 1539 Fällen mit 347 sekundären Tracheotomien 16 Stenosen);

h) in der bei nervösen Kindern erschwerten Detubage, die manchmal nur durch sekundäre Tracheotomie behoben werden kann;

i) in den öfters beobachteten Dauerstenosen (Alsberg und Heimann);

k) in der häufigen Notwendigkeit der sekundären Tracheotomie. Escherich mußte fast immer die sekundäre Tracheotomie anwenden, Lehnert in 15—40%. Er führte sie auch bei Auftreten von Decubitalgeschwüren aus. Baginski mußte sie 1895—1900 in 20—25%, 1901 bis 1907 in ca. 50% der Fälle anwenden;

l) in der Gefahr der Ösophagus- und Larynxverletzung bei Einlegen der Tube (Bokay);

m) in den Störungen bei der Nahrungsaufnahme (Krönleinsche Klinik);

n) in der Gefahr der Schluckpneumonie (Jacubowski);

o) in der schwierigen Nachbehandlung (Krönleinsche Klinik).

Lehnert, der Anhänger der Intubation ist, stellt folgende Richtlinien auf: Die primäre Tracheotomie ist auszuführen: bei schwerer Sepsis, absteigendem Croup, schwerem Allgemeinzustand von Herz und Lunge, bei Kindern unter zwei Jahren, bei pastösem Kurzhals; die sekundäre Tracheotomie: bei fortbestehender Stenose und bei Komplikationen (Pneumonie und Tubendecubitus). Er sah nach Intubation 16 Stenosen; durch rechtzeitige sekundäre Tracheotomie wird die Zahl der Stenosen vermindert.

Zuppinger sah bei $1^{1}/_{2}^{0}/_{0}$ der Fälle Verletzungen der Rachenwand; bei $7^{0}/_{0}$ der sezierten Fälle wurden Druckgeschwüre festgestellt.

Widerhofer sah, daß der nach längerer Tubage usurierte und durch Decubitus geschädigte Larynx leicht stenosierte und obliterierte.

v. Bokay fand unter 489 intubierten Fällen seines Materials, die zur Sektion kamen, 206 mal Decubitalgeschwüre = $44^{0}/_{0}$, davon tiefgehende Geschwüre 75 mal = $15^{0}/_{0}$. Nach ihm entsteht das Intubationstrauma 1. beim Einführen, 2. beim Liegen und 3. beim Herausnehmen der Tube.

Er sah 5 mal falsche Wege unter seinen Fällen, die Gefahr des Decubitus ist nach seiner Ansicht der schwächste Punkt der Intubation.

Unter 1203 Intubationen hatte er 704 †, 360 Kranke wurden sekundär tracheotomiert, bei 150 Fällen stellte er Druckgeschwüre, darunter 16 tiefgehende Decubitalgeschwüre fest, zusammen $14^{1}/_{3}^{0}/_{0}$ Tubusschädigungen. Andersartige bedenkliche Ulcerationen sah er noch in 5 weiteren Prozenten der Intubationen; narbige Kehlkopfverschlüsse sah er achtmal, von denen drei starben.

Brückner beobachtete bei $12,8^{0}/_{0}$ Tubendecubitus, bei $3,9^{0}/_{0}$ Narbenstenosen. Alsberg und Heimann sahen unter 324 Intubationen 16 mal Ulcera, 8 Dauerkanülenträger, Reich unter 266 Sektionen 43 mal Decubitus. Galatti sah in $12^{0}/_{0}$ der Fälle Intubationsgeschwüre, Georgijewski unter 212 Fällen 65 mal Druckgeschwüre; er empfiehlt bei Reintubation etwas dünnere Tuben zu verwenden, wenn nach 40 Stunden noch nicht detubiert werden kann, empfiehlt er die sekundäre Tracheotomie zu erwägen. Folger schlägt die sekundäre Tracheotomie nach 80 Stunden vor. Neumann gibt hierfür keine bestimmte Zeitangabe; er empfiehlt sie frühzeitig zu machen. Aus dem Verhalten der Temperatur während der Intubation bestimmt er den Zeitpunkt der sekundären Tracheotomie. Escherich will wegen erschwerter Detubage erst nach fünf Tagen zur sekundären Tracheotomie greifen, Baginski rät zu noch längerem Zuwarten.

Von den selten auftretenden Fällen von Narbenstrikturen teilten Galatti 2 Fälle, Widerhofer 4, v. Ranke 1, Heubner 1, v. Bokay 2, Variot 3, Baginski 2 mit. Galatti sieht neben der Unmöglichkeit, die Tube fortzulassen, die häufige Autoextubation der Kinder als verdächtiges Zeichen der beginnenden Striktur. Die zahlreichen Decubitalgeschwürsfälle und Geschwürsbildungen bei der Intubation können nach Bokay durch längere Bronzetuben, die mit Gelatine-Alaun überzogen sind, verhindert werden.

Dieser großen Zahl von Nachteilen der Intubation stehen nach Baginski folgende Vorzüge des Verfahrens im Vergleich zur Tracheotomie gegenüber:

1. Die Intubation ist kein blutiger Eingriff, die Technik ist leicht.
2. Eine Wundinfektion kann infolgedessen nicht auftreten.
3. Arrosionsblutungen sind nicht beobachtet.
4. Eine längere Nachbehandlung ist nicht nötig.

Stelle ich diesen angeblichen Vor- resp. Nachteilen der Intubation die der Tracheotomie gegenüber, so ergibt sich folgendes Bild:

Nachteile der Tracheotomie im Vergleich zur Intubation.

Als Nachteil der Tracheotomie muß man die tödlichen Spätblutungen anerkennen. Ich habe aber schon gezeigt, wie selten sie bei uns und in anderen Kliniken geworden sind.

Die Nachbehandlung der Tracheotomiewunde überdauert höchstselten die Abheilung der Diphtherie, fast immer ist die Wunde verheilt, bevor der zweite Entlassungsabstrich gemacht wird.

Vorteile der Tracheotomie im Vergleich zur Intubation.

Kontraindikationen gegen die Tracheotomie gibt es in der Hand des Geübten nicht.

Die Tracheotomie ist ein so einfacher blutiger Eingriff, daß sie auch von Nichtchirurgen ausgeführt werden kann. Sekundäre Infektionen, selbst Wunddiphtherie sind solche Seltenheiten bei Tracheotomien, daß wir sie bei unserem großen Material in den letzten Jahren nicht gesehen haben.

Die bei der Intubation angeführten Nachteile sind bei der Tracheotomie geringer oder überhaupt nicht vorhanden.

a) Eine Verlegung der Kanüle durch Membrane, die bei der Eröffnung der Trachea durch den Hustenreiz schon meistens sofort ausgeworfen werden resp. entfernt werden können, tritt sehr selten ein, weil die Einführung leicht ist.

b) Eine Verstopfung des Kanülenlumens kann durch Auswechseln des inneren Kanülenrohres leicht vom Laien behoben werden.

c) Ein öfteres Wechseln der Kanüle ist nicht notwendig, da früh dekanüliert werden kann.

d) Ein Verschlucken und Aushusten der Kanüle kommt nicht vor.

e) Bei kurzer Dauer des Kanülements entstehen Decubitalgeschwüre und Stenosen seltener.

f) Das Dekanülement kann erfahrungsgemäß leichter vorgenommen werden als eine Detubage.

g) Ein zweiter Eingriff ist unnötig.

h) Die Schwierigkeiten der Nahrungsaufnahme sind geringer, da der obere Teil des Schlundes von dem als Fremdkörper wirkenden Tubenrohr frei ist; Schluckpneumonien treten selten auf.

i) Die spätere Nachbehandlung ist einfacher.

Einen zahlenmäßigen Vergleich der Heilungsaussichten nach Tracheotomie und Intubation ermöglicht die nachfolgende statistische Übersicht. Solche Vergleichszahlen haben allerdings nur einen bedingten Wert, da der Tod nach Tracheotomie und Intubation zum allergrößten Teil ein Diphtherietod ist und nicht durch die Operationsmethode bedingt ist und da ferner die Schwere der Diphtherie in den Jahren, aus denen die Statistiken stammen, sehr schwankte.

In der **Vorserumzeit:**

O'Dwyer   5546 Intubationen = 64,5% †.   Friedrichshain: Tracheotomien
v. Ranke   1445   „   = 62% † „   66²/₃% †
Baer   Trach. : Intub. = 65% † : 56,8% †
v. Ranke   Trach. : Intub. = 65,7% † : 59,5% †

In der **Serumzeit:**

Cromanns de Ruiter: nach Tracheotomie: 24,7% †
                    nach Intubation: 24,7% †

Zuppinger: 399 Intubationen, 29% †

Neumann (Kaiser- und Kaiserin-Friedrich-Kinder-Krankenhaus, Berlin) 1901/07:

    109 nur Intubierte . . . . . 15 † — 7,5%
    89 sekundär Tracheotomierte 23 † = 25,8%
    67 nur Tracheotomierte . . 22 † = 32,8%
   ─────   ─────
    265   60 † = rund 20%

Brückner (Dresden):   Friedrichshain:
    242 Intubierte . . . . . 40 † = 16,5%   1895/1922 Tracheotomien: 39% †
    62   „   + sek. Trach. 41 † = 66%
    19 Tracheotomien . . .   11 † = 57,8%   1912/1922   „   31% †
   ─────   ─────
    223   92 † = rd. 40%
Leipzig (Kinderklinik)   Chirurgische Klinik
    bei Intubation   31,7% †   bei Tracheotomien: 31,3% †

Schippers und Fasano halten die Erfolge nach Tracheotomie und Intubation für gleichwertig. Eine Statistik Neumanns über das Material Baginskis
ergibt, daß die primäre Intubation allein bei den leichtesten Fällen ausgeführt
worden ist, daß in der Hälfte der Fälle die sekundäre Tracheotomie
nötig war und daß bei den schwersten Fällen die Intubation nicht in Frage
gekommen ist, daß hier aber immerhin durch die Tracheotomie auch noch
zwei Drittel der Kranken gerettet werden konnten. Ein Auszug aus dem
Jahresbericht des Kaiser- und Kaiserin-Friedrich-Krankenhauses (Baginski)
zeigt, daß 1915/17 dort 25% primäre und 50% sekundäre Tracheotomien gemacht wurden und nur in 25% der Fälle die Intubation allein genügt hat.
Baginski und andere Anhänger der Intubation betonen deshalb die Wichtigkeit der sekundären Tracheotomie. Wie oft sie nötig ist, beweisen die angeführten Zahlen. Nach Baginski soll kein Arzt eine Intubation anfangen,
wenn er nicht das Tracheotomiebesteck zur Hand hat.

4. Bewertung der einzelnen Operationsmethoden.

Den Vergleichsschluß über Tracheotomie und Intubation kann ich in
folgendem Sinne ziehen:

Die Tracheotomie hat so große Vorzüge, daß sie da, wo chirurgisch geschulte
Kräfte zur Verfügung stehen, unbedingt der Intubation vorgezogen werden
muß. Die leichten Diphtherieerkrankungsfälle haben bei Tracheotomie wie
bei Intubation gleich gute Erfolgsaussichten. In einer so ernsten Situation
ist das kosmetische Moment nicht ausschlaggebend, außerdem bei kleinem
Schnitt die Entstellung sehr gering.

Bei schweren Fällen versagt die Intubation so oft, daß durchschnittlich
ein Viertel der Fälle überhaupt nicht für sie geeignet ist und von den restlichen
drei Vierteln die Hälfte noch zum Teil unter erheblich ungünstigeren Bedingungen

sekundär tracheotomiert werden muß, während durch die Tracheotomie mit einem Schlage alle Heilungschancen geboten sind.

II. Spätfolgen nach chirurgischen Eingriffen bei Diphtherie.

Nach dem Dekanülement resp. der Detubage ist, abgesehen von der Behandlung der Kanülenwunde, die chirurgische Behandlung der Diphtherie erschöpft; sie kommt später nur dann noch in Frage, wenn nach dem einen oder anderen Operationsverfahren Dauerschäden in Larynx oder Trachea zurückgeblieben sind. Welcher Art sind diese Spätfolgen und wie oft kommen sie vor?

a) Stimmbandlähmung.

Sie kann wie andere Lähmungen nach Diphtherie durch das diphtherische Toxin entstehen; sie kann aber auch durch den mechanischen Druck eines Tubus verursacht werden und bildet sich in beiden Fällen im allgemeinen von selber zurück.

b) Granulome, Wucherungen und Decubitalgeschwüre.

Nach der Tracheotomie sind diese Veränderungen selten beobachtet worden. Auf ihre Häufigkeit bei der Intubation habe ich bereits hingewiesen.

Tillmanns entfernt Granulome und Wucherungen durch die erweiterte Tracheotomiewunde mit Schere oder Galvanokauter. Busalla beseitigt sie durch retrograde Intubation von der Tracheotomiewunde aus, wie sie von v. Cackovic angegeben ist. Ist die Tracheotomie nicht ausgeführt, so kann man sie durch Einführung von Intubationsröhrchen zum Schwinden bringen.

Abgesehen von den erwähnten Druckschäden mit nachfolgender Blutung sahen wir bei unserem tracheotomierten Material keine hierher gehörigen Schädigungen, wie wir auch die im folgenden zu erwähnenden Tracheal-Kehlkopfstenosen nie beobachten konnten. Wolf, der die Tracheotomierten der chirurgischen Klinik in Leipzig aus den Jahren 1895/05 nachuntersuchte, fand keine nennenswerten Dauerstörungen, besonders nicht solche, die einer Dilatation oder blutigen Behandlung bedurft hätten. Weinlehner sah nie chronische Stenosen nach der Tracheotomia inferior; er führt Küsters große Zahl von 11 Stenosen unter 704 Tracheotomien auf dessen Dekanülement am fünften Tage zurück. Bramann sah unter 650 Fällen der Bergmannschen Klinik nie chronische Stenosen, Neukorner unter 76 Fällen 8 leichte Schädigungen; die drei am meisten geschädigten Kranken wiesen bei der Arbeit eine geringe Kurzatmigkeit auf.

Lehnert zählte unter seinen 1539 Intubationen der Jahre 1892/1905 16 Stenosen, von denen 2 vollkommen undurchgängig, 14 mehr oder weniger durchgängig waren. Geheilt wurden 5 Kranke, 3 gebessert, 5 starben. Bokay sah unter 1203 Intubationen 8 Fälle von narbigem Kehlkopfverschluß, 3 davon starben, 2 durch Tuben, 3 durch Laryngofissur geheilt. Brückner sah 3,9% Narbenstenosen nach Intubation, Pfaundler unter 165 Fällen 3 leichte Stenosen. Fritz berichtete über zwei Fälle nach 10 bzw. 22 Tage dauernder Tubage.

Die Stenosen sind also verhältnismäßig selten. Zu ihrer Beseitigung sucht die Mehrzahl der Patienten den Laryngologen auf, so daß der Chirurg noch weniger mit ihrer Beseitigung zu tun haben wird. Die Richtlinien zur Beseitigung dieser Stenosen sind folgende:

1. Bei Stenosen ohne Tracheotomie: Dilatation mit v. Schrötterschen Kanülen und O'Dwyerschen Hohlröhren von der Mundhöhle aus.

2. Bei Stenosen mit Tracheotomie: Dilatation mit v. Schrötterschen oder Thostschen Zinnbolzen von der Trachealwunde aus.

Beide Behandlungsarten fordern vom Arzt und von den Patienten große Ausdauer; sie müssen oft jahrelang fortgesetzt werden.

Neuere Arbeiten berichten über weitere Erfolge nach diesem Dilatationsverfahren mit zum Teil wenig veränderten Dilatationskanülen (Brüggemann, Uffenorde).

Nach dem Grade der Stenose richten sich die Heilerfolge. Thost, der über Behandlung von 100 Fällen von Verbiegungs- und Granulationsstenosen berichtet, allerdings nur z. T. nach Diphtherie, hat alle 100 Fälle geheilt, Göbell kam bis auf 2 Fälle, wo er plastisch vorgehen mußte, mit der Dilatation aus.

Ist die narbige Stenose so weit vorgeschritten, daß durch Dilatation eine Erweiterung nicht zu erhoffen ist, so wird man zu größeren chirurgischen Eingriffen, Excision und Dilatation und späterer Plastik übergehen müssen.

Brünings stellte 1918 6 Fälle vor, die sich in den vier Stadien der nach ihm durchgeführten Behandlung befanden.

1. Akt: Laryngofissur mit Ausräumung und Anlegung eines Laryngostomas.
2. „ Bolzenbehandlung.
3. „ Verschluß des Larynx durch Plastik.
4. „ Nachbehandlung durch Selbstbougieren.

Er verwandte hierbei eine besondere Art von Zinnbolzen, die ohne Kanüle getragen werden können und Mundatmung ermöglichen. Vor Ausführung der Plastik erlernen die Patienten das Selbstbougieren mittels Schrötterschen Bougies.

Kilian dilatierte durch lange Tuben per os, bei tiefen Verengerungen nach unten legte er die Dupuissche Schornsteinkanüle ein, bei Zerstörung des Schildknorpels machte er eine Plastik. Nach Brüggemann ist Stenosenbehandlung mit Bolzenkanüle ungeeignet bei Stenosen mit gleichzeitiger Erschlaffung der vorderen Kehlkopf- oder Trachealwand infolge ausgedehnter Knorpelnekrose.

1919 berichtete Hentsch über den plastischen Wiederaufbau des verengten oder obliterierten Trachealrohres in drei Fällen nach Tracheotomie in der Jugend. Er führte die sog. Bürzelplastik aus: Einpflanzung eines Haut-Periost-Knochenlappens, der über dem Brustbein breit gestielt wurde und Knochen aus der rechten Clavicula enthielt; er erzielte dreimal völlige Atmungsfreiheit.

Über weitere Einzelfälle der letzten Jahre berichten

Holmgren: Narbenmembran durch Laryngo-Tracheotomie entfernt, Dilatation.

Sassewer: Kanülenträger seit sechs Jahren, geheilt.

Anschütz: 1 Fall, extratracheale Plastik, guter Erfolg.

Schulz: 1 Fall, Operation abgelehnt, behandelt mit Hohlspiralen von Neu-
silber nach dem Prinzip der Königschen Trachealkanüle, bester Erfolg.
Pels - Leusden: drei quere Resektionen, geheilt.
Ferner seien noch Fälle von Hajek, Hofer u. a. erwähnt.

Mit ganz verschwindend geringen Ausnahmen haben mechanische und
operative Maßnahmen auch hier die Folgen der Tracheotomie und Intubation
so weit beseitigen können, daß Dauerkanülenträger heute zu den größten
Seltenheiten gehören.

Über eine 12 Jahre bestehende Luftröhrenfistel nach Tracheotomie berichtete
schließlich Peuckert bei einem Falle. Durch Anfrischung der Wundränder,
Einstülpung und Überdeckung der Fistelränder mit Muskel und Fascie aus
der Fascia lata hat er diesen Fall vollkommen heilen können.

C. Zusammenfassung.

Behrings Diphtherieantitoxinserum hat der Diphtherie einen großen
Teil ihrer Gefährlichkeit nehmen können, trotzdem erfordert sie immer noch
gewaltige Todesopfer — in Preußen 1904/1913 bei ca. 40 Millionen Einwohnern über 100 000. Bei ihrer Bekämpfung wird die chirurgische Behandlung immer ein wichtiger Faktor bleiben. Der Chirurg muß da eingreifen,
wo Stenoserscheinungen des Larynx und der Trachea das Leben des Menschen
unmittelbar bedrohen.

Durch die der Intubation überlegene Tracheotomie, von deren verschiedenen Verfahren wir wiederum der Tracheotomia inferior den Vorzug geben,
wird die Chirurgie ihre Bedeutung in der Diphtheriebekämpfung weiter behalten.

IV. Die Fettembolie.

Von

Felix Landois-Berlin.

Inhalt.

Literatur.

1. Aberle, R. v.: Über Fettembolie nach orthopädischen Operationen. Münch. med. Wochenschr. Nr. 16, S. 806. 1907.
2. — Über Fettembolie nach orthopädischen Operationen. Zeitschr. f. orthop. Chirurg. Bd. 19, S. 89. 1908.
3. Ahrens: Tödliche Fettembolie nach gewaltsamer Streckung beider Kniegelenke. Bruns' Beitr. z. klin. Chirurg. Bd. 14, S. 235. 1895.
4. Arnold, F.: Handbuch der Anatomie. Freiburg 1845.
5. Aschoff, L.: Über capillare Embolie von riesenkernhaltigen Zellen. Virchows Arch. f. pathol. Anat. u. Physiol. Bd. 134, S. 11. 1893.
6. Barack, M.: Über Fettembolie der Lunge nach Knochenbrüchen. Inaug.-Diss. Berlin 1892.
7. Beitzke: Sur l'embolie graisseuse. Rev. méd. de la Suisse romande. 20. Juli 1912.
8. Beneke, Rud.: Die Fettresorption bei natürlicher und künstlicher Fettembolie und verwandten Zuständen. Beitr. z. pathol. Anat. u. z. allg. Pathol. Bd. 22, S. 343. 1897.
9. Benestad, G.: Drei Fälle von Fettembolie mit punktförmigen Blutungen in der Haut. Dtsch. Zeitschr. f. Chirurg. Bd. 112, S. 194. 1911.
10. — Drei Fälle von Fettembolie mit punktförmigen Hautblutungen. Norsk Magaz. f. laegevidenskaben. Nr. 3. 1911. Ref. Münch. med. Wochenschr. Nr. 21, S. 1149.
11. Bergemann, W.: Die traumatische Entstehung der Fettembolie. Berl. klin. Wochenschrift. Nr. 24. 1910.
12. Bergmann, E.: Zur Lehre von der Fettembolie. Habilitationsschr. Dorpat 1863.
13. — Ein Fall von tödlicher Fettembolie. Berl. klin. Wochenschr. Nr. 33. 1873.
14. Boettcher: Ein Fall von Fettembolie der Lungenarterie nach Schußverletzung. Dorpater med. Zeitschr. Bd. 6, S. 326. 1877.

15. Bonhoff: Über Fetttröpfchenaustritt aus dem Knochenmark bei Schußfrakturen. Münch. med. Wochenschr. Nr. 12, S. 324. 1918.

16. Brenzinger, K.: Über zwei weitere Fälle von Fettembolie. Wien. klin. Rundschau. Nr. 27, S. 505—507. 1906.

17. Brodbeck: Über Fettembolie. Inaug.-Diss. Greifswald 1901.

18. Bruns: P.: Die Lehre von den Knochenbrüchen. Dtsche. Chirurg. Lief. 27, S. 477. 1886.

19. Buchner, L., und H. Rieger: Können freie Gelenkkörper durch Trauma entstehen? Langenbecks Arch. Bd. 116, S. 460. 1921.

20. Bürger, L.: Die Fettembolie und ihre Bedeutung als Todes- und Krankheitsursache. Vierteljahrsschr. f. gerichtl. Med. u. öff. Sanitätsw. Bd. 39, Suppl.-Heft, S. 159. 1910.

21. — Die Bedeutung der Fettembolie fur den Kriegschirurgen. Med. Klinik. Nr. 36, S. 996. 1915.

22. Bürger und G. Straßmann: Über die Lokalisation von Fettembolien in den Gefäßen der Lunge. Vierteljahrsschr. f. gerichtl. Med. u. öff. Sanitätsw. Bd. 47, III. Folge, S. 237. 1914.

23. Busch, F.: Über Fettembolie. Virchows Arch. f. pathol. Anat. u. Physiol. Bd. 35, S. 321. 1866.

24. Buttlewski: De Embolia adiposa. Inaug.-Diss. Königsberg 1866.

25. Carrara, M.: Über Fettembolie der Lungen in ihren Beziehungen zur gerichtlichen Medizin. Friedreichs Blätter f. gerichtl. Med. Jahrg. 49, S. 241. 1898.

26. Codivilla: Über Krampfanfälle nach orthopädischen Operationen. Dtsch. med. Wochenschr. Nr. 46, S. 2134. 1910.

27. Cohnheim, J.: Fettembolie. Vorlesungen über allgemeine Pathologie. Bd. 1, S. 212 ff. Berlin: Hirschwald 1882.

28. Colley, F.: Über Fettembolie nach gewaltsamer Gelenkbeugung usw. Dtsch. Zeitschr. f. Chirurg. Bd. 36, S. 322. 1893.

29. Czerny: Über die klinische Bedeutung der Fettembolie. Berl. klin. Wochenschr. Nr. 44 u. 45. 1875.

30. Demisch: Über Temperatursteigerungen bei der Heilung subcutaner Frakturen. Inaug.-Diss. Zürich 1885.

31. Eberth, J. C.: Zur Kenntnis der Fettembolie. Fortschr. d. Med. Bd. 16, Nr. 7, S. 251—256. 1898.

32. Ebstein, Wilh.: Beitrag zur Lehre von der Lipämie, der Fettembolie und der Fettthrombose bei der Zuckerkrankheit. Virchows Arch. f. pathol. Anat. u. Physiol. Bd. 155, S. 511. 1899.

33. Egli-Sinclair: Über Fettembolie. Korrespbl. f. Schweiz. Ärzte. Nr. 6. 1879.

34. Eichhorn: Beitrag zur Lehre von der Fettembolie. Inaug.-Diss. Leipzig 1907.

35. Euphrat, H.: Fettembolie nach Oberschenkelhalsbruch als plötzliche Todesursache während der Chloroformnarkose. Dtsch. med. Wochenschr. Nr. 29, S. 526. 1902.

36. Felix, Walter: Anatomie der Lungen und Brustfelle in Sauerbruchs Chirurgie der Brustorgane. Berlin: Julius Springer 1920.

37. Fergusson: Fatambolism following free incision of the femal breast for diffuse suppuration. The Lancet. Vol. 1, p. 870. 1895.

38. Fiebich, R.: Experimenteller Beitrag zur Theorie von der Einwirkung der Knochenbrüche auf den Kreislauf und die Temperatur. Wien. klin. Wochenschr. Nr. 4. 1902.

39. Finotti: Tod durch Fettembolie der Lungen nach Kompressionsfraktur der unteren Extremitäten. Dtsch. Zeitschr. f. Chirurg. Bd. 39, S. 508. 1894.

40. Fischer, B.: Über Lipämie und Cholesterämie sowie über Veränderungen des Pankreas und der Leber bei Diabetes mellitus. Virchows Arch. f. pathol. Anat. u. Physiol. Bd. 172. 1903.

41. — Über intravenöse Injektionen von Campheröl. Berl. klin. Wochenschr. Nr. 31 u. 41. 1921.

42. Fischer, H.: Handbuch der Kriegschirurgie. II. Aufl., Bd. 1, S. 384. Stuttgart: Enke 1882.

43. Flournoy: Contribution â l'étude de l'embolie graisseuse. Thèse Straßburg 1878.

44. Fränkel, E.: Fettembolien der Lunge bei Deliranten. Demonstration. Münch. med. Wochenschr. Nr. 43, S. 770. 1886.

45. — Diskussion zu Simmonds. Münch. med. Wochenschr. Nr. 9, S. 281. 1898.

46. Frischmuth: Über Fettembolie. Inaug.-Diss. Königsberg 1909.

47. Fritzsche, E.: Experimentelle Untersuchungen zur Frage der Fettembolie mit spezieller Berücksichtigung prophylaktischer und therapeutischer Vorschläge. Dtsch. Zeitschr. f. Chirurg. Bd. 107, S. 456. 1910.

48. Fromberg, K., und F. Naville: Die Fettembolie des großen Kreislaufes und ihre Ursachen. Mitt. a. d. Grenzgeb. d. Med. u. Chirurg. Bd. 26, S. 23. 1913.

49. Fuchs: Über einen Fall von tödlich verlaufender Fettembolie. Münch. med. Wochenschr. Nr. 10, S. 538. 1909.

50. Fuchsig, Ernst: Über traumatische Lipämie. Zeitschr. f. Heilk. Abt. Chirurgie. Bd. 23, S. 80. 1902.

51. — Über experimentelle Fettembolie. Zeitschr. f. exp. Pathol. u. Therap. Bd. 7, H. 3, S. 702. 1910.

52. Gaugele, K.: Über Fettembolie nach orthopädischen Operationen. Zeitschr. f. orthop. Chirurg. Bd. 27, S. 279. 1910.

53. — Über Krampfanfälle nach orthopädischen Operationen. Zentralbl. f. Chirurg. S. 568. 1911.

54. Georgii: Über den gegenwärtigen Stand der Frage des sog. Choks als Todesursache. Vierteljahrsschr. f. gerichtl. Med. u. öff. Sanitätsw., Folge 3, Bd. 18, II. 1904.

55. Georgi, W.: Experimentelle Untersuchungen zur Embolielokalisation in der Lunge. Beitr. z. pathol. Anat. u. z. allg. Pathol. Bd. 54, S. 401. 1912.

56. Ghon: Diskussion zu Kretz. Verhandl. d. dtsch. pathol. Ges., 15. Tagung. S. 281. 1912.

57. Graham: Fat embolism; report of a case and of experiments on animals. Journ. of med. research. Vol. 16, Nr. 3. 1907.

58. Grawitz, P.: Über die hämorrhagischen Infarkte der Lungen. Festschrift der Assistenten zu Rud. Virchows 60. Geburtstage 1891. Berlin: Georg Reimer.

59. — Referat der Westenhoefferschen Arbeit im Virchow-Hirschschen Jahresbericht. S. 340. 1903.

60. — Anleitung zum Selbststudium der pathologischen Anatomie. S. 80 u. 499. Greifswald: H. Adler 1909.

61. Grohé, Fr.: Drei Fälle von Fettembolie. Vortrag im Med. Verein zu Greifswald. Dtsch. med. Wochenschr. Nr. 35. 1883.

62. Gröndahl, N. B.: Om Fettemboli. Kristiania: Kommissionhos Gröndahl & Son. 1911.

63. — Untersuchungen über Fettembolie. Dtsch. Zeitschr. f. Chirurg. Bd. 111, S. 57. 1911.

64. Hämig, G.: Über die Fettembolie des Gehirns. Bruns Beitr. z. klin. Chirurg. Bd. 27, S. 333. 1900.

65. Halm: Beiträge zur Lehre von der Fettembolie. Habilitationsschr. München: Verlag Riegersche Univ.-Buchhandlung. 1876.

66. Hamilton: A case of fatembolism resulting from rupture of a fatty liver. Brit. med. journ. 1878.

67. Hermann, F.: Sechsfache Fraktur des rechten Unterschenkels, kompliziert mit Embolie der Pulmonalarterie. Dtsch. med. Wochenschr. Nr. 31, S. 523. 1901.

68. Herxheimer, G.: Über Fettfarbstoffe. Dtsch. med. Wochenschr. S. 607. 1901.

69. — Über einen Fall von diabetischer Lipämie mit Nekrose der Milz. Verhandl. d. dtsch. pathol. Ges. S. 343. 1907.

70. Heß, K.: Beitrag zur Lehre von den traumatischen Leberrupturen. Virchows Arch. f. pathol. Anat. u. Physiol. Bd. 121, S. 172. 1890.

71. Hofmann, W.: Über die Lokalisation von Embolien in der Lunge beim Menschen. Beitr. z. pathol. Anat. u. z. allg. Pathol. Bd. 54, S. 622. 1912.

72. Hohlbeck: Ein Beitrag zur Lehre von der Embolie der Lungencapillaren. Inaug.-Diss. Dorpat 1863.

73. Hornowski: Veränderungen im Chromaffinsystem bei ungeklärten, postoperativen Todesfällen. Virchows Arch. f. pathol. Anat. u. Physiol. Bd. 198, S. 94.

74. Hüttemann: Über Embolien bei Frakturen. Inaug.-Diss. Berlin 1906.
75. Ipsen: Diskussion zu Bürger. Vierteljahrsschr. f. gerichtl. Med. u. öff. Sanitätsw. Bd. 39, Suppl.-Heft, S. 171. 1910.
76. Jähne und Schmidt: Über einen Fall von cerebraler Fettembolie, kombiniert mit Tetanus. Münch. med. Wochenschr. Nr. 25, S. 1232. 1907.
77. Jensen, P.: Über die Blutversorgung des Gehirns. Pflügers Arch. f. d. ges. Physiol. Bd. 103, S. 171. 1904.
78. Jentzsch: Über Fettembolie. Inaug.-Diss. Halle 1888.
79. Joachim, E.: Über Blutungen des Gehirns bei Fettembolie. Inaug.-Diss. Greifswald 1902.
80. Joachimsthal: Handbuch der orthopädischen Chirurgie. 7. Lief., S. 643.
81. Jolly, F.: Über das Vorkommen von Fettembolie bei aufgeregten Geisteskranken. Arch. f. Psychiatr. u. Nervenkrankh. Bd. 11, S. 200. 1881.
82. Jürgens, R.: Tageblatt d. 59. Versamml. dtsch. Naturforsch. u. Ärzte zu Berlin. S. 378. 1886.
83. — Berl. klin. Wochenschr. 1886.
84. Justi: Beitrag zur Kenntnis der hyalinen Capillarthrombose in Lunge und Nieren. Inaug.-Diss. Marburg 1894.
85. Kalmus: Diskussion zu Bürger. Vierteljahrsschr. f. gerichtl. Med. u. öff. Sanitätsw. Bd. 39, Suppl.-Heft, S. 170. 1910.
86. Klebs, E.: Beiträge zur pathologischen Anatomie der Schußwunden. Leipzig 1872.
87. Kretz, R.: Zur Kenntnis der Gesetze der embolischen Verschleppung. Verhandl. d. dtsch. pathol. Ges. 15. Tagung, S. 273. Jahrg. 1912.
88. — Über die Lokalisation der Lungenembolien. Zentralbl. f. allg. Pathol. u. pathol. Anat. Bd. 24, S. 195. 1913.
89. — Über experimentelle Lokalisation der Lungenembolie. Beitr. z. pathol. Anat. u. z. allg. Pathol. Bd. 55, Heft 2. 1913.
90. Landois, F.: Über zentrale chirurgische Knochenerkrankungen. Med. Klinik. Nr. 7. 1914.
91. Leo, H.: Über die Wirkung intravenöser Campherölinjektion. Dtsch. med. Wochenschr. Nr. 5, S. 155. 1922.
92. Lepehne: Zur intravenösen Injektion in Öl gelöster Medikamente usw. Klin. Wochenschr. Nr. 14, S. 670. 1922.
93. Lesser, L. v.: Maßnahmen bei Luft- und Fettembolie. Zentralbl. f. Chirurg. Nr. 9, S. 313. 1910.
94. Lubarsch, O.: Zur Lehre von der Parenchymzellenembolie. Fortschr. d. Med. Bd. 11, Nr. 20 u. 21. 1893.
95. — Über Knochenmarksgewebsembolie. Virchows Arch. f. pathol. Anat. u. Physiol. Bd. 151, S. 546. 1898.
96. Lücke, A.: Bericht über die chirurgische Univ.-Klinik in Bern. Dtsch. Zeitschr. f. Chirurg. Bd. 2, S. 220 u. 224. 1873.
97. — Über Fettembolie. Zentralbl. f. Chirurg. Bd. 6, S. 719. 1879.
98. Lympius, M.: Tödliche Fettembolie in der Narkose bei Brisement forcé. Jahrbücher d. Hamb. Staatskrankenanst. Bd. 4, S. 460. 1893/94.
99. Magendie: Vorlesungen über physikalische Erscheinungen des Lebens. Übersetzt von Dr. Baswitz. S. 95, 96 ff. Köln: M. Du Mont-Schauberg 1837.
100. Marchand: Diskussion zu Kretz. Verhandl. d. dtsch. pathol. Ges., 15. Tagung. S. 281. 1912.
101. Maximow, A.: Zur Lehre von der Parenchymzellenembolie der Lungenarterie. Virchows Arch. f. pathol. Anat. u. Physiol. Bd. 151, S. 297. 1898.
102. Meeh, K.: Tödliche Fettembolie nach Frakturen. Bruns' Beitr. z. klin. Chirurg. Bd. 8, S. 420. 1892.
103. Melchior, E.: Kriegschirurgische Erfahrungen und Eindrücke bei der Sanitätskompagnie. Berl. klin. Wochenschr. Nr. 50, S. 1186. 1918.
104. Minich, A.: Sull' embolismo di grasso nelle fratture. Lo Sperimentale. Marzo-Aprile 1882.
105. Mosler, F.: Diskussion zu Grohé.

106. Müller, Heinr.: Erkrankung von Chorioidea, Glaskörper, Retina bei Morbus Brightii mit einer eigentümlichen Form von Embolie. Würzburg. med. Zeitschr. Bd. 1, S. 45. 1860.

107. Munk, J.: Fette und Fettsäuren. Real-Enzyklopädie d. ges. Heilk. Bd. 7, S. 527. 1895.

108. Neck: Über cerebrale Fettembolie. Demonstration. Münch. med. Wochenschr. Nr. 26, S. 1276. 1906.

109. Niederstadt: Über Embolie der Lungencapillaren mit flüssigem Fett bei Osteomyelitis. Inaug.-Diss. Göttingen 1869.

110. Oehler: Zur Diagnose der cerebralen Fettembolie. Bruns Beitr. z. klin. Chirurg. Bd. 65, S. 11. 1909.

111. Orlandi: Contribuzione allo studio dell' embolismo grasso. Giorn. d. R. accad. med. di Torino. Nr. 6. 1895.

112. Panum: Experimentelle Beiträge zur Lehre von der Embolie. Virchows Arch. f. pathol. Anat. u. Physiol. Bd. 25, S. 308. 1862.

113. Payr, E.: Über tödliche Fettembolie nach Streckung von Contracturen. Münch. med. Wochenschr. Nr. 28, S. 885. 1898.

114. — Weitere Beiträge zur Kenntnis und Erklärung des fettembolischen Todes nach orthopädischen Eingriffen und Verletzungen. Zeitschr. f. orthop. Chirurg. Bd. 7, S. 338. 1900.

115. Pinner: Ein Beitrag zur Lehre der Fettembolie. Berl. klin. Wochenschr. Nr. 13, S. 185. 1883.

116. Pomatti: Über einen Fall von Fettembolie des Gehirns. Inaug.-Diss. Zürich 1895.

117. Porter: Über die Ursachen des traumatischen Choks. Münch. med. Wochenschr. Nr. 41, S. 1340. 1917.

118. Praeger: Ein Fall von Fettembolie nach Ovariotomie. Med. Ges. zu Chemnitz. Münch. med. Wochenschr. Nr. 20, S. 1092. 1910.

119. Preindelsberger: Ein Fall von Fettembolie nach Redressement. Zeitschr. f. Heilk. Abt. f. Chirurg. Bd. 24, Heft 3; S. 92. 1903.

120. Puppe: Über Fettembolien bei Phosphorvergiftung. Vierteljahrsschr. f. gerichtl. Med. u. öff. Sanitätsw. Bd. 12, Suppl., S. 95. 1896. 3. Folge.

121. v. Recklinghausen: Zur Fettresorption. Virchows Arch. f. pathol. Anat. u. Physiol. Bd. 26, S. 172. 1863.

122. Reiner, M.: Experimentelles zur Frage der Fettembolie. Münch. med. Wochenschr. Nr. 40, S. 2004. 1907.

123. — Versuche zur Verhütung der operativen Fettembolie. Wien. med. Wochenschr. Nr. 43, S. 2232. 1909.

124. Reiter: Über Fettembolie. Inaug.-Diss. Würzburg 1886.

125. Reuter (Hamburg): Diskussion zu Bürger. Vierteljahrsschr. f. gerichtl. Med. u. öff. Sanitätsw. Bd. 39, Suppl.-Heft, S. 171. 1910.

126. Reuter, W.: Experimentelle Untersuchungen über Fettembolie. Frankfurt. Zeitschr. f. Pathol. Bd. 17, S. 205. 1915.

127. Reye, E.: Zentralbl. f. allg. Pathol. u. pathol. Anat. Bd. 23. 1912.

128. Ribbert, H.: Über Fettembolie. Korrespbl. f. Schweiz. Ärzte. 24. Jahrg., Nr. 15, S. 457. 1894.

129. — Zur Fettembolie. Dtsch. med. Wochenschr. Nr. 26, S. 419. 1900.

130. Riedel, B.: Zur Fettembolie. Dtsch. Zeitschr. f. Chirurg. Bd. 8, S. 571. 1877.

131. — Über das Verhalten des Urins nach Knochenbrüchen. Dtsch. Zeitschr. f. Chirurg. Bd. 10, S. 539. 1878.

132. Rinne, F.: Diskussion zu Grohé.

133. de Rochemont: Die subcutane Ernährung mit Olivenöl. Dtsch. Arch. f. klin. Med. Bd. 60, S. 474. 1898.

134. Rößle, R.: Portogene Fettembolie der Leber. Verhandl. d. dtsch. pathol. Ges. zu Dresden. S. 20. 1907.

135. Romanow: Zur pathologischen Anatomie der Intoxikationen durch chlorsaures Kali usw. Ruski Wratsch. 1896. Zit. nach Gröndahl.

136. Rowel, P.: De l'embolie graisseuse. Union méd. Nr. 173. 1884.

137. Sanders and Hamilton: Lipaemia and fatembolism in the fatal dyspnoe and coma of diabetes. Edinburgh med. journ. July 1879.

138. Schanz, A.: Zur Behandlung der Krampfanfälle nach orthopädischen Operationen. Zentralbl. f. Chirurg. Nr. 2, S. 43. 1910.

139. Schmidt, M. B.: Über Gehirnpurpura und hämorrhagische Encephalitis. Beitr. z. pathol. Anat. u. z. allg. Pathol. Suppl. 7. 1905.

140. Schmidtmann, A.: Handbuch der gerichtlichen Medizin. 9. Aufl. d. Casper-Limanschen Handbuches. Berlin: A. Hirschwald 1905.

141. Schmorl, G.: Zwei Fälle von Leberruptur mit embolischer Verschleppung von Lebergewebe. Dtsch. Arch. f. klin. Med. Bd. 42, S. 499. 1888.

142. — Zur pathologischen Anatomie der Eklampsie. Verhandl. d. dtsch. Ges. f. Gynäkol. Leipzig. S. 303. 1901.

143. — Verhandl. d. dtsch. pathol. Ges. Dresden. S. 236. 1907.

144. Schridde: Verhandl. d. dtsch. pathol. Ges. Dredsen, Sept. 1907. S. 234, 236.

145. Schultze, Ernst O. P.: Über Fettembolie. Arch. f. klin. Chirurg. Bd. 111, Heft 3.

146. Schulz, R.: Über den Wert vitaler Zeichen bei mechanischen Verletzungen. Vierteljahrsschr. f. gerichtl. Med. u. öff. Sanitätsw. Suppl.-Heft, Bd. 12, 3. Folge, S. 57. 1896.

147. Schwenninger: Akutes Lungenödem, Fettembolie. Ärztl. Intelligenzbl. Nr. 30. 1876.

148. Schwick: De embolia adipe liquido effecta. Inaug.-Diss. Bonnae 1864.

149. Seegers, Th.: Über Gehirnblutungen nach Fettembolie. Inaug.-Diss. Greifswald 1903.

150. Siegmund, H.: Fettembolie als Ursache von Chokerscheinungen nach Verletzungen. Münch. med. Wochenschr. Nr. 39, S. 1076. 1918.

151. Simmonds: Über Fettembolie. Münch. med. Wochenschr. Nr. 9, S. 281. 1898.

152. Skirving: On fatty embola occuring after fractures. The Lancet. Vol. 2, p. 567. 1882.

153. Skriba, J.: Untersuchungen über die Fettembolie. Dtsch. Zeitschr. f. Chirurg. Bd. 12, S. 118. 1880.

154. Smirnow, K. N.: Zur Frage von den Fettembolien nach Knochentraumen. Chirurg. Juli 1903. Ref. Zentralbl. f. Chirurg. Nr. 39, S. 1080. 1903.

155. Starr: Lipaemia and fatembolism in diabetis mellitus. New York med. Rec. 1880.

156. Sternberg, J.: Über Erkrankung des Herzmuskels im Anschluß an Störungen des Coronararterienkreislaufes nebst Mitteilung eines Falles von tödlicher Myokarditis nach Fraktur. Inaug.-Diss. Marburg 1887.

157. Straßmann: Diskussion zu Ziemke. Vierteljahrsschr. f. gerichtl. Med. u. öff. Sanitätsw. Bd. 41, III. Folge, II. Suppl.-Heft, S. 167. 1911.

158. Stuelp: Über den Tod durch Embolie und den Nachweis desselben an der Leiche vom gerichtsärztlichen Standpunkte aus. Vierteljahrsschr. f. gerichtl. Med. u. öff. Sanitätsw. Folge II, Bd. 25, Suppl., S. 330. 1903.

159. Tobler, J.: Zur Differentialdiagnose der Fettembolie des Gehirns. Schweiz. med. Wochenschr. Nr. 19. 1922.

160. Tönniessen: Münch. med. Wochenschr. Nr. 40. 1921.

161. Turner, H.: Über Fettembolie bei orthopädischen Operationen. Arch. f. orthop. Unfallchirurg. Bd. 13, S. 328. 1914.

162. Urtel: Zur intravenösen Injektion von Campheröl. Klin. Wochenschr. Nr. 8. S. 371. 1922.

163. Utgenannt, L.: Über Fettembolie und Krampfanfälle nach orthopädischen Operationen. Zeitschr. f. orthop. Chirurg. Bd. 41, S. 393. 1921.

164. Virchow, R.: Über Fettembolie und Eklampsie. Berl. klin. Wochenschr. Nr. 30. 1886.

165. Vogt, P.: Die Gefahr der Fettembolie bei gewissen Kniegelenksresektionen. Zentralbl. f. Chirurg. Nr. 24, S. 377. 1883.

166. Vulpius: Diskussion zu v. Aberle. Münch. med. Wochenschr. Nr. 16, S. 806. 1907.

167. Wagner, E.: Die Capillarembolie mit flüssigem Fett, eine Ursache der Pyämie. Arch. d. Heilk. Bd. 3, S. 241. 1862.

168. — Die Fettembolie der Lungencapillaren. Arch. d. Heilk. Bd. 6, S. 146. 1865.

169. Wahnkau: Ein Fall von tödlicher Fettembolie. Inaug.-Diss. Halle 1886.

170. Waldeyer, W.: Zur pathologischen Anatomie der Wundkrankheiten. Virchows Arch. f. pathol. Anat. u. Physiol. Bd. 40, S. 395. 1867.

171. Warnstedt: Ein Fall von tödlicher Fettembolie nach Weichteilverletzungen. Inaug.-Diss. Kiel 1888.
172. Westenhoeffer: II. Kadaveröse Fettembolie der Lungencapillaren. Virchows Arch. f. pathol. Anat. u. Physiol. Bd. 170, S. 528. 1902.
173. — Über Fettverschleppung nach dem Tode. Vierteljahrsschr. f. gerichtl. Med. u. öff. Sanitätsw. Bd. 27, Suppl., S. 185. 1904.
174. — Kadaveröse Fettembolie der Lungencapillaren. Münch. med. Wochenschr. Nr. 50, S. 2098. 1902.
175. Wiener, M.: Wesen und Schicksal der Fettembolie. Arch. f. exp. Pathol. u. Pharmakol. Bd. 11, S. 275. 1879.
176. Wiesinger: Diskussion zu Simmonds. Münch. med. Wochenschr. Nr. 9, S. 282. 1898.
177. Wieting: Über den Wundschlag (traumatischen Chok) und von ihm zu scheidende Zustände nach Verletzungen. Ergebn. d. Chirurg. u. Orthop. Bd. 14, S. 617. 1921.
178. Wilke: Fettembolie nach Querbruch beider Tibiae und Fibulae. Med. Ges. zu Kiel. Münch. med. Wochenschr. Nr. 35, S. 1970. 1913.
179. Wilms, M.: Heilung der Fettembolie durch Drainage des Ductus thoracicus. Verhandl. d. dtsch. Ges. f. Chirurg. S. 196. 1910.
180. Winogradow: Zur Frage der Kalichloricum-Vergiftung. Virchows Arch. f. pathol. Anat. u. Physiol. Bd. 190, S. 92. 1907.
181. Wintritz: Über die gerichtsärztliche Beurteilung von Fettembolien. Vierteljahrsschrift f. gerichtl. Med. u. öff. Sanitätsw. Bd. 11, Folge 3, S. 47. 1896.
182. Withhey, W. J.: Fat embolism. Boston med. a. surg. journ. Nr. 18. Febr. 1892.
183. Wuttig, H.: Experimentelle Untersuchungen über Fettaufnahme und Fettablagerung. Beitr. z. pathol. Anat. u. z. allg. Pathol. Bd. 37, S. 378. 1905.
184. Zangger: Diskussion zu Bürger. Vierteljahrsschr. f. gerichtl. Med. u. öff. Sanitätsw. Bd. 39, Suppl.-Heft, S. 171. 1910.
185. Zenker, A.: Beiträge zur normalen und pathologischen Anatomie der Lunge. Dresden 1862.
186. — Ein Fall von Schußverletzung der Leber (des Herzens usw.) mit embolischer Verschleppung von Lebergewebe. Dtsch. Arch. f. klin. Med. Bd. 42, S. 505. 1888.
187. Ziemke: Diskussion zu Bürger. Vierteljahrsschr. f. gerichtl. Med. u. öff. Sanitätsw. Bd. 39, Suppl.-Heft, S. 168. 1910.
188. — Lebergewebsembolie der Lungen nach Trauma. Vierteljahrsschr. f. gerichtl. Med. u. öff. Sanitätsw. Bd. 41, III. Folge, II. Suppl.-Heft, S. 163. 1911.
189. — Über postmortale Entstehung von Fettembolien. Vierteljahrsschr. f. gerichtl. Med. u. öff. Sanitätsw. Bd. 41, 2. Suppl.-Heft, S. 85. 1911.
190. — Tod durch Chok nach körperlicher Mißhandlung. Vierteljahrsschr. f. gericht. Med. u. öff. Sanitätsw. Bd. 45, I. Suppl.-Heft. 1913.
191. Zwicke: Zwei Todesfälle durch Embolie der Lungen. Dtsch. med. Wochenschr. Nr. 32. 1883.

I. Historisches und Statistisches über Fettembolie.

Die Fettembolie interessiert in gleicher Weise den Chirurgen, den Orthopäden, den pathologischen Anatomen, den Begutachter und den Gerichtsarzt. Da in letzter Zeit bei der Behandlung von Kreislaufstörungen die Anwendung von in Öl gelösten Arzneimitteln vorgeschlagen und teilweise sogar versucht worden ist, so hat die Fettembolie auch für den inneren Mediziner eine gewisse Bedeutung gewonnen. Es soll daher in diesen Blättern eine zusammenhängende Darstellung über die Fettembolie auf Grund der Erfahrungen in den verschiedenen Disziplinen der Medizin gegeben werden.

Man versteht unter Fettembolie den Vorgang des Eindringens von flüssigem Fett in die Körpervenen im Anschluß an äußere Insulte. Das Fett wird in die Gefäße der Lungen und der Organe des großen Kreislaufes weiter getragen und führt hier zur Verlegung der Capillaren. Bei Verstopfung großer Capillargebiete kann der Tod eintreten.

1. Historisches.

Beim Menschen wurde die Fettembolie zuerst im Jahre 1862 von Zenker und E. Wagner beobachtet. Während der erstere derselben keine praktische Bedeutung beilegte, glaubte Wagner, daß in einzelnen Fällen die Pyämie mit der Fettembolie in ursächlichem Zusammenhang stände. In den folgenden Jahren wurde dann die Fettembolie, die man sehr bald als Todesursache nach Unglücksfällen kennen lernte, von einer Reihe von Chirurgen und Pathologen experimentell erforscht. Ich nenne nur E. Bergmann und seinen Schüler Hohlbeck in Dorpat 1863, Busch 1866, Halm 1876, Riedel 1877, Skriba 1880, Ribbert 1900, Schultze, Wiener, Fuchsig u. a. m.

Erwähnt sei hier, daß bereits Magendie in Paris in seinen Vorlesungen über die physikalischen Erscheinungen des Lebens seinen Studenten Experimente über Fettembolie vorgeführt hat. Er injizierte eine halbe Drachme Olivenöl einem Hund in die äußere Halsvene und konnte seinen Zuhörern am nächsten Tage das Tier wieder vorführen mit allen Zeichen einer Pneumonie (Bd. 2, S. 95). Auf die Tatsache, daß tödliche Fettembolie nach orthopädischen Operationen vorkommt, machten Wahnkau 1886, Lympius 1893, Payr 1898, v. Aberle 1908, Gaugele 1910 u. a. aufmerksam.

Die Bedeutung, die die Fettembolie für die gerichtliche Medizin hat, wurde durch die Arbeiten von Puppe 1896, Carrara 1898, Westenhoeffer 1902, Bürger 1910, Ziemke 1911 u. a. bewiesen.

Eine umfassende Arbeit, in der die verschiedensten Fragen der Fettembolie auf Grund eigener Beobachtungen am Sektionstisch und im Tierexperiment nachgeprüft worden sind, stammt aus der Feder des Norwegers N. B. Gröndahl 1910.

2. Häufigkeit der Fettembolie.

Wir finden die Fettembolie als Folge schwerer Unfälle und Erschütterungen des Körpers, aber auch nach Erkrankungen innerer Organe, Vergiftungen und Verbrennungen. Über die Häufigkeit geben uns Auskunft die Statistiken, die in pathologischen und gerichtsärztlichen Instituten an den zur Sektion gekommenen Leichen in bestimmten Zeiträumen sowie in Kliniken erhoben sind. So fand Skriba in den Lungen sämtlicher in der Zeit vom 12. September bis 30. Dezember 1878 im Freiburger pathologischen Institut obduzierter Leichen 46 an der Zahl, 28mal Fettembolie = 52% der Leichen.

Carrara, der am gerichtsärztlichen Institute in Wien arbeitete, gibt genaue Zahlenangaben über die Häufigkeit der Fettembolie bei Knochenbrüchen und anderweitigen Krankheiten und Schädigungen des Organismus, wie die untenstehende Tabelle in anschaulicher Weise zeigt.

Tabelle I.

Untersuchte Fälle	Zahl	Mit positivem Befund	Prozentzahl
Frakturen	17	13	76%
Herz-Gefäß-Nierenkrankheiten	27	6	22%
Lungenthrombose	3	1	—
Grimmdarmbruch	1	1	—
Phosphorvergiftungen	5	1	—
Verbrennungen und Verbrühungen . .	13	6	44,1%
Verschiedene Krankheiten	36	—	—
	102	28	26,4%

Carrara fand also bei 102 Leichen in 28 Fällen Fettembolie = 26,4%. Seine Zahl deckt sich nicht mit derjenigen von Skriba; denn Skriba erhob in 52% der Leichen den Befund von Fettembolie; wahrscheinlich hat Skriba in seinem Material mehr Fälle, die an den Folgen von Unglücksfällen zugrunde gegangen sind. Aus der Tabelle von Carrara ersieht man weiter, daß am häufigsten, wie das ja auch nach den allgemein ärztlichen Erfahrungen zu erwarten war, die Fettembolie nach Frakturen vorkommt, und zwar in 76% der Fälle. Diese Zahl wird noch übertroffen durch die statistischen Erhebungen und Untersuchungen von Bürger, der im Straßmannschen Institut für Staatsarzneikunde in Berlin bei sämtlichen Knochenbrüchen und schweren Erschütterungen mit Ausnahme eines Falles immer Fettembolie in den Lungen nachweisen konnte. Dagegen fand Bürger unter 50 Fällen von Fettembolie in der Lunge nur zweimal Fettembolie im großen Kreislauf, das heißt in Herz, Nieren, Gehirn und anderen Organen = 4%.

Ein ganz anderes Bild von der Bedeutung und der Häufigkeit der Fettembolie bekommt man, wenn man einmal einen Blick auf eine Zusammenstellung von behandelten Knochenbrüchen aus einer Klinik wirft.

So schreibt Barack: In der Zeit vom Jahre 1886—1889 inklusive kamen unter 929 Knochenbrüchen, die in der v. Bardelebenschen Klinik behandelt wurden, 3 tödliche Fälle von Fettembolie vor = 0,32%.

Aus diesen Statistiken, erhoben am Sektionstisch und im klinischen Betriebe, ersieht man, daß die Fettembolie wohl bei jeder schweren Verletzung des Knochensystems vorkommt, aber nur in den seltensten Fällen zum Tode führt. Ich habe überhaupt den Eindruck, als wenn die tödliche Fettembolie infolge von Verbesserungen in der Frakturbehandlung seltener geworden ist.

3. Lebensalter.

Von großer Bedeutung für die Häufigkeit der Fettembolie ist das Lebensalter der betreffenden Menschen. Man kann sagen, bis zum 10. Lebensjahr kommt die Fettembolie nur sehr selten vor, am häufigsten wird sie beobachtet zwischen dem 20. und 50. Lebensjahr. Nach dem 50. Lebensjahr nimmt sie an Häufigkeit wieder ab. Diese Feststellungen, die man am klinischen Material selber erheben kann, finden eine Stütze in der untenstehenden Tabelle von Carrara.

Tabelle II.

Beziehungen zwischen dem Lebensalter und der Frakturen- und Embolie-Frequenz.

Alter	Frakturen		Fettembolien	
	Gurlt	Carrara	Skriba	Carrara
Bis zum 10. Lebensjahr	19%	5,88%	3,3%	—
Vom 11.—20. Lebensjahr . . .	14%	5,88%	16,1%	—
Vom 21.—50. Lebensjahr . . .	47%	58,82%	58,3%	63,37%
Über das 50. Lebensjahr hinaus	20%	29,42%	27,3%	36,63%

Die Ursache für diese Erscheinungen liegt begründet in erster Linie in dem anatomischen Verhalten des Knochenmarkes. Bei jugendlichen Individuen bis zum 20. Lebensjahr befindet sich in den langen Röhrenknochen ein rotes, lymphatisches, fettarmes Mark. Nach Abschluß der Wachstumsperiode wandelt sich das lymphatische Gewebe in Fettgewebe um, und so beobachtet man gerade zwischen dem 21. und 50. Lebensjahre nach Unfällen den größten Prozentsatz von Fettembolie. Mit zunehmendem Alter, vor allem bei Greisen, setzt meist eine gallertige Atrophie des Knochenmarks ein, die ihrerseits wieder, wie Riedel betont, den Träger vor der tödlichen Fettembolie bewahrt.

Von Bedeutung ist ferner die chemische Zusammensetzung des Fettes, die in den verschiedenen Lebensaltern eine andere ist. Auf letztere wird im nächsten Abschnitt eingehender hingewiesen werden.

Hervorgehoben werden muß, daß bei Kindern nach Weichteil- und Organverletzungen auch im frühen Lebensalter Fettembolie zustande kommen, wie uns die interessanten Mitteilungen von Ziemke lehren, der bei einem Kinde von ca. fünf Jahren nach Überfahren und einem zweijährigen nach tödlicher Mißhandlung ausgedehnte Fettembolie in den Lungen aufdeckte.

4. Geschlecht.

Die Fettembolie kommt bei Männern viel häufiger vor als bei Frauen, eine Erscheinung, die sich zwanglos dadurch erklären läßt, daß Männer in ihren Berufen allen Unfällen, vor allem Knochenbrüchen, viel mehr ausgesetzt sind als Frauen.

Bis zum Jahre 1880 hat Skriba aus der Literatur 177 Fälle von Fettembolie bei den verschiedensten Erkrankungen und Unglücksfällen gesammelt. Von diesen betrafen

$$136 \text{ Männer} = 76{,}84\,\%,$$
$$41 \text{ Frauen} = 23{,}16\,\%.$$

Unter den 177 Fällen befanden sich 93 Knochenbrüche, die sich folgendermaßen verteilten:

$$\text{Männer } 85 = 91{,}3\,\%,$$
$$\text{Frauen } 5 = 5{,}3\,\%.$$
Ohne Angabe des Geschlechts 3.

II. Pathogenese der Fettembolie.

1. Die chemische Zusammensetzung des Fettes und der Ausgangsort für die Fettembolie.

Die Fette im Organismus des Menschen und der Tiere bestehen aus Olein und den festen Säuren, dem Palmetin und dem Stearin.

Das Olein ist bei gewöhnlicher Temperatur flüssig, während das Palmetin erst bei 46° C, das Stearin bei 53° C seinen Schmelzpunkt erreicht. Je nach der in ihnen vorhandenen Menge von Olein, Palmetin und Stearin sind die Fette des Menschen und der Tiere verschieden zusammengesetzt. Je mehr Olein ein Fett enthält, um so flüssiger ist es, um so leichter schmilzt es, während ein erheblicherer Grad von Stearin den Schmelzpunkt später erreichen läßt. Schon beim Menschen sehen wir im verschiedenen Alter einen Unterschied in dem Gehalt von Olein und festem Palmetin. Beim Erwachsenen überwiegt die Ölsäure, während der Neugeborene mehr die festen Säuren in seinem Fett aufweist.

Bei manchen Tieren, z. B. beim Hammel, ist das Verhältnis im Gehalt der Ölsäure zu den festen Säuren gerade umgekehrt wie beim erwachsenen Menschen.

Damit gerinnt das Hammelfett am leichtesten, eine Beobachtung, die jeder beim Essen von Hammelfleisch machen kann. Vgl. die Tabelle von I. Munk.

Tabelle III.

Fettart	Ölsäure	Feste Säuren	Schmelzpunkt
Mensch, erwachsener	86%	10%	ca. 20°
„ neugeborener	65%	30%	ca. 30°
Gans	62%	32%	24—26°
Hund	67%	28%	28°
Schwein	49%	46%	33°
Milchfett (Butter)	40%	50%	31°
Rind	31%	64%	40—49°
Hammel	15%	80%	42—51°

Die verschiedene Zusammensetzung des menschlichen Fettes an festen Säuren und Olein ist für die Pathogenese der Fettembolie von höchster Bedeutung. Sie ist eine der Hauptursachen dafür, daß die Fettembolie beim Erwachsenen infolge des geringen Gehaltes an festen Säuren so häufig, bei Kindern dagegen infolge der größeren Menge fester Säuren so selten auftritt (Bürger).

Bei ihren Versuchen zur Erzeugung der experimentellen Fettembolie haben die meisten Autoren Olivenöl verwandt. Dieses verhält sich wieder wesentlich anders als das Körperfett, weil es hauptsächlich Olein und wenig Palmetin enthält. Spritzt man einem Tier das Olivenöl in eine Vene ein, so findet man schon nach wenigen Sekunden Fetttropfen in allen Organen. Beim Menschen dagegen bleibt das Körperfett, das lange nicht so beweglich und schmiegsam ist, infolge des Gehaltes von festen Säuren zuerst in den Lungencapillaren hängen und gelangt von hier erst in die Organe des großen Kreislaufes.

Da das Olivenöl ein den Körpergeweben fremder Stoff ist, so kommt es oft, wie das von Skriba, Bürger u. a. beobachtet ist, zu Zerstörungen von roten Blutkörperchen und zu anderweitigen Schädigungen der Gewebe dort, wo durch den Blutstrom Öltropfen hingelangt sind. So sieht man gerade bei der experimentellen Fettembolie braune Zylinder in den Nieren, Infarkte in den Lungen, Nekrosen in der Leber, Blutungen im Zentralnervensystem und in der Aderhaut. Beim Menschen dagegen werden Schädigungen des Blutes nicht so häufig wie beim Versuchstier beobachtet (s. S. 129).

Als Ausgangsstelle für die Fettembolie beim Menschen kommen die großen Fettdepots des Körpers in Frage, das sind:

            das Knochenmark,
            das Unterhautzellgewebe,
            das Fettgewebe in der Bauchhöhle,
            die Leber,
            die verfettete Muskulatur.

Nach den Angaben von I. Munk findet sich im Hautfettpolster bis zu 40%, im Bauchhöhlenfett bis zu 30% und in den Muskeln bis zu 10% des Gesamtfettes.

2. Die Wege, die das Fett bei der Fettembolie nimmt.

Eine große Anzahl von Forschern hat sich speziell mit dieser Frage beschäftigt, da sie nicht nur theoretisch interessant, sondern auch therapeutisch von Bedeutung ist. Dem flüssigen Fett stehen zwei Wege offen:

1. der Blutweg,
2. der Lymphweg.

Das Fett kann nur dann in den Kreislauf gelangen, wenn durch Unfälle oder Krankheiten die Fettzellen des Organismus an einer Stelle gesprengt und die Blut- und Lymphbahnen gleichzeitig eröffnet worden sind.

Speziell den Chirurgen interessiert besonders das Auftreten der Fettembolie nach Knochenbrüchen, und so sind gerade die meisten experimentellen Versuche an den Röhrenknochen von Hunden und Kaninchen ausgeführt worden.

Die anatomischen Verhältnisse der Röhrenknochen sind nun folgende: Die Innenfläche der Röhrenknochen ist vom Endost ausgekleidet, das vom Periost stammt und sich durch die Knochenlücken mit den Blutgefäßen in das Innere vorschiebt. Die Venen im Knochenmark besitzen außerordentlich dünne Wände und sind büschelförmig angeordnet. Sie liegen im Innern der Knochen zwischen den Mark- und Fettzellen. Nach Gegenbaur überwiegen in manchen Knochen die Blutgefäße sogar an Masse das Markgewebe, und ein großer Teil der spongiösen Substanz wird von Blutgefäßen eingenommen. In den Venen des Knochenmarks herrscht, wie aus den Tierversuchen von E. P. O. Schultze hervorgeht, ein negativer Druck.

Zur Klärung der Frage, auf welchem Wege das Fett in den Kreislauf gelangt, wurden die Versuche in der Weise angestellt, daß man Tieren künstlich Frakturen beibrachte oder aber von einer Trepanationsstelle im Knochen aus oder von den Blutgefäßen her Olivenöl oder ein anderes Fett injizierte.

Da das Olivenöl, im Gegensatz zu den menschlichen und tierischen Fetten fast ganz aus Olein besteht, so sind die Versuche alle nicht ganz beweisend, denn das Olivenöl passiert viel leichter die Capillaren als tierisches Fett, weil es infolge des Mangels an festen Säuren flüssiger und schmiegsamer als dieses ist. Immerhin haben die Experimente doch nach vieler Richtung klärend gewirkt.

Es sollen hier in Kürze die wichtigsten Versuche erwähnt werden:

Busch experimentierte an Kaninchen und Katzen. Ein Röhrenknochen, hauptsächlich die Tibia, wurde trepaniert und mit Zinnober gefärbtes Olivenöl in die Markhöhle eingespritzt. Er konnte nun nachweisen, daß das Öl hauptsächlich durch die Blutgefäße der Markhöhle in den Kreislauf gelangt. Ein Teil des Öls bedient sich auch des Lymphweges, denn Busch fand rotgefärbte Fetttropfen in den Lymphdrüsen. Durch reichliche Olivenölinjektion in das Unterhautbindegewebe bei zwei Tieren trat keine Fettembolie in den Lungen auf. Aus diesem Versuche schließt er, daß bei der Fettembolie die Hauptmenge des Fettes in erster Linie auf dem Blutwege in den Kreislauf gelangt, entsprechend der größeren Weite der Blutgefäße des Knochens und der größeren Schnelligkeit des Blutstromes.

B. Riedel injizierte Kaninchen 60 g Öl unter die Haut und fand Fetttropfen in den Lungen in sehr geringer Menge. Brachte er aber Öl in die Bauchhöhle von Kaninchen, dann war eine schwere Fettembolie in den Lungen die Folge. Die Ursache für diese Erscheinung sieht er darin, daß bei subkutanen Injektionen das Öl die Filterapparate, Drüsen, passiert und von hier chylusartig verteilt in den Ductus thoracicus gelangt. Eine Zusammenballung der Chylusemulsion zu großen Fetttropfen ist dann nicht mehr möglich. Bei der Injektion in die Bauchhöhle dagegen tritt nach Riedel das Öl direkt durch die Lymphgefäße des Zwerchfells in den Ductus thoracicus ein. Bei Knochenbrüchen spielt infolge der eingeschalteten Lymphdrüsen, die das Fett abfangen, der Transport auf dem Lymphwege eine untergeordnete Rolle, vielmehr tritt das Fett direkt in die klaffenden Venen über. Blutung und Entzündung im Mark wirken dabei als Druck.

Wiener, der an Kaninchen, Hunden und Fröschen Versuche anstellte, sah ähnliches wie Riedel, nämlich daß Olivenölinjektionen in Pleura und Bauchhöhle sowie in den Lymphsack von Fröschen Fettembolie in den Lungen der Tiere erzeugt. Aber im Gegensatz zu Busch, Riedel und Flournoy konnte er nach Einbringen von Öl unter die Haut Fettembolie in den Lungen erzeugen. Er betont, daß das Öl die Lymphbahnen und Lymphdrüsen glatt passiert und daß die Lymphdrüsen, die Riedel als „schirmende Barrieren" bezeichnet hat, das Eintreten der Fettembolie nicht verhindert.

Fritzsche an der Wilmsschen Klinik in Basel ging bei Kaninchen und Hunden folgendermaßen vor: In der ersten Serie der Tiere wurden alle abführenden Venen der betreffenden Extremität unterbunden, das Fett konnte also dann, wenn eine Fettembolie der Lunge zustande kam, nur den Lymphweg passiert haben.

In einer zweiten Serie wurde der Ductus thoracicus am Angulus venosus freigelegt und die Chylusflüssigkeit nach außen abgeleitet. Trat jetzt eine Fettembolie der Lunge ein, dann konnte das Fett nur die offenstehenden Venen der Extremität als Weg benutzt haben. Erzeugt wurde die Fettembolie durch Anbohren der Röhrenknochen, meist der Tibia und Zerstörung des Knochenmarkes mit einem Metalldraht, oder es wurde die Tibia mit 24 bis 36 Stockschlägen unter Vermeidung von Weichteilquetschungen und Erschütterungen des übrigen Körpers beklopft. Die Operationen geschahen in tiefer Narkose. Das Ergebnis seiner Versuche ist nun kurz folgendes:

Bei Erschütterung der Knochen durch die Stockschläge geht die Fettembolie auf dem Lymphwege, bei blutiger Verletzung der Knochen auf dem Blutwege direkt in die Lungen. Denn trotz Unterbindung der abführenden Extremitätenvenen trat beim einfachen Beklopfen der Tibia die Fettembolie in derselben Stärke wie bei den Kontrolltieren auf. Es mußte also das Fett sich des Lymphweges bedient haben.

Bei den blutigen Verletzungen hat dagegen die Venenunterbindung das Auftreten einer Fettembolie verhindert. Die Lymphbahnen der Knochen sind durch das Hämatom wahrscheinlich verlegt worden, so daß dem Fett in diesen Fällen auch der Lymphweg verschlossen blieb.

Ernst O. P. Schultze (Berlin) trepanierte bei Tieren die Tibia, verschloß das Loch in der Markhöhle mit einem Korken, durch den die Kanüle einer Spritze durchgestoßen wurde. Am selben Bein wurde die Vena iliaca freigelegt und eine Kanüle in diese eingeführt. Sofort nach Injektion von sterilem Olivenöl in die durch den Korken abgeschlossene Markhöhle entleerte sich aus der Kanüle in der Iliaca Blut mit feinsten Fetttröpfchen. Das Fett nahm den Venenweg, die ausfließende Menge entsprach der eingespritzten Menge des Öls und nach beendeter Injektion hielt der Ölausfluß noch eine ganze Zeitlang an. Im durchsägten Knochen fand sich ein Kanal, der von der Injektionsstelle aus mitten durch das Knochenmark in zentripetaler Richtung lief und dicht vor der Metaphyse die Kortikalis durchsetzte. Schultze hat dann die Versuche von Ribbert modifiziert (vgl. S. 132). Er führte eine Kanüle in die V. iliaca ein und beklopfte mit einigen leichten Schlägen das Schienbein derselben Seite. Sofort trat Fett aus der Kanüle aus. Damit ist abermals bewiesen, daß das Fett den Venenweg und nicht den Lymphweg nimmt. Legte er bei eröffneter Markhöhle eine Stauungsbinde an, so fand er, daß dann die Aufnahme von Fett sehr eingeschränkt ist, da dieses Abfluß nach außen hat.

Weiter fand Schultze, daß in den abführenden Venen der Knochen ein Druck unter 0 herrscht und daß in der Knochenhöhle ein durch die Venen hervorgerufener geringerer Druck herrscht. In der Tibia eines mittelgroßen Hundes beträgt der Druck $= -5$ mm Wasser. Zum Verständnis der Entstehung der Fettembolie braucht man nicht die Annahme einer Vis a tergo; der Prozeß wird auch durch die saugende Kraft der Venen verständlich. Trotzdem ist ein erhöhter Druck in der Markhöhle bei Knochenbrüchen für die Entstehung der Fettembolie von Bedeutung. Denn füllte Schultze nach Abdichtung des Trepanloches die Markhöhle mit physiologischer Kochsalzlösung (Druck etwa 50—60 Hg), so entleerte sich das Blut aus der Venenkanüle mit einem erheblichen Druck.

Bergemann, dessen Versuche an anderer Stelle noch skizziert werden sollen, fand ebenfalls, daß das Fett hauptsächlich auf dem Blutwege und nur in geringer Menge auf dem Lymphwege befördert wird (vgl. S. 132).

Ergebnis der Versuche.

Fassen wir aus allen diesen Versuchen das Wesentliche zusammen, so ergibt sich klar und deutlich, daß bei schweren Knochenbrüchen, aber auch bei Blutungen in die Markhöhle das flüssige Fett in der Hauptsache von den eröffneten Venen aufgesaugt wird, wobei der Bluterguß im Knochenmark noch als treibende Kraft wirkt. Das Fett gelangt auf dem Venenwege in die Lunge. Nur ein geringer Teil des Fettes wandert auf dem Lymphwege unter Vermittlung des Ductus thoracicus in die Blutbahn. Experimentell läßt sich Fettembolie erzeugen nach Einbringen von Öl und Fett unter die Haut in die Blutbahn, die Bauchhöhle, Pleura und das Knochenmark.

3. Foramen ovale Cordis.

Von der Lunge wird das Fett durch die Capillaren in den großen Kreislauf und von hier durch den arteriellen Blutstrom in alle Organe verschleppt. Von verschiedenen Untersuchern ist die Frage aufgeworfen worden, ob einem offenen Foramen ovale im Herzen eine besondere Bedeutung für die Entstehung der Fettembolie im großen Kreislauf zuzusprechen sei. Oehler, Fromberg und Naville sind der Ansicht, daß ein offenes Foramen ovale für die Entstehung der Fettembolie im großen Kreislauf wichtig sei, während Reuter, Bürger, Wilke, Schultze, ich selber und zahlreiche andere erhebliche Grade von Fettembolie im großen Kreislauf bei geschlossenem Foramen ovale gesehen haben. Zusammenfassend läßt sich also sagen, daß für die Entstehung der Fettembolie des großen Kreislaufs die Existenz eines offenen Foramen ovale unwesentlich ist. Die Fetttropfen passieren den Lungenkreislauf ohne Schwierigkeit, auch bei geschlossenem Foramen ovale.

Möglich ist aber, daß Zirkulationsstörungen in der Lunge den Durchgang von Fetttropfen in den großen Kreislauf verhindern können, eine Behauptung, die zuerst von Eberth in Halle aufgestellt worden ist.

4. Die Zeit zwischen Eintritt des Unfalls und Auftreten der Fettembolie.

Schon wenige Sekunden nach der Verletzung eines großen Knochens, aber auch nach Weichteilverletzungen findet man bereits Fett in den Lungen. So sah Carrara am gerichtsärztlichen Institute in Wien unter 13 Fällen, wo der Tod unmittelbar nach der Verletzung aufgetreten war, neunmal Fettembolie. Gröndahl wies bei zwei Patienten, die aus bedeutender Höhe vom Dach herabgestürzt waren, Siegmund im Kriege bei abgestürzten, sofort verstorbenen Fliegern Fettembolie in den Lungen nach. R. Schulz berichtet folgenden interessanten Fall:

Bei einem Abgestürzten, der neben Schädel- und Gehirnzertrümmerung, Extremitäten- und Rippenbrüchen quere Risse in Aorta und Pulmonalis aufwies, fand sich bereits Fettembolie in den Lungen.

Reichmann stellte bei Erhängten mehrfach Fettembolie in den Lungen fest (zit. nach R. Schulz, S. 57). Interessant ist, daß Bürger bei Menschen, die wenige Sekunden nach dem Unfall verstorben waren, nicht nur in den Lungen, sondern in zwei Fällen auch in den übrigen Organen so viel Fett fand, daß man von einer Fettembolie reden konnte. Demnach scheint der Übertritt von Fetttropfen in den großen Kreislauf nicht erst nach und nach, sondern unter Umständen schon ziemlich bald nach dem Unfall zu erfolgen.

Skriba hat im Tierversuch den Zeitpunkt zwischen stattfindendem Unfall und Einsetzen der Fettembolie gemessen. Er spannte einen Frosch auf, frakturierte beide Unterschenkel und konnte dann 42 Sekunden später in den Gefäßen der aufgespannten Froschzunge, also in den Gefäßen des großen Kreislaufs die Fetttropfen beobachten.

5. Über die Lokalisation des Fettes in der Lunge und das Kretzsche Gesetz.

Jedem Untersucher, der sich mit der pathologischen Anatomie der Fettembolie beschäftigt, muß es auffallen, daß das meiste Fett in den Lungencapillaren, der wesentlich geringere Teil in den Gefäßschlingen des großen Kreislaufs sich befindet.

Die Ursache für diese Erscheinungen kann nicht allein darauf beruhen, daß die Fetttropfen einfach mechanisch in den Lungengefäßen stecken bleiben, es müssen vielmehr noch andere Gründe für diese Tatsache maßgebend sein. Um nun festzustellen, woher es kommt, daß das meiste Fett immer in den Lungencapillaren sitzt, hat W. Reuter Versuche an Kaninchen angestellt. Er injizierte Kaninchen Olivenöl in die Ohrvene und in die Carotis. Gerade bei den Einspritzungen in die Halsschlagader fand er, nachdem das Öl die Capillaren des Körpers (Gehirn, Nieren, Leber) durchlaufen hatte, immer die größte Menge des Fettes in den Gefäßen der Lungen, während die anderen Capillargebiete des Körpers fast verschmäht wurden. Als Erklärung für diese interessante Erscheinung führt Reuter an, daß die Lungencapillaren sehr locker im Gewebe liegen und sich bei Stauung leicht ausdehnen können. Als wichtigste Ursache aber berücksichtigt Reuter die Druckverhältnisse in dem Gefäßsystem. Nach von Kries beträgt der Aortendruck beim Kaninchen 100—120 mm Quecksilber und der Capillardruck beim Kaninchen 33 mm Hg. Der Druck in der Arteria pulmonalis beträgt dagegen nur 12—15 mm Hg.

Gelangt bei einem Unfall Fett in den Kreislauf, so wird es sich naturgemäß an den Stellen des niedersten Druckes anstauen. Diejenige Stelle, wo im Capillargebiet des gesamten Körpers der niedrigste Druck herrscht, ist das Stromgebiet der Lunge. Infolgedessen finden wir bei der Fettembolie in den Capillaren der Lunge den Hauptansammlungsort des Fettes (W. Reuter).

Es ist die Frage aufgetaucht, ob die Ansiedlung der Fetttropfen in der Lunge eine ganz gleichmäßige ist, oder ob die Verteilung des Fettes in den Lungenlappen je nach der Ursprungsstelle des Fettes erfolge.

Der verstorbene Würzburger Pathologe R. Kretz hat das Gesetz aufgestellt, daß die Ursprungsstelle eines Embolus von Bedeutung sei für die spätere Ansiedlung des Embolus im Kreislauf der Lunge. Er hatte ausgesprochen, daß Emboli, die der V. cava superior entstammen, sich im Oberlappen, Emboli, die der V. cava inferior entstammen, sich im Unterlappen ansiedeln. Dabei ist der Mittellappen der rechten Lunge, in bezug auf seine Gefäßversorgung, dem Oberlappen zuzurechnen.

Kretz stützte sich, als er dieses Gesetz formulierte, auf Beobachtungen, die schon Kundrat gemacht hatte. Dieser fand, daß bei der puerperalen

Pyämie die Lungenabscesse vornehmlich in den Unterlappen der Lunge, bei Pyämie nach Ohrabscessen in den Oberlappen der Lunge ihren Sitz haben. Er beruft sich des weiteren auf v. Behring, der nach Injektionen von Tuberkelbacillen in die V. jugularis beim Tier nur tuberkulöse Veränderungen im Oberlappen der Lunge fand. Schließlich bewies Kretz' Schüler Helly im Tierversuch, daß Injektionen von $\frac{1}{2}$ ccm Hefebreis beim Kaninchen, in die V. jugularis injiziert, embolische Blutungen im hinteren oberen Teil der Oberlappen, Injektionen in die V. femoralis dagegen solche an den hinteren unteren Teilen der Unterlappen und der Basis der Lungen hervorrufen.

Diese neue Behauptung von Kretz, auf Grund von Untersuchungen und Leichenbeobachtungen auf einem wissenschaftlich genau durchforschten Gebiete hat nicht die restlose Anerkennung gefunden.

Schon in der Diskussion auf der Pathologentagung im April 1912 wurde von Marchand und Ghon den Ausführungen von Kretz widersprochen, und W. Hofmann, Georgi, Reye äußerten sich ebenfalls später in ihren Arbeiten im gegenteiligen Sinne.

Für die Fettembolie haben L. Bürger und Straßmann über die Ansiedlung der Fetttropfen in der Lunge im Sinne von Kretz Untersuchungen angestellt.

Sie machten Versuche an Kaninchen und fanden eine Bestätigung des Kretzschen Gesetzes; denn sie erhoben den wichtigen Befund, daß bei Knochenbrüchen in der oberen Körperhälfte die Oberlappen und der Mittellappen eine stärkere Fettembolie zeigen als die Unterlappen, daß dagegen bei Frakturen der unteren Extremität die Unterlappen mehr Fett aufweisen als die Oberlappen.

Untersuchungen von anderer Seite an einem größeren Material müssen noch zeigen, ob diese Ergebnisse sich wirklich bewahrheiten. Dann wären sie von großer Bedeutung für die gerichtliche Medizin. Denn wie Bürger und Straßmann mit Recht hervorheben, wäre man dann in die Lage versetzt, am Sektionstisch entscheiden zu können, welcher von den Knochenbrüchen, wenn mehrere derselben vorliegen, die tödliche Fettembolie bewirkt hat (vgl. S. 143).

Bisher jedoch ist für die menschliche Pathologie die Bevorzugung der einzelnen Lungenlappen bei der Fettembolie im Sinne des Kretzschen Gesetzes nicht allgemein festgestellt worden.

6. Über den Verbleib des Fettes in den Organen und die Ausscheidung desselben durch die Nieren.

Die klinische Beobachtung bei Patienten, die einen schweren Knochenbruch erlitten haben, hat gezeigt, daß man bei diesen Menschen fast regelmäßig Fett im Urin nachweisen kann. Es muß also ein Teil des in den Kreislauf gelangten Fettes durch die Nieren ausgeschieden werden. Diese Tatsache hat dazu geführt, im Tierversuch der Frage nachzugehen, ob alles Fett durch die Nieren ausgeschieden wird, oder ob die Fetttropfen anderweitig von den Organen aufgenommen werden können.

Während Bergmann und ebenso Halm und Flournoy der Ansicht sind, daß das Fett nicht nur in der Niere, sondern auch in anderen Organen durch die intakten Gefäßwände hindurchtreten könne, lehnt Skriba diese Auffassung ab. Nach ihm findet der Durchtritt eines Teiles des in den Lungencapillaren als Embolie befindlichen Fettes durch die unverletzte Gefäßwand nicht statt. Er glaubt vielmehr, daß das flüssige Fett in den Lungencapillaren stecken bleibt und hier Embolien bildet. Ein kleiner Teil gelangt dann in den großen Kreislauf, erzeugt auch hier Embolien und wird zum Teil durch die Nierenglomeruli im Urin ausgeschieden. Beim Menschen nach 8—12 Tagen nach Eintritt des Fettes in das Blut lösen sich die Emboli in der Lunge, gelangen von neuem in den großen Kreislauf und machen hier den gleichen Umlauf wie das erste Mal. Die Emboli im Körper gelangen nach ihrer Lösung wieder durch die Venen und das rechte Herz in die Lungen. Es wird von neuem Fett im Urin ausgeschieden. Dieser Turnus wiederhole sich mehrere Male.

Sehr eingehend hat sich mit dieser Frage auf Grund sorgfältiger Untersuchungen R. Beneke beschäftigt.

An der Tatsache, daß ein Teil des Fettes durch den Urin ausgeschieden wird, ist nicht zu zweifeln, aber gleichzeitig hat Beneke auch gezeigt, daß das Fett, das in den Gefäßen liegt, an Ort und Stelle eine Veränderung erfährt und hier resorbiert wird. Die Resorption des Fetttropfens, der als ein unlöslicher Fremdkörper einem Endothel anliegt, geschieht durch chemische Umsetzung. Es werden Produkte gebildet, die sich direkt dem Blut und der Lymphe beimischen oder von den benachbarten Zellen aufgenommen werden. Teilweise erfolgt die Resorption auch durch corpusculäres Eindringen in die Gewebe mit oder ohne Aufnahme in die anstoßenden Zellen.

Die Vorgänge an Ort und Stelle vollziehen sich nach R. Beneke, der diese hauptsächlich an der Lunge des Versuchstieres studiert hat, folgendermaßen:

Der Fettembolus wird zersplittert, und zwar beruht diese Auflösung nur zum geringen Teil auf mechanischen Momenten, sondern hauptsächlich auf Emulsions- und Verseifungsvorgängen durch Einwirkung von Blutalkalien auf den Fetttropfen, denn das Blutserum besitzt die Fähigkeit, freie Fettsäuren im Embolus zu verseifen und hierdurch die Zerklüftung desselben zu veranlassen.

Neben diesen Verseifungsvorgängen spielt die Resorption durch aktive Tätigkeit der Gewebszellen eine bedeutende Rolle. Sehr bald, nachdem der Fetttropfen eingeschwemmt ist, wird er im Gefäßlumen von Blutplättchen, Leukocyten und roten Blutkörperchen umschlossen. Nach kurzer Zeit wuchert das Endothel und verschließt das Gefäß, rings um den Embolus herumwachsend. Fibrinabscheidung fehlt dabei. Wenn nun die Thrombose abgeschlossen ist, so erfolgt die eigentliche Resorption des Fettembolus durch die Zelltätigkeit, und zwar:

1. Durch Aufnahme größerer und kleinerer Fetttropfen in den Zelleib nach Art der Phagocytose, wobei sich die Endothelzellen um den Thrombus an der corpusculären Aufnahme von Fetttropfen fast nie beteiligen.

2. Durch Aufnahme gelöster Fettsubstanz in den Zelleib. Und zwar besitzen die Zellen, die sich dem Fettkörper anlagern, die Fähigkeit, diesen, vielleicht mit Hilfe eines Fermentes, aufzulösen, in dieser Form zu resorbieren und dann eventuell in Form des Glycerids wieder zur Ausscheidung zu bringen. Solange lebensfähige Zellen dem Embolus anliegen, dauert die Fettresorption fort und gestattet auf diesem Wege die vollständige Entfernung des Fremdkörpers resp. die Heilung des ganzen Prozesses und damit die Wiederherstellung der freien Zirkulation.

Die Zellen nun, in die das Fett übergegangen ist, werden in den Lymphbahnen und Lymphdrüsen um die größeren Arterien und Bronchien verschleppt oder bleiben in den Lungencapillaren hängen, von wo sie in den großen Kreislauf gelangen.

Wuttig untersuchte das Schicksal der Fetttropfen in der Leber und injizierte zu diesem Zwecke Kaninchen in Narkose 2 ccm sterilisiertes, auf 37° erwärmtes Olivenöl in eine mittelgroße Mesenterialvene. Er fand nun folgendes:

Öltropfen, in die Pfortader eingeführt, werden zum Teil verseift, kleine Fetttröpfchen lösen sich vom Embolus ab und werden vom Blutstrom aufgenommen (Lipämie). Es erfolgt die Resorption des Fettes innerhalb des Organismus hauptsächlich auf chemisch-physikalischem Wege durch Verseifung und Emulsionsbildung. Nebenbei findet bei Reiz-losigkeit des eingeführten Fettes (Fett des eigenen Kaninchens) ein direkter corpusculärer Übertritt in die Leberzellen statt. Reizt das Fett die Umgebung (Öl oder Lebertran), so wird der Fetttropfen durch Wucherung der Gefäßwandzellen entweder rings abgeschlossen oder durchsetzt. Die Wanderzellen oder die fixen Bindegewebszellen beteiligen sich an der Fettaufnahme nicht.

Die Ergebnisse der Untersuchungen von Beneke und Wuttig sind also mit geringen Abweichungen die gleichen. Es bleibt das Fett etwa 10 Tage in den Gefäßen stecken, denn nach dieser Zeit findet man, wie das verschiedene Untersucher, so auch Bürger hervorheben, in den Lungen des Menschen mit Fett vollgestopfte Gefäße, Beobachtungen, die man im Experiment bei Kaninchen und Hunden bestätigen kann.

Der Vorgang der Fettausscheidung durch die Nieren ist noch nicht völlig geklärt. Nach Skribas Anschauung passieren die Fetttropfen die in-takten Gefäßwände in den Nieren, oder sie werden in den Glomeruli nach den Untersuchungen von Wiener hindurchgepreßt und gelangen vom Kapsel-raum direkt in den Anfang der Harnkanäle. Wiener erblickt in diesem Durchtritt einen einfachen Filtrationsprozeß. Ribbert beurteilt die Frage anders. Da er ebenso wie Gröndahl niemals Fett in den Kapseln oder den Harnkanälchen der Niere gefunden hat, so bezweifelt er eine wirkliche Eli-mination des Fettes auf dem Wege der physiologischen Ausscheidung. Viel-mehr erfolge nach seiner Ansicht der Austritt des Fettes erst dann, wenn nach vorausgegangener Schädigung der Glomeruluscapillaren Risse und Blu-tungen in diesen den Durchtritt von Fetttropfen nach außen ermöglichen. Vielleicht aber rührt die Fettausscheidung im Urin von einer sekundären Fett-degeneration des Kanalepithels der Nieren infolge von Zirkulationsstörungen her. Wichtig ist, daß bei Hunden normalerweise Fett im Urin vorkommt. Bei Kaninchen und Fröschen dagegen ist die Fettausscheidung im Urin ein sicheres Zeichen für pathologische Fettausscheidung (Wiener).

7. Die Menge des Fettes, die den Tod herbeiführt.

Es ist außerordentlich schwer, nach den anatomischen Untersuchungen an der Leiche ein klares Bild über die Menge des in den Körper eingeschwemmten Fettes zu erhalten, und so ist von verschiedener Seite die Frage aufgeworfen worden: Wie groß ist denn eigentlich überhaupt die Fettmenge, an der ein erwachsener Mensch bei der Fettembolie zugrunde geht?

Skriba hat sich wohl als erster mit diesem Problem beschäftigt und unter Zugrundelegung von Untersuchungen von F. Arnold beim Menschen das Durchschnittsgewicht der menschlichen Skelettknochen, den Knochenfett-gehalt derselben sowie speziell den Fettgehalt des menschlichen Oberschenkels nach eigenen Versuchen berechnet. Zum Vergleich hat er dann für Hund und Kaninchen dasselbe getan.

Das Gewicht des ganzen Körpers zu dem des Skeletts verhält sich nach F. Arnold wie 100 : 9,5. Das Gewicht des Oberschenkels entspricht nach F. Arnold und Skriba

beim Menschen = $^1/_{12}$ des Gewichtes der gesamten Skelettknochen
beim Hund   = $^1/_{19}$ „   „   „   „   „
beim Kaninchen = $^1/_{18}$ „   „   „   „   „

Unter Zugrundelegung dieser Zahlen hat Skriba folgende Werte gefunden, die sich in einer Tabelle zusammenstellen lassen und ein interessantes Bild geben.

Tabelle IV.

Gewicht im Mittel	Gesamtgewicht der Skelettknochen	Fettgehalt der Skelettknochen	Fettgehalt des Oberschenkels
Mensch, 60 kg	5700,0 g	855 g	71 g
Hund, 17 kg	1615,0 g	242 g	12,7 g
Kaninchen, 2040 g . .	193,8 g	22 g	1,3 g

Diese Zahlen, die er gefunden und die im Mittelwert sicher richtig sind, legte Skriba mehreren Versuchen zugrunde. Er fand (Versuch 28), daß ein Hund, dem die 1$^1/_2$fache Menge, dann die zweifache Menge, dann die vierfache Menge von Fett, welche sein Oberschenkel enthielt, in Zwischenräumen von etwa vier Wochen eingespritzt wurde, keine bedrohlichen Symptome zeigte. Erst nachdem ein Drittel seiner gesamten Knochenfettmenge, ca. 80 g, in einer Sitzung dem Hunde injiziert wurde, ging dieser unter Erscheinungen akuter Gehirnanämie zugrunde. Beim Kaninchen fanden sich ähnliche Verhältnisse. Denn gleiche, 1$^1/_2$fache und doppelte Mengen des Oberschenkelfettes wurden ohne jede Störung ertragen. Dagegen wirkte die dreifache, mit großem Druck in eine dem Herzen nahegelegene Vene tödlich. Nach diesen Versuchen müßte also für den Menschen die dreifache Menge seines Oberschenkelknochenfettes = 70 × 3 = 210 g Fett tödlich sein. Diese Zahl ist aber entschieden, wie das schon Gröndahl betont, viel zu hoch gegriffen. Die Tierversuche lassen sich zahlenmäßig nicht ohne weiteres auf den Menschen übertragen. Interessant ist eine Beobachtung von Fiebiger, die Gröndahl mitteilt, bei welcher ein Mann, dem 50 ccm Olivenöl bei subcutaner Ernährung aus Versehen in eine Vene injiziert wurde, an tödlicher Fettembolie zugrunde ging. Allerdings ist zu bemerken, daß das Öl eine andere chemische Zusammensetzung hat als das Menschenfett und daß daher auch diese niedrige Zahl ebenfalls nicht richtig ist. Wir müssen uns daher klarmachen, daß wir die Menge des Fettes, die den Tod herbeiführt, nicht kennen und daß sie entsprechend der Organkonstitution bei jedem Menschen verschieden sein muß.

8. Todesursache bei der Fettembolie.

Der Eintritt des Todes bei der Fettembolie ist nicht allein abhängig von der Menge des Fettes, die in den Körperkreislauf eingeschwemmt wird, vielmehr sind noch andere Faktoren für den letalen Ausgang und für die Beurteilung desselben von großer Bedeutung. Das Alter des Patienten, die Weite der Gefäßlumina, der Druck der Gewebe, unter dem das flüssige Fett in die Venen gepreßt wird, und vor allem die Länge des Weges, den das Fett von der Stelle seines Eintritts in die Blutbahn zurückzulegen hat, spielen eine große Rolle.

So fand Fuchsig im Tierversuch, daß die klinischen Erscheinungen bei den Injektionen in die Schenkelvene am geringsten waren. Im Gehirn fand sich in den Capillaren kein Öl, aber reichlich in den Lungengefäßen. Auch von der Ohrvene wurden relativ große Ölmengen vertragen, während die gleiche Ölmenge in die V. jugularis injiziert, ein gleich schweres Tier trotz langsamer Einspritzung tötete.

Hämig betont, daß häufig ein Mißverhältnis zwischen Fettmenge, Trauma und Exitus besteht. Sehr oft führt ein geringfügiges Trauma zur tödlichen Fettembolie, ein schweres dagegen nicht zum Tode. Diese Behauptung kann man durch die verschiedenen, in der Literatur niedergelegten Mitteilungen, sowie durch eigene Beobachtungen beweisen.

Die Bedeutung der Fettembolie für die Erklärung der Todesursache bei Unglücksfällen wird nach Cohnheim von vielen erheblich überschätzt. Ebenso hält Wiener die Fettembolie in den meisten Fällen für einen völlig unschädlichen Prozeß. Denn wie Riedel schon vor vielen Jahren betont hat, erzeugt jede Knochenverletzung Fettembolie. Die meisten Leute überstehen diese, weil sie gesunde Organe haben, die imstande sind, die Zirkulationsstörungen wieder auszugleichen.

Hiermit stimmt das Untersuchungsergebnis von M. Barack überein, der unter 929 Knochenbrüchen, die in der Bardelebenschen Klinik in Berlin in der Zeit vom Jahre 1886 bis 1889 inklusive behandelt waren, nur drei tödliche Fälle von Fettembolie festgestellt hat.

Der Tod des Menschen erfolgt bei der Fettembolie durch Schädigungen der verschiedenen Organe.

a) Herz.

Ein Mensch mit gesundem Herzen, der vor allem einen kräftigen rechten Ventrikel hat, überwindet die durch die Fettembolie im kleinen Kreislauf geschaffenen Widerstände. Die Fetttropfen werden durch die Lungencapillaren hindurchgetrieben. Diejenigen Individuen aber, die ein kleines, schlaffes Herz von ihrer Jugend haben mit einer kümmerlich ausgebildeten Aorta, oder deren Herz im Greisenalter Veränderungen in der Muskulatur erlitten hat, erliegen der Fetteinschwemmung in den Kreislauf.

Paltauf in Wien hat den Status thymico-lymphaticus beschrieben. Vor allem bei Kindern, die sich durch große Blässe, gut entwickeltes Fettpolster, minder bluthaltige Organe ohne besondere Strukturveränderungen auszeichnen, ist die Milz vergrößert, weist deutliche Follikel auf. In den Epiphysenknorpeln sind Zeichen einer alten Rachitis. Lymphdrüsenfollikel und Thymus sind vergrößert, dazu kommen Gefäßanomalien, die sich besonders in einer Enge des Aortenrohres manifestieren. Durch Störungen in der Herzbewegung, durch geänderte Druckverhältnisse im Kreislaufsystem, unter dem Einfluß einer abnormen Ernährung werden derartige Veränderungen in den nervösen Herzzentren hervorgerufen, daß das Herz solcher Menschen sehr schnell versagt. Diesen ganzen Komplex hält Ortner für den Ausdruck einer kongenitalen Unterernährung und der mangelhaften Blutregenerationsfähigkeit des Organismus.

Menschen, die diesen von Paltauf und Ortner beschriebenen Status aufweisen, bei dem die Aortenenge im Vordergrunde steht, sind großen Gefahren ausgesetzt, denn das Herz versagt sehr schnell; z. B. bei schweren fieberhaften Erkrankungen (Anginen, Typhus abdominalis in der ersten Woche, Ortner und P. Grawitz), während der Chloroformnarkose (Kundrat), und nach der Fettembolie (Payr).

Auf den Zusammenhang speziell der Fettembolie mit dem Status thymico-lymphaticus hat E. Payr aufmerksam gemacht und vier Fälle mitgeteilt, bei denen jugendliche Individuen nach geringfügigen, orthopädischen Eingriffen an Fettembolie zugrunde gegangen sind. Lehrreich ist ein Fall von Preindls-berger:

17jähriges junges Mädchen mit doppelseitigem Genu valgum wird am 23. Dezember 1901 im Lorenzschen Osteoklasten in Narkose redressiert. Am 25. Dezember Atemnot und Erbrechen, Kollaps. Exitus in der Nacht vom 25. zum 26. Dezember. Sektion: Keine Frakturen, in den beiden unteren Extremitäten, dagegen im gelben Mark der Röhren-knochen der unteren Extremität zahlreiche kleine scharfbegrenzte hämorrhagische Herde. In den Lungen massenhaft F. E. Herz: kümmerlich klein, Gewicht: kaum 200 g. Aortenweite: am aufsteigenden Teil $5^{1}/_{2}$ cm, im absteigenden $3^{1}/_{2}$ cm. Der Tod erfolgte an geringer Widerstandskraft des Organismus, das kümmerliche Herz konnte die Fett-tropfen durch die Lungencapillaren nicht hindurchtreiben.

Solche Beobachtungen, wie sie Preindlsberger mitgeteilt hat, sind in der Literatur verschiedentlich niedergelegt, und sie erfahren bei dem Kapitel Fettembolie nach orthopädischen Operationen eine besondere Besprechung. Gar nicht selten erfolgte der Tod in der Chloroformnarkose (H. Euphrath, Barack, P. Grawitz u. a.), so daß man klinisch anfangs eine Chloroform-vergiftung vermutete (vgl. S. 132 u. 122).

Da das Herz bei der Fettembolie oft selber geschädigt wird, wie die Be-obachtungen von Busch, Ribbert, Gröndahl, Flournoy, Bürger u. a. beweisen, so kann der Tod nach Fettembolie bisweilen als Versagen des Herz-muskels selber infolge von Verfettung der Muskelfasern angesehen werden, die durch Verlegung der Coronarcapillaren mit Fetttropfen zustande kommt (Colley, Fuchsig).

b) Lungen.

Als weitere und häufigste Ursache des Todes ist das Lungenödem anzusehen. Dieses ist der Folgezustand einer mechanischen Verlegung der Lungencapillaren durch das flüssige Fett im großen Stile. So kann in hochgradigen Fällen die Hälfte aller Lungencapillaren durch Fetttropfen verstopft sein. Das Herz bemüht sich, die Fetttropfen durch die Lungencapillaren hindurchzutreiben. Von der Anstrengung des rechten Ventrikels kann man sich überzeugen, an Tierver-suchen, wie sie von E. Fuchsig angestellt sind. Brachte Fuchsig einem curarisierten Frosch Öl in die vordere Bauchvene, so blähte sich das rechte Herz sehr bald auf, nachdem die Fetttropfen in den Lungenkreislauf gelangt waren, ohne daß eine Alteration der Schlagfolge zu beobachten war.

Wiener hat nun im Tierversuch nur einige Male allgemeines Lungenödem auftreten sehen, das Fuchsig niemals sah. Wir müssen aber berücksichtigen, daß der Tierversuch kein absolut getreues Bild gibt, da die Tiere durchweg gesunde Herzen haben.

Sind beim Menschen durch die Verlegung des Capillargebietes sehr große Widerstände geschaffen und ist das Herz durch krankhafte oder kongenitale Veränderungen geschädigt, so versagt der rechte Ventrikel, das Lungenödem setzt ein, der Tod erfolgt gewissermaßen an Erstickung.

Gleichzeitig mit dem Lungenödem sind auch in den Lungen Blutungen und Infarkte beobachtet. Auch sie führen zur Behinderung des Lungenkreislaufs.

Über die Entstehung der Lungeninfarkte bei der Fettembolie ist eine Einigung noch nicht erzielt, denn aus den schönen Untersuchungen von P. Grawitz wissen wir, daß Lungeninfarkte niemals durch Embolie mit blandem Material zustande kommt. Es handelt sich bei der Entstehung der Infarkte im Verlaufe der Fettembolie höchstwahrscheinlich, wie das schon E. v. Bergmann ausgesprochen hat, um Texturveränderungen in den Gefäßen, auf Grund derer der Austritt von Blut in die Alveolen erfolgt.

Schließlich entstehen im Verlaufe der Fettembolie, wenn das Fett bakterienhaltig ist, echte Bronchopneumonien. Sie sind weitere bedeutungsvolle Veränderungen im Lungengewebe und können, wenn sie in größerer Zahl vorhanden, den Tod herbeiführen.

c) Gehirn und Rückenmark.

Ist das Herz genügend stark, ist der Kreislauf der Lunge mit seinen Capillaren genügend weit, sind keine Veränderungen in der Lunge (Retraktionszustände, Infiltrationen) vorhanden, so passiert das Fett die Lunge und gelangt in den großen Kreislauf.

Ribbert hat festgestellt, daß etwa ein Drittel aller Todesfälle an Fettembolie an den Folgen der Einschwemmung des Fettes in das Gehirn gestorben sind. Gröndahl berechnet, daß sogar die Hälfte der Fettembolie-Todesfälle an der cerebralen Form zugrunde gegangen sind. Woher kommt nun diese Bevorzugung des Gehirns bei der Fettembolie? Gröndahl hat folgendes angegeben: Da das Gehirn außerordentlich gut mit Blut versorgt ist, so wird in dieses Organ nach der Lunge das Fett am ehesten eingeschwemmt. Ferner hat Gröndahl festgestellt, daß die Capillaren des Gehirns in ihrem Querdurchmesser annähernd konstante Zahlen aufweisen; sie sind durchschnittlich $12-20\ \mu$ und ihre Dicke ist annähernd die gleiche im Gegensatz zu den Capillaren der Lunge, die außerordentlich variabel sind und sich dadurch den Druckverhältnissen im Capillargebiet anpassen können. Demnach bleiben die Fetttropfen im Gehirn leichter hängen, als z. B. in der Lunge. Sodann wird das Gehirn nach Untersuchungen von P. Jensen von 1632 ccm Blut, die Nieren dagegen werden nur von 300 ccm in der gleichen Zeiteinheit durchströmt. Es passiert also von dem fetthaltigen Blut, das aus der Lunge kommt, der größere Teil das Gehirn. Schließlich ist das Gehirn dasjenige Organ des menschlichen Körpers, das auf die geringsten Schädigungen am ersten reagiert.

Ribbert nimmt an, daß die ersten Veränderungen im Gehirn beim Menschen nach etwa drei Tagen sichtbar sind, während Gröndahl ihr Auftreten schon nach etwa 50 Stunden konstatiert hat.

Skriba ist der Ansicht, daß der Tod nach reiner Fettembolie nur infolge massenhafter Embolien des Gehirns und Rückenmarks eintritt, und zwar durch die hierdurch bedingte Anämie und daraus resultierenden Ernährungsstörungen. Er meint, daß beim Menschen nie eine so hochgradige Fettembolie der Lungencapillaren zustande kommen kann, daß diese den Tod hervorruft.

Diese Auffassung Skribas ist sicher nicht richtig, denn, wie wir eben hervorgehoben haben, ist nur ein Drittel oder eventuell die Hälfte der zur Sektion gekommenen Fettembolie-Todesfälle an den Folgen der Fetteinschwemmung in das Gehirn gestorben. Die anderen müssen demnach an Versagen der Herzund Lungentätigkeit zugrunde gegangen sein.

Bei denjenigen Individuen, bei denen das Gehirn durch die Fetteinschwemmung bevorzugt ist, erfolgt der Tod hauptsächlich an den Folgen der Schädigung des verlängerten Markes (Fuchsig).

d) Nieren.

Die Schädigungen, die die Nieren während der Fettembolie erleiden, können
erheblich sein. Es ist das Verdienst von Bürger, darauf aufmerksam gemacht
zu haben, daß manche klinische Erscheinungen, die sich im Versagen der Herztätigkeit (des linken Ventrikels), Verminderung der Harnabsonderung und
Benommenheit äußern, auf diese Veränderungen der Nieren zurückzuführen sind.

e) Nebennieren.

Auch die Substanz der Nebennieren erleidet Schädigungen. Die dadurch
hervorgerufenen Änderungen im Adrenalingehalt des Blutes machen sich klinisch
im Sinken des Blutdruckes und in Schwankungen des Pulses bemerkbar.

Zusammenfassend läßt sich über die Todesursache bei der Fettembolie
folgendes sagen: Bei jeder Knochenverletzung und Erschütterung des Körpers
wird flüssiges Fett in den kleinen, später in den großen Kreislauf eingeschwemmt.
Die meisten Menschen überstehen diese Embolie anstandslos. Unter besonderen
Umständen, bei Erkrankungen des Herzens, Gefäßanomalien, Veränderungen
in den Lungen werden die Lungencapillaren von den Fetttropfen nicht befreit,
sie bleiben verstopft, der Gaswechsel unterbleibt und der Tod erfolgt unter
Atemnot an Erstickung. Diese Todesursache, die pulmonale, ist die häufigste.
Ferner tritt der Tod ein durch Versagen der Herztätigkeit. Das Herz,
schlecht angelegt oder unterernährt, stellt überarbeitet die Schlagfolge ein,
oder nachdem der Muskel vorher durch die Fettembolie seiner Coronar-
arterien geschädigt ist. Hat das Fett den kleinen Kreislauf passiert, so
kann schließlich der Mensch noch an den Schädigungen des Gehirns und
der Medulla oblongata, der Nieren und Nebennieren zugrunde gehen (vgl.
S. 143).

9. Fettembolie und Narkosentod.

Im unmittelbaren Anschluß an orthopädische Operationen, speziell nach
Operationen an den langen Röhrenknochen sowie bei Unfallverletzten sind zu
wiederholten Malen Todesfälle beobachtet worden, die man geneigt war als
Narkosentodesfälle anzusehen. Besonders in früheren Jahren, als das Chloroform in der Chirurgie ganz allgemein als Narkoticum verwandt wurde, sah
man viel häufiger als jetzt diese traurigen Ereignisse eines Todes auf dem Opera-
tionstische. Die Pathologen und Chirurgen der älteren Generation wissen viel
von solchen Unglücksfällen zu berichten. Wenn der Patient nach wenigen
Atemzügen Chloroforms starb, so wurde meist dem Narkoticum die Schuld
an dem Unglücksfall zugesprochen, bis erst die Sektion als eigentliche Ursache
des Todes die Fettembolie aufdeckte. Beobachtungen solcher Art sind von
P. Grawitz, Euphrat, Lympius, v. Aberle, Zwicke u. a. mitgeteilt
worden. Hier sollen kurz einige von ihnen erwähnt werden.

a) Zwicke.

24jähriger kräftiger Mann stürzt abends von einem Wagen etwa einen Meter hoch herunter, wird gleich wegen heftiger Schmerzen im rechten Oberschenkel in die Charité gebracht. Am andern Morgen beginnendes Delirium tremens. Deshalb gegen 10 Uhr morgens zur genauen Feststellung des Befundes am Oberschenkel Untersuchung in Chloroformnarkose. 10 g werden verbraucht, nach wenigen Minuten stehen Atmung und Puls still, trotz künstlicher Atmung Exitus. Sektion ergibt: Oberschenkelbruch, Fettembolie der Lungen. Schlaffes Herz. Das Chloroform wird als vollständig rein gefunden.

b) Lympius.

Bei einer 71jährigen Frau mit spitzwinkliger Contractur beider Knie wurde in Chloroformnarkose die Streckung eines Knies vorgenommen. Nach kurzer Zeit aussetzende Atmung, Cyanose, Herzstillstand, Exitus. Sektion: nirgends Frakturen, auch nicht am Kniegelenk, unter der Haut fingerdickes Fettpolster. Im rechten Vorhof dunkelrotes flüssiges Blut, beim Stehen mit vollständiger Fettschicht. Mikroskopisch im Blut Fettkugeln, Fetttropfen und Fettkrystalle, in den Lungengefäßen reichlich Fettembolie.

c) v. Aberle.

6jähriges Mädchen mit doppelseitigem Klumpfuß, bei der nach blutiger Operation des linken Klumpfußes Puls und Atmung aufhörten. Trotz Tracheotomie, Sauerstoffatmung usw. Exitus. Gerichtliche Sektion: Ergibt Fettembolie. In dem Blut der großen Schenkelvenen sind schon makroskopisch erkennbar Fetttropfen. Das verwandte Narkoticum ist nicht angegeben.

Zu erklären sind diese plötzlichen Todesfälle auf folgende Weise. Das Stromgebiet im Lungenkreislauf ist durch die eingeschwemmten Fetttropfen zum großen Teil verlegt, der Widerstand für das rechte Herz ist vergrößert. Wird jetzt das Narkoticum eingeatmet, so genügt diese, wenn auch geringe Schädigung für Lungen und Herz, das plötzliche Versagen des rechten Ventrikels zu veranlassen. Hervorzuheben ist noch, daß besonders das Chloroform ein Parenchymgift ist, das nach den neuesten Untersuchungen von Hornowsky schädigend auf das chromaffine System einwirkt. Wird doch gerade vom chromaffinen System und den Nebennieren der Tonus der Gefäße und der Blutdruck geregelt. Durch alle diese Faktoren Fettembolie plus Parenchymgift sind die plötzlichen Todesfälle in der Narkose zu erklären.

III. Organbefunde bei der Fettembolie.

In den vergangenen Jahren habe ich selber oft Gelegenheit gehabt, Fälle von Fettembolie nach schweren Knochenbrüchen zu untersuchen. Das Eigentümliche bei der Fettembolie ist ja bekanntlich, daß man makroskopisch meist vollkommen normale Organe vorfindet und daß erst die mikroskopische Untersuchung die Todesursache in Gestalt der Fettembolie aufdeckt.

Für die mikroskopische Feststellung der Fettembolie eignet sich in ganz hervorragender Weise die Untersuchung an frischen Doppelmesser- oder Gefrierschnitten. Man sieht dann in den Geweben die runden oder wurstförmig, dichotomisch gestalteten Fetttröpfchen, die sich im durchfallenden Lichte durch einen dunkler konturierten Rand auszeichnen. Sie liegen mit Vorliebe an der Teilungsstelle von Gefäßen.

Auf Zusatz von Essigsäure werden die Fetttröpfchen nicht zerstört und ebenso werden sie von einer dünnen Natron- und Kalilaugenlösung, die die Gewebe selber aufhellt, nicht angegriffen. Bei einiger Übung sind diese Fetttröpfchen von den Luftblasen in den Lungenalveolen leicht zu unterscheiden.

Man kann die Fetttropfen nun auch färberisch zur Darstellung bringen. Für Gefrierschnitte, auch in Formalin gehärteter Stücke bedient man sich am besten der Färbung mit Sudan III und Scharlach R oder Fettponceau. Die Fetttropfen nehmen dann eine intensiv rote Färbung an. Mit Hämatoxylin kann man dann noch eine Kernfärbung der Gewebe hinzufügen.

Sehr schöne Bilder erhält man, wenn man die Gefrierschnitte in konzentriert wässeriger Lösung von Nilblausulfat behandelt. Nach ca. 10 Minuten färben sich die Fetttröpfchen leuchtend rot, das Protoplasma hellblau, die Kerne dunkelblau.

Zur Herstellung von Dauerpräparaten eignet sich am besten die Härtung ganz dünner Gewebsscheiben in der Flemmingschen Lösung, mit Nachhärtung in Alkohol und schließlicher Einbettung in Paraffin oder Zelloidin. Die Fetttropfen heben sich dann in den Präparaten durch ihre schwarze Färbung ab, besonders eindrucksvoll, wenn die Gewebe noch eine Gegenfärbung mit Saffranin erfahren.

Betrachten wir nunmehr die Organveränderungen im einzelnen.

1. Lungen.

Nimmt man die Lungen von Leichen, die einen geringen und mittleren Grad von Fettembolie aufweisen, heraus, so findet man makroskopisch gar keine Veränderungen. Der Nachweis der Fettembolie ist in solchen Fällen nur durch das Mikroskop zu erbringen. Bei hochgradiger Form der Fettembolie finden sich sofort in die Augen springende Veränderungen, das Ödem, das Emphysem und die circumscripten Blutungen. Beim Durchschneiden solcher Lungen entleert sich schaumige Flüssigkeit und Blut. Infolge des gesteigerten Blutdrucks (Hirsch und Fiebiger), oder Schädigungen der Gefäßwand (v. Bergmann) treten Blutungen im Gewebe auf, die unter Umständen zu richtigen Infarkten führen können (Wahnkau, Eberth, Gaugele, Ribbert, v. Bergmann). Solche Infarkte sind z. B. von Skriba im Tierversuch nach Injektion von Öl und Ochsenmarkfett erzeugt worden.

Das Emphysem entsteht infolge der Verlegung der Lungencapillaren mit Fett, und zwar dann, wenn das Stromgebiet sehr plötzlich verlegt wird und die Kranken dadurch von schwerer Atemnot befallen werden. Unter solchen Umständen kann sich bisweilen, wie das Bürger beobachtet hat, ein akutes Lungenemphysem entwickeln.

Werden die Kreislaufverhältnisse in Bälde wieder hergestellt, so bildet sich das akute Emphysem bei jungen Individuen mit ausreichender Elastizität der Gewebe wieder zurück. Bei älteren Menschen, bei denen die Reparationsfähigkeit der Gewebe eine ungenügende ist, bleibt dauernd ein Emphysem zurück, ja ein schon vorhandenes kann eine erhebliche Verschlimmerung erfahren (Bürger). Gröndahl beobachtete auch im Tierversuch nach Ölinjektion (Fall 5—8) Emphysem.

Wichtig für das Verständnis der Fettembolie ist eine kurze Schilderung der Blutgefäßverteilung in der Lunge.

Die Lunge wird versorgt von den Ästen der Arteria pulmonalis und der Arteria bronchialis. Während man früher annahm, daß beide Gefäßsysteme voneinander getrennt seien, haben die Untersuchungen der neueren Zeit, vor allem von Walter Felix erwiesen, daß eine scharfe Trennung zwischen beiden nicht möglich ist, ja es sind sogar beide Capillarsysteme miteinander verbunden. Felix fand, daß die Arteria bronchialis die Luftwege bis zu den Alveolengängen, die Arteria pulmonalis sämtliche Endbläschen versorgt. Beide Arterien haben ein gemeinsames Capillargebiet und können für einander eintreten. Selbst der Gasaustausch wird von beiden Arterien besorgt, allerdings in erster Linie von der Arteria pulmonalis (vgl. die Abbildungen von W. Felix, S. 78 und 79).

Im mikroskopischen Präparate findet sich das Fett in der Lunge verhältnismäßig gleichmäßig verteilt. Es kann aber, wie die Untersuchungen von Bürger und Straßmann lehren, die Einschwemmung der Fetttropfen in den Kreislauf der Lunge entsprechend dem Kretzschen Gesetz erfolgen (vgl. S. 114).

Die Fetttropfen finden sich oft nur in den größeren Gefäßen, wie das schon von v. Bergmann und Flournoy beobachtet ist. Die Capillargebiete sind in solchen Fällen wenig beteiligt, und nach Gröndahls Untersuchungen handelte es sich meist um solche Individuen, die infolge ungenügender Herztätigkeit sehr schnell gestorben sind, oder bei denen die Fettmenge nur eine geringfügige war. Meist aber sind die Capillargebiete ausgiebig mit Fetttropfen ausgegossen, die sich dann wurstförmig, unter Umständen sogar baumförmig verzweigen, wie ich selber oft gesehen und wie die schönen Zeichnungen von E. Wagner dies beweisen. Gröndahl hat die Embolien in den Capillargefäßen gemessen und einen Querdurchmesser von 15—30 μ und eine Länge bis zu 100 μ gefunden. In seltenen Fällen kann das flüssige Fett auch in die Lungenalveolen austreten (Grohé) und der Patient Fetttropfen mit dem Sputum auswerfen (Schultze).

2. Herz.

Die makroskopischen Veränderungen am Herzen sind absolut inkonstant. Payr, Hirsch und Gröndahl haben eine Erweiterung des rechten Herzens nachgewiesen, wie sie auch im Tierversuch von Gröndahl und Fuchsig gesehen worden ist.

Die eingeschwemmten Fetttropfen führen im Myokard zu Ernährungsstörungen und damit zur Fettmetamorphose und zu Blutungen (Ekchymosen).

Mikroskopisch ist an den Stellen dieser Fettmetamorphosen, wie sie von Busch, Flournoy, Colley, Ribbert, Gröndahl u. a. beschrieben ist, die Muskulatur stark geschädigt. Die Muskelfasern sind im Bereiche dieser Herde mit feinsten Fetttröpfchen angefüllt und die Querstreifung ist im Verschwinden begriffen oder bereits zugrunde gegangen. Im Osmiumpräparat heben sich die schwarz gefärbten Partien sehr schön ab. Gröndahl sah die Fettmetamorphose der Muskelelemente im Herzen 6—8 Stunden, Colley 14 Stunden nach dem Unfall auftreten.

Übersteht der Mensch diese Attacke, so werden die entarteten Muskelzellen resorbiert und es verbleibt als Endstadium eine Schwiele. Es kann dann klinisch eine dauernde Schädigung zurückbleiben (Bürger) und sich eine interstitielle Myokarditis entwickeln, an deren Folgen der Mensch schließlich zugrunde gehen kann (Sternberg).

Die kleinen Blutungen, Ekchymosen, finden sich außen und innen in der Muskulatur. Sie haben meist ein kleines weißes, opakes Zentrum. Mikroskopisch besteht das weiße Zentrum der Ekchymosen aus stark verfetteten

Muskelfasern, in denen gewöhnlich eine mit Fett erfüllte Capillarschlinge deutlich nachweisbar ist (Busch und Ribbert). Gröndahl hat noch darauf aufmerksam gemacht, daß gelegentlich auch eine Fragmentation des Myokards vorkommt, der aber wohl keine besondere klinische Bedeutung zuzuschreiben ist.

3. Auge.

In den Gefäßen der Retina kommt die Fettembolie ebenfalls vor. Sie ist zuerst von Heinrich Müller 1860 an den Retinagefäßen eines an Morbus Brightii verstorbenen jungen Mannes im Leichenpräparat nachgewiesen worden. Ferner sind Blutungen in der Chorioidea durch v. Recklinghausen und Wilke gefunden worden. Letzterer demonstrierte mit Sudan gefärbte Flächenpräparate, wo die mit Fett gefüllten Gefäße schon mit bloßem Auge durch ihre Rotfärbung zu erkennen waren. Er schlägt vor, in Fällen, wo klinisch die Diagnose Fettembolie in Frage kommt, die Untersuchung des Augenhintergrundes vorzunehmen. Bei Tieren konnten Czerny und Billroth nach Einspritzung von Schweinefett in die V. jugularis Blutungen in der Chorioidea hervorrufen (zit. nach Bürger, S. 163). In den Capillaren der Conjunctiva sahen Fetttropfen Busch, Wilke u. a.

4. Gehirn.

Die Veränderungen im Gehirn im Verlauf einer Fettembolie äußern sich in Hyperämie, Ödem und Blutungen, wie sie von Busch, Ribbert, Seegers, Oehler, Gröndahl, Bürger, Fromberg und Naville, Joachim, P. Grawitz und vielen anderen zu wiederholten Malen beobachtet sind.

Die Blutungen sind über das ganze Gehirn zerstreut, aber nicht gleichmäßig verteilt, denn in der grauen Substanz kommen sie seltener vor als in der weißen Substanz, wo sie hauptsächlich in der Nähe der Seitenventrikel liegen. Diese Blutungen lassen sich beim Übergießen mit Wasser nicht entfernen. Benno Schmidt hat für sie die Bezeichnung Gehirnpurpura geprägt. Bei der mikroskopischen Untersuchung zeigt sich nach Gröndahl folgendes Bild: Bei den Blutungen in der Rinde und den Zentralganglien findet man in der Mitte ein fettgefülltes Gefäß, um das dichtherum die roten Blutkörperchen liegen. Bei den Blutungen im Mark aber schließt sich an das zentrale Gefäß eine Zone von gequollenen und nekrotischen Myelinmassen an, um die herum erst ausgetretene rote Blutkörperchen liegen.

Die Entstehung dieser Blutungen ist nicht immer klar. Bisweilen sind Wandveränderungen in den Gefäßen und Thrombosen nachgewiesen worden (Bürger). Eine Diapedese der roten Blutkörperchen aus intakten Gefäßen erscheint uns nicht sehr wahrscheinlich.

Weitere sehr wichtige Veränderungen im Gehirn bei der Fettembolie, die sehr charakteristisch sind und auf die Gröndahl hingewiesen hat, sind die miliaren Erweichungen. Sie sind nur durch das Mikroskop nachzuweisen. Ihre Größe ist im allgemeinen die eines Stecknadelkopfes, sie liegen hauptsächlich in der weißen Substanz und zeigen in der Mitte ein oder mehrere, Fetttropfen enthaltende Gefäße. Die Myelinmassen in der Umgebung sind spindelig gequollen.

Diese miliaren Erweichungen hat Gröndahl schon bei Kaninchen sechs Stunden nach der Ölinjektion beobachtet. Bürger beobachtete bei einer Frau, die 12 Stunden nach der Verletzung starb, zahlreiche Körnchenzellen in der Umgebung der Embolie. Blutungen und Erweichungsherde waren noch nicht nachzuweisen.

Bürger glaubt, daß in Fällen, wo Menschen eine Fettembolie des Gehirns überstanden haben, dauernde Schädigungen zurückbleiben können, und Kalmuß hält es nicht für ausgeschlossen, daß in diesen Embolien des Gehirns vielleicht eine anatomische Grundlage für manche Symptome der traumatischen Neurose gelegen ist (vgl. S. 150).

5. Nieren.

Außer einer leichten bläulichen Verfärbung zeigen die Nieren gewöhnlich keine makroskopischen Veränderungen. Dagegen ist der mikroskopische Befund außerordentlich eindeutig. Die Fetttropfen finden sich hauptsächlich in den Glomerulusschlingen, aber auch in den Vasa afferentia, niemals in den Vasa efferentia.

Nicht alle Glomeruli werden von der Fettembolie betroffen. Nach den Untersuchungen von Gröndahl zeigen die mit Fett gefüllten Schlingen der Glomeruli einen Querdurchmesser von 15—20 μ, der in den zuführenden Arterien 30—45 μ beträgt.

Blutungen wie in anderen Organen werden in den Nieren im Verlaufe der Fettembolie im allgemeinen nicht so oft beobachtet. Ebensowenig Schädigungen der Gefäßendothelien sowie eine Resorption von Fetttropfen von seiten der Nierenepithelien.

Nur Bürger betont, daß er mehrfach in den Nieren Blutungen nahe der Oberfläche des Organs, Austritt von Blutkörperchen und Eiweiß in den Kapselraum der Glomeruli gesehen habe. Er sah, ebenso wie Ribbert, fettige Entartung der Tubuli contorti zweiter Ordnung und der aufsteigenden Schleifenschenkel. Diese fettige Entartung sieht er als eine Folge toxischer Einflüsse an. Da Bürger das Epithel der mit Fetttropfen gefüllten Glomeruluskapseln vielfach gequollen und abgehoben fand, so hält er es nicht für ausgeschlossen, daß nach schweren Fettembolien der Nieren der Tod unter urämischen Erscheinungen erfolgen könne.

Über die Ausscheidung des Fettes aus den Glomeruli siehe Seite 117.

6. Magen.

In der Schleimhaut des Magens zeigen sich im allgemeinen bei der Fettembolie makroskopisch keine Veränderungen. Mikroskopisch kann man in den Capillaren auch hier wie in den anderen Organen Fetttropfen nachweisen (Oehler). Um so interessanter sind Beobachtungen von H. Schridde und G. Schmorl, die nach Knochenbrüchen und bei stärkerer körperlicher Erschütterung bisweilen in der Magenschleimhaut punktförmige Blutungen, Erosionen und Geschwüre beobachtet haben. Die beiden Fälle von Schridde sind kurz folgende:

Fall 1. 70jähriger Mann mit kompliziertem Oberschenkelbruch. Tod nach langdauernder Somnolenz. Im Gehirn und Rückenmark zahlreiche kleine Blutungen. In der Magenschleimhaut waren neben zahlreichen Erosionen einige 20 Defekte, Geschwüre, die sogar bis zur Serosa reichten. Ursache für die Geschwüre ausgedehnte Fettembolie der Endäste der Magenarterien in der Schleimhaut.

Fall 2. 35jähriger Mann, komplizierter Oberschenkelbruch und Delirien, im Gehirn zahlreiche kleine Blutungen, im Magen 27 kleinere und tiefere Geschwüre und Erosionen der Magenschleimhaut. Ursache ebenfalls Fettembolie der Arterien.

Schriddes Tierversuche mit Injektion von Olivenöl bei Hunden und Kaninchen in die linke Carotis fielen negativ aus, bis auf ein Kaninchen, bei dem es unsicher ist, ob die Geschwürsbildung mit der Fettembolie in Zusammenhang steht.

7. Leber.

Die Leber erhält ihre Blutversorgung von der Arteria hepatica und durch die Pfortader, also von zwei verschiedenen Stromgebieten. Dementsprechend sehen wir in der Leber

a) Füllung der Äste der Leberarterien mit Fetttropfen, die die Lunge bereits passiert haben (arterielle Fettembolie der Leber),

b) Füllung der Pfortaderäste (portogene Fettembolie der Leber).

Die Fetttropfen, die durch die Arteria hepatica in die Leber gelangen, werden hier, wie Bürger annimmt, größtenteils resorbiert. Bisweilen sind in der Leber Nekrosen beobachtet (Riedel, Bürger).

Über die portogene Fettembolie der Leber soll hier noch einiges erwähnt werden. Die Ursprungsstelle für das Fett sind die großen Fettdepots der Bauchhöhle, die durch Entzündungen oder Verletzungen Schädigungen erfahren, im Verlaufe derer das flüssige Fett in die Pfortader und ihre Äste gelangt und von hier in die Leber verschleppt wird. Gröndahl teilt folgende Beobachtung mit:

40jähriger Mann wegen Fettgewebsnekrose operiert, Exitus. Sektion ergibt: hämorrhagische Pankreatitis des Schwanzteiles der Bauchspeicheldrüse. Die mikroskopische Untersuchung der Leber ergibt: Ausgedehnte Fettembolie der Pfortaderäste, Kupffersche Sternzellen enthalten viel Fett, dagegen sind die Leberzellen nur wenig fetthaltig. Lungen und Nieren keine Fettembolie.

Rößle beschreibt einen ähnlichen Fall:

54jähriger Mann, operiert an reponierter Achsendrehung des Dünndarms mit totaler Infarzierung desselben, besonders der mittleren Schlingen. 20 Stunden nach dem Tode seziert. In der Leber fand sich mikroskopisch herdweise Anhäufung von Fett. Epithelien und Endothelien enthielten reichlich Fetttröpfchen, in den dazugehörigen Capillaren lag freies Fett in der bekannten Würstchenform.

Diese Beobachtungen von Gröndahl und Rößle stehen im Einklang mit den bereits erwähnten experimentellen Untersuchungen von Beneke und Wuttig, die ebenfalls eine Aufnahme von embolisiertem Fett in die Zellen der Leber beobachtet haben.

8. Milz.

Nach den Untersuchungen von Gröndahl finden sich die Fetttropfen in der Milz im allgemeinen ziemlich reichlich. Die Tropfen, die einen Durchmesser bis 50 μ erreichen können, liegen in der Pulpa, gewöhnlich am Rande und in der Peripherie der Follikel. Eine Aufnahme von Fetttropfen durch die lymphatischen Zellen wurde nicht beobachtet.

9. Haut.

Wie in anderen Organen, so kann die Einschwemmung von Fetttropfen in die Capillaren der Haut punktförmige Blutungen erzeugen. Diese Ekchymosen die die Größe eines Hanfkorns nicht überschreiten, finden sich in der Haut an den Schultern, des Bauches und des Thorax. Mikroskopisch findet man kleinste Blutungen im Corium, in deren Mitte ein kleines Gefäß mit baumförmig verästelten, vollkommen klaren Fetttropfen liegt. Solche punktförmigen Blutungen in der Haut sind an der Leiche und beim Patienten beobachtet worden von Busch, Oehler, Fromberg und Naville, Benestad, Wahnkau u. a.

10. Knochen.

Die Frage, auf welche Weise die Gelenkmäuse zustande kommen, ist noch nicht vollkommen geklärt. Von einigen wird eine traumatische Entstehung angenommen. Nach den Untersuchungen von Buchner und Rieger können die Gelenkmäuse durch Einwirkung äußerer Kräfte nicht entstehen, da diese viel zu groß sein müßten, um ein Stück der Gelenkfläche herauszusprengen. Die Entstehung der Gelenkmäuse läßt sich nach Buchner und Rieger zwangloser durch Gefäßverschluß infolge von Fettembolie erklären. Infolge dieses Gefäßverschlusses kommt es dann zu einer circumscripten Knochen-Knorpelnekrose. Beweise dafür, daß die Fettembolie wirklich die Ursache dieses Gefäßverschlusses ist, bringen die beiden Autoren aber nicht.

11. Blut.

Schon Skriba hatte auf Grund seiner Tierversuche die Ansicht ausgesprochen, daß reines Fett im Kreislauf nicht als indifferenter Körper angesehen werden dürfe, da eine Auflösung der roten Blutkörperchen erfolge und der Urin Hämoglobin und Gallenfarbstoff enthalte. Zu dieser Auffassung war Skriba gekommen auf Grund seiner Tierversuche (Nr. 17 und 19), bei denen er Olivenöl verwandt hat. Bekanntlich wirkt das Olivenöl infolge Überschusses an freien Ölsäuren schädigend auf die Blutzellen. Nach Wuttig führt der chemische Reiz der Ölembolie beim Versuchstier außerdem noch zur Wucherung der beteiligten Gefäßendothelien.

Aber auch Bürger hat neuerdings darauf hingewiesen, daß bei jeder Fettembolie ein Zerfall roter Blutkörperchen stattfinde, sehr häufig kombiniert mit Thrombosen.

Der bisher allgemein gültige Satz, daß reines Fett keinen schädigenden Einfluß auf das Blut und seine Bestandteile ausübe, bedarf daher einer gewissen Korrektion.

12. Nebennieren.

In den Nebennieren hat Bürger Hyperämie, kleine Blutungen und Vermehrung resp. Schwund der chromaffinen Substanz nachgewiesen. Dementsprechend sah er an Versuchstieren bei Fettembolie toxische Veränderungen in den Nebennieren, die sich unter anderem in Zunahme resp. Abnahme des Adrenalins in den Nebennieren und im Blute äußerten. Bürger schließt daraus mit vollem Recht, daß diese Schwankungen des Adrenalingehaltes von Bedeutung seien für das Verhalten der Temperatur und des Pulses im klinischen Bilde.

13. Gefäße.

Auch das Gefäßsystem leidet unter der Fettembolie und zeigt gewisse Veränderungen, auf die zuerst Bürger aufmerksam gemacht hat. So fand er in den Vasa vasorum der großen Gefäße und ebenso in neugebildeten Intimagefäßen bei degenerativen und entzündlichen Wandveränderungen bisweilen Fettembolien. Sie können unter Umständen zu Blutungen in der Gefäßwand führen und Fettmetamorphose in den Endothelzellen hervorrufen.

14. Übrige Organe.

An den anderen Organen, wie Schilddrüse, Thymus, Pankreas, Muskeln, Blase, sind Fettembolien beobachtet, sind aber meist praktisch von keiner Bedeutung.

Hervorzuheben ist, worauf besonders Bürger und Beitzke aufmerksam gemacht haben, daß gesunde Organe die Schädigungen, die die Fettembolie erzeugt, ohne weiteres überstehen. Aber in den Organen alter Leute, sowie bei Säufern und Luetikern bleiben dauernd Veränderungen zurück.

Anhang: Die Parenchymzellenembolie.

Im Anschluß an die Schilderung der pathologisch-anatomischen Befunde bei der Fettembolie soll hier kurz noch der Parenchymzellenembolie gedacht werden.

Im Jahre 1884 hat Turner zuerst die Leberzellenembolie in die Blutbahn beschrieben, und sehr bald wurden Beobachtungen ähnlicher Art mitgeteilt. So fand Jürgens in den Lungencapillaren von Deliranten und Eklamptischen verschleppte Leberzellen, Schmorl bei Eklamptischen placentare Riesenzellen, Lubarsch bei Knochenverletzungen Knochenmarksriesenzellen in den Ästen der Lungengefäße.

Von diesen Parenchymzellenembolien interessieren uns allein die Leberzellen- und die Knochenmarksriesenzellenembolie, da sehr häufig mit ihnen die Fettembolie kombiniert ist; bilden doch Leber und Knochenmark die Hauptabgabestelle des Fettes für die Fettembolie.

a) Leberzellenembolie.

Die Leberzellenembolie tritt ein bei Nekrosen, Blutungen und Erweichungsherden in den Lebern, die bei Unglücksfällen sowie bei Infektions- und Intoxikationskrankheiten entstehen. Sie wurde beobachtet von Turner, Jürgens, v. Recklinghausen, Schmorl, Zenker, Lubarsch, Heß, Ziemke, Straßmann, Gröndahl u. a. Bei Gesamterschütterung des Körpers, bei der die Leberzellensubstanz fest und normal bleibt, kommt sie nicht vor, wie Lubarsch hervorhebt. Bei der Eklampsie und dem Delirium tremens ist die Leberzellenverschleppung zugleich die Ursache der Fettembolie (Jürgens, Lubarsch).

Es wurden Leberzellen in den Lebervenen, im rechten Herzen, in den kleinen Lungencapillaren, in den Leberarterien und Nierenarterienästen gefunden. Werden größere Leberzellenverbände in den großen Kreislauf verschleppt, so ist dies nur möglich durch ein offenes Foramen ovale. Und in der Tat sind mehrere solche Fälle beobachtet worden.

Bei der mikroskopischen Untersuchung frischer Objekte kann man bereits in den Thromben des rechten Vorhofs zahlreiche Leberzellen mit einzelnen Fetttropfen nachweisen. Sie liegen nach Lubarsch in den mittleren Lungenarterienästen zu zweien und auch zu vieren verbunden und von Blutplättchen umgeben. Gar nicht selten findet man auch gleichzeitig Knochenmarksriesenzellen (Lubarsch).

Lehrreich ist die Beobachtung von Ziemke, die hier kurz aufgeführt werden soll:

Lebergewebsembolie nach Trauma.

19jähriges Mädchen. Sturz aus dem zweiten Stock des Hauses mit Weichteilquetschung, doppelseitigem Radiusbruch, Zertrümmerung der rechten Darmbeinschaufel, tiefem, mehrfach verzweigtem Riß des rechten Leberlappens mit Zertrümmerung des Leberparenchyms in der Nachbarschaft des Risses.

Mikroskopische Untersuchung der Lungen ergab: Fettembolie in den Verzweigungen der Lungenarterien und mächtige Embolie von Leberparenchym, die schon mit bloßem Auge als blaßgelbe Pfröpfe zu erkennen waren. In kleineren Verzweigungen der Arterien steckten unzählige Parenchymbröckel. Mikroskopisch war der Charakter des Lebergewebes vollkommen erhalten, denn es ließen sich an manchen Stellen wohlerhaltene Acini mit Zentralvene, periportales Bindegewebe mit Gefäßlumen und Gallengang erkennen.

Ziemke weist auf die Bedeutung der Parenchymzellenembolie der Lungengefäße für die gerichtliche Medizin hin. Findet man bei schon in Fäulnis übergegangenen Leichen solche Lebergewebsembolien in den Lungengefäßen, so ist der Beweis erbracht, daß die Leberzertrümmerung schon bei Lebzeiten erfolgt ist. Einen ähnlichen Fall sah Straßmann - Berlin.

b) Die Knochenmarksriesenzellenembolie.

Bei einem 57jährigen Manne, bei dem wegen Arthritis deformans eine Hüftgelenksresektion gemacht wurde und der am sechsten Tage starb, entdeckte Lubarsch 1892 in den Arterienverzweigungen der Lunge neben starker Fettembolie große mehrkernige Zellen. Sie lagen zu zweien und dreien zusammen, hatten die Größe von Knochenmarks- und Placentarriesenzellen und besaßen 6 bis 10 intensiv färbbare Kerne, die zentral gelegen waren und sich von der Randzone deutlich abhoben. Solche Befunde von Knochenmarksriesenzellen in den Lungenarterien sind dann später von Aschoff ebenfalls erhoben worden, der diese Frage im Tierexperiment studiert hat.

Schmorl hat Parenchymzellenembolien bei der Eklampsie häufig gefunden. Sehr oft sind die Leberzellenembolien mit Knochenmarksriesenzellenembolien verwechselt worden. Bei der Eklampsie finden wir nun:

1. Fettembolie.
2. Parenchymzellenembolie.
   a) Leberzellen,
   b) Knochenmarksriesenzellen,
   c) Placentarzellen.

Eine besondere Rolle spielen die Parenchymzellenembolien nicht. So hat auch die von Schmorl entdeckte Placentarzellenembolie keine Bedeutung für die Pathogenese der Eklampsie, da sie auch bei normalen Entbindungen vorkommt.

9*

IV. Vorkommen der Fettembolie.

1. Fettembolie nach Knochenbrüchen.

Wie schon im vorhergehenden Teil betont, stellen die Knochenbrüche das größte Kontingent der Todesfälle an Fettembolie. Durch die Fraktur der Knochen werden die Venen eröffnet und das flüssige Fett wird von den Venen aufgesaugt.

Dieser Modus, der zur Fetteinschwemmung in den Körper bei Frakturen führt, hat nicht die Anerkennung von Ribbert gefunden, der auf Grund seiner Tierversuche ausgesprochen hat, daß für das Zustandekommen der Fettembolie eine Fraktur unnötig sei, vielmehr genüge eine einfache Erschütterung des Körpers. Er ließ z. B. ein Kaninchen mit fetthaltigem Knochenmark von der Tischhöhe auf den Boden fallen oder schleuderte es gegen die Wand. Jedesmal fand er Fett in den Lungencapillaren. Wenn er aber bei Kaninchen das Femur durch einen Schraubstock allmählich zusammendrückte und darauf achtete, daß im Momente des Einbrechens keine stärkere Erschütterung des Knochens zustande kam, so fand er keine Fettembolie oder sie war ganz geringfügig.

Diese Anschauung Ribberts ist nicht unwidersprochen geblieben, denn Frischmuth und W. Bergemann haben die Tierversuche von Ribbert wiederholt. Sie fanden bei Erschütterung des Körpers ohne Fraktur keine oder nur ganz geringfügige Fettembolie. Bei der Zermalmung der Knochen ohne Erschütterung war der Grad der Fettembolie auch hier nur ein geringer, aber die gefundenen Fetttröpfchen waren größer und zahlreicher. Deshalb schließt Bergemann, und, wie mir scheinen will, nicht mit Unrecht, daß die Körpererschütterung für das Zustandekommen der Fettembolie nicht von wesentlicher Bedeutung sei. Daß vielmehr die mit der Fraktur einhergehende Zerquetschung eines Knochens ungleich wirksamer sei. Beim Knochenbruch wird das Fett des Knochenmarks gewissermaßen ausgequetscht und in die klaffenden Venen des Knochens hineingepreßt (vgl. S. 111).

Hiermit stimmt auch die klinische Beobachtung überein, denn wir sehen sehr häufig gerade nach Knochenbrüchen den Tod sehr schnell eintreten, während bei Erschütterungen des ganzen Knochensystems die Fettembolie in den Lungen nur wenig ausgeprägt ist.

2. Fettembolie nach orthopädischen Operationen.

Kinder, aber auch Erwachsene sterben gar nicht selten nach orthopädischen Eingriffen an tödlicher Fettembolie. Meist handelt es sich um ein einfaches Redressement deformierter Gelenke. Wahnkau hat im Jahre 1886 den ersten Fall solcher tödlicher Fettembolie nach unblutigem Redressement mitgeteilt und später haben Colley, Ahrens, Lympius, E. Payr, Eberth, Preindlsberger, Gaugele, v. Aberle und Gröndahl weitere Beobachtungen dieser Art bekanntgegeben. Vulpius sah unter 1500 Redressements zwei Fettembolien (eine tödliche) bei Kindern unter 10 Jahren gelegentlich doppelseitigem Klumpfußredressement. Bei der Geraderichtung von Deformitäten kommt es häufig zu Frakturen, aber es sind auch Fälle beobachtet, wo nach einfacher Streckung auch ohne Auftreten von Knochenbrüchen tödliche Fettembolie festgestellt wurde. Erwähnt sei hier eine Beobachtung von Payr.

16jähriges Mädchen, am 7. Mai 1897 Nekrosenoperation der rechten Tibia mit Contractur im Kniegelenk. Am 14. August 1897 Lösung der Contractur in Narkose, die ganz leicht vonstatten ging. Am Abend ist Patient unruhig. Am 15. August früh verfällt Patient in Kollaps. Puls 130—140, Respiration 36—40, sehr oberflächlich, Temperatur normal, Gesicht cyanotisch. Dyspnoe. Sensorium frei. Vormittags blutiges .Sputum. Exitus ½2 Uhr nachmittags. Sektion ergibt: Fettembolie. Keine Fraktur, Status lymphaticus; in der V. cruralis werden Fetttropfen nachgewiesen, von der Kniekehle bis zu V. cava. Vgl. die Fälle von Preindlsberger S. 120 und Lympius S. 123 dieser Arbeit.

Die Ursache für das Auftreten der Fettembolie nach orthopädischen Operationen beruht auf folgendem: Meist handelt es sich um Kinder, die lange Zeit im Bett gelegen haben, oder die deformierten Glieder waren durch fixierende Verbände ruhiggestellt. Die Knochen werden unter solchen Verhältnissen stark atrophisch, sie zeigen im Röntgenbild das typische Bild der Atrophie und das rote, lymphatische Knochenmark der Kinder wandelt sich infolge des Nichtgebrauches schon vor der Zeit in Fettmark um. Erfolgt an solchen, stark pathologischen Knochen ein orthopädischer Eingriff, so reißen die zarten Gewebe der Spongiosa und mit ihr die Venen des Knochenmarkes ein und das Gefäßsystem wird plötzlich mit flüssigem Fett überschwemmt.

Klinisch zeigt sich bei Kindern, die orthopädisch redressiert sind, sehr oft ein sehr bedrohliches Krankheitsbild, das sich in Stillstand der Atmung, Cyanose, Nachlassen des Pulses, Lähmungen und Auftreten der Krämpfe manifestiert. Es hat sich nun in den letzten Jahren unter den Orthopäden eine lebhafte Diskussion entsponnen darüber, ob alle diese Erscheinungen nach unblutigen Eingriffen am Knochensystem der Fettembolie zur Last zu legen sind. Während Schanz der Ansicht ist, daß die Krämpfe und Halbseitenlähmung ihre Entstehung der Fettembolie verdanken, tritt Codivilla dieser Ansicht entgegen. Er führt die Anfälle auf reflektorische Vorgänge zurück, die durch allzu große Spannung in den Geweben ausgelöst werden. Denn vornehmlich findet sich die Komplikation bei epileptischen und nervös belasteten Individuen, und eine Besserung trete ein bei Abnahme der Verbände.

Sicher ist, daß nach orthopädischen Operationen sowohl die Fettembolie als auch die Schädigung der peripheren Nerven, die zentripetal Reize entsendet, klinisch Störungen von seiten des zentralen Nervensystems und des kardio-vasculären Systems auslöst. Oft ist es schwierig, genau zu analysieren, was ätiologisch vorliegt. Bei einiger Erfahrung läßt sich aber eine Scheidung durchführen.

Utgenannt hat sich mit dieser Frage beschäftigt und in einer Tabelle die klinischen Symptome übersichtlich zusammengestellt, die ich etwas ergänzt auf S. 134 folgen lasse.

Nicht nur nach unblutigen, redressierenden Operationen am Knochensystem ist die Fettembolie festgestellt worden, sondern auch nach blutigen operativen Eingriffen. So beobachtete F. Grohé in drei Fällen, F. Rinne in vier Fällen, P. Vogt nach einer Kniegelenksresektion wegen Fungus bei einem 12jährigen Mädchen, A. Lücke nach Hüftgelenksresektion tödliche Fettembolien (Fall 3 von Grohé ist anscheinend mit Fall Vogt identisch).

Payr sah dreimal nach Kniegelenksarthrektomien Pulsbeschleunigung bis 150 Schläge in der Minute, Herzklopfen bei allen drei Patienten mehrere Tage lang auftreten und bei zweien konnte die klinische Diagnose Fettembolie durch den Nachweis von Fett im Urin sichergestellt werden.

Tabelle V.

Fettembolie	Epileptiforme Krampfanfälle
Beginn: Während oder kurz nach Operationen am Skelettsystem.	2—6 Tage nach Operationen, die mit Quetschung oder Dehnung der Nerven einhergehen.
Klinik: Im Vordergrund stehen: Schwerste Atmungs- und Herzstörungen.	Bewußtseinsstörungen, Krämpfe bei leichter Dyspnoe, guter Atmung und gutem Puls.
Verlauf: Der gleiche schwere Zustand bleibt lange Zeit unverändert bestehen.	Besserung oft schon nach Stunden; nach 1—2 Tagen wieder völliges Wohlbefinden.
Therapie: Ruhigstellung, künstliche Atmung, Herzmittel. Verband nicht abnehmen. Kochsalzinfusion.	Entspannung der Nerven durch Öffnung oder Entfernung des Gipses, Aufgeben der Vollkorrektur, Herzmittel je nach Bedarf.
Prognose: Äußerst schlecht.	Bedeutend besser (11,54% Mortalität).

3. Fettembolie nach Knochenentzündungen.

Durch eine Entzündung im Knochenmark wird das Fettgewebe verflüssigt und gelangt besonders nach chirurgischen Eingriffen in die eröffneten Venen und den Kreislauf. Schon E. Wagner 1862 hat das Vorkommen einer Fettembolie bei Osteomyelitis beobachtet und damals den Schluß abgeleitet, daß die Capillarembolie mit flüssigem Fett als eine Ursache der Pyämie anzusehen sei. Niederstadt, Gröndahl u. a. haben Fettembolie nach Osteomyelitis ebenfalls gesehen. Im allgemeinen spielt die Fettembolie bei der Osteomyelitis nur eine geringe Rolle; ich entsinne mich keines Falles, daß nach der Aufmeißelung eines osteomyelitischen Röhrenknochens ein Erwachsener oder ein Kind an einer tödlichen Fettembolie zugrunde gegangen sei.

4. Fettembolie nach Erschütterungen.

Fritzsche hat die interessante Entdeckung gemacht, daß bei gesunden Kaninchen und Hunden, wenn sie im Stalle gejagt werden, normalerweise Fetttropfen in den Lungen vorkommen. Durch die starke Erschütterung und Muskelaktion des Körpers wird Fett mobil gemacht und in den Kreislauf geschleudert.

Auch beim Menschen sind Beobachtungen bekannt geworden, daß Individuen nach schweren körperlichen Unfällen ohne gröbere Verletzungen von Knochen und Weichteilen Fetttropfen in den Lungen aufweisen, und solche Beobachtungen haben seinerzeit Ribbert zu seiner Anschauung gebracht, die er noch durch das Tierexperiment zu bestätigen wußte, daß für die Entstehung der Fettembolie ein Knochenbruch unwesentlich sei (S. 132).

Solche Fälle von Fettembolie nach Erschütterung des Körpers ohne Knochenbrüche bringt Gröndahl vier an der Zahl. Reichmann sah Fettembolie bei Erhängten (zit. nach R. Schulz).

Interessant ist eine Beobachtung von Fuchs, die eine kurze Erwähnung verdient.

Ein 20jähriger Maurer stürzt vom Gerüst; wegen Verdachts auf intraabdominale Blutung Laparotomie, die nichts aufdeckt. Am Nachmittag 38⁰ Fieber. Der Kranke war klar, nächsten Tag Exitus. Sektion: Ergibt keinen Knochenbruch, keine ausgedehnte Quetschung, aber Fettembolie der Lungen.

Solche Beobachtungen wie der eben von Fuchs zitierte Fall sind aber sehr selten. Ob die gefundene Fettembolie wirklich die Todesursache war und ob nicht schwere Reflexwirkungen auf das Herz (Chok) in diesem Falle eine Rolle mitgespielt haben, läßt sich nicht sicher entscheiden. Man wird gut tun, bei der Beurteilung von Todesfällen nach Erschütterungen des Körpers der gefundenen Fettembolie nicht zu große Bedeutung beizumessen.

5. Fettembolie nach Verletzungen und Operationen der Haut und des Unterhautfettgewebes.

Gelegentlich ereignet es sich, daß nach stumpfen und scharfen Verletzungen der Haut und des Unterhautzellgewebes Fettembolien in den Organen der Leiche beobachtet werden. So hat Jolly bei Geisteskranken mit tobsüchtigen Erregungszuständen in drei Fällen Fettembolie als Ursache von schweren Quetschungen der Haut und des subcutanen Fettgewebes gefunden. Zwei von ihnen sind nach seiner Ansicht an den Folgen von Fettembolie zugrunde gegangen. Jürgens und E. Fränkel sahen ein gleiches Bild bei Alkoholikern und Deliranten.

Eine Beobachtung von Bürger, die gerichtsärztliches Interesse verdient, sei hier kurz erwähnt.

Eine 47jährige Frau wurde von ihrem Liebhaber mit einem hölzernen und eisernen Spazierstock mißhandelt und dann von demselben aus der Tür auf den Flur geworfen. Sie starb sehr bald darauf. Die Sektion ergab: Blutunterlaufung der rechten Gesichtshälfte und am ganzen Körper. Über dem linken Schulterblatt und ebenso über einem großen Teil des Rückens fand sich ein ausgedehntes Decollement. Zwischen Haut und Unterhautfettgewebe fand sich ein Sack mit reichlich fetthaltigem flüssigem Blut. Es fanden sich ferner hochgradiges Lungenödem und Emphysem, Fettherz, Fettleber und Schrumpfniere, keine Knochenbrüche. Hochgradige Fettembolie fand sich in den Lungen, die übrigen Organe waren frei von ihr. Die Obduzenten nahmen Tod durch Fettembolie an.

Beobachtungen, die in dieses Gebiet gehören, sind von Pinner, Warnstädt u. a. beschrieben worden.

Nicht nur nach stumpfen Verletzungen, sondern auch nach Operationen wird gelegentlich Fettembolie auf dem Sektionstisch beobachtet. So hat Gröndahl 36 Verletzungen des Unterhautfettgewebes durch Messerstiche und Operationen untersucht. Die Menschen hatten teilweise ein sehr starkes Fettpolster, die Eingriffe waren an Brust und Bauchhöhle intra- und extraperitoneal ausgeführt, der Tod war zwischen dem ersten bis zehnten Tage nach der Operation eingetreten. Bei diesen 36 Fällen waren nur sechsmal Fetttropfen in geringem Grade in den Lungen vorhanden. Um so bemerkenswerter ist eine Mitteilung von Praeger.

Bei einer sehr dicken Frau wurde ein großer Ovarialtumor entfernt. Am vierten Tage nach der Operation traten Gehirnerscheinungen mit Ikterus, am fünften Tage Hyperästhesien der Bauch- und Extremitätenhaut auf. Am gleichen Tage wurde die Diagnose Fettembolie durch Ausscheidung von Fett im Urin bewiesen und am 7. Tage auch Fett im Blut gefunden. Die Fettausscheidung im Urin hielt bis zum 14. Tage nach der Operation an. Patientin wurde geheilt und am 27. Tage nach der Operation entlassen.

Es können also gelegentlich, wie die Beobachtungen von Bürger, Grohé und Praeger zeigen, Verletzungen des Paniculus adiposus zu schweren Fettembolien führen. Im allgemeinen aber sind die Fettembolien nach Schädigungen der Haut und des Unterhautzellgewebes von untergeordneter Bedeutung.

6. Fettembolie nach Eiterungen der Haut.

Nicht nur nach Operationen und Verletzungen, sondern auch nach Eiterungen im Unterhautzellgewebe können Fettembolien auftreten. Bekannt geworden ist nach dieser Richtung eine Beobachtung von Fergusson, der nach einer schweren eitrigen Mastitis Fettembolie in den Lungen fand. Ich selber machte folgende Beobachtung:

Bei einem 14jährigen Jungen mit infantilem Myxödem hatte sich eine gewaltige brandige Zerstörung der Halsgegend ausgebildet, die den Charakter von Noma zeigte. Es wurden Incisionen gemacht. Bei der Sektion zeigte die Schilddrüse ein Gewicht von 8,5 g, die Knochen waren typisch verändert durch den Schilddrüsenausfall, in den Lungen fanden sich Fetttropfen, die von der jauchigen Fettgewebsphlegmone den Ausgang genommen hatte, und eine Miliartuberkulose. Der Tod erfolgte an Sepsis. Die Fettembolie und Miliartuberkulose waren Nebenbefund.

Im allgemeinen ist die Fettembolie in solchen Fällen von untergeordneter Bedeutung. Sie kann nur eintreten bei Einschmelzung des Fettgewebes bei Phlegmonen, sie fehlt aber, was ja auch erklärlich ist, beim Erysipel, wie von Gröndahl nachgewiesen worden ist.

7. Fettembolie nach Verletzungen und Entzündungen innerer Organe.

Die großen Fettdepots in der Bauchhöhle, die bei der Fettembolie eine Rolle spielen, sind die Leber und das Mesenterium. Speziell die Leber gibt bei Verletzungen reichlich flüssiges Fett in den Kreislauf ab. Bei Schüssen, Zertrümmerungen der Leber finden wir in den Lungen Fetttropfen und oft verschleppte Leberzellen, Beobachtungen, wie sie von Zenker, Hamilton, Schmorl, Jürgens, Lubarsch u. a. gemacht sind.

Ich mache besonders auf den bereits auf S. 131 zitierten Fall von Ziemke aufmerksam.

Auch bei der Eklampsie finden wir Fetttropfen in den Lungen. Handelt es sich um Individuen mit sehr fettarmen Lebern, so wird das Fett bei der Fettembolie wahrscheinlich aus dem Beckenbindegewebe stammen, das durch das Trauma des Geburtsaktes mobil gemacht worden ist (Virchow, Schmorl, Gröndahl).

Auf die Tatsache, daß nach Schädigungen und Entzündungen des Mesenteriums auf dem Pfortaderwege Fetttropfen in die Leber verschleppt werden können (Rößle, Gröndahl), ist bereits auf S. 128 hingewiesen worden.

8. Fettembolie nach Verbrennungen.

Genau wie sich bei Verletzungen und Eiterungen der Haut Fetttropfen in den Lungen finden, so können gelegentlich auch bei Verbrennungen, wenn sie in größerem Umfange stattgefunden haben, Fetttropfen nachgewiesen werden. Carrara hat unter 13 Fällen sechsmal, Gröndahl unter 7 Fällen nur einmal, und hier nur ganz unbedeutende Fettembolie in den Lungen nachweisen können. Foa sah ebenfalls in einem Falle Fettembolie.

Es ergibt sich daraus, daß die Fettembolie bei den Verbrennungen keinen typischen Befund darstellt, daß vielmehr die Anwesenheit von flüssigem Fett in den Lungen abhängig ist von dem jeweiligen Panniculus adiposus der Verbrannten.

Gerichtsärztlich von Bedeutung ist die Frage, ob nach dem Tode bei verbrannten Leichen Fettembolie auftreten kann. Diese Frage muß verneint werden. Sie wird im späteren Abschnitt ausführlich behandelt (s. S. 140).

9. Fettembolie nach Vergiftungen.

a) Phosphorvergiftungen.

An der Leiche eines 20 jährigen jungen Mädchens, das sich mit einem Zündholzaufguß vergiftet hatte und nach mehrtägigem Krankenlager gestorben war, fand Puppe in beiden Lungen Fettembolie. Auf Grund von Versuchen, die er an einem Hunde und drei Kaninchen angestellt hat, zu denen der eben zitierte Fall eine Ergänzung bildete, sprach Puppe im Jahre 1896 den Satz aus, daß bei der akuten und subakuten Form der Phosphorvergiftung Fettembolie vorkommen, daß diese aber bei der ganz akuten, innerhalb eines Tages ablaufenden Form dem Phosphorismus acutissimus fehlen.

Carrara, der fünf Fälle von Phosphorvergiftungen mikroskopisch untersuchte, fand nur in einem Falle Fettembolie. Gröndahl erhob bei einem Mädchen, das an Phosphorvergiftung zugrunde gegangen war, einen negativen Befund.

Damit ist der Beweis geliefert, daß für die Phosphorvergiftung die Fettembolie keinen typischen Befund darstellt und gerichtsärztlich als solcher nicht zu verwerten ist.

In den Fällen, wo Fettembolien beobachtet sind, entstammt das Fett der Leber, die durch dieses Gift hauptsächlich geschädigt wird, und der Lipämie des Blutes. Das freigewordene Fett gelangt in den Kreislauf.

b) Bei anderweitigen Vergiftungen.

Untersuchungen, die Gröndahl an Leichen nach Vergiftungen mit Kohlenoxyd, doppelchromsaurem Kali, Cyankali, Alkoholvergiftungen angestellt hat, führten zu einem negativen Resultat.

In allen den von ihm untersuchten Leichen wurde keine Fettembolie gefunden. Wenn trotzdem Romanow und Winogradow nach Vergiftungen durch chlorsaures Kali Fettembolie gefunden haben, so muß man annehmen, daß diese Individuen, ähnlich wie manche Alkoholiker, sich äußere Schädigungen zuzogen, die den Befund von Fettembolie erzeugt haben.

10. Fettembolie bei Diabetes.

Beim Diabetes findet man häufig eine ausgesprochene Lipämie, d. h. im Blut ist Fett in feinster Emulsion verteilt. Nach den Untersuchungen von B. Fischer beruht diese Lipämie auf einer Störung oder Aufhebung der fettspaltenden Kräfte des Blutes. Diese Aufhebung der Lipolyse wird herbeigeführt durch hochgradigen Eiweißzerfall, durch Säureüberladung des Blutes, vor allem bei der diabetischen Acidosis, durch Einstellung der Fettverbrennung durch die Körperzellen, durch Schwund des lipolytischen Blutfermentes.

Kommen Diabetiker zur Sektion, deren Blut lipämisch ist und beim Stehen im Reagensglas eine deutliche Fettschicht absetzt, so ist es für den Untersucher nicht immer einfach zu entscheiden, ob eine echte Fettembolie vorliegt oder eine Lipämie. Gröndahl gibt zur Unterscheidung folgende Merkmale an: Bei der traumatischen Fettembolie sind die Fetttropfen scharf abgegrenzt, während sie bei der Lipämie oft kleine Ausläufer zwischen die roten Blutkörperchen schicken, ein Anzeichen dafür, daß es sich um eine Emulsion im Blute handelt.

Wie die Untersuchungen von Gröndahl zeigen, kommt echte Fettembolie beim Diabetes vor. Beobachtungen, wie sie schon früher von Sanders und Hamilton, Starr,

Ebstein, B. Fischer u. a. gemacht sind. Eine besondere Bedeutung kommt der Fettembolie nicht zu. Für die Entstehung des Coma diabeticum ist sie nicht verantwortlich zu machen.

11. Fettembolie und die Injektion von Öl und in Öl gelöster Substanzen zu therapeutischen Zwecken.

Wenn man Öl, z. B. Campheröl, zu wiederholten Malen in Dosen von 5 bis 30 g im Verlaufe von einer Woche mehrfach unter die Haut spritzt, wie man es bei Störungen der Zirkulation oder bei schweren chirurgischen Erkrankungen zur Anregung der Herztätigkeit zu tun pflegt, so kann man in den Lungen solcher Verstorbener Öltropfen in geringen Mengen nachweisen. Im Tierversuch sah Skriba nach Applikation von 30 g Öl unter die Haut beim Kaninchen Fettembolie, während Flournoy bei Verwendung der gleichen Menge und beim gleichen Tier keine Fetttropfen antraf. Die Differenz zwischen beiden Untersuchern beruht auf der Verschiedenheit in der Stärke des Injektionsdruckes, der Stelle, wo injiziert wurde (ob langer oder kurzer Weg bis zum Herzen), und schließlich der Zeitdauer, in der injiziert wurde. Von den inneren Medizinern wird bisweilen bei heruntergekommenen Kranken, bei denen aus besonderen Gründen eine sachgemäße Ernährung per os nicht stattfinden kann, die subcutane Injektion von Olivenöl angewandt. So hat z. B. Du Mesnil de Rochemont 200 g Olivenöl pro dosi bei 28 Patienten zur Ernährung gegeben. Er sah niemals Störungen, die auf Fettembolie hinwiesen, und selten Fett im Urin.

Diese Injektionen von Olivenöl nach dem Vorgang von Leube möchte ich mit Hämig doch nicht für ganz unbedenklich halten, besonders wenn es sich um elende Individuen handelt mit schlecht angelegtem Herzen. Gerade bei mehrfachen Injektionen sind die Gefahren einer Fettembolie doch nicht ganz von der Hand zu weisen. Hat doch schon F. Mosler 1883 vor ihnen gewarnt.

In direkte Lebensgefahr kann ein Patient kommen, wenn bei der Injektion versehentlich eine Hautvene angestochen wird und das Öl direkt in die Blutbahn gelangt. Sehr lehrreich ist nach dieser Richtung eine Beobachtung von Fiebiger, die Gröndahl zitiert. Bei der Injektion von 50 ccm Öl unter die Haut bekam der Patient heftigen und anhaltenden Husten; der Arzt setzte die Einspritzungen fort, sehr bald wurde der Kranke cyanotisch, bewußtlos und starb.

Trotz dieser Beobachtung von Fiebiger, die einem Experiment am Menschen gleichzusetzen ist, trotz zahlreicher Tierversuche, die die Gefahren von Ölinjektionen in die Venen bewiesen haben, sind in neuerer Zeit wieder Vorschläge gemacht worden, Campheröl und Menthol-Eucalyptol in Öl gelöst beim Menschen intravenös anzuwenden.

B. Fischer hat Tierversuche über die intravenöse Verwendbarkeit des Campheröls angestellt. Er empfiehlt als Einzeldosis 1 ccm, als Tagesdosis 2 ccm Campheröl. Die Injektion muß langsam über zwei Minuten erfolgen, muß ohne Druck ausgeführt und darf nicht zu oft wiederholt werden.

Während seiner Tätigkeit im Felde hat Urtel bei ausgebluteten Soldaten der Kochsalzlösung zur Erhebung der Herztätigkeit anfangs tropfenweise Oleum camphoratum 1 : 10 zugesetzt. Später ist er vorsichtig auf 1 g Campheröl übergegangen, und schließlich hat er 5 g Oleum camphoratum seiner Kochsalzlösung, die intravenös gegeben wurde, zugesetzt. Er sah niemals Fettembolie, aber Hebung des Pulses und des Allgemeinzustandes.

Angeregt durch die Mitteilung von B. Fischer hat Lepehne Tierversuche über die intravenöse Einverleibung von Menthol und Eucalyptol in Öl vorgenommen, um Lungenkrankheiten auf diese Weise direkt zu beeinflussen. Er verwandte bei sechs Versuchen Menthol zu 5% und Oleum eucalypti zu 10% in Olivenöl, später eine doppelt so starke Lösung, die in eine Ohr- oder Bauchvene eingespritzt wurde.

Die kleine Dosis wurde gut vertragen, die größere Dosis erzeugte bei den Kaninchen Taumel. Bei allen Tieren fanden sich als Ausdruck der Ölwirkungen Lungenblutungen. Bei denjenigen Kaninchen, die die größere Dosis erhalten hatten, zeigten sich auch Blutungen in anderen Organen, vor allem im Großhirn und im Kleinhirn.

Nach diesen Versuchen von Lepehne ist die Anwendung der intravenösen Menthol - Eucalyptol - Ölinjektion für die Therapie von Lungenerkrankungen und ebenso die intravenöse Campheröltherapie für den Menschen nur mit größter Vorsicht zu verwenden. Die Gefahren, die die Fettembolie erzeugen kann, sind viel zu groß (s. auch Leo). Überhaupt ist jede parenterale Fett- oder Ölzufuhr besser zu unterlassen.

Es sind daher die Bemühungen von Lepehne und Hosemann[1] zu begrüßen, ein Campherpräparat ausfindig zu machen, das in alkalischer Flüssigkeit oder in Alkohol gelöst, ohne Fettzusatz zur intravenösen Einverleibung verwendet werden kann.

12. Die Fettembolie in ihrer Bedeutung für die forensische Medizin.

In der gerichtlichen Medizin spielt die Fettembolie eine große Rolle, weil sie für die Beurteilung manches Todesfalles wichtige Aufschlüsse geben kann. Zwei Fragen haben die Gerichtsärzte in den letzten Jahren lebhaft interessiert:

Gibt es eine Fettembolie nach dem Tode?

Welche Bedeutung kommt der Fettembolie als Ursache des Todes zu?

a) Gibt es eine Fettembolie nach dem Tode?

Bis zum Jahre 1902 galt die Fettembolie als eine pathologische Erscheinung, die nur bei Lebzeiten auftreten könne. Da machte Westenhoeffer die aufsehenerregende Mitteilung, daß unter gewissen Umständen auch nach dem Tode eine Fettembolie entstehen könnte. Zu dieser Behauptung kam er auf Grund folgender Beobachtung.

Bei einer 35jährigen Frau wurde ein Abort im dritten Monat ausgeräumt. Patientin erhielt vier Spritzen Ergotin. Nachmittags Blutung aus dem Uterus, Tamponade desselben. um 1/210 Uhr abends Kollaps. Es wurden fünf Spritzen Campheräther verabfolgt und eine subcutane Kochsalzinfusion in die rechte Brust gegeben. Der Tod erfolgte 10 Uhr abends.

Sektion 11 Stunden post mortem: In den Axillar- und Femoralvenen, auf der Intima Fettsäurekrystalle und vereinzelte Fetttröpfchen-Öl. Das Knochenmark der Oberschenkel ist grünlich mißfarben im oberen Abschnitt, im unteren von hellgelber leuchtender Farbe. Unter der Haut Gasknistern. Aus der durchschnittenen Muskulatur treten Gasblasen aus, vor allem an den unteren Gliedmaßen.

---

[1] Zentralbl. f. Chirurgie 1922. Nr. 22. S. 808.

Lungen: Schlaff. Mikroskopisch in den Capillaren Fettembolie. Uterus faustgroß mit Placentarstelle. Endometrium von graurötlicher Farbe. Als Erreger für das Gasemphysem wird der Fränkelsche Bacillus gefunden. Leber und Muskel schwimmen auf dem Wasser.

Westenhoeffer glaubt nun, daß die Fränkelschen Bacillen von dem Uterus als Eingangspforte in der $1/2$ stündigen Agone ins Blut und in die Organe gelangt seien. Im Knochen stehe infolge des Gasgehaltes das Knochenmark unter hohem Druck. Durch diesen Gasdruck sei das Fett nach dem Tode durch die Gefäße in die Lungen getrieben. Nach Westenhoeffers Ansicht bedarf es zum Zustandekommen der postmortalen Fettembolie mehrerer Faktoren:

1. Der Gasbacillus muß anwesend sein.
2. Verbreitung derselben während der Agone.
.3. Anwesenheit von rotem Knochenmark zum Wachsen der Bacillen.
4. Anwesenheit des Fränkelbacillus im roten Knochenmark.

Diese Ausführung von Westenhoeffer, die die bisherige Anschauung über die Fettembolie als alleinige Erscheinung des lebenden Körpers umzuwerfen drohte, sind nicht unwidersprochen geblieben. So schreibt P. Grawitz im Jahre 1903 im Virchow-Hirschschen Jahresbericht auf S. 350:

,,Die Idee, daß an der Leiche einer Frau eine Fettembolie in den Lungen entstanden ist, kann unmöglich von solchen Untersuchern akzeptiert werden, welche häufig bei fettreichen Frauen nach Operationen usw. zufällig mehr oder minder reichliche Fettembolie in den Lungen gefunden haben."

In der Folgezeit hat sich eine lebhafte Diskussion über die Frage der Möglichkeit einer Fettverschleppung an der Leiche angeschlossen und von den verschiedensten Forschern sind Experimente zur Klärung angestellt worden.

So untersuchte Bürger eine Anzahl von Leichen mit starker Fäulnis-Gasbildung auf Fettembolie. Er fand aber nie Fett in den Gefäßen der Lunge. Auch experimentell war es ihm nicht möglich, bei einer Kindsleiche, bei der er das Knochenmark des Oberschenkels zerstörte, durch Einblasen von Luft Fettembolie hervorzurufen. Er schließt daraus mit Recht, daß die Fettembolie eine vitale Erscheinung sei.

Ipsen beobachtete in stark fauligen Leichen in den großen Körperhöhlen Anhäufung von neutralen Fetten, hat aber niemals in den Capillaren der Organe eine bemerkenswerte Ansammlung von Fett gefunden. Auch Kalmus glaubt nicht, daß postmortale Gasbildung zu ausgedehnter Fettembolie führen kann. Jede Verstopfung der Gefäße mit Fett ist wohl ausschließlich als vitale Erscheinung anzusehen.

Werden Leichen großer Hitze ausgesetzt, so kann das Unterhautfettgewebe, flüssig geworden, in die Blutgefäße gelangen und schließlich kann das Blut zum Kochen gebracht werden. Das Fett sammelt sich in der rechten Herzkammer wie in einem großen Behälter an. Eine Fettembolie in den Lungen aber kann bei Verbrennung von Leichen nicht entstehen. Gröndahl hat diese Tatsache experimentell bewiesen. Zwei fette Kaninchen werden durch Chloroform getötet und dann im glühenden Ofen verkohlt, bis die Haut oberflächliche Spalten aufweist. In der V. axillaris des einen Tieres, in der rechten Herzkammer des anderen sind beinahe stecknadelkopfgroße Fetttropfen. Die Lungengefäße enthalten nur spärliches Fett, das man bei fetten Tieren auch sonst in den Lungengefäßen findet.

In großem Stile hat Ziemke die Frage der kadaverösen Entstehung der Fettembolie im Tierexperiment sowie an faulenden Leichen einer eingehenden Untersuchung unterzogen. Aus seinen Versuchen ist das Wichtigste hier kurz wiedergegeben:

I. Gruppe: Zwei Kaninchen getötet. Injektion von 0,5 ccm Menschenfett in den rechten Vorhof. Einfließenlassen von Wasser in die rechte Oberschenkelvene bei einem Druck von 200 mm Hg.

Ergebnis: Lungen: Ganz vereinzelte kleine Capillarembolien von Wurstform ohne Verzweigung.

II. Gruppe: Zwei Kaninchen getötet. Injektion von 0,5 ccm flüssigem Menschenfett in den rechten Vorhof. Injektion von Luft mit der Spritze in die rechte V. femoralis bei einem Druck von 200 mm Hg etwa 10 Minuten lang.

Ergebnis: In einzelnen Abschnitten Fettembolie in den Lungencapillaren, ohne dichotomische Verzweigung. In Capillaren des Myokards kleinste Fettembolie. Nieren frei von Fett.

III. Gruppe: Zwei Kaninchen getötet. Injektion von 0,5 g Olivenöl in den rechten Vorhof. Injektion von Luft in die Bauchhöhle etwa $^1/_2$ Stunde lang.

Ergebnis: Einzelne kleinste Capillarembolien gelegentlich dichotomisch verzweigt. In kleineren Gefäßen des Myokards vereinzelte Embolien. Gehirn und Nieren sind frei von Fettembolie.

IV. Gruppe:

a) Zwei Kaninchen getötet. Injektion von 0,5 ccm flüssiges Menschenfett in den rechten Vorhof. Injektion von 1 ccm Fäulnisblut in die Bauchhöhle.

Obduktion acht Tage später. Gasfäulnis aller Organe. Spärliche Fettembolie ohne dichotomische Verzweigung in den Lungen.

b) Zwei tote Kaninchen. Injektion von 0,5 ccm Olivenöl in den rechten Vorhof. Injektion von 1 ccm Fäulnisblut in die Bauchhöhle.

Obduktion nach 11 Tagen. Gasfäulnis aller Organe.

Ergebnis: Fettembolie in zahlreichen Schnitten als Würstchen und in vielfachen Verzweigungen.

c) Zwei Kaninchen zufällig gestorben. Injektion von 0,5 ccm Olivenöl in den rechten Vorhof. Injektion von 1 ccm Fäulnisblut in die Bauchhöhle.

Obduktion acht Tage später. Gasfäulnis aller Organe. Lungen: Keine sichere Fettembolie.

d) Zwei tote neugeborene Kinder. Das eine 48 cm lang, 2445 g schwer; das andere 50 cm lang, 2970 g schwer. Beide hatten geatmet. Injektion von 0,5 ccm Olivenöl in den rechten Vorhof. Injektion von 1 ccm Fäulnisblut in die Bauchhöhle.

Obduktion nach 11 Tagen. Starke Gasfäulnis. Lungen: Beim ersten Kinde frei von Fettembolie. In den Lungen des zweiten Kindes finden sich in einigen Schnitten an einer Stelle kleinste Capillarembolien von länglicher Form.

V. Gruppe: Zwei Kaninchen. Mit Säge wird die untere Epiphyse des Oberschenkels entfernt, das Knochenmark mit der Sonde zerstört, dem größeren Tier in den Markraum 0,5 ccm Olivenöl injiziert und nun mit Gummischlauch und Spritze Luft in den Oberschenkelknochen wiederholt injiziert.

Obduktion: In den Lungen vereinzelte kleinste Capillarembolien, alle großen Gefäße frei. In der Lunge des Tieres, das mit Olivenöl behandelt ist, Fettembolie etwas zahlreicher.

VI. Gruppe: Bei 12 in Fäulnis übergegangenen menschlichen Leichen fand sich niemals Fettembolie.

Aus diesen Versuchen schließt Ziemke, daß sich bei Tierleichen experimentell Fettembolie erzeugen läßt. Sie ist aber außerordentlich schwer anzutreffen und dann meist nur in Serienschnitten. Bei gasfaulen, menschlichen Leichen fand sich niemals Fettembolie.

Die sämtlichen vorliegenden Untersuchungen an menschlichen Leichen und Tieren möchte ich einer kritischen Betrachtung unterziehen. Die Behauptung

Westenhoeffers, daß in dem von ihm beobachteten Falle die Fettembolie tatsächlich eine kadaveröse war, ist nach meiner Ansicht nicht bewiesen[1]). Wenn
auch Westenhoeffer betont, daß bei der Frau zu Lebzeiten ein Trauma
nicht stattgefunden hat, so ist doch zu bemerken, daß bei der Patientin ein
Abort ausgeräumt und später der Uterus wegen Nachblutung erneut tamponiert
wurde. Wir wissen aus den Untersuchungen von Schmorl und Virchow,
daß bei Eklamptischen die häufig gefundene Fettembolie ihren Ursprung aus
dem Fett des Beckenbindegewebes nimmt, hervorgerufen durch das Trauma
des Geburtsaktes (vgl. S. 136).

In ähnlicher Weise kann dies auch im Falle Westenhoeffers schon bei
Lebzeiten der Frau eingetreten sein. Ferner hat die Patientin zur Behebung
ihrer Herztätigkeit Campheräther und Kochsalzinfusionen unter die Haut
bekommen. Auch diese Manipulationen genügen, um Fett mobil zu machen
und bei Lebzeiten in den Kreislauf zu schleudern (vgl. S. 135).

Die Untersuchungen auf Fettembolie, die an faulen menschlichen Leichen
von Bürger und Ziemke angestellt sind, sind alle negativ ausgefallen. Nur
bei den Versuchen an Kaninchen hat Ziemke in geringem Maße Fettembolie in
den Lungen gefunden, eine Erscheinung, die er selber als auffallend bezeichnet.

Nach den Untersuchungen von Fritzsche und Gröndahl kommt bei
fettreichen Kaninchen und auch beim Hund in den Lungen normalerweise ein
geringer Grad von Fettembolie vor. Wenn Ziemke nun ausschließlich in
seinen Tierversuchen am Kaninchen, im Gegensatz zu gasfaulen menschlichen
Leichen, Fettembolie gefunden hat, so ist mit Sicherheit anzunehmen, daß
diese Fettembolie schon vor Anstellung der Versuche bestanden hat. Gröndahl hat bei seinen Verbrennungsversuchen auf diesen geringfügigen
normalen Fetttropfengehalt in den Lungengefäßen aufmerksam gemacht
(S. 140).

Wenn man als feststehend annehmen kann, daß das Fett infolge Gasbildung
der Bakterien durch die Gefäße hindurch bis in das rechte Herz getrieben
werden kann, so erscheint es von vornherein sehr unwahrscheinlich,
daß die Fetttropfen nun noch weiter in die Capillaren der Lunge hineingedrängt
werden. Dazu ist der Gasdruck der Bakterien viel zu gering. Um dies zu bewirken, bedarf es der Druckkraft eines rechten Ventrikels, der sich beim Ein-
pressen des Fettes in die Capillaren erheblich bläht und erweitert, wie uns
Fuchsig am curarisierten Tier gezeigt hat.

Für die menschliche Pathologie und für die gerichtliche Medizin
ergibt sich nach meiner Ansicht die wichtige Tatsache, daß die
Anschauung Westenhoeffers von einer kadaverösen Fettverschleppung unrichtig ist. Die Fettembolie ist nach wie vor als eine vitale
Erscheinung des menschlichen Organismus aufzufassen.

Die Bedeutung der Fettembolie für die forensische Medizin läßt sich an
folgenden Beispielen beweisen. Eine faule menschliche Leiche mit Knochenbrüchen verschiedener Art wird aus einem Kanal hervorgezogen. Es erhebt
sich die Frage, ob ein Verbrechen vorliegt, nach welchem die Leiche in den
Fluß geworfen ist, oder aber ob der betreffende Mensch ertrunken ist und die

---

[1]) Vgl. auch Kockel in Schmidtmanns Handbuch, Bd. 1, S. 698 und 699. 1905.

Knochenbrüche später an der Leiche durch Dampferschrauben oder andere äußere Gewalt entstanden sind.

Ähnlich liegen die Verhältnisse, wenn ein verkohlter menschlicher Torso mit Knochenbrüchen aus den Trümmern eines brennenden Hauses hervorgeholt wird. Sehr oft wird zur Verschleierung eines Mordes nach der Tat über der Leiche das Haus angesteckt. Die Frage erhebt sich hier: Sind die Knochenverletzungen bei Lebzeiten erfolgt, oder haben erst die einstürzenden Balken und Steine die Knochen der Leiche zertrümmert?

Die Antwort auf diese Fragen gibt einwandfrei der Befund einer Fettembolie sowohl bei faulen als auch bei verkohlten menschlichen Leichen. Ist die Fettembolie vorhanden, so kann die Körperverletzung nur bei Lebzeiten erfolgt sein.

b) Welche Bedeutung kommt der Fettembolie als Todesursache zu?

Diese Frage ist außerordentlich schwierig zu beantworten. Es wird sehr oft an den Gerichtsarzt die Frage gestellt, ob ein unterernährtes Kind oder eine andere Person, die schwere Mißhandlungen erlitten haben, an den Folgen der Körperverletzungen zugrunde gegangen sind.

Findet man bei den Sektionen solcher Leichen gesunde Organe, dagegen in den Lungen oder gar in den Organen des großen Kreislaufes eine ausgedehnte Fettembolie, so ist man berechtigt, als Todesursache die Fettembolie und damit auch die Mißhandlungen anzusehen. In diesem Sinne haben sich Ziemke, Meixner u. a. ausgesprochen.

Dagegen berechtigt die Anwesenheit einzelner Fetttropfen in den Lungencapillaren, die man nach den verschiedensten geringfügigen Einwirkungen auf den Organismus finden kann, nicht zu der Abgabe des Urteils, daß der Mensch an den Folgen der Fetteinschwemmung und somit an den Folgen der äußeren Gewalteinwirkung gestorben ist. Die Klarlegung in forensischer Hinsicht wird dann kompliziert, wenn sich Organveränderungen (Lungen-, Herz-, Nierenkrankheiten) und Fettembolie an der Leiche finden. Bei einem solchen Individuum, dessen Organismus unter erschwerten Bedingungen arbeitet, kann schon ein geringfügiger Grad von Fettembolie genügen, um den Tod herbeizuführen (vgl. S. 122).

Sind mehrere Knochenbrüche vorhanden, z. B. ein Schädelbruch und eine Oberschenkelfraktur, so kann vor Gericht die Frage auftauchen, welcher Knochenbruch für den tödlichen Ausgang verantwortlich zu machen ist. Bürger und Straßmann glauben nun, daß auch hier durch die Verteilung der Fetttropfen in der Lunge unter Umständen eine Aufklärung möglich sei. Nach ihren Tierversuchen erfolgt nämlich die Verteilung der Fetttropfen in der Lunge nach dem Kretzschen Gesetz (vgl. S. 145). Da das Kretzsche Gesetz nicht allseitig Anerkennung gefunden hat, dürften die von Bürger und Straßmann erhobenen Befunde im Tierexperiment für die gerichtliche Medizin nicht ohne weiteres zu verwerten sein.

13. Die Fettembolie in ihrer Bedeutung für die Kriegschirurgie.

Während des großen Krieges sind mikroskopische Untersuchungen zur Feststellung der Fettembolie nur in geringem Maße angestellt worden. Das lag daran, daß die vorderen Sanitätsformationen zu Anfang des Krieges nicht mit Mikroskopen ausgerüstet waren. Ich selber habe in meinem Feldlazarett den Mangel eines Mikroskopes sehr störend empfunden, und mancher Sektionsfall ist nicht restlos geklärt worden, weil die mikroskopische Untersuchung nicht durchgeführt werden konnte.

Als später die Stellen der Armeepathologen eingerichtet wurden, die mit dem modernen Laboratoriumsapparat versehen waren, wurde die Sache besser. Trotzdem finden wir systematische Untersuchungen auf Fettembolie im Felde nirgends verzeichnet und die Arbeiten von Borst im Schjerningschen Handbuch sowie von L. Bürger fußen fast nur auf den Erfahrungen der Friedenspraxis.

Siegmund hat als Armeepathologe im Felde Untersuchungen über das Auftreten von Fettembolie nach Verletzungen der langen Röhrenknochen und Weichteilverletzungen angestellt. Er untersuchte 12 Fälle von Schußverletzungen langer Röhrenknochen auf dem Sektionstische. Makroskopisch fand sich in den Lungen nur Ödem und Stauungen, dagegen mikroskopisch in allen 12 Fällen schwerste Fettembolie der Lungen. In 10 von diesen 12 Sektionsfällen war auch eine Beteiligung der Organe des großen Kreislaufes festzustellen, denn Fetttropfen wurden in der Hirnrinde, in den Glomeruli, in Milz- und Herzgefäßen nachgewiesen.

Siegmund erblickt in dem Vorhandensein der Fettembolie die Ursache des Choks. In ähnlichem Sinne hat sich Porter ausgesprochen.

Wie schon des mehrfachen hervorgehoben, findet man an jeder Leiche, die einen schweren Knochenbruch erlitten hat, in der Lunge mikroskopisch Fetttropfen, und deshalb sind die Befunde von Siegmund und Porter durchaus nicht befremdend. Ob aber die Fettembolie bei diesen Fällen als Todesursache anzusehen ist, ist eine andere Frage (S. 108).

Wie selten erleben wir im Frieden an einem großen Frakturenmaterial einen Fall von Fettembolie (siehe die zahlenmäßige Angabe von Barack, vgl. S. 150). Ich selber habe während meiner vierjährigen Tätigkeit als Chirurg im Feldlazarett nur verhältnismäßig wenig Fälle gesehen, die klinisch das Bild der Fettemboliekranken aufwiesen. Ich bin daher der Meinung, daß der Fettembolie als Todesursache in der Kriegschirurgie eine besondere Bedeutung nicht zukommt.

Einen Fall, den ich gegen Ende des Krieges, im Jahre 1918 klinisch als Fettembolie diagnostiziert und bei dem ich an der Leiche in frischen mikroskopischen Präparaten in der Lunge die Fetttropfen nachweisen konnte, sei hier aufgeführt:

Unteroffizier Pfl. H., 8. F.-A.-R. 288. Bankbeamter.

A.-G.-Verletzung am linken Fuß, unkomplizierte Unterschenkelfraktur rechts, Erguß im rechten Kniegelenk und Fettembolie. Exitus.

Vorgeschichte: Am 7. Juli 1918 vormittags 3 Uhr bei Albert durch Granatsplitter verwundet. Kommt am selben Tag ins Feldlazarett.

Befund: 7. Juli. 1. Linkes Bein: An der Innenseite des linken Fußgewölbes ist eine 8 cm lange, 4 cm breite Wunde, die bis auf den Knochen führt. Die Wunde ist stark verschmutzt.

2. Rechtes Bein: Unkomplizierte Unterschenkelfraktur in der Mitte, Erguß im rechten Kniegelenk. Patient sieht sehr blaß aus, Puls ist mäßig. Behandlung: Patient kommt vorläufig ins Bett, Kochsalz, Campher, Digipurat werden verabfolgt. Nachmittags: Patient hat sich wesentlich erholt, Puls gebessert.

Operation: Umschneidung der Wunden am linken Fuß, Entfernung aller verschmutzten Partien. Der Schußkanal führt am Os naviculare vorbei, das nicht verletzt ist. Das Fußgelenk scheint nicht verletzt zu sein. Jodoformgaze, Verband, Volkmannschiene.

8. Juli. Puls hat sich wesentlich verschlechtert, Patient ist etwas somnolent, hat Lungenrasseln. Es steigt der Verdacht auf, daß eine Fettembolie vorliegt. Exitus.

Sektion: Ergibt makroskopisch normale Organe. Aortenweite: nur 5 cm. Ventrikellänge: 8 : 9$^1/_2$ cm. Muskulatur: Braunrot und kräftig, Klappenapparat zart und intakt. Lunge: Farbe graurosa, Konsistenz lufthaltig, Pleura spiegelglatt und glänzend.

Die sofort vorgenommene mikroskopische Untersuchung an kleinen Schnitten ergibt, daß in den Gefäßen der Lungen überall kleine Fetttröpfchen liegen. Die pathologisch-anatomische Diagnose lautet: Fettembolie.

Epikrise: Die schwere Unterschenkelzertrümmerung hat das Fettmark des Knochens in die Gewebe hineingedrängt und zur tödlichen Fettembolie geführt. Der Tod erfolgte, weil das Herz zu schwach ausgebildet war, und versagte (Aortenweite: 5 cm).

V. Die klinischen Erscheinungen bei der Fettembolie.

Im Jahre 1875 hat Ernst v. Bergmann am Lebenden zuerst die klinische Diagnose Fettembolie gestellt, eines Krankheitsbildes, das er selber durch experimentelle Untersuchungen außerordentlich gefördert hat. Allmählich haben sich unsere Kenntnisse über die Klinik der Fettembolie erweitert, und seit den Beobachtungen von Payr aus dem Jahre 1900 unterscheiden wir klinisch bei der Fettembolie die pulmonale und die zerebrale Form. Damit ist zum Ausdruck gebracht, daß die Erscheinungen am Krankenbette sich in der Hauptsache von seiten der Lunge und von seiten des Gehirns dokumentieren.

Für die meisten Fälle ist diese Abtrennung zutreffend und sie läßt sich sogar scharf durchführen. Da aber auch andere Organe noch außer Lunge und Gehirn durch die Fettembolie in Mitleidenschaft gezogen werden, so halte ich mit Bürger eine Scheidung in

1. Erscheinungen von seiten der Lunge
2. Erscheinungen von seiten der Organe des großen Kreislaufes

für zweckmäßiger.

1. Erscheinungen von seiten der Lunge.

Nach anfänglichem freien Intervall, das mehrere Stunden, selbst Tage dauern kann, treten die ersten Krankheitserscheinungen auf, die sich meist in lebhafter Unruhe und Gefühl der Angst äußern. Sehr bald darauf werden die Patienten kurzatmig, ihr Gesicht wird leicht cyanotisch und Husten setzt ein, bei dem die Kranken oft reichlichen Auswurf, mit dunklem, schaumigem Blut vermischt, auswerfen. Die Untersuchung der Lungen ergibt in den allerersten Stunden nach dem Unfall perkutorisch und auscultatorisch keinen pathologischen Befund.

Mit Nachlassen der Herztätigkeit beginnt als Zeichen des Lungenödems die rhonchoröse Atmung; man hört über beiden Lungen gleichmäßig feuchtes Rasseln bei Fehlen einer Dämpfung. Der Puls, anfänglich gut, schnellt in die Höhe bis zu 160 Schlägen, schließlich wird er klein und fliegend. Der Blutdruck sinkt. Unter diesen letzten Erscheinungen tritt der Tod ein.

Bürger unterscheidet, dem klinischen Verlaufe nach, drei verschiedene Formen der pulmonalen Fettembolie.

a) Perakut verlaufende Fälle, die in wenigen Sekunden unter Unruhe, Atemnot und Krämpfen tödlich enden. Dazu gehören die Narkosenfälle.

b) Akut verlaufende Fälle, die in wenigen Stunden letal ausgehen.

c) Subakut verlaufende Fälle, bei denen das freie Intervall längere Zeit andauert und erst nach vielen Stunden oder Tagen die eigentlichen Erscheinungen von seiten der Lunge sich bemerkbar machen.

2. Erscheinungen von seiten der Organe des großen Kreislaufes.

Im Vordergrunde stehen diejenigen von seiten des Gehirns, weswegen man ja auch immer noch von einer cerebralen Form der Fettembolie spricht. Ehe die eigentlichen Erscheinungen von seiten des Gehirns einsetzten, geht auch hier nach der Verletzung ein freies Intervall voraus, das vier Stunden bis acht Tage dauern kann.

Während dieses freien Intervalles klagt der Kranke meist über Stechen in der Brust. Kurzatmigkeit, Husten und Pulsbeschleunigung treten auf, Krankheitserscheinungen, die durch die Fetteinschwemmung in die Lunge zu erklären sind (pulmonale Form).

Mit dem Übertreten der Fetttropfen in den großen Kreislauf nach 7 bis 9 Stunden oder mehreren Tagen beginnt das sog. soporöse Stadium. Die Patienten werden schläfrig, pflegen an sie gerichtete Fragen nur langsam zu beantworten. Über den Ort, wo sie sich befinden, sind sie oft nicht orientiert (Benestad), und schließlich verfallen sie in einen tiefen Schlaf. Damit geht das soporöse Stadium in das komatöse Stadium über. Nicht selten erlebt man, worauf Bürger aufmerksam gemacht hat, im Anschluß an das freie Intervall Reizerscheinungen von seiten des Gehirns.

Bestimmte Muskelgruppen zeigen klonische und tonische Zuckungen, Contracturen treten auf, Spasmen, Opistotonus. Trismus sahen Fuchsig und Hämig. Bei Kindern beobachtet man nicht selten epileptiforme Anfälle (v. Aberle, Turner). In seltenen Fällen ist auch Erbrechen beobachtet (Beitzke, Gröndahl). Während des komatösen Stadiums sind die Reflexe herabgesetzt, meist erloschen. Die Pupillen, anfänglich mittelweit und träge reagierend, werden weit und reaktionslos. Es zeigen sich jetzt, wenn auch selten, direkte Herdsymptome. So konstatierten eine Facialislähmung Flournoy, v. Aberle und Fuchsig, doppelseitige Parese der Fingerextensoren Demisch, Halbseitenlähmung Hämig, Inkontinenz für Stuhl infolge Sphincterlähmung Flournoy u. a.

Auch bei Versuchstieren beobachteten Reuter und Fuchsig solche Lähmungen und Krämpfe nach Injektionen von Olivenöl in die Arteria carotis und V. jugularis.

Diese Symptome können sich bessern, es kann aber auch der Tod unter ihnen eintreten.

Druckpuls, Nackensteifigkeit und Stauungspapille sind in der Literatur bei der Fettembolie bisher nicht beschrieben. Trotzdem können, wenn solche Herderscheinungen vorliegen, differentialdiagnostische Schwierigkeiten gegenüber einer Blutung in die Gehirnhöhle entstehen, wie die Fälle von Hämig und Tobler beweisen, die hier kurz erwähnt werden sollen.

Hämig: Bei einem Patienten erfolgte am 20. Mai 1898 ein Unfall, der zu einer subcutanen Fraktur der linken Tibia führte. Im Verlaufe des Krankenlagers stellten sich Kopfschmerz, Sopor, Trismus, rechtsseitige Hemiplegie und Störung der Sensibilität ein. Am 24. Mai 6 Uhr morgens Operation durch Prof. Krönlein. Wegen Verdacht einer Blutung aus der Arteria meningea media wurde auf der linken Seite trepaniert. Es fand sich jedoch nichts Pathologisches. Exitus im tiefen Koma, 5³/₄ Tage nach der Verletzung. Sektion ergab: Fettembolie.

Tobler: Ein 64 jähriger Mann erlitt durch Überfahrung eines Unterschenkels eine Verletzung. Am nächsten Tage stellte sich soporöser Zustand ein mit Cheyne-Stokesscher Atmung. Da an eine intercranielle Blutung gedacht wurde, so wurde der Schädel operativ aufgeklappt. Es wurde keine Blutung gefunden. Der Tod erfolgte in tiefem Koma. Bei der Sektion wurde das Gehirn von kleinen Blutungen durchsetzt gefunden. Fettembolie.

Solche Beobachtungen sind aber selten.

Im weiteren Verlaufe des Komas, das in den Fällen Gröndahls z. B. 70 bis 100 Stunden gedauert hat, geht der Puls in die Höhe, wahrscheinlich infolge Reizung der Medulla oblongata. Die Atmung wird oberflächlich, bekommt Cheyne-Stokeschen Charakter, die Erscheinungen von seiten des Herzens und der Lunge nehmen zu und der Blutdruck sinkt.

Auf das klinische Bild, das die Fettembolie nach orthopädischen Operationen macht, ist bereits auf S. 133 hingewiesen worden.

Durch die Einschwemmung des Fettes in den großen Kreislauf werden auch die Nieren stark geschädigt. So kann gelegentlich auch Anurie auftreten, und Bürger macht mit Recht darauf aufmerksam, daß vielleicht für manche Fälle, die ausgeprägte Hirnsymptome zeigten, eine Urämie als Ursache derselben anzusehen sei. Die Untersuchung des Urins wird differentialdiagnostisch von großer Bedeutung sein.

Da in den Nebennieren bestimmte Veränderungen von Bürger nachgewiesen sind, so erscheint seine Auffassung durchaus plausibel, daß das Verhalten des Pulses und der Temperatur abhängig sei von Störungen in der Abgabe des Adrenalins in die Blutbahn.

Es gilt jetzt noch auf einige besonders charakteristische Zeichen hinzuweisen, die für die klinische Diagnose von Bedeutung sind.

a) Punktförmige Blutungen unter die Haut und Schleimhäute.

Sie finden sich von der Größe eines Hanfkornes in der Haut an den Schultern, des Bauches und des Thorax. Sie sind bisher nur beschrieben von Busch, Oehler, Fromberg und Naville, Bennestad, Wahnkau. Meistens entgehen sie der Beobachtung; höchstwahrscheinlich werden sie sehr viel häufiger vorkommen. Diese Petechien pflegen, wenn die Patienten am Leben bleiben, nach einer Woche zu verschwinden.

b) Temperatur.

Jeder, der Gelegenheit hat, in einem Krankenhause eine größere Anzahl von subcutanen Frakturen zu behandeln, macht die Beobachtung, daß ein großer Teil derselben Temperatursteigerungen aufweist, ohne daß irgendwelche Erscheinungen von seiten der Lunge oder andere fiebererzeugende Erkrankungen für den Temperaturanstieg verantwortlich zu machen sind. Mir persönlich ist gerade in letzter Zeit, wo ich darauf achte, diese Erhöhung der Eigen-

wärme, die sich etwa acht Tage lang zwischen 37,6 und 38,5⁰ bewegt, aufgefallen.
Lympius beobachtete im Hamburger Krankenhaus bei 273 subcutanen Frakturen der Extremitäten des Jahres 1893/94 in 26 Fällen Temperatursteigerungen,
aber nur in wenigen Fällen objektiv nachweisbare Lungensymptome.

Wie schon von Wagner, Busch, Lücke, v. Bergmann hervorgehoben,
ist diese Erhöhung der Temperatur typisch für Fettembolie, die bisweilen
sogar, wie die Beobachtungen von Demisch und v. Aberle lehren, bis über 40⁰
hinaufschnellen können.

Auf der anderen Seite wieder sind Beobachtungen mitgeteilt von Fettembolie, bei denen keine Temperaturerhöhungen vorhanden waren. Skriba
schreibt sogar: „Das auffälligste aller Symptome beim Tierexperiment war
der regelmäßige Temperaturabfall. Sie fiel um so mehr und um so konstanter
und andauernder, je mehr Fett in den Kreislauf gebracht war. Dieses war in
sämtlichen Versuchen, in denen reines Fett und reine Instrumente benutzt
worden waren, der Fall."

Gröndahl hat darauf aufmerksam gemacht, daß Skriba in seinen Versuchen wahrscheinlich zu viel Fett genommen habe. Wenn er selber Kaninchen
verhältnismäßig wenig Öl intravenös einspritzte, ohne das Allgemeinbefinden
dadurch zu stören, so zeigten die Tiere entweder gar keine oder leichte Temperaturerhöhungen. Bei größerer Ölmenge aber trat unter den Erscheinungen
des Kollapses Temperaturerniedrigung ein.

Die Erscheinungen am Menschen finden auf Grund dieser Tierversuche
ungezwungen ihre Erklärung. Kleine Mengen von Fett in den Kreislauf geschleudert, erzeugen geringe Temperatursteigerungen, große Mengen hohe
Temperaturen, ganz große Fettmengen führen zum Temperaturabfall unter
Kollapserscheinungen. Wenn es tatsächlich ein Wärmezentrum im Gehirn gibt,
das die Körpertemperatur reguliert (Hämig), so würde auch für dieses nach
dem eben Gesagten das biologische Reizgesetz von Rudolf Arndt Gültigkeit haben.

c) Sputum.

Im Auswurf der Patienten, die an Fettembolie erkrankt sind, findet sich
gar nicht selten Blut, wie das die Beobachtungen von v. Bergmann, Bennestad, Schultze u. a. beweisen. Schultze sah bei einem Kranken mit Tibia-
fraktur am Abend des dritten Tages ein leicht blutiges Sputum mit Fetttropfen
durchsetzt. Der Tod erfolgte am vierten Tage nach der Verletzung. Die Obduktion ergab: Hepatisation und Fettembolie. Nach Ansicht von Schultze
hat in diesem Falle infolge von Ruptur der Gefäße das in die Alveolen ausgetretene Fett die Lungenentzündung hervorgerufen. Der Patient hatte mit
dem Blut das Fett ausgehustet.

Bürger weist auf den Befund von Myelinzellen im Sputum von Kranken,
die an Fettembolie leiden, hin.

d) Blut.

Da das Fett auf dem Blutwege in alle Organe gebracht wird, so müßte man
theoretisch in allen klinisch diagnostizierten Fällen auch im Blute Fetttropfen
nachweisen können. Untersuchungen dieser Art sind aber bisher im großen
Stile noch nicht angestellt worden. In der Literatur habe ich nur eine Mitteilung

von **Praeger** gefunden, die ich schon auf S. 135 erwähnt habe. **Praeger** fand am siebenten Tage nach einer Ovariotomie bei einer dicken Frau Fett im Blut und im Urin. Bei diesen Untersuchungen des Blutes auf Fett ist man leicht Irrtümern ausgesetzt, da man die Fetttropfen bei der Fettembolie leicht mit denjenigen bei einer Lipämie verwechseln kann (vgl. S. 137). Im Tierversuche hat **Gröndahl** nur dann Fetttropfen finden können, wenn tödliche Mengen Öl injiziert werden.

e) Urin.

Das wichtigste Hilfsmittel für die klinische Erkennung einer Fettembolie ist die Untersuchung des Urins, da das im Blute kreisende Fett durch die Nieren mit dem Urin ausgeschieden wird. Das Fett findet man nun einmal als runden Tropfen, ferner in Gestalt einer zusammenhängenden, weißen, schleimigen Schicht, die 1—1½ cm Dicke aufweist und beim Stehen des Urins sich oben absetzt. Bei der mikroskopischen Untersuchung stellt sich heraus, daß diese Schicht sich aus kugeligen Tröpfchen zusammensetzt, die stark lichtbrechend sind, zwischen denen Schleim und Epithelien liegen. Auf die Wichtigkeit für die diagnostische Bedeutung dieser Emulsionsschicht im Urin, die jetzt allen Untersuchern geläufig ist, hat zuerst **Skriba** hingewiesen. Er fand sie bei 34 Patienten 27 mal = 80%.

Riedel, Fuchsig, Hämig, Schultze, Payr u. a. beobachteten Fett im Urin bei ihren Patienten. **Skriba** hat gefunden, daß bei Patienten mit Knochenbrüchen das Fett im Urin in bestimmten Etappen auftritt, und zwar:

Erste Etappe am 2., 3. und 4. Tage nach der Verletzung.

Zweite Etappe am 10. bis 14. Tage.

Dritte und vierte Etappe in Pausen von je 6 bis 10 Tagen (vgl. S. 115).

Auch bei Tieren sah **Skriba** ähnliche Verhältnisse. Nach Injektion von Öl in den Lymphsack von Fröschen zeigten sich vier Stunden nach der Einspritzung bereits die ersten Spuren davon im Urin dieser Tiere.

Während der nächsten 18 bis 20 Stunden wurde fettreicher Urin, dann wieder fettfreier und am vierten Tage wieder fetthaltiger Harn entleert.

Wieweit andere Untersucher dieselben Beobachtungen über das periodische Auftreten von Fett im Urin beim Menschen gemacht und die Richtigkeit der Angaben Skribas bestätigt haben, läßt sich nicht feststellen, da ich in der Literatur ähnliche systematische Urinuntersuchung in keinem Falle gefunden habe. Erwähnt werden muß, daß mehrfach in den Krankengeschichten Verunglückter zu lesen ist, daß die Harnuntersuchung negativ ausgefallen ist, z. B. in den Krankengeschichten von **Oehler** (Fall 1), **Aberle** (Fall 4), obgleich es sich in beiden Fällen um zerebrale Fettembolie gehandelt hat.

Ferner hat man bisweilen bei der Fettembolie Zylinder gefunden, und zwar fand **Riedel** in 19 Fällen 13 mal = 70% diese zylindrischen Gebilde. Er sah

reine Epithelzylinder 1 mal,

runde glatte Hyaline 4 mal,

braune runde 7 mal,

hyaline glatte Cylindroide 11 mal.

Ob diese Zylinder wirklich spezifisch für Fettembolie sind, will ich dahingestellt sein lassen, obgleich **Riedel** sie so außerordentlich häufig angetroffen hat. Bei anderen Beobachtern hören wir nichts von diesen Zylindern. Ich selber habe sie oft vermißt.

f) Liquor cerebrospinalis.

Bürger hat zuerst auf die Bedeutung der Lumbalpunktion für die Diagnose der Fettembolie hingewiesen. Sehr oft ist die Cerebrospinalflüssigkeit vermehrt, aber klar. Sie enthält nach Bürgers Untersuchungen zahlreiche, mit Fettkörnchen vollgepfropfte Zellen vom Typus der Lymphocyten und Leukocyten. Diese entstammen den nekrotischen Herden im Gehirn, wie sie im pathologischen Teile beschrieben sind. Sie werden auf dem Lymphwege abgeführt und gelangen von dort aus in die Lumbalflüssigkeit (vgl. S. 127).

Häufig habe ich bei Untersuchung von Unfallpatienten zum Zwecke der Begutachtung die Lumbalpunktion ausgeführt und bei ihnen noch mehrere Jahre nach dem Trauma erhöhten Druck und Vermehrung der Cerebrospinalflüssigkeit nachgewiesen. Ich halte es nicht für ausgeschlossen, daß ein großer Teil dieser Patienten, die im Anschluß an ihre Unfälle oft Schwindel und Benommenheit gezeigt hatten, Fettembolie durchgemacht haben, als deren Folgen neben Kopfschmerzen die Erhöhung des Liquordruckes verblieben ist.

3. Die Differentialdiagnose zwischen Wundchok und Fettembolie.

Schon während des Weltkrieges mit seinem großen Verletzungsmaterial sind Stimmen laut geworden, die behauptet haben, daß der traumatische Wundchok eine Folge der Fettembolie sei. Vor allem Siegmund, der als Armeepathologe tätig gewesen ist und der mehrfach bei schweren Schußbrüchen Fettembolie gefunden, auf der Seite unserer Feinde Porter, haben sich für die Identität des Wundchoks und der Fettembolie ausgesprochen. Diese Anschauung ist sicher nicht richtig (vgl. S. 144).

Da ich selber vier Jahre lang im Feldlazarett die Verwundeten aus erster Hand bekam, so habe ich reichlich Gelegenheit gehabt, mir selber meine Anschauung über den Wundchok und die Fettembolie zu bilden.

Unter Wundchok versteht man den plötzlichen Zusammenbruch des Körpers in unmittelbarem Anschluß an eine starke äußere mechanische Gewalteinwirkung, die sich hauptsächlich in einer schweren kardiovasculären Störung äußert.

Auf der Bahn der sensiblen Nerven gelangt der Reiz, ausgehend von dem Trauma, centripetal zum Gehirn und Rückenmark und springt auf den Sympathicus über. Durch Reizung des sympathischen Geflechtes kommt es zuerst zur Kontraktion der Gefäße und Erhöhung des Blutdruckes, später zu einer Lähmung des Gefäßsystems mit Herabsetzung des Blutdruckes.

Diese klinischen Tatsachen lassen sich bei sorgfältiger Beobachtung fast immer feststellen, und deshalb hat Wieting sich veranlaßt gesehen, in zweckmäßiger Weise das klinische Bild des Wundchoks in zwei Stadien abzugrenzen.

Erstes Stadium: Bewußtsein klar, Pulse klein, gespannt. Blutdruck nicht gesunken, eher erhöht. Herz- und Pulsschlag wenig oder gar nicht beschleunigt, Aktion regelmäßig, Temperatur herabgesetzt.

Zweites Stadium: Bewußtsein klar, Puls klein, leicht unterdrückbar, stark beschleunigt, oft kaum fühlbar, Blutdruck sinkt, Herztätigkeit erlahmt, Töne leise, Schlagfolge stark beschleunigt, Temperatur herabgesetzt, Extremitäten kalt.

Bei der Fettembolie liegen die Verhältnisse wesentlich anders. Hier haben wir klinisch ein freies Intervall, das mehrere Stunden, oft Tage dauern kann, ehe die Erscheinungen von seiten des Herzens, der Lunge und des Gehirns einsetzen. Die Temperatur ist bei der Fettembolie meist erhöht, beim Chok herabgesetzt. Ich will den Versuch machen, die verschiedenen Symptome einander gegenüberzustellen.

Tabelle VI.

Chok	Fettembolie
Plötzliches Einsetzen sämtlicher Erscheinungen zugleich mit der Verletzung.	Freies Intervall von mehreren Stunden, unter Umständen mehreren Tagen nach der Verletzung.
Temperatur von Anfang an herabgesetzt.	Temperatur meist erhöht. Im letzten Stadium vor dem Exitus herabgesetzt.
Bewußtsein dauernd erhalten.	Bewußtsein sehr häufig, vor allem bei der cerebralen Form getrübt (soporöses, komatöses Stadium).

Die übrigen Symptome sind differentialdiagnostisch nicht zu verwerten.

Das differentialdiagnostisch wichtigste klinische Zeichen zwischen Wundchok und Fettembolie ist und bleibt entschieden das freie Intervall nach der Verletzung bei der Fettembolie, das beim Wundchok fehlt.

Wenn Siegmund und Porter Chokfälle beobachtet haben mit Bewußtseinstörungen, oberflächlicher Atmung, Sinken des Blutdrucks und an den Leichen später Fettembolie fanden, so hat es sich bei diesen eben nicht um einen Wundchok gehandelt, sondern um eine rapid verlaufende Fettembolie.

Sehr schwierig werden kann die klinische Unterscheidung dann, wenn die Patienten durch ihre Verletzung im Wundchok eingeliefert werden und wenn dann später diese Symptome durch eine gleichzeitig einsetzende Fettembolie verwischt werden. Es ist sehr wohl möglich, daß Siegmund und Porter solche Fälle gesehen und damit das klinische Bild unrichtig gedeutet haben.

Melchior schreibt in seinen kriegschirurgischen Erfahrungen und Eindrücken, daß der Chok meistens nicht unmittelbar einsetzt, sondern sich vielmehr allmählich entwickelt, und daß die frühzeitige Schaffung glatter Wundverhältnisse die beste Prophylaxe gegen die Entwicklung des Choks darstellt. Hierin kann ich ihm auf Grund meiner Kriegserfahrung nicht beistimmen.

Schon das Wort Chok-Wundschlag besagt, daß die Erscheinungen urplötzlich einsetzen. Die Bezeichnung langsam einsetzender Chok ist eine Contradictio in adjecto. Damit sind auch die Vorschläge für die prophylaktische Behandlung des Choks hinfällig. Melchior hat sicher nicht die echten Chokfälle im Auge, sondern er hat bei den ausgedehnten Verletzungen rapid verlaufende Infektionen, Embolien von zertrümmerten Geweben usw. gesehen, die im Endstadium ähnliche Bilder wie der echte Chok erzeugen können. Leider sind die Anschauungen über das, was man Chok nennt, noch zu wenig geklärt, so daß gerade auf diesem Gebiete noch eine große Verwirrung besteht.

VI. Die Behandlung der Fettembolie.

Die Behandlung der Fettembolie besteht in der Prophylaxe sowie in der Behandlung der ausgebrochenen Fettembolie.

1. Prophylaxe.

Wenn an atrophischen Knochen, die in winkliger Stellung geheilt sind, ein unblutiger Eingriff ausgeführt werden soll, so besteht die Gefahr, daß durch Quetschung der weichen Knochen das Fett des Markes in die Venen eingepreßt wird. Beispiele von Fettembolie nach Brisement forcé sind die Beobachtungen von Colley, Ahrens, Lympius, Payr u. a. Sie sind auf S. 132 eingehend geschildert. Um die Fettembolie zu vermeiden, empfiehlt es sich, die Contractur durch Anlegen eines Zugverbandes unter steigender Belastung langsam auszugleichen. Payr legt zwei Gipshülsen mit zwei Eisenstäben um das winkelig gebeugte Gelenk, die er mit einem Gummizug verbindet und diesen nach und nach stärker anzieht. (Siehe die Abbildung in der Arbeit von Payr.)

Soll die Korrektion der Knochen auf blutigem Wege erfolgen, so muß auch hier sehr vorsichtig zu Werke gegangen werden. Wer solche Operationen ausgeführt hat, weiß, daß ein atrophischer Röhrenknochen vor allem bei Kindern unendlich weich ist, und daß die Spongiosabälkchen mit dem Fettmark von einer äußerst dünnen Corticalisschicht umgeben sind. Macht man hier die Osteotomie, so fällt der Meißel sofort in ein weiches Gewebe, und es entleeren sich reichlich Fetttropfen aus der Wunde. Deshalb haben Lexer und Bergemann recht, wenn sie die Benutzung des Meißels für Osteotomien am atrophischen Knochen, wenn irgend angängig, ablehnen und statt dessen eine feine Säge benutzten. Sie fürchten beim Meißel nicht so sehr die Erschütterung des Knochens, die zur Fettembolie führen könnte, als die quetschende Wirkung.

Um das Eintreten von Fetttropfen in den Kreislauf zu verhindern, hat v. Aberle vorgeschlagen, die Esmarchsche Blutleere ganz langsam abzunehmen. Reiner ist sogar noch einen Schritt weiter gegangen. Da im Wiener Institut für orthopädische Chirurgie in den letzten Jahren von 10 Fällen von Fettembolie vier tödlich endeten, so hat er nach vollendeter Operation, aber noch bevor die Esmarchsche Gummibinde gelüftet wurde, eine Kanüle von der V. saphena in die V. femoralis eingeführt. Nach Fortnahme der Gummibinde entleerten sich jetzt aus der Kanüle mit dem Blutstrom beträchtliche Fettmengen. Auf diese Weise wurde verhindert, daß die Fettmengen dem Herzen zuströmten.

Mit Recht haben W. Müller und A. Borchard[1] hervorgehoben, daß die Diagnose der Fettembolie bei Lebzeiten unsicher sei. Ein so großer Eingriff, wie Reiner ihn ausgeführt hat, halten sie nicht für indiziert.

Eine weitere wichtige Vorbeugung der Fettembolie beruht darin, nach Knochenoperationen und Knochenbrüchen die Patienten möglichst ruhig zu lassen und vor allem jeden Transport am zweiten und dritten Tag zu vermeiden. Mein Lehrer P. Grawitz hat seinen Schülern im Demonstrationskurs immer mit allem Nachdruck die Gefahren eines solchen Transportes bei Knochenbrüchen klargelegt, und mir ist in dieser Hinsicht ein Sektionsfall unvergessen geblieben, den ich noch als Student miterlebt habe und den P. Grawitz in

[1] Disc. zu Reiner.

seinem Buche „Anleitung zum Selbststudium der pathologischen Anatomie“, auf S. 81 aufgeführt hat.

Ein 65jähriger Kuhhirte wurde im Oktober 1900 in einem benachbarten Dorfe von einem Bullen arg bearbeitet und erlitt mehrere Rippenbrüche. Trotz der Verletzung befand der Mann sich eine Reihe von Tagen durchaus wohl. Er verlangte nach der chirurgischen Klinik überführt zu werden. Auf einem Landwagen ohne Federn, auf hartgefrorenen, holperigen Wegen litt der Kranke schwer und stöhnte heftig. Allmählich wurde er stiller, und als der Wagen ankam, war der Patient tot. Bei der Sektion fand sich enorme Fettembolie der Lungen als einzige Todesursache.

Ähnliche Beobachtungen wie die eben angeführte, bei denen durch einen Transport sich die klinischen Erscheinungen einer schweren Fettembolie ausgebildet hatten, sind mitgeteilt von Neck, Skirving, Oehler, Gröndahl, Joachim u. a.

2. Die Behandlung der ausgebrochenen Fettembolie.

Schanz hat zuerst bei Fettembolien Kochsalzinfusionen unter die Haut, in schweren Fällen auch intravenös verabfolgt, ein Verfahren, das von Lesser, Gaugele und zahlreichen anderen erprobt und gutgeheißen worden ist. Es sollen auf diese Weise die Gefäße durchgespült und die Fetttropfen weitergetrieben werden.

Bürger hat dagegen Bedenken, weil er glaubt, daß der rechte Ventrikel durch die Kochsalzinfusion noch mehr belastet und der Fetttransport in den großen Kreislauf beschleunigt würde, wenigstens für das Anfangsstadium der Fettembolie.

Es ist daher auf der anderen Seite der Vorschlag gemacht worden, so von Czerny und Bürger, einen Aderlaß zu machen, um den rechten Ventrikel zu entlasten, und mir scheint es am zweckmäßigsten zu sein, wenn man zuerst den Aderlaß macht und dann die Kochsalzinfusion anschließt. Gleichzeitig hat man herzanregende Mittel zu verabfolgen: Digitalis, Coffein. Von der Verwendung des Campheröles ist aus leicht begreiflichen Gründen Abstand zu nehmen (s. S. 138).

Bürger hat wegen der Stauungsvorgänge in Lungen, Gehirn und Nieren eine Ableitung auf den Darm durch Verabreichung von Abführmitteln empfohlen.

In denjenigen Fällen, die mit schweren cerebralen Erscheinungen einhergehen, ist die Lumbalpunktion angezeigt, die zuerst von Bürger befürwortet ist. Der Druck in den Meningen und den Gehirnventrikeln wird durch sie herabgesetzt und das Sensorium wird freier.

Porter, der den Chok als die Folge der Fettembolie ansieht, hat vorgeschlagen, die Kranken Kohlensäureanhydrid einatmen zu lassen. Er hat an Katzen experimentiert und gefunden, daß sich das schwere Krankheitsbild, das bei diesen Tieren durch Fettembolie erzeugt wird, günstig beeinflussen läßt. Das Tier wird in schräge Stellung gebracht, so daß das Herz tiefer liegt als die Abdominalvenen, in denen das Blut beim Chok gestaut sei. Sehr schnell hebe sich nach der Einatmung des Gases der diastolische, arterielle Blutdruck um 15 bis 30 mm Quecksilber.

Diese am Tier erprobte Behandlungsmethode hat Porter auf französischer Seite bei Pionieren am Chemin des Dames ausprobiert und sehr günstige Resultate angeblich damit erzielt. Weitere Untersuchungen müssen zeigen, wieweit diese Angaben sich allgemein in der Praxis als richtig erweisen werden.

Trotz aller dieser Maßnahmen sterben immer noch eine große Anzahl von Menschen an den Folgen der Fettembolie.

Wilms hat den Vorschlag gemacht und auch praktisch ausgeführt, den Ductus thoracicus zu eröffnen und die fetthaltige Lymphe nach außen abzuleiten. Er ging dabei von dem Gedanken aus, wie auch die Versuche seines Schülers Fritzsche zu beweisen scheinen, daß die Fettembolie der Lunge nur zum geringen Teil auf dem Blutwege, zum größten Teil auf dem Lymphwege erfolge (vgl. S. 112).

Die Operation wurde zum ersten Male von Wilms bei einem jungen Menschen, der 8 m hoch heruntergefallen war und Erscheinungen von Fettembolie der Lunge und des Gehirns zeigte, ausgeführt. Der Ductus thoracicus wurde in der linken Supraclaviculargegend freigelegt und eröffnet. Mit der austretenden Lymphe entleerten sich reichlich Fetttropfen. Der leicht komatöse Zustand des Patienten besserte sich schon am folgenden Tage nach der Operation. Es trat Heilung ein mit Schluß der Ductusfistel nach fünf Tagen.

Da der größte Teil des Fettes nicht auf dem Lymphwege, wie Wilms angenommen, sondern auf dem Blutwege erfolgt, so scheint mir diese Operation nicht indiziert zu sein, und tatsächlich ist sie auch wohl nicht wieder in Anwendung gekommen, denn ich habe keine weiteren Angaben über sie in der Literatur finden können.

V. Die Epicondylitis humeri.

Von

Erich Jungmann-Breslau.

Mit 2 Abbildungen.

Literatur.

1. Bähr: Tennisschmerzen usw. Ein kleiner Beitrag zur Pathologie des Radiohumeral-gelenks. Dtsch. med. Wochenschr. 1900. Nr. 44.
2. Bernhardt: Über eine wenig bekannte Form der Beschäftigungsneuralgie. Neurol. Zentralbl. 1896.
3. — Bemerkungen zu dem Aufsatz F. Franke: Über Epicondylitis humeri. Dtsch. med. Wochenschr. 1910. Nr. 5.
4. Blecher: Über Röntgenbefunde bei Epicondylitis humeri. Fortschr. a. d. Geb. d. Röntgenstr. Bd. 20. 1913.
5. Carp, Louis: Epicondylitis humeri. Gynaecol. a. obstetr. surg. Vol. 32. 1921.
6. Coues, William Pearce: Epicondylitis or tennis elbow. Boston med. a. surg. journ. Vol. 170. 1914.
7. Dubs: Über das Wesen und die Behandlung der sog. Epicondylitis. Dtsch. med. Wochenschr. 1921. Nr. 20.
8. — Zur Frage der sog. Epicondylitis humeri (Vulliet-Franke). Schweiz. med. Wochenschrift Jg. 50, Nr. 9 u. 10. 1920.
9. Duckworth: Notes on a painful condition of certain bones in gouty subjects. St. Batholomew Hospital reports Vol. 43. London 1908.
10. Eichler, Gerhard: Epicondylitis humeri. Inaug.-Dissert. Erlangen 1921.
11. Féré: Note sur l'epicondylalgie. Rev. de méd. Févr. 1897.
12. Fischer, A. W.: Über Schmerzen an vorspringenden Knochenpunkten und ihre Therapie. Zentralbl. f. Chirurg. 1922. Nr. 41.
13. Franke: Über Epicondylitis humeri. Dtsch. med. Wochenschr. 1910. Nr. 1.
14. — Über Epicondylitis humeri. Dtsch. med. Wochenschr. 1910. Nr. 9.
15. Chastenet de Géry, P.: L'épicondylalgie. Gaz. des hôp. civ. et milit. Jg. 87. 1914.
16. v. Goeldel: Beitrag zum Wesen und zur Behandlung der Epicondylitis. Münch. med. Wochenschr. 1920. Nr. 4.
17. Kaufmann: Die Verstauchung des Humeroradialgelenks und ihre Beziehungen zur sog. Epicondylitis. Schweiz. med. Wochenschr. 1920. Nr. 31.
18. Lorentzen: Periarthritis. Hospitaltidende 1909. Nr. 5 u. 6.
19. Marshall: Tenniselbow. Brit. med. journ. 1907.
20. Momburg: Über Periostitis am Epicondylus humeri. Dtsch. med. Wochenschr. 1910. Nr. 6.
21. Osgood: Radiohumeral bursitis, epicondylitis, epicondylalgie (tenniselbow). A personal experience. Arch. of surg. Bd. 4. 1922.
22. Pitha-Billroth: Handbuch der allgemeinen und speziellen Chirurgie.

23. Preiser: Der Tennisellbogen. Zentralbl. f. Chirurg. 1907. Nr. 3.
24. — Über Epicondylitis humeri. Dtsch. med. Wochenschr. 1910. Nr. 15.
25. — Über Arthritis deformans cubiti. Zeitschr. f. orthop. Chirurg. Bd. 25.
26. Riviére: De l'épicondylalgie. Gaz. hebdom. 1897. Ref. Schmidts Jahrb. Bd. 27, S.263.
27. v. Saar: Die Sportverletzungen. Neue Dtsch. Chirurg. Bd. 13.
28. Schlatter: Epicondylitis humeri. Schweiz. med. Wochenschr. 1910. Nr. 29.
29. — Tennis-Elbow. Lancet Vol. 2. 1885.
30. — Tennis-Elbow. Brit. med. journ. 1907. Nr. 1.
31. Schmitt: Bursitis calcarea am Epicondylus externus humeri. Ein Beitrag zur
    Pathogenese der Epicondylitis. Arch. f. Orthop. u. Unfallchirurg. Bd. 19. 1921.
32. Seeligmüller: Neuralgie des N. cutaneus antebrachii lateralis. Münch. med. Wochen-
    schrift. 1921. Nr. 4.
33. Tavernier: L'épicondylite des sportsmen. Rev. de orthop. Kom. 9. 1922.
34. Vogt: Die chirurgischen Erkrankungen der oberen Extremität. Dtsch. Chirurg.
    Lief. 64.
35. Vulliet: L'épicondylite. Semaine méd. 1909. Nr. 22.
36. — Die Epicondylitis humeri. Zentralbl. f. Chirurg. 1910. Nr. 40.
37. Yersin: De la neuralgie épicondylienne dite aussi „epicondylite". Rev. suisse des
    acc. du travail. Jg. 14. 1920.

Der Name Epicondylitis stammt von Vulliet und Franke aus den Jahren 1909 und 1910, während wir die ersten Kenntnisse über diese Krankheit Bernhardt verdanken, der 1896 im „Neurologischen Zentralblatt" eine wenig bekannte Form der Beschäftigungsneuralgie beschrieb. Dabei handelte es sich im wesentlichen um eine oft spontan vorhandene, oft erst nach Druck auftretende, in den verschiedenen Fällen wechselnde Schmerzhaftigkeit vorwiegend des Epicondylus lateralis humeri, eventuell auch des unterhalb davon liegenden Capitulum radii, und zwar in erster Linie am rechten Oberarm. Als einmal durch diese Veröffentlichung die Aufmerksamkeit auf das neue Leiden gelenkt war, haben sich mit ihm bald zahlreiche Chirurgen und Neurologen, hauptsächlich in Deutschland, der Schweiz, Frankreich und den angelsächsischen Ländern beschäftigt, ohne daß es bisher zu einer vollständigen Klärung über Ursache und Art der Erkrankung gekommen wäre.

Die Epicondylitis befällt vorwiegend das mittlere Lebensalter und soll häufiger bei Frauen als bei Männern auftreten. v. Goeldel sah das Leiden bei Männern und Frauen etwa im Verhältnis 1 : 3. Beobachtungen über das Auftreten bei Kindern liegen nicht vor.

Die Erkrankung tritt in der weitaus überwiegenden Mehrzahl der Fälle am lateralen Humerus-Epicondylus am rechten Arme auf, wurde aber auch am medialen Epicondylus und am linken Arme beobachtet; auch liegen vereinzelte Mitteilungen über das Ergriffensein anderer Knochenvorsprünge: des Proc. styloideus radii, des Fibulaköpfchens, des Epicondylus femoris und der Tuberositas metatarsi V vor. Es treten mehr oder minder heftige Schmerzen auf, welche manchmal distalwärts bis in den Unterarm, ja sogar bis in die Finger ausstrahlen, während sie proximalwärts bis in den Oberarm sich erstrecken können und charakteristischerweise besonders bei Pro- und Supinationsbewegungen sich geltend machen, wie aber auch bei Bewegungen der Finger, so daß die Bildung der Faust, das feste Erfassen der Werkzeuge (eventuell nur der Feder) und darum überhaupt die Arbeit wesentlich beeinträchtigt ist. Oft wird auch ein Müdigkeits- und Lähmungsgefühl im entsprechenden Extremitätenabschnitt angegeben. Die zunächst nur während der beruflichen Arbeit auftretenden, dann auch nach derselben anhaltenden Schmerzen werden als Stechen oder Ziehen geschildert und treten entweder akut und plötzlich mit voller Heftigkeit in Szene, oder aber sie beginnen geringfügig und nehmen nur ganz allmählich an Intensität zu. Bei ruhigem Verhalten und während der Zeit, in welcher der Arm und namentlich die Hand untätig gehalten wird, werden die Schmerzen geringer, um sogleich bei Gebrauch des Armes stärker zu werden.

Die Epicondylitis trifft man vorwiegend bei Angehörigen von Berufen, die ganz bestimmte Bewegungen ständig wiederholen, und bei Sportsleuten, wie Tennisspielern und Fechtern. Epicondylitiker sind gezwungen, häufig und andauernd mit im Ellenbogengelenk gleichzeitig gebeugtem und supiniertem Vorderarm zu arbeiten. Dubs hat bereits für eine ganze Anzahl bestimmter Berufe und Berufsverrichtungen (das sog. Ausleisten und Pfriemen der Schuster, das Öffnen von Flaschenformen und das Drehen der Glaspfeife bei Flaschnern und Glasbläsern, das Hobeln der Schreiner, das Wäschewringen der Wäscherinnen) die Abhängigkeit der Epicondylitis von der Armhaltung nachweisen können. Bei Tennisspielern ist die Epicondylitis häufig eine unangenehme Schädigung des Tennisspieles.

Das Nichtvorkommen des Leidens bei Kindern dürfte wohl nach Dubs darin seine Ursache haben, daß die Spiele und Beschäftigungen der Kinder nie eine so einseitige Richtung einnehmen wie die Tätigkeit Erwachsener; daher werden bei ihnen auch nie gewisse Muskelgruppen so häufig und intensiv beansprucht. Daß das Leiden seltener am medialen Epicondylus beobachtet wird, beruht nach Momburg darauf, daß die hier ansetzenden Muskeln bei Gebrauch des Armes weniger in Aktion treten. Das häufigere Ergriffensein des rechten lateralen Epicondylus hat in dem stärkeren Gebrauche des rechten Armes seinen Grund.

Einen objektiven Befund findet man, abgesehen von einer umschriebenen Druckschmerzhaftigkeit über dem Epicondylus, nur in der Minderzahl der Fälle. Bei diesen wenigen Fällen kann man eine Schwellung der Haut über dem Epicondylus feststellen; dann ist allerdings das Ödem so ausgesprochen (s. Abb. 1), daß es dem Kranken selbst auffällt, aber in weitaus den meisten Fällen wurde es vermißt. Fieber wurde nie beobachtet. Die Palpation der oberen Partie des Ober- und des Vorderarmes ist meist ganz schmerzlos. Sehr oft ist die Streckung im Ellenbogengelenk bis 160 Grad oder 165 Grad frei, dann tritt ein federnder Widerstand auf, der aber passiv unter Schmerzen bis zur vollständigen Streckung überwunden werden kann. Ebenso wie die extreme Streckung ist auch die extreme Beugung schmerzhaft, dagegen sind die Mittellagen zwischen Beugung und Streckung vollständig frei; auch ist aktive Pro- und Supination bei rechtwinklig gebeugtem Vorderarm schmerzlos. Die Kraft des Händedruckes ist im Vergleich zur gesunden Seite wesentlich herabgesetzt. Gelegentlich wurde ein leichter Erguß im Humero-Radialgelenk beobachtet.

Ein positiver Röntgenbefund ist selten. Man findet dann periostitische Verdickungen und Auflagerungen, vielleicht ähnlich den Beobachtungen bei der sog. Stiedaschen Fraktur am Oberschenkel, wobei Verletzungen und Losreißungen von Periost stattgefunden haben. Daß so selten ein positiver Röntgenbefund erhoben wird, liegt vielleicht daran, daß die Fälle frisch geröntgt wurden, während bei Periostschädigungen positive Befunde erst nach längerer Zeit zu erwarten sind. Preiser fand röntgenologisch wiederholt, daß das Radius-köpfchen in der Ansicht von vorn frei unter dem lateralen Humerus-Condylus hervorragt, während normalerweise die Kontur des äußeren Humerus-Condylus seitlich genau in jene des Radiusköpfchens übergehen soll.

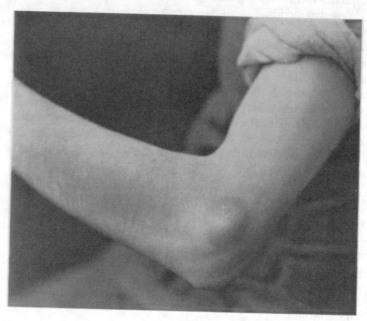

Abb. 1.   Zirkumskriptes Ödem bei Epicondylitis.   (Küttnersche Klinik.)

Ätiologie.

Die Ätiologie der Erkrankung ist vielfach noch in Dunkel gehüllt, doch steht so viel mit Sicherheit fest, daß sie keine einheitliche ist, sowie, daß es eine Reihe von Umständen gibt, die als prädisponierende Momente eine wichtige Rolle spielen.

Einmal haben wir nach Franke bei der Epicondylitis eine nervös-rheu-matische Erkrankung im Anschluß an Grippe anzunehmen. Franke sah das Leiden bei Damen, die den nicht arbeitenden Ständen angehören, weder Sport trieben, noch eine anstrengende Arbeit zu verrichten hatten, noch eine heftige oder ungewohnte Bewegung mit dem Arm gemacht, noch eine Verletzung, einen Stoß od. dgl. an der erkrankten Stelle erlitten hatten. Er nahm daher, da er das Leiden fast ohne Ausnahme während oder nach der Grippe beobachtet hatte, die Epicondylitis als eine typische Äußerung oder Nacherkrankung der Grippe an.

Auch Bernhardt zieht eine infektiös-rheumatische Affektion in Betracht, doch legt er ihr keine allzu große Bedeutung bei, wie auch die Mehrzahl der Beobachter die Frankesche Anschauung der infektiösen Ursache ablehnt.

Eine Stoffwechselstörung macht Duckworth verantwortlich. Er beobachtete bei einer Reihe von Männern mit gichtischem Körperhabitus bzw. nach vorausgegangenen Gichtanfällen scharf umgrenzte Knochenschmerzen am lateralen Humerus-Condylus. Irgendwelche sonstige Veränderungen waren an den schmerzhaften Stellen nicht nachzuweisen.

Die überwiegende Mehrzahl der Autoren nimmt als auslösendes Moment der Epicondylitis ein Trauma an, da sie das Leiden vorwiegend bei Angehörigen der körperlich arbeitenden Stände, wie auch bei Sportsleuten, Tennisspielern und Fechtern sah. Es kommt in Betracht ein unmittelbar berufliches, durch Stoß oder Schlag erlittenes Trauma oder mittelbar berufliches als Folge einer Muskelüberanstrengung, z. B. beim Klavierspiel oder beim Sport, bei forciertem Tennisspiel oder Fechten.

Vulliets Meinung ist, daß es sich fast immer um eine meistens wiederholte Überanstrengung der Muskeln, selten um einen direkten Stoß handelt. Die Kranken selbst geben allgemein als Grund entweder eine heftige Bewegung in abwegiger Richtung, eine lang andauernde, harte Arbeit oder eine ungewöhnliche körperliche Anstrengung an.

Nach Dubs läßt sich für jeden Fall von Epicondylitis eine Ursache eruieren, wenn man weiß, daß zu einem Großteil das Krankheitsbild der Epicondylitis eine bestimmten Berufsarten eigene und charakteristische Schädigung darstellt.

Pathogenese.

Gleich der Ätiologie hat auch die Frage nach der Pathogenese des Leidens bisher eine verschiedene Beurteilung erfahren. Alle Gebilde, welche anatomisch in Betracht kommen, werden für den Sitz der Epicondylitis verantwortlich gemacht: Nerven, Schleimbeutel, Muskelansätze, Gelenkkapsel und ihre Verstärkungsbänder, Periost, Gelenkknorpel und Knochen.

Marshall sah eine Epicondylitis als Folge einer Neuritis des Nervus radialis nach seinem Durchtritt durch den Supinator brevis, die mit einer Parese der vom Condylus lateralis humeri entspringenden Muskeln (Supinator longus, Extensor carpi radialis longus, Anconaeus) einherging.

Yersin denkt an eine Irritation des Nervus radialis durch Zerrung seines hinteren motorischen Astes bei seinem Spiralverlauf um den Radius.

Seeligmüller beobachtete eine Neuralgie im Bereiche des sensiblen Endastes des Nervus musculocutaneus, des Nervus cutaneus antibrachii lateralis, die durchaus den Eindruck einer Epicondylitis machte.

A. W. Fischer nimmt auf Grund des Operationsergebnisses anscheinend mehrerer Fälle der Schmiedenschen Klinik an, daß hier eine Neuritis feiner, vielfach verästelter Nervenfasern vorliegt. Er konnte stets einen Erfolg durch die Exstirpation des die Nervenfasern enthaltenden, über dem Epicondylus gelegenen, subcutanen Gewebes erzielen. Daß man bei der Epicondylitis keinen Sensibilitätsausfall auf der Haut feststellen kann, findet er leicht verständlich, da es sich hier ja um kleine lokale Geflechte, nicht um größere Bahnen handelt. Er vergleicht mit diesem Krankheitsbilde die nur seltener beobachteten, aber im übrigen die gleichen Symptome zeigenden Bilder von Schmerzen an den Malleolen und an der Tuberositas metatarsi V.

Daß auch Entzündungen subcutaner Schleimbeutel zum Bilde einer Epicondylitis führen können, zeigten Oosgood und Schmidt. Ersterer fand in 8 Fällen 1—2,5 cm lange Schleimbeutel im Bereiche des Epicondylus lateralis unter der gemeinsamen Sehnenplatte der dort ansetzenden Streckmuskeln und histologisch nachweisbare entzündliche Veränderungen der Bursaschleimhaut. Schmitt konnte operativ eine Bursa epicondylica lateralis subcutanea entfernen und sah dadurch den Epicondylusschmerz verschwinden.

Anatomisch ist das Vorkommen epicondylärer Schleimbeutel nicht konstant. Gruber fand bei seinen Leichenstudien eine Bursa subcutanea condyli lateralis bei etwa jedem 60., eine mediale Bursa bei etwa jedem 10. Erwachsenen. Eine weitere Bursa findet sich unter der Insertion der Bicepssehne am Capitulum radii (Bursa musculi bicipitis).

Häufiger sind die Fälle von Epicondylitis, bei denen eine Periostveränderung angenommen wird. Tavernier spricht von einer Periostwucherung, Momburg von einer chronischen Periostitis ähnlich der Anstrengungsperiostitis des Unterschenkels bei Soldaten, Bernhardt von einer Zerrungsperiostitis durch die Muskulatur des Condylus lateralis. Blecher beschreibt einen Fall umschriebener Periostitis mit Knochenneubildung als Folge Ausreißens des Musculus brachioradialis an seinem Insertionspunkte. Auf dem beigefügten Röntgenogramm erscheint die Kontur des Condylus lateralis an seiner stärksten Hervorragung in einer Ausdehnung von ca. $\frac{1}{2}$ cm unscharf; der unscharfen Stellung aufgelagert ist ein kleiner, wolkiger Schatten. Dieser veränderte sich nach einem späteren Kontrollbild in der Folgezeit wenig. Noch nach einem Jahre war er nur etwas aufgehellt vorhanden, die Kontur des Condylus aber fast scharf geworden.

Wir sahen an der Küttnerschen Klinik während der letzten Wochen einen in röntgenologischer Hinsicht dem Blecherschen parallel verlaufenden Fall:

Ein 30jähriger Oberwachtmeister der Schupo hat seit Frühjahr 1921 Schmerzen an der Außenseite des linken Ellenbogengelenkes. Zwei Wochen vor den ersten subjektiven Symptomen war er beim Transport eines Schreibpultes mit dem Ellenbogen gegen eine Stubenwand geschlagen.

Befund am 31. 10. 1922: Am linken Ellenbogengelenk über dem abnorm hervorspringenden äußeren Epicondylus etwa zweimarkstückgroße, ödematöse Schwellung, unter welcher der Knochen lebhaft druck- und klopfschmerzhaft ist. Aktiv und passiv Flexion und Extension unerheblich beschränkt, Pro- und Supination frei. Bei Fingerspreizung und Dorsalflexion der Hand werden Schmerzen am Epicondylus angegeben. Das Röntgenbild (s. Abb. 2) zeigt eine periostale Auflagerung an der stärksten Hervorwölbung des lateralen Epicondylus, dessen Kontur unscharf ist; ein 5 Wochen später, am 6. 12. 1922 aufgenommenes Röntgenbild zeigt die gleichen Verhältnisse und läßt sogar die periostale Auflagerung noch stärker hervortreten.

Es handelt sich in unserem Falle analog dem Blecherschen um eine der selteneren Epicondylitisfälle, bei welchem man im Röntgenogramme einen objektiven Befund erheben kann.

Bernhardt nimmt Überbeanspruchung bestimmter Muskelgruppen, der Strecker der Hand und der Finger, an. Diese Muskeln werden nicht nur bei allen den Bewegungen, welche eine Extension bezwecken, innerviert, sondern sie treten auch bei Tätigkeitsäußerungen, welche scheinbar von den antagonistischen Muskeln allein ausgeführt werden, dem Beugen der

Hand und Finger, in energischste Aktion. Eine ungemein große Anzahl von Muskeln nimmt von dem Epicondylus lateralis oder dessen nächster, am Oberarm oder am Radiusköpfchen gelegener sehniger Umgebung ihren Ursprung. Der Musculus brachioradialis, der Supinator brevis, der M. extensor carpi radialis longus und brevis, der Extensor digitorum communis, der Extensor carpi ulnaris, der Anconaeus, sie alle entspringen vom Epicondylus lateralis allein oder von ihm und den Gelenkbändern, welche ihn mit dem Radiusköpfchen

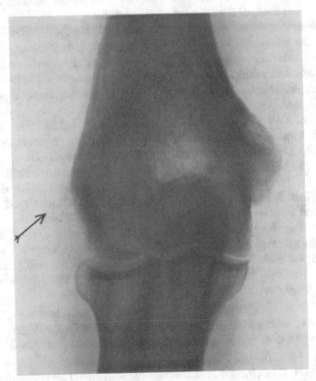

Abb. 2.   Periostitis bei Epicondylitis.   (Küttnersche Klinik.)

verbinden, und setzen bei ihrer wiederholten und übermäßigen Kontraktion den periostalen Überzug dieses Knochenvorsprunges einer oft nicht unbedeutenden Zerrung aus.

Überanstrengung der Muskelansätze am Epicondylus nimmt auch Eichler an, während Clado an eine partielle Zerreißung des Sup. brevis denkt.

Ganz eigenartig erklärt Preiser die Epicondylitis. Mangels eines knöchernen, im Röntgenbilde nachweisbaren Hindernisses sieht er die Ursache des in manchen Fällen beobachteten Gelenkergusses in einer durch Schädigung der Kapsel des Humeroradialgelenkes eingetretenen Kapselentzündung. An Hand mehrerer, bei Tennisspielern beobachteter Fälle, kam er zu dieser Anschauung. Durch eine sich ständig wiederholende Zerrung des volaren Teiles des Lig. collaterale radiale kommt es zu einer Kapselreizung. Damit erklärt er die Beobachtung der Unfähigkeit, den Arm völlig zu strecken; denn die völlige Dehnung wird eben in der gereizten und infiltrierten Kapsel schmerzhaft empfunden, während ihre Einklemmung bei maximalster Beugung zwischen Radius und Humerus ebenfalls Schmerzen auslöst.

Die Frage, warum nun gerade dieser Punkt gereizt wird, erklärt Preiser folgendermaßen: Am Lig. collaterale radiale, das den wesentlichen Teil der Humeroradialkapsel bildet, setzt ein Teil der Fasern des M. supinator an; es ist also wahrscheinlich, daß dieser bei der Entstehung der Affektion beteiligt ist. Ferner setzt an denselben Kapselpartien ein Teil der Fasern des M. brachialis internus an, der bekanntlich ein kräftiger Beuger ist. Die Wirkung dieser Fasern besteht darin, bei starker Beugung die Einklemmung der vorderen faltenreichen Ellenbogenkapsel zu verhindern. Es setzen also an denselben Partien der Gelenkkapseln zwei verschiedene Muskeln an, von denen der Supinator brevis die Kapsel distal, der Brachialis internus aber proximalwärts zieht, und man kann sich vorstellen, daß bei gleichzeitiger Anspannung beider eine Zerrung der Kapsel nach zwei verschiedenen Richtungen stattfinden muß, welche dann auf die Dauer zu einer Kapselentzündung führen kann. Diese gleichzeitige Anspannung ist aber beim Tennisspieler stets der Fall, wenn der Arm in gebeugter und supinierter Stellung den Ball abschlägt. Wenn der Spieler den Ball bei hoch erhobenem Arme von oben her abschlägt, so befindet sich derselbe in gestreckter und pronierter Haltung; in dieser Stellung erleidet die Kapsel nicht die konträre Zugbeanspruchung. Die oft wiederholte gleichzeitige Beugung und Supinationsbewegung beim Schlag von unten her stempelt diesen Punkt der Gelenkkapsel zum Locus minorus resistentiae und ist also jenes Moment, welches mit der Zeit zur lokalen Kapselentzündung und Schmerzhaftigkeit des Radiohumeralgelenkes führt.

Dubs schließt sich in allen Stücken der Preiserschen Anschauung an, ebenso v. Saar, während Bähr eine vielleicht geringfügige Verletzung des Bandapparates des Radiohumeralgelenkes verantwortlich macht.

Lorenzen hält für das wesentliche Moment einen periarthritischen Prozeß, während Franke an eine eng umschriebene Ostitis denkt.

Zwei von v. Goeldel operativ entfernte Epicondylusstücke wurden von Hart histologisch untersucht. Bei dem einen Fall fand Hart lamellär gebauten Knochen, angrenzend derbes Bindegewebe mit metaplastischer Knochenneubildung. Im anderen Falle wurde teilweise verkalktes Knorpelgewebe und periostale Knochenneubildung unspezifischen Charakters (kein Tumor) nachgewiesen. v. Goeldel nimmt auf Grund dieser histologischen Untersuchungsergebnisse eine Umwandlung von Knorpelgewebe (Verkalkung oder Verknöcherung) an.

Prognose.

Die Epicondylitis ist an und für sich ein harmloses Leiden, doch recht lästig, da es durch seine Schmerzhaftigkeit eine Fortsetzung jeder beruflichen Tätigkeit, die den Arm stärker beansprucht, unmöglich machen kann. Es zeichnet sich durch große Hartnäckigkeit aus. Die Periode der lebhaften

Schmerzen erstreckt sich gewöhnlich über 4—6 Wochen, auch noch länger, namentlich wenn der Arm und die erkrankte Stelle nicht geschont wird. Allmählich abnehmende Schmerzen können monatelang bestehen, eine leichte Empfindlichkeit, namentlich auf Druck, jahrelang. Es ist aber kein Fall beschrieben, der nicht schließlich in volle Heilung ausgegangen wäre. Doch sind die Patienten von vornherein auf die Länge und Hartnäckigkeit des Leidens aufmerksam zu machen.

Therapie.

Es sind bei der Epicondylitis wie bei jeder schwer beeinflußbaren Erkrankung die mannigfachsten Behandlungsvorschläge gemacht worden, ohne daß es durch ihre Anwendung möglich gewesen wäre, die Erkrankungsdauer wesentlich abzukürzen. Neben der innerlichen Therapie bei der infektiös-rheumatischen Form Frankes oder der gichtischen Duckworths kommen bei den übrigen Formen allgemein physikalische Maßnahmen: Prießnitzumschläge, lokale Heißluftbäder, Diathermie in Betracht. Von Stauung wurde kein Erfolg gesehen, auch nicht vom galvanischen Strom. Gewarnt wird vor Massage, wie überhaupt vor jedem stärkeren Reiz, z. B. Injektionen von Kochsalz-, Karbol-, Antipyrin- und Kokainlösungen. v. Goeldel hat in mehreren Fällen die Abmeißelung des Epicondylus ausgeführt, doch mit dieser Therapie wenig Gegenliebe gefunden. Dubs hält Abmeißelung des Epicondylus genau so kontraindiziert wie etwa die des Malleolus bei Malleolitis. Ob die von A. W. Fischer erst kürzlich empfohlene Therapie der Exstirpation des die Nervenfasern enthaltenden, über dem Epicondylus gelegenen, subkutanen Gewebes zum Ziele führt, ist noch fraglich. In den Fällen von Epicondylitis, bei denen als Ursache eine Schleimbeutelentzündung angenommen werden kann, dürfte operative Therapie in Betracht kommen.

Nach überwiegender Meinung, die teilweise der Erfahrung an einer großen Serie von einschlägigen Fällen entstammt, heilen alle Epicondylitiden mit oder ohne Behandlung, wenn auch äußerst langsam. Die Hauptsache dürfte die Ruhigstellung sein. Dabei ist es aber absolut unnötig, monatelang den Arm ruhig zu stellen, d. h. die Arbeit aussetzen zu lassen. Mit der Anweisung und Möglichkeit, das Humeroradialgelenk zu schonen, sind die Patienten nach 4—5 Wochen durchaus arbeitsfähig, namentlich, wenn sie vermeiden können, Dreh- und Beugebewegungen in dem betreffenden Gelenk auszuführen oder schwere Gegenstände zu heben.

Zusammenfassend können wir sagen, daß wir es bei der Epicondylitis mit einer ätiologisch und pathologisch nicht einheitlichen Erkrankung zu tun haben. Wir müssen das Leiden einmal als Begleiterscheinung einer infektiös-rheumatischen Erkrankung bzw. als Nacherkrankung der Grippe im Sinne Frankes oder nach Duckworths Anschauung als Folge einer gichtischen Diathese annehmen; auf der anderen Seite haben wir das große Gebiet der Epicondylitisfälle, deren Ursache ein direktes oder indirektes Trauma ist. Ob es eine idiopathische Epicondylitis gibt, müssen wir dahingestellt sein lassen. Jedenfalls haben wir den Namen Epicondylitis als Synonym für verschiedene an oder in der Umgebung des Epicondylus sich abspielende Affektionen zu betrachten, die ihren Sitz im Bereiche der Nerven, Schleimbeutel, Muskelansätze, der Gelenkkapsel des Humeroradialgelenkes, des Periostes und des Knochens haben können. Daß das klinische Symptom dieser verschiedenen Epicondylitisformen in sozusagen ausschließlich am Epicondylus lokalisierten Schmerzen sich zeigt, ist weiter nichts Besonderes. Diese Verschiebung des Schmerzgefühls beobachten wir nach Kaufmann auch an anderen Orten: Verstauchung des Fußgelenks führt oft zu ausgeprägten, scheinbar nur am Malleolus lokalisierten Schmerzen, und Kaufmann sagt sehr zutreffend, daß hier mit demselben Recht von einer Malleolitis gesprochen werden könnte. Nach Dubs ist diese Schmerzverschiebung und Lokalisation auf den Epicondylus wahrscheinlich durch eine entsprechende anatomische Verlaufsrichtung bestimmter Nervenäste bedingt. Diese Auffassung wird von Yersin bestätigt. Nach ihm ist ein hinterer Zweig des Gelenkastes des Nervus radialis in Betracht zu ziehen. Da der Name Epicondylitis über den pathologischen Prozeß zu falschen Auffassungen führen kann, dürfte es sich empfehlen, solange Ätiologie und Pathologie nicht einheitlich geklärt sind, die Erkrankung in Anlehnung an Rivière, der gleichfalls der Meinung ist, daß die Bezeichnung Epicondylitis zu irrtümlichen Schlüssen führen kann, als Epicondylusschmerz zu bezeichnen.

VI. Die ischämische Muskelcontractur.

Von

Erich Eichhoff - Breslau.

Mit 9 Abbildungen.

Inhalt.

Literatur.

1. **Abderhalden und Gellhorn:** Weitere Untersuchungen über die von einzelnen Organen hervorgebrachten Substanzen usw. Pflügers Arch. f. d. ges. Physiol. Bd. 193, S. 47. 1921.

2. **Abderhalden:** Über das Wesen der Innervation usw. Klin. Wochenschr. Nr. 1, S. 7. 1922.
3. **v. Aberle:** Zeitschr. f. orthop. Chirurg. S. 193. 1906.
4. **Albert:** Traité de Chir. clin. et de méd. opérat. (trad. Broca). Tom. 2, p. 122 u. 129. 1893.
5. **Anderson:** Hunterian Lecture. Lancet 4, 11, 18, 25 Juli 1891.
6. — The deformities of fingers and toes. p. 66. 1891.
7. **André und Thomas:** A propos d'un cas de paral. ischaem. de Volkmann. Clin. Paris 8, p. 105—107.
8. **Annequin:** Contribution a l'Etude des myopathies. usw. Arch. de méd. et de pharm. milit. p. 99 u. 251. 1892.
9. **Arquellada:** Beitrag zur Volkmannschen ischämischen Erkrankung auf Grund eines klinischen Falles. Arch. de ginecopat., obstetr. y pediatr. 26, H. 9, p. 187 u. 192. 1913.
10. **v. Baeyer:** Zeitschr. f. allg. Physiol. Bd. 2, S. 169. 1903.
11. **Bardenheuer:** Die Verletzungen der oberen Extremitäten. Deutsche Chirurgie. Lief. 63. 1888.
12. — Die ischämische Contractur und Gangrän als Folge der Arterienverletzung. v. Leuthold - Gedenkschrift Bd. 2, S. 87.
13. — Ruptur der Intima der Subclavia. Festschr. z. Eröffnung der Akademie in Köln S. 1. 1904.
14. — Ärztlicher Verein Köln. Sitzung vom 6. Juni 1904.
15. — Ischämische Contractur. Dtsch. Zeitschr. f. Chirurg. Bd. 96, S. 136. 1908.
16. — Die Entstehung und Behandlung der ischämischen Muskelcontractur usw. Dtsch. Zeitschr. f. Chirurg. Bd. 108, S. 44. 1911.
17. — Symptomatologie der Entstehung der ischämischen Contractur. Münch. med. Wochenschr. Nr. 8, S. 411. 1912.
18. — Über die Entstehung und Behandlung der Ischämie und Gangrän. Zeitschr. f. ärztl. Fortbild. Nr. 11. 1912.
19. **Barnard:** Kasuistische Beiträge. Lancet p. 1138. 1901.
20. **Battle:** Kasuistische Beiträge. Trans. clin. soc. London XXIX. p. 241. 1896.
21. **Beck:** Die Ätiologie der ischämischen Muskelcontractur. Arch. f. klin. Chirurg. Bd. 120, H. 1, S. 61. 1922.
22. — Zur Ätiologie der ischämischen Muskelcontractur. Klin. Wochenschr. Nr. 21. 1922.
23. **Becker:** Lehrbuch der ärztlichen Sachverständigen-Tätigkeit für die Unfall- und Invaliditätsversicherungs-Gesetzgebung. 3. Aufl. Berlin 1899.
24. **Benndorf:** Muskelveränderung in einem Fall von Erfrierung. Inaug.-Dissert. Leipzig 1865.
25. **Bernays:** Kasuistischer Beitrag. Boston med. a. surg. journ. CXII, 24 Mai. p. 539. 1900.
26. **Berger:** Schmidts Jahrb. Bd. 89, S. 87. 1856.
27. **Bier:** Die Entstehung des Kollateralkreislaufes. Virchows Arch. f. pathol. Anat. u. Physiol. Bd. 147, S. 256. 1897.
28. — Bemerkungen zu Katzenstein usw. Dtsch. Zeitschr. f. Chirurg. Bd. 79, S. 90. 1905.
29. — Beobachtungen über Regeneration. Dtsch. med. Wochenschr. Nr. 1, S. 1. 1918.
30. — Regeneration der Gefäße. Dtsch. med. Wochenschr. Nr. 41/42, S. 1121. 1919.
31. — Münch. med. Wochenschr Nr. 4. S. 107. 1923.
32. **Binet:** Quelques Notions fondam. sur la retraction muscul. ischemique de Volkmann. Rev. de chirurg. Vol. 30. Nr. 3 u. 4.
33. — Sort des muscles pronateurs dans la retract. ischemique du membre superieur. Rev. d'orthop. 1912.
34. **Boeke:** Beitrag zur Kenntnis der motorischen Nervenendigungen. Intern. Monatsschr. f. Anat. u. Physiol. Bd. 28, S. 419. 1911.
35. **de Boer:** Die Bedeutung der Innervation für die Funktion der quergestreiften Muskeln. Zeitschr. f. Biol. 65, S. 254. 1915.
36. **du Bois-Reymond:** Monatsber. d. Berl. Akad. S. 288. 1859.

37. du Boys-Reymond, Arch. f. Anat. u. Physiol. S. 639. 1860.
38. Boynton: Kasuistischer Beitrag. Journ. of the Americ. med. assoc. p. 1673. 1907.
39. Briand: Manuel complet de Medecine legale 7, 1. Paris p. 76. 1879.
40. Brown-Sequard: Cpt. rend. 1851; Journ. de la physiol. et de pathol. gén. p. 360 1858.
41. v. Brücke u. J. Negrin y Lopez: Zur Frage nach der Bedeutung des Sympathicus für den Tonus der Skelettmuskulatur. Pflügers Arch. f. d. ges. Physiol. Bd. 166, S. 55. 1917.
42. v. Brücke: Über die Wirkung der komprimierten Verbände usw. Mitt. a. d. Grenzgeb. d. Med. u. Chirurg. Bd. 31, S. 629. 1919.
43. Brüning: Eine neue Erklärung für die Entstehung und Heilung trophischer Geschwüre. Zentralbl. f. Chirurg. S. 1433. 1920.
44. — Zur Frage usw. Zentralbl. f. Chirurg. S. 824. 1921.
45. — Die Bedeutung des Neuroms usw. Arch. f. klin. Chirurg. Bd. 117, S. 30. 1921.
46. Bruns: Die Lehre von den Knochenbrüchen. Dtsch. Chirurg. Lief. 27. 1892.
47. Buchner: Bericht über die Leistungen im Gebiete der gerichtlichen Medizin im Jahre 1867. Friedrichs Blätter f. gerichtl. Med. 19. Jg., S. 430. 1868.
48. Busch: Sitzungsber. d. niederrhein. Gesellsch. f. Natur- u. Heilk. zu Bonn. 1859.
49. — Ebenda S. 12. 1862.
50. — Lehrbuch der Chirurgie, Bd. 3, S. 94.
51. Buß: Über ischämische Lähmungen. Inaug.-Dissert. Göttingen 1882.
52. Chovstek: Ein Fall von ischämischer Lähmung infolge von Embolie der Art. femor. Jahrb. f. Psychiatr. u. Neurol. Bd. 10, S. 255 ff. 1892.
53. Clarke: Kasuistischer Beitr. Orthop. Surg. S. 49. 1899.
54. Clutton: St. Thomas Hosp. Rep. 1888.
55. Coenen: Die Behandlung der supracondylären Extensionsfraktur. Bruns' Beitr. z. klin. Chirurg. Bd. 60.
56. Collins: Volkmanns contracture of the forearm. Illinois med. Journ. Vol. 38, Nr. 6, p. 497. 1920.
57. Colzi: Kasuistischer Beitrag. Clin. chir. Firenze S. 167. 1892.
58. Davidsohn: Über ischämische Lähmung und Contractur. Inaug.-Dissert. Erlangen 1891.
59. Davies-Colley: Kasuistischer Beitrag. Guy's hosp. Gaz. XII, p. 460. 1898.
60. Defer: Gaz. méd. de Paris Nr. 47/48. 1841.
61. Dénucé: Bull. de la soc. méd. et de chirurg. de Bordeaux 1908.
62. — Gaz. hebdom. des sciences méd. de Bordeaux. 1908.
63. — Contracture ischém. Rev. d'orthop. 1909.
64. — Retraction ischémique de Volkmann. 2. congr. de la soc. franc. d'orthop. Paris 1920.
65. Drehmann: Zur operativen Behandlung der ischämischen Muskelcontractur. Zeitschrift f. physik. Therap. u. Unfallheilk. Nr. 9. 1905.
66. Dubrueil: Note sur le traitement des retractions des muscles flechisseurs des doigts. Arch. gén. de méd. Juin 1870.
67. Ducoste: Soc. méd. et chirurg. de Bordeaux. Juillet 1915.
68. Ducuing: Maladie de Volkmann guér. par le traitement non sanglant. Soc. de chirurg. Toulouse, séance 13, 1914.
69. — Maladie de Volkmann. N. Ref. Zentralorgan f. d. ges. Chirurg. Bd. 5, S. 96. 1914.
70. Dudgeon: Kasuistischer Beitrag. Lancet 11. Januar, p. 78. 1902. — 8. März, p. 657, 1903.
71. — Kasuistischer Beitrag. Clin. soc. London. 27. Februar, p. 251. 1903.
72. Dunn: Kasuistischer Beitrag. Guy's hosp. Gaz. Vol. 12, p. 11. 1897.
73. Dupuytren: Leçons orales de clin. chirurg. Bruxelles. p. 176. 1839.
74. Durand: Vom Gebrauch der künstlichen Sehnen aus Seide usw. Ref. Zentralorgan f. d. ges. Chirurg. Bd. 6, S. 394. 1906.
75. Dusser de Barenne: Über die Innervation und den Tonus der quergestreiften Muskeln. Pflügers Arch. f. die ges. Physiol. Bd. 166, S. 145. 1917.
76. Edington: Tendon lengthening in a case of Volkmann's ischemic paralysis. Glasgow med. journ. November 1900.
77. — Kasuistischer Beitrag. Glasgow med. journ. p. 417. 1903.

78. Erbkam: Beitrag zur Kenntnis der Degeneration und Regeneration quergestreifter Muskulatur nach Quetschung. Inaug.-Dissert. Königsberg 1879 und Virchows Arch. f. pathol. Anat. u. Physiol. Bd. 79, S. 49. 1880.
79. Fabricius: Über Komplikationen bei Heilungsverlauf subcutaner Frakturen. Arch. f. klin. Chirurg. Bd. 47, H. 3, S. 91. 1894.
80. Ferguson: Ischemic muscular atrophy, contractures and paralysis. Ann. of surg. April. 1906.
81. Ferral: On the management of fractures in children. Ref. in Lancet Vol. 1, p. 72. 1846.
82. Fletscher und Hopkins: Journ. of physiol. Nr. 35. 1907.
83. Fletscher: Journ. of physiol. 1902 u. 1914.
84. Förster: Die Contracturen bei den Erkrankungen der Pyramidenbahnen. Berlin 1916.
85. Frangenheim: Wirkung der Bindenstauung im Tierexperiment. Arch. f. klin. Chirurg. Bd. 87, S. 416. 1908.
86. v. Frey: Über Lähmungen durch Esmarchsche Umschnürung. Wien. klin. Wochenschrift Nr. 23, S. 24. 1894.
87. Froelich: Volkmannscher Symptomenkomplex ischämische Muskellähmung. Zeitschrift f. orthop. Chirurg. Bd. 25, S. 626. 1910.
88. — Paralysie ischémique de Volkmann. Arch. gén. de chirurg. Nr. 1. 1909.
89. Gaertner: Über Gefäßverletzung usw. Inaug.-Dissert. Breslau 1920.
90. Gallovay: Kasuistischer Beitrag. Tr. Americ. orthop. assoc. 15, p. 195. 1902.
91. Garten: Beitrag zur Physiologie der marklosen Nerven. Jena 1903.
92. Gasne: Ischämische Muskelcontracturen. Bull. et mém. de la soc. de chirurg. Nr. 14. 1922.
93. Goebell: Zur Beseitigung der ischämischen Muskelcontractur usw. Dtsch. Zeitschr. f. Chirurg. Bd. 122, S. 318. 1913.
94. — Zur freien Muskeltransplantation bei ischämischer Contractur. 84. Vers. dtsch. Naturf. u. Ärzte.
95. Goldtammer: Arch. f. preuß. Strafrecht. Bd. 10, S. 57. 1862.
96. Groves: The surgical aspects of haemophilie with ref. 2 cases of Volkmanns contracture. Brit. med. journ. p. 622. 1907.
97. Guerin: Kasuistischer Beitrag. Comptes rendus Acad. méd. de Paris VIII. p. 129. 1842.
98. Guleke-Wilms: Handb. d. prakt. Chirurg. Bd. 5. 1922.
99. Gurlt: Handbuch der Lehre von den Knochenbrüchen. 1. Teil. 1862.
100. Guyot: Sur un cas de maladie de Volkmann symptomatique. Clin. des malad. chiurg. des enfants Bordeaux. Rev. internat. de méd. et de chirurg. Nr. 4, p. 49. 1914.
101. Hagen: Die Schwankungen im Capillarkreislauf. Zeitschr. f. d. ges. exp. Med. Bd. 14—22, S. 364. 1921.
102. Haller: Elem. physiol. 4. Lausanne. p. 544. 1766.
103. Hasebroek: Über das Problem der selbständigen extrakardialen Blutbewegung. Berl. klin. Wochenschr. Nr. 29, S. 678. 1919.
104. Hayen: Études sur les myosites symptomatiques. Arch. de physiol. norm. et pathol. p. 422. 1840.
105. Heidelberg: Zur Pathologie der quergestreiften Muskeln. Arch. f. exp. Pathol. u. Pharmakol. S. 335. 1878.
106. Heidrich: Über Ursache und Häufigkeit der Nekrose bei Ligaturen usw. Bruns' Beitr. z. klin. Chirurg. Bd. 124, S. 607. 1921.
107. Heineke: Chirurgische Operations- und Verbandlehre. 3. Aufl. Erlangen 1884.
108. Helferich: Frakturen und Luxationen. 1898.
109. — Die Behandlung deform geheilter Knochenbrüche. Münch. med. Wochenschr. Nr. 12. 1892.
110. Henle: Ein Fall von ischämischer Contractur der Handbeugemuskeln. Zentralblatt f. Chirurg. Nr. 19. 1896.
111. — Zwei Fälle usw. Zeitschr. f. orthop. Chirurg. Bd. 11, S. 147. 1903.
112. Henschen: Bruns' Beitr. zur klinischen Chirurgie. Bd. 57, S. 616. 1908.
113. Hermann: Allgemeine Muskelphysiologie. Hermanns Handb. d. Physiol. Bd. 1, S. 1. Leipzig 1879.

114. **Herzog:** Über traumatische Gangrän durch Ruptur der inneren Arterienhäute. Bruns' Beitr. z. klin. Chirug. Bd. 23, S. 643. 1899.

115. **Heß:** Die physiologischen Grundlagen für die Entstehung der reaktiven Hyperämie usw. Bruns' Beitr. z. klin. Chirurg. Bd. 122, S. 1. 1921.

116. **Hildebrand:** Ein Fall von geheilter, auf Ischämie beruhender Muskelkontraktur. Dtsch. Zeitschr. f. Chirurg. Bd. 30, S. 97. 1890.

117. — Über ischämische Muskellähmung und ihre Behandlung. Zentralbl. f. Chirurg. Nr. 30, S. 800. 1905.

118. — Ischämische Muskellähmung. Dtsch. med. Wochenschr. Nr. 39, S. 1577. 1905.

119. — Die Lehre von den ischämischen Muskellähmungen usw. Samml. klin. Vortr. Nr. 437. 1906. Leipzig: Breitkopf und Haertel 1906.

120. — Ischämische Muskelcontractur und Gipsverband. Dtsch. Zeitschr. f. Chirurg. Bd. 95, S. 229.

121. **Hintze:** Die Füllungszustände der Blutcapillaren usw. Arch. f. klin. Chirurg. Bd. 118, S. 361. 1921.

122. **Hoffa:** Lehrbuch der Frakturen und Luxationen. 3. Aufl. Würzburg 1896.

123. — Orthopädische Chirurgie. Handb. f. Orthop. S. 35. 1895.

124. **Hoffmann:** Operative Behandlung der ischämischen Contractur. Zeitschr. f. orthop. Chir. Bd. 19, S. 29. 1908.

125. — Operative Behandlung einer ischämischen Contractur am Vorderarm nach Fraktur im unteren Drittel des Oberarms. Vortr. a. d. 6. Kongr. d. dtsch. Ges. f. orthop. Chir.

126. **Hohn:** Zur chirurgischen Behandlung der ischämischen Muskellähmung. Med. Ges. in Gießen. Sitzung vom 30. Juni 1903.

127. **Hooker:** The functional activity of the capill. etc. Americ. journ. of physiol. 1920.

128. **Horwitz:** Über eine neue Methode zur Behandlung der ischämischen Contractur. Dtsch. Zeitschr. f. Chirurg. Bd. 121, S. 531. 1913.

129. — Bericht über drei Fälle ischämischer Muskelcontractur. Berl. Ges. f. Chirurg. Juli 1913.

130. **Hoynck:** Ein Fall von ischämischer Lähmung nach Arterienverschluß, mit anatomischer Untersuchung der Nerven und Muskeln. Inaug.-Dissert. Bonn 1902.

131. **Huntington:** Kasuistischer Beitrag. Cal. State journ. of med. Vol. 5, p. 161. 1907.

132. **Jaffrey:** Kasuistischer Beitrag. Rep. for the study of dis. in children V. p. 140. 1904.

133. **Jansma:** Untersuchungen über den Tonus und die Leichenstarre der quergestreiften Muskulatur. Zeitschr. f. Biol. Bd. 65, S. 365. 1915.

134. **Johnson:** Kasuistischer Beitrag. Lancet 1, p. 722. 1898.

135. **Jones:** Kasuistischer Beitrag. Americ. journ. of orthop. surg. Avril 1908.

136. **Kaempf:** Beitrag zur Kasuistik der ischämischen Muskellähmung und Contractur. Inaug.-Dissert. Berlin 1897.

137. **Katzenstein:** Über Entstehung und Wesen des arteriellen Kollateralkreislaufes. Dtsch. Zeitschr. f. Chirurg. Bd. 77, S. 189. 1905.

138. — Entgegnung an Bier. Dtsch. Zeitschr. f. Chirurg. Bd. 80, S. 394. 1905.

139. **Kausch,** Beitrag zu den plastischen Operationen. Arch. f. klin. Chir. Bd. 174, S. 2. 1904.

140. **Keferstein:** Beitrag zur Kasuistik der ischämischen Muskellähmung und Contractur. Inaug.-Dissert. Göttingen 1893.

141. **Kehrer:** Über funktionelle Störung traumatisch geschädigter Extremitäten. Dtsch. Zeitschr. f. Nervenheilk. Bd. 65.

142. **Kermisson:** Congres franc. Okt. 1909 in Semaine méd. p. 474. 1909.

143. **Kirschner:** Der gegenwärtige Stand der freien Fascienübertragung. Bruns Beitr. z. klin. Chirurg. Bd. 86, S. 5. 1913.

144. — 46. Chirurgenkongreß 1922.

145. **Kistler:** Inaug.-Dissert. Basel 1910.

146. **Kleinschmidt:** Zur Behandlung der ischämischen Muskelcontractur. Freie Vereinigung d. Chirurg. Berlin, 158. Sitzung 1906.

147. **Kleist:** Über nachdauernde Muskelkontraktionen. Zeitschr. f. Psychol. u. Neurol. S. 95—120. Leipzig 1907.

148. **Kob:** Über die Behandlung der ischämischen Lähmung usw. Inaug.-Dissert. Königsberg 1905.

170   Erich Eichhoff:

149. König: Lehrb. d. spez. Chirurg. Bd. 3, 7. Aufl. Berlin 1900.
150. Kraske: Experimentelle Untersuchung über die Regeneration der quergestreiften Muskelfasern. Habilitationsschr. Halle 1878.
151. — Über Veränderungen der quergestreiften Muskeln nach Einwirkung starker Kälte. Zentralbl. f. Chirurg. Bd. 6, Nr. 12. 1879.
152. Krause: Ischämische Muskelcontracturen. Inaug.-Dissert. Leipzig 1911.
153. Kriege: Über Gangrän und Contracturen nach! zu fest angelegten Verbänden. Vierteljahrsschr. f. gerichtl. Med. u. öffentl. Sanitätsw. 3. Folge, S. 55—102. 1903.
154. Kroh: Beitrag zur Anatomie und Pathologie der quergestreiften Muskelfasern, experimentelle Studien zur Lehre von der ischämischen Muskellähmung und Muskelcontractur. Dtsch. Zeitschr. f. Chirurg. Bd. 120, S. 302 u. 471. 1913.
155. Kühne: Über direkte und indirekte Muskelreizung. Arch. f. Anat. u. Physiol. S. 213. 1859.
156. — Untersuchungen über Bewegungen und Veränderungen der contractilen Substanz. Leipzig 1862.
157. Kummant: Über die ischämischen Contracturen und die Erfolge ihrer Behandlung. Inaug.-Dissert. Breslau 1910.
158. Küttner: Über seltene Mechanismen der Gefäßverletzung. Arch. f. klin. Chirurg. Bd. 118, S. 303. 1921.
159. — und Baruch: Der traumatisch segmentäre Gefäßkrampf. Bruns' Beitr. z. klin. Chirurg. Bd. 120, S. 1. 1920.
160. — und Landois: Chirurgie der quergestreiften Muskulatur. Bd. 1. Stuttgart: Enke 1912.
161. Landerer: Die Behandlung der Knochenbrüche. Samml. klin. Vortr. von R. v. Volkmann. Nr. 19. Leipzig 1891.
162. — Die Gewebsspannung. 1884.
163. Langer: Ein Fall von ischämischer Lähmung. Mitt. a. d. Kaiserl. Franz-Joseph-Spital. Jahrb. d. Wien. k. k. Krankenanstalt. Bd. 4, S. 375. 1895.
164. Lapinsky: Über Veränderungen der Nerven usw. Dtsch. Zeitschr. f. Nervenheilk. Bd. 15, S. 364. 1899.
165. — Über akute ischämische Lähmung nebst Bemerkungen über die Veränderungen der Nerven bei akuter Ischämie. Dtsch. Zeitschr. f. Nervenheilk. Bd. 17, H. 5 u. 6. 1901.
166. Lehmann: Zu dem Artikel v. Brüning. Zentralbl. f. Chirurg. S. 307. 1921.
167. Leriche: Presse med. p. 513. 1917.
168. — Recherches sur les ulcerations trophique etc. Lyon med. 1920.
169. — und Policard: Étude de la circulation capill. Lyon chirurg. 1920.
170. — — Documents concernant les alterations ischémiques des muscles chez l'homme. Cpt. rend. des séances de la soc. de biol. Bd. 83, 1920.
171. Leser: Untersuchungen über ischämische Muskellähmung und Contracturen. Samml. klin. Vortr. H. 9 d. 9. Ser. Nr. 245 u. 249. 1884.
172. Liebig: Über die Respiration der Muskeln. Arch. f. Anat. u. Physiol. S. 393. 1850.
173. Litten: Über embolische Muskelveränderungen und die Resorption toter Muskelfasern. Virchows Arch. f. pathol. Anat. u. Physiol. Bd. 80, S. 281. 1880.
174. Littlewood: Kasuistischer Beitrag. Lancet Vol. 1, p. 290. 1900.
175. Longet: Traité de physiol. 1, p. 36. Paris 1851.
176. Lorenz: Die Muskelerkrankungen. 1. Teil, S. 55. 1898. Nothnagels spez. Pathol. u. Therap. Bd. 11, 1. Abt.
177. Lycklama a Nijeholt: Behandlung ischämischer Contracturen. Weekbl. voor Geneesk. Nr. 20. 1904.
178. MacKenzie: Some observations on the treatment of contractures in children. Intercolon M. J. Australas. Melbourne. Vol. 12, p. 397—399. 1907.
179. Magnus: Chirurgisch wichtige Betrachtungen am Capillarkreislauf. Münch. med. Wochenschr. Nr. 29, S. 908. 1921.
180. Mannkopf: Über periphere ischämische Lähmung. Erlenmeyers Zentralbl. 1878.
181. Marchand: Die Störungen der Blutverteilung. Handb. d. allg. Pathol. von Krehl und Marchand. Bd. 2, Abt. 1. Leipzig 1912.
182. Martin: 2 cases de par. ischem. Arch. franç. chir. 16, S. 934. 1903.

183. **Meyer:** Experimentelle Untersuchungen über Muskelcontracturen usw. Dtsch. Zeitschr. f. Chirurg. Bd. 162, S. 122. 1921.
184. **Meyer, A. W., und Spiegel:** Experimentelle Untersuchungen über Muskelcontractur nach feststellenden Verbänden usw. Dtsch. Zeitschr. f. Chirurg. Bd. 162, S. 145. 1921.
185. **Mildenstein:** Ein Fall von Contractur der Vorderarmflexoren. Inaug.-Diss. Kiel 1888.
186. **Molitor:** Über die mit Zerreißung der Art. brach. komplizierten Luxationen des Ellenbogengelenks und der dabei vorkommenden ischämischen Muskelveränderungen. Bruns' Beitr. z. klin. Chirurg. S. 447. 1889.
187. **Mommsen:** Die Dauerwirkung kleiner Kräfte bei der Contracturbehandlung. Zeitschr. f. orthop. Chirurg. Bd. 42. 1922.
188. **Morton:** Kasuistischer Beitrag. Lancet p. 1389. 1906.
189. **Nägelsbach:** Die Entstehung der Kältegangrän. Dtsch. Zeitschr. f. Chirurg. Bd. 160, S. 205. 1920.
190. **Nehrkorn:** Zur operativen Behandlung der ischämischen Vorderarmcontracturen. Zeitschr. f. orthop. Chirurg. Bd. 23, H. 1 u. 2.
191. **Neugebauer:** Zur Kenntnis der Lähmungen nach elastischer Umschnürung der Extremitäten. Prag. Zeitschr. f. Heilk. Bd. 17, S. 111. 1896.
192. **La Nicca:** Veränderungen des Muskels bei Zirkulationsstörungen. Inaug.-Dissert. Zürich 1895.
193. **Niessen:** Ischämische Muskellähmungen und Muskelcontracturen in Verbindung mit Sensibilitätsstörungen. Dtsch. med. Wochenschr. Nr. 35, S. 786. 1890.
194. **Nolte:** Kasuistischer Beitrag. Allg. med. Zentralzeitung S. 2425. 1889.
195. **Nove-Josserand:** Kasuistischer Beitrag. Bull. de la soc. de chirurg. Lyon. 6, p. 3. 1908.
196. **Oppenheim:** Textbook on nerv. diseases. 1900.
197. **Owen:** Kasuistischer Beitrag. Lancet Vol. 1, p. 722. 1898.
198. **—** Kasuistischer Beitrag. Trans. med. soc. London. p. 287. 1900.
199. **Paget:** Volkmanns ischaemic paralysis, treatments by tendonlengthening. Lancet Vol. 1, p. 83. 1900.
200. **Parrisius:** Zur Frage der Contractilität der menschlichen Blutcapillaren. Pflügers Arch. f. d. ges. Physiol. Bd. 191, S. 217. 1921.
201. **Patel und Vianay:** Kasuistischer Beitrag. Gaz. des hôp. civ. et milit. p. 541. 1903.
202. **Pelossier:** Retractions isolees des doigts. Thèse de Lyon. 1903.
203. **Petersen:** Über ischämische Muskellähmung. Verhandl. d. dtsch. Ges. f. Chirurg. 1888.
204. **—** Über ischämische Muskellähmung. Arch. f. klin. Chirurg. Bd. 37, S. 675. 1888.
205. **Piechaud:** Contribution a l'étude de la Contracture ischem. de Volkmann. Thèse p. l. doct. Bordeaux. 1909.
206. **Pingel:** Über zwei Fälle von ischämischer Muskellähmung. Inaug.-Dissert. Greifswald 1892.
207. **Poensgen:** Kasuistischer Beitrag. Dtsch. med. Wochenschr. S. 387. 1885.
208. **Policard:** Les phenomenes de nutricité capill. Lyon chirurg. 1921.
209. **Powers:** Further account of a previously reported case of the ischm. paral. and contract. of Volkmann. Journ. of the Americ. med. assoc. Vol. 58, Nr. 19. 1912.
210. **Quinby:** Kasuistischer Beitrag. Boston med. and surg. journ. p. 281. 1908.
211. **Reichle:** Zur Frage des traumatisch-segmentären Gefäßkrampfes. Bruns' Beitr. z. klin. Chirurg. Bd. 124, S. 650. 1921.
212. **Ricker und Regendanz:** Beitrag zur Kenntnis der örtlichen Kreislaufstörungen. Virchows Arch. für pathol. Anat. u. Physiol. Bd. 231, S. 1. 1921.
213. **Riedinger:** Myogene Contracturen. Handb. d. orthop. Chirurg.
214. **—** Mitteilungen aus dem medizinisch-mechanischen Zander-Institut. 1902.
215. **—** Münch. med. Wochenschr. Nr. 25, S. 1074. 1902.
216. **Rowlands:** Kasuistischer Beitrag. Lancet Vol. 2, p. 1168. 1905.
217. **Sayre:** Further experience with the Treatment of Volkmanns ischem. paral. etc. Americ. journ. of orthop. surg. Vol. 9, Nr. 4, p. 557. 1912.
218. **Schede:** Verhandl. d. dtsch. med. Ges. f. Chirurg. 11. Kongr. 1882.
219. **Schiffer:** Zentralbl. f. med. Wissensch. S. 379. 1864.
220. **Schlesinger:** Über Sensibilitätsstörungen bei akuter lokaler Ischämie. Dtsch. Zeitschr. f. Nervenheilk. Bd. 29.

221. **Schloffer:** Kasuistischer Beitrag. Wien. klin. Wochenschr. S. 24. 1901.
222. **Schramm:** Kasuistischer Beitrag. Wien. med. Wochenschr. S. 1253. 1904.
223. — Beitrag zur Lehre von der sog. ischämischen Paralyse und Muskelcontractur. Wien. med. Wochenschr. Nr. 27. 1904.
224. — Lähmung und Muskelcontractur. Przegl. lekarski Nr. 3 u. 4.
225. **Schubert:** Die Entstehung der ischämischen Contractur. Dtsch. Zeitschr. f. Chirurg. Bd. 175, S. 381. 1922.
226. **Schultze:** Zur Behandlung der ischämischen Contractur. 13. Kongr. d. dtsch. orthop. Ges. Berlin. Sitzung vom 1. April 1914.
227. — Über den mit Hypertrophie verbundenen progressiven Muskelschwund und ähnliche Krankheitsformen. S. 64. Wiesbaden 1886.
228. **Sherill:** Direct suture of the brachial artery etc. Louisville monthly journ. of med. and surg. Vol. 20, Nr. 11, p. 189—194. 1914.
229. **Sonnenburg und Tschmarschke:** Verbrennungen und Erfrierungen. Neue dtsch. Chirurg. Bd. 17, S. 93.
230. **Sonnenkalb:** Ein Fall von ischämischer Muskellähmung. Dtsch. med. Wochenschr. Nr. 17, S. 273. 1885.
231. **Stannius:** Vierordt. Arch. f. physiol. Heilk. S. 4. 1852.
232. **Stenson:** Elemtorum myologiae specimen. 1667.
233. **Stewart:** Paralyse ischem. de Volkmann. Ann. of surg. Nr. 190, p. 606—607. 1908.
234. **Stewart-Purves:** Kasuistischer Beitrag. The hospit. London p. 450. 1908.
235. **Stromeyer:** Inaug.-Dissert. Würzburg 1840.
236. **Swietochowski:** A case of Volkmanns ischem. contracture of the hand. Lancet Vol. 184, Nr. 20, p. 130. 1913.
237. **Taylor:** Kasuistischer Beitrag. Ann. of surg. 1908.
238. **Thomas:** Nerve involvement in the ischem. paral. and contract. of Volkmann. Ann. of surg. März 1909.
239. **Thomson:** Kasuistischer Beitrag. Glasgow med. journ. p. 190. 1900.
240. — Kasuistischer Beitrag. Policlinic. London Vol. 9, p. 22. 1905.
241. **Tigerstedt:** Die Strömung des Blutes in den Capillaren usw. Ergebn. d. Physiol. Jg. 18, S. 1. 1920.
242. — Lehrb. d. Physiol. Bd. 2, S. 45. 1920.
243. **Valentin:** Die feineren Gefäßversorgungen der peripheren Nerven. Arch. f. orthop. u. Unfallchirurg. Bd. 18, S. 57. 1920.
244. **Vallas:** Kasuistischer Beitrag. Bull. de la soc. de chirurg. de Lyon p. 67. 1900—1901.
245. **Versar:** Der Gaswechsel des Muskels. Ergebn. d. Physiol. Bd. 15, S. 6. 1916.
246. **Vivicorsi:** De la Rétraction par Ischaem. des muscles flechisseurs des doigts. (Maladie de Volkmann). Thèse pour le doct. Paris 1909.
247. **Voelker:** Das Caput obstip., eine extrauterine Belastungsdeformität. Bruns' Beitr. z. klin. Chirurg. S. 1. 1902.
248. v. **Volkmann:** Krankheiten der Bewegungsorgane. v. Pitha und Billroth. 1872.
249. — Die ischämischen Muskellähmungen und Contracturen. Zentralbl. f. Chirurg. Nr. 51, S. 801. 1881.
250. — Über einige seltene Arten von Muskelcontracturen. Beitr. z. Chirurg. Leipzig 1875.
251. **Volkmann, Rud.:** Über die Regeneration des quergestreiften Muskelgewebes beim Menschen und Säugetier. Beitr. z. pathol. Anat. u. z. allg. Pathol. v. Ziegler Bd. 12, S. 272. 1893.
252. **Wallis:** Kasuistischer Beitrag. The Practitioner. London p. 429. 1901.
253. **Ward:** Kasuistischer Beitrag. Lancet Vol. 1, p. 372. 1902.
254. **Weitbrecht und Saleck:** Zur Frage der Beteiligung sympathischer Nerven am Tonus der Skelettmuskulatur. Zeitschr. f. Biol. Bd. 71, S. 246. 1920.
255. **Wersilow:** Zur Frage über die Veränderungen der Muskeln bei Erkrankungen der Gefäße. Russ. Arch. f. Pathol. Bd. 3. 1897.
256. **Willmann:** Ein Beitrag zur Therapie der ischämischen Contracturen und Lähmungen. Inaug.-Dissert. Gießen 1905.
257. **Young:** Case of ischaemic contracture of fore-arm. Glasgow med. journ. Vol. 94, Nr. 4, p. 215—224. 1920.

I. Historisches.

Ischämische Muskelcontractur oder Muskellähmung bedeutet den Endzustand einer durch Zurückhaltung des Blutes ($\check{\iota}\sigma\chi\omega$ zurückhalten) entstandenen Myositis. Richard v. Volkmann (1881) hat diesen Namen geprägt durch den Satz: „Die nach zu fest angelegten Verbänden, namentlich am Vorderarm und an der Hand, seltener an den unteren Extremitäten auftretenden Lähmungen und Contracturen sind als ischämische zu bezeichnen. Sie entstehen durch zu lange fortgesetzte Absperrung des arteriellen Blutes."

Die Geschichte dieser Myopathie reicht bis in die Mitte des 17. Jahrhunderts zurück. Der dänische Anatom Niels Stensen (1667) zeigte, daß die Unterbindung der Bauchaorta eines Warmblüters in wenigen Minuten eine vollkommene Lähmung der hinteren Extremitäten hervorruft, die bei kurzer Zirkulationsunterbrechung bald wieder verschwindet, bei längerer jedoch zur vollkommenen Muskelstarre führt. Stensen und 100 Jahre später auch Haller (1766) hielten die Lähmung für eine rein myogene. Stannius (1852) und Schiffer (1869) beobachteten, daß bei dem Stensenschen Versuch die Erregbarkeit der Nerven eher schwindet als die der Muskeln, und schrieben der Ischämie des Lendenmarks eine wichtige ätiologische Rolle zu.

Weitere Untersuchungen über den Eintritt der Muskelstarre nach Unterbrechung des arteriellen Zuflusses stammen von den Physiologen Kay (1828), Brown-Sequard (1851, 1858), Longet (1851), Kühne (1859). Ludwig und Schmidt (1868) stellten fest, daß die Durchleitung sauerstofffreien Blutes durch den Muskel denselben ebenso rasch absterben läßt, als wenn gar keine Durchströmung stattfindet. Besonders hervorzuheben sind die Versuche Kühnes, der an Kaltblütern einzelne Muskelarterien unterband und den Verlust der Erregbarkeit, die Lähmung des Muskels und die Muskelstarre als eine Folge der durch Zirkulationsunterbrechung bedingten Ernährungsstörung beschrieb.

Die von den Physiologen gemachten Beobachtungen wiesen den Praktikern den Weg. Schon lange war den Chirurgen bekannt, daß ein wegen einer Fraktur zu fest angelegter Gips- oder Schienenverband schwere Lähmungen und Contracturen der betreffenden Extremität zur Folge haben konnte. Man glaubte, daß durch den Druck und die Ruhigstellung Verwachsungen der Sehnen mit den Sehnenscheiden entständen, welche diese Veränderungen hervorriefen, oder machte Nervenlähmungen verantwortlich. Die ersten klinischen Mitteilungen stammen von Stromeyer (1838), Guérin und Larrey (1842). Friedberg (1858)[1] spricht von einer Myopathia marasmodes, die entsteht, wenn der Verband durch Druck die Ernährung der Muskeln stört. Auch Busch, der in den Sitzungen der niederrheinischen Gesellschaft für Chirurgie 1859 und 1863 mehrere Fälle von vollständiger Atrophie der Vorderarmmuskulatur mit partieller Hautgangrän nach zu fest angelegten Verbänden bei Radiusfrakturen vorstellte, glaubt an Ankylosen der Sehnen in den Sehnenscheiden. Er betont schon, daß diese Contracturen jeder Therapie Widerstand leisten.

Eng verknüpft ist die Geschichte der ischämischen Muskelcontractur mit dem Namen Richard v. Volkmann. Er war der erste, der sich eingehend mit dem Studium dieses Krankheitsbildes beschäftigte, und der auf den Beobachtungen der Physiologen aufbaute. Die Franzosen benennen heute noch nach ihm das Krankheitsbild „Contracture oder rétraction ischaemique de Volkmann". Seine Lehre entstand in einzelnen Etappen und gründete sich auf einer fast zehnjährigen ernsten Forschung über das Wesen dieser Erkrankung. Gemeinsam mit ihm sind seine Schüler Leser und Kraske zu nennen. Die erste Mitteilung Volkmanns erschien 1872 in seinem Werke über die Erkrankungen der Bewegungsorgane. Sie ist nicht bestimmt gehalten. Er vermutet dort nur, daß die schweren Contracturen der Hand nach zu festen Verbänden am Unterarm zum Teil auf einer entzündlichen Muskelveränderung beruhen, nicht, wie bisher oft angenommen wurde, auf einer Nervenlähmung.

Erst 1881, neun Jahre später, legt Volkmann im Zentralblatt für Chirurgie in 9 Sätzen seine Ansicht über Ätiologie, Prognose und Therapie dieser Contracturen fest und prägt den Namen. Er tritt für den rein myogenen Charakter der Contracturen ein. Die Lähmungen beruhen seiner Meinung nach auf mangelhafter Sauerstoffzufuhr, welche den scholligen Zerfall der contractilen Substanz herbeiführt. Die eintretende Contractur

---

[1] Zitiert nach Küttner-Landois.

faßt er zunächst als Totenstarre auf (Heidelberg und Kraske 1878). Lähmung und Contractur treten gleichzeitig auf im Gegensatz zu den nervösen Lähmungen, bei denen sich die Contractur erst später und sehr langsam entwickelt. Die Contracturen sind vollkommen starr und zeigen enorme Widerstände gegen passive Bewegungen. Prognostisch sind die schweren Fälle absolut ungünstig. Therapeutisch empfiehlt er nur mechanische Hilfsmittel.

Leser (1884) fand auf Grund seiner experimentellen Untersuchungen, daß die Sensibilität mehr oder minder normal war. Seine Versuchsergebnisse stützten die Volkmannschen Thesen.

Die Lehre von der rein myogenen Natur der ischämischen Contracturen blieb zunächst einige Zeit unwiderlegt, wenngleich auch schon andere Ansichten laut geworden waren.

Mannkopf (1878) sah bei Thrombose der Art. femoralis eine absteigend zunehmende Degeneration im Gebiete des N. peronaeus, in der Muskelsubstanz Verwischung der Querstreifung, homogenes Aussehen, Vermehrung der Sarkolemmkerne. Er hält die Myositis für einen der Neuritis parenchymatosa gleichstehenden Prozeß.

Chvostek (1892) äußert sich ebenfalls dahin, daß die nach Gefäßverschluß auftretenden Lähmungen zunächst neurogenen Ursprungs seien, später jedoch treten die entzündlich schrumpfenden Vorgänge am Muskel mehr in Erscheinung.

Durch Volkmanns Arbeiten wurde das Interesse vieler Forscher auf das Gebiet der ischämischen Contracturen gelenkt.

Sonnenkalb (1885) beobachtete erhebliche Sensibilitätsstörungen neben einer Contractur. Ähnliche Mitteilungen und kasuistische Beiträge erscheinen von Poensgen (1885), Petersen, Clutton (1888), Mildenstein, Molitor (1889), Niessen (1890), Anderson, Davidsohn, Landerer (1891), Pingel, Colzi (1892), Albert, Keferstein (1893), Langer, Schnitzler (1895), Battle (1896), Dunn, Kaempf (1897), Colley, Johnson (1898), Jackson-Clarke, Herzog (1899).

Lorenz (1898) behandelte das Gebiet in seinen „Muskelerkrankungen", Band 1.

Die bisher erzielten therapeutischen Erfolge waren äußerst unbefriedigend. Die Therapie bestand in den meisten Fällen in gewaltsamer Streckung und Fixierung der gestreckten Glieder durch Schienenverbände, Massage, Elektrisieren und Übungen. Nur in ganz leichten Fällen wurden Dauererfolge erzielt.

Operative Therapie wurde kaum angewandt. Davidsohn (1891) berichtet aus der Erlanger Klinik über einen durch plastische Verlängerung der Beugesehnen operativ erfolgreich behandelten Fall.

Einem Schüler J. v. Mikuliczs, dem Breslauer Chirurgen Henle (1896), gelang es durch eine gut durchdachte Behandlungsmethode, die traurige Prognose des Leidens erheblich zu bessern. Er sucht die Insertionspunkte der Muskeln künstlich zu nähern, indem er die Knochen am Vorderarm verkürzt. Der erste derartig behandelte Fall bedeutete einen vollen Erfolg.

Gegen die Lehre von der rein moygenen Ätiologie wandte sich Lapinski (1899). Er führt einige Fälle aus der Literatur und eigene Beobachtungen an, bei denen auf plötzliche Unterbrechung der Zirkulation keine Contractur, sondern eine stets schlaff bleibende Lähmung folgte. Er beschäftigte sich weiter experimentell mit diesen Fragen und teilte seine Ergebnisse ein Jahr später (1900) mit. Bei gleichzeitiger Unterbindung der Art. iliaca com. und der Art. epigastrica entstand stets eine schlaffe Lähmung. Keine Zeichen einer akuten Myositis waren nachweisbar. Hiermit zeigte er, daß die Ischämie allein nicht genügt, um eine Contractur hervorzurufen. Die Ursachen des größeren Unterschiedes zwischen der schlaffen ischämischen Lähmung und der ischämischen Kontraktur führt er auf die Verschiedenheit der Begleitumstände zurück. Bei der Contractur spielen außer der Ischämie noch venöse Stase, traumatische Schädigung der Muskeln und Nerven, sowie starke Zirkulationsschwankungen bei Abnahme des Verbandes eine Rolle.

Nach Littlewood (1901) entsteht die Contractur infolge narbiger Entartung der durch das Trauma zerrissenen Muskeln.

Riedinger (1902) geht noch weiter. Nicht in der Absperrung des arteriellen Blutes liegt die Ursache, eine Kompression des Muskels allein reicht schon hin, um Lähmung und Contractur zu erzeugen.

Hoynck (1902) stellt sich in seiner Dissertation auf den Standpunkt Chvosteks.

Weitere Arbeiten aus dem Anfang dieses Jahrhunderts stammen von Bernays, Edington, Oppenheim, Page, Thomson (1900), Owen (1901 und 1902), Barnard, Schloffer,

Vallas, Wallis (1901), Dudgeon (1901 und 1903), Ward (1902), Martin, Kriege, Nové-Josserand, Patel und Viannay, Pelossier (1903), Willmann (1905).

Drehmann veröffentlichte 1904 ein neues Operationsverfahren, Fergusson, Hoffmann, Kleinschmidt (1906) Thomas, Nehrkorn (1909) teilen ihre therapeutischen Erfahrungen mit.

Die bedeutendsten Arbeiten aus dieser Zeit erschienen wiederum in Deutschland von Hildebrand und Bardenheuer.

Hildebrand (1890, 1905, 1906) erkannte im allgemeinen die myogene Entstehung nach Volkmann an, glaubte aber auch als sicher annehmen zu müssen daß ein Teil des Krankheitsbildes auf die in verschiedener Weise beteiligten Nerven zurückzuführen sei.

Kirmisson (1909) macht in erster Linie die Nervenschädigung verantwortlich.

Froelich (1910) beschreibt Krankheitsbild, Therapie und histologischen Befund auf Grund eigener Erfahrung.

Bardenheuer (1911) spricht sich in seiner großen Arbeit auch für die myogene Ätiologie im Sinne Volkmanns aus, hält aber neben einem arteriellen Blutmangel die gleichzeitige venöse Stase für ätiologisch wichtig. An eine primäre Beteiligung der Nerven glaubt er nur in Ausnahmefällen, dagegen ist die sekundäre Beteiligung oft von Bedeutung bei der definitiven Entwicklung der Contracturen.

Von Dissertationen aus dieser Zeit sind noch die von Piéchaud, Vivicorsi (1909), Kistler, Krause, Kummant (1910) zu nennen.

Einen sehr wertvollen und ausführlichen experimentellen Beitrag lieferte Bardenheuers Schüler Kroh (1913). Er sieht in der Inaktivierung der Muskeln ein gewichtiges ätiologisches Moment (Leser).

Goebell (1913) transplantierte freien Muskel. Weitere therapeutische Anregungen gaben André-Thomas, Arquellada (1913), Schultze, Dursan (1914).

Nach dem Weltkrieg ist die Diskussion über die Ätiologie der ischämischen Contractur wieder recht lebhaft geworden.

Dénucé, der schon 1908 und 1909 Arbeiten veröffentlicht hatte, sucht 1921 alle bisherigen Theorien umzustoßen. Reizungen der Sympathicusfasern in der Scheide der Art. nutritia der peripheren Nerven lösen reflektorische Kontraktionen mit sensiblen und trophischen Störungen aus.

Nach Beck (1922) entstehen die Contracturen infolge von Milchsäureanhäufungen im Muskel bei fehlendem Sauerstoff.

Schubert (1922) sieht in der primären gleichzeitigen Schädigung von Arterie und Nerv die eigentliche Entstehungsursache.

Mommsen (1922) wendet die Quengelmethode erfolgreich auch bei ischämischen Contracturen an.

Die Literatur ist eine umfassende. Eine einheitliche Anschauung über die Entstehungsfrage ist trotz der zahlreichen experimentellen Arbeiten bis heute noch nicht zustande gekommen.

II. Vorkommen.

Die ischämische Muskelcontractur ist eine Erkrankung der Extremitäten. Im Anschluß oder im Verlauf verschiedener, die Extremitäten treffender pathologischer Einflüsse, die die Zirkulation beeinträchtigen, entstehen schwere Contracturen der Muskulatur. Diese Contracturen wurden ursprünglich nur der Konstriktion durch zu fest angelegte Verbände oder Umschnürungen mit elastischen Binden zur Last gelegt (Volkmann u. a.). Sicherlich spielen Verbände und Binden eine große Rolle, es ist aber auch öfters einwandfrei beobachtet worden, daß ischämische Contracturen auch ohne sie entstehen können (Petersen, Mildenstein, Krause, Ducuing u. a.).

Es ist seltsam, aber unbestreitbar, daß diese Muskelveränderung fast ausschließlich im kindlichen Alter, und zwar vor dem ersten Lebensjahrzehnt vorkommt. Schon im jugendlichen Alter von 10—20 Jahren ist sie viel seltener und in höherem Lebensalter findet man sie kaum noch.

Bardenheuer, der zwischen ischämischer Contractur und Gangrän einen Zusammenhang findet, erklärt diese Häufigkeit der ischämischen Myositis durch den Reichtum der Gefäßwände an elastischen Fasern und durch die zahlreichen Kollateralgefäße der jugendlichen Gewebe. Infolge der größeren Herzkraft entwickelt sich rasch ein Kollateralkreislauf, die Nekrose bleibt eher auf die Muskeln beschränkt, während sie sich im Alter zur Gangrän entwickeln würde. Außerdem geben die elastischen jugendlichen Gewebe und Gefäße der gleichen Gewalteinwirkung eher nach als die brüchigen Gewebe des Alters.

Kummant macht gerade umgekehrt die Zartheit und geringe Widerstandsfähigkeit des kindlichen Muskelgewebes sowie die leicht zusammendrückbaren jugendlichen Gefäße, besonders die Venen verantwortlich.

Schubert erkennt mit Bardenheuer die günstigen Kreislaufverhältnisse des Kindesalters an, billigt jedoch dessen Erklärung nicht. Für ihn haben ischämische Contractur und Gangrän ätiologisch absolut keinen Zusammenhang. Die Störungen im Capillarkreislauf spielen eine weit bedeutendere Rolle als die Zirkulationsunterbrechung in den großen Gefäßen.

Die Statistiken beweisen die Disposition des Kindesalters. In allen 24 Fällen von Robert Jones handelt es sich um Kinder unter 14 Jahren. Kummant berechnet 70% für das erste Lebensjahrzehnt. Acht Fälle von Froelich liegen zwischen dem 3. und 12. Jahre.

1. Bei Frakturen und Luxationen.

Die traumatisch ischämische Contractur entsteht meist als Folge einer Fraktur oder besser, wie Bardenheuer betont, als Folge der von der Fraktur gesetzten Nebenverletzungen der Muskulatur, der Hauptgefäße, des Gefäßbettes und der durch solche Verletzungen bedingten, sekundären, retrofascialen, -tendinösen und -muskulären Spannung, welche durch Druck die Zirkulation beeinträchtigt.

In erster Linie kommen die Frakturen an denjenigen Stellen der Extremitäten in Betracht, wo durch einen von straffen, keinem Druck nach außen nachgebenden Fascien und Bändern abgeschlossenen Raum zahlreiche Muskeln mitsamt den großen Gefäß- und Nervenstämmen hindurchtreten. Derartige anatomische Verhältnisse bestehen in der Nähe einzelner Extremitätengelenke, des Kniegelenks, des Handgelenks, vor allem aber in der Regio cubitalis. Hier laufen auf einem ganz engen Raum 10 Muskelstränge mit den Cubitalgefäßen zusammen (Gaertner) [1].

Daher entstehen bei Frakturen in der Nähe der Gelenke zunächst schon meist viel erheblichere Weichteilverletzungen als bei Frakturen im Diaphysenteil der Extremitätenknochen, wo im Augenblick des Knochenbruches den Fragmenten in den weichen nachgiebigen Muskelbäuchen eine viel ausgiebigere Bewegung gestattet ist als im eng umschließenden Fasciengehäuse der Gelenkregionen. Auch die hier in nächster Nähe der Fraktur verlaufenden Hauptgefäße sind viel größeren Gefahren ausgesetzt als an anderen Stellen. Fernerhin ist die Druckwirkung der Hämatome und der entzündlichen Infiltration der verletzten Muskulatur hier naturgemäß eine außerordentlich große.

---

[1] Zitiert nach Schubert.

Die meisten Fälle von ischämischen Contracturen werden nach **Frakturen in der Nähe des Ellenbogengelenkes** beobachtet. Am gefahrvollsten ist die suprakondyläre Extensionsfraktur des Humerus, bei welcher die cubitalen Hauptgefäße und gleichzeitig die Kollateralgefäße am leichtesten verlegt oder verletzt werden. Bei derartigen Frakturen ist das artikuläre und muskuläre Fasciengehäuse nach oben durch das proximale Fragment, nach hinten durch das Gelenk, nach vorne und seitlich durch die Fascienkapsel selbst abgeschlossen, so daß eine sich hier ansammelnde Flüssigkeit fast nach allen Seiten den stärksten Widerstand findet und dadurch leicht verhängnisvoll werden kann.

Nicht weniger gefahrvoll sind die übrigen Frakturen in der Nähe des Ellenbogengelenks, die Brüche des Humerus im unteren Drittel und die Ellenbogen-

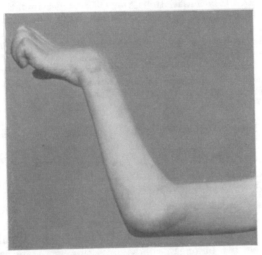

Abb. 1. Ischämische Muskelcontractur nach Fraktur des Humerus im unteren Drittel mit Absprengung des äußeren Epicondylus.
7 jähriger Knabe. Beobachtung der Breslauer Klinik.

frakturen selbst. Bei weitaus der größten Mehrzahl der bekannten Fälle gingen derartige Verletzungen voraus (Leser, Pingel, Keferstein, Nolte, Kaempf, Johnson, Kummant u. a.).

Beispiele sind:

1. Keferstein, Dissertation Göttingen 1893. 4. Fall:

6½ jähriger Knabe zog sich durch Fall auf losen Mist eine suprakondyläre Humerusfraktur zu. Von dem sofort hinzugezogenen Arzt wurden mehrere Pappschienen nur mit einer Binde am Oberarm angewickelt. Es traten heftige Schmerzen ein. Nach 5 Tagen wurde der Verband etwas aufgeschnitten. 1½ Jahre nach der Verletzung ist der Vorderarm atrophisch, die Hand halbrechtwinklig flektiert. Die ersten Phalangen sämtlicher Finger sind leicht dorsal, die beiden Endphalangen fast bis zum Maximum volar flektiert. Mehrfaches gewaltsames Strecken in Narkose, Schienenbehandlung. Der Patient wurde zu früh der Behandlung entzogen. Nach 2½ Jahren ist der alte Zustand wieder aufgetreten.

2. Pingel: Dissertation Greifswald 1892. 2. Fall.

6 jähriger Knabe zog sich durch einen Sturz eine Fraktur des linken Humerus nahe dem Ellenbogengelenk zu. Der Arzt legte sofort eine Gipsschiene an, die Ober- und Unterarm bis zur Hand einschloß. Am folgenden Tage war die Hand dick und blau. Der Verband

wurde gleich am selben Tage abgenommen. Die Hand war förmlich in eine Blase verwandelt, ebenso bestanden starke Blasen am Unterarm. Heilung unter Narben. Nach 15 Wochen ist der linke Unterarm stark atrophisch, die Finger liegen in leicht gebeugter Stellung unbeweglich nebeneinander. Die elektrische Erregbarkeit der Beugemuskulatur des Unterarms ist gleich Null. Bei faradischer Erregung der Extensoren und Supinatoren zeigt sich ein geringer Effekt. Sensibilität am Vorderarm stark geschwächt, an der Hand besser. 15 Wochen lange Behandlung blieb fruchtlos.

3. Eigene Beobachtung: Breslauer Klinik.

Johann K., 7 Jahre alt. Am 2. 5. 1903 Bruch des Ellenbogens durch Fall. Am selben Tage legte der Arzt einen Gipsverband von der Mitte des Oberarms bis zum Handgelenk an. Am 4. 5. 1903 wurde der Verband entfernt und hierauf der Arm 4 Wochen suspendiert. Trotz Behandlung mit Massage und Elektrizität entwickelte sich allmählich eine Flexionscontractur der Hand und der Finger. Am 28. 9. 1903 kam er in die Klinik.

Der ganze linke Arm ist atrophisch. Leichte Beugestellung im Ellenbogen und im Handgelenk. Die Finger stehen sämtlich in Krallenstellung, Vorderarm und Hand in mäßiger Pronation. Deutliche Muskelatrophie am Ober-Vorderarm und der Hand, besonders am Daumen- und Kleinfingerballen (Abb. 1). Haut kalt, cyanotisch. Der äußere Epicondylus steht höher als normal. Nach dem Röntgenbild scheint es sich um eine Fraktur im unteren Drittel des Humerus mit Absprengung des äußeren Epicondylus gehandelt zu haben. Starke Bewegungseinschränkungen. Elektrische Untersuchung. Sämtliche Muskeln des Vorderarms sind faradisch erregbar. Komplette Entartungsreaktion in den Muskeln des Daumens und Kleinfingerballens sowie den Mm. interossei. Sensibilitätsstörungen im Medianus- und Ulnarisgebiet. Radialisgebiet frei.

28. 12. 1903. Henlesche Operation. Ulna und Radius um 2 cm verkürzt. Keine Besserung.

14. 5. 1904. Nochmalige Verkürzung des Radius und der Ulna um weitere 2 cm. Wesentliche Besserung.

Viel seltener ist eine Luxation im Ellenbogengelenk die Ursache zur Entstehung einer ischämischen Contractur, da bei Luxationen im allgemeinen die Schädigung der Weichteile eine viel geringere ist als durch die spitzen, verschobenen Knochenfragmente. Außerdem geben Luxationen weniger Veranlassung zur Behandlung mit festen Schienen- oder Gipsverbänden, die in der Ätiologie der ischämischen Contractur eine wesentliche Rolle spielen. Immerhin kann es bei einer Ellenbogenluxation zu schweren Gefäßschädigungen kommen.

Ein Beispiel hierfür ist folgender Fall:

Molitor 1889. Bruns Beitr. 5.

W., 22 Jahre alt. Luxatio antibr. post. Radialis- und Ulnarispuls fehlen. Hand kalt und gefühllos. Nach 6 Tagen ischämische Contractur und Lähmung. Bei der Incision in der Ellenbeuge fand sich eine große, mit Blut gefüllte Höhle. Später Amputation.

Fast ebenso häufig wie nach traumatischen Beeinflussungen der Ellenbogengelenksgegend kommt die ischämische Contractur nach Frakturen beider Vorderarmknochen in der Nähe des Handgelenkes vor. Auch hier liegen für sie günstige anatomische Verhältnisse für die Störung des Haupt- und Kollateralkreislaufes vor.

Beispiel:

Davidsohn: Dissertation Erlangen 1891.

M., 12 Jahre alt. Fraktur des Vorderarms im unteren Drittel. Schienenverband am selben Tage. Schmerzen, Schwellung, Cyanose. Verbandabnahme nach 8 Tagen. Mäßige Flexionscontractur. Lähmung der Hand und Finger. Druckgeschwüre. Konservative Behandlung erfolglos. Nach Verlängerung der Beugesehnen bedeutende Besserung.

Bei den Fällen, die Jones beschrieben hat, stehen 14 Vorderarmfrakturen 5 Ellenbogenfrakturen gegenüber.

Von den Frakturen einzelner Vorderarmknochen sind es meist Radiusfrakturen, die eine ischämische Contractur nach sich ziehen, da sie ja viel häufiger vorkommen als isolierte Ulnafrakturen.

Hierfür folgendes Beispiel:

Thomas: Annals of Surgerie. S. 330. 1909:

W., 7 Jahre alt. Radiusfraktur. Schienenverband. Nach 4 Wochen Abnahme. Beugecontractur. Atrophie der kleinen Handmuskeln. Druckgeschwüre. Vorderarmmuskeln faradisch und galvanisch abgeschwächt. Sensibilität herabgesetzt. Nach Myotomie und Tenotomie wesentliche Besserung.

Eine ischämische Contractur nach Luxation der Hand beschreibt Strohmeyer 1840 in seiner Doktordissertation. Derartige Fälle sind naturgemäß sehr selten.

An den unteren Extremitäten kommen ischämische Contracturen viel seltener vor als an den oberen. Auch hier stehen vor allem die suprakondyläre Extensionsfraktur und die Frakturen im unteren Drittel des Femur ursächlich im Vordergrund.

Als Beispiel:

Bardenheuer: Dtsch. Zeitschr. f. Chirurg. Bd. 96, S. 145. 1908.

B. Fraktur des Oberschenkels mit Dislokation des oberen Endes zur Poplitea hin. Längs- und Querextension. Am dritten Tage nach der Verletzung schwand der Puls in den peripheren Arterien, kam aber am nächsten Tage wieder. Fuß und Unterschenkel motorisch und sensibel gelähmt. Bluterguß und Anschwellung in der Kniekehle. Ischämische Myositis. Später Contractur der Flexoren und Extensoren. Nach 2 Jahren Operation. Vene, Arterie und Nerv in starke Narbenmassen eingeschlossen, die entfernt werden.

Danach kehrte Sensibilität mit Ausnahme der Zehen nach 8 Tagen wieder. Die Motilität der Extensoren besserte sich stark, der Flexoren mäßig.

2. Bei Gefäßverletzungen und Embolien.

Die isolierte Gefäßverletzung als solche genügt zur Entstehung der ischämischen Contractur keineswegs. Wird der arterielle Zufluß einer Extremität abgestellt, so bildet sich entweder ein Kollateralkreislauf oder das betreffende Glied wird gangränös. Die Gangrän nach Unterbindung der Art. cubitalis entsteht, wie Heidrich beobachtet hat, nur äußerst selten.

Wir verstehen unter dem Begriff der ischämischen Muskelcontractur einen Dauerzustand, daher ist z. B. eine Muskelstarre, wie sie Leser nach Unterbindung der Art. und Ven. femoralis bei Exstirpation eines Sarkoms der Leistengegend und Bardenheuer nach Intimaruptur der Art. poplitea in der Wadenmuskulatur auftreten sah und die bald in Gangrän überging, nicht unter dieses Krankheitsbild einzureihen.

Die Schwierigkeiten in der Beurteilung der Ätiologie der ischämischen Contractur liegen in der Tatsache, daß nicht allein die Blutausschaltung genügt, sondern auch noch andere Ursachen erforderlich sind, um wirkliche Ischämie der peripheren Gewebsteile herbeizuführen (Schubert). Die Gefäßverletzung als solche muß daher nur als ein Glied in der zusammenhängenden Ursachenkette angesehen werden. Wesentlich ist es, daß die Verletzung im Bereiche der für die ischämische Contractur anatomisch günstigen Regionen liegt, also in der Nähe des Ellenbogengelenkes, am Vorderarm und in der Kniebeuge. Als Gefäßverletzungen kommen in Frage die Kontinuitätstrennungen und die Intimaruptur. Über die Entstehung der letzteren legt Bardenheuer

12*

in seiner großen Arbeit im Band 108 der deutschen Zeitschrift für Chirurgie
S. 63 usw. in einer anschaulichen Schilderung seine Ansicht dar. Er betont
zu ihrem Zustandekommen die Wichtigkeit der Überfüllung des Arterien-
und Venensystems, wie sie bei forcierter Inspiration im Augenblicke des Unglücks-
falles zur vermeintlichen Abwehr des Unfalles vorkommt. Bei einer hinteren
Luxation des Vorderarms einer Leiche gelingt es zuweilen, das partielle Einreißen der Intima der Arterie zu erzielen, wenn das betreffende Arterien- und
Venensystem durch eine Injektionsflüssigkeit stark überfüllt ist und die Gefäße
vorher peripher und zentral ligiert werden.

Ob der Intimaruptur in Wirklichkeit die Bedeutung beizumessen ist, welche
Bardenheuer ihr zuschreibt, ist fraglich, zumal sie anatomisch nicht immer
bewiesen ist. Nach Küttners Beobachtungen führen Intimaverletzungen,
wenn sie Kreislaufstörungen verursachen, in den meisten Fällen zur Gangrän.
Für Schubert ist die Annahme einer Intimaruptur für die Art. cubitalis nicht
ausreichend, da es ja bei völligem Verschluß derselben nicht zur Contractur
und viel weniger noch zur Gangrän kommt.

Meist ist bei der ischämischen Contractur ein Knochenbruch Ursache der
Gefäßverletzung, es kommen aber auch andere Traumen in Frage.

Beispiel:

Patel und Vianay: Gaz. des hôp. S. 541. 1903.

Verletzung der Ellenbogenbeuge mit einem Locheisen. Die Art. cubitalis wird unterbunden. Einfacher Verband. Schmerzen, Ödem. Nach 3 Wochen Flexionscontractur
der Finger und Atrophie der kleinen Handmuskeln. Anästhesie im Ulnarisgebiet.

Schloffer beschreibt einen Fall nach Verletzung der Art. axillaris durch
Geschoß.

Auch in den Fällen, wo nach schweren Kontusionen und Quetschungen
der Extremitäten ohne Frakturen ischämische Muskelcontracturen
beobachtet wurden (Leser, Anderson, Keferstein, Riedinger), spielen
die Gefäßverletzungen neben den Weichteilschädigungen sicher eine große
Rolle.

Die schädliche Wirkung der Esmarchschen Binde oder eines Strickes
zur Blutstillung ist meines Erachtens nach eine ganz verschiedene. Zunächst
kann durch eine Umschnürung, besonders wenn ein nicht elastischer Strick
genommen wird, sicher eine direkte Gefäß-, Nerven- und Weichteilschädigung
verursacht werden. Fernerhin beeinträchtigt gerade eine fehlerhaft angelegte
Binde unter Umständen die Zirkulation (Haupt- und Kollateralkreislauf) so,
daß es nicht zur Gangrän, sondern zur teilweisen Nekrose der Muskulatur
kommt, deren Endzustand die ischämische Contractur darstellt. Zuletzt kann
eine Binde die schon durch die Verletzung hervorgerufenen Zirkulationsstörungen
noch erheblich verstärken.

Als Beispiel folgender Fall:

Froelich: Zeitschr. f. orthop. Chirurg. Bd. 25, S. 633, Fall 4.

Marie G., 2½ Jahre. Tiefe Schnittwunde der rechten Hohlhand durch Fall auf Glas.
Zur Blutstillung wurde ein Strick fest um die Mitte des Vorderarms gewunden. Blieb
24 Stunden liegen. Nach Abnahme tiefe Furche um den Arm und eigenartige Stellung
der Finger. Nach 5 Monaten Aufnahme in die Klinik. In der Mitte des Vorderarms eine
tiefe Furche, die auf der volaren Seite noch eitert. Hand zum Vorderarm flektiert, Finger
klauenartig deformiert. Nach Henlescher Operation Besserung.

Ähnliche Fälle sahen Riedinger und Powers. Nach Köbner, Bernhardt, v. Frey und Neugebauer handelt es sich in diesen Fällen um Drucklähmungen der Nerven.

Auch bei plötzlicher Verlegung des Hauptarterienrohrs, nach Embolien, sind ischämische Contracturen beschrieben worden. Bekannt ist der Fall von Langner, den auch schon Lorenz erwähnt. (Die Muskelerkrankungen. Wien S. 57, 1908.) Chvostek beobachtete einen Fall nach Embolie der Art. femoralis. In anderen Fällen kommt es nicht zu Contracturen, sondern zu starken Atrophien der betroffenen Muskulatur, wie sie Durr[1]) bei einem Fall von Obliteration der Art. brachialis im Verlauf von Cholera sah.

Voelker faßt den angeborenen muskulären Schiefhals als ischämische Contractur der Kopfnicker infolge intrauterinen Druckes der Schulter gegen die obere Hälfte des Muskels auf.

3. Bei phlegmonösen und chronisch entzündlichen Prozessen.

Phlegmonöse Infiltrationen in der Nähe des Ellenbogengelenks können ebenso wie sekundäre traumatische Infiltrationen schwere Zirkulationsstörungen verursachen. Nach Bardenheuer entstand bei einer Bursitis olecrani durch Druck eines Abscesses gegen die Gefäße des Vorderarms eine ischämische Contractur der Interossei und langen Beuger der Hand und Finger. Ebenso beschreibt er eine Contractur der Interossei als Folge eines Fingerpanaritiums und der dadurch verursachten ascendierenden ischämischen Myositis. Volkmann mußte eine schwere Contractur der Wadenmuskulatur, welche infolge eines bei Hydarthros genu angelegten Kompressivverbandes entstanden war, behandeln.

Auch Verbrennungen führen gelegentlich zu ischämischen Contracturen, die der durch die Verbrennung entstandenen starken entzündlichen Infiltration und dadurch hervorgerufenen Ischämie zur Last gelegt werden (Bardenheuer u. a.).

4. Nach Einwirkung niedriger Temperaturen.

Bei länger andauernder Einwirkung von niedrigen Temperaturen kann es zur Ischämie kommen. Meist ist die Absperrung des arteriellen Zuflusses dabei so hochgradig, daß die betroffene Extremität gangränös wird. Ein direktes Gefrieren der Gewebe ist nicht einmal erforderlich, die einwirkende Kälte braucht keineswegs den Gefrierpunkt zu erreichen. Marchand unterscheidet zwischen ischämischer Kältegangrän und der Gangrän, die durch Gefrieren entsteht. Nach Sonnenburg und Tschmarschke entsteht die Ischämie nach Einwirkung niedriger Temperaturen durch einen Krampf der Gefäßmuskulatur.

Ich verweise auf das Kapitel „Die degenerativen Erkrankungen der quergestreiften Muskulatur" in Küttner-Landois Chirurgie der quergestreiften Muskulatur, 1. Teil, S. 50.

Kraske beschreibt als erster die Gleichartigkeit der anatomischen Veränderungen im Muskelgewebe nach Kälteeinwirkung und nach vorübergehender Konstriktion.

Kasuistische Beiträge stammen von Froelich, Dénucé u. a.

---

[1]) Zitiert nach Lorenz.

5. Bei Tieren experimentell.

Die vollkommen unklaren und äußerst komplizierten Vorgänge, die bei der Entstehung der ischämischen Contractur zusammenwirken, haben schon bald nach Volkmanns Mitteilungen eine Anzahl von Forschern angeregt, künstlich beim Tier ähnliche Zustände zu erzeugen. Heidelberg 1878, Erbkam 1879, Leser 1884, Ricker 1893, Lapinski 1899, Hildebrand 1906, Wilms und Kistler 1910, Fletscher und Hopkins 1907, Kroh 1913, v. Brücke 1918, Meyer und Spiegel 1921.

Leser schnürte die hintere Extremität von Kaninchen mittels Bindentouren ab. Nach 3 Stunden waren die peripheren Gliedabschnitte kühl und schlaff gelähmt. Nach 24 Stunden starke Schwellung, die Muskulatur war bretthart, rigide und schmerzhaft. Nach Abnahme trat narbige Schrumpfung ein. Die Lähmungen verschwanden in 3—4 Wochen.

Lapinski knüpfte an die Stensenschen, später von Schiffer modifizierten Versuche an. Nach Unterbindung der Art. iliaca com. und Freilegung der Nerven erhielt er stets nur schlaffe Lähmungen, niemals Contracturen, niemals erhöhte Reflexe oder auch vermehrte Resistenz der Muskeln.

Hildebrand ging bei seinen Versuchen von der Annahme aus, daß bei Frakturen neben Verletzungen der Arterien auch Nervenschädigungen entständen. Er unterband die arteriellen Gefäße und quetschte die Nervenstämme. Gleichzeitig wickelte er die betreffende Extremität fest in Flanellbinden ein. Auch er beobachtete stets nur eine schlaffe Lähmung.

Die Ergebnisse Heidelbergs nach Abschnürung von Extremitäten mittels Gummischlauch decken sich mit den experimentellen Erfahrungen Lesers. Ähnliche Resultate hatte Erbkam.

Eine besondere Kategorie bilden die Versuche von Ricker. Nach Resektion von Nerven soll sich in den Muskeln bald Hyperämie und Ödem einstellen. Mikroskopisch fand er Ödem und hyaline Umwandlung.

Wilms und Kistler versuchten bei Kaninchen und Affen festzustellen, ob die venöse Stase allein zur Entstehung der ischämischen Contractur genügt. Bei Unterbindung der Hauptvenenstämme und Umschnürung der Weichteile unter Schonung von Arterien und Nerven genügt der Abfluß durch das Knochenmark allein zur Entleerung der Extremität. Wurde auch dieser Weg z. B. durch eine Fraktur verlegt, so entstand totale Gangrän des Gliedes.

Eine der größten experimentellen Arbeiten auf diesem Gebiete stammt von Kroh, welcher zuerst beim Tier experimentell einen der ischämischen Contractur ähnlichen Zustand erzeugen konnte. Er erzielte nur dann eine bleibende Contracturstellung, wenn er die hintere Extremität mit durchschnittenem Nervus ischiadicus und unterbundener Art. femoralis durch einen fixierenden Verband feststellte. Eine etwaige Konstriktionswirkung des Verbandes wurde durch mehrfachen täglichen Verbandwechsel, bei welchem nur die fixierende Schiene liegen blieb, ausgeschlossen. Auf die außerordentlich interessante und umfangreiche Originalarbeit muß besonders hingewiesen werden.

Auch die Arbeiten der englischen Forscher Fletscher und Hopkins über die innere Atmung des Muskels sind für die Frage der Entstehung der ischämischen Contractur in Betracht gezogen worden. Diese beiden Forscher haben nachgewiesen, daß ein in sauerstofffreier Atmosphäre überlebender Froschmuskel 4—5 Stunden die normalen oxydativen Lebensfunktionen beibehält. Im Muskel ist Sauerstoff aufgespeichert. Mit der Abgabe von Sauerstoff entwickelt sich zunehmend Milchsäure. Diese verdrängt die Kohlensäure aus ihren Natriumverbindungen im Muskel und verbindet sich selbst mit den Alkalien. Bei Warmblüter- und Kaltblütermuskeln wurde nachgewiesen, daß die bei Sauerstoffmangel und bei Verletzungen zunehmende Milchsäure zu einer Verkürzung, Starre und Contractur der Muskelfibrillen führt. Beck glaubt, daß sich die gleichen Vorgänge bei der Entstehung der ischämischen Muskelcontractur abspielen.

Sehr interessant sind die Kaltblüterversuche des Innsbrucker Physiologen E. Th. Brücke. Er beobachtete in einer Reihe parallel laufender Versuche bei Fröschen auf der einen Seite die Wirkung der Ligatur der Art. iliaca com. und Art. poplitea allein, auf der anderen unterbrach er neben den Gefäßen noch den Lymphstrom durch einen um den Oberschenkel fest angezogenen Paraffinverband. Es bestand eine deutliche Differenz zwischen den Folgen der Ischämisierung einer Extremität durch Arterienligaturen einerseits und durch zu eng anliegenden Verband andererseits. Bei Fällen, in welchen der Verband 25 oder $29^1/_2$ Stunden belassen wurde, sah der Gastrocnemius wie gekocht aus. Auffallend war die Starre der Muskulatur, wenn man z. B. den freipräparierten Gastrocnemius in der Mitte abzubiegen versuchte. Brücke vergleicht dabei das Verhalten im Vergleich zu einem normalen Muskel mit dem eines unter höherem Binnendruck stehenden Gummischlauches zu einem ungefüllten Schlauch. In seinem zusammenfassenden Urteil führt er die Schädigung der Muskulatur auf drei zusammenwirkende Faktoren, die Ischämie, die Verhinderung der Lymphzirkulation und die direkte Druckwirkung auf die Muskulatur zurück. Schubert zweifelt die Schlußfolgerung Brückes an, da dieser zweifellos die durch die Abschnürung der ganzen Extremität in der Innervation hervorgerufenen schweren Störungen übersieht.

A. W. Meyer und N. Spiegel haben neuerdings auf die Bedeutung des Fixationsreflexes zum Zustandekommen einer Fixationscontractur sowohl bei Kalt- als auch bei Warmblütern hingewiesen. Nach Anlegung eines fixierenden Verbandes konnten sie an einer Extremität schon nach einigen Tagen deutliche Fixationscontracturen beobachten, die bei Unterbrechung des Reflexbogens durch Resektion der hinteren Wurzeln oder Plexusdurchschneidung stets ausblieben. Mit O. Foerster, H. Meyer und A. Froelich stellen sie sich den Vorgang der Muskelverkürzung unter feststellenden Verbänden als einen Fixationsreflex vor. Das Rückenmark, welches durch die sensiblen Nerven des Muskels über die ihm durch die Fixation aufgezwungene Ruhelage unterrichtet wird, paßt den Ruhetonus dieser Lage an. Die Contracturen treten bedeutend schneller und auch stärker auf, wenn die sensiblen Nervenendigungen durch Verletzungen (Frakturen) gereizt sind.

Ob dem Fixationsreflex für die ischämische Contractur ätiologische Bedeutung beizumessen ist, erscheint fraglich.

Erwähnen möchte ich noch bisher nicht veröffentlichte Versuche von Weil nach mündlicher Mitteilung. Derselbe hat bei Kaninchen an der hinteren Extremität Milchsäure in bestimmter Konzentration und Menge in die Arterien gegen die Peripherie hin eingespritzt. Er beobachtete dabei niemals eine Contractur, nur manchmal Gangrän.

Die Übersicht über die experimentelle Erforschung der Ätiologie der ischämischen Muskelcontracturen zeigt, daß man zu einem aufklärenden Ergebnis bisher noch nicht gekommen ist. Es spielen viele einzelne Momente ätiologisch eine Rolle, deren Nachahmung im Experiment außerordentlich schwierig ist.

III. Ätiologie.

Die Lehre von der Entstehung der ischämischen Muskelcontractur wird von den einzelnen Forschern ganz verschieden aufgefaßt. Die wichtigsten Theorien möchte ich in folgendem gesondert kurz darstellen.

1. Die Theorien der rein myogenen Entstehung.

a) v. Volkmann.

R. v. Volkmann und seine Schüler erblicken in der Tatsache, daß bei der Entwicklung der ischämischen Contractur Lähmung und Contractur gleichzeitig und rapide auftreten im Gegensatz zu den neurogenen Contracturen, bei welchen sich im Anschluß an die durch die Nervenverletzung bedingte Lähmung erst langsam eine Contractur ausbildet, den Beweis dafür, daß es sich um Lähmungen rein myogener Natur handelt. Gestützt wird diese Anschauung durch die Experimente Lesers, der bei allen seinen Versuchen die direkte Unerregbarkeit bzw. eine Abschwächung der direkten Erregbarkeit des Muskels nachzuweisen geglaubt hat, während die indirekte Erregbarkeit von den betreffenden Nervenstämmen aus sowie die Sensibilität erhalten geblieben waren. Die Entstehungsursache für die rein myogenen Lähmungen ist eine zu lang fortgesetzte Absperrung des arteriellen Zuflusses. Beschleunigt wird der Eintritt der Lähmungen durch die venöse Stauung. Durch Sauerstoffmangel gerinnt die contractile Substanz, zerfällt·und wird resorbiert. Das Wesentliche der Theorie ist die strikte Verneinung der Beteiligung der Nerven an der Entstehung der Contracturen.

b) Bardenheuer.

Bardenheuer ist gleichfalls überzeugt von der rein myogenen Natur des Leidens, hält aber nicht an den strikten Doktrinen v. Volkmanns fest. Bei der reinen ischämischen Contractur ist die Nervenleitung eine normale, es können aber in Ausnahmefällen auch die Nerven primär beteiligt sein, sei es durch das primäre Trauma, durch Kompression infolge sekundär entzündlicher Infiltration oder infolge Spätschädigung durch Narbenkompression. Nicht im Sauerstoffmangel, sondern in der Kohlensäureüberladung sieht er das den Muskel schädigende Moment. Zur Entwicklung der ischämischen Myositis hält er einen gewissen intensiven Grad und vor allem das plötzliche Auftreten von venöser Stasis und Ischämie, die er nicht voneinander trennt, weil erstere immer eine Folge der letzteren ist, für erforderlich. Die ischämische Contractur ist nach seiner Ansicht ein Vorläufer der Gangrän, deren erstes Symptom die akute ischämische Myositis darstellt. Bei geringer Verlegung der Zirkulation kann die Gangrän auf die Muskeln beschränkt bleiben. Eine ätiologisch große Bedeutung mißt er der Intimaruptur bei, die nach seiner Ansicht als häufigste Ursache für die Entstehung des Leidens anzusprechen ist. Es besteht dabei allerdings die Bedingung, daß sie von einer retrofascialen Spannung infolge Verletzung des Gefäßbettes, des retrofascialen Bindegewebes, der Muskulatur usw. begleitet ist, durch welche gleichzeitig der Kollateralkreislauf eingeschränkt wird. Die Verlegung des Hauptarterienrohres allein genügt nicht.

c) Beck.

In neuester Zeit wird die vielfach bestrittene Volkmannsche Theorie wiederum warm von Beck vertreten, aber auch auf Grund der modernen Forschung und langen klinischen Erfahrung wesentlich erweitert. Er nimmt die schon erwähnten Arbeiten von Fletscher und Hopkins als Grundlage und führt die Contracturen auf Milchsäureanhäufung im Muskel bei fehlendem Sauerstoff zurück. Hiermit spricht er sich gegen die überragende Bedeutung der venösen Stase und der Schädigung der Muskulatur durch die Kohlensäure aus. Durch Nervenverletzung beim primären Trauma oder durch Degeneration der Nerven infolge von Kompression und Einbettung in starre bindegewebig entartete Muskulatur können untergeordnete Komplikationen eintreten. Dadurch werden funktionstüchtige, von der ischämischen Entartung verschonte Muskelfasern gelähmt, sie atrophieren und degenerieren. Sensibilitätsstörungen nach dem primären Trauma führt er auf Mitverletzung des Nerven oder auf die Anämie der sensiblen Endorgane in der Haut zurück.

2. Die Theorie der myo-neurogenen Entstehung.

Hildebrand erkennt zwar die Ischämie der Muskeln als Hauptursache an, es erscheint ihm jedoch zweifellos sicher, daß auch die Nerven in verschiedener Weise an dem Zustand beteiligt sein können und daß hierauf ein Teil des Krankheitsbildes beruht. Er unterscheidet drei Arten von Nervenschädigung, die primäre Ischämie des Nerven, die primäre direkte Nervenverletzung und die sekundäre Spätschädigung durch Narbendruck. Besonders der ersteren mißt er große Bedeutung zu. Bei Absperrung des arteriellen Zuflusses resultiert nicht allein eine Ernährungsstörung der Muskeln, sondern auch eine Ischämie der Nerven. Die Blutgefäße der größten Nervenstämme stammen meist aus eigenen begleitenden Arterien, für die kleineren Stämme jedoch aus den Gefäßen der unmittelbaren Umgebung. Bei Verletzung der Art. cubitalis tritt ein Mangel an arteriellem Zufluß in den peripherwärts der Verletzungsstelle liegenden Strecken der Vorderarmnerven ein. Dadurch entsteht primär eine ungenügende Ernährung der Nerven, die zunächst eine Steigerung der Erregbarkeit, später Degeneration verursacht. Die primär am Nerven auftretenden Erscheinungen können verschwinden, wenn sich ein genügender Kollateralkreislauf entwickelt, er bleibt aber geschädigt, wenn dieser sich nicht bildet. Mit der Schädigung der Nerven leiden auch die von ihnen versorgten Muskeln.

3. Die Theorie der teilweisen kollateralen Kreislaufstörung durch primäre gleichzeitige Beeinträchtigung von Arterie und Nerv.

Schubert vermißt bei allen bisher aufgestellten ätiologischen Theorien eine Erklärung für die wichtigste Frage, wie es zu einer teilweisen Einschränkung des Kreislaufes kommt. Er nimmt als sicher an, daß dem rasch einsetzenden Muskelzerfall eine Störung im Capillarkreislauf zugrunde liegt. Bier und seine Schule bestreiten eine nervöse Beteiligung am Mechanismus des Kollateral- und Capillarkreislaufes. Sie haben bewiesen, daß nach absoluter Nervenausschaltung eine genügende Automatie der Capillaren vorhanden ist. Ob sie aber im Augenblick höchster Not genügt, ob dann noch die Gewebe auf die übergeordnete Regulation wichtiger Gefäßnerven verzichten können, erscheint Schubert fraglich. Er stützt sich auf die neueren klinischen Beobachtungen von Leriche, Brüning und Läwen, die eine weitgehende Abhängigkeit des Gewebskreislaufes vom Nervensystem fanden, und kommt an Hand eigener klinischer Beobachtungen zu dem Ergebnis, daß sich z. B. bei einer suprakondylären Oberarmfraktur mit Arterienzerreißung und Nervenschädigung im Augenblick der Verletzung zwar infolge der Automatie des Capillarsystems eine Art Kreislauf wiederherstellt und die Gangrän verhütet, daß aber infolge der ausfallenden wichtigen nervösen Regulation der Gewebskreislauf im Sinne der zur Muskelcontractur führenden Ischämie ungenügend bleibt.

4. Die Reflextheorie.

Auf dem französischen Orthopädenkongreß 1920 vertrat Dénucé eine ganz neue Auffassung. In der Muskelfaser wird die Entladung der Spannung, des Potentials, durch den motorischen Nerven hervorgerufen. Diese Entladung äußert sich in der muskulären Kontraktion. Die Ladung dieses Potentials reguliert sich durch einen Reflex ohne bestimmtes Zentrum, wobei zentripetale und zentrifugale sympathische Fasern in Frage kommen. Eine Störung dieses Reflexes führt zu trophischen Gleichgewichtsstörungen der Muskulatur, zur muskulären Sklerose. Die ischämische Contractur führt er auf Schädigung der sympathischen Bahnen in den Rückenmarksnerven und der zentrifugalen Fasern, welche die Gefäße begleiten oder zu den Muskeln ziehen, zurück.

5. Die ätiologische Bedeutung des fixierenden Verbandes.

Die in früheren Zeiten unter dem Einfluß der Volkmannschen Lehre viel verbreitete Ansicht, daß der fixierende Verband allein die Ursache der ischämischen Kontraktur darstellte, ist sicherlich nicht richtig und, wie schon erwähnt, auch vielfach widerlegt worden. Aus der Kasuistik möchte ich beispielsweise nur erwähnen, daß von 56 Fällen, welche Hildebrand zusammenstellte, 24 Frakturen nicht mit Gipsverband behandelt wurden und unter 97 Fällen von Dénucé bloß 61 mal überhaupt irgendein Verband angelegt worden war. Wenn demnach auch der fixierende Verband nicht als einziges Entstehungsmoment anzusehen ist, so dürfen wir seine ätiologische Bedeutung doch keineswegs unterschätzen. Die Wirkung des fehlerhaft angelegten Gipsverbandes näher zu erläutern, erübrigt sich, denn es ist selbstverständlich, daß ein solcher bei mangelnder Kontrolle das Schicksal der betreffenden Extremität besiegeln kann. Es bleibt demnach noch die Frage offen, ob auch der kunstgerecht angelegte fixierende Verband die Entstehung der ischämischen Contractur begünstigt oder für sie belanglos ist.

Zur Klärung dieser Frage muß man die anatomischen Verhältnisse berücksichtigen. An der unteren Extremität fürchten wir den fixierenden Verband wenig. Die Küttnersche Klinik steht auf dem Standpunkt, daß man bei Frakturen der unteren Extremität, aber nur dann, wenn sie unter klinischer Beobachtung stehen, ruhig einen primären Gipsverband anlegen kann. Selbst wenn es hier zu einer leichten sekundären entzündlichen Infiltration kommt, ist die Gefahr der Ischämie nicht sehr groß, da die Gefäße tief in den Weichteilen liegen und infolgedessen sowohl selten primär verletzt werden, als auch weniger dem sekundären Druck ausgesetzt sind. Wesentlich anders liegen die Verhältnisse an der oberen Extremität. Durch ihre anatomische Lage sind, wie schon erwähnt, die Hauptgefäßstämme an der Ellenbogenbeuge und am Unterarm bei Verletzungen sowohl primär als auch sekundär durch entzündliche Infiltration und Hämatome außerordentlich gefährdet. Daher ist es ohne weiteres einleuchtend, daß selbst ein richtig angelegter fixierender Verband bei noch so geringer Anschwellung der Extremität die Druckwirkung auf Haupt- und Kollateralgefäße sowie Nerven wesentlich erhöhen kann und dadurch außerordentlich begünstigend im Sinne der Ischämie wirkt (Bardenheuer, Schubert u. a.).

Als ein gewichtiges Moment ist von verschiedenen Seiten die Inaktivierung der geschädigten Extremität durch den fixierenden Verband bezeichnet worden. Schon Leser weist darauf hin, daß es für den ischämisch gelähmten Muskel von großer Bedeutung ist, ob er in Bedingungen gehalten wird, die die Möglichkeit der Kontraktion zulassen. Nach Kroh dient die aktive und passive Muskelbewegung (unter letzterer versteht er Massage, passive Gymnastik und elektrischen Strom) in ausgezeichneter Weise zur Belebung der Blut- und Lymphzirkulation und dadurch zur Erhaltung bestimmter, durch Zirkulationsstörungen bedrohter Extremitätenabschnitte. Nach seinen experimentellen Erfahrungen definiert er die Zirkulationsveränderungen als einleitendes, die Inaktivierung als ein den Degenerationsprozeß definitiv ausgestaltendes Moment.

Die Entscheidung über die Beteiligung des fixierenden Verbandes ist in forensischer Beziehung von großer Bedeutung. Der Arzt muß sich bei Verletzungen der oberen Extremität, besonders bei Frakturen der Ellenbogengelenksgegend, von dem Vorhandensein des Radialis- und Ulnarispulses überzeugen. Fehlt ein solcher, ist er schwer zu fühlen, oder sind an der Verletzungsstelle sonstige Zeichen von Gefäßverletzung vorhanden (s. Kapitel IV), so muß jeder feste Verband, sei es Gipsverband, Schiene oder zirkuläre Heftpflasterstreifen zur Anlegung der Extension unbedingt vermieden werden, um nicht die schon erschwerte Bildung eines Kollateralkreislaufes noch mehr zu behindern (Hildebrand). In der Praxis soll bei derartigen Verletzungen ein Gipsverband überhaupt nicht angelegt werden, wenn der Patient in der ersten Zeit nicht täglich öfters beobachtet werden kann. Bei Zeichen von beginnender Kreislaufstörung muß der fixierende Verband, besonders der Gipsverband, unter allen Umständen sofort entfernt werden. Die Entscheidung darüber, ob den Arzt ein Verschulden trifft, ist vor Gericht sicherlich nicht immer ganz einfach. Kriege beschäftigt sich hiermit eingehend. Ich verweise auf seine

Arbeit in der Vierteljahrsschrift für gerichtliche Medizin und öffentliches Sanitätswesen 1903, dritte Folge, 25. Band.

Fassen wir die Ergebnisse der neueren Forschung und klinischen Beobachtung zusammen, so ergibt es sich, daß für die Entstehung der ischämischen Contractur vor allem die Verletzung maßgebend ist. Dem fixierenden Verband ist nur insofern Bedeutung beizumessen, als er die schon bestehenden Zirkulationsstörungen noch verstärkt und vielleicht auch durch Inaktivierung der geschädigten Muskulatur die Entstehung der Contractur begünstigt.

Besonders zu besprechen ist noch die Tatsache, daß bei ischämischen Contracturen am Vorderarm die Flexoren meist stärker beteiligt sind als die Extensoren. Zur Klärung dieser Frage hat man ebenfalls die anatomischen Verhältnisse herangezogen. Hildebrand deutet die stärkere Beteiligung der Beugemuskulatur durch die Kombination der Arterienverletzung und der durch sie hervorgerufenen Ischämie mit der Verletzung des Nervus medianus, der bei der typischen Fraktur des unteren Humerusendes am meisten in Gefahr kommt. Er sieht in den Nerven das Lebenselement für die Muskeln. Der Muskel kann eine weitgehende Abtrennung von den ernährenden Gefäßen vertragen, wenn nur der versorgende Nerv erhalten bleibt. Für manche Fälle macht er auch noch die Lagerung auf einer volaren Schiene und den dadurch bedingten Druck auf die volare Muskulatur verantwortlich. Nach Bardenheuer entsteht infolge einer traumatischen Verletzung des Gefäßbettes bei einer suprakondylären Humerusfraktur die venöse Stase zuerst in dem zunächst gelegenen venösen Sammelbecken des cubitalen Venenplexus. Von dort aus dehnt sich die Stauung auf die Venen, Capillaren und schließlich die Arterien der zunächst gelegenen Muskeln, der Flexoren, aus und verhindert immer mehr den arteriellen Zufluß.

Kritik der Theorien.

So verschieden die einzelnen Anschauungen sind, in einem Punkt berühren sie sich fast alle, indem sie die Ischämie als Ursache für die Entstehung des Leidens ansehen.

Die Reflextheorie Dénucés ist wohl lediglich als Hypothese zu betrachten, denn über den Einfluß des Sympathicus auf die quergestreifte Muskulatur weiß man noch wenig. Nach v. Brücke, Trendelenburg, Weitbrecht und Saleck sind die tonischen Innervationen nicht von den sympathischen Fasern abhängig.

Die Volkmannsche Erkenntnis bleibt in ihren Grundzügen unbedingt auch heute noch bestehen.

Bardenheuers Verdienst um die Erforschung der ischämischen Contracturen ist groß. Er weist auf die Notwendigkeit der teilweisen Kreislauf unterbrechung hin. Für das häufige Vorkommen der Intimaruptur fehlt der Beweis.

Das Verdienst Hildebrands besteht in dem Hinweis auf die primäre Nervenschädigung, sei es durch Ischämie oder durch direkte Verletzung des Nerven. Was die sekundäre Nervenschädigung anbelangt, so teile ich unbedingt den Standpunkt von Schubert. Durch dieselbe werden die Krankheitssymptome unter Umständen gesteigert, für die Ätiologie der Contracturen dagegen ist sie belanglos. Kommt eine Nervenbeteiligung in Frage, so kann es nur die primäre sein.

Alle älteren Theorien lassen eine Erklärung für die feineren Kreislaufstörungen vermissen. In den neueren Arbeiten sind die letzten Ergebnisse der physiologischen und klinischen Forschung auf die Ätiologie der Erkrankung angewandt worden.

Gut durchdacht ist die Theorie Schuberts, die auf den neuesten Anschauungen über den Capillarkreislauf fußt, aber ihr fehlt der Beweis. Während andere die Ischämie als etwas Gegebenes betrachten, sucht er festzustellen, weshalb es zur Ischämie kommt.

Beck erklärt die Contracturen durch chemische Vorgänge im Muskel. Seine Theorie hat vieles für sich.

IV. Klinische Symptome und Verlauf.

Um die Symptomatologie der einzelnen Stadien in der Entstehung der ischämischen Muskelcontractur übersichtlich darzustellen, ist es zweckmäßig, ein Beispiel zu besprechen. Ich wähle die Verletzung, welche am häufigsten eine derartige Contractur im Gefolge hat, die suprakondyläre Humerusfraktur. Von einer Schilderung der bekannten Symptome der Fraktur selbst kann abgesehen werden.

Große Bedeutung ist zunächst, wie Bardenheuer und Hildebrand hervorheben, den Symptomen beizulegen, die auf eine zentrale Verlegung oder Verletzung der Gefäße hinweisen, da sich nach ihnen schon von Anfang an die Therapie richten muß.

Bei einer partiellen oder totalen Zerreißung der Art. cubitalis sind schon die ersten Symptome auffallend. Es entwickelt sich ein starkes retromuskuläres fluktuierendes Hämatom in der Gegend der Plica cubitalis. Der Radialispuls kann fehlen, ist aber oft auch nur abgeschwächt. Sind am zentralen Läsionsherd irgendwelche augenfällige Symptome der Blutung vorhanden, so soll sofort operativ eingegriffen werden, auch wenn der Radialispuls noch fühlbar ist, denn auch bei den Gefäßverletzungen entwickeln sich die sekundären Symptome wie Pulslosigkeit, Schwellung der peripheren Gliedabschnitte, Kälte, Cyanose usw. erst später mit der zunehmenden zentralen Spannung.

Schwieriger ist die Beurteilung der Intimaruptur. Nach Bardenheuer soll charakteristisch für sie die Abschwächung des Radialispulses sein.

Die Verletzung des Gefäßbettes oder der Muskulatur durch die Fragmente äußert sich in einer ständig zunehmenden, sehr schmerzhaften suprakondylären Infiltration. Ist eine solche vorhanden, so gebührt ihr natürlich von seiten des Arztes größte Aufmerksamkeit und ständige Kontrolle der peripheren Gliedabschnitte.

Im Verlauf der Entwicklung sind die Symptome einheitlich. Meist klagen die Patienten über äußerst heftige, bei Palpation sich steigernde Schmerzen im ganzen Vorderarm mit Parästhesien in den Fingern. Nach Sonnenkalb können Schmerzen auch fehlen.

Schon nach 1—2 Stunden kann eine ischämische Infiltration der Flexoren auftreten, die dem Arzt oft durch den angelegten Verband entgeht (Bardenheuer). Von den Flexoren geht die Infiltration langsam auf die Extensoren über. Als weitere objektive Symptome folgen Schwellung und Cyanose der Hand, Verfärbung des Nagelbettes und Blasenbildung. Besonders auffallend ist die Schwellung auf dem Dorsum der Hand. Diese Zeichen der akuten Myositis bezeichnet Kriege treffend als Warnungszeichen. In diesem Stadium sind die Finger schon sehr wenig beweglich, stehen in den Interphalangealgelenken leicht flektiert, sind aber nicht starr. Aktiv können sie meist gar nicht bewegt werden (Leser). Störung des Allgemeinbefindens und Temperaturerhöhung treten ebenfalls als Zeichen der akuten ischämischen Myositis auf.

Innerhalb der ersten zwei Wochen erfolgt eine Abnahme der myositischen Anschwellung, die durch Resorption der Exsudate und durch die fibröse Entartung der Muskelstränge bedingt ist. Es entwickelt sich der Dauerzustand, die ausgebildete ischämische Contractur. Die Haut wird atrophisch, zart und weich, die Flexoren lassen sich als harte Stränge tasten. In diesem Stadium ist auch die charakteristische Stellung der Finger entwickelt. Die basalen Fingerphalangen sind meist überstreckt, die Mittel- und Endphalangen flektiert (Abb. 2). Diese Flexion kann so spitzwinklig sein, daß sich die Endglieder mit den Nägeln in die Handfläche einbohren (Volkmann, Bardenheuer u. a.).

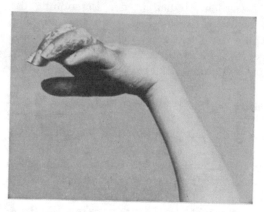

Abb. 2. Charakteristische Stellung der Finger bei ischämischer Muskelcontractur. Beobachtung der Breslauer Klinik.

Die mittleren Finger sind oft stärker flektiert als die radialen und ulnaren, der Daumen ist oft frei oder starr adduziert. Die Verstellung der Finger variiert naturgemäß je nach der Beteiligung der einzelnen Muskelgruppen und der Intensität der Entartung. Die Dorsalflexion der basalen Fingerphalangen erklärt Bardenheuer durch die oft starke Beteiligung der Interossei, wodurch die infolge der Retraktion der langen Flexoren gespannten Extensoren noch mehr überdehnt werden und so über die Interosseiflektoren das Übergewicht gewinnen.

Die Stellung der Hand ist nicht ganz einheitlich. Meist steht sie in leichter Flexion oder Extension, kann aber auch, wie ein an der Küttnerschen Klinik beobachteter Fall mit primärer Läsion des Nervus radialis zeigt, stark flektiert sein (Abb. 3).

Hand und Finger sind meist starr fixiert oder nur mit großer passiver Gewalt in ganz geringem Maße beweglich. Sekundäre Versteifung einzelner Gelenke komplizieren das Krankheitsbild. Geringe aktive Bewegung der Finger erreicht man nur, wenn man durch passive Flexion oder Extension der Hand die Spannung der entgegengesetzten Muskelgruppen vergrößert und dadurch den die Bewegung ausführenden Muskelgruppen Kontraktionsmöglichkeit verschafft. So ermöglicht man eine leichte aktive Flexion der Finger durch passive Flexion der Hand und aktive Extension der Finger durch passive Extension der Hand.

Bei ischämischer Contractur am Unterschenkel steht der Fuß meist in starrer Mittelstellung.

Die Muskeln der Hand sind bei der ausgebildeten ischämischen Contractur ebenfalls atrophisch, die Interosseicalräume eingefallen (Thomas u. a.).

Der Unterarm ist starr proniert. Häufig bilden sich auf der Beugeseite des Unterarms in der Nähe des Ellenbogengelenks sekundär tiefe Geschwüre,

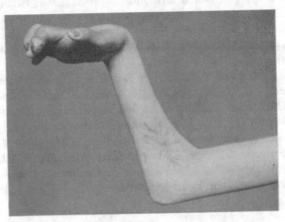

Abb. 3. Starke Flexion der Hand bei ischämischer Muskeclontractur mit primärer Läsion des Nervus radialis. Geschwürsbildung an den Fingerspitzen. 12jähriger Knabe. Beobachtung der Breslauer Klinik.

die erst nach Abnahme des Verbandes entdeckt werden (Abb. 4). Diese sind wohl nur zum Teil als Decubitalgeschwüre aufzufassen (Hildebrand, Froelich, Colzi, Jaffrey). Bardenheuer erklärt sie als Aufbruch einer partiellen Muskel-

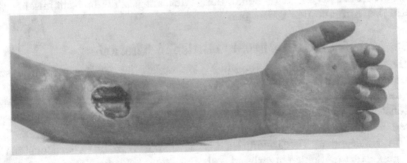

Abb. 4. Ischämische Contractur mit tiefem Geschwür am Unterarm. Nach Lexer.

gangrän. Letzterer hat auch große, sich sekundär ohne Schädigung der Haut bildende, tief eingesunkene Narben unterhalb der Plica cubitalis gesehen, die sich durch Resorption gangränöser Muskelpartien bilden.

Nach Leser ist die direkte Erregbarkeit der Muskulatur vollkommen aufgehoben oder sehr stark abgeschwächt, während die indirekte Reizung vom Nerven aus immer noch eine wenn auch oft abgeschwächte Kontraktion hervorruft. Diese Anschauungen haben sich nur bedingt aufrecht erhalten können.

Poensgen, Sonnenkalb, Niessen, Davidsohn, Keferstein, Henle, Edington, Owen, wir selbst u. a. fanden teils normale, teils abgeschwächte direkte elektrische Erregbarkeit der betroffenen Muskelgruppen. Bei näherer Durchsicht des bisher bekannten Materials zeigt es sich, daß die direkte Erregbarkeit mit der Schwere der Muskelentartung abnimmt. Auch Dénucé u. a. weisen auf diese Beobachtung hin. Wenn die ischämische Infiltration gering ist, so reagieren die erhaltenen Muskelfibrillen noch auf direkte Reize. Auch die indirekte Erregbarkeit vom Nerven aus ist infolge von primärer oder sekundärer Nervenläsion nicht immer erhalten (Kaempf, Bardenheuer und eigene Beobachtung). Am häufigsten beteiligt sind, wie schon erwähnt, Medianus und Ulnaris.

Die Sensibilität kann vollkommen erhalten, abgeschwächt oder gänzlich aufgehoben sein. Trophische Störungen kommen bei der voll ausgebildeten ischämischen Contractur häufig vor. An den Fingerspitzen bilden sich Geschwüre, die Nägel fallen ab (s. Abb. 3) oder es entsteht eine Gryphosis unguinum.

Wachstumsstörungen infolge ischämischer Contractur sind bekannt. Gurthrie [1]) beobachtete einen 50jährigen Mann, der sich im Alter von 6 Jahren eine Humerusfraktur mit anschließender ischämischer Contractur zugezogen hatte. Der Arm war nicht mehr gewachsen.

V. Therapie.

Die Behandlung der ischämischen Contractur richtet sich nach dem Entwicklungsstadium, in welchem sich der Prozeß befindet. Die erste Aufgabe des Arztes ist es, die Entstehung derartig schwerer und oft irreparabler Contracturen zu verhüten oder durch einen rechtzeitigen Eingriff soviel als möglich zu retten. Auf eine sorgsame prophylaktische Therapie ist daher der allergrößte Wert zu legen. Die Behandlung der ausgebildeten ischämischen Contractur ist Aufgabe des Chirurgen.

1. Die prophylaktische Therapie.

Die Prophylaxe der ischämischen Contractur ist andeutungsweise schon weiter oben erwähnt worden. Zusammenfassend möchte ich nochmals betonen, daß der Arzt bei einer Verletzung der Extremitäten, besonders der oberen, zunächst sein Augenmerk auf die Stelle der Verletzung selbst und auf die peripheren Gliedabschnitte richten muß.

Von fixierenden Verbänden ist als Transportverband allerhöchstens ein dick gepolsterter Schienenverband erlaubt, der bei einer Volumenzunahme der Extremität nicht beengend wirkt. Ein zirkulärer Gipsverband darf bei Verletzungen der oberen Extremität und der suprakondylären Extensionsfraktur des Femur nicht angelegt werden. Bei Unterschenkel- und Malleolenbrüchen ist er nur unter klinischer Beobachtung gestattet. Sind die Fragmente stark disloziert, so müssen sie in Narkose so gut wie möglich reponiert werden. Bardenheuer empfiehlt Hochlagerung des Gliedes und Eisumschläge auf die Frakturstelle.

---

[1]) Zitiert nach Bardenheuer.

Coenen reponiert den suprakondylären Extensionsbruch des Humerus durch Zug an den Fingern bei stumpfwinklig gebeugtem Ellenbogengelenk und Gegenzug am Oberarm dicht über der Bruchstelle. In dieser Stellung wird der Arm durch Schienen fixiert. Er hat bei diesem Verfahren niemals eine ischämische Contractur gesehen.

Bei den ersten Zeichen der Kreislaufstörung gehört der Patient unter allen Umständen in eine Klinik oder ein Krankenhaus. Um das zentrale Hindernis der Zirkulation freizulegen und die Gewebsspannung aufzuheben, muß operativ eingegriffen werden. Bei Arterienzerreißung kann man das Gefäß ruhig unterbinden, denn durch Aufhebung der Spannung, Ausräumung komprimierender Hämatome ist der Kollateralkreislauf nicht mehr gefährdet (Molitor). Auch die Arteriennaht läßt sich unter Umständen ausführen. Schubert legt Wert auf genaueste Inspektion der Nerven und Befreiung derselben aus einem beengenden Erguß. Bei operativen Eingriffen wird man natürlich auch die Fraktur revidieren, eventuell gleichzeitig reponieren und, wenn nötig, die Knochennaht anschließen (Kirschner, Schubert).

Bei Phlegmonen oder Verbrennungen entlastet man die Gewebe durch Incisionen. Dasselbe empfiehlt Bardenheuer bei ausgebildeter ischämischer Infiltration.

2. Die Therapie der ausgebildeten ischämischen Contractur und ihre Prognose.

Volkmann bezeichnet die Prognose für die schwereren Fälle als eine fast absolut schlechte. Jede medico-mechanische Behandlung war zu seiner Zeit fruchtlos. Auch Streckung in Narkose zeigte keinen Erfolg. Nur einer von seinen Fällen besserte sich nach unsäglich mühevoller Behandlung in ganz geringem Maße. Auch Hoffa will die mechanische Behandlung als hoffnungslor aufgeben, wenn die Muskeln in ihrer ganzen Länge erkrankt sind. Die früher geübten konservativen Verfahren sind daher bald den operativen gewichen. Erst in neuerer Zeit sind wieder neue konservative Methoden publiziert worden.

a) Die konservativen Verfahren.

Die gewöhnliche elektromechanische Behandlung kommt nur bei den ganz seltenen leichten Fällen in Frage.

Keferstein, Mildenstein, Thomson, Hildebrand, Thomas berichten über mehr oder weniger gute Erfolge nach einfacher orthopädischer Behandlung. Jaffrey, Stewart u. a. sahen keine Besserung. Riedinger erreichte geringe Streckung mit einem Schienenhülsenapparat.

In neuerer Zeit sind auch durch verbesserte Methoden schwerere Fälle erfolgreich konservativ behandelt worden. Jones schneidet fünf Fingerschienen aus Eisenblech. Ein Assistent beugt das Handgelenk und fixiert es. In dieser Stellung werden die Finger beweglich und einzeln geschient. Nachdem das Handgelenk losgelassen ist, muß der Patient versuchen, die kontrahierte metakarpo-phalangeale Region zu strecken, was nach einigen Tagen gelingt, so daß eine Schiene von den Fingerspitzen zum völlig gebeugten Handgelenk angelegt werden kann. Die Fingerschienen bleiben liegen. Es folgen Streckübungen der Hand mit leicht zunehmender stumpfwinkeliger Schienung in Streckstellung, bis die Hand völlig gestreckt ist. In dieser Stellung wird sie mehrere Wochen

13

fixiert. Jones verfügt über ein großes Material und schildert seine Resultate in allen Fällen ohne Nervenverletzung als vorzügliche. Er behandelt nur noch konservativ.

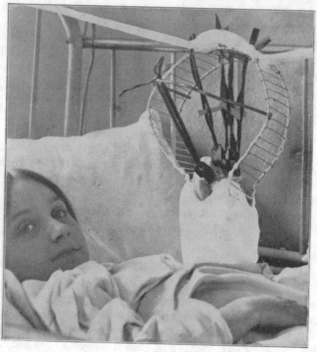

Abb. 5. Quengelverband zur Behandlung einer ischämischen Fingercontractur. (Nach Biesalski-Mommsen.)

Martin in Lyon gab einen ,,appareil a traction élastique" an, der aus einer dorsalen Halbrinne mit einem über das Handgelenk hinauslaufenden Stiel besteht. Die in Hartgummihülsen gesteckten gekrümmten Finger werden durch Gummibänder mit dem Stiel verbunden. Durch den leisen Zug kommen die Finger langsam in Streckstellung.

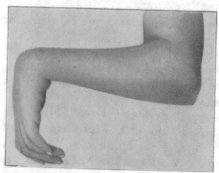

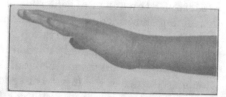

Abb. 6 u. 7. Schwere ischämische Contractur. (Nach Mommsen.)
Abb. 6. Vor der Behandlung.   Abb. 7. Nach der Behandlung mit der Quengelmethode.

In neuester Zeit hat Biesalski die von Mommsen angegebene Quengelmethode auch auf die ischämischen Contracturen übertragen und damit sehr schöne Erfolge erzielt (Abb. 5, 6 und 7).

Versuche mit Thiosinamininjektionen zur Erweichung des Narbengewebes, welche Kob in der Königsberger Klinik anstellte, blieben erfolglos.

b) Die operativen Verfahren.

Von dem ältesten operativen Verfahren, der einfachen Tenotomie (Stromeyer, Guérin), ist man bei der Behandlung der ischämischen Vorderarmcontractur wieder abgekommen. Nur bei Contracturen an der unteren Extremität wird auch heute noch die subkutane Tenotomie der Achillessehne oder die Tenotomie in der Kniekehle ausgeführt (Dénucé).

Die verschiedenen moderneren, zur Behandlung der ausgebildeten ischämischen Contractur angegebenen operativen Verfahren bezwecken, das Mißverhältnis zwischen den verkürzten Muskelsträngen und der Knochenlänge auszugleichen, um dadurch den noch erhaltenen Muskelfasern Kontraktionsmöglichkeit zu verschaffen.

α) Die Knochenresektion.

Die geniale Idee der Knochenverkürzung stammt von Henle. Sie hat sich sehr gut bewährt. Er reseziert ein 2—3 cm langes Stück aus beiden Vorderarmknochen und erreicht dadurch, daß die Ansatzpunkte der langen Flexoren einander näher kommen. Der große Vorzug des Verfahrens liegt in seiner Einfachheit und in dem Umstand, daß gleichzeitig die Überdehnungsspannung der Extensoren behoben wird. Auf eine sorgfältige Adaptierung der zueinander gehörenden Knochenenden muß Wert gelegt werden, da die dauernde Fixierung schwierig ist. Die Knochennaht ist zu empfehlen. Bardenheuer und Schubert weisen auf die Gefahr der durch die Ernährungsstörung bedingten verzögerten Callusbildung hin. Bier sah bei ischämischen Lähmungen Knochenbrüche ganz schnell und ausgezeichnet heilen. Gute Erfolge erzielten mit diesem Verfahren Johnson, Dudgeon, Hohn, Garrè-Kob, Rowlands, Poppert-Willmann, Morton, Huntington, Blenke, Kleinschmidt, Taylor, Vivicorsi, Froelich u. a. Von dem eigenen Material der Küttnerschen Klinik wurden zwei Fälle nach diesem Verfahren behandelt, der eine mit gutem, der andere ohne wesentlichen Erfolg.

Klapp reseziert am Höhepunkt der Konvexität, im Handgelenk. Nach dieser Modifikation sah Horwitz ein gutes Resultat.

β) Die plastische Sehnenverlängerung.

Das Verfahren der plastischen Sehnenverlängerung ist hauptsächlich in England angewandt worden (Anderson, Page, Littlewood, Barnard, Wallis, Ward). In Deutschland wurde es zuerst von Heineke 1890 und 1904 von Schramm ausgeführt.

Von einem volaren Medianschnitt aus, der oberhalb des Handgelenks beginnend bis zum mittleren Drittel des Unterarms hinaufreicht, werden die langen Beugesehnen freigelegt, einzeln Z-förmig gespalten und nach passiver Dorsalflexion der Hand die einzelnen Sehnenenden flächenförmig aneinandergenäht. Die starke Pronationsstellung der Hand läßt sich durch Z-förmige Durchtrennung des Pronator teres und quadratus beheben. Auf eine starke Supinationsstellung während der Nachbehandlung muß geachtet werden.

Dieses Verfahren führt auch zu guten Resultaten, kann aber, da die Sehnen oft untereinander stark verwachsen sind, außerordentlich zeitraubend sein. Bardenheuer wirft der plastischen Sehnenverlängerung vor, daß sie die eventuell bestehende ischämische Verkürzung der Extensoren zu wenig berücksichtige. Davidsohn, Owen, Jackson-Clarke, Edington, Galloway, Fergusson, Hoffmann, Dénucé sind Anhänger der Methode.

Nehrkorn und Froelich kombinierten mit gutem Resultat Knochenresektion und Sehnenverlängerung.

Kausch erzielt die plastische Verlängerung der Beugesehnen dadurch, daß er aus den beiden Fingerbeugesehnen eine Sehne macht. Er trennt die Sublimissehne dicht an ihrer Insertion ab, die Profundussehne schneidet er proximal durch und richtet sich dabei nach dem Grade der Verkürzung. Das distale Ende der Profundussehne wird mit dem proximalen der Sublimissehne vernäht. Auf diese Weise gelingt eine Verlängerung bis zu 10 cm. Damit die Muskulatur des durchtrennten Profundus nicht dauernd ausgeschaltet bleibt, vernäht er den proximalen Profundusstumpf mit dem benachbarten Flexor sublimis.

Lexer empfiehlt die homoioplastische Sehnentransplantation. Kirschner zieht die autoplastische Faszienverpflanzung als Sehnenverlängerung vor. Duran ersetzt den Sehnendefekt durch künstliche Seidensehnen.

γ) Die Myotomie.

Drehmann und Bardenheuer haben zuerst die quere oder schiefe Durchtrennung der Muskulatur ausgeführt. Drehmann sieht den besonderen Vorzug seiner Methode darin, daß er bei dem Eingriff die Muskulatur selbst zu Gesicht bekommt und sich von ihrem Zustand überzeugen kann. Danach kann man sich ein Urteil darüber bilden, was von der Muskulatur noch als funktionstüchtig erhalten ist, und die peripheren Muskelreste und Sehnen auf die noch kontraktionsfähigen zentralen Muskelpartien übertragen. Nach Bardenheuer ist ein zu weites Auseinanderweichen der einzelnen Muskelstränge nicht zu befürchten, da ja die bindegewebigen Fasciengehäuse zum Teil erhalten bleiben. Zur größeren Sicherheit kann man die einzelnen Muskelbäuche in verschiedener Höhe durchtrennen. Gleichzeitig durchtrennt er noch die Extensoren. Zur Beseitigung der Contracturen der Interossei empfiehlt er die quere Discision derselben vom Dorsum der Hand aus.

Nach Kirschner-Schubert gab die Zförmige Durchtrennung der Muskulatur mit Wiedervereinigung ein ausgezeichnetes Dauerresultat.

Goebell transplantierte frei Muskelsubstanz mit gleichzeitiger Nerveneinpfropfung in den Medianus. Angeblich erzielte er gute Erfolge. Diese sind sicher nicht auf die freie Muskeltransplantation zurückzuführen (siehe Küttner-Landois, Chirurgie der quergestreiften Muskulatur. Bd. 1, S. 40 usw.), sondern beruhen in der Myotomie im Sinne Drehmanns und Bardenheuers.

Schultze ersetzte den Muskeldefekt durch frei transplantierte Fascie.

δ) Die Verlagerung der Muskelansätze.

Frank löst die breitbasigen Ursprünge der Flexoren und Extensoren ab und schiebt sie nach unten. Der Eingriff ist außerordentlich schwierig und kann unter Umständen zur Nekrose der Muskulatur führen (Bardenheuer).

ε) Die Neurolyse.

Die Neurolyse dient zur Behandlung der nebenhergehenden Nervenverletzung. Hildebrand präpariert die Nerven, soweit sie verändert sind, aus dem umschnürenden Muskelgewebe frei und verlagert sie außerhalb der geschädigten Muskulatur.

VI. Pathologische Anatomie.

Unsere Kenntnisse von der pathologischen Anatomie und Histologie der ischämischen Contractur verdanken wir vor allem den Arbeiten von Kraske, Heidelberg, Litten, Erbkam, Leser, Lorenz, Hildebrand, Kroh, Froelich und Hoche.

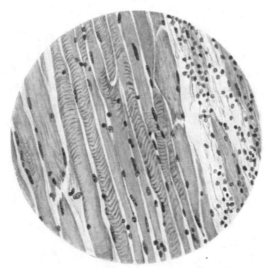

Abb. 8. Akute ischämische Myositis mit starker leukocytärer Infiltration und teilweisem Verlust der Querstreifung. Die einzelnen Fasern sind auseinandergedrängt (ca. 500fache Vergrößerung). Nach einem Präparat der Herren Prof. Froelich und Prof. Hoche, Nancy.

Die Muskelveränderungen der ischämischen Myositis sind uns aus den Fällen bekannt, wo wegen teilweiser Gangrän das betroffene Glied abgesetzt werden mußte, und aus Tierversuchen. Die ischämisch entzündliche Muskulatur ist stark anämisch, mürbe und zerreißlich. Litten vergleicht ihre Farbe mit dem Gelb des Honigs. Stellenweise ist sie grau. Lorenz beobachtete größere oder kleinere Blutungen in der erbleichten Muskulatur.

In dem histologischen Bilde der ischämischen Myositis fällt eine massenhafte Auswanderung von Leukocyten in das Muskelgewebe auf, die stellenweise den Eindruck einer Eiterung macht (Froelich-Hoche). Die Infiltration ist oft so stark, daß die einzelnen Muskelfasern durch die Menge der Leukocyten auseinandergedrängt sind. Auch an den Gefäßen zeigt sich die Auswanderung der Blutelemente.

Das Aussehen der einzelnen Muskelfasern ist ein ganz verschiedenes. Teilweise haben sie ihre Querstreifung ganz verloren, zeigen homogenes Aussehen und sind gequollen. An einzelnen Stellen ist die Querstreifung noch deutlich. an anderen nur mit Hilfe starker Vergrößerungen zu erkennen. Oft sieht man quere Einrisse entsprechend der Querstreifung. Diese Veränderungen gehören zu dem Bilde der wachsartigen Degeneration (Küttner und Landois, Die Chirurgie der quergestreiften Muskulatur. Bd. 1, S. 47).

Von allen Autoren hervorgehoben wird der Kernverlust. Dieser betrifft nicht nur die Muskelkerne, sondern auch die Capillarkerne (Leser, s. Abb. 8).

Über den anatomischen Befund bei der ausgebildeten ischämischen Kontraktur liegen eine Reihe von Mitteilungen vor. Leser, Froelich u. a. gewannen Material bei operativen Eingriffen. Die Muskelstränge sind in ein hartes, fibröses Gewebe verwandelt, in welchem Nerven und Gefäße fest ein-

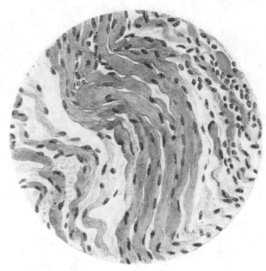

Abb. 9. Ausgebildete ischämische Contractur. Fibröses Gewebe mit eingelagerten gekrümmten Muskelfasern. Querstreifung teilweise erhalten (ca. 500fache Vergrößerung). Nach einem Präparat der Herren Prof. Froelich und Prof. Hoche, Nancy.

geschlossen liegen, so daß ihre Isolierung oft große Schwierigkeiten bereitet. Leser vermißt die sonst bei der Muskeldurchschneidung regelmäßig auftretenden fibrillären Zuckungen. Auffallend ist die helle, fast weiße Farbe des entarteten Muskels.

Das mikroskopische Bild zeigt in der Hauptsache fibröses, von Gefäßen durchsetztes Gewebe, in welches meist stark gekrümmte Muskelfasern eingebettet sind (Abb. 9).

Zum Teil sind die Muskelfasern noch deutlich quergestreift, einzelne sogar besonders scharf, dagegen sieht man sie an anderen Stellen als homogene Zylinder oder auf dem Querschnitt als runde Gebilde. Oft sind die Muskelfasern atrophisch und auf dem Längsschnitt nur noch als ganz dünne Streifen erkennbar. Nach Leser ist die Kernverteilung meist eine normale. Kernvermehrung wird nicht gesehen, dagegen fallen einzelne Fasern auf, in welchen keine Kerne nachweisbar sind.

VII. Die Knochensarkome.

Von

W. V. Simon - Frankfurt a. M.

Mit 105 Abbildungen.

Inhalt.

Literatur.

1. Abderhalden, E.: Die Abderhaldensche Reaktion 5. Auflage der „Abwehr-
fermente". Berlin 1922 (Lit.).
2. Ach: Vereinigung bayrischer Chirurgen, 2. Versammlung, München Juli 1912.
Bruns' Beitr. z. klin. Chirurg. Bd. 83, S. 730. 1913.
3. Ackermann: Die Histogenese und Histologie der Sarkome. Sammlung klin. Vorträge.
Bd. 233 und 234 (Chirurgie Nr. 74), S. 1971.
4. Adelmann, G. F. B.: Zur Geschichte und Statistik der theilweisen und vollständigen
Schulterblattresektionen. Prager Vierteljahrsschr. Bd. 144 (N. F. 4), S. 1. 1879.
5. — Die operative Entfernung des knöchernen Brustgürtels. Archiv für klin. Chir.
Bd. 37, S. 681. 1888.
6. — Dtsch. Ges. f. Chirurg. 1878. I, S. 137.
7. Adrian, C.: Über die von den Schleimbeuteln ausgehenden Neubildungen. Bruns'
Beitr. z. klin. Chirurg. Bd. 38, S. 459. 1903.
8. Ahlfeld, Fr.: Ein zweites Schliewener Kind usw. Arch. f. Gynäkol. Bd. 8, S. 280.
1875.
9. — Sektionsbericht über das zweite Schliewener Kind. Arch. f. Gynäkol. Bd. 12, S. 473.
1877.

10. Aichel, O.: Eine neue Hypothese über Ursachen und Wesen bösartiger Geschwülste. München 1908.

11. Aisenberg, M. D.: Ein Fall von endothelialem hyalinisiertem Sarkom des Schläfenbeins. Wratschebnaja Gaseta. 1913. Nr. 19. Ref. Zentralbl. f. Chirurg. 1913. S. 1490.

12. Alessandri: Sui trapianti liberi di osso. Riv. osp. Vol. 2, Nr. 6. 1912. Ref. Zentralbl. f. Chirurg. 1912. S. 957.

13. Altschul, W.: Die Sarkome der langen Röhrenknochen. Bruns' Beitr. z. klin. Chirurg. Bd. 67, S. 359. 1910. (Lit.)

14. Amann: Periostales Sarkom der Diaphyse des Femur. Inaug.-Diss. München 1889.

15. Anger, Th. et Pillot, C.: Tumeur anévrysmale de l'extrémité inférieure etc. Soc. anat. Séance du 14. 12. 1883. Prot.: Progr. méd. 1884, p. 502 et Bull. et mêm. de la soc. anat. de Paris 1883. p. 506.

16. Annandale: Med. soc. of Edinburgh 1896, zit. bei Ruediger.

17. Anschütz: Disk. zu Küttner u. Konjetzny. Verhandl. d. dtsch. Ges. f. Chir. 1922.

18. Apolant, H.: Über die Resorption und die Apposition von Knochengewebe bei der Entwicklung bösartiger Knochentumoren. Virchows Arch. f. pathol. Anat. u. Physiol. Bd. 131, S. 40. 1893.

19. d'Arcis, H. E.: Études sur les kystes des os longs. Arch. internat. de chirurg. Vol. 2, Fasc. 6, 1906. Ref. Zentralbl. f. Chirurg. 1906. S. 602.

20. Arnold, J.: Drei Fälle von primärem Sarkom des Schädels. Virchows Arch. f. pathol. Anat. u. Physiol. Bd. 57, S. 297. 1873.

21. — Inaug.-Diss. Zürich 1894.

22. Arzt, L. und Kerl, W.: Über die Verwertbarkeit der Freund-Kaminerschen Reaktion. Wien. klin. Wochenschr. 1912. Nr. 46, S. 1821.

23. Aschoff, L.: Ein Fall von Myelom. Ärztl. Verein zu Marburg, 20. 12. 1905. Prot.: Münch. med. Wochenschr. 1906. S. 337.

24. — und Gaylord, H.: Kursus der pathologischen Histologie. Wiesbaden 1900.

25. Askanazy, M.: Über Ostitis deformans ohne osteoides Gewebe. Arbeiten auf dem Gebiete der pathol. Anat. usw. aus d. pathol.-anatom. Institut zu Tübingen. Bd. 4, S. 398. Leipzig 1904.

26. — Kapitel: Äußere Krankheitsursachen. Lehrbuch d. pathol. Anat. Herausgeg. von L. Aschoff. Jena. 1919. S. 73.

27. Auvray: A propos des tumeurs pulsatiles des os. Bull. et mém. de la soc. de chirurg. de Paris. Tom. 35, p. 1096. 1909.

28. Axhausen, G.: Zur Frage der freien Osteoplastik. Verhandl. d. dtsch. Ges. f. Chirurg. 1908. I., S. 49.

29. — Arbeiten aus dem Gebiete der Knochenpathologie und Knochenchirurgie. Arch. f. klin. Chirurg. Bd. 94, S. 241. 1911.

30. Babcock, W. W. and Pfahler, G. E.: A conservative treatment of sarcoma. Gynaecol. a. obstetr. 1908. I., p. 160.

31. Bade, Hans: Über totale und ausgedehnte Oberkieferresektionen wegen maligner Tumoren. Bruns' Beitr. z. klin. Chirurg. Bd. 74, S. 292. 1911.

32. Baensch, W.: Über die Beziehung der Metastasen zum Primärtumor in der Röntgentherapie. Fortschr. a. d. Geb. d. Röntgenstr. Bd. 29, S. 499. 1922.

33. Baginski: Ein Fall von Fungus haematodes. Berl. med. Ges. 9. 3. 1881. Prot.: Berl. klin. Wochenschr. 1881. Nr. 32, S. 464.

34. Ball: Disk. zu MacDonnell.

35. Barcat: Die Radiumtherapie maligner Tumoren. Strahlentherapie Bd. 5, S. 51. 1915.

36. Bardenheuer: Exarticulatio femoris im Sakroiliakalgelenk. Verhandl. d. dtsch. Ges. f. Chirurg. 1897. I., S. 130.

37. Barling, G.: Fibrosarcoma of left clavicle at sternal end etc. Brit. med. journ. 1890. I., p. 598.

38. Barth, A.: Über Osteoplastik. Verhandl. d. dtsch. Ges. f. Chirurg. 1908. II., S. 154.

39. — Histologische Untersuchung über die Knochenimplantation. Beitr. z. pathol. Anat. u. z. allg. Pathol. Bd. 17, S. 65.

40. Barthauer: Über die Exstirpation des Calcaneus nebst Beschreibung eines Falles von zentralem Sarkom des Calcaneus, welcher durch Exstirpation des Calcaneus geheilt wurde. Dtsch. Zeitschr. f. Chirurg. Bd. 38, S. 462. 1894.

41. Baruch: Verhandl. d. südostdtsch. Chirurgenvereinigung. 3. Sitzung. Diskussion. Prot.: Bruns' Beitr. z. klin. Chirurg. Bd. 95, S. 560. 1915.
42. Barz, A.: Die klinische Diagnose des Osteosarkoms der Extremitäten im Anfangsstadium. Inaug.-Diss. Würzburg 1894.
43. Basl, L.: Welche Bedeutung kommt dem Trauma in der Ätiologie der malignen Geschwülste zu? Inaug.-Diss. Erlangen 1908.
44. Batzároff, I.: Über die malignen Tumoren des Gesichts und die Resultate ihrer operativen Behandlung. Inaug.-Diss. Zürich 1892.
45. Baumgarten, P.: Über ein Knochensarkom mit tuberkelähnlicher Struktur nebst einigen Bemerkungen über die anatomischen Beziehungen zwischen Syphilis und Tuberkulose. Virchows Arch. f. pathol. Anat. u. Physiol. Bd. 76, S. 485. 1879.
46. Baumgartner, J.: Über Osteosarkom der Extremitäten. Inaug.-Diss. München 1906.
47. Bayer: Zur Statistik der Kiefergeschwülste. Prag. med. Wochenschr. 1874. Nr. 39, 40, 41.
48. Beck, C.: Die Differentialdiagnose der Knochengeschwülste, Journ. of the Americ. med. assoc. Juni 1901.
49. — Über echte Cysten der langen Röhrenknochen. Arch. f. klin. Chirurg. Bd. 70, S. 1099. 1903.
50. Becker, L.: Trauma und Geschwulst. Ärztliche Sachverständigenztg. 1910. Nr. 8, S. 153.
51. Behla, R.: Die Carcinomliteratur. Eine Zusammenstellung der in- und ausländischen Krebsschriften bis 1900. Berlin 1901.
52. — Die pflanzenparasitäre Ursache des Krebses und die Krebsprophylaxe. Berlin 1903.
53. — Der tatsächliche Krebserreger, sein Zyklus und seine Dauersporen. Berlin 1907.
54. Bell, J.: The principles of surgery. London Vol. 3. 1826. (1. Ausgabe d. Werkes 1796).
55. Bender: Über ein periostales Rundzellensarkom und ein Myelom mit Kalkmetastasen. Zit. bei Hirschfeld (dortige Literaturangabe ist falsch).
56. Beneke: Über Riesenzellen und farblose Blutzellen. Sitzungsbericht der Gesellschaft zur Förderung der gesamten Naturwissenschaften. Marburg 1876. Zit. bei Hesse.
57. — Ein Fall von Osteoid-Chondrosarkom der Harnblase. Virchows Arch. f. pathol. Anat. u. Physiol. Bd. 161. 1900.
58. — Diskussion zu Mönckeberg. Verhandl. d. dtsch. pathol. Ges. 1904.
59. Berger, P.: L'amputation du membre supérieur dans la contiguité du tronc. Paris 1887.
60. — Rapport sur un mémoire de M. le Dr. Luc, relatif à une observation de méningite aiguë, consécutive à l'extirpation d'un sarcome fuso-cellullaire du sinus frontal etc. Bull. de l'acad. de méd. 3. série. Tom. 37, p. 240. 1897.
61. — Sur les endothéliomes des os. Rev. de chirurg. Tom. 21, I., p. 1. 1900.
62. — Trois nouveaux cas d'amputations interscapulo-thoraciques. Rev. de chirurg. Tom. 32, p. 187. 1905.
63. v. Bergmann, E.: Zur Diagnose der angeborenen Sakralgeschwülste. Berl. klin. Wochenschr. 1884. Nr. 48, S. 761 u. Nr. 49, S. 781.
64. — Über Echinocokken der langen Röhrenknochen. Arbeiten aus der chirurgischen Klinik Berlin 1887. II. und Vortrag in der Berl. klinisch. Gesellschaft 15. 12. 1886. Berl. klin. Wochenschr. 1887. S. 1 und 21.
65. — Diskussion zu Sonnenburg. Berl. med. Ges. 18. 4. 1888. Prot.: Berl. klin. Wochenschr. 1888. S. 426.
66. — Über Heilung von Knochendefekten. 64. Versammlg. dtsch. Naturforscher u. Ärzte in Halle 1891. Ref.: Zentralbl. f. Chirurg. 1891. S. 943 und S. 948.
67. Berkeley-Hill: zit. bei Mikulicz (dort falsche Literaturangabe).
68. Bevacqua, A.: Über multiple Knochenperitheliome mit Lymphosarkom der Lymphdrüsen (Kahlersche Krankheit?). Virchows Arch. f. pathol. Anat. u. Physiol. Bd. 200, S. 101. 1910.
69. Bickersteth: Anevrysmal tumour connectiv with the lower end of the tibia. Transact. of the pathol. soc. 1868. p. 349.
70. Bier, A.: Diskussion zu Keysser. Verhandl. d. dtsch. Ges. f. Chirurg. Bd. 1., S. 13.

71. Billroth: Chirurgische Erfahrungen in Zürich 1860—1867. Arch. f. klin. Chirurg. Bd. 10, S. 1, 421, 749. 1869.
72. — Über alveoläre Sarkome. Arch. f. klin. Chirurg. Bd. 11, S. 244. 1869.
73. Bircher, Eug.: Knochentumoren im Röntgenogramm. Fortschr. a. d. Geb. d. Röntgenstr. Bd. 12, S. 217. 1908.
74. Birnbaum, E.: Beitr. z. Statistik der Kiefergeschwülste. Dtsch. Zeitschr. f. Chirurg. Bd. 28, S. 499. 1888.
75. Bittner, W.: Über Knochenplastik nach Resektionen an langen Röhrenknochen. Zentralbl. f. Chirurg. 1910. Nr. 16, S. 571 und Nr. 18, S. 644.
76. Bizzozzero, G. und Bozzolo, C.: Über die Primitivgeschwülste der Dura mater. Med. Jahrb. Wien. 1874. S. 284.
77. Björkenheim, Ed. A.: Mund- und Zahnkrankheiten während der Schwangerschaft. Münch. med. Wochenschr. 1922. Nr. 16, S. 597.
78. Blanc: Ostéosarcome de l'extrémité inférieure du tibia consécutif à une fracture sous-malléolaire. Rev. de chirurg. Tom. 42, p. 891. 1910.
79. Blauel, C.: Experimentelle Untersuchungen über Radiumwirkungen. II. Radiumwirkungen auf Carcinom- und Sarkomgewebe des Menschen. Bruns' Beitr. z. klin. Chirurg. Bd. 45, S. 164. 1905.
80. Blecher: Beitrag zur Behandlung der myelogenen Sarkome der langen Röhrenknochen. Dtsch. Zeitschr. f. Chirurg. Bd. 78, S. 597. 1905.
81. Bloodgood, J. C.: Benign bone cysts, ostitis fibrosa, giant-cell sarcoma and bone aneurism of he long pipe bones. Ann. of surg. Vol. 52, I., p. 145. 1910.
82. — The conservative treatment of giant-cell sarcoma with study of bone transplantation. Ann. of surg. 1912. II.
83. — Bone-tumors. Central (medullary) giant-cell tumor (sarcoma) of lower end of ulna etc. Ann. of surg. Vol. 69, II., p. 345. 1919.
84. Blume, P.: Röntgenbehandlung der Sarkome. Hospitalstidende 1920, Nr. 30. Ref.: Münch. med. Wochenschr. 1920. Nr. 49, S. 1422.
85. Blumenthal, Ferd.: Die chemischen Vorgänge bei der Krebskrankheit. Wiesbaden 1906.
86. — Der gegenwärtige Stand der Behandlung der bösartigen Geschwülste. Berl. klin. Wochenschr. 1913. Nr. 42, 43 u. 50.
87. Bockenheimer, Ph.: Die Cysten der langen Röhrenknochen und die Ostitis (Osteomyelitis) fibrosa in ihren ätiologischen Beziehungen. Arch. f. klin. Chirurg. Bd. 81, II., S. 236. 1906. (Lit.)
88. Boll, F.: Das Prinzip des Wachstums. Berlin 1876. S. 69.
89. Borchard: Zur Resektion der Oberschenkeldiaphyse bei malignen Tumoren. Verhandl. d. dtsch. Ges. f. Chirurg. 1903. I., S. 28 und II., S. 335.
90. — Über die Behandlung der Sarkome der langen Röhrenknochen. 79. Versamml. dtsch. Naturforsch. u. Ärzte in Dresden 1907. Ref. Zentralbl. f. Chirurg. 1907. S. 1327.
91. — Zur Frage der konservativen Operationsmethoden bei dem Sarkom der langen Röhrenknochen. Dtsch. Zeitschr. f. Chirurg. Bd. 93, S. 1. 1908.
92. Borchardt, M.: Sarcoma ossium pedis. Arch. f. klin. Chirurg. Bd. 59, S. 909. 1899 und Verhandl. d. dtsch. Ges. f. Chirurg. 1899. II., S. 596.
93. — Sarkom der Patella. Berl. med. Ges. 13. 5. 1903.
94. — Fall von Calcaneussarkom. Berl. med. Ges. 29. 1. 1908. Prot.: Münch. med. Wochenschr. 1908. S. 259.
95. Borchers, Fr.: Über das Carcinom, welches sich in alten Fistelgängen der Haut entwickelt. Inaug.-Diss. Göttingen 1891.
96. Borck, H.: Über die Heilbarkeit maligner Neubildungen des Oberschenkelknochens durch die Exartikulation der unteren Extremität im Hüftgelenk. Arch. f. klin. Chirurg. Bd. 40, S. 941. 1890 und Verhandl. d. dtsch. Ges. f. Chirurg. 1890. II., S.140.
97. Borst, M.: Die Lehre von den Geschwülsten. Wiesbaden 1902.
98. — Kapitel: „Echte Geschwülste". Im Lehrbuch der pathologischen Anatomie von Aschoff. Bd. 1, S. 497. Jena 1909.
99. Bosc, F. J.: Le cancer. Paris 1898.
100. Bösch: Inaug.-Diss. Würzburg, zit. bei Borst.

101. Bostroem: Zur Pathogenese der Knochencysten. Festschr. d. 56. Versamml. dtsch. Naturforsch. u. Ärzte. Freiburg i. Br. und Tübingen 1883. S. 89.
102. — Traumatizismus und Parasitismus als Ursachen der Geschwülste. Programm zum 25. 8. 1902. Gießen. Zit. bei Mönckeberg, Ergebn. d. allg. Pathol. u. pathol. Anat. 1910.
103. Böttcher: Über Struktur und Entwicklung der als „Schlauchknorpelgeschwulst, Cylindroma" usw. bekannten Neubildung. Virchows Arch. f. pathol. Anat. u. Physiol. Bd. 38, S. 476. 1867.
104. Bötticher: Demonstration eines Präparates von Knochencyste im Humerus. Verhandl. d. dtsch. Ges. f. Chirurg. 1904. I., S. 276.
105. Bouisson: Sur quelques tumeurs pulsatiles des os. Thèse de Paris 1857.
106. Bourguet, J., und Garipuy: Sarkom des Siebbeins mit Ergriffensein des Sinus frontalis und sphenoidalis und Mukokele usw. Zeitschr. f. Laryngol., Rhinol. u. ihre Grenzgeb. Bd. 5. S. 597. 1913.
107. Boveri, Th.: Zur Frage der Entstehung maligner Tumoren. Jena 1914.
108. Bra: Le champignon parasite du cancer. Presse méd. 1899. Nr. 15, S. 87.
109. v. Bramann: Verhandl. d. dtsch. Ges. f. Chirurg. 1889. I., S. 74.
110. — Diskussion über Knochenplastik. Verhandl. d. dtsch. Ges. f. Chirurg. 1904. I., S. 149.
111. Brandes: Zur Heilung größter Tibiadefekte durch Transplantation. Med. Klinik 1913. Nr. 37, S. 1493 und Zeitschr. f. orthop. Chirurg. Bd. 33, S. 630. 1913.
112. Braun: Über Cysten in den langen Röhrenknochen nebst Bemerkungen über den künstlichen Knochenersatz. Bruns' Beitr. z. klin. Chirurg. Bd. 52, S. 476. 1907.
113. Braun, L.: Über myxomatöse Degeneration des Kniegelenks. Inaug.-Diss. Breslau 1869. (War bibliothekarisch nicht zu ermitteln.)
114. Braune, W.: Angeborene Steißbeingeschwulst durch Degeneration der Luschkaschen Steißdrüse entstanden. Monatsschr. f. Geburtsk. u. Frauenkrankh. Bd. 24, S. 1. 1864.
115. Braunstein: Über die Entstehung und klinische Bedeutung des Antitrypsins insbesondere bei Krebskranken. Dtsch. med. Wochenschr. 1909. Nr. 13.
116. Breinl, A.: Über einen Fall von in die Bauchhöhle hinausgewachsenem Sarkom des Wirbelkanals bei einem 6 monatlichen Foetus. Prag. med. Wochenschr. 1903. Nr. 42, S. 543.
117. Breschet, G.: Observations et réflexions sur des tumeurs sanguines etc. Répertoire général d'anatomie et de physiologie pathologiques et de clinique chirurgicale etc. Tom. 2, p. 142. Paris 1826.
118. Brieger und Trebirg: Über die antitryptische Kraft des menschlichen Blutserums insbesondere bei Krebskranken. Berl. klin. Wochenschr. 1909. S. 58.
119. Brill: Sarkom der Wirbelsäule. Inaug.-Diss. Halle 1889.
120. Brodowski, W.: Über den Ursprung sogenannter Riesenzellen und über Tuberkeln im allgemeinen. Virchows Arch. f. pathol. Anat. u. Physiol. Bd. 63, S. 113. 1875.
121. Brüggemann, A.: Beitrag zur Serumdiagnose maligner Tumoren. Mitt. a. d. Grenzgeb. d. Med. u. Chirurg. Bd. 25, S. 877. 1913.
122. Brühl, S.: Die Myeloidgeschwulst und die Riesenzellen. Inaug.-Diss. Halle 1881.
123. v. Brunn, M.: Spontanfraktur als Frühsymptom der Ostitis fibrosa. Bruns' Beitr. z. klin. Chirurg. Bd. 50, S. 70. 1906.
124. — Chirurgische Krankheiten der unteren Extremitäten. Dtsch. Chirurg., Liefg. 66, II.
125. Bruns, P.: Die Lehre von den Knochenbrüchen. Dtsch. Chirurg. Bd. 27, S. 504. Stuttgart 1886.
126. — Die Heilwirkung des Erysipels auf Geschwülste. Bruns' Beitr. z. klin. Chirurg. Bd. 3, S. 443. 1888.
127. — Zur Krebsbehandlung mit Erysipelserum. Dtsch. med. Wochenschr. 1895. Nr. 20, S. 313 u. Nr. 27, S. 428.
128. Bryant: Report on operative surgery. Guys hosp. rep. Vol. 20. 1875.
129. Buch, H.: Ein Fall von multipler primärer Sarkomatose des Knochens und eine eigentümliche Affektion der vier großen Gelenke. Inaug.-Diss. Halle 1873.
130. Buchstab und Schaposchnikow: Über multiple Myelome des Rumpfskeletts usw. Russisch. Arch. f. Pathol. Bd. 7. 1899. Zit. nach Hirschfeld und Wieland.

131. **Buerger, L.**: Bone sarcoma. Surg., gynaecol. a. obstetr. Vol. 9, p. 431. 1909.
132. — Further studies of sarcoma of bone. Americ. journ. of the med. sciences. New series. Vol. 140, p. 355. 1910.
133. **Bull, P.**: Om feber ved sarcom. Norsk Magaz. f. laegevidenskaben. 1906. .Ref.: Zentralbl. f. Chirurg. 1906. Nr. 30.
134. **v. Bülow-Hansen und Harbitz**: Sarcoma humeri mit Röntgenstrahlen behandelt. Münch. med. Wochenschr. 1912. Nr. 27, S. 1498.
135. **v. Büngner**: Verhandl. d. dtsch. Ges. f. Chirurg. 1899. I., S. 99.
136. **Burchard**: Zur Diagnose der chondromatösen, fibrösen und cystischen Degeneration der Knochen. Fortschr. a. d. Geb. d. Röntgenstr. Bd. 19. 1912.
137. **Burci, E.**: Delle operazione economiche nella cura dei tumori maligni della scapola. Clin. chirurg. Vol. 11, Nr. 1. Ref.: Zentralbl. f. Chirurg. 1905. S. 1254.
138. **Burckhardt**: Über primäres Sarkom der Kniegelenkkapsel. Dtsch. Zeitschr. f. Chirurg. Bd. 101, S. 467. 1909.
139. **Burscher**: Inaug.-Diss. Berlin 1882.
140. **Busch**: Niederrheinische Ges. f. Natur- u. Heilk. zu Bonn. 14. 3. 1866. Prot.: Berl. klin. Wochenschr. 1866. Nr. 23, S. 245 und Sitzung v. 13. 11. 1867. Prot.: Berl. klin. Wochenschr. 1868. Nr. 12, S. 137.
141. **Buschmann, J. H.**: Beitrag zur Kenntnis des primären Sternalsarkoms. Frankf. Zeitschr. f. Pathol. 1920 und Inaug.-Diss. Rostock 1920.
142. **Busse, O.**: Die Hefen als Krankheitserreger. Berlin 1897. (Lit.)
143. **Butlin**: Operative treatment of malignant diseases. Second edition 1900.
144. **Cacciopoli**: Disarticolazione interilio-addominale. Rif. med. 1894. Nr. 69—70. Ref.: Zentralbl. f. Chirurg. 1894. S. 988.
145. **Campiche, G.**: Beitrag zur Kenntnis der Callustumoren. Inaug.-Diss. Zürich 1900.
146. **Carnochan**: Remarks of Osteo-aneurysme. New York 1853. Zit. bei Gaylord und Pitha-Billroth.
147. **Caspari, W.**: Betrachtungen über das Krebsproblem, besonders vom Standpunkt der Immunität. Zeitschr. f. Krebsforsch. Bd. 19, S. 74. 1922.
148. **Cathcart, Ch. W.**: The essential similarity of innocent and malign tumours. Bristol 1907.
149. **Chaffey, W. C.**: Multiple sarcoma in a child. Transact. of the pathol. soc. Vol. 36, p. 415. 1885.
150. **Chassaignac**: Gaz. d. hôp. civ. et milit. 1856. Nr. 111.
151. **Chauveau, E.-L.**: Contributions à l'étude des tumeurs malignes de l'enfance. Thèse de Paris 1883.
152. **Chelius**: Die Lehre von den schwammigen Auswüchsen der harten Hirnhaut und der Schädelknochen. Heidelberg 1836. S. 57/58.
153. **Chiari, H.**: Über 2 Fälle von Tumor des Beckens, und zwar des Os sacrum. Wien. med. Wochenschr. 1878. Nr. 9, S. 204.
154. — Sarcomatosis periostei. Verein dtsch. Ärzte in Prag 12. 10. 1883. Prag. med. Wochenschr. 1883. Nr. 42, S. 414. Vereinsbericht.
155. — Zur Lehre von den multiplen Exostosen. Prag. med. Wochenschr. 1892. Nr. 35.
156. — Diskussionsbemerkung. Verhandl. d. dtsch. pathol. Ges. 1904. S. 239.
157. **Christiani, H.**: Des néoplasmes congénitaux. Journ. de l'anat. et de la physiol. 1891. p. 249 und p. 444 (p. 473). (Lit.)
158. **Chvostek, Fr.**: Zwei Fälle von Sarkom der Wirbelsäule. Wien. med. Presse 1877. Nr. 6, S. 169; Nr. 7, S. 195; Nr. 9, S. 257.
159. **Claes**: Un cas clinique de sarcome maxillaire, récidivé guéri par la cancroidine (Antimeristem). Presse méd. belge. 18. 10. 1908. (Literaturauszug d. Firma Wolfgang Schmidt in Köln.)
160. **Cohnheim, J.**: Vorlesung über allgemeine Pathologie. 2. Aufl., Bd. 1. Berlin 1882.
161. **Coley, W. B.**: Erysipelas toxins and erysipelas serum in the treatment of inoperable malignant tumors. Further observations. Med. record. Vol. 47, p. 609. 1895.
162. — The treatment of inoperable sarcoma with the mixed toxins of erysipelas and bacillus prodigiosus. Ann. of surg. 1898.
163. — The influence of injury upon the development of sarcoma. Ann. of surg. Vol. 27, p. 259. 1898. I.

164. **Coley, W. B.**, Final results in the x-rays treatment of cancer, including sarcoma. Ann. of surg. Vol. 42, p. 161. 1905.

165. — Late results of the treatment of inoperable sarcoma by the mixed toxins of erysipelas and Bacillus prodigiosus. Americ. journ. of the med. sciences. New series. Vol. 131, p. 375. 1906. I.

166. — Sarcoma of femur treated by mixed toxins. Ann. of surg. Vol. 45, p. 130. 1907. I.

167. — Sarcoma of the long bones. Ann. of surg. Vol. 45, p. 321. 1907.

168. — Bone Sarcoma: Diagnosis, Prognosis and treatment. Surg. gynecol. and obstetr. Vol. 6, p. 129. 1908. I.

169. — Amputation of leg for sarcoma of foot following forcible correction of flat-foot. Ann. of surg. Vol. 52, I., p. 420. 1910.

170. — Sarcoma of the clavicle: Endresults following total excision. Ann. of surg. Vol. 52, II., p. 776. 1910.

171. — Some problems in the early diagnosis and treatment of sarcoma of the long bones. Ann. of surg. 1914. Nr. 5.

172. **Colmers:** Beobachtungsergebnisse bei der Behandlung von Sarkomen mit Röntgentiefentherapie. Verhandl. d. dtsch. Ges. f. Chirurg. 1920. II., S. 188.

173. **Conchois:** Rev. mens. 1867. Zit. bei Lücke-Zahn.

174. **Conklin, W. J.:** Periosteal osteoid sarcoma of humerus etc. Americ. journ. of the med. sciences. Vol. 85, p. 102. 1883.

175. **Coplin, W. M. L.:** Diskussion zu Speese. Ann. of surg. Vol. 52, p. 565. 1910. II.

176. **Mc Cosh, A. J.:** Observations on the results in 125 cases of sarcoma. Ann. of surg. Vol. 40, p. 161. 1904.

177. **Cotton, A., and Mc Cleary, S.:** Myxoma of bone with report of a case of myxochondrosarcoma of the femur. Americ. journ. of roentgenol. 1919. Nr. 6, p. 594. Ref.: Zentralbl. f. Chirurg. 1920. S. 1375.

178. **Creite:** Beitrag zur Pathologie der Kniescheibe. Dtsch. Zeitschr. f. Chirurg. Bd. 83, S. 179. 1906. II. Sarkom der Patella S. 184.

179. **Critzmann, D.:** Le cancer. Paris (ohne Jahresangabe) [vorhanden in der Bibliothek des Institut f. exp. Therap. Frankfurt a. M.].

180. **Croly:** Diskussion zu McDonnell.

181. **Croner:** Proc of the patholog. soc. of Philadelphia. Vol. 12.

182. **Cruveilhier:** Anatomie pathologique du corps humain. Paris 1829. S. 42.

183. **Czerny, V.:** Beiträge zur Geschwulstlehre. Arch. f. klin. Chirurg. Bd. 10, S. 894. 1869. (Osteosarkom der Sehnenscheide S. 901.)

184. — Über Heilversuche bei malignen Geschwülsten mit Erysipeltoxinen. Münch. med. Wochenschr. 1895. Nr. 36, S. 833.

185. — Über die Blitzbehandlung der Krebse. Verhandl. d. dtsch. Ges. f. Chirurg. 1908. II., S. 79.

186. — Über den Gebrauch der Fulguration und der Kreuznacher Radiolpräparate bei der Behandlung der Krebse. Verhandl. d. dtsch. Ges. f. Chirurg. 1909. II., S. 333.

187. — Über die im Heidelberger Samariterhause jetzt übliche Behandlungsmethode des Krebses. Verhandl. d. dtsch. Ges. f. Chirurg. 1910. I., S. 87.

188. — Über die nichtoperative Behandlung der Geschwülste. 84. Versamml. dtsch. Naturforsch. u. Ärzte in Münster. Ref.: Zentralbl. f. Chirurg. 1912. Nr. 50, S. 1703.

189. **Czerny und Caan:** Erfahrungen mit Salvarsan bei malignen Tumoren. Münch. med. Wochenschr. 1911. Nr. 17, S. 881.

190. — — Über die Behandlung bösartiger Geschwülste mit Mesothorium und Thorium X. Münch. med. Wochenschr. 1912. Nr. 48.

191. **Daffner, Fr.:** Das Wachstum des Menschen. 2. Aufl. Leipzig 1902.

192. **Davis:** Medullary giant-cell sarcoma with cysts of the lower and of the ulna. Univ. of Pennsylvania med. bull. Nov. 1905. Ref. Zentralbl. f. Chirurg. 1906. S. 64.

193. **Decès:** Bull. et mém. de la soc. anat. de Paris. Vol. 30, p. 239. 1855.

194. **Deetjen:** Die Schüllerschen Körperchen, die angeblichen Erreger der malignen Geschwülste. Zeitschr. f. Krebsforsch. Bd. 4, S. 434. 1906.

195. **Deilmann, J.:** Über den Zusammenhang von Sarkom und Trauma. Inaug.-Diss. Halle 1903.

196. **Delafour, H. Beeckman:** Excision of the clavicle. Ann. of surg. Vol. 37, p. 79. 1903.

197. Delbet, P.: Thérapeutiques chirurgicale des cancers. Travaux de la 2. conférence intern. pour l'étude du cancer. Paris 1910. p. 120. Zit. bei Graff und Ranzi.

198. Delorme (Désarticulation interscapulo-humérale). Bull. soc. chir. 1892.

199. Demangeot: Thèse de Paris 1867. Zit. bei Pillot.

200. Denk: Ges. d. Ärzte in Wien. 5. 4. und 26. 4. 1918. Prot.: Wien. klin. Wochenschr. 1918. Nr. 16, 19 u. 50.

201. Deschiens, J.: Considérations sur les difficultés du diagnostic entre l'ostéomyélite insidieuse de Trélat et l'ostéo-sarcome du fémur. Thèse de Paris 1887.

202. Desgouttes et Gallois: Sarcome de l'omoplate droite etc. Lyon méd. Tom. 115, p. 1041. 1910.

203. Desing, Ch.: Beiträge zur Entstehung der Tumoren nach Trauma, im Anschluß an einen Fall von Fibrosarcoma cruris. Inaug.-Diss. München 1901.

204. Desnos: Sur quelques points des tumeurs cancéreuses pulsatiles et particulièrement sur leur diagnostic et leur traitement. Thèse de Paris 1857.

205. Dessauer, Fr.: Zur Therapie des Carcinoms mit Röntgenstrahlen. Dresden und Leipzig 1922. (Lit. der Arbeiten von Dessauer.)

206. Diemer: Embryonales kongenitales Sarkom. Mittelrheinische Chirurgenvereinig. 30. 7. 1921. Prot.: Zentralbl. f. Chirurg. 1921. Nr. 51, S. 1861.

207. Dittel: Wochenbl. d. k. k. Ges. d. Ärzte in Wien. Bd. 10, S. 148. 1870.

208. Dittrich: Multiples Sarkom des Periostes mit zahlreichen Metastasen, sarkomatöse Infiltration der Nieren. Prag. med. Wochenschr. 1886. Nr. 44, S. 421.

209. Doberauer: Resektion von Knochensarkomen mit Plastik. Prag. med. Wochenschr. 1907.

210. Doering, H.: Statistik der Amputationen und Exartikulationen der Kieler Chirurgischen Klinik von Juli 1866 bis Ende 1875. Inaug.-Diss. Kiel 1885.

211. Doll, K.: Über Exstirpation der Scapula mit und ohne Erhaltung des Armes und Resektion des Darmbeines wegen maligner Neubildungen. Arch. f. klin. Chirurg. Bd. 37, S. 131. 1888.

212. Donati: Il sangue negli individui affetti da tumori maligni. Giorn. della R. acad. di med. di Torino. 1901, Nr. 6. Ref.: Zentralbl. f. Chirurg. 1901. S. 1030.

213. Mc Donnell: Pulsating Tumours of bone. Lancet 1888. II., p. 1130.

214. Dorfwirth, J.: 2 Fälle von Osteochondrom. Wien. med. Presse. 1868. S. 647 u. 768.

215. Doyen, E.: Der Mikrococcus neoformans und die Behandlung des Krebses. Verhandl. d. dtsch. Ges. f. Chirurg. 1902. (Manuskript nicht eingegangen.) Ref.: Zentralbl. f. Chirurg. 1902. S. 19.

216. Drehmann: Diskussion zu Herten. Breslauer chirurg. Ges. 13. 12. 1909.

217. Driessen, L. F.: Untersuchungen über glykogenreiche Endotheliome. Beitr. z. pathol. Anat. u. z. allg. Pathol. Bd. 12, S. 65. 1893.

218. Duschl, J.: Bericht über einige interessante Fälle aus der Praxis. Bruns' Beitr. z. klin. Chirurg Bd. 122, S. 342 (345). 1921.

219. van Duyse, D.: Contribution à l'étude des endothéliomes de l'orbite (angiosarcomes de Kollaczek). Arch. d'ophthalmol. Vol. 15, p. 613 et 664. 1895.

220. Duzan: Le cancer chez les enfants. Thèse de Paris 1876.

221. Ebermann, A. A.: Beitrag zur Kasuistik der melanotischen Geschwülste. Dtsch. Zeitschr. f. Chirurg. Bd. 43, S. 508. 1896.

222. Ebermayer: Über den Schwamm der Schädelknochen und die schwammartigen Auswüchse der harten Hirnhaut. Düsseldorf 1829.

223. Ehrlich, P.: Experimentelle Studien an Mäusetumoren. Zeitschr. f. Krebsforsch. Bd. 5, S. 59. 1906.

224. Ehrmann: Musée de la faculté méd. de Strasbourg. 1847. I., Nr. 3. Zit. bei Virchow.

225. v. Eiselsberg, A.: Zur Heilung größerer Defekte der Tibia durch gestielte Hautperiostknochenlappen. Arch. f. klin. Chirurg. Bd. 55, S. 435. 1897.

226. — Antrittsrede anläßlich der Übernahme der 1. chirurgischen Klinik zu Wien. Wien. klin. Wochenschr. 1901. Nr. 20, S. 491.

227. — Zur Kasuistik der knöchernen Tumoren des Schädeldaches. Arch. f. klin. Chirurg. Bd. 81, S. 1 (9). 1906.

228. Eisenberg, M.: Beitrag zur Exarticulatio femoris. Inaug.-Diss. Würzburg 1886.

229. Eisenmenger: Über die plexiformen Sarkome des harten und weichen Gaumens und deren Stellung zu den anderen dort vorkommenden Geschwülsten. Dtsch. Zeitschr. f. Chirurg. Bd. 39, S. 1. 1894.

230. Else: Of tumours formed by ruptures veins, sometimes mistaken for aneurisme. Med. observ. and inquiries 1767 by a soc. of physicians in London. Vol. 3. p. 169.

231. Emmerich, R. und Scholl, H.: Klinische Erfahrungen über die Heilung des Krebses durch Krebsserum (Erysipelserum). Dtsch. med. Wochenschr. 1895. Nr. 17, S. 265.

232. — — Kritik der Versuche des Herrn Prof. Bruns über die Wirkung des Krebs-serums. Dtsch. med. Wochenschr. 1895. Nr. 22 S. 358.

233. — — Die Haltlosigkeit der kritischen Bemerkungen des Herrn Petersen über Krebsheilserumtherapie. Dtsch. med. Wochenschr. 1895. Nr. 24, S. 378.

234. Engelmann, G. J.: Über einen alveolären Tumor mit kolloider Degeneration. Inaug.-Diss. Berlin 1871.

235. Ernst, P.: Über Psammome. Beitr. z. pathol. Anat. u. z. allg. Pathol. Bd. 11, S. 234. 1892.

236. — Über rückläufigen Transport von Geschwulstteilen in Herz- und Lebervenen. Virchows Arch. f. pathol. Anat. u. Physiol. Bd. 151, S. 69. 1898.

237. — Ungewöhnliche Verbreitung einer Knorpelgeschwulst in der Blutbahn. Beitr. z. pathol. Anat. u. z. allg. Pathol. Bd. 28, S. 255. 1900.

238. Erpicum, R.: Contributions à l'étude du séro-diagnostic du cancer. Bull. de l'acad. roy. de méd. de Belgique. 4. série. Vol. 27, p. 624. 1913. Ref.: Zentralbl. f. Chirurg. 1914. S. 598.

239. Eschweiler, R.: Die Erysipel-, Erysipeltoxin- und Serumtherapie der bösartigen Geschwülste. Med. Bibliothek f. prakt. Ärzte. Bd. 119—120. Leipzig 1898.

240. v. Esmarch: Über die Ätiologie und Diagnose der bösartigen Geschwülste, ins-besondere derjenigen der Zungen und der Lippen. Verhandl. d. dtsch. Ges. f. Chirurg. 1889. II., S. 120. (Lit.)

241. — Zur Diagnose der Syphilome. Verhandl. d. dtsch. Ges. f. Chirurg. 1895. I., S. 97ff. und II., S. 298.

242. Estradère: De l'emploi du formol dans le traitement des tumeurs malignes (Rapport de H. Morestin). Bull. et mém. de la soc. de chirurg. de Paris. Tom. 38, p. 1348. 1912.

243. Evé, Fr. S.: Specimen of central fibro-sarcoma expanding tibia, accompanied by extreme cystic degeneration etc. Transact. of the pathol. soc. of London. Vol. 39, p. 273. 1888.

244. Exner: Radiumtherapie maligner Geschwülste. Wien. klin. Wochenschr. 1913. S.1203.

245. Fahlenbock, W.: Zentrales Riesenzellensarkom des Calcaneus. Dtsch. Zeitschr. f. Chirurg. Bd. 42, S. 175. 1896.

246. Fairbank, H. A. T.: Sarcoma of the jaws. Brit. med. journ. 1907. II., S. 1506.

247. Fano: Des tumeurs de la voûte palatine et du voile du palais. Paris 1857.

248. Fehleisen: Die Ätiologie des Erysipels. Berlin 1883.

249. Feigel: Carcinom nach Osteomyelitis mit Fistelbildung. Przeglad Lekarski. Nr. 36 u. 47. Zit. bei Carola Maier.

250. Feilchenfeld, L.: Erysipelimpfung bei inoperablem Mammacarcinom mit letalem Ausgang. Arch. f. klin. Chirurg. Bd. 37, S. 834. 1888.

251. Feinberg, L.: Das Gewebe und die Ursache der Krebsgeschwülste. Berlin 1903. (Umfangreiches Literaturverzeichnis.)

252. — Über die Verhütung der Infektion mit den Erregern der Krebsgeschwülste. Leipzig 1905.

253. Feistmantel: Über zwei bemerkenswerte Fälle von Tumorbildung. Wien. med. Wochenschr. 1904. Nr. 43, S. 2014 und Nr. 44, S. 2075.

254. Filke: Diskussion zu Konjetzny. Verhandl. d. dtsch. Ges. f. Chirurg. 1922.

255. Finkelnburg: Traumatisches Sarkom des Oberschenkelknochens. Niederrhei-nische Ges. f. Natur- und Heilkunde in Bonn. 25. 10. 1915.: Prot. Dtsch. med. Wochenschr. 1915. Nr. 52, S. 1561.

256. Finotti, E.: Ein Fall von Callustumor nach Fraktur des Oberschenkels. Exartiku-lation in der Hüfte. Heilung. Wien. med. Wochenschr. 1895. Nr. 49, S. 2057.

257. Fischer, B.: Über ein Embryom der Wade. Münch. med. Wochenschr. 1905. Nr. 33, S. 1569.

258. Fischer, H. und Waldeyer, W.: Zum traumatischen Ursprung der Geschwülste. Arch. f. klin. Chirurg. Bd. 12, S. 855. 1871.

259. Fischer, W.: Zur Amputatio interscapulo-thoracalis. Dtsch. med. Wochenschr. 1922. Nr. 26, S. 864.

260. Flitner, Fr.: Ein Beitrag zur Lehre vom traumatischen Sarkom. Inaug.-Diss. Halle 1896.

261. Florentinus, Nikolaus (eigentlich Niccolo Falcucci, † 1411): Zit. bei Gurlt, Sermo 7, Trakt. 5, Kap. 38.

262. Florschütz, G.: Zur Behandlung der Sarkome der Extremitäten. Inaug.-Diss. Berlin 1883.

263. Foerster: Über die Osteomalazie bei Krebskranken. Würzburg. med. Zeitschr. Bd. 2. 1861 und Handb. d. pathol. Anat. Bd. 2. 1863.

264. Folker: Spindle-celled sarcoma of tibia and fibula existing fourteen years; amputation; recovery. Lancet 1877. II., p. 881.

265. Forssell, Gösta: Ein radiologisch behandelter Fall von Sarkom des Unterkiefers. Svenska läkaresaelskapets Forhandlingar 1915. H. 12, S. 523 (schwedisch). Ref.: Zentralbl. f. Chirurg. 1916. S. 384.

266. Förster, A.: Atlas der mikroskopisch-pathologischen Anatomie. Leipzig 1854—1859. Tafel 30, Text S. 47.

267. Fort: Excision of the clavicle and first rib for malignant disease. Surg., gynaecol. a. obstetr. 1914. Ref.: Zentralbl. f. Chirurg. 1914. S. 1505.

268. Frangenheim, P.: Multiple Primärtumoren. Virchows Arch. f. pathol. Anat. u. Physiol. Bd. 184, S. 201. 1906.

269. — Ostitis deformans Paget und Ostitis fibrosa v. Recklinghausen. Ergebn. d. Chirurg. u. Orthop. Bd. 14, S. 1. 1921.

270. Fraenkel: Über Wirbelgeschwülste im Röntgenbilde. Fortschr. a. d. Geb. d. Röntgenstrahlen. Bd. 16. S. 545. 1910—1911.

271. Fraenkel, Eugen: Über Trauma und Sarkomentstehung. Münch. med. Wochenschr. 1921. Nr. 40, S. 1278.

272. Frankenthal, Käte: Zur Freund-Kaminerschen Carcinomreaktion. Zeitschr. f. Krebsforsch. Bd. 17. 1920.

273. Frenzel, A.: Über Sarkome der Tibia. Inaug.-Diss. Greifswald 1897.

274. Freund und Kaminer: Biochem. Zeitschr. Bd. 26, S. 213. 1910.

275. — — Wien. klin. Wochenschr. 1910. Nr. 34.

276. Frew: Case of sarcoma of spine, occurring in a boy of 13 years and resulting from injury. The scottish med. and surg. journ. July 1899.

277. Freymuth: Zur Behandlung des Krebses mit Krebsserum. Dtsch. med. Wochenschr. 1895. Nr. 21, S. 333.

278. Friebel: Chondrosarkom des rechten Calcaneus. Breslauer Chirurg. Ges. 17. 1. 1921. Offizielles. Prot.: Berl. klin. Wochenschr. 1921. Nr. 32, S. 930.

279. Fried, C.: Zur Serodiagnostik der malignen Geschwülste. Münch. med. Wochenschr. 1913. Nr. 50, S. 2782.

280. Friedenthal, H.: Allgemeine spezielle Physiologie des Menschenwachstums. Berlin 1914.

281. Friedreich, N.: Kasuistik der Neubildungen. Virchows Arch. f. pathol. Anat. u. Physiol. Bd. 27, S. 375. 1863.

282. Friedrich, P. L.: Heilversuche mit Bakteriengiften bei inoperablen bösartigen Neubildungen. Arch. f. klin. Chirurg. Bd. 50, S. 709. 1895 und Verhandl. d. dtsch. Ges. f. Chirurg. 1895. II., S. 312.

283. — Die Osteoplastik bei ausgedehnten operativen Diaphysendefekten der langen Röhrenknochen jugendlicher Individuen nach Entfernung bösartiger Knochengeschwülste. Verhandl. d. dtsch. Ges. f. Chirurg. 1904. I., S. 154 und Zentralbl. f. Chirurg. 1904. Nr. 27, Beilage, S. 26.

284. Fritsch, K.: Wird bei der Strahlenbehandlung der Blastome die heutige Dosimetrie aufrecht erhalten werden können? Zentralbl. f. Chirurg. 1922. Nr. 16, S. 545.

285. Fritsch, K.: Die wichtigsten Gesichtspunkte der heutigen Krebsforschung und Krebsbehandlung. Dtsch. Zeitschr. f. Chirurg. Bd. 174, S. 289. 1922.

286. Frölking, H.: Über die Sarkome des knöchernen Schädelgewölbes. Inaug.-Diss. Göttingen 1895.

287. Froriep: Coirurgische Kupfertafeln. Bd. 60. 1838.

288. Fujii: Zur Kenntnis der Pathogenese der solitären Knochencysten. Dtsch. Zeitschr. f. Chirurg. Bd. 113, S. 1. 1912.

289. — Ein Beitrag zur Kenntnis der Ostitis fibrosa mit ausgedehnter Cystenbildung. Dtsch. Zeitschr. f. Chirurg. Bd. 114, S. 25. 1912.

290. Funkenstein: Über Osteochondrosarkome der Thyreoidea. Virchows Arch. f. pathol. Anat. u. Physiol. Bd. 171, S. 34. 1903.

291. Galenos: Über die krankhaften Geschwülste. Übersetzt von P. Richter, Leipzig 1913. (Klassiker der Medizin. Bd. 21.)

292. Garrè, C.: Diffuses Sarkom der Kniegelenkkapsel. Bruns' Beitr. z. klin. Chirurg. Bd. 7, S. 232. 1891.

293. — Über besondere Formen und Folgezustände der akuten infektiösen Osteomyelitis. Bruns' Beitr. z. klin. Chirurg. Bd. 10. 1893.

294. Gaugele, K.: Über Ostitis fibrosa seu deformans. Fortschr. a. d. Geb. d. Röntgenstr. Bd. 9, S. 317. 1905—1906.

295. — Zur Frage der Knochencysten und der Ostitis fibrosa von Recklinghausens. Arch. f. klin. Chirurg. Bd. 83, S. 953. 1907.

296. Gauss, C. J. und Lembcke, H.: Röntgentiefentherapie usw. Berlin-Wien 1912 (1. Sonderband der Strahlentherapie.)

297. Gayet: Un nouveau cas de désarticulation interiléo-abdominale. La province méd. 1895. Nr. 34.

298. Gaylord, H. R.: On the pathology of so-called bone aneurisms. Ann. of surg. 1903. I., p. 834.

299. Gaymard, E.: De l'endothéliome des os etc. Thèse de Lyon 1898.

300. Gebauer, E.: Beitrag zur Behandlung der Sarkome der langen Röhrenknochen. Inaug.-Diss. Breslau 1900.

301. Gebele: Beziehungen zwischen Unfall und Geschwülsten. Münch. med. Wochenschr. 1909. Nr. 24.

302. Geiges, Fr.: Zur Frage der konservativen Behandlung periostaler Sarkome der langen Röhrenknochen. Bruns' Beitr. z. klin. Chirurg. Bd. 110, S. 226. 1918.

303. Geissler: Beitrag zur Frage der primären Knochencarcinome. Arch. f. klin. Chirurg. Bd. 45, S. 704. 1893.

304. Gelpke, L. und Schlatter, C.: Unfallkunde für Ärzte. Bern 1917. S. 95ff.

305. Gentilhomme: Thèse de Paris 1863.

306. Gersuny: K. k. Gesellschaft der Ärzte in Wien. 18. 4. 1902. Prot.: Wien. klin. Wochenschr. 1902. Nr. 17, S. 457.

307. Gies, Th.: Beiträge zu den Operationen an der Scapula. Dtsch. Zeitschr. f. Chirurg. Bd. 12, S. 551. 1880.

308. Girard, Ch.: Désarticulation de l'os iliaque pour sarcome. 9. congrès français de chirurgie 1895. p. 823 et Rev. de chir. Tom. 15, p. 952. 1895.

309. — Congrès français de chirurgie 1898. p. 585.

310. Glimm, P.: Zur Ätiologie tumorverdächtiger Cysten der langen Röhrenknochen. Dtsch. Zeitschr. f. Chirurg. Bd. 80, S. 476. 1905.

311. Gluck, Th.: Demonstrationen zur plastischen und prothetischen Chirurgie. Freie Vereinig. d. Chirurg. Berlins. 8. 11. 1909. Prot.: Zentralbl. f. Chirurg. 1910. Nr. 4, S. 116.

312. — Gewebszüchtung und lebendige oder substitutionsfähige innere Prothesen als Grundlagen der funktionellen plastischen Chirurgie. Zeitschr. f. ärztl. Fortbild. 1917. Nr. 23, S. 627 und Nr. 24, S. 650 und 1918. Nr. 1, S. 7.

313. Goebel, C.: Diskussion dtsch. Ges. f. Chirurg. 1906, I., S. 172.

314. — Über kongenitales Femursarkom, geheilt durch operative und Röntgenbehandlung, nebst Bemerkungen über kongenitale maligne Tumoren. Arch. f. klin. Chirurg. Bd. 87, S. 191. 1908 und Verhandl. d. dtsch. Ges. f. Chirurg. 1908. II., S. 312.

315. — Chirurgie der heißen Länder. Ergebn. d. Chirurg. u. Orthop. Bd. 3, S. 195. 1911.

316. Goeckel[ius], Chr. Fr.: De ossium tumoribus. Dissert. inaug. Helmstadt 1740.
317. Goede, C.: Das Trauma als Ursache von Tumoren. Inaug.-Diss. Greifswald 1900.
318. Goldmann, E. E.: Anatomische Untersuchungen über die Verbreitungswege bösartiger Geschwülste. Bruns' Beitr. z. klin. Chirurg. Bd. 18, S. 595. 1897. (Literat.)
319. | — Studien zur Biologie der bösartigen Neubildungen. Bruns' Beitr. z. klin. Chirurg. Bd. 72, S. 1. 1911. (Literatur.)
320. — Diskussion zu Borchard. Verhandl. d. dtsch. Ges. f. Chirurg. 1903. I., S. 30.
321. Golgi, C.: Sulla struttura e sullo sviluppo degli psammomi. Pavia 1869. (C. Golgi: Opera omnia. Vol. 3, p. 797. Milano 1903.)
322. Golm, G.: Ersatz der Tibia durch eine Magnalium-Prothese. Dtsch. Zeitschr. f. Chirurg. Bd. 171, S. 117. 1922.
323. Gosmann, W.: Über das Vorkommen von Sarkomen bei Kindern bis zu 5 Jahren. Inaug.-Diss. Bonn 1892.
324. Gottstein: Einige Fälle von sog. solitärer Knochencyste. Schles. Ges. f. vaterl. Kultur. 17. 7. 1903. Prot.: Dtsch. med. Wochenschr. 1903. Vereinsbeilage S. 401.
325. Goetze, O.: Ein neues Prinzip zur Wiederherstellung aktiver Beweglichkeit bei Schlottergelenken mit großem Knochendefekt. Zentralbl. f. Chirurg. 1918. Nr. 28, S. 477.
326. — Erfahrungen mit der Tunnelplastik bei hochgradigen Schlottergelenken. Verhandl. d. dtsch. orthop. Ges. 1920. S. 231.
327. v. Graff, E. und Ranzi, E.: Zur Frage der Immunisierung gegen maligne Tumoren. Mitt. a. d. Grenzgeb. d. Med. u. Chirurg. Bd. 25, S. 278. 1913.
328. Grashey, R.: Atlas chirurgisch-pathologischer Röntgenbilder. München 1908.
329. Mc Graw, Th. A.: Four cases of amputation at the hip-joint. The med. rec. Vol. 29, p. 591. 1886.
330. Grawitz: Maligne Osteomyelitis und sarkomatöse Erkrankungen des Knochensystems als Befunde bei Fällen von perniziöser Anämie. Virchows Arch. f. pathol. Anat. u. Physiol. Bd. 76, S. 353. 1879.
331. Gross, Sam. D.: Elements of pathological anatomy. Philadelphia 1857. 3. Aufl., S. 294 u. 295.
332. Gross, S. W.: Sarcoma of the long bones, based upon a study of one hundred an sixty-five cases. Americ. journ. of the med. sciences. Vol. 78, p. 17 and 338. 1879.
333. Gross: Un cas de tumeur de la rotule. 13. congrès de la l'association franç. de chirurg. 1899. Ref.: Zentralbl. f. Chirurg. 1900. S. 340.
334. — Aus dem Gebiete der Krebsbehandlung. Zeitschr. f. ärztl. Fortbild. 1914. Nr. 3.
335. Grossich, A.: Über Sarkome der Extremitäten. Allgem. Wien. med. Zeitg. 1886. Nr. 21, S. 254, Nr. 22, S. 265 und Nr. 23, S. 279.
336. Grünfeld, R. L.: Zur Duplizität maligner protopathischer Tumoren. Münch. med. Wochenschr. 1901. Nr. 32, S. 1279.
337. Guibé: Tumeurs de la clavicule d'origine thyroidienne. Bull. et mém. de la soc. chirurg. de Paris. Tom. 35, p. 117. 1909. Rapport de F. Legueu.
338. Guleke, N.: Über Wachstumseigenheiten bestimmter Tumoren des Wirbelkanals. Bruns' Beitr. z. klin. Chirurg. Bd. 102, S. 273. 1916.
339. — Über eine zu den Sanduhrgeschwülsten der Wirbelsäule gehörige Gruppe von Wirbelsarkomen. Arch. f. klin. Chirurg. Bd. 119, S. 833. 1922.
340. — Die Prognose der Wirbelsarkome. Arch. f. Psychiatr. u. Nervenkrankh. Bd. 65, S. 167. 1922.
341. Gunzert: Beitrag zur Statistik der Epulis. Inaug.-Diss. 1898. Zit. bei Kühner.
342. Gurlt, E.: Beiträge zur chirurgischen Statistik. Arch. f. klin. Chirurg. Bd. 25, S. 421. 1880.
343. Gussenbauer: Multiple Sarkombildung. Verein dtsch. Ärzte in Prag. 20. 10. 1882. Prot.: Prag. med. Wochenschr. 1882. Nr. 44, S. 438. Vereinsbericht.
344. — Zentralbl. f. Laryngol. 1886, S. 171.
345. — Ein Beitrag zur Exstirpation von Beckenknochengeschwülsten. Zeitschr. f. Heilk. Bd. 21, S. 473. 1891. (Lit.)
346. Güterbock: Vorlegung eines Präparates von Knochengeschwulst. Verhandl. d. dtsch. Ges. f. Chirurg. 1878. I., S. 82.
347. Haas, H.: De quelques tumeurs du voile du palais. Thèse de Strasbourg 1861.

14*

348. Haasler, F.: Die Histogenese der Kiefergeschwülste. Arch. f. klin. Chirurg. Bd. 53, S. 749. 1896.
349. v. Haberer, H.: Ein Fall von multiplen Knochentumoren. 76. Versamml. dtsch. Naturforsch. u. Ärzte in Breslau 1904. Ref.: Zentralbl. f. Chirurg. 1904, S. 1323.
350. — Zur Kasuistik der Knochencysten. Arch. f. klin. Chirurg. Bd. 76, S. 559. 1905.
351. — Sarkom der langen Röhrenknochen. Zeitschr. f. Heilk. Bd. 27. 1906. (Vortrag in d. Abt. f. Chirurg. auf d. Versamml. dtsch. Naturforsch. u. Ärzte Meran 1905.)
352. — Diskuss. auf d. Kongr. d. dtsch. Ges. f. Chirurg. 1906. I., S. 172.
353. — Zur Frage der Knochencysten und der Ostitis fibrosa v. Recklinghausen. Arch. f. klin. Chirurg. Bd. 82, S. 873. 1907.
354. — Zur Frage der Knochencysten. Arch. f. Orthop. u. Unfallchirurg. Bd. 17, S. 1. 1920.
355. — Disk. zu Konjetzny. Verhandl. d. dtsch. Ges. f. Chirurg. 1922.
356. Haberern, J. P.: Daten zur Lehre von den Callustumoren. Arch. f. klin. Chirurg. Bd. 43, I., S. 352. 1892.
357. Haberlandt, G.: Über Auslösung von Zellteilungen durch Wundhormone. Sitzungsber. d. kgl. preuß. Akad. d. Wiss. 1921.
358. — Über traumatische Pathogenese. Klin. Wochenschr. 1923. Nr. 12, S. 547.
359. Hackenbroch, M.: Olliersche Wachstumsstörung — Chondromatose des Skeletts. Arch. f. Orthop. u. Unfallchirurg. Bd. 21, S. 206 (219). 1922.
360. Haenisch: Über Sarkome der langen Röhrenknochen. Inaug.-Diss. Marburg 1892.
361. — Beitrag zur Knochendiagnostik der Knochensyphilis. Fortschr. a. d. Geb. d. Röntgenstr. Bd. 11, S. 449. 1907.
362. Hahn, E.: Kasuistische Beiträge zur Behandlung von Sarkomen der langen Röhrenknochen durch Resektion. Inaug.-Diss. Kiel 1900.
363. Hahn, Eug.: Eine Methode, Pseudarthrosen der Tibia mit großem Knochendefekt zur Heilung zu bringen. Zentralbl. f. Chirurg. 1884. S. 337.
364. — Disk. zu Salzwedel. Freie Vereinig. d. Chirurg. Berlins. 21. 10. 1889. Prot.: Berl. klin. Wochenschr. 1889. Nr. 49, S. 1076.
365. Hahn, R. und Deyke-Pascha: Knochensyphilis im Röntgenbild. Ergänzungsbd. 14 d. Fortschr. a. d. Geb. d. Röntgenstr. Hamburg 1907.
366. Hallas, E. A.: Ein Fall von Chondrosarcoma tibiae mit Einwachsung in das Kniegelenk. (Dänisch.) Hospitalstidende. 1911. Nr. 26. Ref.: Zentralbl. f. Chirurg. 1912. S. 1115.
367. Hamacher, P.: Ein Riesenzellensarkom der Clavicula. Inaug.-Diss. Bonn 1919.
368. Hammer: Primäre sarkomatöse Ostitis mit chronischem Rückfallfieber. Virchows Arch. f. pathol. Anat. u. Physiol. Bd. 137, S. 280. 1894.
369. — Über ein malignes fasciales Riesenzellensarkom mit Knochenbildung. Bruns' Beitr. z. klin. Chirurg. Bd. 31, S. 727. 1901.
370. Hannemüller, K.: Primäre Sarkome der Gelenkkapsel. Bruns' Beitr. z. klin. Chirurg. Bd. 63, S. 307. 1909.
371. v. Hansemann: Die mikroskopische Diagnose der bösartigen Geschwülste. 2. Aufl. Berlin 1902.
372. — Verschiedenartige Geschwülste bei derselben Person. Zeitschr. f. Krebsforsch. Bd. 1, S. 183. 1904.
373. — Was wissen wir über die Ursache bösartiger Geschwülste? Berl. klin. Wochenschr. 1905. Nr. 12, S. 313 und Nr. 13, S. 361.
374. Hansling and Martland: Recent clinical and pathological observations on giantcell medullary bone tumors. Ann. of surg. 1916. Nr. 4. Ref.: Zentralbl. f. Chirurg. 1917. S. 85.
375. Hara, K.: Serodiagnostik der malignen Geschwülste. Dtsch. med. Wochenschr. 1913. Nr. 52, S. 2559 und 1914. Nr. 25, S. 1258.
376. Harbitz: Multiple primaare wulster i bensystemat (Myelosarkome). Norsk Magaz. f. laegevidenskaben 1903. Zit. bei Hirschfeld.
377. — Über das gleichzeitige Auftreten mehrerer selbständig wachsender („multipler") Geschwülste. Beitr. z. pathol. Anat. u. z. allg. Pathol. Bd. 62, S. 503. 1916.
378. Hardie: s. auch Salter. Lancet 1894. I., p. 1619.
379. Harlandt: Beitrag zur Bildung des Carcinoms in Sequesterhöhlen und Fisteln. Inaug.-Diss. Bonn 1919.

380. Hart, C.: Ein neuer Fall von Osteomalacie mit multiplen Riesenzellensarkomen und Cystenbildung. Beitr. z. pathol. Anat. u. z. allg. Pathol. Bd. 36, S. 353. 1904.

381. Hartmann, K.: Beiträge zur Frage des Sarkoms nach Trauma. ˋBruns' Beitr. z. klin. Chirurg. Bd. 88, S. 572. 1913.

382. Hasbrouck, E. M.: A case of interscapulothoracic amputation for sarcoma of the arm. Surg., gynaecol. a. obstetr. 1908. I., p. 289.

383. Haumann, W.: Beiträge zu den selteneren Formen der akuten infektiösen Osteomyelitis der langen Röhrenknochen. Bruns' Beitr. z. klin. Chirurg. Bd. 119, S. 453. 1920.

384. Heath: 35 years history of a maxillary tumour. The med. Presse and circ. 1880. p. 12. 5. Zit. bei Birnbaum.

385. Hochinger, J.: Über traumatische Entstehung des Sarkoms. Inaug.-Diss. München 1903.

386. Heddaeus, A.: Beiträge zur Totalexstirpation des Schultergürtels. Bruns' Beitr. z. klin. Chirurg. Bd. 18, S. 769. 1897.

387. Hedinger: Inaug.-Diss. Bern 1900.

388. Heimann und Fritsch: Zur Frühdiagnose des Carcinoms vermittels der Abderhaldenschen Fermentreaktion. Arch. f. klin. Chirurg. Bd. 103, S. 659. 1914.

389. Heineke, H.: Ein Fall von multiplen Knochencysten. Bruns' Beitr. z. klin. Chirurg. Bd. 40, S. 481. 1903.

390. Heister, L.: Medizin., chirurg. und anatom. Wahrnehmungen. Rostock 1753.

391. Helbing: Cystenbildung am koxalen Femurende. Verhandl. d. dtsch. Ges. f. Chirurg. 1902. I., S. 123.

392. Helle, V.: Des tumeurs du calcanéum. Thèse de Paris 1896.

393. Heller: Besserung eines Sarkoms mit Ehrlich-Hata 606. Verein f. inn. Med. 28. 11. 1910. Ref.: Allg. med. Zentral-Zeit. 1910. Nr. 50, S. 699.

394. Heller, E.: Über freie Transplantationen. Ergebn. d. Chirurg. u. Orthop. Bd. 1, S. 132. 1910.

395. Helwing: Inaug.-Diss. Würzburg 1899. Zit. bei Borst.

396. Henle: Zeitschr. f. rat. Med. Bd. 3, S. 131.

397. Henschen, F.: Multiple Endotheliome der Dura spinalis im Bereich einer Pachymeningitis tuberculosa. Beitr. z. pathol. Anat. u. z. allg. Pathol. Bd. 49, S. 86. 1910.

398. Héricourt, J. et Richet, Ch.: Traitement d'un cas de sarcome par la sérotherapie. Cpt. rend. hebdom. des séances de l'acad. des sciences. Tom. 120, p. 948. 1895.

399. — — De la sérotherapie dans le traitement du cancer. Cpt. rend. hebdom. des séances de l'acad. des sciences. Tom. 121, p. 567. 1895.

400. Herrings, Fr.: Beitrag zur Lehre von der Sarkombildung an den unteren Extremitäten. Inaug.-Diss. Würzburg 1886.

401. Herrmann, M. J. G.: De Osteosteatomate. Inaug.-Diss. Lipsiae 1767.

402. Herten: Sarkome der langen Röhrenknochen. Bresl. Chirurg. Ges. 13. 12. 1909. Ref.: Zentralbl. f. Chirurg. 1910. S. 200.

403. Herzfeld: Tumor und Trauma. Zeitschr. f. Krebsforsch. Bd. 3, S. 73. 1905.

404. Hesse, G.: Die Epulis. Habilitationsschr. Leipzig 1907. (Lit.)

405. Heurtaux: Sarcome globo-cellulaire de la tête de l'humérus gauche etc. Bull. et mém. de la soc. de chirurg. de Paris. 1895. p. 131.

406. Hewson, A.: Osteosarcoma of the mandible. Ann. of surg. Vol. 49, p. 614. 1909. I.

407. Heyl, Ed.: Über einen Fall von periostealem Osteosarkom am Oberschenkel. Inaug.-Diss. Berlin 1886.

408. Hildebrand: Über das tubuläre Angiosarkom oder Endotheliom des Knochens. Dtsch. Zeitschr. f. Chirurg. Bd. 31, S. 263. 1891.

409. — Diskuss. zu Israel. Freie Vereinigung der Chirurgen Berlins. 14. 11. 1910. Prot.: Dtsch. med. Wochenschr. 1911. Nr. 1, S. 42.

410. Hirschfeld, H.: Über die multiplen Myelome. Folia haematologica. Bd. 9, I. Teil: Archiv, S. 1. 1910.

411. — Über einige neuere Methoden zur Diagnose der bösartigen Geschwülste. Dtsch. med. Wochenschr. 1911. Nr. 27, S. 1267, Nr. 28, S. 1305 und Nr. 29, S. 1353. (Lit.)

412. Hochhuth: Über echte Spätrachitis und ihre organotherapeutische Behandlung. Bruns' Beitr. z. klin. Chirurg. Bd. 119, S. 110. 1920.

413. **Hodgson, J.**: Von den Krankheiten der Arterien und Venen. Übersetzt von **Kober-wein**. Hannover 1817, S. 87ff.
414. v. **Hofmeister, F.**, und **Schreiber, A.**: Die Chirurgie der Schulter und des Ober-arms. Im Handbuch d. prakt. Chirurg. 4. Aufl., Bd. 5, S. 1ff. Stuttgart 1914.
415. **Holfelder, H.**: Die Tiefenbestrahlungstechnik an der Schmiedenschen Klinik. Strahlentherapie Bd. 12, S. 161. 1921.
416. — Diskuss. zu **Perthes**. Verhandl. d. dtsch. Ges. f. Chirurg. 1921. I., S. 209.
417. — Die Röntgentiefentherapie der malignen Tumoren und der äußeren Tuberkulose. Strahlentherapie Bd. 13, S. 438. 1922.
418. **Holländer, H.** und **Pécsi, D.**: Ein neues Heilprinzip in der Behandlung der Krebs-krankheiten. Wien. med. Wochenschr. 1907. Nr. 11, S. 530.
419. — — Neuere Erfahrungen über die Behandlung der Krebskrankheiten mit Atoxyl-Chinin. Wien. med. Wochenschr. 1919. Nr. 4, S. 210 und Nr. 5, S. 271.
420. **Howse, H. G.**: Hyperostosis of the tibia, associated with curvature of the shaft and the development of a spindle-celled sarcoma. Transact. of the pathol. soc. Vol. 29, p. 182. 1878.
421. **Hübener**: Demonstration von Präparat und Röntgenbild eines sog. Knochen-aneurysmas. Bresl. Chirurg. Ges. 15. 12. 1913. Prot.: Zentralbl. f. Chirurg. 1914. S. 241.
422. **Humbert**: Bull. et mém. de la soc. de chirurg. Tom. 11, p. 98. 1885.
423. **Hutchinson**: Large myeloid tumor in the head of the humerus. Transact. of the pathol. soc. of London. Vol. 8, p. 346. 1875.
424. **Jaboulay**: La désarticulation interilio-abdominale. Lyon méd. Tom. 75, p. 507. 1894.
425. **Jacobsohn, M.**: Ein Beitrag zur Kenntnis der Sarkome langer Röhrenknochen. Inaug.-Diss. Greifswald 1895.
426. **Jaffé, Th.**: Zur Kenntnis der gefäßreichen Sarkome. Arch. f. klin. Chirurg. Bd. 17, S. 91. 1874.
427. v. **Jaksch, R.**: Über die Behandlung maligner Tumoren mit dem Erysipelserum von **Emmerich-Scholl**. Mitt. a. d. Grenzgeb. d. Med. u. Chirurg. Bd. 1, S. 319. 1896.
428. **Jallot, V.**: Des opérations conservatrices dans le traitement de l'ostéo-sarcome. Thèse de Paris 1895.
429. **Jeanbrau**: Ostéosarcome de l'humérus propagé aux parties molles, amputation interscap.-thorac.; survie d'un an. Rev. de chirurg. Tom. 15. 1895.
430. **Jeanbrau** und **Riche, V.**: La survie après l'amputation interscapulo-thoracique pour tumeurs malignes. Rev. de chirurg. Tom. 32, p. 160. 1905. (Lit.)
431. **Jenckel, A.**: Beitrag zur Kenntnis der Knochensarkome des Oberschenkels. Dtsch. Zeitschr. f. Chirurg. Bd. 64, S. 66. 1902. (Lit.)
432. **Jentzer, A.**: Tumeurs multiples. Leur importance clinique. Rev. méd. de la Suisse romande. Tom. 40, Nr. 4. 1920. Ref.: Zentralbl. f. Chirurg. 1920. S. 1078.
433. **Jesset**: Case of medullary sarcoma of the skull in a child. Transact. of the pathol. soc. Vol. 35, p. 363.
434. **Joest, E.** und **Ernesti, S.**: Untersuchungen über spontane Geschwülste bei Vögeln mit besonderer Berücksichtigung des Haushuhns. Zeitschr. f. Krebsforsch. Bd. 15, S. 1. 1915.
435. **Johannessen, A.**: Sarcoma pelvis bei einem 11 Monate alten Mädchen. Jahresber. f. Kinderheilk. Bd. 44, S. 114. 1897.
436. **Johansson, Sven.**: Bösartige Schlüsselbeingeschwülste. Dtsch. Zeitschr. f. Chirurg. Bd. 118, S. 121. 1912.
437. **Jordan, M.**: Über atypische Formen der akuten Osteomyelitis. Bruns' Beitr. z. klin. Chirurg. Bd. 15, S. 457. 1896.
438. — Über die Entstehung von Tumoren, Tuberkulose und anderen Organerkrankungen nach Einwirkung stumpfer Gewalt. 30. Versamml. dtsch. Naturforsch. u. Ärzte in Hamburg 1901. Ref.: Zentralbl. f. Chirurg. 1901. S. 1141.
439. de **Josseling de Jong, R.**: Wirbelbruch und Geschwulstbildung. Monatsschr. f. Unfallheilk. u. Invalidenw. 1914. Nr. 10, S. 307.
440. **Isaac, S.**: Die multiplen Myelome. Ergebn. d. Chirurg. u. Orthop. Bd. 14, S. 325. 1921.

441. Israel, J.: Rückenmarkslähmung durch ein Chondrosarkom des 6. Brustwirbel-körpers. Operative Heilung. Berl. klin. Wochenschr. 1903. Nr. 22, S. 493.

442. — Über Fieber bei malignen Nieren- und Nebennierengeschwülsten. Dtsch. med. Wochenschr. 1911. Nr. 2, S. 57.

443. Israel, O.: Multiple Sarkome. Berl. med. Ges. 19. 2. 1890. Prot.: Dtsch. med. Wochenschr. 1890. S. 179. Vereinsbericht.

444. Judson, A. B.: Maligne disease of vertebrae simulating Potts disease. An der an-gegebenen Stelle (New York Record 1892. p. 533) nicht gefunden.

445. Julliard, Ch. et Descoeudres, Fr.: Sarcome primitif de la synoviale du genou. Arch. internat. de Chirurg. Vol. 1, Fasc. 6, p. 539. 1904.

446. Jüngling, O.: Zur Behandlung des Sarkoms mit Röntgenstrahlen. Strahlentherapie Bd. 12, S. 178. 1921.

447. — Grundsätzliches zur Frage der prophylaktischen Nachbestrahlung in der Chirurgie. Verhandl. d. dtsch. Ges. f. Chirurg. 1921. II., S. 114.

448. Kahler: Zur Symptomatologie des multiplen Myeloms. Wien. med. Presse Bd. 30. 1889.

449. Kaiser, Fr.: Über Kniescheibengeschwülste. Bruns' Beitr. z. klin. Chirurg. Bd. 120, S. 239. 1920.

450. Karlefors, J.: Über Hypophyse und Thyreoidea bei Krebskranken. Zeitschr. f. Krebsforsch. Bd. 17. 1920.

451. Kathen, Th.: Sarkom und Trauma. Ärztl. Sachverständ.-Ztg. 1910. Nr. 14, S. 277.

452. Kaufmann, C.: Lehrbuch der Unfallheilk. 3. Aufl. Stuttgart 1915.

453. Kaufmann, E.: Lehrbuch der speziellen pathol. Anatomie. 4. Aufl. Berlin 1907.

454. Kausch, W.: Über Knochenimplantation. Verhandl. d. dtsch. Ges. f. Chirurg. 1909. I., S. 229.

455. — Über Knochenersatz. Beiträge zur Transplantation toten Knochens. Bruns' Beitr. z. klin. Chirurg. Bd. 68, S. 670. 1910.

456. — Die Resektion der Lendenwirbelkörper. Dtsch. Zeitschr. f. Chirurg. Bd. 106, S. 346. 1910.

457. Kawamura, K.: Zur Kasuistik der subtotalen und totalen Exstirpation des Schulter-blattes mit und ohne Erhaltung des Armes. Dtsch. Zeitschr. f. Chirurg. Bd. 103, S. 533. 1910. (Ausgiebige Lit.!)

458. de Keating-Hart: La fulguration et ses résultats dans le traitement du cancer. Paris 1909.

459. Kehr, H.: Über einen operativ behandelten Fall von Knochencyste des Oberschenkels. Dtsch. Zeitschr. f. Chirurg. Bd. 43, S. 186. 1896.

460. Kempf, Fr.: Zur traumatischen Ätiologie maligner Tumoren. Inaug.-Diss. Göttingen 1900.

461. Key, Einar und Carlsten, Day.: Ein Fall von Sarcoma scapulae. Nord. med. Arkiv Bd. 48. 1915. Abt. 1 (Kirurg.), H. 3 u. 4, Nr. 11. Ref.: Zentralbl. f. Chirurg. 1917. S. 134.

462. Key, Einar: Nachtrag zu: Ein Fall von Sarcoma scapulae. Ebenda Bd. 49, Abt. 1, H. 6, Nr. 21. Ref.: Zentralbl. f. Chirurg. 1918. S. 705.

463. Keysser, Fr.: Über den Stand und die Bedeutung der operationslosen Behand-lungsmethoden der Tumoren. Zeitschr. f. Chemotherapie 1914. H. 12, Referaten-teil, S. 1325. (Lit.)

464. — Diskussion zu Pflaumer. Verhandl. d. dtsch. Ges. f. Chirurg. 1914. I., S. 173.

465. — Übertragung menschlicher maligner Geschwülste auf Mäuse. Arch. f. klin. Chirurg. Bd. 114, S. 730. 1920 und Verhandl. d. dtsch. Ges. f. Chirurg. 1920. II., S. 181.

466. — Ein Weg zur erheblichen Verbesserung der operativen Behandlung der bösartigen Geschwülste. Verhandl. d. dtsch. Ges. f. Chirurg. 1921.

467. Kienböck, R.: Über Röntgenbehandlung der Sarkome. Fortschr. a. d. Geb. d. Röntgenstr. Bd. 9, S. 329. 1905—1906.

468. — Radiotherapie der bösartigen Geschwülste. Strahlentherapie Bd. 5, S. 502. 1915.

469. — Chirurgisch-radiologische Fehldiagnosen bei Knochenkrankheiten. Fortschr. a. d. Geb. d. Röntgenstr. Bd. 29, S. 81. 1922.

470. — Der radiologische Befund bei Knochenkrankheiten. Fortschr. a. d. Geb. d. Röntgen-strahlen Bd. 28, S. 538. 1922.

471. King, K.: Ein Fall von kongenitalem hartem Krebs am Oberschenkel eines Säuglings. Amputation im 4. Lebensmonat. Dauernde Heilung. Lancet Vol. 5, II., Nr. 22. 1875. Ref.: Jahrb. f. Kinderheilk. Bd. 10, S. 436.
472. Kirchner: Inaug.-Diss. Würzburg 1894, zit. bei Seitz.
473. Klapp, R.: Über einen Fall von ausgedehnter Knochentransplantation. Dtsch. Zeitschr. f. Chirurg. Bd. 54, S. 576. 1900.
474. Kleeblatt: Ein Beitrag zur Heilwirkung des Erysipels bei malignen Tumoren. Münch. med. Wochenschr. 1890. Nr. 7.
475. Klebs, E.: Die allgemeine Pathologie. 2. Teil. Jena 1889.
476. Knecht, C.: Beitrag zur Histologie der Epuliden. Inaug.-Diss. Würzburg 1892.
477. Knöpfelmacher, W.: Ein Beitrag zur Ätiologie der Harnretention. Jahrb. f. Kinderheilk. Bd. 41, S. 129. 1896.
478. Koch, Fr.: Zur Frage der Behandlung der malignen Neoplasmen mittels Erysipeltoxins. Dtsch. med. Wochenschr. 1896. Nr. 7, S. 103.
479. Koch, G.: Über Knochencysten in langen Röhrenknochen. Arch. f. klin. Chirurg. Bd. 68, S. 977. 1902.
480. Kocher, O.: Über die Sarkome der langen Röhrenknochen. Bruns' Beitr. z. klin. Chirurg. Bd. 50, S. 118. 1906.
481. Kocher, Th.: Zur Kenntnis der pulsierenden Knochengeschwülste nebst Bemerkungen über die hyaline Degeneration (resp. Cylindroma). Virchows Arch. f. pathol. Anat. u. Physiol. Bd. 46, S. 311. 1868.
482. — Die akute Osteomyelitis mit besonderer Berücksichtigung auf ihre Ursachen. Dtsch. Zeitschr. f. Chirurg. Bd. 11, H. 1 u. 2, S. 87 u. H. 3 u. 4, S. 218. 1879.
483. — Diskuss. zu Friedrich. Verhandl. d. dtsch. Ges. f. Chirurg. 1895. I., S. 94.
484. — Chirurgische Operationslehre. 5. Aufl. Jena 1907.
485. Köhler, A.: Bericht über die chirurgische Klinik des Geheimrats Bardeleben pro 1886. Charité-Ann. 1888. S. 603.
486. Köhler, Alban: Knochenerkrankungen im Röntgenbilde. Wiesbaden 1901.
487. — Das Röntgenverfahren in der Chirurgie. Berlin 1911.
488. — Die Grenzen des normalen und die Anfänge des Pathologischen im Röntgenbilde. 3. Aufl. Hamburg 1920.
489. Kohrs, Th.: Über die als Sarkom der Extremitätenknochen behandelten Fälle der Kieler chirurgischen Klinik. Inaug.-Diss. Kiel 1914.
490. Kolaczek, J.: Über das Angiosarkom. Dtsch. Zeitschr. f. Chirurg. Bd. 9, S. 1 u. 165. 1878.
491. — 8 neue Fälle von Angiosarkom. Dtsch. Zeitschr. f. Chirurg. Bd. 13, S. 1. 1880.
492. Kollmann, Th.: Geschwulstbildung und Eiterung im Verlaufe subcutaner Frakturen. Inaug.-Diss. Breslau 1889.
493. König, Franz: Resektion des Brustbeins wegen eines Osteoidchondroms. Zentralbl. f. Chirurg. 1882. Nr. 42, S. 681.
494. — Diskuss. zu Esmarch. Verhandl. d. dtsch. Ges. f. Chirurg. 1895. I., S. 97.
495. — Diskuss. zu Mikulicz. Verhandl. d. dtsch. Ges. f. Chirurg. 1895. I., S. 104.
496. König, Fritz: Multiple Angiosarkome. Beitrag zur Geschwulstlehre. Verhandl. d. dtsch. Ges. f. Chirurg. 1899. I., S. 118.
497. — Vortrag im ärztlichen Verein Hamburg. Prot.: Münch. med. Wochenschr. 1905. Nr. 15.
498. — Diskuss. Verhandl. d. dtsch. Ges. f. Chirurg. 1906. I., S. 174.
499. — Diskuss. zu Perthes. Verhandl. d. dtsch. Ges. f. Chirurg. 1921. I., S. 227.
500. — Über Operationen im röntgenbestrahlten Gebiet. Med. Klinik 1921. Nr. 43, S. 1283.
501. — Ein cystisches Enchondrofibrom und ein angeborenes Sarkom des Oberschenkels. Dtsch. med. Wochenschr. 1898. Vereinsbeil. S. 12, Nr. 3, 20. Jan. Freie Chirurgenvereinigung Berlins.
502. Koning, Janus Wittop: De vi nervorum in ossium regeneratione. Specimen inaug. Trajecti ad Rh. 1834. p. 60.
503. Konjetzny, G. E.: Zur pathologischen Anatomie und Pathogenese der Ostitis fibrosa. Med. Ges. zu Kiel 22. 7. 1909. Prot.: Münch. med. Wochenschr. 1909. Nr. 40, S. 2084.

504. **Konjetzny, G. E.**: Ein Beitrag zur Frage der lokalen tumorbildenden Ostitis fibrosa. Bruns' Beitr. z. klin. Chirurg. Bd. 68, S. 811. 1910.

505. — Die sogenannte „lokalisierte Ostitis fibrosa". Ein Beitrag zur Kenntnis der solitären Knochencysten und der sogenannten schaligen myelogenen Riesenzellensarkome. Verhandl. d. dtsch. Gesellsch. f. Chirurg. 1922. S. 567.

506. **Kopfstein, W.**: Klinische Erfahrungen über die Wirkung des Erysipelserums auf Carcinome und andere maligne Geschwülste. Wien. klin. Rundschau 1895. Nr. 33, S. 515 und Nr. 34, S. 533.

507. **Körte, W.**: Angeborene Geschwulst am rechten Oberarm und Schulterblatt. Berl. med. Ges. 1. 6. 1892. Prot.: Dtsch. med. Wochenschr. 1892. Nr. 24, S. 572.

508. — Diskuss. zu Borchard. Verhandl. d. dtsch. Ges. f. Chirurg. 1903. I., S. 30.

509. **Koester, K.**: Cancroid mit hyaliner Degeneration (Cylindroma Billroths). Virchows Arch f. pathol. Anat. u. Physiol. Bd. 40, S. 468. 1867.

510. — Die Entwicklung der Sarkome und Carcinome. Würzburg 1869.

511. **Kotzenberg**: Die Röntgentherapie der malignen Geschwülste. Bruns' Beitr. z. klin. Chirurg. Bd. 92, S. 784. 1914.

512. — Röntgentherapie bei malignen Tumoren. Vereinig. nordwestdtsch. Chirurgen 8. 11. 1913. Prot.: Zentralbl. f. Chirurg. 1914. Nr. 1, S. 10.

513. — Neue Gesichtspunkte zur Therapie der malignen Geschwülste. Bruns' Beitr. z. klin. Chirurg. Bd. 126, S. 226. 1922.

514. — Verhandl. d. dtsch. Ges. f. Chirurg. 1922.

515. **Kovatscheva, K.**: Blastomycètes et tumeurs. Thèse de Nancy 1900. (Lit.)

516. **Kramer, W.**: Beitrag zur chirurgischen Behandlung der bösartigen Sarkome der langen Röhrenknochen. Arch. f. klin. Chirurg. Bd. 66, S. 792. 1902.

517. **Kraus, F.**: Lymphogranulomatose. Berl. med. Ges. 26. 5. 1918. Prot.: Berl. klin. Wochenschr. 1918. S. 705.

518. **Krause, F.**: Über die Behandlung der schaligen myelogenen Sarkome (Myeloide, Riesenzellensarkome) durch Ausräumung anstatt durch Amputation. Arch. f. klin. Chirurg. Bd. 39, S. 482. 1889 und Verhandl. d. dtsch. Ges. f. Chirurg. 1889.

519. — Diskuss. zu Esmarch. Verhandl. d. dtsch. Ges. f. Chirurg. 1895. I., S. 101.

520. | — Diskuss. zu Wiesinger. Ärztl. Verein Hamburg 1. 3. 1898. Prot.: Münch. med. Wochenschr. 1898. Nr. 10, S. 314.

521. **Kreuter, E.**: Die Serodiagnostik der menschlichen Echinococcusinfektion. Ergebn. d. Chirurg. u. Orthop. Bd. 4, S. 183. 1912.

522. | **Krevet**: Sarkomatöse Neubildung in den Fisteln einer 15 Jahre lang bestehenden Schußwunde mit Retention der Kugel. Dtsch. militärärztl. Zeitschr. 1888. S. 241.

523. **Krogius, Ali**: Über die primären Sarkome des Sinus frontalis. Dtsch. Zeitschr. f. Chirurg. Bd. 64, S. 291. 1902.

524. — Über einen mit Röntgenstrahlen erfolgreich behandelten Fall von Schädelsarkom. Arch. f. klin. Chirurg. Bd. 71, S. 97. 1903.

525. — Über Ostitis fibrosa des Stirnbeins und benachbarter Knochen. (Revision eines Falles von „Sarkom des Sinus frontalis"). Nord. med. Arkiv. Bd. 47, Afd. I, Kirurgi-H. 2, Nr. 13. 1914. Ref.: Zentralbl. f. Chirurg. 1917. S. 911.

526. **Krönig und Friedrich**: Physikalische und biologische Grundlagen der Strahlentherapie. 3. Sonderband der Strahlentherapie. Berlin und Wien 1918.

527. **Kroenlein**: Korrespbl. f. Schweizer Ärzte. Juli 1890.

528. — Bericht über die Langenbecksche Klinik. Arch. f. klin. Chirurg. Bd. 21, Suppl.

529. — Diskuss. zu Friedrich. Verhandl. d. dtsch. Ges. f. Chirurg. 1895. I., S. 96.

530. **Krüger, H.**: Zur Anatomie und Klinik der primären Sarkome im Bereich der Kniegelenkskapsel. Inaug.-Diss. Leipzig 1903.

531. **Kudlek, Fr.**: Beitrag zur Pathologie und Physiologie der Patella. Dtsch. Zeitschr. f. Chirurg. Bd. 88, S. 138. 1907.

532. **Kudrewetzky, B.**: Zur Lehre von der durch Wirbelsäulentumoren bedingten Kompressionserkrankung des Rückenmarks. Zeitschr. f. Heilk. Bd. 13. 1892.

533. **Kühner, R.**: Über die Epulis und die Resultate ihrer Behandlung. Bruns' Beitr. z. klin. Chirurg. Bd. 55, S. 619. 1907.

534. **Kulenkampff**: Über Resektion einer Beckenhälfte und Exarticulatio interileoabdominalis. Bruns' Beitr. z. klin. Chirurg. Bd. 68, S. 768. 1910.

535. **Kulmus, Joa Adam:** Disputatio medico-chirurgica de exostosi steatomatode claviculae, eiusque felici sectione. Respond. P. H. G. Moehring. Gedani 1732. In Alb. Haller: Disputationes chirurgicae selectae Lausannae 1756. p. 653.

536. **Kümmell:** Zur Operation der Geschwülste des Wirbelkanals. Verhandl. d. dtsch. Ges. f. Chirurg. 1895. II., S. 130.

537. — Diskuss. zu Wiesinger. Ärztl. Verein Hamburg. 1. 3. 1898. Prot.: Münch. med. Wochenschr. 1898. Nr. 10, S. 314.

538. — Tumoren der Wirbelsäule. Dtsch. med. Wochenschr. 1902. Nr. 17, Vereinsbeilage, S. 131.

539. **Küster:** Über hämorrhagisches Sarkom. Verhandl. d. dtsch. Ges. f. Chirurg. 1888.

540. — Diskuss. zu Salzwedel. Freie Vereinig. d. Chirurg. Berlins. 21. 10. 1889. Prot.: Berl. klin. Wochenschr. 1889. Nr. 49, S. 1076.

541. **Küttner, H.:** Diskuss. zu Herten. Bresl. Chirurg. Ges. 13. 12. 1909.

542. — Gelenktransplantationen. Verhandl. d. dtsch. Ges. f. Chirurg. 1910. I., S. 188.

543. — Die Transplantation aus der Leiche. Verhandl. d. dtsch. Ges. f. Chirurg. 1911. I., S. 83 und Bruns' Beitr. z. klin. Chirurg. Bd. 75, S. 1. 1911.

544. — Einige Dauerresultate der Transplantation aus der Leiche und aus dem Affen. Verhandl. d. dtsch. Ges. f. Chirurg. 1913. II., S. 352 und Arch. f. klin. Chirurg. Bd. 102. 1913.

545. — Was erreichen wir mit der chirurgischen Behandlung des Sarkoms? Verhandl. d. dtsch. Ges. f. Chirurg. 1922 und Berl. klin. Wochenschr. 1922. Nr. 26, S. 1293.

546. **Lagout:** Anévrysme du tibia gauche. Bull. de la soc. de chirurg. de Paris Tom. 9, p. 258. 1858/59.

547. **Lallemand:** Une tumeur anévrismale accompagnée de circonstances insolites. Répertoire gén. d'anat. et de phys. pathol. et de clinique chirurgicale etc. Paris 1826. Tom. 2, p. 137.

548. **Lamping, Aug.:** Epulis. Inaug. Diss. München 1886.

549. **Landgraf:** 34 Sarkomerkrankungen. Dtsch. militärärztl. Ztg. 1891. H. 5, S. 241.

550. **Landois, F.:** Über Knorpel- und Knochengeschwülste der Muskulatur. Virchows Arch. f. pathol. Anat. u. Physiol. Bd. 229, S. 101. 1920.

551. **Langemak, O.:** Zur Kenntnis der Chondrome und anderer seltener Geschwülste der Gelenke. Arch. f. klin. Chirurg. Bd. 72, S. 55. 1904.

552. **v. Langenbeck:** Demonstration einer Bindegewebsgeschwulst mit Faserknorpel und wirklichem Knorpel nach Fraktur. Dtsch. Klinik 1860. Nr. 22, S. 217.

553. — Das „Schliewener Wunderkind". Berl. med. Ges. 31. 3. 1869. Prot.: Berl. klin. Wochenschr. 1869. Nr. 23, S. 241.

554. **Langhans, Th.:** Über Glykogen in pathologischen Neubildungen und den menschlichen Eihäuten. Virchows Arch. f. pathol. Anat. u. Physiol. Bd. 120, S. 28. 1890.

555. **Lartschneider, J.:** Ein Beitrag zur Kasuistik der Krebsserumbehandlung. Wien. klin. Wochenschr. 1896. Nr. 29, S 660.

556. **Lassar:** Zur Erysipelimpfung. Dtsch. med. Wochenschr. 1891. Nr. 29.

557. **Lazarus, G.:** Multiple Sarkome mit perniziöser Anämie und gleichzeitiger Leukämie. Inaug.-Diss. Berlin 1890.

558. **Leclerc, R.:** Contusion et néoplasmes. Paris 1883. Ref.: Zentralbl. f. Chirurg. 1884. S. 169.

559. **Lengnick, H.:** Über den ätiologischen Zusammenhang zwischen Trauma und der Entwicklung von Geschwülsten. Dtsch. Zeitschr. f. Chirurg. Bd. 52, S. 379. 1899.

560. **Le Dentu, A.:** Tumeurs vasculaires et anévrysmes des os. Arch. gén. de Chir. Tom. 6, p. 1. 1910.

561. **Lenz:** Experimentelle Studien über die Kombination von Hochfrequenzströmen und Röntgenstrahlen. Fortschr. a. d. Geb. d. Röntgenstr. Bd. 17, S. 257. 1911.

562. **Leo:** Nachweis eines Osteosarkoms der Lungen durch Röntgenstrahlen. Berl. klin. Wochenschr. 1898. S. 349.

563. **Leopold, G.:** Untersuchungen zur Ätiologie des Carcinoms und über die pathogenen Blastomyceten. Arch. f. Gynäkol. Bd. 61, S. 77. 1900.

564. **Lesser, E.:** Osteosarkom der Tibia. Inaug.-Diss. Würzburg 1882.

565. **Levy, Fr.:** Zur Frage der Entstehung maligner Tumoren und anderer Gewebsmißbildungen. Berl. klin. Wochenschr. 1921. Nr. 34, S. 989.

566. Levy, Fr.: Klin. Wochenschr. 1923. Nr. 12, S. 547.

567. Levy-Dorn, M.: Dauererfolge bei der Röntgentherapie von Sarkomen. Ein kasuistischer Beitrag. Berl. klin. Wochenschr. 1912. Nr. 1, S. 10.

568. — Zur Wirkung der Röntgenstrahlen auf maligne Geschwülste. Strahlentherapie Bd. 3, S. 210. 1913.

569. Lewin, C.: Die bösartigen Geschwülste. Leipzig 1909.

570. Lexer, E.: Über die nichtparasitären Cysten der langen Röhrenknochen. Arch. f. klin. Chirurg. Bd. 81, II., S. 363. 1906 und Verhandl. d. dtsch. Ges. f. Chirurg. 1906. I., S. 165.

571. — Die Verwendung der freien Knochenplastik nebst Versuchen über Gelenkversteifung und Gelenktransplantation. Verhandl. d. dtsch. Ges. f. Chirurg. 1908. II., S. 188 und Arch. f. klin. Chirurg. Bd. 86, S. 993. 1908.

572. — Wiederherstellungschirurgie. Leipzig 1919.

573. — Die freien Transplantationen. Neue dtsch. Chirurg. Liefg. 26a. Stuttgart 1919.

574. — Lehrb. d. allg. Chirurg. 10. u. 11. Aufl. Stuttgart 1920.

575. v. Leyden, E.: (Myxosarkom des Epistropheus) Klinik d. Rückenmarkskrankh. Bd. 1, S. 302.

576. — und Blumenthal, F.: Vorläufige Mitteilungen über einige Ergebnisse der Krebsforschung aus der 1. med. Klinik. Dtsch. med. Wochenschr. 1902. Nr. 36, S. 637.

577. Lichtwitz, L.: Über einen Fall von Sarkom der Dura mater und über dessen Beziehungen zu einem vorangegangenen Trauma. Virchows Arch. f. pathol. Anat. u. Physiol. Bd. 173, S. 380. 1903.

578. Liebe, M.: Beiträge zur Lehre von der traumatischen Entstehung der Sarkome und Enchondrome. Inaug.-Diss. Straßburg 1881.

579. Liebetrau, H.: Über primäre Sarkome des Calcaneus. Inaug.-Diss. Jena 1902.

580. Lilienthal, H.: Ossifying sarcoma of the thigh; treatment by incision, radium and exstirpation. Ann. of surg. Vol. 42, p. 268. 1905.

581. — Sarcoma of the humerus. Ann. of surg. Vol. 46, II., p. 467. 1907.

582. Lindner: Diskuss. zu Esmarch. Verhandl. d. dtsch. Ges. f. Chirurg. 1895. I., S. 102.

583. Liston, R.: Pract. surg. 4. Ed. London 1846.

584. Lobenhoffer, W.: Beiträge zu der Lehre der freien Osteoplastik. Bruns' Beitr. z. klin. Chirurg. Bd. 70, S. 87. 1910.

585. — Erfahrungen mit Mesothoriumbehandlung maligner Tumoren. Bruns' Beitr. z. klin. Chirurg. Bd. 87, S. 471. 1913.

586. Lockwood: A case of sarcoma of the synovial membran of the knee. Clin. soc. of London 1902. Zit. bei Ruediger.

587. Löffler, C.: Zur Prognose der Knochensarkome. Inaug.-Diss. Halle 1896.

588. — Über Exarticulatio interilio-abdominalis. Zeitschr. f. orthop. Chirurg. Bd. 39, S. 305. 1919.

589. Lohmann, J.: 3 Fälle von Sarkom des Oberschenkels. Inaug.-Diss. Erlangen 1895.

590. Lohrentz: Aus der Panjepraxis. Münch. med. Wochenschr. 1916. Nr. 35. Feldärztl. Beil. S. 1282 (574).

591. Löhr, W.: Weitere Ergebnisse bei Anwendung der Blutkörperchensenkungsprobe in der Diagnostik chirurgischer Erkrankungen. Dtsch. med. Wochenschr. 1922. Nr. 12, S. 388.

592. Looser, E.: Zur Kenntnis der endothelialen Geschwülste der Kopfregion (speziell des Gaumens). Bruns' Beitr. z. klin. Chirurg. Bd. 52, S. 261. 1907.

593. Lotsch, F.: Über generalisierte Ostitis fibrosa mit Tumoren und Cysten (v. Recklinghausensche Krankheit), zugleich ein experimenteller Beitrag zur Ätiologie der Knochencysten. Arch. f. klin. Chirurg. Bd. 107, S. 1. 1916. (Lit.)

594. Löwenstein, S.: Der ätiologische Zusammenhang zwischen akutem einmaligem Trauma und Sarkom. Ein Beitrag zur Ätiologie der malignen Tumoren. Bruns' Beitr. z. klin. Chirurg. Bd. 48, S. 780. 1906.

595. — Über Unfall und Krebskrankheit. Tübingen 1910.

596. Löwenthal, C.: Über die traumatische Entstehung der Geschwülste. Arch. f. klin. Chirurg. Bd. 49, S. 1 u. 267. 1895. (Lit.!)

597. Lubarsch: Wörtlich zit. bei Tietze und Gaugele (an der angegebenen Stelle: Ergebn. d. allg. Pathol. u. pathol. Anat. Bd. 6, S. 982 nicht gefunden).

598. Lubarsch: Zur Lehre von den Geschwülsten und Infektionskrankheiten. Wiesbaden 1899.
599. — Die Bedeutung des Traumas zur Entstehung und Wachstum krankhafter Gewächse. Med. Klinik 1912. Nr. 41, S. 1651.
600. — Geschwülste und Unfall. Verhandl. d. 3. internat. med. Unfallkongr. in Düsseldorf 1912. S. 533.
601. — Über Lymphogranulomatose. Berl. med. Ges. 26. 6. 1918. Berl. klin. Wochenschr. 1918. S. 708.
602. — Die Virchowsche Geschwulstlehre und ihre Weiterentwicklung. Virchows Arch. f. pathol. Anat. u. Physiol. Bd. 235, S. 235. 1921.
603. ' — Der heutige Stand der Geschwulstforschung. Klin. Wochenschr. 1922. Nr. 22, S. 1081.
604. — Diskuss. zu Konjetzny. Verhandl. d. dtsch. Ges. f. Chirurg. 1922.
605. Lübbert: Zur Entstehungsgeschichte des Krebses und der anderen malignen Geschwülste. Hamburg 1909.
606. Lücke, A.: Über Entstehen und Wachstum von Geschwülsten während der Schwangerschaft. Verhandl. d. Ges. f. Geburtsh. Bd. 15, S. 21. 1863.
607. — Beiträge zur Geschwulstlehre. IV. Über Geschwülste mit hyaliner Degeneration. Virchows Arch. f. pathol. Anat. u. Physiol. Bd. 35, S. 530. 1866.
608. — Die Lehre von den Geschwülsten in anatomischer und klinischer Beziehung. Handb. d. allg. u. spez. Chirurg. von Pitha-Billroth. Bd. 2, 1. Abt. Erlangen 1869.
609. Lücke-Zahn: Allgemeine Geschwulstlehre. Dtsch. Chirurg. Liefg. 22, I. Stuttgart 1896.
610. Lücke-Garrè: Dtsch. Chirurg. Liefg. 22. II.
611. Ludloff: Diskuss. Verhandl. d. dtsch. orthop. Ges. 1920. S. 172.
612. v. Lukovicz, J.: Ein Fall von Gallertgeschwulst des Os femoris. Inaug.-Diss. Halle 1879.
613. Lüning, A.: Über die Blutung bei der Exartikulation des Oberschenkels und deren Vermeidung. Inaug.-Diss. Zürich 1876.
614. Lunkenbein: Zur Tumorextraktbehandlung maligner Geschwülste. Verhandl. bayrischer Chirurgen München 1914. Bruns' Beitr. z. klin. Chirurg. Bd. 95, S. 626. 1915.
615. Lüttig: Über Exartikulation im Hüftgelenk wegen maligner Neubildungen am Femur. Inaug.-Diss. Marburg 1891.
616. Maas, H.: Zur Ätiologie der Geschwülste. Berl. klin. Wochenschr. 1880. Nr. 47, S. 665.
617. Machol, A.: Die Entstehung von Geschwülsten im Anschluß an Verletzungen. Inaug.-Diss. Straßburg 1900.
618. Madelung: Das Riesenzellensarkom in den Rückenwirbeln. Festschr. f. Rindfleisch. Leipzig 1907. S. 363.
619. Majer, Carola: Ein primäres myelogenes Plattenepithelcarcinom der Ulna. Bruns' Beitr. z. klin. Chirurg. Bd. 26, S. 553. 1900.
620. Maier, R.: Beitrag zur Cylindromfrage. Virchows Arch. f. pathol. Anat. u. Physiol. Bd. 14, S. 270. 1858.
621. Maisonneuve: Ablation totale de la machoire inférieure pour une énorme tumeur fibreuse développée dans l'intérieur de cet os. Gaz. des hôp. civ. et milit. 1856. Nr. 59, p. 234.
622. Manheimer, E.: Über Heilung scheinbar inoperabler Wirbelsarkome durch Arsentherapie. Bruns' Beitr. z. klin. Chirurg. Bd. 72, S. 741. 1911.
623. Mapother: Diskuss. zu McDonnell.
624. Marchand: Fall von allgemeiner, fast über das ganze Skelett verbreiteter Sarkomatosis. Ärztl. Verein Marburg. 11. 11. 1885. Prot.: 'Berl. klin. Wochenschr. 1886. Nr. 29, S. 487.
625. — Über Gewebswucherung und Geschwulstbildung mit Rücksicht auf die parasitäre Ätiologie der Carcinome. Dtsch. med. Wochenschr. 1902.
626. ' Marckwald: Ein Fall von multiplem intravaskulärem Endotheliom in dem gesamten Knochen des Skeletts (Myelom, Angiosarkom). Virchows Arch. f. pathol. Anat. u. Physiol. Bd. 141, S. 128. 1895.

627. **Marsh, H.:** Primary sarcoma of the knee joint. Lancet 1898. II., p. 1330.
628. **Martens, M.:** Zur Kenntnis der bösartigen Oberkiefergeschwülste und ihrer operativen Behandlung. Dtsch. Zeitschr. f. Chirurg. Bd. 44, S. 481. 1897. (Lit.)
629. **Matani, Ant.:** De osseis tumoribus observationes. Coloniae 1765.
630. **Mauclaire:** Enorme fibrome pur de la partie inférieure du maxillaire supérieur. Arch. gén. de chirurg. Tom. 6, p. 1255. 1910.
631. **Mauderli, J.:** Über Sarkombildung im Kindesalter. Inaug.-Diss. Basel 1895.
632. **Maximow:** Zur Kasuistik der Schädeldachgeschwülste. Chirurgia. Bd. 32. 1912. (Russisch.) Ref.: Zentralbl. f. Chirurg. 1913. S. 199.
633. **May, P.:** Beiträge zur Kasuistik der Hüftgelenksexartikulation. Inaug.-Diss. Heidelberg 1887.
634. **Mayer:** Des résultats éloignés du traitement chirurgical des sarcomes des membres. Ann. de la soc. belge de chirurg. 1904. Nr. 1.
635. **Mayer, E. E.:** Chondrosarkom der Wirbelsäule mit Kompressionsmyelitis. Inaug.-Diss. München 1909.
636. **Mayer, G.:** Rückblick auf die nichtchirurgische Therapie typischer maligner Neoplasmen. Inaug.-Diss. Erlangen 1894.
637. **Meckel von Hemsbach, H.:** Über Knorpelwucherung. Abschnitt: Schlauchknorpelgeschwulst. Charité-Ann. 1856. H. 1, S. 96.
638. **Melchior, E.:** Eine Sonderform der „tumorartigen" Osteomyelitis. Med. Klinik 1922. Nr. 28, S. 895.
639. **Merguet, H.:** Sarkome der Fußwurzelknochen, insbesondere des Talus. Inaug.-Diss. Breslau 1919.
640. **Mermet, P.:** Ostéomyélite prolongée du fémur. — Epithélioma secondaire de l'os. — Fracture spontanée. Bull. de la soc. anat. de Paris. 71 année, 5 série. Tom. 10, p. 146.
641. **Mertens:** Ein durch Behandlung mit Röntgenstrahlen günstig beeinflußtes Spindelzellensarkom. Dtsch. med. Wochenschr. 1904. Nr. 13, S. 461.
642. **Michnewitsch, J. M.:** Ein Fall von multipler Sarkomatose der Knochen mit langdauerndem Verlauf. Chirurgia. Bd. 31. 1912. (Russisch.) Ref.: Zentralbl. f. Chirurg. 1912. S. 1454.
643. **v. Mikulicz:** 76. Versamml. dtsch. Naturforsch. u. Ärzte Breslau 1904. Diskuss. zu v. Haberer.
644. — Über ausgedehnte Resektionen der langen Röhrenknochen wegen maligner Geschwülste. Verhandl. d. dtsch. Ges. f. Chirurg. 1895. II., S. 350 und Arch. f. klin. Chirurg. Bd. 50, S. 660. 1895.
645. **v. Milecki, W.:** Anatomisches und Kritisches zu 560 Obduktionen, bei denen sich bösartige Geschwülste fanden. Zeitschr. f. Krebsforsch. Bd. 13, S. 505. 1913.
646. **Milner, R.:** Historisches und Kritisches über Knochencysten, Chondrome, fibröse Ostitis und ähnliche Leiden. Dtsch. Zeitschr. f. Chirurg. Bd. 93, S. 238. 1908. (Lit.)
647. **Mirotworzew, S. R.:** Die Sarkome der Röhrenknochen. Arbeiten d. propädeutisch. chirurg. Klinik Prof. Oppels Bd. 5. 1913. (Russisch.) Ref.: Zentralbl. f. Chirurg. 1914. S. 762.
648. **Mitshell, W.:** Formalin in the treatment and removal of inoperable malignant growths. Brit. med. journ. 1899. S. 337.
649. **v. Monakow, P.:** Beitrag zur Serodiagnostik der malignen Tumoren. Münch. med. Wochenschr. 1911. Nr. 42, S. 2207.
650. **Mönckeberg:** Über Cystenbildung bei Ostitis fibrosa. Verhandl. d. dtsch. pathol. Ges. 1904. S. 232.
651. — Sarkom. Ergebn. d. allg. Pathol. u. pathol. Anat. Bd. 10, S. 730. 1906.
652. **Monod:** Amputation dans la contiguité dans un cas de sarcome périostal de l'humérus ayant envahi l'aiselle et la région scapulaire. Bull. et mém. de la soc. de chirurg. de Paris 1891.
653. **Monselise, A.:** Lindrome radiologica dell' osteosarcoma della osse lunghe. Osped. maggior. 1914. Jg. 2, H. 1. Ref.: Zentralbl. f. Chirurg. 1914. S. 763.
654. **Montet, F.:** Anévrysme de la partie interne et supérieure du tibia gauche etc. Mém. de méd. et de chirurg. 3. série, p. 137—168. Paris 1872.

655. **Monti, A.**: Kinderheilkunde in Einzeldarstellungen. Bd. 1, Abschnitt: Das Wachstum des Kindes, S. 541 ff. Berlin-Wien 1899.

656. **Morávek**: Patellarsarkom. Časopis lékařů českých 1907. p.. 1003. Ref.: Zentralbl. f. Chirurg. 1908. S. 1287 und zitiert bei **Kaiser**.

657. **Morestin, H.**: Angiome pulsatile du maxillaire inférieur. Bull. et mém. de la soc. de chirurg. de Paris Tom. 35, p. 1020. 1909.

658. **Morian, K.**: 2 Fälle von Osteosarkom. Inaug.-Diss. München 1895.

659. **Morstatt, Joh. H.**: Exostosis singulari exemplo illustrata. Inaug.-Diss. Tübingen 1781.

660. **Moser, E.**: Zur Kasuistik der Stirnhöhlengeschwülste. Bruns' Beitr. z. klin. Chirurg. Bd. 25, S. 503. 1899.

661. — Primäres Sarkom der Fußgelenkkapsel. Exstirpation. Dauerheilung. Dtsch. Zeitschr. f. Chirurg. Bd. 98, S. 306. 1909.

662. **Mosheim, M.**: Ein Fall von periostalem Sarkom der Fibula. Inaug.-Diss. Würzburg 1892.

663. **Moszkowicz**: Zum Ersatz großer Tibiadefekte durch die Fibula. Eine Periostplastik. Arch. f. klin. Chirurg. Bd. 108, S. 221. 1916.

664. **Mulert, D.**: Ein Fall von multiplem Endotheliom der Kopfhaut, zugleich ein Beitrag zur Endotheliomfrage. Arch. f. klin. Chirurg. Bd. 54, S. 658. 1897.

665. **Müller - Rostock**: Diskuss. zu **Haberer**. 76. Versamml. dtsch. Naturforsch. u. Ärzte zu Breslau 1904. Ref.: Zentralbl. f. Chirurg. 1904. S. 1324.

666. — Röntgentiefentherapie bei Sarkom. Verhandl. d. dtsch. Ges. f. Chirurg. 1920. I., S. 75.

667. **Müller, A. J.**: Fieber bei Krebs und anderen bösartigen Neubildungen. Inaug.-Diss. Bonn 1919.

668. **Müller, Chr.**: Therapeutische Erfahrungen an 100 mit Kombination von Röntgenstrahlen und Hochfrequenz resp. Diathermie behandelten bösartigen Neubildungen. Münch. med. Wochenschr. 1912. Nr. 28.

669. — Die Röntgenbestrahlung der malignen Tumoren und ihre Kombinationen. Strahlentherapie Bd. 3, S. 177. 1913.

670. **Müller, Ed.**: Über multiple metastatische Lungengeschwülste. Verhandl. d. dtsch. Röntgenges. 1913. S. 42.

671. **Müller, Ernst**: Radiumwirkung bei malignen Tumoren. Bruns' Beitr. z. klin. Chirurg. Bd. 95, S. 615. 1914.

672. **Müller, Joh.**: Über den feineren Bau und die Formen der krankhaften Geschwülste. Berlin 1838.

673. **Müller, W.**: Beobachtungen über Rückbildung und Heilung großer Tumoren im Anschluß an unvollkommene diagnostische Eingriffe. Arch. f. klin. Chirurg. Bd. 118, S. 830. 1912.

674. **Naegele, O.**: Über Zungensarkom mit besonderer Berücksichtigung des Kindesalters. Inaug.-Diss. Kiel 1900.

675. **Nakayama**: Das hämorrhagisch-cystische Sarkom der langen Röhrenknochen, seine Beziehungen zum Knochenaneurysma und zur Knochencyste. Bruns' Beitr. z. klin. Chirurg. Bd. 64, S. 524. 1909.

676. **Narath, A.**: Über ein pulsierendes Angioendotheliom des Fußes. Verhandl. d. dtsch. Ges. f. Chirurg. 1895. II., S. 427.

677. **Nasse, D.**: Über einen Fall von multiplem primärem Sarkom des Periosts. Virchows Arch. f. pathol. Anat. u. Physiol. Bd. 94, S. 461. 1883.

678. — Die Sarkome der langen Extremitätenknochen. Arch. f. klin. Chirurg. Bd. 39. S. 886. 1889.

679. — Die Exstirpation der Schulter und ihre Bedeutung für die Behandlung der Sarkome des Humerus. Samml. klin. Vorträge 1893. Nr. 86. (Chirurgie Nr. 23.)

680. **Nast-Kolb, A.**: Die operative Behandlung der Verletzungen und Erkrankungen der Wirbelsäule. Ergebn. d. Chirurg. u. Orthop. Bd. 3, S. 347. 1911.

681. **Nauwerck, G.**: Über einen Fall von zentralem hyperplastischem Capillarangiom (Teleangiectasis simplex hyperplastica) des Oberschenkels. Virchows Arch. f. pathol. Anat. u. Physiol. Bd. 111, S. 211. 1888.

682. Neftel, W.: Zur elektrolytischen Behandlung bösartiger Geschwülste. Virchows Arch. f. pathol. Anat. u. Physiol. Bd. 48, S. 521. 1869, Bd. 57, S. 242. 1873 u. Bd. 70, S. 171. 1877.

683. Nehrkorn: Multiplizität primärer maligner Tumoren. Münch. med. Wochenschr. 1901. Nr. 15, S. 581.

684. Nélaton, Eug.: Tumeurs à myéloplaxes du maxillaire supérieur. Bull. et mém. de la soc. anat. de Paris 1856. 31. année, p. 486.

685. — Tumeur hypertrophique des glandules salivaires du voile du palais. Ablation. Gaz. des hôp. civ. et milit. 1856. Nr. 143, p. 569.

686. — Tumeur hypertrophique des glandes palatines. Gaz des hôp. civ. et milit. 1858. Nr. 51, p. 201.

687. — Tumeur de l'isthme du gosier. — Hypertrophie glandulaire. Gaz des hôp. civ. et milit. 1862. Nr. 30, p. 117.

688. — D'une nouvelle espèce de tumeurs bénignes des os ou tumeurs à myéloplaxes. Paris 1860.

689. Neuberg, C. und Caspari, W.: Tumoraffine Substanzen. Dtsch. med. Wochenschr. 1912. Nr. 8, S. 375.

690. Neufeld, Fr.: Beiträge zur Kasuistik der angeborenen Schädelgeschwülste. 1. Kongenitales Osteosarkom des Schädels. Bruns' Beitr. z. klin. Chirurg. Bd. 13., S. 730. 1895.

691. Neuffer: Cystenartige Geschwulst an einem weiblichen Foetus aus dem 6. Monat der Schwangerschaft. Med. Korrespbl. d. württemberg. ärztl. Vereins. Bd. 24, S. 83. 1874.

692. Neumann: Über die operative Behandlung eines großen myelogenen Sarkoms der Tibia. Verhandl. d. dtsch. Ges. f. Chirurg. 1893. II., S. 108.

693. Neumann, E.: Zur Kenntnis der zelligen Elemente der Sarkome. Arch. d. Heilk. Bd. 12, S. 66. 1871.

694. — Ein Fall von kongenitaler Epulis. Bd. 12, S. 189. 1871.

695. Nieber: Röntgenologische Studie über die Ostitis fibrosa. Fortschr. a. d. Geb. d. Röntgenstr. Bd. 23, S. 433. 1915/16.

696. Noesske, K.: Sarkom der unteren Femurdiaphyse. Ges. f. Natur- u. Heilk. zu Dresden. 11. 3. 1911. Offiz. Prot.: Münch. med. Wochenschr. 1911. Nr. 21, S. 1158.

697. Norell, C.: Dissertatio chirurgica de Osteosteatomata. Upsaliae 1780.

698. Norkus, G.: Über die Totalexstirpation des Schlüsselbeins. Bruns' Beitr. z. klin. Chirurg. Bd. 11, S. 728. 1894.

699. Noetel, K.: Beiträge zur Prognose der Knochensarkome des Femur und der Unterschenkelknochen. Inaug.-Diss. Berlin 1896.

700. Oberndorfer, S.: Über Multiplizität von Tumoren. Münch. med. Wochenschr. 1905. Nr. 31, S. 1477.

701. — Tumor und Trauma. Ärztl. Sachverständ.-Ztg. 1907. Nr. 2, S. 32.

702. Oberst, M.: Ein Fall von zentralem metastasierendem Riesenzellensarkom des Oberschenkels usw. Dtsch. Zeitschr. f. Chirurg. Bd. 14, S. 409. 1881.

703. Ohlemann: Beitrag zur Statistik der Oberkiefergeschwülste. Arch. f. klin. Chirurg. Bd. 18, S. 463. 1875.

704. Oehler: Über das sog. Knochenaneurysma. Dtsch. Zeitschr. f. Chirurg. Bd. 37, S. 525. 1893.

705. Orth, J.: Präcarcinomatöse Krankheiten und künstliche Krebse. Zeitschr. f. Krebsforschung. Bd. 10, S. 42. 1911.

706. — Diskussion zu den Vorträgen über Lymphogranulomatose von F. Kraus und O. Lubarsch. Berl. med. Ges. 3. 7. 1918. Offiz. Prot.: Berl. klin. Wochenschr. 1918. S. 724.

707. Oser, E. G.: Zur Behandlung inoperabler Sarkome mit Coleyserum. 85. Versamml. dtsch. Naturforsch. u. Ärzte in Wien. 1913. II. Teil, S. 454.

708. Ost, W.: Über osteogene Sarkome im Kindesalter. Jahrb. f. Kinderheilk. Bd. 12, S. 205. 1878.

709. Outland, J. und Clendening, L.: Sarcomatous proliferation. Sarcoma of the rib. Journ. of the Americ. med. assoc. Vol. 65, p. 1177. 1914. Ref.: Zentralbl. f. Chirurg. 1915. S. 920.

710. Paget, J.: Lectures on surg. pathol. Vol. 2. London 1853.
711. — On a form of chronic inflammation of bones (osteitis deformans). Medico-chirurg. Transact. London. Vol. 60, p. 37. 1877.
712. — Additional cases of osteitis deformans. Medico-chirurg. Transact. Vol. 65, p. 225. 1882.
713. Paget, Stephen: Tumours of the palate. St. Bartholomews hosp. rep. Vol. 22, p. 315. 1886.
714. Pappenheim, A.: Über Pseudoleukämie und verschiedene verwandte Krankheitsformen. Arch. f. klin. Chirurg. Bd. 71, S. 271. 1903.
715. Parker, R. W.: Ossifying chondro-sarcoma of both femora etc. | Transact. of the pathol. soc. London Vol. 31, p. 223. 1880.
716. Parola, L. e Celedar, A.: Quadro radiologico delle vere; cisti ossee solitarie. Radiol. med. 1920. Nr. 7. Ref.: Zentralbl. f. Chirurg. 1921. S. 1100.
717. Partsch: Chirurgische Erkrankungen des Mundes und der Kiefer. Serie 3 des „Atlas der Zahnheilkunde". Berlin 1912.
718. Patel: Ablation de la clavicule pour ostéosarcome. Lyon med. Tom. 115, p. 715. 1910.
719. Paul, H. J.: Die konservative Chirurgie der Glieder. 2. Aufl., S. 401. Breslau 1859.
720. Payr, E.: Über Verwendung von Magnesium zur Behandlung von Blutgefäßerkrankungen. Dtsch. Zeitschr. f. Chirurg. Bd. 63, S. 503. 1902.
721. — Absetzung und Auslösung von Arm und Bein mit Rücksicht auf die Folgen. 2. Kriegschirurgentagung 1916. Bruns' Beitr. z. klin. Chirurg. Bd. 101, S. 123 (158—160). 1916.
722. Peabody: Sarcoma of the cerebellum in the child of a sarcomatous mother. Zit. bei Stern. (An der angegebenen Stelle New York med. Record 1885. 26. 6. nicht gefunden.)
723. Péan: Des tumeurs anévrismatiques des os. Bull. de l'acad. de méd. 2 série. Tom. 35, p. 147. 1896.
724. Pearson, J.: The history of a disease in the head of the tibia etc. Med. Communic. London Vol. 2, p. 95. 1790.
725. Peham, H.: Riesenzellensarkom des Kreuzbeines. Dtsch. Zeitschr. f. Chirurg. Bd. 45, S. 241. 1897.
726. Peikert, E.: Über Knochensarkome. Inaug.-Diss. Berlin 1873.
727. Perls: Lehrbuch der allgemeinen Pathologie. 2. Aufl. Herausgeg. von Neelsen. Stuttgart 1886. S. 332.
728. Perthes: Verletzungen und Krankheiten der Kiefer. Dtsch. Chirurg. Lieferg. 33a. Stuttgart 1907. (Lit. bis 1907.)
729. — Chirurgie der Kiefer im „Handbuch f. prakt. Chirurgie". Stuttgart 1913. 4. Aufl., S. 800 ff.
730. — Über die Strahlenbehandlung bösartiger Geschwülste. Verhandl. d. dtsch. Ges. f. Chirurg. 1921. II., S. 61.
731. Peters, O. A.: Sarkom des Fersenbeins. Zentralbl. f. Chirurg. 1894. Nr. 1132, S. 46.
732. Peters, W.: Die seltenen Formen der Osteomyelitis. Bruns' Beitr. z. klin. Chirurg. Bd. 117, S. 186. 1919.
733. Petersen, O. H.: Die Dauerheilungen von Sarkomen durch Röntgenstrahlen. Ref.: Strahlentherapie Bd. 3, S. 490. 1913.
734. Petersen, W.: Einige kritische Bemerkungen zur Krebsheilserumtherapie von Emmerich und Scholl. Dtsch. med. Wochenschr. 1895. Nr. 20, S. 314.
735. — Zur tatsächlichen Berichtigung in Sachen des Krebsheilserums. Dtsch. med. Wochenschr. 1895. Nr. 27, S. 429.
736. — Klinische Beobachtungen bei der Bakteriotherapie bösartiger Geschwülste. Verhandl. d. dtsch. Ges. f. Chirurg. 1896. II., S. 229 und Arch. f. klin. Chirurg. Bd. 53, S. 184. 1896.
737. Petersen, W. und Exner, A.: Über Hefepilze und Geschwulstbildungen. Bruns' Beitr. z. klin. Chirurg. Bd. 25, S. 769.
738. Petit, J. L.: Abhandlung von den Krankheiten der Knochen am menschlichen Leibe. Aus dem Französischen übersetzt. Berlin 1743.
739. Pfahler, G. E.: The healing process of osteosarcoma under the influence of the Roentgen rays. Journ. of the Americ. med. assoc. Vol. 61, p. 547. 1913.

740. Pfahler, G. E.: Electrothermic coagulation and Roentgen therapy in the treatment of malignant disease. Surg., gynaecol. a. obstetr. Vol. 19. 1914. Ref.: Zentralbl. f. Chirurg. 1915. S. 448.

741. Pfeiffer, C.: Über die Ostitis fibrosa und die Genese und Therapie der Knochencysten. Bruns' Beitr. z. klin. Chirurg. Bd. 53, S. 473. 1907.

742. Pfeiffer, L.: Untersuchungen über den Krebs. Die Zellerkrankungen und die Geschwulstbildungen durch Sporozoen. Jena 1893.

743. Pfister, E.: Über Knochensarkome der unteren Extremitäten im Kindesalter. Inaug.-Diss. Zürich. 1902.

744. Pflaumer: Beobachtungen über Autolysatbehandlung maligner Tumoren. Verhandl. d. dtsch. Ges. f. Chirurg. 1914. I., S. 169.

745. Pflugradt, R.: Ein Beitrag zur Pathogenese cystischer Knochentumoren. Abh. d. kais. Leop. Carol. Dtsch. Akad. d. Naturf. Bd. 97, Nr. 12. Halle 1912.

746. Philippeau, Fr.: A contribution a l'étude de l'épulis. Thèse de Paris 1886.

747. Pianese, G.: Beitrag zur Histologie und Ätiologie des Carcinoms. Beitr. z. pathol. Anat. u. z. allg. Pathol. Supp. I., 1896.

748. Pichler: Verein Dtsch. Ärzte in Prag. 14. 2. 1896. Prot.: Wien. klin. Wochenschr. 1896. Nr. 16, S. 308.

749. Pick: Zur traumatischen Genese der Sarkome. Med. Klinik 1921. Nr. 14.

750. Picot, C.: Des tumeurs malignes chez les enfants. Rev. méd. de la Suisse romande 1883. S. 660.

751. Pillot: De l'anévrysme des os. Thèse de Paris 1883.

752. Pinkers: Die Bedeutung der Antitrypsinreaktion für die Diagnose und Prognose des Carcinoms. Berl. klin. Wochenschr. 1910. Nr. 5.

753. Piperata, G.: Zur Statistik der Extremitätensarkome. Dtsch. Zeitschr. f. Chirurg. Bd. 102, S. 195. 1909.

754. v. Piskorski, P.: Über das primäre Sarkom der Wirbelsäule. Inaug.-Diss. Rostock 1894.

755. Platon: On osseous cysts and so-called giant-cell sarcoma. Ann. of surg. 1918. Nr. 3.

756. Pommer, G.: Untersuchungen über Osteomalacie und Rachitis usw. Leipzig 1885.

757. — Zur Kenntnis der progressiven Hämatom- und Phlegmasieveränderungen der Röhrenknochen auf Grund der mikroskopischen Befunde im neuen Knochencystenfalle H. v. Haberers. Arch. f. Orthop. u. Unfallchirurg. Bd. 17. 1920.

758. Poncet, A.: De l'endothéliome des os. 12. Congrès français de Chirurg. 1898. p. 553.

759. Porcher, F. P.: Post-mortem dissection of the region of the clavicle, this bone having been removed for osteosarcoma etc. Americ. journ. of the med. sciences. Vol. 85, p. 146. 1883.

760. Pott, Percival: The chirurg. works. London Vol. 3, p. 401. 1790.

761. Preuss: Seltener Fall von Doppelbildung usw. Virchows Arch. f. pathol. Anat. u. Physiol. 1869. S. 267.

762. Pringle, J. H.: Some notes on the interpelvi-abdominal amputation, with the report of three cases. Lancet 1909. I., p. 530.

763. Prochnow: Einige interessante Fälle von Geschwülsten. Dtsch. Zeitschr. f. Chirurg. Bd. 33.

764. Pythou, J.: Des adénomes du voile du palais et de la voûte palatine. Thèse de Paris 1875.

765. De Quervain, F.: Spezielle chirurgische Diagnostik. 5. Aufl. Leipzig 1915.

766. — Röntgenbild und therapeutische Indikation bei Knochen- und Gelenktuberkulose. Schweiz. med. Wochenschr. 1922. Nr. 42, S. 1021.

767. Ransohoff: Three inoperable cases of sarcoma clinically cured by radium. Lancetclinic. 6. 3. 1915. Ref.: Zentralbl. f. Chirurg. 1916. S. 501.

768. Ranzi: Serumreaktionen bei malignen Tumoren. Handbuch der Technik und Methodik der Immunitätsforschung. herausgegeben von Kraus und Levaditi. I. Ergänzungsband S. 592. Jena 1910. (Lit.)

769. Ranzi, E., H. Schüller und R. Sparmann: Erfahrungen über Radiumbehandlung maligner Tumoren. Strahlentherapie Bd. 4, S. 97. 1914.

770. Rapok, O.: Beitrag zur Statistik der Geschwülste. Inaug.-Diss. Straßburg 1890.

771. Rausch, H.: Verletzungen als Ursache von Tumoren. Inaug.-Diss. Erlangen 1900.

772. v. Recklinghausen: Handb. d. allg. Pathol. d. Kreislaufes u. d. Ernährung. Dtsch. Chirurg. Stuttgart 1883. Lieferg. 2 u. 3, S. 173.
773. — Die fibröse oder deformierende Ostitis usw. Festschr. f. R. Virchow 1891.
774. — Untersuchungen über Rachitis und Osteomalacie. Jena 1910.
775. Reclus: Osteosarcome du pied. Bull. et mém. de la soc. de chirurg. de Paris. Tom. 23, p. 103. 1897.
776. Reerink: Zur Resektion der langen Röhrenknochen wegen bösartiger Neubildung. Verhandl. d. dtsch. Ges. f. Chirurg. 1904. I., S. 281.
777. Rehn, Ed.: Die Schnüffelkrankheit des Schweines und ihre Beziehungen zur Ostitis fibrosa infantilis des Menschen. Beitr. z. pathol. Anat. u. z. allg. Pathol. Bd. 44, S. 274. 1908.
778. Rehn, L.: Ein Fall von angeborenem Sarkom des Fußrückens. Verhandl. d. dtsch. Ges. f. Chirurg. 1890. I., S. 121.
779. — Multiple Knochensarkome mit Ostitis deformans. Verhandl. d. dtsch. Ges. f. Chirurg. 1904. II., S. 424.
780. Reiche, F.: Operatio aneurysmatis ossis sterni. Dtsch. Klinik 1854. Nr. 29, S. 323.
781. Reicher: Zur Therapie maligner Geschwülste. Verein f. inn. Med. u. Kinderheilk. 5. 12. 1910. Ref.: Allg. med. Zentral-Zeit. 1910. Nr. 52, S. 721.
782. Reicher, K. und Lenz, E.: Weitere Mitteilungen zur Verwendung der Adrenalin-anämie als Hautschutz in der Röntgen- und Radiumtherapie. Dtsch. med. Wochen-schrift 1912. Nr. 1, S. 9.
783. Reinhardt: Mitteilungen über die in den Jahren 1880—1895 in der Göttinger Chirurgischen Klinik beobachteten Sarkome der langen Röhrenknochen. Dtsch. Zeitschr. f. Chirurg. Bd. 47, S. 523. 1898 und Verhandl. d. dtsch. Ges. f. Chirurg. 1897. I., S. 134.
784. Renner, A.: Traumen als Ursache von Sarkomen. Inaug.-Diss. Kiel 1899.
785. Rennes: Tumeur volumineuse de l'isthme du gosier. Opération Guérison. Gaz. des hôp. civ. et milit. 1855. Nr. 41, S. 162.
786. Rheinwald, M.: Ein Fall von symmetrischem Sarkom beider Oberarmknochen. Bruns' Beitr. z. klin. Chirurg. Bd. 32, S. 271. 1902.
787. Ribbert, H.: Geschwulstlehre. Bonn 1904 und II. Aufl. 1914.
788. — Beiträge zur Entstehung der Geschwülste. Bonn 1906.
789. — Inwieweit können Neubildungen auf traumatische Einflüsse zurückgeführt werden? Ärztl. Sachverständ.-Ztg. 1898. Nr. 19, S. 389 und Nr. 20, S. 419.
790. Richardson: Lancet 1856. II.
791. Richet, A.: Recherches sur les tumeurs vasculaires des os etc. Arch. gén. de méd. Paris 1864. II., p. 641.
792. Richter, W.: Über Epulis. Inaug.-Diss. Würzburg 1887.
793. Riebe: Osteosarkom des Femur. Amputation, Exartikulation des Hüftgelenks. Heilung. Dtsch. militärärztl. Zeitschr. 1881. S. 14.
794. Riebe, J.: Welchen Einfluß üben die Schwangerschaft und die Menstruations-störungen auf das Zahnfleisch und die Zähne aus? Dtsch. Monatsschr. f. Zahnheilk. Bd. 3, S. 527 (533). 1885.
795. Riedel: Diskuss. zu Tietze. Verhandl. d. dtsch. Ges. f. Chirurg. 1906. I., S. 174.
796. Riese: Beckenresektion wegen Sarkom. Dtsch. med. Wochenschr. 1909. Nr. 49, S. 2166.
797. Riesel: Dtsch. Arch. f. klin. Med. Bd. 72, S. 31. 1902.
798. Rigaud: Gaz. méd. de Strasbourg 1850. Nr. 4.
799. Rindfleisch, E.: Lehrb. d. pathol. Gewebelehre. Leipzig 1878. 5. Aufl., S. 108.
800. Ritter, C.: Der Fettgehalt in den Endotheliomen (Peritheliomen) des Knochens. Dtsch. Zeitschr. f. Chirurg. Bd. 50, S. 349. 1899.
801. — Die Epulis und ihre Riesenzellen. Dtsch. Zeitschr. f. Chirurg. Bd. 54, S. 1. 1900 (Lit.).
802. — Zur Diagnose der Knochenechinocokken. Dtsch. Zeitschr. f. Chirurg. Bd. 93, S. 166. 1908.
803. Robin, Ch.: Sur l'existence de deux espèces nouvelles d'éléments anatom., qui se trouvent dans le canal médullaire des os. Cpt. rend. des séances e la soc. de biol. 1849. S. 149.

804. Robin, Ch.: Sur la structure d'un epulis du maxillaire inférieur. Cpt. rend. des séances de la soc. de biol. 1850. S. 8.

805. — Observations sur le développement de la substance et du tissu des os. Ebenda 1850. S. 119.

806. — Mémoire sur l'anatomie des tumeurs érectiles. Gaz. méd. de Paris 1854. p. 347.

807. Rocher, H. L.: Sarcome de la colonne vertébrale chez un bébé de treize mois. Exstirpation. Guérison. Journ. de méd. de Bordeaux 1909. Nr. 51. Ref.: Zentralbl. f. Chirurg. 1910. S. 376.

808. Rhode, H.: Knochencysten. Ein Beitrag zu ihrer Pathogenese. Berl. klin. Wochenschrift 1919. Nr. 50, S. 1184.

809. Rhoden, Aug.: Über die Geschwülste des harten und weichen Gaumens. Inaug.-Diss. Berlin 1872.

810. Rokitansky, C.: Lehrb. d. pathol. Anat. Bd. 2, S. 130. Wien 1856.

811. Roncali, D. B.: Über die Behandlung bösartiger Tumoren durch Injektion der Toxine des Streptococcus erysipelatis usw. Zentralbl. f. Bakteriol. Parasitenk. u. Infektionskrankh., Abt. I, Orig., Bd. 21, S. 782 u. 858. 1897.

812. — Mikrobiologische Untersuchungen über einen Tumor des Abdomens. Zentralbl. f. Bakteriol., Parasitenk. u. Infektionskrankh., Abt. I, Orig., Bd. 21, S. 517. 1897.

813. Rosenberger: Diskuss. zu Petersen. Verhandl. d. dtsch. Ges. f. Chirurg. 1896. I., S. 21.

814. Rosenberger, J. A.: Über eine eigenartige Erkrankung des Condylus externus femoris sinistra (Sarkom). Archiv f. klin. Chirurg. Bd. 37, S. 594. 1888 u. Verhandl. d. dtsch. Ges. f. Chirurg. 1888.

815. Rosenstein, P.: Die Erkrankungen der Mundorgane in der Schwangerschaft. Dtsch. Monatsschr. f. Zahnheilk. 1913. H. 3.

816. Roser: Ärztl. Verein Marburg. Berl. klin. Wochenschr. 1889. Nr. 31.

817. Rosin, H.: Über einen eigenartigen Eiweißkörper im Harne und seine diagnostische Bedeutung. Berl. klin. Wochenschr. 1897. S. 1044.

818. Rossander, C. J.: Fall af Cancer i callus. Hygiea Bd. 17, S. 17. Stockholm 1855.

819. Rössle, R.: Die Rolle der Hyperämie und des Alters in der Geschwulstentstehung. Münch. med. Wochenschr. 1904. Nr. 30, S. 1330, Nr. 31, S. 1392 und Nr. 32, S. 1435.

820. Roth, M. und Volkmann, J.: Zur Kenntnis der generalisierten Ostitis fibrosa. Mitt. a. d. Grenzgeb. d. Med. u. Chirurg. Bd. 32, S. 427. 1920.

821. Roughton: On blood tumours (angeiomata and angeiosarcomata) of bone. Medicochirurg. Transact. Vol. 73, p. 69. London 1890.

822. Roux, Ph. J.: Faits et remarques sur les tumeurs fongueuses, sanguines ou anévrismales des os. Bull. de l'acad. royale de méd. Paris. Tom. 10, p. 380. 1844 bis 1845.

823. — Quarante années de pratique chirurg. Tome 2, p. 436 ff. 1855.

824. Rouyer, J.: Mémoire sur les tumeurs de la région palatine etc. Moniteurs des hôp. Nr. 2, p. 9, Nr. 3, p. 20 et Nr. 4, p. 27. 1857.

825. Rovsing: Über die Sicherheit der histologischen Geschwulstdiagnose als Basis radikalchirurgischer Eingriffe. Münch. med. Wochenschr. 1908. S. 1989.

826. Royce, C. E.: Sarcoma of the base of the skull. Journ. of the Americ. med. assoc. Vol. 66. 1916.

827. v. Ruediger-Rydygier jun., A. R.: Zur Diagnose und Therapie des primären Sarkoms der Kniegelenkkapsel. Dtsch. Zeitschr. f. Chirurg. Bd. 82, S. 211. 1906.

828. Ruff: Über den Zusammenhang zwischen Trauma und Entstehung von bösartigen Geschwülsten. 11. polnisch. Chirurgenkongr. 1901. Ref.: Zentralbl. f. Chirurg. 1901. S. 1266.

829. Rumpel, O.: Über Geschwülste und entzündliche Erkrankungen der Knochen im Röntgenbild. Fortschr. a. d. Geb. d. Röntgenstr. Ergänzungsbd. 16. 1908.

830. Runge, M.: Tumor des Atlas und Epistropheus bei einer Schwangeren. Virchows Arch. f. pathol. Anat. u. Physiol. Bd. 66, S. 366. 1876.

831. v. Rustizky, J.: Multiples Myelom. Dtsch. Zeitschr. f. Chirurg. Bd. 3, S. 162. 1873.

832. — Epithelialcarcinoma der Dura mater mit hyaliner Degeneration. Virchows Arch. f. pathol. Anat. u. Physiol. Bd. 59, S. 191. 1874.

833. v. Rustizky, J.: Untersuchungen über Knochenresorption und Riesenzellen. Virchows Arch. f. pathol. Anat. u. Physiol. Bd. 59, S. 202 (226). 1874.

834. De Saint-Germain: Tumeurs malignes de l'enfance. Rev. mensuell. des malad. de l'enfance. Tom. 1, p. 26. 1883.

835. Salistschef, E. G.: Exarticulatio interileo-abdominalis. Arch. f. klin. Chirurg. Bd. 60, S. 57. 1899.

836. (Salter): A case of sarcomatous degeneration of the synovial membrane of the knee-joint. Lancet 1894. I., S. 1619.

837. Salzwedel: 2 Fälle von Exartikulation im Hüftgelenk. Freie Vereinig. d. Chirurg. Berlins. 21. 10. 1889. Prot.: Berl. klin. Wochenschr. 1889. Nr. 49, S. 1076.

838. Samter, P.: Heilung eines Falles von Riesenzellensarkom (ausgehend vom Tibiakopf) durch Arsenik. Dtsch. med. Wochenschr. 1894. Nr. 37, S. 727.

839. Sandhövel, H.: Über den Einfluß von Traumen auf die Entstehung maligner Tumoren. Inaug.-Diss. Bonn 1900.

840. Sanfelice, Fr.: Über eine für Tiere pathogene Sproßpilzart und über die morphologische Übereinstimmung, welche sie bei ihrem Vorkommen in den Geweben mit den vermeintlichen Krebscoccidien zeigt. Zentralbl. f. Bakteriol., Parasitenk. u. Infektionskrankh., Abt. I, Orig., Bd. 17, S. 113. 1895.

841. — Über einen neuen pathogenen Blastomyceten, welcher innerhalb der Gewebe unter Bildung kalkartig aussehender Massen degeneriert. Ebenda Bd. 18, I. Abt. S. 521. 1895.

842. — Über die pathogene Wirkung der Blastomyceten. Zeitschr. f. Hyg. u. Infektionskrankheiten Bd. 21, S. 32 u. 394. 1896 u. Bd. 22, S. 171. 1896.

843. — Über die pathogene Wirkung der Sproßpilze. Zugleich ein Beitrag zur Ätiologie der bösartigen Geschwülste. Zentralbl. f. Bakteriol., Parasitenk. u. Infektionskrankh., Abt. I, Orig., Bd. 17, S. 625. 1895.

844. Sangalli: Storia anat. dei tumori. Bd. 2, S. 263 u. 264; zit. bei Virchow, Geschwülste, Bd. 3, S. 372.

845. Santesson: Krebs im Knochen des Oberarms und in dem daselbst befindlichen Callus. Hygiea Bd. 16, S. 691 u. 732. 1854.

846. Sauerbruch, F.: Die Exstirpation des Femur mit Umkipplastik des Unterschenkels. Dtsch. Zeitschr. f. Chirurg. Bd. 169, S. 1. 1922.

847. Scarpa, A.: De anatome et pathologia ossium commentarii. Ticini 1827.

848. — Sull'Aneurisma. Pavia 1804. Ann. univ. di med. Mai/Juni 1830; zit. bei Volkmann.

849. Schepens: Fibrosarkom des Zungenbeins usw. Bull. trim. de la soc. belge d'otologie, de rhinologie et de laryngologie 1913. Nr. 4. (Sonderdruck [Übersetzung] d. bakt.-chem. Laborat. Wolfgang Schmidt in Köln.)

850. Schlange: Über einige seltenere Knochenaffektionen. Arch. f. klin. Chirurg. Bd. 36. S. 97 (117), 1887.

851. — Zur Diagnose der solitären Cyste in den langen Röhrenknochen. Arch. f. klin. Chirurg. Bd. 46, S. 373. 1893 und Verhandl. d. dtsch. Ges. f. Chirurg. II., S. 198.

852. — Diskuss. Verhandl. d. dtsch. Ges. f. Chirurg. 1906. I., S. 173.

853. Schlegel, A.: Erfolgreiche Behandlung der Sarkome mit Röntgentiefentherapie. Bruns' Beitr. z. klin. Chirurg. Bd. 120. 1920.

854. Schleich: Über einen Fall von pulsierendem Knochensarkom. Inaug.-Diss. Greifswald 1887.

855. Schlesinger, E.: Über den gegenwärtigen Stand der Radiumtherapie bösartiger Geschwülste. Dtsch. med. Wochenschr. 1913. Nr. 47, S. 2289.

856. Schlesinger, H.: Beiträge zur Klinik der Rückenmarks- und Wirbeltumoren. Jena 1898.

857. Schloffer: Ein Sarkom der Halswirbelsäule. Wissenschaftl. Ärzte-Ges. zu Insbruck. 22. 5. 1908. Prot.: Wien. klin. Wochenschr. 1908. Nr. 38, S. 1339.

858. Schmaus-Herxheimer: Grundriß der pathologischen Anatomie. 13. u. 14. Aufl. Wiesbaden 1919.

859. Schmidseder, M.: Über primäre Beckenknochensarkome usw. Dtsch. Zeitschr. f. Chirurg. Bd. 130, S. 225.

860. Schmidt, Ad.: Beitrag zur Statistik der Unterkiefertumoren. Inaug.-Diss. Greifswald 1903.

861. Schmidt, G.: Über einen Fall von Angiosarkom des harten Gaumens. Inaug.-Diss. München 1885.

862. Schmidt, M. B.: Allgemeine Pathologie und pathologische Anatomie der Knochen. Ergebn. d. allg. Pathol. u. pathol. Anat. Bd. 4, S. 531. 1899, Bd. 5, S. 949. 1900. (Ostitis deformans) und Bd. 7, S. 281. 1902 (Knochengeschwülste).

863. — Über die Pacchionischen Granulationen und ihr Verhältnis zu den Sarkomen und Psammomen der Dura mater. Virchows Arch. f. pathol. Anat. u. Physiol. Bd. 170, S. 429. 1902.

864. — Die Verbreitungswege der Carcinome und die Beziehung generalisierter Sarkome zu den leukämischen Neubildungen. Jena 1903.

865. — Abschnitt: „Bewegungsapparat" im Lehrbuch d. pathol. Anat. v. Aschoff 1909. Kap.: „Geschwülste", Bd. 2, S. 191, „Ostitis deformans", Bd. 2, S. 174 und „Störungen des Stoffwechsels", Bd. 2, S. 155.

866. Schmidt, O.: Reaktionen und Heilerfolge bei Carcinomkranken nach Behandlung mit abgetöteten Reinkulturen eines im Carcinom vorkommenden Parasiten. Monatsschr. f. Geburtsh. u. Gynäkol. Bd. 17, S. 1083. 1903.

867. — Über einen protozoenähnlichen Mikroorganismus in malignen Tumoren und durch diesen erzeugte transplantierbare Geschwulstformen beim Tiere. Münch. med. Wochenschr. 1906. Nr. 4, S. 162.

868. — Beiträge zur experimentellen Carcinomforschung. Zentralbl. f. Bakteriol., Parasitenk. u. Infektionskrankh., Abt. I, Orig., Bd. 52, S. 11. 1909.

869. Schmieden, V.: Über den Wert der Theorie von der traumatischen Geschwulstgenese und über einen geheilten Fall von zentralem Riesenzellensarkom der Tibia. Dtsch. med. Wochenschr. 1902. Nr. 1, S. 6.

870. — Über die chirurgischen Erscheinungsformen der Grippe. Münch. med. Wochenschr. 1919. Nr. 9, S. 229.

871. — Beitrag zur Kenntnis der Osteomalacia chronica deformans hypertrophica. Dtsch. Zeitschr. f. Chirurg. Bd. 70.

872. — Diskuss. zu Perthes. Verhandl. d. dtsch. Ges. f. Chirurg. 1921. I., S. 228.

873. — Über die allgemeine Indikationsstellung zur Röntgenstrahlenbehandlung maligner Geschwülste. Strahlentherapie Bd. 13, S. 431. 1922.

874. Schöne: Berl. med. Ges. 1904.

875. Schönenberger: Über Osteomalacie mit multiplen Riesenzellensarkomen und multiplen Frakturen. Virchows Arch. f. pathol. Anat. u. Physiol. Bd. 165, S. 189.

876. Schreff, R.: Über Sarkome der langen Röhrenknochen nebst Beitrag zur Kasuistik. Inaug.-Diss. Würzburg 1892.

877. Schuchardt: Kasuistische Mitteilungen aus dem patholog. Institute zu Breslau (Sarkom des Oberkiefers mit multiplen Metastasen in fast sämtlichen Organen). Bresl. ärztl. Zeitschr. 1882. Nr. 15.

878. — Die Krankheiten der Knochen und Gelenke. Dtsch. Chirurg. Stuttgart. 1899. Lieferg. 28.

879. — Diskuss. zu Borchardt. Verhandl. d. dtsch. Ges. f. Chirurg. 1899. I., S. 120.

880. — Abschnitt: „Knochengeschwülste". In: Enzyklopädie der gesamten Chirurgie von Kocher und de Quervain Bd. 1, S. 731. Leipzig 1902.

881. Schueller, M.: Die Parasiten im Krebs und Sarkom des Menschen. Jena 1901.

882. Schuh: Über die kavernöse Blutgeschwulst im Knochen. Wien. med. Halle 1862. Nr. 12, S. 107.

883. Schultz, W.: Zur Statistik der totalen Entfernung des Schulterblattes. Dtsch. Zeitschr. f. Chirurg. Bd. 43, S. 443. 1896. (Lit.)

884. Schulze-Berge: Sarkom der Tibia. Verein niederrhein.-westf. Chirurg. 7. 12. 1912. Ref.: Zentralbl. f. Chirurg. 1913. S. 1854.

885. Schuster, D.: Zur Pathogenese der Knochencysten. Bruns' Beitr. z. klin. Chirurg. Bd. 123, S. 191. 1921.

886. Schwalbe: Die Zellersche Krebsbehandlung. Dtsch. med. Wochenschr. 1913. Nr. 27.

887. Schwartz, A.: Sarcomes à myéloplaxes de l'extrémité inférieure du tibia. Evidement et plombage iodoformé. Guérison depuis trois ans et demi. Bull. et mém. de la soc. de chirurg. de Paris 1913. p. 1254.

888. Schwartz, G.: Über Fieber bei malignen Neoplasmen. Inaug.-Diss. Bonn 1902.

889. Schwartz: Des ostéosarcomes des membres. Thèse de Concours pour l'aggrégation. Paris 1880.

890. Schweninger, E.: Lymphangiom (adenoides Sarkom) der Dura mater. Usur des Schädeldaches und Gehirns. Ärztl. Intelligenzbl. 1876. S. 310.

891. — Adenoides Sarkom am Oberarm. Ärztl. Intelligenzbl. 1876. S. 339.

892. Seegelken: Über multiples Myelom und Stoffwechseluntersuchungen bei demselben. Dtsch. Arch. f. klin. Med. Bd. 58, S. 276. 1897.

893. Sehrt, E.: Beiträge zur Pathologie der Milchdrüse. I. Das Osteochondrosarkom der Mamma. Bruns' Beitr. z. klin. Chirurg. Bd. 55, S. 574. 1907.

894. Seifert, O.: Bericht über die Kinderabteilung des Juliusspitales zu Würzburg aus den Jahren 1872—1880. Jahrb. f. Kinderheilk. Bd. 17, S. 337 (392). 1881.

895. Seitz, L.: Die Bedeutung der Gewebswiderstände und des Sitzes für die Malignität einer Geschwulst. Monatsschr. f. Geburtsh. u. Gynäkol. Bd. 53, S. 70. 1920.

896. — Die Röntgenbestrahlung bösartiger Neubildungen. Strahlentherapie Bd. 11, S. 859.

897. Seitz, L. und Wintz, H.: Die Röntgenbestrahlung der Genital- und anderer Sarkome. Die Sarkomdosis. Münch. med. Wochenschr. 1918. Nr. 20, S. 527.

898. — — Unsere Methode der Röntgentiefentherapie und ihre Erfolge. 5. Sonderbd. d. Strahlentherapie. Berlin u. Wien 1920.

899. Seitz, O.: Ein Fall von Myxoosteochondrosarkom der Tibia. Dtsch. Zeitschr. f. Chirurg. Bd. 78, S. 601. 1905.

900. Seligmann: Sarkombehandlung. Berl. med. Ges. 7. 5. 1913. Ref.: Dtsch. med. Wochenschr. 1913. Nr. 21, S. 1018.

901. — Die kombinierte Chemo- und Röntgentherapie maligner Geschwülste. Dtsch. med. Wochenschr. 1913. Nr. 27, S. 1310.

902. Senator, H.: Asthenische Lähmung, Albumosurie und multiple Myelome. Berl. klin. Wochenschr. 1899, S. 161.

903. Sendler, P.: Über Totalexstirpation der Scapula wegen maligner Neubildung. Arch. f. klin. Chirurg. Bd. 38, S. 300. 1888.

904. Senftleben, H.: Über Fibroide und Sarkome in chirurgisch-pathologischer Beziehung. Arch. f. klin. Chirurg. Bd. 1, S. 81 (134). 1860.

905. Senger: Diskuss. zu Petersen. Verhandl. d. dtsch. Ges. f. Chirurg. 1896. I., S. 21.

906. Senn: The treatment of malignant tumors by the toxins of the streptococcus of erysipelas. Med. Rec. Vol. 47, p. 695. 1895.

907. v. Seuffert, E.: Strahlentiefenbehandlung. 2. Sonderh. d. Strahlentherapie. Berlin u. Wien 1917.

908. Severeano: Nouveau procédé de la résection du genou. Rev. de chirurg. Tome 15, p. 41. 1895.

909. Seydel: Demonstration eines Sarkoms und einer Schußfraktur. Verhandl. d. dtsch. Ges. f. Chirurg. 1892. I., S. 107.

910. Sick: Diskuss. zu Wiesinger. Ärztl. Verein Hamburg. 1. 3. 1898. Prot.: Münch. med. Wochenschr. 1898. Nr. 10, S. 314.

911. — Demonstration eines Röntgenbildes von einer Wirbelsäule mit ausgeheiltem Riesenzellensarkom, ausgehend vom 4. Lendenwirbel. Dtsch. med. Wochenschr. 1901. Nr. 12, Vereinsbeil. S. 92.

912. — Behandlung von Sarkomen mit Arseninjektionen. Dtsch. med. Wochenschr. 1907. Nr. 29, S. 1197.

913. Siebold, C. C.: Johann Barthel v. Siebolds Sammlung seltener auserlesener chirurgischer Beobachtungen. Bd. 2, S. 310. Rudolstadt 1807.

914. — Zwey Beobachtungen über den sogenannten schwammigten Auswuchs der harten Hirnhaut usw. Arnemanns Magazin für die Wundarzneiwissenschaft. Bd. 1, S. 389. 1797.

915. Siebold, C.: Ergänzung der ersten Beobachtung im 4. St. des I. Bandes des Magazins über den sogenannten schwammichten Auswuchs der harten Hirnhaut des Herrn Hofrath Siebold von dem Arzte des Patienten. Arnemanns Magazin für die Wundarzneiwissenschaft. Bd. 2, S. 419. 1798.

916. Silberberg, M.: Über doppelseitige maligne Mammatumoren, zugleich ein Beitrag zur Kasuistik mehrfacher bösartiger Geschwülste. Bruns' Beitr. z. klin. Chirurg. Bd. 120, S. 427. 1920.

917. Simon, H.: Die Behandlung der inoperablen Geschwülste. Ergebn. d. Chirurg. u. Orthop. Bd. 7, S. 623. 1913.

918. — Die Behandlung der Geschwülste. Berlin 1914. (Lit.)

919. — Über die Histologie der Strahlenwirkung auf Tumoren. Bruns' Beitr. z. klin. Chirurg. Bd. 95, S. 555. 1914.

920. Simon, P.: Des fractures spontanées. Thèse de concours pour l'agrégation. Paris 1886.

921. Simon, W. V.: Spätrachitis und Hungerosteomalacie. Veröffentl. auf d. Geb. d. Medizinalverwaltg. Bd. 14, H. 6. Berlin 1921.

922. — Hahnsche Plastik bei Tibiadefekt infolge Osteomyelitis. Verhandl. d. dtsch. orthop. Ges. 1922.

923. Sistach: Ostéosarcome du bassin. Gaz des hôp. civ. et milit. 1857. p. 295.

924. Sjöbring, Nils.: Über die Mikroorganismen in Geschwülsten. Zentralbl. f. Bakteriol. Parasitenk. u. Infektionskrankh., Abt. I, Orig., Bd. 27, S. 129. 1900.

925. Sonnenburg: Osteosarkom des Femur. Berl. med. Ges. 18. 4. 1888. Prot.: Berl. klin. Wochenschr. 1888. S. 426.

926. — Knochencyste des Oberarms ohne nachweisbare Ursache. Operation. Heilung. Dtsch. Zeitschr. f. Chirurg. Bd. 12, S. 299, H. 3. 1880.

927. Sonntag, E.: Die Hämangiome und ihre Behandlung. Ergebn. d. Chirurg. u. Orthop. Bd. 8, S. 1. 1914.

928. Sonntag, Fr.: Ein Beitrag zur Aktinotherapie maligner Tumoren, insbesondere ein mit Röntgenstrahlen geheiltes Oberarmsarkom. Zentralbl. f. Chirurg. 1921. S. 45.

929. Speese, J.: The surgical aspect of epulis and sarcoma of the jaw. Ann. of surg. Vol. 52, II., p. 493 u. 565. 1910.

930. Spiegelberg, H.: Beiträge zur Kenntnis der multipel auftretenden Knochensarkome. Inaug.-Diss. Freiburg i. Br. 1894.

931. Spronck, C. H. H.: Over den heilzamen invloed van acute infectieziekten op boosaardige gezwellen. Nederlandsch tijdschr. v. Geneesk. 1892. II., Nr. 4. Ref.: Zentralbl. f. Chirurg. 1892. S. 904.

932. Stammler: Über neuere Methoden der serologischen Krebsdiagnose. Verhandl. d. dtsch. Ges. f. Chirurg. 1911. II., S. 558.

933. — Behandlung bösartiger Geschwülste mit dem eigenen Tumorextrakt mit Demonstration eines geheilten Falles. Verhandl. d. dtsch. Ges f. Chirurg. 1913. I., S. 49.

934. — Diskuss. zu Pflaumer. Verhandl. d. dtsch. Ges. f. Chirurg. 1914. I., S. 175.

935. Stanley, E.: A Treatise on diseases of the bones. London 1849.

936. Stark, E.: Röntgentherapeutische Erfahrungen in einem Provinzkrankenhause. Strahlentherapie Bd. 12, S. 301. 1921.

937. Starker, L.: Knochenusur durch ein hämophiles subperiostales Hämatom. Mitt. a. d. Grenzgeb. d. Med. u. Chirurg. Bd. 31, S. 381. 1919.

938. Steffen, A.: Die malignen Geschwülste im Kindesalter. Stuttgart 1905.

939. Steiger, M.: Ein mit Röntgenstrahlen primär geheiltes Sarkom der Schädelbasis. Strahlentherapie Bd. 8, S. 137. 1918.

940. Stein, A. E.: Zur Statistik und Operation der Geschwülste des Oberkiefers. Arch. f. klin. Chirurg. Bd. 65, S. 490. 1902.

941. Stengel, H.: Ein Fall von Endothelioma sarcomatosum des Oberkiefers. Inaug.-Dissertation Würzburg 1896.

942. Stern, C.: Zur Kenntnis maligner Neubildungen im Kindesalter. Dtsch. med. Wochenschr. 1892. Nr. 22, S. 494.

943. — Über Fußwurzelsarkome. Arch. f. klin. Chirurg. Bd. 94, S. 805. 1911.

944. Sternberg, C.: Ein Fall von multiplem Endotheliom (Krukenbergschem Tumor) des Knochenmarks. Zentralbl. f. allg. Pathol. u. pathol. Anat. Bd. 12, S. 625. 1901.

945. — Beitr. z. pathol. Anat. u. z. allg. Pathol. Bd. 37, S. 437. 1905.

946. Sternberg, H.: Ein Endotheliom der Dura über einer inneren Exostose des Schädeldaches. Berl. klin. Wochenschr. 1919. Nr. 8, S. 178.

947. Steudener, F.: Periostales medulläres Rundzellensarkom der Tibia etc. Virchows Arch. f. pathol. Anat. u. Physiol. Bd. 46, S. 500. 1869.

948. Stich, Ed.: Berl. klin. Wochenschr. 1873. Nr. 49.

949. Sticker: Die Beeinflussung bösartiger Geschwülste durch Atoxyl und fremdartiges Eiweiß. Berl. klin. Wochenschr. 1908. Nr. 30, S. 1391.

950. Stieda, A.: Beiträge zur freien Knochenplastik. Arch. f. klin. Chirurg. Bd. 94, S. 831. 1911.

951. Stierlin, R.: Über Carcinomfieber. Korrespbl. f. Schweiz. Ärzte 1908. Nr. 9, S. 281.

952. Stoker, W.: Diskuss. zu McDonnell.

953. Stort, Br.: Über das Sarkom und seine Metastasen. Inaug.-Diss. Berlin 1877.

954. Stratz, C. H.: Der Körper des Kindes und seine Pflege. 5. u. 6. Aufl. Stuttgart 1921.

955. Strauss, B.: Beiträge zur Exartikulation des Hüftgelenks. Inaug.-Diss. München 1910.

956. Streissler: Über die Bedeutung der freien Knochentransplantation für die Wiederherstellung normaler Knochen- und Gelenkfunktionen. Verhandl. d. dtsch. Ges. f. Chirurg. 1909. I., S. 233.

957. v. Stubenrauch, L.: Autoplastische Knochenverpflanzung in den Weichteilstumpf bei Exarticulatio coxae. Zentralbl. f. Chirurg. 1922. Nr. 26, S. 938.

958. Studeny: Zur Kasuistik der Knochencysten. Arch. f. klin. Chirurg. Bd. 92.

959. Stumpf: Über die isoliert auftretende cystische und cystisch-fibröse Umwandlung einzelner Knochenabschnitte. Dtsch. Zeitschr. f. Chirurg. Bd. 114. 1912.

960. Sudhoff, K.: Über das primäre multiple Carcinom des Knochensystems. Inaug.-Diss. Erlangen 1875.

961. Süssmann, A.: Über einen neuen Fall von multipler Myelombildung, verbunden mit hochgradiger Albumosurie. Inaug.-Diss. Leipzig 1897.

962. Symmers, D. and Vance, M.: Multiple primary intravascular hemangioendotheliomata of the osseous system etc. Americ. journ. of the med. sciences. Vol. 152. 1916. Ref.: Zentralbl. f. Chirurg. 1916. S. 877.

963. Szécsi: Über die Wirkung von Cholinsalzen auf das Blut usw. Med. Klinik 1912. Nr. 28, S. 1162.

964. Szumann, L.: Die bösartigen ossifizierenden Geschwülste periostalen und parostalen Ursprungs. Inaug.-Diss. Breslau 1876.

965. Tanaka, N.: Über die klinische Diagnose von Endotheliomen und ihre eigentümliche Metastasenbildung. Dtsch. Zeitschr. f. Chirurg. Bd. 60, S. 209. 1899.

966. Tarumianz, M.: Sarkome und Carcinome der Kiefer. Inaug.-Diss. Berlin 1910.

967. Tausch, F.: Zur Kasuistik der von Callus geheilter Frakturen sich entwickelnden Geschwülste. Inaug.-Diss. Halle 1881.

968. Taylor, Fr.: A case of multiple pulsating tumours secondary to hypernephroma. Lancet. 1915. I., p. 483.

969. Tegeler, E.: Ein Fall von Sarkom des Os sacrum. Inaug.-Diss. Greifswald 1897.

970. Tendeloo, N. Ph.: Allgemeine Pathologie. Berlin 1919.

971. Terrier: Traité de pathologie générale. Zit. bei Deschiens.

972. Terrillon: Bull. et mém. de la soc. de anat. de Paris 1872. p. 56.

973. — Bull. et mém. de la soc. de chirurg. de Paris 1885.

974. Theilhaber, A.: Der Zusammenhang von stumpfen Traumen mit der Entstehung von Carcinomen und Sarkomen. Dtsch. Zeitschr. f. Chirurg. Bd. 110, S. 77. 1911.

975. — Zur operationslosen Behandlung des Carcinoms. Berl. klin. Wochenschr. 1913. Nr. 8, S. 348.

976. — und Edelberg, H.: Zur Lehre von der Multiplizität der Tumoren, insbesondere der Carcinome. Dtsch. Zeitschr. f. Chirurg. Bd. 117, S. 457. 1912. (Lit.)

977. Thévenot, L.: Des Endothéliomes des os. Rev. de chirurg. 1900. Nr. 6, p. 756.

978. Thiem: Lehrb. d. Unfallheilk. 2. Aufl. Stuttgart 1909.

979. — Monatsschr. f. Unfallheilk. u. Invalidenw. 1915. Nr. 2.

680. — Monatsschr. f. Unfallheilk. u. Invalidenw. 1916. Nr. 9.

981. Thiersch, C.: Der Epithelialkrebs namentlich der Haut. Leipzig 1865.

982. Thoma, R.: Lehrb. d. allg. pathol. Anat. Stuttgart 1894. S. 696.

983. Thomas, J.: Le cancer. Paris 1906.

984. Thomson, A. T.: Atlas of delineations of cutaneous eruptions. London 1829. Pl. 25, p. 105.

985. Tietze, A.: Zur Kenntnis der Osteo-Dystrophia juvenilis cystica (Mikulicz). Verhandlungen d. dtsch. Ges. f. Chirurg. 1906. I., S. 167.

986. — Über Knochencysten. Bruns' Beitr. z. klin. Chirurg. Bd. 52, S. 495. 1907.

987. — Diskuss. zu Herten. Bresl. Chirurg.-Ges. 13. 12. 1909.

988. — Die Knochenzysten. Ergebn. d. Chirurg. u. Orthop. Bd. 2, S. 32. 1911.

989. Thümmel: Über Myeloide. Inaug.-Diss. Halle 1885.

990. Tommasi, C.: Über die Entstehungsweise des Friedreichschen Schlauchsarkoms. Virchows Arch. f. pathol. Anat. u. Physiol. Bd. 31, S. 111. 1864.

991. Toynbee: Aneurism by anastomosis, in the substance of the Parrietal Bones. London med. gaz. New. Series Vol. 4, p. 388. 1847. I.

992. Travers, B.: Removal of the clavicle with a tumor situated in that bone. Med.-chirurg. Transact. 1838. p. 135.

993. Trendelenburg, F.: Über Exartikulation des Oberschenkels. Verhandl. d. dtsch. Ges. f. Chirurg. 1881 und Arch. f. klin. Chirurg. Bd. 26, S. 858. 1881.

994. Truneček, C.: Die Behandlung der bösartigen Geschwülste mit Arsenverbindungen. Wien. med. Wochenschr. 1901. Nr. 19, S. 926, Nr. 20, S. 984 und Nr. 21, S. 1026.

995. Tschistowitsch, Th. und Kolessnikoff, H.: Multiples diffuses Myelom (Myelomatosis ossium) mit reichlichen Kalkmetastasen in die Lungen und andere Organe. Virchows Arch. f. pathol. Anat. u. Physiol. Bd. 197, S. 112. 1909..

996. Tuffier: Les sérums non spécifiques dans le traitement des tumeurs. A propos du sérum de Loeffler. Presse méd. 1905. Nr. 4, p. 27.

997. Urssin, O. K.: Zur Kasuistik der Sarkome der Schädeldecken. Wratschebnaja Gaz. 1914. Nr. 3. Ref.: Zentralbl. f. Chirurg. 1914. S. 729.

998. Usener, W.: Maligne Tumoren im Kindesalter. Dtsch. med. Wochenschr. 1912. Nr. 47, S. 2223.

999. Valentin, Br.: Sarkom des Calcaneus. Klin. Wochenschr. 1922. Nr. 1, S. 24.

1000. Valude, M. E.: Quelques variétés de sarcomes des membres chez les enfants. Rev. mens. des maladies de l'enfance Tome 1, p. 412. 1883.

1001. Vasiliu, G.: Sarkom der rechten oberen Extremität infolge von Trauma. Spitalul 1905. Nr. 18. Ref.: Zentralbl. f. Chirurg. 1906. S. 64.

1002. Verneuil: Présentation du malade. Désarticulation de la hanche par la méthode ovalaire antérieure etc. Bull. et mém. de la soc. de chirurg. 1881. p. 626.

1003. Versé, M.: Das Problem der Geschwulstmalignität. Jena 1914. (Lit.)

1004. Veyrassat: Ostéosarcome du fémur droit. etc. Rev. méd. de la Suisse romande. 1915. Nr. 8. Ref.: Zentralbl. f. Chirurg. 1916. S. 727.

1005. Vidal-Bardeleben: Lehrb. d. Chirurg. u. Operationslehre. 4. Aufl., Bd. 1, S. 558. Berlin 1863.

1006. Vierordt, H.: Daten und Tabellen für Mediziner. 3. Aufl. Jena 1906.

1007. Virchow, R.: Über kavernöse (erektile) Geschwülste und Telangiektasien. Virchows Arch. f. pathol. Anat. u. Physiol. Bd. 6, S. 524 (546). 1854.

1008. — Die krankhaften Geschwülste. Berlin 1863.

1009. — Über die Sakralgeschwulst des „Schliewener Kindes". Berl. klin. Wochenschr. 1869. Nr. 19, S. 193 und Nr. 23, S. 241.

1010. — Über die Bildung von Knochencysten. Monatsber. d. k. preuß. Akad. d. Wissenschaften zu Berlin 1876 (Verlagsjahr 1877), S. 369.

1011. Vogel, K.: Zur Therapie der Sarkome der langen Röhrenknochen. Dtsch. Zeitschr. Chirurg. Bd. 70, S. 1. 1903.

1012. Vogt, P.: Die chirurgischen Krankheiten der oberen Extremitäten. Dtsch. Chirurg. 1881. Lieferg. 64.

1013. Völcker, Fr.: Chlorzinkätzungen bei inoperablen Tumoren. Bruns' Beitr. z. klin. Chirurg. Bd. 27, S. 592. 1900.

1014. v. Volkmann, R.: Ein neuer Fall von Zylindergeschwulst. Virchows Arch. f. path. Anat. u. Physiol. Bd. 12, S. 293. 1857.

1015. — Zwei Fälle von Knochengranulomen, welche Neoplasmen vortäuschen. Arch. f. klin. Chirurg. Bd. 15, S. 556. 1873.

1016. — Pitha-Billroth Bd. 2, 2. Teil (Lit.). Stuttgart 1882.

1017. — 3 Fälle von Exartikulation des Oberschenkels im Hüftgelenk. Dtsch. Klinik 1868. Nr. 42, S. 381 und Nr. 43, S. 388. Beobachtung 2.

1018. — Beiträge zur Anatomie und Chirurgie der Geschwülste. II. 2 Fälle von Gelenkresektion wegen Neoplasmen. Arch. f. klin. Chirurg. Bd. 15, S. 562. 1873.

1019. Volkmann, Rudolf: Über endotheliale Geschwülste, zugleich ein Beitrag zu den Speicheldrüsen- und Gaumentumoren. Dtsch. Zeitschr. f. Chirurg. Bd. 41, S. 1 (149), 1895. (Lit.)

1020. **Voss**, H.: Künstliche Entwicklungserregung des Froscheies durch mechanische Einwirkung. Klin. Wochenschr. 1923. Nr. 1, S. 21 und Nr. 12, S. 547.

1021. **Wagner**, A.: Über einen Fall von multiplem Osteoidchondrom (maligner Callusgeschwulst) und ein Osteoidchondrom mit knorpeligen Venenthromben. Inaug.-Dissertation Marburg 1886.

1022. **Waitz**, H.: Die chirurgische Klinik des Herrn Geh.-Rats Prof. Dr. Esmarch an der kgl. Univ. zu Kiel 1875. Arch. f. klin. Chirurg. Bd. 21, S. 601 u. 789. 1877.

1023. **Walder**: Über Chondrome der Scapula. Dtsch. Zeitschr. f. Chirurg. Bd. 14, S. 305. 1881.

1024. **Waldeyer**: Die Entwicklung der Carcinome. Virchows Arch. f. pathol. Anat. u. Physiol. Bd. 41, S. 470. 1867 u. Bd. 55, S. 67. 1872.

1025. **Walther**, M.: Über das multiple Auftreten primärer bösartiger Neoplasmen. Arch. f. klin. Chirurg. Bd. 53, S. 1. 1896.

1026. **Wanach**, R.: Über Tumoren der Patella. Petersburg. med. Wochenschr. 1910. Nr. 22, S. 308. (Lit.)

1027. **Warnekros**: Diskuss. zu **Perthes**. Verhandl. d. dtsch. Ges. f. Chirurg. 1921. I., S. 210.

1028. **Wassermann**, M.: Beiträge zur Statistik der Bindegewebstumoren des Kopfes. Dtsch. Zeitschr. f. Chirurg. Bd. 25, S. 368. 1887.

1029. **Weber**, C. O.: Knochengeschwülste. Bonn 1856.

1030. — Chirurgische Erfahrungen und Beobachtungen. Berlin 1859. S. 271.

1031. **Wegner**, G.: Myeloplaxen und Knochenresorption. Virchows Arch. f. pathol. Anat. u. Physiol. Bd. 56, S. 523. 1872.

1032. **Wehling**, H.: Beitrag zur Kenntnis der periostalen Sarkome. Inaug.-Diss. Jena 1894.

1033. **Weibel**: Inaug.-Diss. Tübingen 1883.

1034. **Weigel**: Myelogenes Sarkom des Metatarsus II. Nürnberg. med. Ges. u. Poliklinik. Prot.: Münch. med. Wochenschr. 1904. Nr. 46, S. 2077.

1035. **Weir**, R. F.: On fatty and sarcomatous tumors of the knee-joint. Med. Rec. Vol. 29, p. 725. 1886.

1036. **Weisflog**, A.: Über Callustumoren. Bruns' Beitr. z. klin. Chirurg. Bd. 10, S. 433. 1893.

1037. **Weisswange**, Fr.: Beitrag zur Lehre von den primären Sarkomen der Wände der Schädelhöhle. Inaug.-Diss. Tübingen 1897.

1038. **Wenglowski**, R.: Malignant tumours of bones: a new method in conservative operative treatment. Lancet. 1914. I, p. 1391.

1039. **Werndorff**: Zur Frage der multiplen Sarkomatose des jugendlichen Knochens und der Ostitis fibrosa **Recklinghausen**. Zeitschr. f. orthop. Chirurg. Bd. 22. 1908.

1040. **Werner**, R.: Erfahrungen über die Behandlung von Tumoren mit Röntgen-, Radiumstrahlen und Cholininjektionen. Mitt. a. d. Grenzgeb. d. Med. u. Chirurg. Bd. 20, S. 172. 1909.

1041. — Über die Leistungsfähigkeit der chirurgischen und kombinierten Behandlungsmethoden des Krebses. Verhandl. d. dtsch. Ges. f. Chirurg. 1911. II., S. 290.

1042. — Die Rolle der Strahlentherapie bei der Behandlung der malignen Tumoren. Strahlentherapie Bd. 1, S. 100. 1912.

1043. — Über die chemische Imitation der Strahlenwirkung und Chemotherapie des Krebses. Med. Klinik 1912. Nr. 28, S. 1160.

1044. — Strahlenbehandlung bösartiger Neubildungen. Verhandl. d. dtsch. Röntgenges. 1921.

1045. — Radiumtherapie der Carcinome und Sarkome. Radiumtagung in Kreuznach. Prot.: Münch. med. Wochenschr. 1922. Nr. 21, S. 801.

1046. **Werner**, R. und **Grode**, J.: Über den gegenwärtigen Stand der Strahlenbehandlung bösartiger Geschwülste. Ergebn. d. Chirurg. u. Orthop. Bd. 14, S. 222. 1921.

1047. **West**: Case of amputation at the hip-joint for osteosarcoma; death. Lancet 1878. II., p. 217.

1048. **Wetterer**, J.: Handb. d. Röntgen- u. Radiumtherapie. 3. Aufl. München und Leipzig 1919—1920.

1049. **Wheeler**: Disskus. zu **McDonell**.

1050. Wickham und Degrais: Kann das Radium in der Chirurgie bei der Behandlung maligner Tumoren von Nutzen sein? Übersetzt von E. Peters. Fortschr. a. d. Geb. d. Röntgenstr. Bd. 21.

1051. Widmann, E.: Die Bedeutung des Traumas für die Entstehung von Sarkomen. Bruns' Beitr. z. klin. Chirurg. Bd. 111, S. 721. 1918.

1052. Wieland, E.: Primär multiple Sarkome der Knochen. Inaug.-Diss. Basel 1893.

1053. — Studien über das primär multipel auftretende Lymphosarkom der Knochen. Virchows Arch. f. pathol. Anat. u. Physiol. Bd. 166, S. 103. 1901.

1054. Wiener, Chr.: Über das Wachstum des menschlichen Körpers. Verhandl. d. naturwissenschaftlichen Vereins in Karlsruhe. Bd. 11, S. 98 u. Abhandl. S. 22. 1896.

1055. Wiesinger: Zur Behandlung der bösartigen Neubildungen an den langen Röhrenknochen. Dtsch. med. Wochenschr. 1898. Nr. 42, S. 668.

1056. Wieting, J.: Über der Röntgentiefenbestrahlung bösartiger Geschwülste planmäßig vorausgeschickte Unterbindung der zuführenden Schlagader. Zentralbl. f. Chirurg. 1920. Nr. 52, S. 1556.

1057. Wild, G.: Zur Kasuistik der Periostsarkome. Dtsch. Zeitschr. f. Chirurg. Bd. 17, S. 548. 1882.

1058. Wilks, S.: Remarks upon some of the specimens of diseases of the bone. Guys hosp. rep. Vol. 3, Third series, p. 143. 1857.

1059. Willies: Über Rachitis der Kieferknochen, über Entstehung von Kiefercysten usw. Arch. f. wissenschaftl. u. prakt. Tierheilk. Bd. 34. 1908.

1060. Windmüller, W. S.: Beitrag zur Kasuistik der Kiefertumoren. Inaug.-Diss. Göttingen 1890.

1061. Winkler, K.: Über die Beteiligung des Lymphgefäßsystems an der Verschleppung bösartiger Geschwülste. Virchows Arch. f. pathol. Anat. u. Physiol. Bd. 151, Suppl., S. 195 (247). 1898.

1062. Wlaeff: Contribution à l'étude du traitement des tumeurs malignes par le sérum anticellulaire. Journ. de méd. de Paris 1901. Nr. 3.

1063. — Nouvelles recherches et observations sur la pathogénie et le traitement des tumeurs malignes. Journ. de méd. de Paris 1904. Nr. 25.

1064. Wohlgemut: Diskuss. zu v. Haberer.

1065. Wolff, J.: Die Lehre von den Krebskrankheiten von den ältesten Zeiten bis zur Gegenwart. Jena 1907—1914. (Gesamte Lit.)

1066. Wolff, J.: Die Lehre von der Krebskrankheit. Jena 1907—1914. (Gesamte Lit.)

1067. Wolff, O.: Ein Operationsverfahren bei ausgedehnter Beckencaries nach Coxitis. Exartikulation des Oberschenkels mit der zugehörigen Beckenhälfte. Zentralbl. f. Chirurg. 1897. S. 185.

1068. Wolff: Zur Entstehung von Geschwülsten nach traumatischer Einwirkung. Inaug.-. Dissertation Berlin 1874.

1069. Wolffheim: Über den heilenden Einfluß des Erysipels auf Gewebsneubildungen, insbesondere bösartige Tumoren. Verein f. wissenschaftl. Heilk. in Königsberg i. P. 21. 3. 1921. Prot.: Berl. klin. Wochenschr. 1921. Nr. 34, S. 1012.

1070. Wrede: Diskuss. Verhandl. d. dtsch. Ges. f. Chirurg. 1912. I., S. 73.

1071. Würz, K.: Über die traumatische Entstehung von Geschwülsten. Bruns' Beitr. z. klin. Chirurg. Bd. 26, S. 567. 1900.

1072. Wythe: Large bony aneurysm successfully enucleated. Pacific med. and surg. journ. Vol. 25, p. 211. 1882—1883. Zit. bei Gaylord.

1073. Yvert, A.: Nouveau cas de désarticulation inter-iléo ou iléo-abdominale pour ostéosarcome du bassin. Rev. de chirurg. 1918. Nr. 7 et 8, p. 93—122.

1074. Zahn, F. W.: Beiträge zur Geschwulstlehre. 1. Über das multiple Myelom usw. Dtsch. Zeitschr. f. Chirurg. Bd. 22, S. 1. 1885.

1075. — Mitteilungen aus dem pathol.-anat. Institut zu Genf. 1. Über Geschwulstmetastase durch Capillarembolie. Virchows Arch. f. pathol. Anat. u. Physiol. Bd. 117, S. 1. 1889.

1076. Zeller: Behandlung und Heilung von Krebskranken durch innerlich und äußerlich angewendete medikamentöse Mittel. Münch. med. Wochenschr. 1912. Nr. 34 u. 35.

1077. Zenker, K.: Zur Lehre von der Metastasenbildung der Sarkome. Virchows Arch. f. pathol. Anat. u. Physiol. Bd. 120, S. 68. 1890.

1078. Ziegler: Über die Beziehungen der Traumen zu den malignen Geschwülsten. Münch. med. Wochenschr. 1895. Nr. 27, S. 621 und Nr. 28, S. 650.

1079. Tiemann, H.: Zur Kasuistik der Geschwulstbildungen bei den Negern Kameruns. Arch. f. Schiffs- u. Tropenhyg. Bd. 14, S. 687. 1910.

1080. Zieschank, H.: Über Sarkome der langen Röhrenknochen. Inaug.-Diss. Kiel 1901.

1081. Zimmerlin, A.: Über einige Fälle von Osteosarkom des Schädels im Kindesalter. Inaug.-Diss. Zürich 1897.

Vorwort.

In der vorliegenden Arbeit habe ich versucht, einen allgemeinen Überblick über den gegenwärtigen Stand der Lehre von den Knochensarkomen zu geben. Wie die ganze Onkologie, so ist auch die Lehre von den Knochensarkomen im speziellen noch nicht abgeschlossen. Allenthalben stoßen wir auf Fragen, die der Beantwortung harren — ich erinnere nur an die Genese und die Behandlung der Knochensarkome — und die Literatur über dieses Gebiet ist derart angeschwollen, daß eine lückenlose Aufzählung derselben unmöglich ist. So bin ich mir bewußt, daß manche Arbeit in meinem Literaturverzeichnis fehlen wird, und bin mir ferner bewußt, daß die Bearbeitung des Stoffes mit einer gewissen persönlichen Subjektivität erfolgt ist. Daraus erklärt es sich, daß manche Abschnitte eine ausführlichere Bearbeitung erfuhren, andere dagegen mehr zurücktraten. Auch lag es nicht in meiner Absicht, die Sarkome jedes einzelnen Knochens besonders zu besprechen, wenn auch manche Skeletteile eingehender abgehandelt wurden. Ebenso ließen sich manche Wiederholungen aus früheren Kapiteln nicht ganz vermeiden, so in dem Kapitel über die Diagnose.

In liebenswürdigster Weise wurde ich von den verschiedensten Seiten durch Überlassung von Präparaten und Abbildungen unterstützt. Es geschah dies vor allem von seiten der Frankfurter Kliniken und Institute, insbesondere der Universitätsklinik für orthopädische Chirurgie (Prof. Ludloff), der ich bisher angehörte und in der diese Arbeit entstanden ist, ferner der chirurgischen Klinik (Geh.-Rat Rehn und Prof. Schmieden), des pathologischen Institutes (Prof. Fischer) sowie von seiten meiner verehrten früheren Lehrer Geh.-Rat Aschoff in Freiburg und Geh.-Rat Küttner in Breslau. Ihnen sowie allen denen, die mir in gleicher Weise behilflich waren oder aus deren Arbeiten ich Abbildungen entlehnt habe und deren Namen an den betreffenden Stellen meiner Arbeit genannt sind, bin ich zu aufrichtigstem Dank verpflichtet.

Frankfurt a. M., den 31. Dezember 1922.

Einleitung.

Unter dem Namen Sarkom (von σὰρξ das Fleisch) oder Tumores carnei s. carnosi finden sich in den Schriften der alten Autoren neben wirklichen Sarkomen eine Reihe Tumoren und tumorartige Bildungen vereinigt, die mit Sarkomen nichts zu tun haben. Neben den bösartigen Tumoren finden sich unter diesem Namen auch gutartige Tumoren aller Art, soweit sie nur gewisse Ähnlichkeit mit „Fleischgeschwülsten" darbieten und vor allem auch infektiöse Granulationsgeschwülste, wie besonders Tuberkulose und Lues vertreten.

Am Anfang des 19. Jahrhunderts zählte man fast alles, was nicht cystischen Bau hatte, was nicht ungewöhnlich hart war und was sich nicht durch eine besondere Neigung zu Ulceration und Schmerzhaftigkeit auszeichnete, was man also nicht Balggeschwülste, Steatom, Exostose oder Krebs (Scirrhus, Cancer) nannte, in die Kategorie der Sarkome (Virchow II., 1., S. 173).

Umgekehrt finden wir in den alten Schriften die echten Sarkome und gerade die Knochensarkome unter den verschiedensten Namen angeführt, mit denen wir heutzutage andere pathologische und klinische Begriffe verbinden. So finden wir Sarkomfälle als Fungus, als Exostosis, als Tophus, als Osteo- steatom, als Knochenkrebs bezeichnet, während das schalige myelogene Sarkom, also das sog. Riesenzellensarkom des Knochens gern unter dem Namen der Spina ventosa erscheint.

Die scharfe Abgrenzung der Sarkome im onkologischen System verdanken wir R. Virchow. So gut aber auch die Sarkome, die unreifen atypischen Formen der Bindegewebstumoren, im Laufe der Zeit histologisch durchforscht wurden, ihren Namen „Sarkome" haben sie beibehalten und werden ihn beibehalten, trotzdem, wie sich Ackermann ausdrückt, diese Geschwülste ebensowenig mit Fleisch etwas zu tun haben, wie Bindegewebe mit Muskelsubstanz. Ein derartiges Festhalten an überlieferten Namen, auch wenn die spätere Erkenntnis sie als unzutreffend darlegt, finden wir ja aber in der Medizin des öfteren, ohne daß man sich deswegen philologische oder medizinische Bedenken zu machen braucht.

I. Pathologie.

An erster Stelle interessiert uns die Frage der **histologischen Beschaffenheit** der Knochensarkome. Und da ist festzustellen, daß sich sämtliche über- haupt vorkommenden Sarkomformen auch am Knochensystem wiederfinden, sowohl die niedriger organisierten Formen, die lediglich eine regellose Wucherung der betreffenden Zellformen darstellen, also die Rundzellen- und Spindelzellen- sarkome, sowie die polymorphzelligen Formen, wie die höher organisierten Formen, die als atypische und maligne celluläre Variationen der typischen Geschwülste der Bindegewebsreihe aufzufassen sind. Aus diesem Grunde erscheint auch die von Borst für diese letzteren Geschwülste gewählte Nomenklatur, bei der zur Kennzeichnung des sarkomatösen Charakters des Tumors das Beiwort „sarcomatodes" an den Namen der betreffenden gutartigen Bindegewebsgeschwulst angefügt wird (Fibroma sarcomatodes, Chondroma sarcomatodes, Myxoma sarcomatodes usw.), eigentlich logischer zu sein als die bisher noch üblicheren und dem klinischen Sprachgebrauch allerdings bequemeren Benennungen Fibrosarkom, Chondrosarkom usf.

Bei dieser Bezeichnung der Geschwülste müssen wir uns allerdings darüber im klaren sein, daß reine histologische Formen relativ selten vorkommen, daß vielmehr in einem Tumor sehr häufig verschiedene histologische Einheiten vorhanden sind. Das trifft schon für die niedriger organisierten Sarkome zu, bei denen man oft sehr verschiedene Zellformen nebeneinander trifft, zuweilen in so hochgradigem Maße, daß man eben zu dem Ausdruck Polymorphzellen- sarkom greifen muß. Am reinsten erscheinen von diesen Knochensarkomen noch die Rundzellensarkome, wenn auch hier der Wechsel von Komplexen reiner

Rundzellensarkombildung mit Partien anderen Charakters nichts Ungewöhnliches ist.

In noch größerem Maße ist dies bei den höher organisierten Sarkomen der Fall, bei denen sich fast regelmäßig die Geschwulst aus mehreren Gewebsarten zusammengesetzt erweist. Im allgemeinen gibt die am meisten hervortretende oder der Geschwulst einen besonderen Charakter aufdrückende Gewebsart dieser ihren Namen. Trotzdem läßt es die Mannigfaltigkeit der histologischen Struktur der Geschwulst ausmachenden histologischen Elemente stellenweise

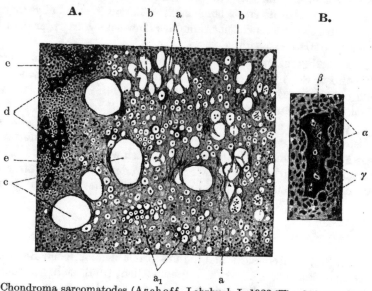

Abb. 1. Chondroma sarcomatodes (Aschoff, Lehrbuch I, 1923, Fig. 380 [1909, Fig. 295]). **A.** Schwache Vergrößerung. a Zellreiches Knorpelgewebe, bei a_1 verkalkt; b Bildung von unregelmäßigen Hohlräumen durch Erweichung und Zerfall; c kleine Erweichungscysten; d Bälkchen des vom Sarkom durchwachsenen Knochens in zellreichem Sarkomgewebe e eingelagert. **B.** Stärkere Vergrößerung. α Sarkomgewebe mit vielgestaltigen Zellen; β Knochenbälkchen; γ Riesenzellen (Osteoclasten).

empfehlenswert erscheinen, daß die Anwendung eines kombinierten Namens, z. B. Myxochondrosarkom, die Zusammensetzung des Tumors näher kennzeichnet.

Während ein Teil der am Knochensystem vorkommenden Sarkome, und zwar besonders die unreifen Formen derselben, sich von den an anderen Körpergeweben vorkommenden nicht wesentlich in ihrem histologischen Bau unterscheiden, abgesehen natürlich von ihrem Verhältnis zur Knochensubstanz, so sind doch manche Sarkomformen besonders für den Knochen typisch oder bevorzugen ihn wenigstens vor anderen Organen. Dazu gehören beispielsweise die Chondrosarkome.

Schon makroskopisch läßt sich die Anwesenheit von Knorpel auf dem Durchschnitt an den bläulich opal durchschimmernden Inseln erkennen. Im histologischen Bild ist an manchen Stellen der Geschwulst oft ein sehr zellreiches Rund-, Spindel- oder polymorphzelliges Sarkomgewebe vorhanden. An anderen Stellen treten die Zellen weiter auseinander, es erscheint eine mehr oder weniger hyalin aussehende Grundsubstanz, und die Zellen werden ganz allmählich ähnlicher den Knorpelzellen, bis sie von solchen echten, mit Kapseln versehenen Knorpelzellen nicht mehr zu unterscheiden sind.

Relativ häufig findet man gerade in den Chondrosarkomen gallertige Partien (Chondromyxosarkom); hier zeigen die Zellen die typische sternförmige, oft mit langen Ausläufern versehene Gestalt, wie wir sie in den Myxosarkomen finden. Daneben trifft man häufig Nekrosen, Verflüssigungen und Cysten-bildungen.

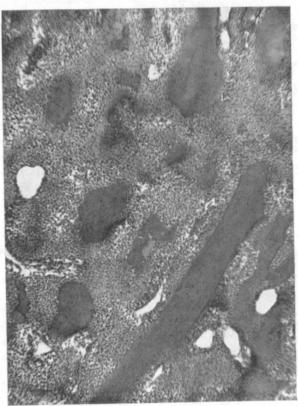

Abb. 2. Osteoidsarkom.

Die Bildung von typischem Knochengewebe in Chondrosar-komen wird von Borst in Abrede gestellt, während Aschoff und Gaylord die Umwandlung in Knochengewebe in seltenen Fällen für möglich zu halten scheinen. Häufig ist dagegen eine Verkalkung der Knorpelsubstanz, wodurch eine Verknöcherung des Tumors vorgetäuscht werden kann. Auch die Bildung osteoider Bälkchen, die ebenfalls mehr oder weniger verkalken können, wird beobachtet (Osteochondrosarkom). Sehr häufig finden sich im Tumor Erweichungs- und Zerfallsvorgänge, die zu cystenartigen Hohlräumen führen können (Abb. 1).

In den Metastasen pflegt die Knorpelbildung zurückzutreten und fehlt oft vollständig, so daß die sekundären Tumoren als reine Spindel- oder Rundzellensarkome imponieren können (Borst). Auf die Chondrome bzw. Enchondrome, die oft zu bedeutender Größe auswachsen und ebenfalls malign werden können (Metastasen), gehe ich im Rahmen dieser Arbeit nicht ein.

Der Name Osteosarkom wird häufig fälschlich für Sarkome angewandt, soweit sie nur Beimengungen von Knochengewebe zeigen oder sogar als Synonym für alle vom Knochen ausgehenden Sarkome. Das ist natürlich irreführend, und Borst fordert daher mit vollem Recht, daß man diesen Namen nur für solche Sarkome zur Anwendung bringen dürfte, deren Parenchym wirklich Knochen oder knochenartige Substanz hervorbringt. Denn auch von dem Knochen, in dem das Sarkom wächst, kann dieses ein knöchernes Stroma erhalten und Apolant fand, wie auch Borst bestätigt, Ossifikationsvorgänge des bindegewebigen Stromas.

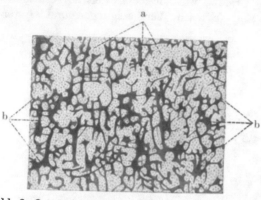

Abb. 3. Osteoma sarcomatodes. (Aus Aschoff, Lehrbuch I, 1923. Fig. 381 [1909, Fig. 296]). a kleine Rundzellen (Sarkomgewebe); b verkalkte Substanz (rudimentäre Knochenbildung).

Auch für die an Zahl häufigeren Fälle, bei denen es nur zur Bildung osteoider Substanz kommt, sollte man nicht, wie es häufig geschieht, den Namen Osteosarkom anwenden, sondern sie mit ihrem richtigen Namen Osteoidsarkom benennen (Abb. 2). Überhaupt muß man darüber klar sein, daß die Bildung echten Knochens nur relativ selten sein wird.

Die Bildung des knochenähnlichen Gewebes kann einerseits durch einfache Verkalkung der Intercellularsubstanz bedingt sein. Es kommt auf diese Weise, wenn sich zwischen dem zellreichen aus Rund- oder Spindelzellen bestehenden Sarkomgewebe nur eine an Masse geringe Intercellularsubstanz befindet, ein sehr zierliches Netzwerk von Kalk zustande (Abb. 3), das aber eigentlich auch nur den Namen eines verkalkenden Knochensarkoms als den eines Osteosarkoms verdient. Eher anzuwenden ist der Name Osteosarkom, wenn es, wohl meist

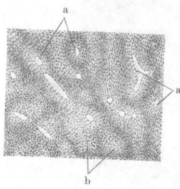

Abb. 4. Spindelzellensarkom. (Aus Borst, Die Lehre von den Geschwülsten. I, Taf. 17, Fig. 97.) a Spindelzellenzüge, die um die Blutgefäße fast genau dieselbe Anordnung zeigen wie Knochenlamellen um Haverssche Kanäle; b quergeschnittene Spindelzellenzüge.

über den Weg von zellhaltigen osteoiden Bälkchen, zu einer Kalkablagerung in diesen kommt. Wenn dann noch die Zellen der Bälkchen mehr und mehr eine eckige Gestalt annehmen, so ähnelt das Bild bedeutend mehr dem des aus Knorpel entstandenen Knochens. Schließlich kann der Knochen auch die typische lamellöse Schichtung der Knochensubstanz annehmen.

Borst gibt die sehr interessante Abbildung eines vom Periost ausgehenden kleinzelligen Spindelzellensarkoms, in welchem die Anordnung der Faszikel außerordentlich an die Lammellensysteme der Substantia compacta des normalen Knochens erinnert. Wenn auch die zwischen den Spindelzellen reichlich vorhandene homogene Grundsubstanz nicht verkalkt war, so kann man sich doch leicht vorstellen, daß es durch Ablagerung von Kalk zu einem dem normalen Knochen sehr ähnlichen Gewebe kommen kann (Abb. 4).

Eine sehr typische Anordnung der Knochen- oder osteoiden Bälkchen zeigen manche periostalen Knochensarkome, bei denen die neugebildeten Bälkchen in senkrechter oder radiärer Richtung von dem befallenen Knochen ausstrahlen (Abb. 5). Rindfleisch nimmt an, daß es sich bei dem Zustandekommen dieser

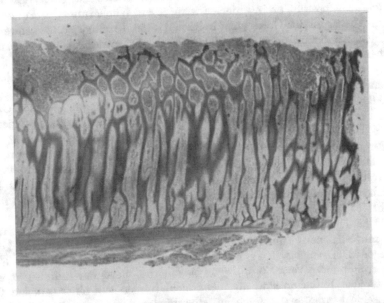

Abb. 5. Periostales Sarkom des Humerus. Osteoidbälkchen. (Präparat des Pathologischen Instituts Freiburg i. Br.)

Formen um eine Folge der papillösen Gliederung der Geschwulstmasse und lediglich um Knochenbildung des Geschwulstparenchyms handelt.

Nach Ribbert läßt sich das Zustandekommen dieser senkrecht oder radiär zur Oberfläche des Knochens angeordneten Knochenneubildung auf verschiedene Weise erklären. Erstens einmal ist es verständlich, daß wenn ein aus den Haversschen Kanälen herauswucherndes Sarkom auch nach Verlassen der Haversschen Kanäle in dieser senkrecht zum Periost verlaufenden Richtung weiterwuchert, und demgemäß auch in dieser Richtung — falls es ein ossifizierendes Sarkom ist — den neugebildeten Knochen aufbaut.

Weiter wird durch das subperiostale Wachstum des Sarkoms das Periost allmählich vom Knochen abgedrängt, wodurch es zu einer Dehnung der das Periost mit dem Knochen verbindenden Blutgefäße kommt, die ja dann annähernd senkrecht zur Oberfläche stehen müssen. Dadurch ist den Tumorzellen, die sich ja gerade beim Sarkom gerne an die Blutgefäße anlehnen, ihre senkrechte Anordnung in gewissem Grade vorgeschrieben und mithin auch ihre in dieser Richtung vor sich gehende Verknöcherung.

Außerdem kann aber, wie Ribbert ausführt, beim subperiostalen Wachstum des Sarkoms, besonders bei den langsam wachsenden Sarkomen, noch eine Knochenbildung vom Periost aus stattfinden, von dem aus, wenn es von dem wachsenden Sarkom vom Knochen abgehoben wird, über den Bereich des Tumors hinaus infolge der Zugwirkung wie bei Entzündungen zur Neubildung von Knochengewebe kommt, das ebenfalls schräg oder senkrecht zur Oberfläche zu stehen pflegt. Ähnliche Vorgänge kann man übrigens auch zuweilen bei subperiostalen Hämatomen beobachten (s. Fall Starker). Diese Knochenneubildung ist also nicht durch unmittelbare Tätigkeit des Tumors bedingt, noch besteht er in einer sarkomatösen Wucherung des Periosts, das an dem Wachstum der Geschwulst in keiner Weise beteiligt ist, ebensowenig wie die Knochensubstanz oder das Mark. Vielmehr unterliegt dieser periostale Knochen ebenso der Zerstörung durch das in ihn hineinwachsende Sarkom wie die Spongiosa des befallenen Skelettknochens. Bei langsam wachsenden Sarkomen wird den Tumorzellen aber immerhin durch die Richtung der Markräume des periostalen Knochens ihre Entwicklungsrichtung in gewissen Grenzen vorgeschrieben. Die Entscheidung, ob es sich in einem Fall um ein ossifizierendes Sarkom handelt, oder ob die in der Geschwulst vorhandenen Knochenanteile nur dem Stroma der Geschwulst angehören, kann also zuweilen recht schwierig sein.

Sicher ist natürlich die Entstehung des Knochens aus dem Geschwulstparenchym, wenn auch den Metastasen die Fähigkeit Knochen zu bilden innewohnt, wie es nicht eben selten der Fall ist, jedoch nicht der Fall zu sein braucht.

Viel häufiger als die Osteosarkome sind, wie schon erwähnt, die Osteoidsarkome, bei denen es nur zur Bildung osteoider unverkalkter Bälkchen kommt, dessen ziemlich große Zellen runde bis zackige Knochenkörper ähnliche Gestalt besitzen, und deren Verkalkung, wenn sie eintritt, meist nur rudimentär bleibt. Die osteoiden Bälkchen sind oft, aber nicht immer von einer schönen Osteoblastenschicht umgrenzt. Auch in Howshipschen Lacunen liegende Riesenzellen werden stellenweise gefunden (Abb. 2).

Osteoide Sarkome, bei denen das zellige Sarkomgewebe im Verhältnis zu dem osteoiden Gewebe stark zurücktritt und die sich einer relativen Benignität erfreuen, nennt man wohl auch nach dem Vorgange Virchows Osteoidchondrome. Ihre verminderte Bösartigkeit dokumentiert sich auch darin, daß gerade sie zum Teil die umfangreichsten Knochengeschwülste bilden können, die mit Vorliebe an den Enden der langen Röhrenknochen sitzend, kolbige Auftreibungen hervorbringen. So erwähnt Volkmann (Pitha-Billroth) einen Fall, bei dem die am Femur lokalisierte Geschwulst schließlich eine Elle im Durchmesser erreichte. Sehr selten sind auch Sarkome beobachtet, die fast nur aus Osteoblasten bestehen und die man daher als Osteoblastome oder Osteoblastosarkome bezeichnen kann. Die Osteoblasten bilden in diesen Geschwülsten wenig Knochen, sondern ordnen sich ganz adenomartig um Lumina an, so daß carcinomartige Bilder entstehen können (Schmaus-Herxheimer 1919, I., S. 219).

Die Unterscheidung, ob es sich in einem Sarkom um neugebildete osteoide Bälkchen, also um echtes Osteoidsarkom handelt, oder ob diese mehr oder weniger kalkhaltigen osteoiden Bälkchen Reste des alten, der Resorption anheimfallenden Knochens sind, ist im mikroskopischen Präparat schwer und oft gar nicht zu entscheiden, falls der Untersucher nicht davon unterrichtet ist, aus welcher Gegend des Tumors das Präparat gewonnen ist. Denn die durch das Wachstum des Tumors verursachte Zerstörung des Knochengewebes, bezüglich deren Einzelheiten ich auf die eingehenden Ausführungen Borsts in dessen großem Geschwulstwerk verweise, kann sehr ähnliche Bilder hervorrufen. Finden sich in ein und demselben Präparat sowohl neugebildete Knochensubstanz wie Teile des alten Knochens, so läßt sich letzterer bei der Giesonfärbung nach Ribbert durch seine leuchtende rote Farbe von der blauroten Farbe des vom Sarkom erzeugten Knochen unterscheiden.

Auch bietet die lammelläre Struktur des alten Knochens einen wichtigen Anhaltspunkt, besonders wenn sich, was zuweilen vorkommt, osteoide, von Sarkomzellen gebildete Substanz auf dem alten Knochen auflagert, wobei es sich aber nicht etwa um eine Umwandlung des alten Knochens in Geschwulstbestandteile handelt. Denn die eigentliche Knochensubstanz nimmt ebensowenig wie Knochenmark und Periost am Wachstum des Sarkoms teil (Ribbert).

Daß es beim Wachstum der Sarkome im Knochen zu einer halisteretischen Resorption desselben kommt, wie es z. B. noch Borst in seinem Geschwulstwerk angibt, ist nach den Untersuchungen Pommers und Axhausens über die Knochenresorption kaum mehr anzunehmen, ebensowenig wie die Resorption des Knochens beim Tumorwachstum durch das Auftreten sog. Volkmannscher Kanäle. Denn die Ansicht von der Existenz resorbierender, in den fertigen Knochen einwachsender Gefäße kann nach den grundlegenden Untersuchungen Axhausens wohl nicht mehr aufrecht erhalten werden. Es scheint also, daß auch beim Wachstum der Knochensarkome die Zerstörung des Knochens lediglich durch lacunäre Resorption zustande kommt, die unter Bildung Howshipscher Lacunen und zum Teil unter Beteiligung von Riesenzellen vor sich geht. v. Rindfleisch sah die inneren, der Geschwulst zugekehrten Knochenbälkchen mit Riesenzellen in Howshipschen Lacunen besetzt, während dieselben Bälkchen auf ihrer periostalen Fläche mit schönen Osteoblasten besetzt waren.

Es sind also im großen ganzen dieselben Vorgänge, die wir auch bei nicht durch Tumoren bedingter Knochenresorption zu finden gewohnt sind.

Allerdings hat Ribbert vollkommen recht, wenn er darauf hinweist, daß die lacunäre Resorption beim Sarkom meist ohne Beteiligung von Riesenzellen vor sich zu gehen pflegt. Trifft man sie in vielen Fällen überhaupt vereinzelt, so fehlen sie in anderen gänzlich. Die Resorption findet dann durch die Tätigkeit der Sarkomzellen selbst statt. Wenn Apolant annimmt, daß auch ohne Gefäßbeteiligung beim Tumorwachstum durch die Tumorzellen selbst sog. Volkmannsche durchbohrende Kanäle auftreten können, so liegt die Wahrscheinlichkeit nahe, daß es sich auch hierbei um Erscheinungen lacunärer Resorption in dem eben erwähnten Sinne ohne Beteiligung von Riesenzellen handelt. Ribbert glaubt, daß, natürlich immer abgesehen vom Riesenzellensarkom, dem eine ganz besondere Stellung und Deutung zukommt, sich Riesenzellen meist dort finden, wo die Resorption langsamer vor sich geht, während sie da nicht mitwirken, wo die Zerstörung schnell fortschreitet.

Bevor wir auf die Riesenzellensarkome des näheren eingehen, mögen an dieser Stelle erst einige Bemerkungen über das **Wachstum** der Knochensarkome Platz finden.

Vielfach scheidet man die Knochensarkome in solche, die ihren Ursprung aus dem Mark, und solche, die ihn vom Periost, und zwar von dessen Innen- (Cambium-)Schicht nehmen, und nennt sie demgemäß myelogene und periostale Sarkome. Diese Namen scheinen nicht ganz zweckentsprechend zu sein. Denn Ribbert hat anscheinend recht, wenn er den Ausgangspunkt der Knochensarkome fast stets, bald mehr nach innen, bald mehr nach außen zu, in die Spongiosa der Diaphysen verlegt. Gerade bei den meisten an der Peripherie befindlichen Sarkomen kann oder muß man nach ihm den Ursprung des Sarkoms anstatt in das Periost in die äußeren Schichten des Knochens verlegen.

Rumpel ist der Ansicht, daß diese Anschauung Ribberts durch die röntgenologischen Studien, besonders durch die Röntgenogramme der in Stufenschnitte zerlegten Operationspräparate gestützt wird. Er bringt z. B. Röntgenbilder von Knochensarkomen, die nach dem allgemeinen Gebrauch als periostale Sarkome zu bezeichnen wären, bei denen man aber schon darum eine Entwicklung von innen heraus annehmen muß, weil die Größe der zerstörten Knochensubstanz sonst im Vergleich zur Größe des Weichteiltumors nicht zu erklären wäre. Wäre die Geschwulst noch weiter peripherwärts, also im Periost entstanden, so müßte die Größe des Weichteiltumors eine bedeutend erheblichere sein. Die im Röntgenbilde sichtbare Abhebung des Periosts rings um den Knochen kann man allerdings, wie ich glaube, nicht als beweisend dafür ansehen, daß der Tumor nicht aus dem Periost, sondern aus den obersten Spongiosaschichten seinen Ursprung nimmt. Man kann daraus, wie wohl auch Rumpel meint, nur auf das subperiostale Wachstum des Sarkoms schließen, und das kann natürlich auch der Fall sein, wenn sich dasselbe von der Innenschicht des Periosts aus entwickelt. Jedenfalls kann man sich besonders bei Betrachtung der Rumpelschen Röntgenbilder tatsächlich des Eindrucks nicht erwehren, daß ein großer Teil der sog. periostalen Sarkome aus dem Knochen herauswächst, und auch Buerger und Bircher schließen sich dieser Ansicht an. Der Vorschlag Ribberts u. a., die Sarkome deshalb lieber in zentrale und periphere zu unterscheiden, ist daher, da durch diese Bezeichnung nichts präjudiziert wird, sicherlich zweckentsprechender. Übrigens leugnet Ribbert weder die Existenz von myelogenen Sarkomen, als die er aber nur die angesehen haben will, die wirklich genetisch dem Mark angehören und mit dem Knochen daher nur in räumlicher Beziehung stehen, noch das Vorkommen des lediglich unter dem Periost wachsenden Sarkoms, das er jedoch für sehr selten hält. Die Unterscheidung in zentrale und periphere Sarkome empfiehlt sich auch aus dem Grunde, weil man eben den Ausgangspunkt nicht immer ganz leicht wird beurteilen können. Etwaige in den ältesten Teilen zuerst auftretende regressive Veränderungen und Blutungen oder auch die hier am meisten vorgeschrittene Verkalkung oder Verknöcherung können hier bei der Beurteilung dieser Frage von Wert sein (Ribbert).

Die tatsächlich vom Periost ausgehenden Formen der Knochensarkome können ihren Ursprung sowohl von der Innenschicht der Knochenhaut nehmen, wie auch von dessen Außenschicht, der sog. Faserschicht. Stern macht auf den klinischen Unterschied zwischen diesen beiden Formen aufmerksam, der darin bestände, daß die von der inneren Schicht ausgehenden eine Knochen-schale bilden und daher gutartiger seien als die von der Faserschicht ausgehenden, die mehr infiltrierend in die Umgebung wüchsen und dabei den Knochen nur wenig arrodierten. Die Bildung einer Knochenschale ist bei der ersteren Form durchaus nicht immer die Regel, doch bildet das Periost hier wenigstens längere Zeit eine Art Kapsel. Auch die von der Außenschicht ausgehenden Sarkome sind oft von einer Art Kapsel umgeben, wachsen jedenfalls häufig nicht infil-trierend, sondern nur expansiv. Das ist z. B. bei manchen von der Innenfläche der Dura ausgehenden Sarkomen und Endotheliomen der Fall.

Wahrscheinlich gehören zu den von der Faserschicht des Periosts ausgehenden Sarkomen auch manche der sog. parostealen Sarkome, die oft sehr fest auf den Knochen aufsitzen können (Fall Decès [der an einer Stelle fest mit dem Steißbein verwachsen war], Lücke, Jallot). Der Lückesche Fall ist noch darum interessant, weil die Geschwulst während der Schwangerschaft aufgetreten war. Es wurde Heilung durch Resektion des Ellenbogengelenks erreicht. Bei einer erneuten Schwangerschaft ein Jahr später ent-wickelte sich in der Narbe ein Rezidiv. Es gibt auch Fälle, in denen die Verbindung mit dem Periost eine nicht so feste ist, die aber auf einen Zusammenhang mit diesem darum verdächtig sind, weil sich in ihnen Knochenbildung findet. Ein solches zum Teil osteoides Sarkom, das in der Kniegelenksgegend saß, findet sich in dem Lehrbuch von Vidal-Bardeleben S. 558 be-schrieben. Die Neubildung zeigte sich in ganzer Aus-dehnung mit dem Periost der Tibia verwachsen, das je-doch noch vollkommen als selbständige Membran erhalten ist; beide lassen sich ohne besondere Gewalt voneinander

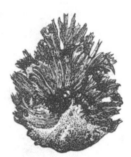

Abb. 6. Parosteales Sar-kom. (Aus Virchow, Geschwülste II, S. 342, Fig. 162.)

trennen. Bei einem Falle Reinhardts bestand nur an einer Stelle ein enger Zusammenhang des Tumors mit dem Tibia-Periost, während derselbe sonst der Knochenhaut nur auflag und in die Weichteile hineinwucherte (Reinhardt: Dtsch. Zeitschr. f. Chirurg. Bd. 47, S. 527).

Auch Virchow teilt (Geschwülste Bd. 2, S. 342) einen hierhergehörigen, von Textor operierten Fall mit, bei dem die Geschwulst am oberen Ende des Vorderarmes ihren Sitz hatte, sich ohne alle Verletzung des Knochens abtragen ließ und nach der Maceration ein ausgezeichnetes Skelett zeigte, dessen unteres mehr abgerundetes Ende von einer ziemlich glatten etwas porösen Schale gebildet war, von welcher nach außen zahlreiche Blätter und Stacheln aus-strahlten (Abb. 6). Ich selbst fand in der Sammlung des Frankfurter pathologi-schen Instituts ein nicht ossifiziertes Unterschenkelsarkom, das wohl ebenfalls als parosteale, vielleicht mit der äußeren Periostschicht im Zusammenhang stehende oder vom Lig. interosseum ausgehende Geschwulst angesehen werden muß (Abb. 7). Nach Virchow nehmen die parostealen Sarkome ihren Ausgang von den Stellen, wo Muskeln am Knochen ansetzen, oder von einer dem Knochen nahen Fascie.

Es soll aber nicht etwa behauptet werden, daß alle parostealen Sarkome vom Periost ausgehen, sondern nur für einen Teil derselben muß dieser Ursprung als wahrscheinlich angesehen werden. Dazu kommt, daß, worauf auch Lexer hinweist, bei vielen intermuskulären Sarkomen im vorgeschritteneren Stadium ein sicherer Unterschied, ob sie vom Knochen oder den Weichteilen ausgehen, nicht möglich ist. Die oben erwähnte Knochenbildung in einigen dieser Tumoren ist als absoluter Beweis für den Ursprung von der Knochenhaut natürlich auch nicht anzusehen, denn es gibt, anscheinend gar nicht so selten, zweifellose Weichteilsarkome, die diese Eigentümlichkeit zeigen. Solche Osteoidchondrosarkome der Mamma beschrieben z. B. Sehrt und Arnold. Auch Ribbert (Lehrbuch S. 213 u. 225) berichtet über ähnliche Beobachtungen für den Samen-

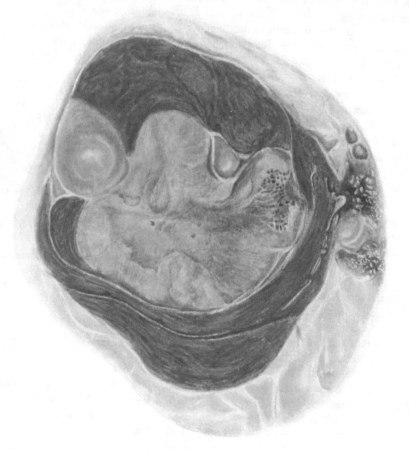

Abb. 7. Parosteales Sarkom des Unterschenkels. (Präparat des Pathologischen Instituts Frankfurt a. M.)

strang (Fibroosteochondrosarkom) und für die Wadenmuskulatur und zitiert außerdem Beneke, der Knorpel und Knochen in einem sarkomatösen, muskelhaltigen Tumor der Harnblase fand, und Funkenstein, der ein Osteochondrosarkom der Schilddrüse beschreibt. Ein Osteosarkom der Sehnenscheide teilte Czerny mit.

Als nicht vom Knochen, sondern von der Muskulatur bzw. Fascie ausgehende Sarkome mit Anwesenheit von Knochen und teilweise auch Knorpel erwähne ich noch einen Fall von F. Landois aus der Breslauer Klinik (Hinterseite des Oberschenkels) und ein fasciales malignes Riesenzellensarkom des Unterschenkels von Hammer. Eine ganz besonders interessante und seltene

Beobachtung B. Fischers betraf ein Embryom der Wade, das neben myxosarkomatösem Gewebe Knorpel, Knochen mit Knochenmark, Drüsenbildungen und Darmschleimhaut, also Derivate wahrscheinlich aller 3 Keimblätter enthielt.

Nach dem oben Gesagten ist es also nur in den allerseltensten Fällen möglich, von myelogenen und periostalen Sarkomen zu sprechen, und auch die Unterscheidung, ob es sich um zentrale oder periphere Knochensarkome handelt, wird in vielen Fällen dem subjektiven Empfinden überlassen bleiben müssen, da ja natürlich die Übergänge zwischen diesen beiden Formen fließende sind. Doch werden bei den Sarkomen, besonders denen der größeren Röhrenknochen die einen ausgesprochenen zentralen Ausgangspunkt haben, das durch das Wachstum bedingte **makroskopische Aussehen** mancherlei Unterschiede gegen die ausgesprochen peripheren Sarkome auffinden lassen. Wie schon Ackermann betonte, ist die Art des Wachstums der Knochensarkome in hohem Maße abhängig von den sich dem Tumor darbietenden mechanischen Gewebswiderständen, ein Punkt, der besonders auch in prognostischer Hinsicht von Bedeutung ist [1]). Es ist ja auch nur natürlich, daß die Knochensubstanz, deren Zerstörung bedeutend längere Zeit in Anspruch nimmt und viel komplizierter ist als das Gewebe der Weichteile, die außerdem nicht komprimierbar ist und viel weniger Gefäße und Saftspalten als jene besitzt, für den andringenden Tumor auch ein größeres Hindernis darstellen muß. Ein zentraler Tumor, der die ganze Dicke der Knochensubstanz zu durchsetzen hat, wird daher eine bedeutend längere Zeit zum Wachstum und vor allem zum Herauswachsen an die Oberfläche des Knochens gebrauchen als — die gleiche Vitalität der Tumorzellen vorausgesetzt — ein peripherer Tumor, der nur eine dünne oder bei Annahme eines rein periostalen Tumors nur die Periostschicht als Grenze gegen die Weichteile vor sich hat.

Und da derselbe Tumor sich aus diesem Grunde innerhalb einer gleichen Zeitspanne innerhalb des Knochens gemäß sich dem ihm bietenden mechanischen Widerstand nicht annähernd zu derselben Größe entwickeln kann, als wenn er unter das Periost gelangt ist oder gar nach Durchbrechung desselben das Freie gewonnen hat, so wäre es natürlich — und darauf weist ebenfalls Ribbert hin — unlogisch, wenn man den Mittelpunkt einer Geschwulst als ihren Entstehungsort ansehen würde. Die stärkere Ausbildung regressiver Veränderungen, bei knochenbildenden Sarkomen wohl auch das ausgedehntere Vorhandensein von Knochensubstanz können dann als Anhaltspunkte dienen. Ebensowenig kann man dementsprechend die größere Ausdehnung des Tumors außerhalb des Knochens als Beweis für seinen periostalen oder peripheren Ursprung ansehen. Bestehen eigentlich 2 getrennte Tumoren, so daß sich einer in der Spongiosa, ein anderer im Periost findet, und ist die Corticalis zwischen ihnen nur an einer kleinen Stelle durchwuchert, so spricht dies mehr für zentralen Ursprung (Reinhardt).

Bei den zentralen Sarkomen der Röhrenknochen wird also der Knochen von der wachsenden Geschwulst in der weiter oben dargestellten Weise zerstört. Zugleich findet in zahlreichen Fällen vom Periost aus eine Knochenneubildung statt, so daß der Knochen aufgetrieben und verdickt erscheint, doch hält diese

---

[1]) In dieser Hinsicht vgl. auch die Arbeit von Seitz: Über die Bedeutung der Gewebswiderstände und des Sitzes für die Malignität von Carcinomen.

Neubildung von periostalem Knochen nicht gleichen Schritt mit der Zerstörung
des alten Knochens, so daß sich die den Tumor deckende Knochenschale immer
mehr verdünnt und schließlich eine papierdünne Beschaffenheit annehmen
kann, die sich unter dem Druck des palpierenden Fingers elastisch eindrücken
und das als „Pergamentknittern" oder „Eierschalenkrachen" bekannte Geräusch
hören lassen kann. Schließlich wird auch diese Schale perforiert und mehr oder
weniger vernichtet. Das Periost kann als Kapsel, besonders bei den sog. zentralen Riesenzellensarkomen, die allerdings anders zu bewerten sind, noch
lange bestehen bleiben. Wird auch dieses durchbrochen, so steht dem Einbruch
des Geschwulstgewebes in die umgebenden Weichteile je nach Anordnung und
Ausdehnung der Knochenkapselperforationen in mehr oder weniger ungleich-

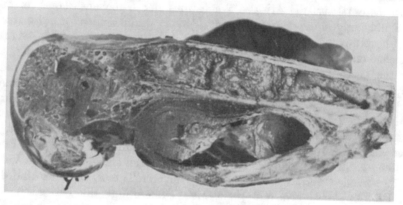

Abb. 8.   Sarkom mit Spontanfraktur und Cystenbildung. (Sammlung der Chirurgischen
Universitäts-Klinik in Frankfurt a. M.)

mäßiger knolliger Form nichts mehr im Wege. Daß es bei dieser hochgradigen,
vom Inneren allmählich aus fortschreitenden Zerstörung des Knochengewebes
häufig zu Spontanfrakturen kommt, die meist einfache Querbrüche sind
und oft das erste klinische Zeichen des vorhandenen Sarkoms darstellen, ist
leicht verständlich. Auch ist die Bildung einer knöchernen Schale bei den
zentralen Sarkomen nicht ein regelmäßiges Vorkommen. Man findet ebenso,
besonders unter den kleinzelligen Formen, zentrale Sarkome ohne Knochenschale. Häufiger als bei den peripheren Formen treten bei den zentralen Sarkomen, die meist weiche und äußerst blutreiche Tumoren darstellen, regressive
Veränderungen im Inneren der Geschwulst ein, wodurch es zur Bildung großer
Cysten, besonders im Tibiakopf kommen kann. Über die Beziehungen der
zentralen Sarkome zu den Aneurysmen wird an anderer Stelle noch gesprochen
werden. Eine ganz besondere Stellung, vor allem in prognostischer Hinsicht,
nehmen die schaligen zentralen Riesenzellensarkome ein, die ebenfalls
an anderer Stelle dieser Arbeit besprochen werden sollen.

Die ausgesprochen peripher lokalisierten Sarkome gelangen bedeutend
schneller unter das Periost, das noch kürzere oder längere Zeit hindurch die
Geschwulst als Kapsel überziehen und von dem wachsenden Tumor mehr und
mehr abgehoben werden kann. Jedem subperiostal sich entwickelnden Sarkom,

mag es nun vom Knochen oder von
der Innenschicht des Periosts seinen
Ausgang genommen haben, wird
durch den Widerstand, den ihm die
periostale Kapsel bietet, die Wachs-
tumsbahn jedenfalls in gewissem
Maße vorgeschrieben und dadurch
auf die Gestaltung der Geschwulst
ein Einfluß ausgeübt. Denn bis es
ihr gelingt, die Kapsel zu perforieren
und zu zerstören, breitet sie sich an
dem Ort des schwächsten Widerstandes, also zwischen Knochen und
Periost aus und kriecht an der Oberfläche des ersteren nach oben und
unten wie auch um seine Circum-
ferenz herum. Da das Periost in
der Gegend der Epiphyse fest angeheftet ist und dadurch der wachsenden Geschwulst ein größerer
Widerstand entgegengesetzt wird, an
dem sie zuerst jedenfalls haltmacht,
so kann dadurch in der Gegend der
Gelenke eine sehr typische keulenförmige oder z. B. am Oberschenkel

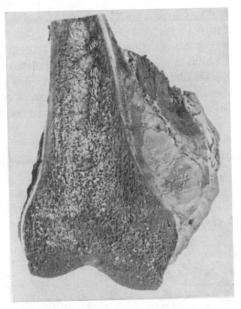

Abb. 9. Peripheres Sarkom des Femur. (Sammlung der Chir. Univ.-Klinik in Frankfurt a. M.)

hirtenstabförmige Gestalt entstehen
(Abb. 10, 11, 12). Durch das Abheben des Periosts vom Knochen
bildet sich an den Stellen, wo die
Knochenhaut den Knochen wieder
erreicht, die typische Periostspindel, die beim Vorhandensein
einer Knochenneubildung an dieser
Stelle, im Röntgenbilde deutlich
sichtbar und charakteristisch ist,
natürlich aber auch einmal bei anderen subperiostal sich abspielenden
raumverdrängenden Prozessen in
Erscheinung treten kann, wie z. B.
bei dem von Starker beschriebenen
Fall von hämophilem subperioste-
alem Hämatom.

▸ Zuweilen gelingt es dem Sarkom,
an einer Stelle die Periosthülle zu
durchbrechen, während es an anderen Stellen subperiostal weiter-
wächst, so daß eine Kombination
zwischen sub- und supraperiostalem

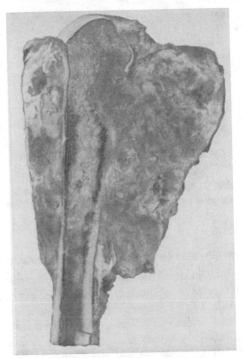

Abb. 10. Osteofibrosarkom des Humerus.
Keulenförmige Gestalt. (Präparat des Pathologischen Instituts in Frankfurt a. M.)

Wachstum resultiert, was Ribbert an einigen Abbildungen sehr schön illustriert. Auch wenn es einem Knochensarkom gelingt, in die eigentliche
Markhöhle einzubrechen, kann es bei dem sich ihm nunmehr bietenden bedeutend verringerten Widerstand desto schneller wachsen und bald die ganze
Markhöhle meist über die Grenze des außen sichtbaren Tumors heraus infiltrieren, woran bei Amputationen stets zu denken ist. Das Vorhandensein von
Sarkomgewebe in der Markhöhle ist ja die Hauptursache der Stumpfrezidive.

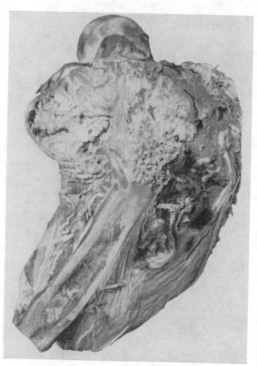 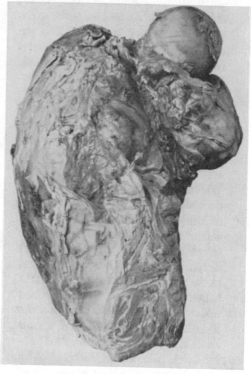

Abb. 11 und 12. Sarkom des Oberschenkels. Hirtenstabförmige Gestalt. (Präparat des
Pathologischen Instituts in Frankfurt a. M.)

Über die gerade bei den peripheren Sarkomen oft vorhandene eigenartige
radiäre Knochenneubildung haben wir bereits oben gesprochen.

In jedem Fall eine strikte Unterscheidung zu treffen, ob es sich um ein
zentrales oder peripheres Sarkom handelt, ist, wie gesagt, nicht möglich
(Abb. 13). Infolgedessen haben auch diesbezügliche statistische Angaben nur
einen relativen Wert. Auch wechselt in den Angaben der Literatur die
Häufigkeit beider Sarkomformen, jedenfalls was die langen Röhrenknochen
betrifft, indem einmal die peripheren, bei einem anderen Autor die zentralen
Sarkome das Übergewicht haben, und in manchen Arbeiten schließlich das
Verhältnis beider Kategorien als annähernd gleich angegeben wird. Um einige
Zahlen zu geben, fanden:

O. Kocher unter 65 Fällen der Tübinger Klinik: 33 zentrale, 32 periphere.
Nasse . . „ 46 „ der Berliner „ 22 „ 24 „
Groß . . „ 165 „ der Literatur . . . 98 „ 67 „

Der letzten Angabe nähert sich auch Reinhardt, der unter 54 Sarkomen der Göttinger Klinik $^2/_3$ zentrale und $^1/_3$ periphere Formen fand.

Der Ausgangspunkt der Sarkome der langen Röhrenknochen ist fast stets die Spongiosa der Metaphyse, also die nächste Nachbarschaft der Epiphysenlinie. Die eigentliche Epiphyse ist, was auch Rumpel und Reinhardt mit Recht her-

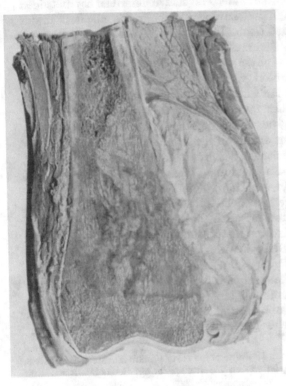

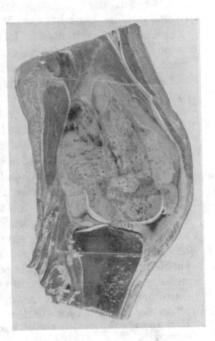

Abb. 13. Abb. 14.

Abb. 13. Sarkom des unteren Femurendes. Wachstum innerhalb und außerhalb des Knochens. (Sammlung der Chirurgischen Universitäts-Klinik in Frankfurt a. M.)

Abb. 14. Sarkom der unteren Femurmetaphyse mit Einbruch in das Kniegelenk. Erhaltung des Gelenkknorpels. (Präparat der Chirurgischen Klinik in Breslau.)

vorhoben, nur sehr selten der Ursprungsort des Sarkoms. Doch kommen, wenn auch seltener, Sarkome im Bereich der Diaphyse vor, relativ häufig anscheinend bei Kindern (Pfister), vor allem periphere Sarkome, doch auch gelegentlich zentrale. Eigentümlich ist es, daß das Knorpelgewebe den andringenden Sarkomzellen einen ganz bedeutend größeren Widerstand entgegenzusetzen imstande ist, als es die Knochensubstanz vermag. Lücke und Zahn führen dies neben der Festigkeit der Intercellularsubstanz auf den Mangel an Gefäßen im Knorpel zurück. Sind solche vorhanden, wie z. B. im Rippenknorpel, so könnten die Sarkomzellen auf diesem Wege in das Innere des Knorpels vordringen.

Diese große Widerstandsfähigkeit des Knorpelgewebes hat zur Folge, daß die Epiphysenlinie sich wie eine Barriere vor das heranwachsende Sarkom legt und oft außerordentlich lange, selbst bei großen Tumoren siegreichen Widerstand leistet, so daß die Geschwulst schon in erheblichem Maße die nähere und weitere Umgebung ersetzt haben kann, bis es ihr gelingt, die Epiphysenlinie, nachdem diese zuweilen vom Tumor vorgewölbt ist und einen wellenförmigen Verlauf angenommen hat (Reinhardt), zu durchbrechen und in die eigentliche Epiphyse vorzudringen. Auch der Gelenkknorpel widersetzt sich in derselben hartnäckigen Weise der Zerstörung, so daß man ihn zuweilen schon völlig abgelöst in der Geschwulstmasse liegend vorfindet (Abb. 14).

Der Sitz der überwiegenden Mehrzahl der Knochensarkome in der der Epiphysenfuge benachbarten Metaphyse spricht für einen engen genetischen Zusammenhang mit dieser. Ribbert vertritt daher mit Nachdruck die Anschauung, daß für die Genese der Knochensarkome Entwicklungsstörungen maßgebend seien und daß dieselben ihren Ursprung aus versprengten zelligen Keimen nehmen. Außer dem meist jugendlichen Alter der von Knochensarkomen betroffenen Patienten weist er vor allem auf die Ähnlichkeit mit den ebenfalls in den Epiphysengegenden lokalisierten Chondromen und Exostosen hin, deren Entstehung allgemein auf Entwicklungsstörungen zurückgeführt werde. Nicht nur, daß der häufige Befund von Knorpel in den Sarkomen für eine Verwandtschaft spräche sowie das gelegentliche Auftreten der Eigenschaften eines malignen Wachstums bei Chondromen, auch die mehrfach beobachtete Entwicklung aus Chondromen oder Exostosen stütze diese Ansicht. So sah Chiari (zit. Ribbert, Lehrb. 1904, S. 158) die Entwicklung eines Spindelzellensarkoms aus einer Exostose bei multiplen Tumorbildungen und Ribbert selbst beschreibt aus der Göttinger Sammlung ein mannskopfgroßes Sarkom, das an der Epiphyse der Tibia entstanden war und multiple kleinere und größere Knorpelinseln enthielt, so daß wohl das Chondrom hier als primär anzusehen war. Einen weiteren interessanten hierhin gehörigen Fall stellte v. Bramann auf dem Chirurgenkongreß 1904 vor.

Bei der Patientin, bei der im Alter von 12 Jahren eine cartilaginäre Exostose am oberen Humerusende abgemeißelt worden war, hatte sich 7 Jahre später ein Osteochondrosarkom entwickelt.

Auch an den kurzen spongiösen Knochen kommen derartige Übergänge von Chondrom in Sarkom vor. Friebel hat neuerdings einen solchen Fall mitgeteilt. Borchardt berichtete auf dem Chirurgenkongreß 1899 über einen hierhin gehörigen Fall von Sarkom des Talus und Calcaneus. Der Talustumor war ein Chondrom, das nach dem Calcaneus zu immer zellreicher wurde, so daß der Calcaneustumor das Bild des typischen Riesenzellensarkoms darbot. Kleine Chondrome am Cuneiforme III und Metatarsus III und die Tatsache, daß große Partien des Talustumors den typischen Bau eines proliferierenden Chondroms zeigten, bestätigten die Auffassung, daß der primäre Tumor ein Chondrom des Talus war, das nach dem Calcaneus durchgebrochen war und hier den Typ des Riesenzellensarkoms angenommen hatte.

Dieser Befund in Verbindung mit der Tatsache, daß sich in einem auffallend hohen Prozentsatz der Fußwurzelsarkome das Leiden außerordentlich lange hinzieht — Borchardt zitiert Fälle, in denen der Beginn der Beschwerden 12 Jahre und darüber zurücklag — und daher die Annahme einer Entstehung des Sarkoms wenigstens in vielen Fällen aus einem anfangs gutartigen Tumor wahrscheinlich macht, sowie die Häufigkeit des Vorkommens von Enchondromen und Myxochondromen (neben 15 Sarkomfällen fand Borchardt in der Literatur 4 Myxochondrome des Calcaneus), lassen es Borchardt sehr wahrscheinlich erscheinen, daß die Chondrome für die Entwicklung der Sarkome der Fußwurzelknochen wenigstens eine sehr große Rolle spielen.

Stern, der die genannten Autoren ebenfalls zitiert, wirft daher die Frage auf, ob bei der Häufigkeit von Knorpelkeimen in den Fußwurzelknochen und den von ihnen ausgehenden Chondromen und Enchondromen nicht vielleicht sogar alle Sarkome der Fußwurzelknochen von diesen ausgehen. Daß nicht immer Knorpelzellen gefunden würden, sei vielleicht darauf zurückzuführen, daß alle Knorpelzellen durch Sarkomzellen substituiert seien, in anderen Fällen könne mangelhafte Untersuchung daran schuld sein. Vor allem seien es die Sarkome mit Schleimgewebe, bei denen man mit Wahrscheinlichkeit den Befund von Knorpelzellen erwarten dürfte, und zwar denkt sich Stern die Entwicklung derart, daß eine schleimige Degeneration bzw. Metamorphose des Knorpelgewebes stattfindet, und im Anschluß an die Metaplasie Wucherungsprozesse, auf deren Boden, wie es so oft bei Knochenneubildung beobachtet würde, ein bereits charakteristisch ausgebildetes Gewebe (in diesem Falle Schleimgewebe) in ein anderes Gewebe (in diesem Falle Sarkom) überginge.

Zu diesen letzteren Ausführungen ist allerdings einiges zu bemerken. Erstens einmal kann man wohl nicht aus dem Vorhandensein einiger Knorpelzellen in einem Tumor schließen, daß derselbe sich aus einem Chondrom entwickelt habe. Zweitens hat Stern zwar recht mit seiner Vermutung, daß man in Sarkomen mit Schleimgewebe auch Knorpelgewebe finden würde, doch kann ich seinen Ausführungen über die schleimige Degeneration des Chondroms mit nachfolgender Sarkomumwandlung nicht recht folgen, wenn natürlich auch myxomatöse Degenerationen vorkommen. Bei den Sarkomen, die myxomatöse und chondromatöse Partien enthalten, — einen derartigen Fall beschreibt z. B. Seitz — handelt es sich aber nicht um eine Degenerationserscheinung, sondern um eine Kombination, die, wie Ribbert mit Recht betont, auf eine embryonale Genese hindeutet und beweist, daß der Tumor aus einem Keime hervorging, der die Fähigkeit besaß, zellig, knorpelig und myxomatös zu werden. Ribbert spricht schließlich seine Ansicht dahin aus, daß die peripheren Sarkome von ausgeschalteten Teilen der peripheren Abschnitte der Knorpelfuge ihren Ursprung nehmen, sei es, daß bei dem Randwachstum der Epiphysenlinie ein kleiner Komplex seiner Zellen an dem anstoßenden und mit ihm zusammenhängenden Periost hängen bleibt, wenn die Epiphysenlinie weiter vorrückt. Das zurückbleibende Stückchen würde dann von dem durch das Periost gebildeten Knochen umschlossen und könne sich dann später zu einem Chondrom, Chondrosarkom, Chondromyxosarkom oder reinem Sarkom auswachsen. Oder man könnte sich vorstellen, daß zugleich mit dem haftenbleibenden Knorpelkeim auch einige Periostzellen abgetrennt und inkludiert würden und daß dann durch gleichzeitige Wucherung beider Zellarten ein Chondrosarkom entstände; schließlich könne auch eine Gruppe von Periostzellen allein das Schicksal der Ausschaltung erfahren. Aus diesen würde sich dann ein reines Sarkom entwickeln.

Je früher oder später diese Ausschaltung der Zellen erfolgte, desto weiter oder näher von der Epiphysenlinie, desto mehr oder weniger nach dem Inneren des Knochens zu würden sich die Tumoren etablieren, d. h. jeweils an der Stelle, an der zur Zeit der Ausschaltung die Epiphysenlinie gesessen hätte. Daher können, abgesehen davon, daß eine Zellabsprengung ja auch von den mittleren Teilen der Knorpelfuge möglich sei, auch mehr zentral gelegene Tumoren entstehen, so daß die Grenze zwischen den peripheren und zentralen Formen, welch letztere in ihrer reinen Form Ribbert als aus den verschiedensten Zellen des Marks entstanden ansieht, auch in genetischer Beziehung verwischt würde.

II. Die Klinik der Knochensarkome.

Das Sarkom der Knochen hat mit anderen bösartigen Geschwülsten die Eigenschaft gemeinsam, daß die **Schmerzen** in ihrem Auftreten außerordentlich wechselnd sind und gar nichts Charakteristisches darbieten, was besonders auf die Diagnose eines Sarkoms hinweisen könnte. Oft, besonders im Beginn der Erkrankung sind Schmerzen überhaupt nicht vorhanden oder sind so wenig ausgeprägt, daß sie in dem Patienten und meist auch in dem Arzt nicht den Verdacht erwecken, daß ein ernster zu bewertendes Leiden in der Entwicklung begriffen ist. In 2 Fällen von Knochensarkomen der unteren Oberschenkelmetaphyse, die in der Frankfurter chirurgischen Klinik, deren Krankengeschichten mir zur Benutzung von den Herren Geheimrat Rehn und Prof. Schmieden freundlichst zur Verfügung gestellt waren, behandelt wurden, verspürten die Patienten als erstes Symptom ihres Leidens nur eine leichte Ermüdbarkeit des Beines bzw. eine leichte Unsicherheit im Kniegelenk, so daß die betreffende Patientin beim Gehen dann und wann einknickte, ohne sich über den Grund dafür klar zu sein, indem jeder Schmerz und jede Anschwellung fehlte. Als sich dann nach einer Woche eine leichte Anschwellung der Kniegelenksgegend bemerkbar machte, wurde von dem zugezogenen Arzte eine Überanstrengung als Ursache angenommen. Überaus häufig haben die vorhandenen Schmerzen einen ziehenden Charakter, die zuweilen nur bei Beanspruchung des Gliedes vorhanden sind und außerordentlich rheumatoiden Schmerzen ähneln, so daß einem die Angabe der Kranken, sie seien zuerst auf Rheumatismus behandelt worden, in der Literatur wie in dem eigenen Material immer wieder begegnet. Erst die auftretende Schwellung des Gliedes, eintretende Spontanfrakturen, stärkere Gelenkbeteiligung oder ähnliche Momente veranlassen dann eine Revision der Diagnose; bei fehlendem Schmerz ist die Spontanfraktur überhaupt zuweilen das erste Zeichen für das Vorliegen eines Knochensarkoms, wie wir dies ja auch von metastatischen Knochentumoren her kennen. Derartige Fälle, wie auch solche, bei denen es erst im Anschluß an ein Trauma oder an eine stärkere Inanspruchnahme des Gliedes, z. B. nach schwerem Heben bei landwirtschaftlicher oder industrieller Arbeit, zu schnell sich steigernden Schmerzen und Tumorsymptomen kommt, können im Hinblick auf die Versicherungs- und Unfallmedizin von außerordentlicher Bedeutung werden.

Wie die Intensität der Schmerzen in den einzelnen Fällen eine ganz verschiedene sein kann, so auch ihr Auftreten. Den Fällen, in welchen sich die Schmerzen ganz allmählich und chronisch entwickeln, stehen solche gegenüber, bei denen sie, auch ohne ein äußeres auslösendes Moment, wie es z. B. ein Trauma vorstellt, ganz akut einsetzen. Wenn in derartigen Fällen, wie z. B. in den Fällen Sterns (Fall 2) von zentralem Calcaneussarkom noch eine Rötung und

Spannung der Haut und eine Fluktuation in der Gelenkgegend vorhanden ist, so ist die Ähnlichkeit mit akut entzündlichen Prozessen oft eine sehr große. Eine Erklärung, weshalb in dem einen Fall die Schmerzen so gering sind, in einem anderen vielleicht ganz gleich lokalisierten Fall sehr intensiv sind, weshalb sie sich einmal schleichend entwickeln, ein andermal akut einsetzen, ist natürlich sehr schwer zu geben. Letzten Endes werden dabei doch feine anatomische Unterschiede bezüglich der Beziehungen der Geschwulst den sensiblen Nerven gegenüber eine Rolle spielen. So sind ja auch die einzelnen Teile des Knochens verschieden empfindlich gegen Schmerz. Ähnlich versucht auch Stern beispielsweise die Tatsache zu erklären, daß in manchen Fällen von Fußwurzelsarkomen, so in dem Fall von Liebetrau im Gegensatz zu seinem oben erwähnten Fall die Empfindlichkeit sehr gering war, indem er annimmt, daß das Befallensein der Gelenkknorpel (besser wohl der perichondralen Gewebe) für die große Schmerzhaftigkeit in seinem Fall verantwortlich zu machen sei. Auch die Kompression gesunder sensibler Nervenstämme durch den Tumor kann zuweilen unerträgliche Schmerzen auslösen (Noetel).

Eigentümlich, aber anscheinend gar nicht so selten ist das intermittierende Auftreten des Schmerzes, der sich entweder für längere Zeit bedeutend bessern und sogar völlig verschwinden kann, um später, zuweilen erst nach der Dauer eines halben Jahres und darüber wiederzukehren. Daß auch ein solches Nachlassen oder Aufhören der Schmerzen, besonders bei wenig ausgeprägtem objektivem Befund geeignet ist, Arzt und Patienten in Sicherheit zu wiegen und die wahre Natur des Leidens zu verschleiern, liegt auf der Hand.

Übrigens findet man das Auftreten intermittierender Schmerzen auch zuweilen bei anderen Krankheiten der Knochen, z. B. bei der syphilitischen Ostitis und Periostitis und bei der sklerosierenden nicht eitrigen Osteomyelitis.

Die Cysten der Knochen unterscheiden sich bezüglich der Schmerzhaftigkeit in keiner Weise von den Sarkomen. Dieselbe Inkonstanz wie bei diesen finden wir auch bei jenen.

Vollkommen gleich der allgemeinen Schmerzempfindung verhält sich auch die Berührungsempfindlichkeit des Tumors bei Palpation, auf Klopfen und Druck. Auch hier finden wir alle Stadien der Schmerzempfindung vertreten. Selbst wenn bei Bewegungen Schmerzen vorhanden sind, kann ein lokaler Druck- oder Klopfschmerz vollkommen fehlen. Wenngleich in manchen Fällen eine sehr starke lokale Schmerzhaftigkeit vorhanden sein kann, so hält sich doch auch diese im Durchschnitt in mittleren Grenzen.

Die **Größe des Tumors,** und zwar sowohl seine absolute Größe wie die durch Palpation feststellbare, schwankt ebenso in weiten Grenzen, wie die Zeit seines Bestehens eine ganz verschieden lange sein kann. Verschiedenste Faktoren üben in dieser Hinsicht ihren Einfluß aus. So wird ein peripherer Tumor im allgemeinen infolge des geringeren mechanischen Widerstandes, das sich seinem Wachstum entgegenstellt, größer anwachsen können als ein zentraler, wird jedoch seiner oberflächlichen Lage wegen eher der Palpation zugänglich sein als jener, so daß ihm ein schnelleres Ende durch die Operation gesetzt werden kann, während das zentrale Sarkom lange Zeit unbemerkt wachsen kann, bis erst das Eintreten einer Spontanfraktur oder eine schon einem größeren Tumor angehörende palpable Knochenauftreibung (eigentlich ist es keine Auftreibung) das Leiden aufdeckt, vorausgesetzt, daß nicht klinische Beschwerden schon vorher Veranlassung zu einem Röntgenogramm und damit zur Entdeckung des Tumors gegeben haben. Überhaupt hängt die Größe eines Knochensarkoms und die Zeit, während der es sich ungestört entwickeln konnte, weiterhin eng mit den klinischen Beschwerden und Störungen zusammen, die sein Vorhanden-sein und sein Wachstum verursacht, so also von der topographischen Beziehung zu wichtigen Nachbarorganen wie Gelenken, den nervösen Organen usf. Schließ-

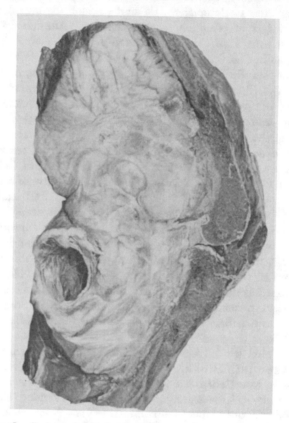

Abb. 15. Sehr großes Sarkom der Kniegelenkgegend. (Präparat des Pathologischen Instituts in Frankfurt a. M.)

lich und nicht zuletzt spielt die größere oder geringere spezifische Malignität, die den betreffenden Sarkomzellen eigentümliche Wachstumsenergie, die in jedem Fall verschiedene Widerstandsfähigkeit des Organismus in dieser Hinsicht eine wichtige Rolle, insofern man annehmen muß, daß je größer die Wachstums-tendenz ist, je schneller der Tumor auch wachsen muß. Doch wäre es falsch, daraus den Schluß zu ziehen, daß die Größe des Sarkoms in direktem Verhältnis zu seiner Malignität stehen muß. Im Gegenteil sind gerade die Riesenformen, die man zuweilen trifft, relativ günstige Geschwülste. Denn bösartige Sarkome werden sich zumeist nicht zu außerordentlicher Größe entwickeln können, weil die auftretenden Metastasen inzwischen dem Leben seines Trägers ein Ziel gesetzt haben, während sich die gutartigeren Formen eben durch das Ausbleiben der Metastasen zu erheblichen Größen entwickeln können. Ein solches relativ gutartiges, von Schulz im Hamburger ärztlichen Verein 1897 vorgestelltes enormes Femursarkom eines 22 jährigen Weibes erwähnt beispielsweise Wiesinger. Das Sarkom bestand 8 Jahre, hatte einen Umfang von 82 cm und hatte keine Metastasen gemacht.

Überhaupt scheinen gerade die Femursarkome, und zwar vor allem die gutartigeren Osteoidsarkome und die mit starker Knochenbildung einhergehenden

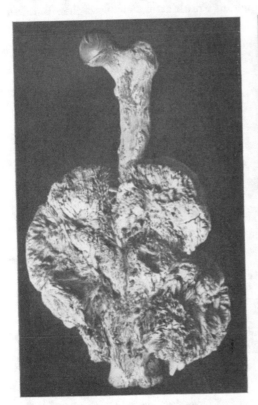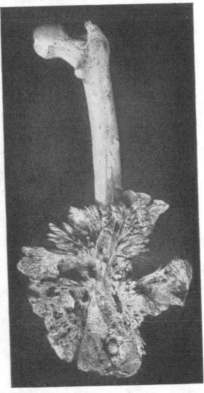

Abb. 16 und 17. Große knochenbildende Sarkome des Oberschenkels. (Präparate des Pathologischen Institus in Frankfurt a. M.)

Formen Neigung zur Bildung großer Geschwülste zu haben. Einen solchen von Volkmann im Handbuch von Pitha-Billroth mitgeteilten Fall habe ich schon weiter oben erwähnt. Auch Trendelenburg beschreibt ein Femursarkom der Hüftgelenksgegend bei einem 20 jährigen Mann, dessen größter Umfang 97 cm betrug. Das exartikulierte Bein hatte ein Gewicht von 57 Pfund, wovon 52 Pfund allein auf den Oberschenkel kamen. Da der Patient nach der Operation nur noch 65 Pfund wog, war er also durch die Operation nahezu halbiert worden.

Hahn hat in der v. Bardelebenschen Klinik ein eimergroßes Osteosarkom des Femurs in seinem oberen Drittel gesehen und Heyl berichtet aus derselben Klinik über ein periostales Oberschenkelsarkom, dessen Gewicht 12,25 kg betrug.

Wehling beschreibt (Fall 10) ein 90 cm im Umfang messendes Humerussarkom. Cathcart bildet ein enorm großes Chondrosarkom des Humerus
ab und Urssin sah bei einem 15jährigen Knaben ein periostales Sarkom des
Schädeldaches, das schließlich von der Nasenwurzel bis zum Scheitel und von
einem Ohr bis zum anderen reichte, die Augen und die halbe Nase bedeckend.
Derartige Fälle lassen sich noch bedeutend vermehren. Gerade die knochenbildenden Sarkome geben dann skelettiert äußerst imposante Bilder, wie die
Abb. 16, 17, 18 von Präparaten, die ich im Frankfurter Pathologischen Institut
fand, zeigen.

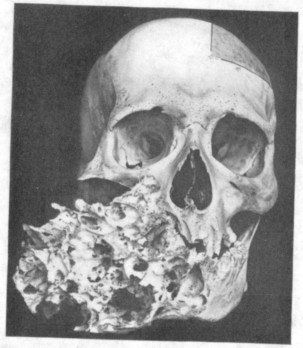

Abb. 18.   Großes Kiefersarkom.   (Präparat des Pathologischen Instituts in Frankfurt a. M.)

Doch finden sich auch sehr umfangreiche zentrale Tumoren. Derartige
Fälle sind z. B. bei Senftleben zitiert.

Es ist leicht verständlich, daß die Beschreibungen abnorm großer Knochensarkome ebenso wie die Präparate, die man von solchen Tumoren in den Samm-
lungen findet, fast ausnahmslos aus früheren Zeiten stammen, in denen die
Patienten eingreifenden Operationen noch ablehnender gegenüberstanden als
jetzt, wo auch die besonders mit Hilfe des Röntgenverfahrens ausgebaute Frühdiagnose und die fortgeschrittene operative Technik die Anwendung konserva-
tiverer Operationsmethoden gestattet. Auch in mit der Kultur noch weniger
in Berührung gekommenen Gegenden kann man noch derartige Riesentumoren
finden, wie z. B. Lohrenz während des Krieges in Polen (1916).

Daß auch Rezidive zu respektabler Größe auswachsen können, ehe der
Patient dem Leiden erliegt, zeigt ein von Doll veröffentlichter Fall Czernys

von rezidivem Scapularsarkom. Hier hatte sich das Rezidiv 1 Jahr nach der Operation zu einer von der Schulter bis zur Hüfte reichenden Geschwulst ausgedehnt.

Die **Zeit** des Bestehens eines Sarkoms läßt sich auch nicht annähernd bestimmen. Hat man doch gar keinen Anhaltspunkt dafür, wie lange die Geschwulst schon bestanden hat, bevor sie klinisch bemerkbar wurde. In vielen Fällen muß man annehmen oder ist es doch wenigstens nicht ausgeschlossen, daß die Geschwulst nicht nur als latenter Keim, sondern schon als kleinere Geschwulst bestanden hat, bis durch irgendeine äußere Einwirkung, wie z. B. ein Trauma plötzlich eine stärkere Wachstumstendenz provoziert wurde. Daß auch solche Einwirkungen auf die Wachstumstendenz eines Sarkoms von Stoff-

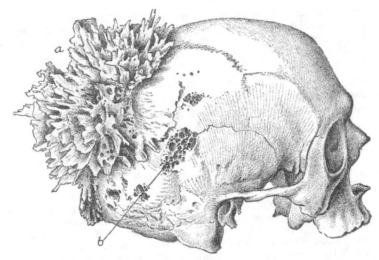

Abb. 19. Osteoblastisches Sarkom des Schädeldaches. (Aus Schmaus-Herxheimer, Anatomie S. 218, Fig. 248.)

wechselveränderungen innerhalb des Organismus, die vielleicht innersekretorischer Art sind, ausgeübt werden können, zeigen uns die gar nicht so seltenen Fälle, in denen die Entstehung eines Tumors während der Gravidität erwähnt wird oder in denen die Gravidität auf das Wachstum eines schon bestehenden Tumors oder auf die Rezidivbildung sichtlich fördernd eingewirkt hat. Das trifft übrigens nicht nur auf Sarkome aller Art, sondern auch auf Carcinome und Enchondrome zu. So berichtet Lücke über ein kleines Enchondrom des harten Gaumens bei einer 30jährigen Frau, das im 6. Monat der Gravidität lebhaft zu wachsen begann. In einem anderen Fall desselben Verfassers handelte es sich ebenfalls um eine 30jährige Frau, die vor vielen Jahren einmal auf den Ellenbogen gefallen war, später nur zuweilen Schmerzen in der Ulna gespürt hatte und bei der sich seit Beginn der letzten (7.) Schwangerschaft dort ein periostales Sarkom entwickelte, das erst langsam, dann sehr schnell wuchs. Nach Resektion des Gelenkes erfolgte glatte Heilung. Die Geburt verlief normal. Nach einem Jahr trat bei erneuter Schwangerschaft in der Narbe ein Rezidiv auf. Nun ist dieser Fall natürlich nicht absolut beweisend.

17*

Man könnte ebenso einwenden, wieso das Sarkom sich nicht schon bei einer früheren Schwangerschaft entwickelt hat, wie die Entgegnung bereit halten, daß das Rezidiv ein Jahr nach der Resektion vielleicht auch ohne die erneute Schwangerschaft eingetreten wäre.

Ebensowenig sicher für eine Beeinflussung des Wachstums durch die Gravidität sprechend ist der Fall Borks, bei dem ein Sarkom, das innerhalb 7 Jahren, während deren die Patientin 4 mal gravide gewesen war, allmählich gewachsen war, in den letzten 10 Wochen der letzten Schwangerschaft enorm schnell zu wachsen begann.

Auch bei einem Fall Krönleins aus der Langenbeckschen Klinik läßt sich nicht mit absoluter Sicherheit eine Beeinflussung durch die Gravidität behaupten, wenn eine solche auch wahrscheinlich ist.

Die 28jährige Patientin hatte einen Stoß gegen den Ellenbogen erlitten und war 1 Jahr darauf noch einmal auf dieselbe Stelle gefallen. 4 Jahre darauf, nach der Geburt des ersten Kindes, Anschwellung des Gelenkes, die während der 2. Schwangerschaft noch erheblich zunahm. Auch nach den beiden Traumen hatten Gelenkschwellungen bestanden. Es handelte sich um ein zentrales schaliges Sarkom (Spindel-, Rund- und Riesenzellen).

Derartige Fälle finden sich noch mehrfach in der Literatur.

Sie lassen immerhin vermuten oder doch die Möglichkeit nicht ausschließen, daß hier mehr als ein bloßer Zufall vorliegt (s. auch Fall Lichtwitz, Trauma).

Daß die Zeitspanne, über die sich das Bestehen von Sarkomen des Knochens hinziehen kann, zuweilen eine sehr große ist, zeigen außer den später zu besprechenden Fällen, bei denen es erst lange Jahre nach der Operation zu Rezidiven oder Metastasen kommt, vor allem 2 Fälle aus der älteren englischen Literatur.

Der eine ist von Paget erwähnt (Surg. pathol. Vol. 2, p. 507) und betrifft eine 32jährige Frau mit einem als Osteoidcancer bezeichnetem Sarkom des Oberarms, das 10 Jahre hindurch bis zu einem Gewicht von 7 Pfund auswuchs. 1 Jahr nach der Exstirpation bildete sich ein neuer Tumor, der nach 4 Jahren 15½ Pfund wog. Es wurde nunmehr die Exartikulation in der Schulter ausgeführt; doch bildete sich später ein Rezidiv an der Scapula, dem die Patientin 10 Jahre nach der Amputation, also 24 Jahre (!) nach dem Auftreten der ersten Geschwulst erlag.

Bei einem anderen von Stanley (Diseases of bones, p. 165) mitgeteilten Fall hatte sich bei einer 30jährigen Frau im Laufe von 18 Jahren eine große periphere, harte, fast ganz aus Knochen bestehende Geschwulst im oberen Teil des Unterschenkels entwickelt. Bemerkenswert ist, daß auch die Markhöhle des Femur befallen war. Der Tod erfolgte an Metastasen.

Ein Beispiel dafür, wie lange Sarkomzellen ohne eine Wachstumstendenz zu zeigen, also gleichsam latent im Körper etabliert sein können, gibt uns eine auch hinsichtlich der Frage der Beurteilung des Traumas interessante Mitteilung Outlands und Clendenings, die über einen 36jährigen Mann berichtet, bei dem sich im Alter von 19 Jahren nach einem Unfall mit Stoß gegen die rechte Brustseite dortselbst 2 kleine Geschwülstchen gebildet hatten und bei dem sich jetzt nach 17 Jahren gerade unter diesen Geschwülstchen ohne äußeren Grund plötzlich ein periostales Rippensarkom entwickelte, das histologisch den beiden ersten Geschwülstchen genau gleich war.

Der **palpatorische Befund**, den die Knochensarkome darbieten, hängt eng mit der pathologisch-anatomischen Eigenart der Geschwulst zusammen. Ich brauche, um Wiederholungen zu vermeiden, nur auf die betreffenden Ausführungen des pathologischen Teiles bei der Besprechung der zentralen und peripheren Formen zu verweisen, besonders auf die Palpationsbefunde, die zentrale Knochensarkome mit stark verdünnter, teilweiser oder gänzlich fehlender Knochenschale geben (Pergamentknittern, Eindrückbarkeit), auf die tastbare Fluktuation in den Fällen, die Cysten oder Erweichungen beherbergen, auf das Pulsieren und fühlbare Schwirren, was gerade viele Formen zentraler blutreicher Sarkome, speziell die sog. Riesenzellensarkome zuweilen erkennen lassen und die der Grund war, daß diese Tumoren so oft als Aneurysmen angesprochen wurden. Weiter hängt die Konsistenz der Knochensarkome natürlich weitgehend mit ihrem speziellen histologischen Charakter zusammen und kann mithin alle Stufen von weicher, hartfibröser bis zur Knorpel- und knochenharten Konsistenz zeigen. Doch sind die Sarkome mit weicher Konsistenz zweifellos am Knochensystem weniger häufig. Falls der Knochen, wie dies bei den zentralen Formen der Fall zu sein pflegt, durch das Sarkom nicht gleichmäßig aufgetrieben erscheint, sondern die Geschwulst mehr, wie oft bei den peripheren Formen, nur eine Seite der Knochenoberfläche einnimmt, so fühlt man sie der knöchernen Unterlage fest und unverschieblich aufsitzen. Die Oberfläche des Tumors ist einmal glatt, ein andermal knollig-höckerig. Palpatorisch läßt sich der Tumor oft gut abgrenzen.

Auch auf das häufige Vorkommen von Spontanfrakturen, die oft das erste Zeichen eines Sarkoms sein können, habe ich bereits verschiedentlich hingewiesen und ihr Vorkommen vor allem bei den zentralen Sarkomen erwähnt. Trotz des destruierenden Tumors kommt es bei den frakturierten Knochen zuweilen zur Konsolidierung, die aber naturgemäß meist nur vorübergehend ist (Schwartz, Terrillon, Deprès, Terrier, P. Simon). Der Callus kann auch durch den in die Weichteile vordringenden ossifizierenden Tumor vorgetäuscht werden und so einmal zu FehldiagnosenVeranlassung geben (P. Simon). Es kann daher vorkommen, daß ein Knochen an derselben Stelle mehrfach bricht. O. Kocher hat dies unter 4 Spontanfrakturen, die er bei einem Material von 65 Fällen der Tübinger Klinik fand, dreimal beobachten können. Allerdings ist bei solchen Fällen zuweilen die Entscheidung sehr schwierig, ob es sich wirklich um erneute Spontanfrakturen nach einer durch das Sarkom verursachten und wieder konsolidierten ersten Fraktur oder nicht vielleicht um ein Callussarkom handelt, das den Knochen an der Stelle eines früheren traumatischen Bruches erneut zum Frakturieren bringt. Gerade bei 2 der O. Kocherschen Fälle ist diese Vermutung sehr naheliegend. In dem einen dieser Fälle, bei dem der Oberschenkel 3 mal an derselben Stelle gebrochen war, scheint zum mindesten die erste Fraktur eine rein traumatische, durch Hufschlag verursacht gewesen zu sein, auf deren Boden sich dann später ein Callussarkom entwickelte, das allerdings dann anscheinend 2 mal an derselben Stelle frakturierte.

Auf den Befund, den die benachbarten Gelenke in ihrer Form und in ihrem Tastbefund geben können, werde ich weiter unten zurückkommen.

Die den Tumor bedeckende **Haut** pflegt gut verschieblich und frei von entzündlichen Veränderungen zu sein. Doch kommen auch gelegentlich entzündliche Rötungen der Haut vor, sowie auch Ödeme, so daß besonders beim Vorhandensein von Cysten oder Erweichungsvorgängen innerhalb des Tumors oder gleichzeitiger schmerzhafter Schwellung eines benachbarten Gelenkes die Verwechslung mit akut entzündlichen Zuständen wohl möglich ist (z. B. Fall Stern, Fall Volkmann). Auch Ödem ist vereinzelt beobachtet worden (Fall Liebetrau). Ulcerationen kommen zuweilen vor, sind aber bedeutend seltener als bei Carcinomen.

Wie auch bei anderen Sarkomen ist eine Venenzeichnung der Haut des öfteren sehr deutlich und ausgesprochen vorhanden, kann aber auch fehlen, so daß die Haut der normalen völlig gleichen kann. Bedeutend häufiger als eine entzündliche Rötung der Haut findet man eine lokale Erhöhung der Hauttemperatur an der Stelle des Tumors, ohne daß eine Eiterung oder ulceröser Prozeß als Ursache dieser Temperaturerhöhung angesprochen werden kann. Auch die Erhöhung der Achselhöhlentemperatur auf der kranken Seite, die Conchois (zit. bei Lücke-Zahn) bei einem rasch wachsenden Sarkom des Oberarms fand, ist wohl als Erhöhung der Hauttemperatur in der Umgebung des Tumors zu bewerten. Man findet jedoch nicht nur derartige lokale Temperaturerhöhungen, sondern auch die **allgemeine Körperwärme** weist gelegentlich Steigerungen auf. Dieses Fieber kann kontinuierlich auftreten, in anderen Fällen wird es durch eine Reihe fieberfreier Tage unterbrochen. Seine Höhe ist verschieden, jedenfalls kommen neben subfebrilen Temperaturen auch ausgesprochene Fiebertemperaturen von 39° und mehr vor. Für die Carcinome der verschiedenen Organe, besonders des Magen-Darmtractus ist ja das Vorkommen von Fieber häufiger beschrieben und die diesbezüglichen Beobachtungen in einer bereits ganz ausgedehnten Literatur, die sich bei G. Schwartz und in einer jüngst erschienenen Bonner Dissertation von A. J. Müller recht übersichtlich zusammengestellt findet, niedergelegt. Doch auch bei Sarkomen — die in der Literatur enthaltenen Angaben über Vorkommen von Fieber bei diesen hat Bull unter Zufügung neuer Beobachtungen mitgeteilt — ist das Auftreten von Fieber anscheinend nicht so selten; jedenfalls scheint in dieser Hinsicht, wie auch die Nierenfälle Israels zeigen, kein prinzipieller Unterschied zwischen diesen beiden Tumorarten zu bestehen, wenn auch von mancher Seite behauptet wird, daß das Fieber bei Sarkomen einen regelmäßigeren Typ als bei den Carcinomen zeige. Nasse erwähnt 4 periostale Sarkome, bei denen Fieber vorhanden war, und auch Hildebrand hält gerade bei den Sarkomen der langen Röhrenknochen das Auftreten von Fieber für relativ häufig und betont die großen diagnostischen Schwierigkeiten, die zuweilen dadurch entstehen können, indem er einen Fall von Femursarkom anführt, der von einem bedeutenden Universitätschirurgen fälschlich für eine Osteomyelitis gehalten wurde. Ähnliche Fälle finden sich noch mehrere in der Literatur (s. Osteomyelitis). Woher letzten Grades das Fieber zu erklären ist — es kommen natürlich nur Tumoren ohne Ulceration in Betracht — scheint noch nicht völlig sichergestellt zu sein. Es kommt anscheinend besonders häufig bei schnellwachsenden Sarkomen (Nasse) vor, sowie beim Auftreten zahlreicher Metastasen (Bull, Stern u. a.). Nach Bull sollen auch jüngere Leute häufiger befallen sein. Wenn das Fieber auch sicherlich in direkter Abhängigkeit vom Tumor steht, so ist doch die Aussicht, daß es durch Resorption zerfallener Tumorelemente zustande kommt, nicht ganz uneingeschränkt als richtig anzusehen, da man es auch bei Tumoren findet, die keinerlei Degenerationsprozesse zeigen. Zum Teil scheint es sich um hämatogene Infizierung des Sarkoms, besonders der blutreichen Formen zu handeln oder um Verjauchung bei geschlossener Haut, also um richtige Vereiterung (s. akute Osteomyelitis). Auch der Versuch, das Fieber als durch Resorption der Stoffwechselprodukte des Sarkoms entstanden zu erklären, befriedigt nicht ganz, da es immer noch unbewiesen bleibt, weshalb nur bei einzelnen Sarkomen (und anderen malignen Tumoren) die Körperwärme erhöht ist.

Donati fand im **Blute** bei Knochensarkomen eine beträchtliche Verminderung des Hämoglobingehaltes und der Färbekraft. Er stellte ferner Poikilocyten, Normo- und Megaloblasten und gewöhnlich eine Hyperleukocytose mit hauptsächlicher Vermehrung der Lymphocyten fest. Sonst sind, soweit Blutuntersuchungen vorliegen, von Anämie abgesehen, bei den Knochensarkomen keine erheblicheren von der Norm abweichenden Befunde erhoben worden.

Dabei schließe ich die sog. multiplen Sarkome des Knochensystems aus, die in ihrer überwiegenden Mehrzahl den Hämatoblastosen zuzurechnen sind.

Nach Untersuchungen von Vorschütz (zit. bei Hackenbroch) ist bei malignen Tumoren der Phosphorgehalt der roten Blutkörper erhöht. Weiterhin sollen bei malignen Tumoren die Senkungsgeschwindigkeit der Erythrocyten erhöht sein (Löhr). Praktisch haben diese Feststellungen für die Knochensarkome noch keine Bedeutung erlangt.

Als enorme Seltenheit ist wohl das Auftreten von Ikterus anzusehen,

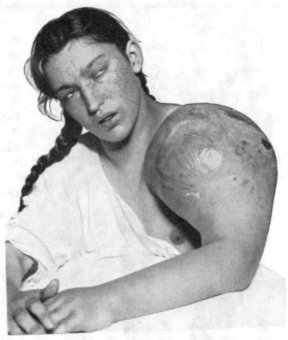

Abb. 20. Großes Oberarmsarkom. Leidender Gesichtsausdruck. (Aus O. Kocher, Bruns' Beitr. z. klin. Chirurg. Bd. 50, S. 130.)

welchen Florschütz einmal bei einem sarkomatös gewordenen Myxom des Oberarmes beobachtete, das allerdings wahrscheinlich nicht vom Knochen, sondern vom N. medianus ausging. Da es sich bei der Sektion herausstellte, daß der Tumor aus großen lacunären Räumen bestand, in die hinein bedeutende Blutungen stattgefunden hatten, muß man den Ikterus als rein hämatogen entstanden auffassen.

Der **Allgemeinzustand** braucht beim Knochensarkom gar nicht gestört zu sein, und das Aussehen der meist jugendlichen Patienten kann ein so gutes und blühendes sein, daß der ärztliche Hinweis auf das Vorhandensein einer schweren lebensbedrohlichen Erkrankung oft lebhaftem Zweifel von seiten des Kranken und seiner Angehörigen begegnet. Häufig, besonders bei schon fortgeschritteneren Leiden, prägt sich jedoch das Vorhandensein wie anderer Sarkome so auch des Knochensarkoms bereits im äußeren Anblick seines Trägers aus (Abb. 20 u. 21). Und da ist es auffallend, daß die Kachexie, die für das Vorhandensein von Carcinomen so charakteristisch ist, beim Sarkom nicht ganz so häufig in Erscheinung tritt und dafür viel öfter ein starkes anämisches Aussehen bei diesen beobachtet wird. Für das Zustandekommen der Kachexie wie der Anämie sind mehrere Faktoren verantwortlich zu machen. An erster Stelle ist es die spezifische Wirkung des Sarkoms selbst, die diese Erscheinungen verursacht. Es handelt sich dabei wahrscheinlich — völlig geklärt ist diese Frage noch nicht — um eine Art Autointoxikation, die durch die vielleicht fermentartigen Stoffwechselprodukte des Sarkoms zustande kommt. Nach Beobachtungen Casparis erscheint es nicht ausgeschlossen, daß Sarkome überhaupt weniger toxisch sind als Carcinome (bei intravenöser Injektion), was evtl. die größere Neigung zur Kachexie bei den Carcinomen gegenüber den Sarkomen erklären könnte. Die Giftigkeit der Geschwülste wurde mehrfach im Tierversuch versucht näher festzustellen. Mirotworzew prüfte an Kaninchen die Versuche von Girard-Mangin nach, wobei sich ihm ein Oberkiefersarkom als besonders giftig erwies. Die 3 Kaninchen, denen ein Extrakt des Sarkoms in die Ohrvene injiziert worden war, gingen nach 3—4 Monaten an asphyktischen Erscheinungen zugrunde; doch gelang es nicht, eine chronische Kachexie zu erzeugen. Ob es sich hierbei wirklich um eine richtige Giftwirkung oder nicht vielmehr um anaphylaktische Vorgänge gehandelt hat, vermag ich nicht zu entscheiden, be-

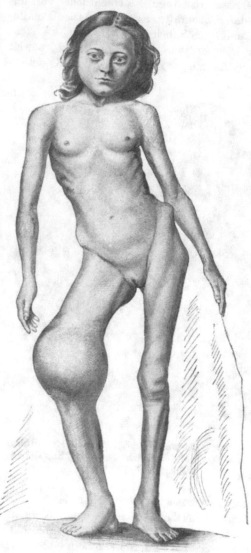

Abb. 21. Zentrales Osteosarkom des Femur mit Durchbruch in die Weichteile und das Kniegelenk. Elendes Aussehen. (Aus Lexer, Allg. Chirurg. Bd. 2, S. 326, Abb. 139.)

sonders da mir die Arbeit im Original nicht zugänglich war. Blumenthal (1906) sieht die Ursache der Kachexie (beim Carcinom) nicht in einem Toxin, sondern in einem in dem Tumor besonders bei dessen Zerfall freiwerdenden heterolytischen Ferment, das einen vermehrten Eiweißzerfall bedingt. Jedenfalls sind diese Fragen noch nicht als geklärt anzusehen. Darauf, daß Sarkomextrakt auch therapeutische Verwendung gefunden hat, werden wir später noch zurückkommen.

Bedeutend häufiger als bei den unkomplizierten Sarkomen kommt Anämie und Kachexie bei solchen Sarkomen vor, bei denen Verjauchung oder Eiterung besteht, worauf auch v. Hansemann aufmerksam macht, was ja auch unseren Erfahrungen bei ähnlichen, nicht tumorösen Prozessen entspricht. Schließlich ist es — und auch darauf wird mehrfach in der Literatur hingewiesen — nicht gleichgültig, an welcher Stelle des Körpers das Sarkom (oder auch das Carcinom) seinen Sitz hat. Tritt durch die Lokalisation des Tumors oder seiner Metastasen eine Störung wichtiger Funktionen, besonders solcher der Ernährung oder der Verdauung auf, so kann auch dadurch das Zustandekommen eines kachektischen Zustandes in hohem Maße begünstigt werden.

Das, was den Sarkomen des Knochens ihre Malignität gibt, sind weniger die Rezidive, die besonders bei radikalen verstümmelnden Operationen an den Extremitäten relativ selten ins Gewicht fallen, als vielmehr die **Metastasenbildung**, und zwar die Bildung von Fernmetastasen. Ich verzichte darauf, an dieser Stelle den Versuch zu machen, das Vorkommen von Metastasen prozentualiter berechnen zu wollen; schon darum, weil es sehr schwierig sein würde, irgendwie beweiskräftige Zahlen zu erhalten. Es sprechen ja dabei gar so viele Faktoren mit, so z. B. die Zeitspanne, die zwischen Tumorentstehung und Operation desselben lag, die spezielle Malignität des einzelnen Sarkomfalles bzw. die geringe Neigung mancher Sarkome zu metastasieren (z. B. die sog. zentralen Riesenzellensarkome), verschieden lange Dauer der Beobachtung u. a. m. Schließlich und vielleicht nicht zum mindesten sind, worauf schon Virchow hinweist, die Verhältnisse des Blut- und Lymphgefäßsystems des betreffenden Organs von Bedeutung. Das ist wohl auch der Grund, weshalb man in der Literatur sehr differente Angaben über die Häufigkeit der Metastasen findet. Um nur ein Beispiel zu geben, sah Reinhardt an einem Material von 54 Fällen der Göttinger Klinik 32% Metastasen, während M. Müller (zit. bei Löffler) aus den Knochensarkomfällen des pathologischen Instituts in Bern einen Prozentsatz von 60,8% herausrechnet.

Die Sarkome bedienen sich zur Metastasierung häufig, wenn vielleicht nach neueren Forschungen auch nicht so oft, wie man früher angenommen hatte, der Blutbahn. Wir erinnern uns angesichts dieser Tatsache an die bereits von Ackermann betonten engen räumlichen Beziehungen, die zwischen den Blutgefäßen und den Sarkomen vorhanden sind. Andere wollen sich das frühzeitige Einbrechen der Sarkome in die Blutgefäße damit erklären, daß das Sarkomgewebe als (nur ungereiftes) Derivat der Bindesubstanzgruppe die ihm genetisch gleichwertige Substanz der Blutgefäßwände ohne Schwierigkeit durchwachsen kann, und Borst wirft auch noch die Frage auf, ob sich hier nicht vielleicht tiefere chemisch-physikalische Beziehungen offenbaren, indem die Sarkomzellen als Bindesubstanzzellen die dem Blutstrom zugekehrten Flächen, die Carcinomzellen als Epithelien die entgegengesetzten Flächen der Ernährungsterritorien aufsuchen. Er erinnert hierbei daran, daß ja schon normalerweise echte Epithelien niemals direkt den Blutgefäßen aufsitzen und daß viele epitheliale Parenchyme physiologischerweise in Lymphräumen stecken.

Im übrigen möchte ich aber auf die Arbeiten Müllers (Bern) und vor allem Goldmanns hinweisen, aus denen hervorgeht, daß auch bei der Metastasierung der Carcinome die Blutgefäße eine hervorragende Rolle spielen, die wie bei den Sarkomen schon in der primären Geschwulst, oft in sehr frühen Stadien von der Neubildung betroffen werden.

Als hauptsächliche Transportwege für die metastasierenden Geschwulstbröckel kommen die Venen in Betracht, die der Geschwulst einen viel geringeren Widerstand als die Arterien entgegensetzen (Lücke-Zahn, Goldmann), und dementsprechend finden wir auch gerade bei den Sarkomen des Knochensystems die Lunge am häufigsten metastatisch erkrankt, in deren Capillarsystem die Geschwulstbröckel stecken bleiben und zu wuchern beginnen. In etwa 60% aller mit Metastasen einhergehenden Fälle zeigt sich die Lunge befallen. Von den Lungen aus kann nun wieder ein Einbruch in die Lungenvenen erfolgen, durch deren Vermittlung Geschwulstmaterial in den großen Kreislauf geworfen wird und nun an die verschiedensten Stellen des Körpers gelangen kann, um dort zu metastasieren, wobei die Bröckel natürlich hauptsächlich an solchen Stellen stecken bleiben, wo eine starke Verengerung der Blutbahn oder eine Verlangsamung des Blutstroms vorhanden ist (Thoma). Daher auch die häufigen Metastasen im Knochensystem ganz ähnlich wie bei der Tuberkulose und Osteomyelitis, in den Nieren, der Leber, der Milz. Der Umweg über die Lunge kann natürlich ausfallen, wenn ein offenes Foramen ovale vorhanden ist. Daß es auch einmal zu einem Durchbruch eines sekundären Geschwulstknotens der Lunge in das Bronchialsystem kommen kann, zeigt ein allerdings von den Weichteilen ausgehendes Oberschenkelsarkom Zenkers, bei dem schließlich eine Stenose des Kehleingangs durch losgelöste Geschwulstteile aus dem Hauptbronchus eintrat. Eine ganz besondere Neigung in die Venen einzudringen und in ihnen oft in großartiger Weise zu wachsen, zeigen die Knorpelgeschwülste, nnd zwar nicht nur die Chondrosarkome, sondern auch die Chondrome, deren Abgrenzung gegen die Chondrosarkome ja häufig sehr schwer zu ziehen ist, und die Osteochondrome (s. Ernst). Unsere, dem Lehrbuch von Schmaus-Herxheimer entnommene mikroskopische Abbildung (siehe Abb. 22) zeigt das Eindringen eines Chondrosarkoms in eine Vene. Ein selten schönes Beispiel ausgedehntesten Wachstums eines Tumors innerhalb des Venensystems bietet ein von Ernst mitgeteiltes Chondrom der Wirbelsäule, das das ganze zusammenhängende Venensystem der Cava, die Venae renales und suprarenales, die linke Vena spermat. int. nicht nur mit einer festen Tumormasse prall ausfüllte, sondern sogar übermäßig ausgedehnt hatte, weiter durch die Vena cava inf. bis in den rechten Herzvorhof und mit Übergehung der Herzhöhle in den Stamm und die Hauptzweige der Art. pulmonalis eingewachsen war. Sehr auffallend ist neben

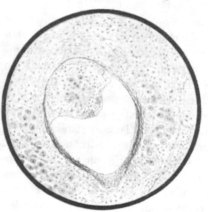

Abb. 22. Eindringen eines Chondrosarkoms in eine Vene. (Aus Schmaus-Herxheimer, Anatomie I, S. 213.)

der ausgedehnten intravenösen Geschwulstentwicklung in diesem Falle das Fehlen jeglicher metastatischen Geschwulst und das Freibleiben des Herzens. Daß das Herz selbst nur in seltenen Fällen Tumormassen in seinem Inneren

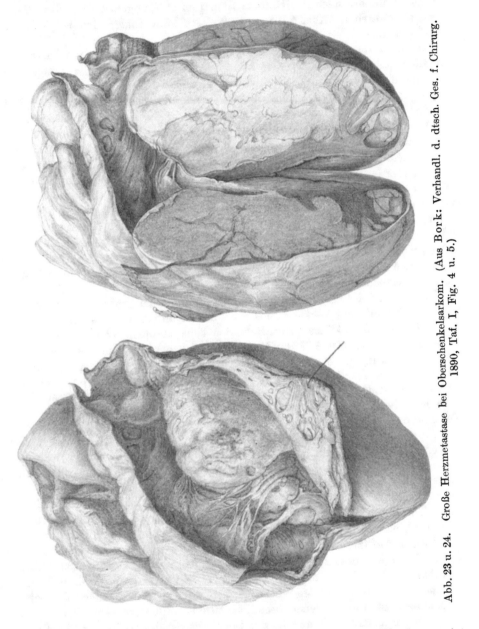

Abb. 23 u. 24. Große Herzmetastase bei Oberschenkelsarkom. (Aus Bork: Verhandl. d. dtsch. Ges. f. Chirurg. 1890, Taf. I, Fig. 4 u. 5.)

beherbergt und auch nicht allzuhäufig Metastasen in seiner Wandung zeigt, ist wohl einerseits durch die Breite seiner Höhlen wie auch durch seine kräftige motorische Aktion zu erklären, die die Tumorzellen nicht zur Ansiedlung kommen läßt. Jedoch kommen solche Vorkommnisse doch zuweilen (etwa in $14,2\%$) vor, so z. B. Ansiedlung von Tumorzellen an den Sehnenfäden als auch echte Metastasen. Ein Beispiel letzterer Art stellt ein aus der Madelungschen Klinik von Bork mitgeteilter Fall eines seit 7 Jahren bestehenden Oberschenkelsarkoms dar, der 2 Monate nach der Hüftexartikulation an Lungen- und großen Herzmetastasen starb (s. Abb. 23 u. 24). Weitere Fälle finden sich bei Flitner (Fall 4) u. a.

Es gibt ja aber nun nicht nur bei den Knochensarkomen, sondern überhaupt bei allen malignen Geschwülsten zahlreiche Fälle, bei denen die Lunge von Metastasen freibleibt, sich aber solche in anderen weit vom Primärtumor gelegenen Organen finden. Man könnte hierfür die mannigfachsten Beispiele aus der Literatur anführen. Ich erinnere z. B. an die Knochenmetastasen bei Prostatacarcinomen, oder an Fälle wie den von Bull (Fall 6), bei dem sich bei einem Rippen- und Wirbelsäulensarkom eine Metastase im Gehirn und ein sarkomatöser Thrombus im Sinus longitudinalis cranii fand, oder wie der Fall von Küster (s. Birnbaum, S. 529, Fall 11), bei dem sich 3 Jahre nach Amputation des rechten Oberarms wegen Humerussarkom eine Metastase im rechten Oberkiefer bildete. Diese Fälle sollen nur einzelne Beispiele vorstellen, ihre wahre Zahl ist Legion. Man kann sich das Freibleiben der Lungen auf verschiedene Weise erklären: So nimmt Zahn an, daß in seltenen Fällen Geschwulstpartikelchen das Capillarsystem der Lunge passieren könnten, ohne dort haften zu bleiben und erst in einem späteren Capillargebiet, wie vielleicht dem des Knochensystems aufgehalten würden. Weiterhin ist die Möglichkeit vorhanden, daß Geschwulstbröckel, besonders wenn sie größer sind, schon an irgendeiner Stelle des Venensystems festgehalten und sich dort als sarkomatöse Thromben ansiedeln können, so z. B. an den Venenklappen. Wie bei der Thrombose und vielleicht Hand in Hand mit einer solchen können hierbei Stauungen, Venenerweiterungen, Strudelbildungen, vielleicht auch die thrombogenetische Mitwirkung physikalischer oder chemischer Natur des Sarkoms oder Sarkombröckels selbst u. a. eine Rolle spielen. Bei Sektionen scheint auf diese Möglichkeit bisher noch wenig geachtet worden zu sein. Schließlich muß man auch noch bei manchen Fällen an die Möglichkeit einer retrograden Metastasenbildung denken, die wahrscheinlich gar nicht so selten ist. Einen Fall dieser Art erwähnt z. B. v. Recklinghausen, den ich bei Borst (I., S. 65 a) erwähnt finde, bei dem sich bei einem Sarkom der Tibia sarkomatöse Emboli in den Nieren- und Lungenvenen wie in der Pfortader fanden. Auch die Fälle von Humerussarkomen, die mit einer gewissen Vorliebe im Humerus der anderen Seite Metastasen setzen (Coley, Rheinwald), sind wohl kaum anders zu erklären, als daß es aus irgendeinem Grunde zu einem rückläufigen Transport des Geschwulstmaterials innerhalb der Venenstämme gekommen ist. Leicht verständlich ist ein derartiges zentrifugales Wandern von Geschwulstpartikeln innerhalb solcher Venen, deren Abfluß durch die Verlegung ihrer Einmündung in eine größere Vene infolge eines hier befindlichen sarkomatösen Thrombus verschlossen ist und bei denen diese Zirkulationsstörung oft, aber nicht immer, durch eine sichtbare Stauung oder ein Ödem des Gliedes erkennbar ist. Nasse hat ein Knochensarkom gesehen, bei dem eine enorme intravenöse Geschwulstwucherung in der Vena subclavia mit Fortsetzung in die Vena jugul. int., die Vena anonyma und Vena cava sup. vorhanden war. Hier war also eine retrograde Wucherung in die Vena jugul. interna vorhanden.

Es kann jedoch in den Venen ein rückläufiger Transport des Geschwulstmaterials auch ohne das Vorhandensein derartiger Zirkulationshindernisse,
also „bei offener Bahn" erfolgen, vor allem bei Funktionsstörungen des Herzens
und der Lunge, wodurch der Blutdruck in den Venen durch Verminderung
der Saugkraft des Herzens und der Saugwirkung der Inspiration ungünstig
beeinflußt wird (v. Recklinghausen, Ernst).

Zur rückläufigen venösen Embolie sind vor allem die sog. Hauptvenen
geeignet, die klappenlos sind und in welchen der Druck minimal, bald negativ,
bald positiv ist; demgemäß kommen vor allem in Betracht die Venae cavae,
anonymae, subclaviae, die Hirnsinus, die Herz-, Nieren- und Lebervenen
(v. Recklinghausen, zit. nach Borst I., S. 65a und Ernst).

Darauf, daß sich beim Krebs die epithelialen Zellen auch entgegen dem
Lymphstrom verbreiten können, hat bereits Waldeyer 1867 aufmerksam
gemacht, und eine Reihe von Arbeiten, deren wichtigsten sich bei Borst zitiert
finden, beschäftigt sich in der Folge mit diesem Problem. Durch Verlegung
des Hauptlymphstammes oder der Lymphbahnen in die Drüsen kann unmittelbar
eine Umkehr des Lymphstromes in den Vasa afferentia zustande kommen,
so daß also krebsiges Material in benachbarte Lymphgebiete evtl. auch peripherwärts fortgetragen wird (v. Recklinghausen, Handbuch der Pathologie des
Kreislaufs S. 173). Diese Verhältnisse gelten natürlich auch für die Sarkome,
für deren Metastasierung ebenfalls die Lymphbahnen in Betracht kommen
können (s. u.). Es kann selbst der Ductus thoracicus von sarkomatösen Thromben
verstopft werden, wie in Winklers Fall, bei dem es sich allerdings um ein
Weichteilsarkom des vorderen Mediastinums handelte, und dadurch eine
retrograde Metastasierung möglich gemacht werden. Im Gegensatz zur retrograden Metastasierung in den Blutbahnen scheint eine solche in den Lymphbahnen nur bei Verschluß eines Hauptgefäßes vorzukommen. Ein Einbruch
von Sarkomen in die Arterien ist selten, kommt aber vereinzelt vor. Ich erinnere
in dieser Hinsicht an Naraths Endotheliomfall, bei dem allerdings die arterielle Metastasierung sehr zweifelhaft erscheint. Auch Hedinger berichtet
von Sarkomeinbruch in die Arterien.

Wie schon erwähnt, ist die Ansicht, daß die Sarkome hauptsächlich auf dem
Wege der Blutbahn metastasieren, in letzter Zeit erschüttert worden. Neuere
Arbeiten, so die von Küttner, heben sogar hervor, daß die Metastasierung
auf dem Lymphwege viel häufiger sei, als man früher angenommen habe. Er
sah von 132 Fällen von Sarkomen aller Art die Metastasen nur 42 mal hämatogen,
dagegen 79 mal lymphogen bedingt.

Deutlich in die Erscheinung tritt das Befallensein der Lymphwege, wenn
die regionären Lymphdrüsen sich sarkomatös erkrankt zeigen. Dies läßt
sich jedoch mit Sicherheit nur durch die histologische Untersuchung feststellen,
da eine Schwellung und evtl. auch Schmerzhaftigkeit der regionären Drüsen,
die auch beim Knochensarkom relativ häufig vorhanden ist, noch keineswegs
das Signum einer sarkomatösen Erkrankung derselben vorstellen. Es handelt
sich bei den Lymphdrüsenschwellungen nicht nur bei exulcerierten Sarkomen,
sondern auch bei geschlossenen zum großen Teil um solche entzündlicher Natur,
die wahrscheinlich durch die Resorption von Zerfallstoffen hervorgerufen
werden. Eine sarkomatöse Erkrankung der Lymphdrüsen wird bei den Knochensarkomen durchschnittlich in höchstens etwa 13% der Fälle vorhanden sein

(Altschul 16%, Amann 13%, Nasse 11,4%, Groß 8%). Sind jedoch die Drüsen sarkomatös, so spricht dies mit großer Wahrscheinlichkeit, nach Ansicht von Stern sogar absolut dafür, daß auch an anderen entfernteren Körperstellen Metastasen vorhanden sind, eine Überlegung, die für die Frage der Therapie und Prognose von größter Wichtigkeit ist. Besonders sollen sich die periostalen Sarkome durch die häufige Beteiligung der Lymphdrüsen auszeichnen (Löffler). Der Weg, den das Sarkom bei seinem Vordringen genommen hat, läßt sich an den Präparaten derartiger Fälle oft sehr schön sehen. So beschreibt Koehler in den Charité-Annalen 1888 aus der Klinik von Bardeleben ein periostales Osteosarkom des Oberschenkels (es ist derselbe Fall, den auch Heyl veröffentlicht hat), bei dem der Gefäßscheide der Vasa femoralis reihenweise Knötchen aufsaßen, die sich ebenso wie die geschwollenen Inguinaldrüsen histologisch als Rundzellensarkom erwiesen, und den weiteren Weg der sarkomatösen Infektion zeigt uns der Fall Nakayamas von myelogenem cystischem hämorrhagischem Sarkom des unteren Femurdrittels, bei dem über die Inguinaldrüsen heraus die längs der Arteria iliaca liegenden Drüsen sarkomatös erkrankt waren, sowie ein Oberschenkelsarkom Seiferts, das sämtliche Lymphdrüsen von den Inguinal- bis Cervicaldrüsen einschließlich der mesenterialen Drüsen befallen hatte, um dann in der Lunge einen metastatischen Tumor zu bilden. Ein evtl. Einbruch in die Blutbahn ist bei einem derartigen Vordringen in den perivasculären Lymphscheiden an jeder Stelle des Gefäßes möglich, wird wohl aber bei den größeren Gefäßen darum nicht sehr häufig sein, da das Sarkom wohl eher in der Lymphbahn, wo es weniger Widerstand findet, weiter wachsen wird und die sarkomatösen Elemente erst nach dem Passieren des Ductus thoracicus in die Blutbahn hineingetrieben werden. Natürlich braucht sich nicht jede in den Kreislauf geratene Geschwulstzelle zu einer Metastase auszuwachsen, sondern kann auch der Vernichtung anheimfallen.

Der histologische Bau der Metastasen gleicht in der Regel dem des Primärtumors. Bei ossifizierenden Primärtumoren können daher auch die beispielsweise in den Lungen sitzenden Metastasen ausgedehnte Verknöcherung zeigen. Andererseits ist die histologische Gleichartigkeit aber auch nicht eine absolute Notwendigkeit. So ist es gerade für die Chondrosarkome bekannt, daß in ihren Metastasen die Knorpelbildung oft zurücktritt, so daß sie den Eindruck von Rund- oder Spindelzellensarkomen machen können. Jedenfalls wohnt den verschleppten Keimen die Fähigkeit inne, dieselben histologischen Variationen zu entwickeln oder auch gelegentlich zurückzubilden, zu deren Erzeugung auch der ursprüngliche Keim befähigt war, aus dem heraus sich der Primärtumor entwickelt hatte. Daher kann es zuweilen vorkommen, daß man in den Metastasen die verschiedensten histologischen Strukturen und Gewebe nebeneinander findet. Mit am eigenartigsten ist in dieser Hinsicht ein von Bösch aus dem Rindfleischschen Institut mitgeteilter Fall, bei dem die Lungenmetastasen eines Femurosteosarkoms nebeneinander alle Typen des Knochen-, Knorpel- und medullären sowie des Schleimgewebes darboten.

Über den Zeitpunkt, wann ein Tumor metastasieren kann, und über die Zeitspanne, die ein verschleppter Tumorkeim zu seiner weiteren Entwicklung zum Sekundärtumor gebraucht, lassen sich ebensowenig Angaben machen, wie über die Schnelligkeit des Tumorwachstums überhaupt. Hier verhält sich jeder Fall verschieden, je nach seiner anatomischen und nach seiner biologischen Eigentümlichkeit. Ist ein Tumor erst klinisch in Erscheinung getreten, so ist, das zeigen uns die schlechten Operationsresultate, eine Metastasierung schon in einer großen Zahl, annähernd in der Hälfte der Fälle erfolgt. Klinisch nachweisbar werden die Metastasen zuweilen sehr schnell, zuweilen erst nach langen Jahren. Das Auftreten von solchen 5 Jahre nach der Entfernung des Primärtumors ist keine allzu große Seltenheit. Allerdings tritt die allergrößte Mehrzahl der Metastasen innerhalb der beiden ersten Jahre nach der Operation auf.

Nach M. Müller (zit. bei Löffler 1896) metastasieren 60,8% aller Knochensarkome (Material des pathologischen Instituts in Bern). Die Metastasen verteilen sich in den einzelnen Organen folgendermaßen:

von 100 Fällen: 57,1% Metastasen in den Lungen,
35,7%   ,,   in den Knochen,
28,5%   ,,   in den Nieren,
21,3%   ,,   in der Leber,
14,2%   ,,   in Herz und Pankreas,
7,1%   ,,   in der Milz und Nebennieren.

Daß zuweilen die ersten klinischen Symptome überhaupt erst von den Metastasen ausgehen, ist eine bekannte Tatsache. Erst genaueste klinische Untersuchung, ja evtl. erst die Autopsie führen zur Entdeckung des Primärtumors. Einen solchen Fall, bei dem zuerst die ausgedehnten Lungenmetastasen röntgenologisch festgestellt wurden, zeigte Ed. Müller, der auch nachweisen konnte, wie rapid die Lungenmetastasen in wenigen Tagen (13—18 Tagen) wachsen. Es handelte sich allerdings hier nicht um ein Knochensarkom, sondern um ein vom retroperitonealen Bindegewebe ausgehendes Rundzellensarkom.

Was die **Rezidive** betrifft, so brauchen dieselben an und für sich noch nicht als Zeichen der Malignität eines Tumors gelten (Lücke-Zahn), sondern können die Folge jeder nicht vollständig entfernten Geschwulst sein. Ganz besonders neigen ja die relativ harmlosen Epuliden zur Rezidivierung. Daß die malignen Tumoren eher rezidivieren als die gutartigen Geschwülste, hat seinen Grund darin, daß sich letztere leichter mit Stumpf und Stiel ausrotten lassen, während das diffus infiltrative Wachstum der bösartigen Tumoren ihre völlige Entfernung gar zu oft vereitelt und dies desto mehr, wenn technische Schwierigkeiten, wie z. B. bei den Sarkomen des Beckens, eine radikale Operation unmöglich machen. Gelingt es bei günstiger Lage des Tumors, diesen durch Amputation oder Resektion ausgiebig zu entfernen, so tritt die Rezidivgefahr beträchtlich zurück. Daß solche immerhin noch nicht allzuselten auftreten, liegt daran, daß sich die wahre Ausbreitung des Tumors im Knochenmark und besonders in der benachbarten Muskulatur — auf das Befallensein der letzteren hat vor allem Nasse hingewiesen — wahrscheinlich eben nicht sicher bestimmen läßt. Teilweise handelt es sich bei vielen Rezidiven wohl bereits um Nahmetastasen. Die Grenze zwischen Rezidiv und Nahmetastase ist ja naturgemäß nicht scharf zu ziehen. Auch die Zeit, die nach der Operation bis zum Auftreten eines Rezidivs verstreicht, kann sehr verschieden lang sein. Die Hauptmenge der Rezidive fällt, wie bei den Metastasen, in die ersten 2 Jahre nach der Operation. Wenn wir aber erwähnten, daß noch nach vielen Jahren Metastasen auftreten können, so findet man bei den Rezidiven zuweilen, wenn auch selten, noch bedeutend größere Zeitintervalle. Fälle, bei denen es nach 11 Jahren (Geiges [Goldmann]), nach 12 Jahren (Altschul), nach 14 Jahren (Müller), ja sogar in einem von

Birnbaum zitierten Fall Heaths von Rundzellensarkom des Unterkiefers noch nach 32 Jahren nach der Operation zu einem Rezidiv kam, lassen dann den schon mehrfach in der Literatur geäußerten Verdacht aufkommen, daß es sich dabei nicht um eigentliche Rezidive, sondern um ein von der ersten Tumorbildung unabhängiges erneutes Auftreten eines Sarkoms handeln könnte. Diese Spätrezidive scheinen übrigens sehr malign zu verlaufen und führen in der Regel evtl. nach mehrfachen Rezidiven rasch zum Tode durch Metastasenbildung.

Was das Verhältnis der Metastasen zu den Rezidiven betrifft, so treten die ersteren, jedenfalls bei den der radikalen chirurgischen Behandlung zugänglicheren Sarkomen der langen Röhrenknochen ganz bedeutend häufiger auf. Reinhardt hat 1897 aus dem Amputationsmaterial der Göttinger Klinik 13% Rezidive und 32% Metastasen herausgerechnet.

Häufigkeit und Lokalisation. Die Knochensarkome nehmen in dem Material von Coley (1900), das eine Zahl von 630 Sarkomen aller Organe umfaßt, über $1/_3$ der Fälle (37%) ein. Ähnlich ist auch der Prozentsatz des Knochensarkoms im Material der Breslauer Klinik (Küttner 1922), das 740 Fälle umfaßt, nämlich:

254 Knochensarkome	. . . .	34,3%.
85 Sarkome des Lymphdrüsensystems	. . . .	11,5%.
78 „ der drüsigen Organe	. . . .	10,0%.
46 „ der Haut	. . . .	6,2%.
44 „ der Fascien und Muskeln	. . . .	5,9%.
106 „ deren Muttergewebe nicht mehr feststellbar war	. .	14,3%.

Etwas anders sind die Zahlen, die v. Milecki am Sektionsmaterial gewonnen hat. Unter 7186 Sektionen des Hansemannschen Instituts fand er 560 maligne Tumoren (= 7,5%); unter diesen waren 516 Krebse, 31 Sarkome und unter den letzteren nur 5 (= 16%) Knochensarkome.

Über die allgemeine Lokalisation der Sarkome an den langen Röhrenknochen, als an den am häufigsten befallenen Knochen des Skelettsystems, habe ich bereits früher gesprochen und dabei die Bevorzugung des metaphysären Sitzes der Sarkome hervorgehoben. Auch die Sarkome der Clavicula ziehen, wie sich aus einer Zusammenstellung Johanssens von 62 Fällen, die sich aus eigenem und Coleys Material zusammensetzen, den Sitz an den Enden der Clavicula vor, und zwar ist das sternale Ende am häufigsten ergriffen. Von den 62 Fällen saßen:

am sternalen Ende	 30,
am akromialen Ende	 18,
in der Mitte	 10,
im Bereich der ganzen Clavicula	. . . 4.

Von den einzelnen Röhrenknochen selbst ist die untere Extremität stark bevorzugt, und zwar zeigen sich hier wieder am häufigsten die untere Femur- und die obere Tibiametaphyse befallen. Welche von beiden Lokalisationen häufiger vorkommt, ist schwer zu eruieren und auch nicht von besonderer Bedeutung; denn ein großer Unterschied besteht zwischen dem unteren Ende des Oberschenkels und dem oberen Teil des Unterschenkels in dieser Hinsicht nicht. Annähernd sind diese beiden Knochenstellen gleichmäßig oft befallen. Im ganzen genommen ist der Oberschenkel häufiger Sitz eines Sarkoms wie die untenstehende Tabelle erkennen läßt; das erklärt sich durch das relativ häufige Befallensein auch des oberen Femurendes. Die obere Extremität tritt dagegen stark zurück; die Zahl der hier lokalisierten Knochensarkome erreicht bei einem Material von 993 Sarkomen der langen Röhrenknochen, die ich aus der Literatur zusammenstellte, etwa den dritten Teil der Sarkome der unteren Extremität. Diese Bevorzugung der unteren Extremität, vor allem des Ober-

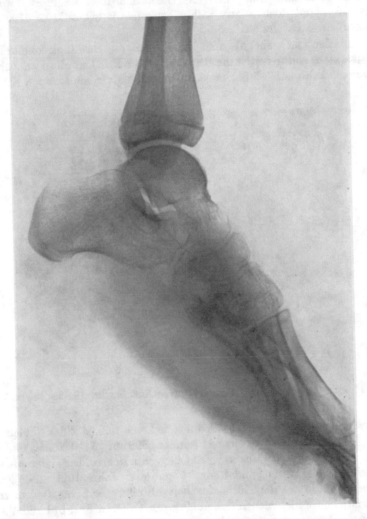

Abb. 25. Sarkom des Fußes (Cuboid). (Univ.-Klinik f. orthop. Chirurg. in Frankfurt a. M.)

und Unterschenkels weist darauf hin, daß die Entwicklung der Sarkome möglicherweise mit der größeren statischen Beanspruchung, der der betreffende Skeletteil ausgesetzt ist, in einem ursächlichen Zusammenhang steht. Die untere Metaphyse des Femur und die obere Metaphyse der Tibia sind ja zugleich auch diejenigen, an deren Epiphysenfugen sich die lebhaftesten Wachstumsvorgänge abspielen, und zwar noch in einem Alter, in dem an den übrigen

Epiphysen das Wachstum schon abgeschlossen ist, nämlich bis zum Anfang der 20er Jahre. Auf diese Tatsache legt z. B. Reinhardt Gewicht, der der oft angeführten Behauptung, daß die gerade die Kniegegend häufig treffenden traumatischen Affekte die Ursache der häufigen Sarkomentstehung an dieser Stelle seien, ablehnend gegenübersteht und darauf hinweist, daß das untere Ende von Tibia und Fibula und das Olecranon noch häufiger Traumen ausgesetzt seien und doch relativ selten sarkomatös erkranken. Dasselbe trifft ja auch für die Patella zu.

Ganz bedeutend mehr, als man im Hinblick auf ihre funktionelle Beanspruchung erwarten sollte, treten die Sarkome der Fußknochen an Zahl zurück. Schwartz zählte auf 155 Sarkome der unteren Extremität nur 8 Sarkome der

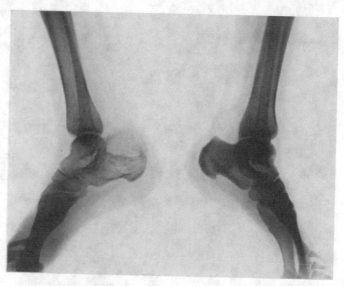

Abb. 26. Riesenzellensarkom des Calcaneus. (Univ.-Klinik f. orthop. Chirurg. in Frankfurt a. M.)

Fußwurzelknochen, und zwar 4 Calcaneussarkome und je 2 des Naviculare und Cuboid (Abb. 25). Auch Borchardt konnte 1899 nur 15 Calcaneus- und 2 Talussarkome aus der Literatur ausfindig machen, von denen aber einige histologisch nicht sichergestellt waren, und Stern kommt im Jahre 1911 unter Zufügung zweier neuer Fälle aus der Gottsteinschen Abteilung auf eine Gesamtzahl von 20 einwandfreien Fällen, denen sich noch je ein Fall von Friebel und Valentin hinzugesellt. Von ganz seltenen Ausnahmen abgesehen, ist stets der Calcaneus Sitz des Sarkoms. Von Talussarkomen scheinen überhaupt in der Literatur nur 5 Fälle zu existieren, einer von Reclus, dessen klinische Geschichte aber ungenügend ist und über dessen histologischen Charakter nichts mitgeteilt ist, ein Fall von Borchardt aus der Bergmannschen Klinik, den ich schon früher bei Besprechung des Zusammenhangs zwischen Chondromen und Sarkomen erwähnt habe, und ein ebenfalls aus der Berliner Klinik stammender, von Rumpel mitgeteilter Fall eines zentralen cystischen Riesenzellensarkoms. Riesenzellensarkome sind es auch, von denen Schuchardt und Merguet je einen Fall erwähnen; bei letzteren war ebenfalls außerdem Knorpelgewebe vorhanden. Ein Riesenzellensarkom war ferner auch der von uns beobachtete, von Valentin kurz publizierte Fall von Calcaneussarkom, der auf sorgfältige Exkochleation glatt ausheilte (Abb. 26).

Die Sarkome der Fußwurzelknochen treten sowohl als periphere wie als zentrale Sarkome auf. Letztere scheinen jedoch bedeutend häufiger zu sein. Ein solches von Barthauer mitgeteiltes zentrales zellreiches Rund- und Polygonalzellensarkom saß in dem nur noch aus seiner Corticalis bestehenden Calcaneus wie ein Ei in seiner Schale. Derartig noch begrenzte Fälle von Calcaneussarkom lassen sich unter Vermeidung größerer verstümmelnder Operation mit oft gutem Erfolg durch die Entfernung des erkrankten Knochens behandeln und geben, selbst wenn der Ansatz der Achillessehne am Calcaneus nicht erhalten werden kann, dadurch, daß sich die Achillessehne eine neue Insertion im straffen Bindegewebe sucht und sich der Taluskopf nach der Fußsohle wendet, wenn auch eine Verkürzung des Fußes und Plattfußbildung resultiert, dennoch ein sehr gutes funktionelles Ergebnis bei völligem Vorhandensein aller Bewegungen, wie es z. B. die Fälle von Barthauer, Borchard und Fahlenbock zeigen.

Tabelle I.
Lange Röhrenknochen.

Autor	Gesamtzahl der Fälle	Untere Extremität	Obere Extremität	Femur	Tibia	Fibula	Tibia + Fibula	Humerus	Radius	Ulna	Radius + Ulna	Metatarsus
Gross	165	126	39	67	46	13	- -	25	6	7	1	—
Nasse	46	33	13	14	13	6	---	10	3	—	—	—
Reinhardt	54	39	15	18	19	2	—	13	2	—	—	—
O. Kocher	65	50	15	23	23	4	—	10	4	1	—	—
Coley	69	51	18	36	13	2	—	13	3	2	—	—
Altschul	63	51	12	26	13	10	2	7	0	5	—	—
Johansson	25	20	5	16	1	3	—	3	2	—	—	—
Pollosson u. Bérard zit. nach Johansson	336	212	124	112	80	20	—	74	36	14	—	—
Piperata	51	49	2	30	13	6	—	—	1	1	—	—
Escher	62	48	14	23	11	8	2 Fuß 4	10	1	—	1 Hand2	—
Baumgartner	27	23	4	14	5	—	3	4	—	—	—	1

Diagnostisch geben die Sarkome der Fußwurzelknochen oft, wenigstens zuerst, zu Irrtümern Veranlassung. Vor allem ist es natürlich die Tuberkulose, die oft als Fehldiagnose angezogen wird, gerade des oft sehr schleichenden Verlaufes wegen. Auch an Lues ist zuweilen gedacht worden (Liebetrau). Auch die Verwechslung mit osteomyelitischen Prozessen kommt besonders in den Fällen, bei denen Fieber vorhanden ist, vor. Auch traumatische und selbst Plattfußbeschwerden kommen in Betracht und veranlassen zuweilen irrtümlich eine längere orthopädische Behandlung wie im Falle Borchardts. Bei dem

Tabelle II.

Überblick über die Verteilung der Sarkome am Skelettsystem.

Autor	Gesamtzahl	Flache Kranialknochen	Nicht flache Kranialknochen	Oberkiefer	Unterkiefer	Clavicula	Scapula	Sternum	Rippen	Humerus	Radius	Ulna	Hand	Wirbelsäule	Becken	Femur	Tibia	Fibula	Fuß	Thorax	Patella
Johansson	62	1	2	11[1]	9[1]	3	—	2	1	3	2	—	2[2]	1	3	16	1	3	2[3]	—	—
Pollosson u. Bérard zit. nach Johansson	475	2	3	22	7	—	14	—	—	74	36	14	19	—	23[4]	112	80	20	29	20	—
Piperata	79	—	—	—	—	3	7	—	—	—	1	1	5	—	13	30	13	6	—	—	—
Coley (Surg. gynec. and obstetr. 1908)	148	2	8[5]	32	—	10	9	—	—	15	—	—	—	6	14[6]	39	13	—	—	—	—
Buerger 1910 (einschließlich der Fälle von Rumpel)	46	—	—	—	—	—	—	—	1	7	1	1	2[3]	—	—	19	9	6	—	—	—
C. Löwenthal	167	20		7	4	2	2	2	13	12	2	2	2	7	9	38	29	—	4	—	1

(C. Löwenthal: Humerus 12, Radius 2, Ulna 2 — unbestimmt 6; Femur 38, Tibia 29 — unbestimmt 5)

¹) Ohne Epulis. ²) Metacarpus I, Phalanx 1. ³) Metatarsus. ⁴) Ilium 17, Sacrum 6. ⁵) Orbita 22, Schädel 6. ⁶) Ilium. ⁷) Metacarpus.

Fall Friebels hat man außer an Rheuma und Plattfußbeschwerden an Gicht gedacht. Falls die Haut normal ist oder gar die für Sarkome typische Venenzeichnung zeigt, kann dadurch der richtige Weg, vor allem in Verbindung mit dem Röntgenbild wegen des außerordentlich gleichmäßigen Schwindens der Knochenmarksubstanz, auf das Borchardt großes Gewicht legt, gewiesen werden. Bei Tuberkulose und Osteomyelitis schreitet die Osteoporose nicht so gleichmäßig fort. Oft bringt aber erst die Probepunktion oder -incision Klarheit.

Gegenüber den obengenannten Röhrenknochen, also dem Femur, der Tibia und dem Humerus ist das Befallensein der Fibula des Radius und der Ulna ganz bedeutend seltener, und zwar nimmt, wie die Tabelle zeigt, die Häufigkeit

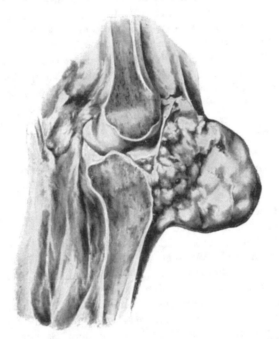

Abb. 27. Osteoides Sarkom der Patella. (Aus Lexer, Allg. Chirurg. Bd. 2, S. 324, Fig. 135. 1920.)

ihrer Erkrankung entsprechend der obigen Reihenfolge ab. Das Sarkom der Ulna soll übrigens nach Coleys Ansicht eine besonders große Neigung zur Metastasenbildung zeigen. Einen ungefähren Überblick über die Verteilung der Sarkome am Skelettsystem überhaupt gibt Tabelle 2.

Von außerordentlicher Seltenheit sind Sarkome der Kniescheibe, die man ebenso wie die Chondrome, Osteochondrome und Exostosen der Patella (s. a. Kaiser) nur ganz vereinzelt — Wanach sammelte 16 Fälle — in der Literatur findet. Unter ihnen befinden sich die verschiedensten histologischen und pathologischen Formen. Moráveks Fall (zit. Handb. d. prakt. Chirurg. Bd. 5, S. 849 und bei Kaiser) ist, wie wohl auch der Fall von Wilks, ein Riesenzellensarkom, das eine scharfe Abgrenzung zeigt. Auch das zentrale Riesenzellensarkom Kudleks hatte nur vorn an einer Stelle die Corticalis, die Pergamentknittern zeigte, durchbrochen. Auch der Borchardtsche Fall eines seit 6 Jahren bestehenden Sarkoms, der anscheinend mit dem identisch ist, den Lexer in Bd. 2, S. 324, Fig. 135 seines Lehrbuches als Osteoidsarkom abbildet (s. Abb. 27), sowie der Fall von Wild sind insofern begrenzt, als die Synovialis von der Geschwulst nicht mitergriffen ist. In anderen Fällen, wie in dem Creites, einem cystischen großzelligen Spindelzellensarkom, bricht der Tumor nach Zerstörung der Kniescheibe in das Gelenk ein und breitet sich in demselben aus. Hat man es im allgemeinen wohl mit zentralen Sarkomen zu tun, so scheint das Präparat, das Neumann beschreibt (Fall 2), ein peripheres Sarkom zu sein. Er schildert es als pilzförmiges Sarkom der Haut über der Kniescheibe, dessen Gehalt an Knochenspiculae, die ebenso wie die vorhandenen Bindegewebszüge radiär gestellt waren, nach seiner Ansicht auf eine Mitbeteiligung des Periosts oder des parostealen Bindegewebes schließen läßt. Die Größe der Kniescheibensarkome kann eine recht beträchtliche werden, wie der Fall Wanachs zeigt, der aber trotzdem — es handelte sich um einen fast kindskopfgroßen Tumor — durch bloße Exstirpation der Patella eine bisher 4jährige Heilung mit guter Funktion erzielen konnte. Daß die Sarkome der Kniescheibe, besonders wenn das Gelenk mitbefallen ist, leicht zu diagnostischen Irrtümern führen können, ist einleuchtend. So wurde auch der Fall Creites mit der starken spindelförmigen Schwellung des in leichter Beugung stehenden Kniegelenks zuerst als Tuberkulose angesehen und mit Gipsverband behandelt. Vielleicht hätte die Art der Bewegungseinschränkung — es war vollkommene Fähigkeit der Streckung bei einer Beugemöglichkeit bis um 160° vorhanden — stutzig machen können. Denn im allgemeinen ist bei der Kniegelenkstuberkulose die Bewegungseinschränkung eine konzentrische und die Streckung daher in annähernd gleichem Maße wie die Beugung behindert.

In noch größerem Maße wird die Sarkomatose der Gelenksynovialis zu Fehldiagnosen, und zwar auch vor allem zur Verwechslung mit Tuberkulose Veranlassung geben können. Die Gelenkkapsel kann sowohl sekundär wie primär vom Sarkom befallen werden. Häufiger ist noch das sekundäre Befallensein der Gelenkkapsel, verursacht durch den Durchbruch eines in den benachbarten Knochen etablierten Sarkoms, wenngleich auch dieses Ereignis infolge des Widerstandes, den der Knorpel dem Sarkom entgegensetzt, ein nicht allzuhäufiges, wenn auch nicht übermäßig seltenes ist. Volkmann (Dtsch. Klinik 1868), der einen solchen Fall, den auch Steudener beschreibt, veröffentlicht hat, bezeichnet das sekundäre Befallenwerden der Synovialis mit artikulärem Erguß (Arthromeningitis sarcomatosa genu) sogar als „enorme" Seltenheit. Das von Steudener beschriebene Präparat dieses Falles zeigte die Synovialmembran in eine graurötliche fungöse Geschwulstmasse umgewandelt, die durch einzelne zerstörte Stellen des Tibiagelenkknorpels mit einem kleinzelligen medullären peripheren Rundzellensarkom des oberen Tibiaendes in Verbindung stand. Ähnliche Fälle sind von Buffet und Schwartz (zit. bei Jallot) mitgeteilt, bei denen es sich um den Durchbruch zentraler Sarkome handelte. Auch in den beiden Fällen Langemacks, von denen der eine ein Chondromyxosarkom der unteren Femurepiphyse, der andere ein Spindelzellensarkom mit Riesenzellen war, handelte es sich um zentrale Sarkome. Auch Garrès Fall möchte ich in Übereinstimmung mit Baumgarten, der das Präparat untersuchte, als ein primäres zentrales

Sarkom ansehen, das erst sekundär die Gelenkkapsel, die in eine derbe grau-gelbliche Masse von knolliger Oberfläche mit gehirnfurchenähnlichen Vertiefungen umgewandelt war, ergriffen hatte, und ähnlich scheint sich ein von Wilks mitgeteilter Fall zu verhalten. In einem Falle Hallas' von Chondrosarcoma tibiae fanden sich Knorpelmassen im Kniegelenk. Während alle diese Fälle das Kniegelenk betrafen, hatte ein von Stort erwähntes (Fall 71) peripheres Osteoidsarkom des unteren Tibiaendes neben sekundärem Befallensein des Markes auch die Synovialis des Fußgelenks ergriffen. Weitere Fälle von sekundärem Befallensein des Gelenkes lassen sich in der Literatur noch mehrfach finden (z. B. Lesser). Klinisch bieten sie oft dieselben Symptome wie die bedeutend selteneren primären Sarkome der Gelenkkapsel, von denen nicht mehr als ein Dutzend Fälle in der Literatur existieren (Annandale, Hannemüller, Julliard und Descoeudres [nach der Röntgenabbildung dieses Falles scheint es mir allerdings möglich zu sein, daß auch in dem Tibiakopf ein zentraler Sarkomherd sitzt; doch kann ich dies mit Sicherheit nicht entscheiden; klinisch imponierte der Fall als primäres Gelenkkapselsarkom], Krüger, Lockwood, Marsh, Moser, v. Ruediger-Rydygier, Salter, Hardie, Weir), von denen sich der größte Teil in einer Arbeit v. Ruediger-Rydygiers jun. zusammengestellt findet. Alle diese Fälle betreffen das Kniegelenk bis auf zwei dicht hintereinander erschienene Mitteilungen von Hannemüller und Moser, bei denen sich die sarkomatöse Neubildung in der Kapsel des Talocruralgelenkes etabliert hatte. Je nach der Art des Befallenseins der Kapsel lassen sich mit Julliard und Descoeudres und Ruediger-Rydygier 3 Typen des Gelenksarkoms unterscheiden: 1. genau begrenzte, mehr oder weniger bewegliche Tumoren von Bohnen- bis Apfelsinengröße, die wie in den Fällen Weirs völlig gestielt sein können.; 2. die diffuse sarkomatöse Infiltration der Gelenkkapsel und 3. das gleichzeitige Nebeneinandervorkommen dieser beiden Formen. Pathologisch-anatomisch findet man die verschiedensten histologischen Typen, besonders rund- und spindelzellige Formen, aber auch riesenzellenhaltige Sarkome; der Fall von Krüger, ein Fibrosarkom, zeichnete sich durch seinen Gefäßreichtum aus. Ganz sicher ist es übrigens nicht, ob nicht dieser Fall ein primäres periostales Sarkom der Tibia ist. Der Knorpel ist fast stets unbeteiligt, nur im Falle von Julliard und Descoeudres, bei dem schon 13 Jahre lang geringe Schmerzen bestanden hatten, zeigte er größere Defekte. Auffallend ist das relativ jugendliche Alter der Patienten, das sich zwischen 20 und 40 Jahren bewegt und nur zweimal diese Grenze überschreitet (Fall Hannemüller 44 Jahr, Fall Krüger 67 Jahr).

Die Diagnose der Gelenksarkome macht große Schwierigkeiten, und nur selten gelang es bisher, die Diagnose vor der Operation zu stellen. In den Fällen von sekundärem Kapselsarkom ist die Diagnose natürlich leichter. Hier werden das Röntgenbild, das den Primärherd im Knochen wenigstens häufig erkennen lassen wird, oder der palpatorische Befund eines Tumors in nächster Nähe des Gelenkes wie im Fall 2 von Langemack auf die richtige Spur weisen können. Bei den primären Gelenksarkomen wurde nur zweimal die richtige Diagnose gestellt, und zwar von Ruediger-Rydygier und von Küttner in dem von Hannemüller mitgeteilten Fall. In dem letzteren Fall konnte das Röntgenbild eine wertvolle Unterstützung bringen, da man über dem intakten Knochen den Tumor als ovalären Schatten im Gelenk liegen sah. Überhaupt werden die circumscripten Tumoren auch besonders im Hinblick auf die zuweilen vorhandene Möglichkeit des palpatorischen Nachweises leichter der Diagnose zugänglich sein. Allerdings ist bei ihnen die Abgrenzung gegen andere ebenfalls sehr selten vorkommende Tumoren der Synovialis schwierig, wie der Fibrome, Lipome und vor allem der etwas häufiger vorkommenden Chondrome, welch letztere übrigens auch als diffuse Chondromatose vorkommen können. Auch — das sei hier nur nebenbei erwähnt — ist bei Chondromen das gleichzeitige Vorkommen eines Chondroms in einem dem Gelenk benachbarten Knochen wie in der Synovialis selbst beobachtet worden. Einen derartigen Fall teilt Langemack (Fall 1) mit, bei dem außer einem von der Talusepiphyse ausgehenden Chondrom noch isolierte gestielte Knoten der Synovialis des Talonaviculargelenkes aufsaßen, die Langemack nicht als Metastasen, sondern ebenfalls als primär autochthone Tumoren auffaßt.

Kommen wir nun auf die klinischen Erscheinungen zurück, die das vom Sarkom befallene Gelenk darbietet, so fällt in den meisten Fällen die starke Schwellung des Gelenkes auf, die oft die typische Spindelform zeigt, wie wir es von der Tuberkulose her kennen und häufig mit einem deutlichen Gelenkerguß (Fluktuation, Tanzen der Patella) verbunden ist. Ein Fingerzeig für die Diagnose Sarkom kann die Punktion des Gelenkes abgeben. Jedenfalls muß die Aspiration von Blut oder rötlicher bzw. gelblicher Flüssigkeit, wie sie in den Fällen von Ruediger-Rydygier, Julliard und Descoeudres und Salter gefunden wurde, den starken Verdacht auf das Vorliegen eines Sarkoms erwecken. Auch die für Sarkome so typische Erweiterung der Hautvenen, wie sie im Falle Julliard und Descoeudres zu konstatieren waren, können einmal auf den richtigen Weg weisen. Auch durch Druck des Tumors auf die in der Kniebeuge liegenden Gefäße kann es übrigens wie im Fall 2 Langemacks (sekundäres Gelenksarkom) zu einer Dilatation der Venen des Unterschenkels kommen, ebenso wie zum Ödem des Unterschenkels (Fall Garrè). Wie auch sonst bei Sarkomen, die in der nächsten Nachbarschaft des Gelenkes sitzen, wird vorhandene allgemeine (Fall Garrè, Langemack 2) oder lokale (Fall Lockwood) Temperatursteigerung oder Hautrötung (Langemack 3) die Diagnose leicht in falsche Bahnen lenken können. Die Hauptverwechslung findet, wie schon erwähnt, bei den primären Gelenksarkomen mit der Tuberkulose der Gelenke statt, und die meisten Fälle sind eine Zeitlang unter dieser Diagnose behandelt worden, was bei dem äußeren Anblick des befallenen Gelenkes, der oft teigig-fungösen Konsistenz nicht verwunderlich ist. Doch bestehen immerhin wenigstens in einer Reihe von Fällen differentialdiagnostisch verwertbare Symptome. Vor allem fällt in den meisten Fällen die auffallend geringe Bewegungsbeschränkung des äußerlich stark veränderten Gelenkes auf, die sich oft nur auf eine geringe Behinderung der Beugung oder Streckung beschränkt. Demgemäß sind auch die Schmerzen oft nur gering, in seltenen Fällen nur besteht neben heftigen Schmerzen eine ausgesprochene Beugekontraktur (z. B. Salter), wobei selbst Subluxationsstellung (Fall 2 Langemacks) vorhanden sein kann. Auch die zunehmende Kachexie bei fehlendem Lungenbefund kann die Diagnose klären (Langemack); eine Atrophie der Muskulatur, die man bei Tuberkulose fast stets findet, ist beim Sarkom nur selten einmal vorhanden (v. Ruediger-Rydygier). Daß zu tastende Tumoren natürlich für die Diagnose Sarkom sprechen, ist bereits erwähnt.

Schließlich kann auch das Röntgenbild, das trotz der großen äußerlichen Veränderung des Kniegelenks einen normalen Knochenbefund zeigt, aufklärend wirken, besonders natürlich, wenn, wie im Falle Hannemüller ein nicht mit dem Knochen in Verbindung stehender Tumorschatten zu sehen ist.

Die Therapie wird sich nach dem einzelnen Fall richten müssen. Handelt es sich um ein sekundäres Sarkom, so gelten für die Behandlung dieselben Grundsätze wie für die übrigen Sarkome der Extremitätenknochen. Bei gut abgegrenzten Tumoren wird man einen Versuch mit Exstirpation, besonders bei den gestielten Tumoren, machen können. Doch kommen natürlich danach zuweilen 5—6mal wiederholte Rezidive vor (Krüger, Marsh), so daß man sich doch noch zur Amputation entschließen muß. In anderen Fällen wird man mit Resektionen auskommen und sie wenigstens versuchen, ehe man sich zu dem verstümmelnden Eingriff der Amputation entschließt, vor allem im Hinblick auf das relativ jugendliche Alter der Patienten.

Nicht direkt mehr zu den Sarkomen des Skelettsystems gehörig, aber doch räumlich und teilweise wohl auch genetisch zu ihnen in naher Beziehung stehend, möchte ich an dieser Stelle wenigstens erwähnungsweise der ebenfalls seltenen Sarkome der parartikulären Schleimbeutel gedenken (Literatur bei Adrian), die besonders häufig an den Schleimbeuteln der Kniegelenksgegend, aber auch an anderen Gelenken vorkommen und sich durch ihre freie Beweglichkeit von den Sarkomen des Knochens unterscheiden.

Eine sehr seltene Lokalisation stellen auch die primären Sarkome der Stirnhöhle vor, von denen Ali Krogius 1902 8 Fälle aus der Literatur zusammenstellen konnte und die, da wenigstens ein Teil von ihnen vom Periost, andere allerdings von der Schleimhaut auszugehen scheinen, wohl auch bei der Besprechung der Knochensarkome Erwähnung finden können.

Bei diesen Sarkomen, die das männliche Geschlecht stark bevorzugen (6 : 2), handelt es sich histologisch meist um Spindel- und Rundzellensarkome. Die Prognose scheint nicht sehr günstig zu sein, doch zeichneten sich immerhin zwei der Fälle durch langsame Entwicklung aus, und zwar der von Luc, der von Berger in der l'Académie de médecine referiert wurde, bei dem die freie Zeit vom ersten Auftreten der Symptome bis zur Operation 4 Jahre betrug und der Fall von Moser, bei dem diese Zeit 9 Jahre betrug. Letzterer, der ein 16jähriges Mädchen betraf, war, wie aus einer späteren Mitteilung Mosers zu entnehmen ist, noch 2 Jahre nach der von Mikulicz vorgenommenen Operation rezidivfrei. Der Fall von Krogius, der ebenfalls rezidivfrei blieb, wurde 12 Jahre später von Krogius selbst auf Grund erneuter Untersuchung der alten mikroskopischen Präparate als Ostitis fibrosa verifiziert. Ein sehr schönes bei einem Siebbeinsarkom durch ausgedehnte Operation erzieltes Resultat zeigt ein von Bourguet und Garipuy mitgeteilter Fall.

Schließlich seien noch als ebenfalls sehr selten die primären Sarkome des Brustbeins erwähnt, von denen sichere Fälle, selbst wenn man die Chondrome hinzurechnet, nach einer jüngst erschienenen Arbeit von Buschmann kaum mehr als 25 Fälle in der Literatur existieren. Daß derartige Fälle durch die Resektion des Sternums doch unter Umständen zu retten sind, zeigt der vor dem Zeitalter des Druckdifferenzverfahrens von König operierte Fall. Relativ oft scheinen sich unter den primären Sternaltumoren Chondrome und Chondrosarkome zu finden. Zeigen die Tumoren Pulsation, was ebenfalls nicht ganz selten ist, können Verwechslungen mit Aortenaneurysmen vorkommen.

Zwar häufiger als die Sternalsarkome, aber doch auch relativ selten sind die primären Sarkome der Wirbelsäule — die metastatischen Sarkome sind noch seltener. Sie können vom Wirbelkörper, vom Wirbelbogen (Schloffer), von den Dornfortsätzen (s. Fälle v. Piskorski und Kümmell) und von den Querfortsätzen ausgehen. Ein Fall der letzteren Art ist der von Rocher operierte, der darum besonders interessant ist, weil er ein nur 13 Monate altes Kind betraf.

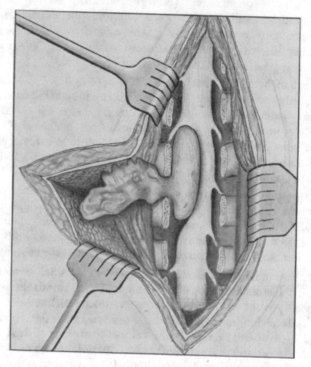

Abb. 28. (Aus Guleke, Arch. f. klin. Chirurg. Bd. 119, S. 385, Abb. 1. 1922.)

Nach Madelung (zit. bei Nast-Kolb) sollen auch die sog. Riesenzellen-sarkome der Wirbelsäule nicht selten sein (s. a. Riesenzellensarkom), wie ein solches z. B. Sick mitteilte, bei dem es nach Excochleation und Arsen-behandlung, trotzdem der Zustand ein sehr schlechter war, zur Heilung kam. Besonderes Interesse beanspruchen diejenigen primären Sarkome (s. a. Nast-Kolb), die vom inneren Periost des Wirbelkanals ausgehend von hier aus durch die Interverteballöcher und zwischen den Wirbelbögen hindurch nach außen in die Rückenmuskulatur und das hintere Mediastinum wachsen und so aus einem innerhalb und einem außerhalb des Wirbelkanals liegenden Anteil bestehen.

Andere Sarkome gehen vom äußeren Periost der Wirbel aus, oder von der periostalen Auskleidung der Zwischenwirbellöcher, oder von den Bändern der

Wirbelsäule und wachsen in umgekehrter Richtung in den Wirbelkanal hinein.
(Abb. 28). Guleke, der diesen beiden Geschwulsttypen, zu denen außer Sarkomen auch Fibrome und Enchondrome gehören, den Namen Sanduhrgeschwülste gegeben hat, macht darauf aufmerksam, daß diese Sarkome oft

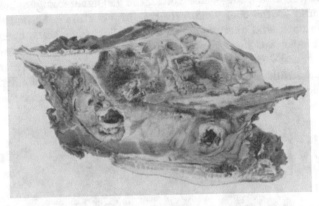

Abb. 29.

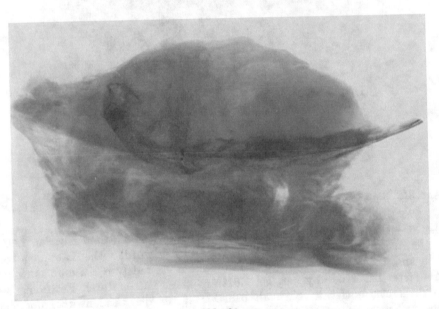

Abb. 30.

Abb. 29 u. 30. Rippensarkom mit Spontanfraktur. (Sammlung der Chirurgischen
Universitäts-Klinik in Frankfurt a. M.)

lange durchaus gutartig sein können und daß man trotz ihrer oft komplizierten
Ausdehnung nicht vor ihrer Radikaloperation zurückzuschrecken braucht,
besonders da die Operationsmortalität nicht sehr groß sei und auch ohne operative Freilegung die Verwechslung mit anderen Wirbelerkrankungen (Fibrome,
Ostitis fibrosa, Tuberkulose usw.) möglich sei. Immerhin sind die Wirbelsäulen-

sarkome der Nähe des Zentralnervensystems wegen prognostisch sehr ernst
zu werten. Löffler erwähnt außer einem eigenen Fall noch 23 Fälle (Judson,
Brill, Löwenthal), die sämtlich gestorben sind.

Daß die Sarkome der Wirbelkörper der operativen Therapie bedeutend
größere Schwierigkeiten entgegensetzen als die viel leichter zugänglichen Sarkome
der Bögen und Dorn- oder Querfortsätze, braucht nicht besonders betont zu
werden. Dennoch sind auch vereinzelte Wirbelkörpersarkome operativ transperitoneal oder auf paravertebralem Wege bzw. durch Laminektomie
oder Kostotransversektomie angegriffen worden (z. B. Kümmell). Einer
der schönsten Fälle ist der von Israel, der bei einem Chondrosarkom des
6. Brustwirbelkörpers mit vollkommener Parese der Beine und Blasenlähmung

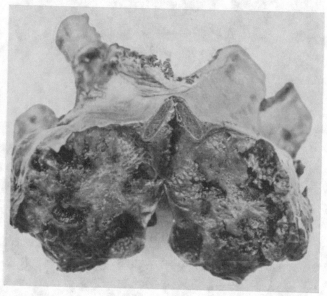

Abb. 31. Rippensarkom. (Sammlung der Chirurgischen Univ.-Klinik in Frankfurt a. M.)

den 6.—8. Wirbelbogen resezierte und die Geschwulst mit dem scharfen Löffel
entfernte, wobei die rechte Pleurahöhle eröffnet wurde. Die Lähmung verschwand und Patient war noch nach 6 Jahren gesund (wie Kausch mitteilt).
Als erster hat Horsley (zit. bei Löffler) einen Tumor durch Eröffnung des
Wirbelkanals entfernt. Kausch befürwortet für die Lendenwirbel und den
oberen Kreuzbeinteil den transperitonealen Weg, den er selbst bei einem Tumor
des 3. Lendenwirbels eingeschlagen hat, der sich dann als metastatisches
Carcinom erwies; für die anderen Wirbel zieht er den paravertebralen Weg
vor. An den Brustwirbeln ist die Kostotransversektomie auszuführen.

Schlesinger macht darauf aufmerksam, daß zuweilen ein lokales Ödem
über dem erkrankten Wirbel auf die Diagnose eines malignen Wirbeltumors
hinweisen kann. Nicht ganz selten sind Rippensarkome (Abb. 29, 30, 31),
bei denen Spontanfrakturen häufig vorkommen.

Was die Beteiligung der Geschlechter betrifft, scheint, wenigstens bei den Sarkomen der langen Röhrenknochen das männliche Geschlecht bedeutend stärker befallen als das weibliche. Nur in einer Zusammenstellung von Coley (1907) und Pfister (Kindersarkom) halten sich die beiden Geschlechter die Wage (siehe Tabelle III). Möglich, daß dieses Überwiegen des männlichen Geschlechtes doch damit zusammenhängt, daß der Mann dem Trauma, dessen ätiologische Bedeutung allerdings noch sehr verschieden gewertet und von manchen ganz abgelehnt wird, mehr ausgesetzt ist. Altschul macht auch bei seinem Material darauf aufmerksam, daß der von ihm an der Prager Klinik herausgerechnete Prozentsatz 65°/₀ : 35°/₀ (siehe Tabelle III) derselbe ist, wie er auch für die Gesamtzahl aller Patienten dieser und wohl auch anderer Kliniken zutrifft, und will daher nicht mit absoluter Sicherheit die größere Häufigkeit des Knochensarkoms beim männlichen Geschlecht behaupten. Dennoch läßt sich, wie ich glaube, die größere Anzahl der männlichen Sarkome, wenn man nicht den Tatsachen Gewalt antun will, nicht ableugnen.

Von mancher Seite wird behauptet, daß ein Unterschied hinsichtlich der Beteiligung des männlichen und weiblichen Geschlechtes zur Zeit der beginnenden sexuellen Betätigung (2 : 1) und des Klimakteriums (1 : 1) vorhanden sein soll. Den Einfluß der Gravidität habe ich schon früher erwähnt. Diese Angabe sowie die Beobachtung Thümmels, der bei den Myeloiden keinen wesentlichen Unterschied sah (15 Frauen, 12 Männer) bedarf noch weiterer Klärung. Auch Gross fand bei den Riesenzellensarkomen keinen wesentlichen Unterschied zwischen Männern (33) und Frauen (30).

Tabelle III. (Lange Röhrenknochen.)

Autor:	Gesamtzahl	männlich	weiblich
O. Kocher (Tübinger Klinik)	65	42	23
Reinhardt (Göttinger Klinik)	54	40	14
Gross (Literaturfälle)	149	87	62
Altschul (Prager Klinik).	63	41	22
Coley (1907)	69	34	35
Piperata.	61	42	19
Escher (Eiselsberger Klinik)	63	44	19
Zusammen:	524	330	194
Zieschank (Kieler Klinik) 1901	146	92	54
(einige Fälle von oben dabei wiederholt)			
Pfister (Kindersarkome) bis 15 J. untere Extrem.	51	26	25
Zusammen:	621	448	273

also annähernd 2 : 1.

Für die anderen Knochen des Skelettsystems liegen größere Zusammenstellungen, den Kiefer ausgenommen (s. dort), nicht vor; doch scheinen sich auch hier dieselben Verhältnisse vorzufinden. So gibt z. B. Weißwange für die Sarkome der Schädelhöhlenwandungen unter 86 Fällen ein Verhältnis von 50 männlichen und 26 weiblichen an.

Bei den Knochensarkomen des kindlichen Alters scheint — jedenfalls nach der Zusammenstellung Steffens — eher das weibliche Geschlecht zu überwiegen.

Lebensalter. Während die Carcinome im allgemeinen eine Erkrankung des höheren Alters sind, befallen die Sarkome — und die des Knochensystems machen hiervon keine Ausnahme — mit Vorliebe jüngere Individuen. Folgende Tabelle gibt einen Überblick über die Altersverteilung des Knochensarkommaterials einiger Autoren, die sämtlich die langen Röhrenknochen betreffen:

Tabelle IV.

	0–10. Jahr	11.–20. Jahr	21.–30. Jahr	31.–40. Jahr	41.–50. Jahr	51.–60. Jahr	61.–70. Jahr	71.–80. Jahr
O. Kocher .	—	18	21	7	15	3	1	—
Altschul . . .	2	17	14	9	4	6	7	1
Gross	—	45	55	26	11	7	3	—
Reinhardt . .	1	22	12	7	6	3	3	—
Coley (1907) .	6	24	18	8	8	3	—	—
Nasse . . .	4	16	11	7	3	4	—	—
Escher. . . .	6	15	20	11	7	3	1	—
Baumgartner	1	14	5	1	6	—	—	—
	(=3,7%)	(=51,8%)	(=18,5%)	(=3,7%)	(=22,2%)			
Pfister (untere Extremität .	18	34	—	—	—	—	—	—

Diese mitgeteilten Zahlen differieren zum Teil recht auffallend bei dem Material der verschiedenen Autoren, so daß es fast unmöglich ist, sich daraus ein wirklich klares Bild zu machen. Das trifft vor allem für die Angaben über das erste Dezennium und für die Zeit jenseits des 40. Lebensjahres zu. Nur eines läßt sich wohl mit Sicherheit aus dieser Tabelle herauslesen, was auch sonst in der Literatur übereinstimmend betont wird, daß das 2. und 3. Jahrzehnt am häufigsten betroffen ist und daß schon jenseits des 30. Lebensjahres ein auffälliges Sinken der Frequenz eintritt. Ein besonderes Interesse beansprucht die Frage, ob und inwiefern die Entstehung der Knochensarkome mit der erwachenden oder funktionierenden Geschlechtsfunktion in Verbindung zu bringen ist; finden wir ja auch in der Literatur wiederholt den Hinweis, daß das Knochensarkom mit Vorliebe im Pubertätsalter auftritt. Zweifellos beginnen die Jahre des häufigsten Vorkommens der Knochensarkome etwa mit dem 13.—15. Lebensjahr, also in den Jahren, in denen die Geschlechtsreife der Individuen einzutreten pflegt, und dauern bis etwa zum 23.—25 Jahr. Sehr auffallend ist es, daß Pfister bei einer Zahl von 34 Knochensarkomen, die das 2. Jahrzehnt betrafen, davon allein 16 Fälle, also etwa die Hälfte, im Alter von 14—15 Jahren fand.

Andererseits beginnt doch aber die Frequenz schon in einem Alter wieder zu sinken, in dem die Geschlechtsfunktion noch völlig auf der Höhe steht. Interessant wäre in dieser Hinsicht eine Forschung, ob bei Völkerstämmen, bei denen die Geschlechtsreife früher als in unseren Zonen einsetzt, auch die Sarkome frühere Lebensjahre bevorzugen. Doch ist über Sarkome in dieser Hinsicht anscheinend sehr wenig in der tropenmedizinischen Literatur zu finden, trotzdem diese, besonders die Knochensarkome, unter den bei den Negern äußerst seltenen bösartigen Tumoren nach Ziemann immer noch etwas häufiger vorkommen als die Carcinome. Goebel neigt dazu, dies seltene Befallensein der Naturvölker auf die Reinheit der Rasse zurückzuführen, während die zivilisierten von Tumoren stark befallenen Länder eine vom Rassenstandpunkt sehr gemischte Bevölkerung beherbergen. Auch ein durchschnittliches weiteres allmähliches Abfallen der Häufigkeitszahlen in den 40er Jahren und darüber hinaus bis zum recht seltenen Vorkommen des Sarkoms in den höheren Altern ist nicht zu verkennen, so daß doch immer wieder der Verdacht auf irgendeinen bestehenden Zusammenhang mit dem Reifealter gelenkt wird.

Nun treffen wir aber auch Knochensarkome im Kindesalter und selbst als kongenitale Tumoren an, die uns in ätiologischer Hinsicht besonders interessieren müssen. Unsere obenstehende Tabelle, die allerdings nur Sarkome der langen Röhrenknochen betrifft, gibt uns zwar für das 1. Jahrzehnt sehr divergierende Zahlen. Es existieren aber doch eine ganze Reihe kindlicher Fälle, die teilweise in Einzelmitteilungen, teilweise in größeren Sammelstatistiken mitgeteilt sind, daß man das Vorkommen des Knochensarkoms in der Kindheit für nicht so ganz selten ansehen kann. Überhaupt ist das Sarkom die dem jugendlichen Alter eigentümliche Geschwulstform, während das Carcinom zwar auch gelegentlich getroffen wird, aber doch im Verhältnis zum Sarkom ganz erheblich zurücktritt. So fand Picot unter 242 Fällen 136 Sarkome und noch deutlicher tritt der Unterschied zwischen der Häufigkeit des kindlichen Sarkoms und Carcinoms in einer Zusammenstellung Naegeles [1]) (bis zum 15. Jahre) auf, der unter 251 Tumoren, von denen übrigens nur 11 jenseits des 1. Lebensjahrzehnts entstanden waren, 201 Sarkome und nur 50 Carcinome fand. Dabei verteilten sich die Sarkome auf die einzelnen Organgruppen folgendermaßen:

Abdominalorgane . . . . . . 116 (davon Niere 66)
Zentralnervensystem und Auge 49 (davon Retina 40)
Haut und Drüsen 10
Mundhöhle und Ösophagus . .   7
Respirationsorgane   0
Knochensystem 19

Auffallend ist dabei, daß, worauf Naegele mit Recht aufmerksam macht, das Sarkom im Kindesalter die Organe in anderer Häufigkeitsreihenfolge bevorzugt als das Sarkom beim Erwachsenen.

Die Verteilung auf die einzelnen Knochen ist nach:

Naegele (19 Fälle):   Schädel . . . . 4 | Gosmann findet bei 19 kindlichen
                      Kiefer . . . . 8 | Knochensarkomen bei Kindern bis 5 Jahren
                      Rumpf . . . . 3 | genau dieselben Zahlen wie nebenstehend
                      Extremitäten . 4 | Naegele.

Ost (32 periost. Sarkome): Schädel (besonders die | Steffen: Kopf 50
Orbita und die angrenzenden Knochenabschnitte, | Scapula 4
wo eine lebhafte Verknöcherung stattfindet) . .   8 | Wirbelsäule . . 7
Kiefer (einschließl. Epulis) . . . . 10 | Becken 7
Clavicula . . . .   1 | Röhrenknochen 34
Humerus . . . .   2 ⎫
Metacarpi . . . .   1 ⎪
Femur . . . .   4 ⎬ 10
Tibia . . . .   2 ⎪
Fibula . . . . 1 ⎭
Wirbelsäule   1
Beckenknochen   2

Auffallend ist hierbei das starke Befallensein der Schädelknochen, wobei ich von den zum größten Teil Epuliden betreffenden als Kiefersarkome angeführten Fällen absehe. Auch sonst findet man in der kasuistischen Literatur

---

[1]) Die Rechnung der kindlichen Sarkome bis zum 15. Lebensjahr, wie es in den Arbeiten Naegeles, Osts und anderer Autoren durchgeführt ist, erscheint nicht ganz zwecksprechend, da man den Eintritt der Pubertät sicherlich 2—3 Jahre früher setzen muß.

eine auffallend große Anzahl kindlicher Schädelsarkome verzeichnet. Ob die von Ost und Gosmann geäußerte Ansicht, daß auch die Metastasen bei Kindern sich häufiger in den Schädelknochen als in den Lungen etablieren, wirklich zutreffend ist, erscheint mir noch nicht ganz erwiesen zu sein. Auch die Scapulasarkome, von denen sich allerdings in den obigen Zusammenstellungen nur 4 Fälle finden, scheinen das kindliche Alter stark zu bevorzugen. Anscheinend sehr selten zeigen sich die Fußwurzelknochen befallen. Ein solches Sarkom des Calcaneus bei einem 5 jährigen Kind findet sich z. B. bei Liebetrau angeführt.

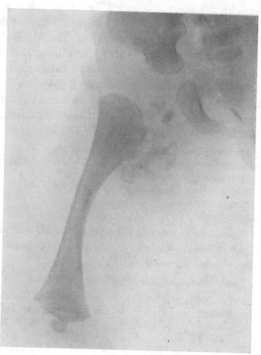

Abb. 32. Angeborenes Chondrom des Femur. (Univ.-Kinderklinik in Frankfurt a. M.)

Besonders hervorgehoben zu werden verdient noch die Tatsache, daß die Häufigkeit der kindlichen Sarkome, nicht nur der der Knochen, in den ersten 5 Lebensjahren besonders groß ist und fast die Hälfte aller im Kindesalter auftretenden Sarkome ausmacht (Picot, C. Goebel) und daß nach dem 7. Lebensjahr ihre Zahl wieder deutlich abnimmt. Von 18 Knochensarkomen der unteren Extremität, die Pfister zusammenstellt, betrafen allein 6 Fälle das 1. Lebensjahr.

Diese im 1. Lebensjahr in Erscheinung tretenden Fälle leiten uns bereits zu den kongenitalen Sarkomen herüber. Ein prinzipieller Unterschied zwischen diesen und den in späterem Alter auftretenden Knochensarkomen besteht ebensowenig wie bei den anderen gutartigen und bösartigen Tumoren. Ich verweise diesbezüglich vor allem auf die eine große Literatur berücksichtigende Arbeit Christianis. Am Knochensystem finden wir speziell Fibrome der Kiefer, Myxome, Chondrome (einen derartigen Fall bei einem Neugeborenen hatte ich kürzlich in der Universitätskinderklinik zu Frankfurt a. M. durch freundliches Entgegenkommen des Herrn Prof. v. Mettenheim zu beobachten Gelegenheit [s. Abb. 32]), Exostosen und Enostosen und schließlich und nicht am seltensten Sarkome. Die Häufigkeit des Vorkommens kongenitaler Knochensarkome im Vergleich mit Tumoren anderer Organe beim Neugeborenen ergibt sich aus einer Zusammenstellung Chauveaus, der folgende Skala angibt, die von den meisten zu den am wenigsten befallenen Organen herabsteigt: Auge, Niere, Hoden, Prostata, Knochen (Ostéosarcomes), Leber, Abdomen, Lunge, Pleura, Gehirn, Pankreas, Muskeln, Lymphdrüsen, Darm, Milz. Auch nach Picot stehen die kongenitalen Knochensarkome und allerdings auch die des Auges hinter denen der Nieren und der Genitalorgane zurück, sollen aber in der 2. Kindheit häufiger auftreten. Goebel fand unter 43 streng kongenitalen Sarkomen etwa 10 Sarkome des Knochensystems und außerdem noch etwa 6 Fälle innerhalb des 1. Lebensjahres. Inwieweit nicht sofort bei der Geburt

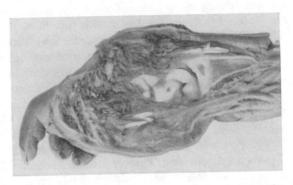

Abb. 33. Angeborenes Sarkom der Hand. (Sammlung der Chirurgischen Klinik Frankfurt a. M.)

sichtbare Fälle, die erst im Verlauf des 1. Lebensjahres in Erscheinung traten, noch zu den kongenitalen Sarkomen zu rechnen sind, ist natürlich nicht immer mit Bestimmtheit zu sagen, hat aber wohl auch kaum prinzipielles Interesse. Die Tatsache, daß sichere kongenitale Knochensarkome vorkommen, die sich in keiner Weise von denen der ersten und auch der späteren Kindheit unterscheiden, beweist zur Genüge, daß hierbei dieselben ursächlichen und auslösenden Momente im Spiel sein müssen.

Bei den immerhin seltenen Fällen sicher angeborener Knochensarkome ist es nicht möglich, von einer Prädilektion des einen oder anderen Knochens zu reden. Es können jedenfalls alle Teile des Skelettsystems Sitz der Neubildung sein. Als wohl den frühesten Fall eines angeborenen oder vielmehr noch fötalen Knochensarkoms können wir ein von Breinl mitgeteiltes, von der Außenfläche der Dura mater ausgehendes Sarkom bei einem 6 monatlichen Foetus ansehen, das den Körper des 1. Lendenwirbels fast völlig zerstört hatte, sowie eine von Neuffer vom harten Gaumen ausgehende gestielte Geschwulst ebenfalls bei einem 6 Monate alten Foetus; die enorm große, mehrlappige Geschwulst sah Neuffer als gestieltes Cystosarkom an, doch fand keine mikroskopische Untersuchung statt. Von sonstigen kongenitalen Sarkomen nenne ich — ohne

19

damit die Literatur erschöpfen zu wollen — noch die Fälle von Neufeld (kongenitales Schädelsarkom, das $2^1/_2$ Jahre stationär blieb, um dann schnell zu wachsen), Bryant (Oberkiefer, Unterkiefer), Rapok (Osteofibrosarkom der rechten Nasenhöhle), Goebel und König (Femur), Billroth (wahrscheinlich kongenitales myeloides Sarkom), King (Fibula), Thoma (Sarkom zweier Finger), L. Rehn (Fußrücken), Körte (Sarkom oder Chondrom des Oberarms), Diemer (Sarkom der Tibia). Ein angeborenes Sarkom der Hand (Abb. 33) fand ich in der Sammlung der Frankfurter chirurgischen Klinik.

Von der Vorderseite des Kreuzbeins oder Steißbeins ausgehende Sarkome bei neugeborenen oder jugendlichen Kindern können wie in den Fällen von Knöpfelmacher, Johannessen und Braune durch Kompression des Blasenhalses und des Rectums zur Obstipation und Harnretention mit konsekutiver Hydronephrose Veranlassung geben. Bei dem Falle von Johannessen ist der Ausgang vom Knochen jedoch nicht ganz sicher. In dieser Gegend kommen ja häufig angeborene Tumoren vor, die jedoch meist nach außen hin wachsen. Diese oft enorm großen Steißtumoren lassen sich mit E. v. Bergmann unterscheiden in Lipome, cystokavernöse Lymphangiome und Teratome, von denen die letzteren sich wieder in einfache Dermoide, zusammengesetzte Dermoide, Sarkome (namentlich Cystosarkome) und in die unzweifelhaften subcutanen Parasiten, also Foetus in foetu trennen lassen. Die Cystosarkome sind durch ihr schrankenloses Wachstum bösartig, nicht durch Metastasen, die bei ihnen nicht vorzukommen scheinen. Ich will auf das ganze große Gebiet der Steißtumoren im Rahmen dieser Arbeit nicht näher eingehen, möchte nur noch an einige zu ihnen gehörige sehr interessante Fälle erinnern, die sich durch ausgesprochene Eigenbewegungen des Tumors auszeichneten. Über den ersten dieser Fälle, der als „Schliewener Kind" durch die Literatur geht, haben sich, nachdem zuerst Preuss über ihn berichtet hatte, u. a. Virchow und v. Langenbeck ausgesprochen. Ein zweites „Schliewener Kind" teilte dann später Ahlfeld mit. Während bei diesem letzteren Fall die Bewegungen durch über das Teratom ziehende, von der Wirbelsäulenmuskulatur stammende Muskelzüge bewirkt wurden, wurden bei einem Cystosarkom v. Bergmanns, das ebenfalls Bewegungen der ganzen Geschwulstmasse zeigte, diese durch in der Geschwulst enthaltene quergestreifte Muskelfasern zustande gebracht, wie auch die gleich nach der Exstirpation vorgenommene elektrische Untersuchung des Präparates zeigte. Für das 1. Schliewener Kind kommt diese Möglichkeit ebenfalls in Betracht, ist aber nicht sicher erwiesen.

Wenngleich auch die Zahl der angeborenen Knochensarkome absolut genommen eine geringe ist, so macht doch Christiani nicht mit Unrecht darauf aufmerksam, daß ja überhaupt die Zahl der vorhandenen Neugeborenen viel geringer ist als die der Erwachsenen, indem jährlich auf etwa 1000 Erwachsene 32 Neugeborene kommen. Man könne daher auch auf 1000 Neoplasmen Erwachsener nicht mehr als 32 bei Neugeborenen verlangen.

Die Prognose der Knochensarkome der Kinder ist noch ungünstiger als die der Erwachsenen, da die Neigung zur Metastasenbildung eine sehr große ist. Auch wachsen die Tumoren oft in kurzer Zeit zu enormen Größen an, wie bei einem anscheinend vom Sitzbein ausgehenden Sarkom Osts bei einem 5 monatlichen Kinde, das innerhalb von $2^1/_2$ Monaten ein derartiges Volumen erreichte, daß es nicht nur große Teile des Beckens ausfüllte, sondern auch an der Hinter- und Innenfläche des rechten Oberschenkels als gewaltiger Tumor bis zur Kniekehle herabreichte.

Was für Folgerungen lassen sich nun aus dem Vorkommen der Knochensarkome in den verschiedenen Lebensaltern ziehen? Durch die ganze Literatur zieht sich die Behauptung hindurch, daß die Knochensarkome in ihrer Mehrzahl zu einer Zeit auftreten, in der sich die lebhaftesten Wachstumsvorgänge am Knochen abspielen und also mit diesen Vorgängen rein mechanisch in irgendeiner Verbindung zu stehen scheinen.

Folgende Tabellen mögen das Bild der Wachstumskurve des Menschen ins Gedächtnis zurückrufen:

Tabelle V.
Längenwachstum.

(Linke Randbeschriftung, senkrecht: *Jahre nach der Geburt*)

Lebensalter	Jahreszuwachs nach Daffner	Jahreszuwachs nach Stratz männl.	Jahreszuwachs nach Stratz weibl.	Jahreszuwachs nach Friedenthal männlich	Jahreszuwachs nach Friedenthal weiblich
Neugeboren	—	—		48,0	38,4
1. Jahr	—	25		23,2	20,5
2. ,,	—	10		10,0	12,0
3. ,,	—	8		6,0	7,5
4. ,,	—	4		7,0	6,0
5. ,,	—	6		7,0	7,0
6. ,,	—	8		4,0	6,0
7. ,,	—	10		4,0	6,0
8. ,,	—	4		5,0	4,0
9. ,,	—	3		4,0	6,0
10. ,,	—	2		5,0	5,0
11. ,,	3,9	5	8	5,0	6,0
12. ,,	4,4	5	5	4,0	6,0
13. ,,	5,0	6	12	5,0	5,0
14. ,,	6,0	5	3	6,0	3,0
15. ,,	5,3	9	2	6,0	1,0
16. ,,	4,2	2	2	3,0	1,0
17. ,,	2,7	3	1	1,0	1,0
18. ,,	1,7	5	2	1,0	1,0
19. ,,	0,8	5	3	1,0	0,0
20. ,,	—	5	2	0,0	0,0
25. ,,	—	—	—	— 0,25	— 0,2
30. ,,	—	—	—	— 0,05	— 0,05
40. ,,	—	—	—	— 0,10	— 0,15
50. ,,	—	—	—	— 0,05	— 0,10
60. ,,	—	—	—	— 0,30	— 0,30
70. ,,	—	—	—		

Nach Chr. Wiener, der an seinen eigenen 4 Söhnen sehr genaue Messungen aufgestellt hat, gleicht die Wachstumskurve einer Parabel. Auch er konstatiert mit dem 12. Lebensjahr ein rascheres Wachstum, einen „Schuß“, der etwa bis zum 15. Jahr dauert, um dann wieder abzusinken, bis der Körper mit 16½ Jahren annähernd seine definitive Größe erreicht hat.

Er gibt folgende Zahlen der Wachstumszunahme:

im 1. halben Jahre . . 15—20 cm,
im 1. Jahre . . . . . 18—25 cm,
im 2. Jahre . . . . . 12 cm,
im 3.—12. Jahre . . . von 9 cm abnehmend auf 5 cm,
im 13., 14., 15. Jahre   8—10 cm,

danach wieder Abnahme.

Eine graphische Darstellung der normalen Wachstumskurve gibt die dem Werk von Stratz entnommene Abb. 34.

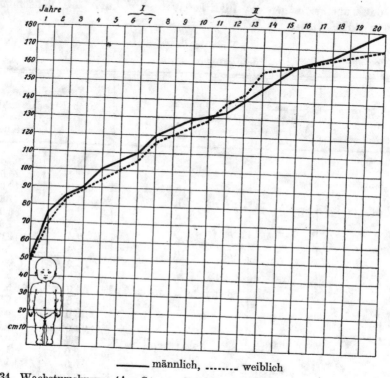

——— männlich, ... weiblich

Abb. 34. Wachstumskurve. (Aus Stratz, Der Körper des Kindes. Fig. 37. Stuttgart 1921.)

Wenn auch die Zahlen im einzelnen bei den verschiedenen Autoren — ich verweise diesbezüglich auch noch auf die bei Vierordt und Stratz enthaltenen Tabellen — etwas divergieren, so ist doch ein erneuter Wachstumsimpuls, die „zweite Streckung", zur Zeit des Eintretens der Pubertät nicht zu verkennen und es entsprechen diese Jahre, wie wir oben sahen, tatsächlich auch denen, in welchen man das häufigste Auftreten der Knochensarkome konstatieren kann. Dieser Wachstumsimpuls ist aber gar nicht so sehr erheblich; es besteht in diesen Jahren vielmehr ein allgemeiner Entwicklungsimpuls des Gesamtorganismus als ein spezieller Wachstumsimpuls der Knochen und vor allem bleibt diese Wachstumszunahme zu Zeit der eintretenden Geschlechtsreife bedeutend hinter dem der Fötalzeit und der ersten Lebensjahre zurück, läßt nach wenigen Jahren wieder nach und verschwindet schnell fast völlig in einem

Lebensalter, das wir noch stark vom Sarkom befallen sehen, was sich allerdings vielleicht durch ein längeres Latentbleiben der Geschwulst erklären ließe.

Daß es während der Zeit, wo sich am Skelett stärkere Wachstumsvorgänge abspielen, zu einer Absprengung von Keimen kommen kann, die später in maligne Wucherungen geraten, ist nicht unbedingt abzulehnen. Daß aber die versprengten Keime plötzlich ihr schrankenloses Wachstum beginnen, das große Rätsel der Geschwulstbildung, hängt meines Erachtens mit dem mechanischen Prozeß des Knochenwachstums nicht zusammen. Sonst müßten wir viel mehr Knochensarkome des kindlichen und fötalen Alters finden, in dem ja viel lebhaftere Wachstumsprozesse spielen. Die Tatsache aber, daß andererseits derartige kindliche und angeborene Sarkome vorkommen, spricht auch andererseits, womit ich mit Christiani vollkommen übereinstimme, gegen die große Bedeutung, die von manchen Seiten dem Trauma und der Entzündung bei dem malignen Wachstum zugewiesen wird, ohne daß ich damit die Bedeutung des Traumas völlig ablehnen will.

Aus den Alterstabellen läßt sich weit deutlicher ein Zusammenhang zwischen der Entwicklung der Knochensarkome und dem Eintreten der Pubertät herauslesen, und damit richtet sich unser Denken auf die Möglichkeit einer ausschlaggebenden Beteiligung des endokrinen Systems [1]). Durch den Beginn der Funktion der Geschlechtsdrüsen und Aufhören der Funktion anderer innersekretorischer Drüsen ändert sich der Chemismus des vorher kindlichen Körpers in eingreifendster Weise; in gleicher Weise wissen wir, daß auch die Bildung von Hormonen im kindlichen Körper eine andere ist, wie nach Eintritt des Reifealters. Wir wissen ferner, daß das ganze Wachstum, nicht nur das des Knochensystems, auf das engste unter der Einwirkung der innersekretorischen Vorgänge im Körper erfolgt und von diesen reguliert wird, ebenso wie das Altern des Körpers von diesen Faktoren abhängig ist. Ich erinnere in letzterer Hinsicht nur an das modernste Problem, die Steinachsche Verjüngungstheorie. Sollte es da nicht auch anzunehmen oder doch wenigstens möglich sein, daß bei dem Wachstum von Geschwülsten und Geschwulstkeimen ebenfalls derartige endokrine Vorgänge bzw. Störungen oder Dissonanzen im normalen physiologischen Konzert des endokrinen Systems fördernd einwirken, und daß diese endokrine Inkongruenz je nach der Art der sie verursachenden Faktoren einmal das Wachstum bindegewebiger, ein andermal das Wachstum epithelialer Geschwulstkeime anzuregen imstande ist, wodurch auch der Unterschied im Prädilektionsalter zwischen Carcinomen und Sarkomen dem Verständnis näher gerückt wird.

Denn es wäre vollkommen verständlich, daß sich ein bestimmter pathologischer Chemismus des Körpers, wie er nach unserer Annahme zum Beispiel einen bioplastischen Wachstumsreiz auf versprengte bindegewebige Keime auszuüben imstande wäre bzw. den Körper an der Bildung von Gegenstoffen wie Lysinen hindert, leichter aus einem bestimmten physiologisch gegebenen Funktionieren bzw. Nochnichtfunktionieren innerer Drüsen (z. B. wenn die Pubertätsdrüse zu funktionieren beginnt) entwickelt als in einer Zeit, wo beispielsweise

---

[1]) Ich möchte an dieser Stelle noch auf die Arbeit von Fritsch (Dtschr. Zeitsch. f. Chirurg. Bd. 174, S. 281. 1922) hinweisen, die im Text nicht mehr berücksichtigt werden konnte.

durch die infolge des zunehmenden Alters bedingte physiologische Änderung der
endokrinen Funktion (also z. B. durch das allmählich aufhörende Funktionieren
der Geschlechtsdrüse oder anderer innerer Drüsen) die Bildung gerade dieser
speziellen pathologischen chemischen Konstitution erschwert wird. Es wäre
dann auch nicht so sonderbar, daß jenseits der 25—30er Jahre die Häufigkeit
der Knochensarkome wieder nachzulassen beginnt. Denn der physiologische
innere Chemismus der Adoleszenzzeit ist sicher nicht genau derselbe wie der
des etwa zwischen 25—40 Jahren gelegenen Mannesalters und der letztere
daher möglicherweise der Bildung des zur Sarkomentstehung nötigen chemischen
Status nicht mehr so günstig wie die vorhergehende Altersperiode.

Auch auf das Zustandekommen einer stärkeren Blutversorgung, die ja
vielleicht auch einen Einfluß auf das Wachstum der Geschwülste ausübt, könnte
das endokrine System in entscheidender Weise einwirken. Vor allem aber
könnte eine solche Schädigung des Organismus — wenn auch einzelne Lebens-
abschnitte bevorzugt sind, in jedem Alter, selbst beim Foetus — evtl. durch
Vermittlung des mütterlichen Organismus — wirksam sein, was dem Bedürfnis
einer unitarischen Ursache der Geschwulstentstehung entsprechen würde.

Es würde durch die Annahme einer endokrinen Mitwirkung auch verständ-
licher, daß ein vom Muttertumor losgerissener Zellenkomplex in einem anderen
entfernten Organ wieder schrankenlos zu wachsen imstande ist, ohne daß man
dazu eine besondere rätselhafte, der Zelle selbst eigentümliche Wachstumsenergie
annehmen müßte. Auch Ehrlich und Apolant scheinen übrigens an eine
Mitbeteiligung der inneren Sekretion gedacht zu haben (s. Versé, S. 40).

Diese Theorie, mit der wir uns der alten Annahme einer „Dyskrasie" nähern
würden, ist vielleicht nicht ganz so hypothetisch, wie es den Anschein haben
könnte. Karlefors hat neuerdings bei der Untersuchung von Hypophysen
von Krebs- und Sarkomkranken histologisch Veränderungen gefunden, die
zwar noch keinerlei sichere Schlüsse zulassen, aber doch zu einem Weiterforschen
in dieser Hinsicht ermuntern. In die Frage einer möglichen Bedeutung der
endokrinen Substanzen und der Hormone spielt auch die jedoch ebenfalls zum
mindesten noch nicht sichergestellte Angabe hinein, daß die Extrakte normaler
Organe, z. B. der Thymus (Freund-Kaminersche Reaktion) sowie das Serum
Gesunder die Fähigkeit haben soll, Tumorzellen aufzulösen, während dem Serum
Krebskranker diese Eigenschaft wenigstens nicht in demselben Maße zukommen
soll (s. Käthe Frankenthal).

Man darf dabei andererseits aber auch nicht die Momente übersehen, die
gegen eine solche angedeutete Theorie sprechen oder eine andere Erklärung
der Tatsachen zulassen können. So können beispielsweise die von Karlefors
nachgewiesenen Veränderungen der Hypophyse auch sekundärer Natur und
eine Reaktion wider die im Blut zirkulierenden, vom Tumor stammenden Stoffe
sein, was Karlefors selbst annimmt. Weiter sollte man bei der hypothetischen
Annahme einer Dyskrasie eigentlich erwarten, daß man viel häufiger multiple
Tumorbildungen antreffen sollte, was ja gerade bei den Knochensarkomen
äußerst selten ist. Denn es ist doch sehr wahrscheinlich, daß der Keim, aus dem
der maligne Tumor entsteht, nicht der einzige ist, der im Körper existiert. Weiter
ist es dann sehr eigentümlich, daß trotz des gelegentlichen Vorhandenseins
mehrerer gutartiger Tumoranlagen, z. B. multipler Naevi, Angiome oder Chondrome, beim Bösartigwerden eines dieser Tumoren nur einer in malignes Wachs-

tum gerät, während die anderen ihre gutartigen Eigenschaften nicht ändern. Schließlich könnte man sich noch fragen, aus welchem Grunde der angenommene bioplastische Wachstumsreiz nur auf die Zellen des Geschwulstkeimes und nicht auch auf die gleichartigen Zellen im Gesamtorganismus wirkt. Hier kommt man auf jeden Fall nicht um die Annahme herum, daß sich, was ja auch im allgemeinen angenommen wird, die Geschwulstzellen prinzipiell etwa durch ihren fötalen Charakter von den normalen Zellen des Organismus unterscheiden. Ein weiterer von Versé gemachter Einwand gegen die Bedeutung einer chemischen Umstimmung des Serums bzw. des Gesamtorganismus für das maligne Wachstum ist die Tatsache, daß Impftumoren bei an Spontantumoren leidenden Tieren nicht besser wachsen als bei vorher gesunden Tieren.

Mitteilungen über hereditäres oder familiäres Vorkommen liegen in zu geringer Zahl vor, als das von dieser Seite her das ätiologische Dunkel irgendwie erhellt werden könnte. Bei Krebsen ist zwar zuweilen das gehäufte Auftreten in einer Familie beobachtet worden, zuweilen entstand er auch bei Eltern und Kindern in denselben Organen. v. Hansemann (1905), der auch diese Frage streift, betont aber mit vollem Recht, daß man einerseits derartigen anamnestischen Angaben gegenüber sehr vorsichtig sein müsse, da sie der Kritik oft nicht standhielten und es bei der Häufigkeit der Krebskrankheit außerdem nicht verwunderlich sei, wenn er einmal öfter in einer Familie vorkäme. Höchstens könne man die Vererbung einer gewissen Disposition anerkennen, eine Annahme, zu der auch Borst neigt. Immerhin kommen vereinzelte Fälle von Krebsvererbung vor.

Ein sehr interessantes Beispiel dieser Art erwähnt Behla (1907, S. 163):

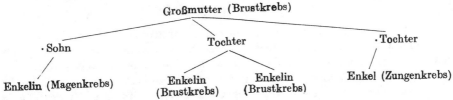

und noch interessanter wegen der gleichzeitig bestehenden Beziehungen zu Zwillingsgeburten ist eine Krebsfamilie, die Critzmann (S. 131) anführt:

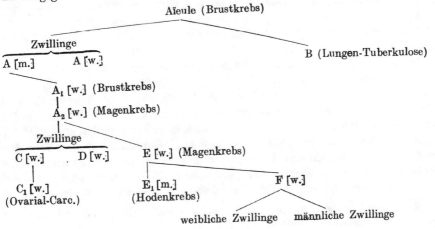

Auch J. Thomas führt einige sehr auffallende Beispiele von Krebs-
familien an.

Während also, wie gesagt, bei den Carcinomen zuweilen erbliches Vorkommen
beobachtet wurde, scheint die Heredität bei den Sarkomen im allgemeinen [1]
und bei den Knochensarkomen im besonderen so gut wie niemals vorzukommen.

Reinhardt erwähnt unter seinem Material einen Fall, dem wegen eines myelogenen
Femursarkoms der Oberschenkel exartikuliert wurde. Auch dem Vater dieses Patienten
war, als der Patient 1 Jahr alt war, wegen eines „Fungus medullaris" der Kniegegend das
Bein amputiert worden, doch wurde eine mikroskopische Untersuchung nicht angeführt.

In der Hocheneggschen Klinik sah P i p e r a t a einmal ein Sarkom bei einem Bruder
und einer Schwester im Alter von 17 und 15 Jahren (Fall 31 und 110).

Schließlich berichtet noch J e s s e t über ein offenbar myelogenes Schädelsarkom bei
einem 1¹/₂ jährigen Mädchen, dessen Vater und Schwester mit zahlreichen Lipomen behaftet
waren und dessen Großmutter an einer inoperablen Schädelgeschwulst gestorben war.

Es mag sich wohl noch hier oder dort in der Literatur ein erbliches oder
familiäres Vorkommen von Knochensarkomen finden. Auf jeden Fall sind das
extrem seltene Vorkommnisse, so daß die Ansicht Deschiens, daß hinsichtlich
der Differentialdiagnose zwischen Osteomyelitis und Sarkom das Vorkommen
einer gleichen Affektion in derselben Familie für die Möglichkeit des Vorliegens
eines Knochensarkoms spräche, in keiner Weise begründet erscheint.

Auch das hereditäre Vorkommen konstitutioneller Erkrankungen, die vielleicht durch Schwächung des Körpers disponierend auf das Zustandekommen
eines Knochensarkoms wirken könnten, ist — übrigens auch für die übrigen
Sarkome — nicht zu erweisen.

III. Multiple Sarkome.

Die Frage, wie häufig das primäre multiple Auftreten von Knochensarkomen ist, muß vorerst noch für ungeklärt und ihre Beantwortung für
sehr schwierig angesehen werden. Es herrscht auf diesem Gebiet noch eine
solche Unsicherheit in der Deutung der pathologisch-histologischen Befunde,
eine solche Verworrenheit in der Nomenklatur und derartige Divergenzen in
den grundlegenden Ansichten (z. B. in der Frage, ob überhaupt das Lymphosarkom zu den Sarkomen zu rechnen ist oder nicht), daß zur Klärung dieser
Frage noch weitgehende Untersuchungen besonders seitens der Hämatologen
notwendig sind.

Die als primäre multiple Knochensarkome in der Literatur beschriebenen
Tumoren haben ihren Ursprungssitz in der überwiegenden Zahl der Fälle im
Knochenmark, das oft in rotes Lymphmark umgewandelt ist, und in den
spongiösen Knochenpartien. Die Wirbelsäule ist relativ oft befallen. Die Größe
der Geschwülste variiert von Stecknadelkopfgröße bis etwa Walnußgröße und
größer. Von bald weißlicher, bald grauer, bald rötlicher Farbe sind sie meist
ziemlich scharf umgrenzt, rufen aber auch in anderen Fällen eine diffuse
Veränderung des Knochenmarks hervor und bedingen auch zuweilen Spontanfrakturen und Deformitäten, dringen aber nur relativ selten in die benachbarten
Gewebe ein und machen ebenso selten Metastasen. Wieland unterzog an Hand
von 5 eigenen Beobachtungen 1901 die bisher publizierten Fälle von multipler

---

[1] S t e r n zitiert den Fall P e a b o d y s eines 3 jährigen Knaben mit Sarkom des
Kleinhirns bei sarkomatöser Mutter.

Sarkombildung im Knochenmark einer kritischen Besprechung und fordert eine scharfe Trennung der kleinzelligen Sarkome des Knochenmarks von den Myelomen. Die ersteren beständen meist aus Rundzellen (Busch, Arnold, Kudrewetzky [Fall 3], Sudhoff, Wieland [Fall 1, 3, 4, 5], Spiegelberg, Seegelken, Rosin, Buchstab-Schaposchnikow, Senator und Süss- mann), gelegentlich auch aus einer Mischung von Rund- und Spindelzellen (Grawitz [Fall 2], Wieland [Fall 2]). Auch das Vorkommen von 2—3 kernigen Riesenzellen (z. B. im Falle Wielands) ist beschrieben. Zur Charakterisierung ihrer dem normalen Lymphdrüsengewebe noch am meisten ähnelnden histo- logischen Struktur unter Betonung ihres Charakters als echte Sarkome be- zeichnet er sie als Lymphosarkome.

Einen Fall von Hammer, den dieser als sarkomatöse Ostitis auffaßt und ihn mit den in der Literatur beschriebenen Fällen von multipler circumscripter Tumorbildung im Knochensystem in Parallele setzt, unter denen er auch Fälle von Endotheliomen, Chlorom und Myelom aufzählt und sie sämtlich als bös- artige sarkomatöse Knochenmarkneubildungen auffaßt, glaubt Wieland doch eher auf das Einwirken infektiös-entzündlicher Prozesse zurückführen zu müssen. Hirschfeld sieht ihn als wahrscheinlich zu den Myelosarkomen gehörig an. Borst (S. 492) rechnet ihn ebenso wie die Fälle von Grawitz (maligne Osteo- myelitis usw.), Nothnagel (Lymphadenia ossium) usw. zu den Myelomen, wie es ja auch Hammer selbst tut, der aber, wie gesagt, die Myelome als Sarkome ansieht.

Die betreffenden Autoren selbst faßten ihre Fälle teils als Myelom oder sog. Lymphosarkom auf (Kudrewetzky Fall 3), wobei manche aber trotzdem zu- gleich die histologische Diagnose (myelogenes) Rundzellensarkom (Senator- Rosin-Süssmann, Buchstab und Schaposchnikow) oder Chondro- sarkom stellen oder als primäres multiples Carcinom des Knochen- systems (Sudhoff) oder auch als Sarkom (Grawitz u. a.). Doch betont auch Grawitz wieder für seinen Fall 1 die Verwandtschaft, die zwischen der Sarkom- bildung dieses Falles und der lymphoiden Umwandlung des Markgewebes in gewöhnlichen Fällen besteht, als deren Steigerung die Sarkombildung vielleicht aufzufassen sei.

Die Beurteilung aller dieser Fälle ist, wie schon Hirschfeld im Hinblick auf die Wielandschen Fälle hervorhebt, darum so schwierig, weil die modernen hämatologischen Untersuchungsmethoden bei ihnen noch nicht zur Anwendung gekommen sind. Ohne diese ist aber eine genaue Identifizierung der in Betracht kommenden Zellarten kaum möglich.

Wieland bezeichnet also diese Tumoren als Lymphosarkome, da sie echte Sarkome von lymphdrüsenähnlichem Bau seien, und auch andere Autoren halten diese Fälle mit dem Lymphosarkom Virchows für gleichbedeutend, da es sich um eine sarkomatöse Geschwulstbildung handle, die sich auf dem Boden eines lymphoiden Gewebes entwickelt habe. Virchow selbst hat mit Prägung des Namen Lymphosarkom nicht sagen wollen, daß es sich um echte Sarkome handele. Vielmehr hat er gerade das Gegenteil damit bezweckt — Orth hat erst kürzlich wieder darauf aufmerksam gemacht — indem er damit verhindern wollte, daß diese Lymphdrüsengeschwülste mit Sarkomen, d. h. echten Blastomen verwechselt würden, und sie unter die Neubildungen des lymphatischen Gewebes rechnete. Allerdings sollte der Name Lymphosarkom oder Sarcoma lymphomatodes s. lymphaticum gleichzeitig die Analogien beleuchten, die zwischen dieser Geschwulst und den Sarkomen bestehen und die sich vor allem auf ihre Malignität und auf ihren unter Umständen auftretenden heteroplastischen Charakter beziehen. Vollkommen klar ist mithin die Virchowsche Definition wohl auch nicht. Orth selbst hat sich mit dem Namen Lymphosarkom nie befreunden können. Borst tritt für eine Trennung zwischen dem eigentlichen primären solitären Sarkom des lymphatischen Gewebes und den sarkomartigen Geschwulstentwicklungen ein, die sich im Lymphdrüsensystem abspielen und mehr — und das muß besonders hervorgehoben werden — das Bild einer fortschreitenden Systemerkrankung geben, also der sog. „generalisierten Lymphosarkomatose". Er weist darauf hin, daß man sich, was ja auch die verschiedenen in der Literatur vorgeschlagenen Namen, sowie die Verwirrung bei der Klassifizierung der einzelnen Fälle zeigen, über die Stellung der fraglichen Geschwülste im System noch nichts weniger als klar ist und daß anscheinend fließende Übergänge vorkommen. Jedenfalls, so schreibt Borst, nachdem er Vergleiche zwischen den leukämischen und aleukämischen Hyperplasien des lymphatischen Systems und den sog. Lymphosarkomen angestellt hat, muß man versuchen, wie zwischen der multiplen Hyperplasie des Lymphdrüsensystems (der sog. generalisierten Lymphosarkomatose) und dem lokalen metastasierenden echten Sarkom der Lymphdrüsen, so auch zwischen der primären multiplen Hyperplasie des Knochenmarks und dem echten myelogenen lokalen und metastasierenden Sarkom zu unterscheiden.

Auch Kaufmann tritt auf Grund der Wielandschen Fälle, die unter seiner und seines Vorgängers Roth Leitung bearbeitet worden sind, im Hinblick auf die Malignität der Tumoren für den Namen Lymphosarkom ein und lehnt die von Ribbert geprägte Bezeichnung Lymphocytom ab, da die Sarkome nicht aus Lymphocyten beständen.

Ribbert sagt (S. 250, 2. Aufl.): „Nun wird aber der Name Sarkom auch noch bei anderen zelligen Tumoren als denen der Stützsubstanzen verwertet . . . . Weiter kommen in Betracht die Zellarten der lymphatischen Organe und des Knochenmarkes. Sie werden gern zum Teil Lymphosarkome genannt. Man sagt besser Lymphoblastome (oder Lymphocytome) bzw. Myelocytome oder Myelome". Ribbert gibt übrigens selbst zu, daß der Name Lymphocytom jedenfalls für alle Formen nicht ganz zutreffend sei. Denn die Lymphocyten sind voll ausgebildete Zellen, die nur noch einen äußerst schmalen Hof von Protoplasma besitzen und sich als solche nicht mehr vermehren, also für sich allein keinen Tumor bilden können. Nun seien zwar nicht alle hierhingehörigen Tumoren aus den protoplasmareichen Vorstufen der Lymphocyten, den Lymphoblasten aufgebaut; zuweilen bestehen sie überwiegend aus kleineren Zellen, die aber als dadurch entstanden zu erklären sind, daß die sich vermehrenden größeren Zellen nach der Teilung schnell in die kleineren Formen übergehen. Wenn man daran denkt, kann man die großzelligen Tumoren als Lymphoblastome, die kleinzelligen als Lymphocytome bezeichnen.

Sehr interessant ist es nun, daß Kaufmann unter Hinweis darauf, daß es sich um eine Systemerkrankung des lymphatisch-hämatopoetischen Apparates handelt, diese primär multiplen Knochenmarktumoren — also im Gegensatz zu Wieland — als wahrscheinlich nicht echte Geschwülste ansieht, sondern mehr zu einer Verwandtschaft mit den pseudoleukämischen oder, wie wir wohl besser sagen, aleukämischen Tumoren hinneigt.

Wie ich schon eingangs erwähnte, haben viele Autoren ihre Fälle als Myelome angesehen, wobei man sich über den Charakter des Myeloms nicht immer im klaren war und die Myelome oft zu gleicher Zeit als Sarkome oder Endotheliome bezeichnete, und wurden von anderen Autoren, z. B. von Hirschfeld, dem wir ein sehr gutes kritisches Referat über die Myelome verdanken, manche der als primär multiple Knochensarkome publizierten Fälle als Myelome angesehen. Und tatsächlich haben sie ja mit dieser Erkrankung, deren Kenntnis uns als erster v. Rustizky 1873 vermittelt hat, weitgehende Ähnlichkeit, sowohl im makroskopischen Aussehen wie in der histologischen Struktur und in ihrem klinischen Verhalten. Erst die modernen hämatologischen Untersuchungsmethoden werden uns instand setzen, die Frage zu lösen, ob alle diese Tumoren oder welche von ihnen den Myelomen zuzurechnen sind. Die Ausscheidung des Bence-Jonesschen Eiweißkörpers kommt auch zuweilen bei anderen multiplen Knochentumoren vor und kann andererseits bei den Myelomen auch fehlen.

Wie die verschiedensten Autoren (ich verweise zum näheren Studium der Frage der Lymphome, des sog. Lymphosarkoms usw. auf das Referat von Paltauf, auf die Arbeiten Pappenheims u. a.) dem malignen Lymphom der Lymphdrüsen als sarkomatöse Abart das Lymphosarkom (wie dem Fibrom und Gliom das Fibro- bzw. Gliosarkom) gegenüberstellten, so stellt Pappenheim als ganz analoge Erkrankungsform des Knochenapparates bzw. des Knochenmarks dem multiplen Myelom das entsprechende Lymphosarkom des Knochenmarks, das medulläre Lymphosarkom oder Myelosarkom gegenüber.

Hirschfeld will den Namen Myelosarkom nur für die echten Sarkome reserviert haben, die vom interstitiellen Stroma des Marks ihren Ursprung nehmen, während die Myelome, die allerdings zuweilen histologisch sehr schwer von ihnen zu unterscheiden sind, vom Markparenchym, also von den verschiedenen Arten der spezifischen Knochenmarkzellen ausgehen.

Ob die echten Myelosarkome nun wirklich primär multipel im Knochenmark vorkommen, erscheint mir zweifelhaft. Die von Hirschfeld angezogenen Fälle von Wieland, die er allerdings mit einem Fragezeichen versieht, charakterisiert er an einer anderen Stelle seiner Arbeit selbst als Myelome, und der Fall von Hammer, den er ebenfalls anführt, erscheint mir ebenfalls nicht ganz sicher und wird auch von Borst unter den Myelomen aufgezählt. Ebenfalls erscheint der Fall von Seegelken, den dieser selbst unter der Überschrift multiples Myelom publiziert, aber die mikroskopische Diagnose Chondrosarkom stellt, nicht unbedingt für ein Chondrosarkom zu sprechen, nur weil sich in der Randzone der Neubildung Knorpelbildungen fanden. Auch Wieland, der in einem seiner Fälle eine ähnliche Beobachtung machen konnte, möchte den Fall zwar als Sarkom, aber nicht als Chondrosarkom ansprechen, und auch bei den ostitischen Knochencysten (s. dort) findet man ja zuweilen Knorpel in der Cystenwand, dessen Entstehung durch Metaplasie oder durch liegengebliebene Knorpelkeime zu erklären ist.

Ich glaube, daß der Begriff der multiplen Lymphosarkome oder für unsere Fälle der multiplen medullären Lymphosarkome kein sehr glücklicher ist und den eigentlichen Charakter der Neubildungen ebenso zu verwischen geeignet ist, wie dies nach meinem Dafürhalten mit den Chloromen geschehen würde,

wenn man sie nach dem Vorschlag Riesels als Chlorolymphosarkome oder
nach der Nomenklatur Sternbergs als Chloroleuko- oder Chloromyelo-
sarkomatose bezeichnen würde. Doch maße ich mir in dieser Frage, der unsere
besten Pathologen und Hämatologen ihre Arbeit widmen, keine Entscheidung
an. Nur so viel möchte ich sagen, daß diese multiplen Tumoren als eigentliche
Knochensarkome wohl kaum gelten können, daß sie vielmehr nicht von den
generalisierten Erkrankungen des lymphatisch-hämatopoetischen Apparates zu
trennen sind und daher in die große Gruppe der Hämatoblastosen (Orth)
eingeordnet werden müssen, um deren Schematisierung und klare Nomenklatur
sich Orth und seine Schule (Ceelen und Rabinowitsch) ein großes Verdienst
erworben haben.

Ceelen und Rabinowitsch teilen die Hämatoblastosen folgendermaßen
ein (zit. nach F. Kraus):

I. Leukämische:
  1. lymphatische,
  2. myeloische,
  3. thymische.

II. Aleukämische:
  1. hyperplastische Form
    a) malignes Lymphom (lymphatisch! myeloisch?),
       α) generalisiert (= alte Cohnheimsche Pseudoleukämie),
       β) lokalisiert (= Kundratsches Lymphosarkom),
    b) Myelom. Diese kann man nach dem Vorschlag Hirschfelds (auch Aschoff
       hat eine ähnliche Einteilung) wieder ordnen in Lymphocytome, Myelocytome,
       Plasmocytome, Erythroblastome;
  2. chronisch-entzündliche Form = Lymphogranulomatose (= früher Hodgkinsche
     Krankheit)
    a) generalisiert,
    b) mehr lokalisiert;
  3. spezifische Form (= Tuberkulose, Lues usw.).

Die Mehrzahl der als multiple primäre Knochensarkome beschriebenen
Bildungen ist von den Myelomen nicht scharf zu trennen oder weist doch wenigstens große Ähnlichkeit mit diesen Bildungen oder, allgemeiner gesagt, mit den
Hämatoblastosen auf. Eine Verwechslung der Myelome mit Knochensarkomen
ist bei oberflächlicher Beobachtung desto leichter verständlich, wenn man
bedenkt, daß bei Myelomen Kalkmetastasen beobachtet sind (Tschistowitsch und Kolessnikoff, Bender).

Ich befinde mich hinsichtlich der Frage der Beziehungen der sog. multiplen
Sarkome zu den Myelomen in vollkommener Übereinstimmung mit den Anschauungen, die Isaac in seiner Bearbeitung der Myelome in diesen Ergebnissen
entwickelt hat. Wie er möchte ich ebenfalls noch darauf hinweisen, daß seit
dem Ausbau der feineren hämatologischen Färbetechnik anscheinend kein neuer
Fall von multiplem Sarkom veröffentlicht worden ist. Nur an Hand von
neuen Fällen aber, die mit dem ganzen Rüstzeug hämatologischer
Technik untersucht worden sind, läßt sich die Frage nach dem
Vorkommen oder der Nichtexistenz von multiplen Knochensarkomen entscheiden. Die älteren, zum großen Teil oben zitierten Fälle mit
absoluter Sicherheit der einen oder anderen Kategorie zurechnen zu wollen,
ist bisher unmöglich und ein solcher Versuch, wie auch Isaac hervorhebt,
wenig fruchtbar.

Der Hinweis auf die Wahrscheinlichkeit, in manchen Fällen auf die Sicherheit der Verwandtschaft der multiplen Sarkome des Knochensystems zu den Hämatoblastosen gilt nicht nur für die myelogenen Formen, sondern auch auf die in bedeutend geringerer Zahl in der Literatur veröffentlichten Fälle von multipler periostaler Sarkombildung (Stort, Gussenbauer-Chiari, Dittrich, Marchand, Lazarus, O. Israel, Bender) und auch M. B. Schmidt vertritt diese Ansicht, wenn er schreibt, ,,daß die als multiple periostale Sarkome imponierenden Geschwülste, die myelogenen Ursprungs sind, in derselben Weise wie die malignen Lymphome der Drüsen und die gewöhnlichen Myelome in engste Beziehung zu den pseudoleukämischen Neubildungen zu setzen sind.''

Weiter müssen wir an dieser Stelle bereits kurz einer Erkrankung gedenken, die mit Bildung multipler sarkomartiger Tumorbildung am Skelettsystem einhergehen kann, der Ostitis deformans, die an anderer Stelle dieser Arbeit näher besprochen ist. Ob vielleicht auch hierhin der Fall von Nasse (Virchows Arch. f. pathol. Anat. u. Physiol. Bd. 94) gehört oder ob dieser vielmehr zu den pseudoleukämischen Erkrankungen zu rechnen ist, erscheint mir nicht ganz sicher.

Von multiplen primären sarkomartigen Tumoren des Knochenmarks sind schließlich noch einige Fälle zu nennen, die von ihren Autoren zwar teilweise mit den Myelomen in Beziehung gebracht, doch wohl als Endotheliome gedeutet werden müssen. Es ist dies ein Fall von Kahler, der einen 46jährigen Arzt betraf, bei dem sich unter starken Schmerzen eine starke Kyphose der Brustwirbelsäule ausbildete. Später traten Knochenauftreibungen auf. Der Bence-Jonessche Eiweißkörper trat im Urin auf. Nach 8jähriger Krankheitsdauer starb der Patient. Chiari, der den Fall später nochmals nachprüfte, korrigierte die ehemalige Diagnose Myelom in Endotheliom. Auch bei einem von Marckwald veröffentlichten Fall, dessen gesamtes Knochensystem, besonders aber die Wirbel, von multiplen Tumoren durchsetzt war, entspricht der histologische Befund vollkommen einem Endotheliom. Ribbert (2. Aufl. S. 236) hält diesen Fall nicht für aus Endothelien, sondern aus Epithelien bestehend und meint, daß es sich bei der enormen Multiplizität um Metastasen eines nicht aufgefundenen primären Tumors gehandelt habe. Auch 2 Fälle von Spiegelberg gehören wohl ebenfalls hierher. Andererseits wird der 1. Fall von Wieland von einigen Autoren als Endotheliom gedeutet, wogegen er scharfen Protest erhebt. Von dem Fall von Sudhoff meint Hildebrand, daß es wahrscheinlich ein Endotheliom sei. Ich möchte dies nicht glauben, sondern ihn den Myelomen zurechnen.

Bei derartigen Befunden ist daran zu denken, daß bei der Bildung aleukämischer Knoten auch möglicherweise die Gefäßendothelien die Lieferanten der das Gewebe infiltrierenden Rundzellenmassen abgeben können. Borst, der auf diese Möglichkeit hinweist, fand die Endothelien gewuchert, die Gefäße mit den Wucherungsprodukten erfüllt, die Gefäßwände und deren Umgebung von gleichartigen Zellen infiltriert und konnte derartige Gefäße häufig inmitten eines frischen pseudoleukämischen Knötchens nachweisen. Borst weist an dieser Stelle (S. 489, 490) auch auf einen ähnlichen Fall v. Notthafts von Pseudoleukämie hin, in dem sich neben sarkomähnlichen Wucherungen auch cystische und endotheliomartige Bildungen entwickelt hatten.

Vereinzelt ist in der Pathologie das Vorkommen zweier verschieden-
artiger maligner Tumoren bei einem Individuum beschrieben worden.
Grünfeld hat einen solchen Fall veröffentlicht, bei dem sich außer einem
Endotheliom der Dura (oder der Glandula pituitaria) noch ein Rectumcarcinom
fand, während bei Frangenheim ein derartiges Duraendotheliom mit einem
doppelseitigen metastasierenden Ovarialcarcinom, bei Kretz (zit. bei Walter)
ein solches mit Ösophaguscarcinom vergesellschaftet war. Und in neuester
Zeit berichtet Jentzer über einen Fall, bei dem sich gleichzeitig ein Sarkom
des Humerus, ein Osteosarkom der Tibia, ein Hypernephrom und ein Zungen-
carcinom fand. Die Autopsie deckte außer zahlreichen Metastasen noch ein
Magencarcinom auf. Einen ähnlichen Fall (Plattenepithelkrebs des Ösophagus
und Sarkom des Metacarpus bei einem Patienten, der vor 3 Jahren wegen
Nierencarcinom operiert worden war), teilten Griffon und Dartignes mit
(zit. bei Nehrkorn); unsicher ist der von Morian mitgeteilte Fall von Rippensarkom und beginnendem Magencarcinom, da über die histologische Untersuchung des letzteren Tumors nichts gesagt ist.

Das Vorkommen multipler primärer Sarkombildung am Knochensystem ist bisher, jedenfalls in der allergrößten Zahl der mitgeteilten Fälle, zum mindesten noch
nicht sicher erwiesen. Damit soll jedoch in keiner Weise die Möglichkeit geleugnet
werden, daß derartige Fälle einmal vorkommen können, vor allem, da einige
wenige derartige Beobachtungen in der Literatur niedergelegt sind. Bei Thoma
(Lehrbuch S. 696) findet sich z. B. die Abbildung eines Sarkoms des Zeige- und
Mittelfingers eines zehn Wochen alten Kindes, das also in der Fötalperiode entstanden sein muß. Da zwei Finger betroffen sind, könnte man hier wohl von einem
multiplen Vorkommen sprechen. Auch M. B. Schmidt (Ergebnisse Bd. 7, S. 316)
hält das multiple Vorkommen von Osteoidsarkomen für möglich und zählt als Beispiel den von A. Wagner beschriebenen sehr interessanten Fall Marchands an.
Er glaubt, daß hier offenbar an vielen Stellen des Skeletts gleichzeitig lokale Ursachen zugrunde lagen, insofern als die multiplen Osteoidchondrome bei einem
schwer rachitischen (oder osteopsathyrotischen?) 10jährigen Kinde aus dem
Callus der zahlreichen Diaphysenfrakturen entstanden waren. Schuchardt, der
diesen Fall ebenfalls erwähnt, möchte an multiple Enchondrome denken, die
sich später mit bösartigem Osteoidchondrom vergesellschaftet haben. Auch
in Schuchardts eigenem Fall handelte es sich um multiple periostale Osteoidchondrome (S. 245). M. B. Schmidt erwähnt weiter den Fall von Parker,
eines 20monatigen Kindes mit zentralen und peripheren Osteochondrosarkomen
beider Femora und Tibia, wobei der Tumor des zweiten Beines, wie ich glaube,
auch möglicherweise eine Metastase sein könnte, und hat selbst das amputierte
Bein eines 9jährigen Kindes untersucht, an dem außer dem typisch großen
Osteoidtumor am unteren Femurende Geschwülste gleichen Baues verborgen
im oberen Ende der Tibia, und zwar ausschließlich in der Epiphyse, ferner in
der Basis des Metatarsus I und dem vorderen Teil des Calcaneus lagen. Es
handelte sich dabei wesentlich um ein Osteoidchondrom.

Den Hauptteil der primär multiplen Knochentumoren rechnet aber auch
M. B. Schmidt, wie schon erwähnt, zu den Myelomen.

Daß bei derartigen Fällen, abgesehen von den in diesem Kapitel gemachten
Ausführungen, strenge Kritik geübt werden muß, ob nicht ein zweiter sich
findender Tumor die Metastase eines langsam und unbemerkt gewachsenen

Primärtumors sein kann, braucht an dieser Stelle kaum hervorgehoben zu werden.

Um eine Metastase handelt es sich auch zweifellos in einem Fall von „symmetrischem Sarkom beider Oberarmknochen", den Rheinwald mitteilte, bei dem es $1^{1}/_{4}$ Jahr nach der Amputatio scapulo-thoracica wegen Sarkoms des rechten Oberarms zur Entwicklung eines Sarkoms an entsprechender Stelle des anderen Oberarms kam.

An und für sich spricht rein theoretisch nichts gegen die Möglichkeit, daß eine uns noch nicht bekannte auslösende Noxe oder Konstitutionsänderung des Organismus nicht auch einmal zu gleicher Zeit zwei oder mehrere abgesprengte Zellkeime des Knochens zum schrankenlosen malignen Wachstum anregen könnte. Dies erscheint um so eher möglich, als ja benigne Tumoren nicht nur an den Weichteilen, sondern auch am Knochen multipel vorkommen, wie z. B. die Exostosen und Enchondrome, wie die zuweilen symmetrisch auftretenden Fibrome der Kiefer, an die vielleicht auch Lücke und Zahn denken, wenn sie vom primär multiplen Vorkommen von Riesenzellensarkomen der Oberkiefer sprechen.

An dieser Stelle möchte ich eines Falles von Chiari Erwähnung tun, bei dem sich neben mehr als 1000 über das ganze Skelett ausgebreiteten cartilaginären Exostosen ein Spindelzellensarkom des Humerus fand. Es ist dies, soweit ich weiß, der einzige veröffentlichte Fall, bei dem sich multiple Exostosen mit einem Sarkom vergesellschaftet finden. Von Bramann erwähnte auf dem Chirurgenkongreß 1904 noch einen Fall, bei dem sich 7 Jahre nach Abmeißelung einer cartilaginären Exostose des Humerus ein Osteochondrosarkom entwickelte. Doch scheint es sich dabei um eine solitäre Exostose gehandelt zu haben. Auch scheint es mir nicht ganz sicher, ob nicht die Exostose bereits ein langsam wachsendes Sarkom gewesen ist.

An dieser Stelle wäre auch das gleichzeitige Vorkommen anderer maligner und benigner Tumoren anderer Organe wie z. B. von Darmpolypen und Carcinomen zu erwähnen. Sehr interessant ist auch ein Fall von Harbitz, bei dem an demselben Körperteil (Fuß) verschiedenartige Tumoren, die allerdings nicht alle dem Knochen angehörten, beobachtet wurden, und zwar multiple Hämangiome, Myxochondrosarkome und Myxochondrome.

Es existiert weiterhin eine ziemlich reichhaltige Literatur über das multiple Vorkommen carcinomatöser Tumoren an verschiedenen Körperstellen oder in demselben Organ, z. B. in der Brust (Literatur bei Silberberg). Am interessantesten und für die Multiplizität vielleicht am beweisendsten sind dabei die Fälle, bei denen es sich um das Vorkommen von histologisch verschiedenen Formen handelt. Man muß in diesen Fällen vielleicht doch an eine vorhandene „generelle Disposition" denken oder an eine den ganzen Körper treffende auslösende Noxe.

Woran es liegt, daß dies multiple Vorkommen maligner Tumoren nur sehr selten ist, ist uns bisher noch ebenso verborgen wie die letzte Ursache des Entstehens der malignen Tumoren überhaupt.

IV. Trauma.

Die Frage, inwieweit die Entstehung und das Wachstum der Knochensarkome mit vorausgegangenen traumatischen Einwirkungen zusammenhängt,
muß uns aus zwei Gründen beschäftigen. Rein wissenschaftlich könnte eine
Klärung dieser Frage geeignet sein, etwas mehr Licht in das Dunkel der Ätiologie
der Geschwülste zu bringen als dies bisher der Fall war. Weiterhin zwingt uns
die Unfall- und Haftpflichtgesetzgebung, zu dieser Frage im Interesse der Versicherten wie der Versicherungsgesellschaften Stellung zu nehmen. Dieser
Zwang lastet um so schwerer auf uns, als wir damit genötigt werden, Gutachten, von denen große Konsequenzen für die Beteiligten abhängen, auf einem
Wissensgebiet abzugeben, dessen Geheimnisse die Forschung bisher noch nicht
zu enträtseln vermochte. Denn diese Frage greift ja tief hinein in das Problem der
Ursachen der Geschwulstentstehung überhaupt. So interessant es ist, sich in
diese Probleme zu vertiefen und so zahlreich und geistreich manche der aufgestellten Theorien auch sind, so muß man sich doch eingestehen, daß wir bisher
der Lösung dieses Rätsels noch sehr wenig näher gekommen sind und nach wie
vor Versés Ausspruch zu Recht besteht, daß „die kausale Genese der
Geschwülste die Achillesferse der ganzen Onkologie ist". Auch
unsere Erfahrungen bei den Knochensarkomen sind nicht dazu angetan, die
wissenschaftliche Seite dieser Frage weiter zu klären, und so muß unsere Stellung
zu der forensischen Seite dieses Problems zum großen Teil diktiert sein von der
rein praktischen Erfahrung. Wir müssen uns bei unserem gutachtlichen Urteil
stets darüber klar sein, daß man oft über ein mehr oder weniger „wahrscheinlich"
nicht herauskommt (de Josseling de Jong) und müssen mit Oberndorfer
ganz entschieden die apodiktische Sicherheit verwerfen, mit der in Gutachten
zuweilen über den Zusammenhang zwischen Tumor und Trauma geurteilt wird.
Bei aller notwendigen Kritik werden wir gerechterweise in manchen Fällen
nach dem Grundsatz „in dubio pro reo" (bzw. für den Versicherten) die Möglichkeit eines kausalen Zusammenhangs anerkennen müssen, auch wenn sich dies
rein wissenschaftlich nicht genau beweisen läßt.

Die Anschauungen über den ätiologischen Zusammenhang von Traumen mit
malignen Geschwülsten und speziell mit den Knochensarkomen gehen sehr weit
auseinander und auch die in den verschiedenen Statistiken niedergelegten Resultate differieren stark, je nach der subjektiven und oft wenig kritischen Stellungnahme der einzelnen Autoren, die sich zuweilen lediglich nach den Angaben
der Patienten richten. Daß derartige anamnestische Angaben der Kranken
mit größter Vorsicht aufzufassen sind, liegt auf der Hand. Einerseits läßt sie
der Wunsch nach Unfallrente gerne einen Zusammenhang der Erkrankung mit
einer Verletzung konstruieren, andererseits besteht ja überhaupt stets bei
Kranken die Neigung, ihr Leiden mit einer äußeren Gewalteinwirkung in Verbindung zu bringen.

Ich führe folgende statistische Angaben betreffend das wahrscheinliche Vorliegen eines Traumas bzw. Angaben der Patienten darüber aus der Literatur an,
wobei jedoch nicht immer eine Trennung der Knochensarkome von den anderen
Sarkomen möglich ist:

Tabelle VI.

Autor	Anzahl der Fälle	Traumatisch bedingte Sarkome	Bemerkungen
Kempf . .	1767 maligne Tumoren aller Art	23 darunter 10 Knochensarkome	Von den insgesamt 45 Fällen, die die Patienten auf Trauma zurückführten, kann man aber nur bei 24 Fällen nach Kempf an traumatische Einwirkung denken, darunter bei den 10 Knochensarkomen
Machol . . .	Alle Sarkome	7,09%	
Liebe	„ „	7,14%	
Rapok. . . .	Extremitätensarkome	33%	
Wolff	—	20%	
Ziegler . . .	Extremitätensarkome	27%	
Würz . . .	Alle Sarkome	7,31%	
	34 Knochensarkome	5,8%	
Löwenstein .	489 Sarkome	4%	Von den 20 traumatischen bedingten Sarkomen waren 17 Knochensarkome. Die Gesamtzahl der Sarkome ist nicht angegeben, doch gibt Löwenstein an, daß die traumatischen Knochensarkome das Übergewicht haben
Frölking . .	43 Sarkome des Schädelgewölbes	21%	
Altschul . .	63 Sarkome	21%	
Gross	144 „	48,6%	
Wild	423 „	3,5%	
O. Kocher .	65 „	30,8%	14 mal einfaches Trauma, 6 mal mehrfaches oder dauerndes Trauma
Reinhardt. .	54 „	16,6%	
Coley (1908) .	66 Knochensarkome	47%	Siehe Ausführungen im zweitnächsten Abschnitt
Mayer . . . . (nach Coley)	Knochensarkome	31%	
Escher . . .	63 Extremitäten-Knochensarkome	39%	
Baumgärtner	27 Extremitätensarkome	37%	
Hechinger. .	290 „ „	18,3%	

(Für die Reihen Altschul bis Reinhardt: „der langen Röhrenknochen".)

Besonders die Knochensarkome fallen an Zahl unter den angeblich traumatischen Sarkomen auf. So finden sich auch unter 15 traumatischen Sarkomen der v. Bramannschen Klinik (Deilmann) allein 12 Knochensarkome.

Wir ersehen aus dieser statistischen Zusammenstellung ein so großes Schwanken zwischen den einzelnen Prozentzahlen, daß es müßig wäre, eine Durchschnittszahl herauszurechnen. Derartig große Differenzen sind auch nur dann möglich, wenn der subjektiven Auffassung der Ärzte wie der Patienten sehr weite Grenzen gezogen sind. Wenn z. B. Coley angibt, daß unter 66 Fällen, bei denen eine Notiz über das Vorhandensein oder Fehlen eines vorhergegangenen Traumas gemacht worden sei, ein solches 31 mal, also in 47% der Fälle angegeben war, so bekommt diese Zahl ein ganz anderes Gesicht, wenn man überlegt, daß die Gesamtzahl der Coleyschen Fälle 234 betrug, und es nicht für die große Häufigkeit eines vorausgegangenen Traumas spricht, wenn sich nur in 66 Fällen von diesen 234 eine Angabe positiver oder negativer Art über ein solches findet. An einer anderen Stelle gibt Coley an, daß unter 615 Fällen in einem Drittel der Fälle ein Trauma angegeben war. Während Coley die ätiologische Bedeutung des Traumas außerordentlich hoch einschätzt, ist diese selbst bei Autoren, deren Patienten in einem ziemlich großen Prozentsatz ein Trauma anamnestisch beschuldigt hatten, nicht immer der Fall, so z. B. bei Altschul, dem seine Prozentzahl von 21% durchaus nicht für eine traumatische Geschwulstgenese beweisend erscheint. Schon Cohnheim hat sich ähnlich in einer kritischen Auslassung gegen F. Boll geäußert (Lehrbuch 2, Aufl. I, S. 732), welch letzterer daraufhin, daß unter 344 an der Langenbeckschen Klinik operierten Carcinomen 42 mal, also in 12%, ein vorhergegangenes Trauma angegeben war (S. Wolff), die ätiologische Beziehung der Traumen zu den Carcinomen für erwiesen hielt. Vielmehr, so betrachtet Cohnheim die Statistik, habe unter 574 Geschwulstfällen der Berliner Klinik die expreß darauf gerichtete Nachforschung in fast 86% der Fälle kein Trauma ermitteln können. Ebenso hat in neuester Zeit Escher in „nur" 25 von 63 Fällen von Extremitäten-knochensarkomen anamnestisch ein Trauma angegeben bekommen und er steht auch diesen Angaben noch skeptisch gegenüber. In einzelnen Fällen will er eine auslösende Wirkung des Traumas nicht abstreiten, eine entscheidende Rolle gesteht er ihm aber nicht zu.

Wie unkritisch zuweilen Fälle zugunsten einer traumatischen Entstehung gedeutet werden, zeigt als Beispiel für viele ähnliche ein Fall von Flitner (Tabelle Fall 9):

Eine 38jährige Frau stößt mit einem Tragkorbe, den sie auf dem Rücken trägt, beim Hinaufsteigen auf eine niedrige Treppe gegen die Decke. 2 Tage später (!) bereits zeigt sich ein Tumor, der sich als Scapularsarkom erweist.

In vielen anderen Fällen muß man annehmen, daß die Patienten infolge des Traumas erst auf einen schon vorher bestehenden, bisher ihnen aber nicht zum Bewußtsein gekommenen Tumor aufmerksam gemacht wurden, evtl. dadurch, daß derselbe durch den traumatischen Reiz zu schnellerem Wachstum angeregt wurde. Daß Traumen in hohem Maße wachstumanreizend auf Carcinome und Sarkome, auch auf Knochensarkome einwirken können, ist eine ganz feststehende Tatsache. Besonders geläufig sind uns in dieser Hinsicht die traurigen Erfahrungen, die wir beim nicht radikalen Anoperieren maligner Tumoren machen. Babcock und Pfahler gehen in der Bewertung des Operationstraumas so weit, daß sie dasselbe für die Hauptursache der Rezidive ansehen, die, gleichgültig ob eine Resektion, Amputation oder Incision gemacht worden wäre, immer in der Schnittnarbe auftreten. Als Beispiel eines Falles, bei dem zum mindesten die große Wahrscheinlichkeit vorliegt, daß ein schon vorher vorhandenes Sarkom durch ein Trauma zu schnellerem Wachstum angeregt wurde, möge folgende Mitteilung von Lichtwitz dienen, der den Tumor allerdings entgegen meiner Auffassung als durch das Trauma entstanden ansieht.

Die 36jährige Patientin hatte während 4 vorausgegangener Schwangerschaften jedes-mal an beträchtlicher nach der Entbindung wieder schwindender Schwachsichtigkeit gelitten. Nach dem Unfall — Fall einer schweren Stange auf den Kopf —, nach dem Kopf-schmerzen, Mattigkeit, Vergeßlichkeit, Schwindelgefühl und Abmagerung auftraten, zeigte sich bei erneuter Gravidität die alte Schwachsichtigkeit von neuem und führte schließlich zur Amaurose, die auch nach erfolgter Niederkunft bestehen blieb. Wenige Wochen später erfolgte der Tod; bei der Sektion zeigte es sich, daß das Chiasma durch den Tumor, ein Sarkom der Dura mater, stark zusammengedrückt war.

Gewiß ist es Gynäkologen und Augenärzten eine bekannte Tatsache, daß es während der Gravidität zu Sehstörungen, die sogar zur Amaurose führen können, kommen kann. Trotzdem ist es bei der Lage des Tumors zum Chiasma wenigstens nicht unmöglich, daß das Sarkom schon jahrelang bestanden hat, sich bei jeder Gravidität vorübergehend vergrößerte und so zu den Sehstörungen Veranlassung gab, bis er schließlich durch das Trauma und eine gleichzeitige erneute Schwangerschaft zu exzessivem Wachstum angeregt wurde.

Ein großer Teil der angeblich traumatisch bedingten Fälle wird also bei genauer Kritik ausgeschaltet werden müssen. Für einen noch bedeutend größeren Teil aller Sarkome wie auch Carcinome ist überhaupt kein vorhergegangenes Trauma zu eruieren, so daß wir uns also Herzfelds Ansicht „ohne Trauma kein Tumor" nicht anschließen können.

Ebenso falsch wäre es, jeden kausalen Zusammenhang zwischen Trauma und Tumor ablehnen zu wollen, und gerade bei den Knochensarkomen ist schon stets die Häufigkeit des Zusammenhanges mit einem vorhergegangenen Unfall aufgefallen und auch von kritischen Autoren wie Rich. Volkmann, Virchow, M. B. Schmidt u. a. angenommen worden. In der Tat sind in der Literatur eine ganze Reihe von Fällen niedergelegt, für deren Entstehung selbst bei strengster Kritik zum Teil mit größter Wahrscheinlichkeit, zum Teil aber auch mit Sicherheit ein vorausgegangenes Trauma verantwortlich gemacht werden muß, wenn anders man den Tatsachen nicht Gewalt antun will. Speziell sind es anscheinend die sog. Riesenzellensarkome, auf deren eigentümliche Stellung im System der Knochensarkome ich in einem besonderen Kapitel ausführlich hingewiesen habe, die häufig auf akut traumatischer Grundlage zu entstehen pflegen. Interessant ist in dieser Hinsicht der Bericht, den Konjetzny und Anschütz auf dem Chirurgenkongreß 1922 über die so schwer vom Sarkom zu trennenden Fälle von sog. lokalisierter Ostitis fibrosa gaben, die an der Kieler Klinik zur Beobachtung gekommen waren. Von 26 Fällen konnte bei 8 ein grobes Trauma nachgewiesen werden, bei 11 trat der Unfall mehr als Akzidens bei einer bereits bestehenden Ostitis fibrosa auf, bei 7 Fällen wurde jedes Trauma abgeleugnet. Doch finden sich außer den sog. Riesenzellensarkomen auch andere histologische Formen der Knochensarkome vertreten. So scheint mir — um nur wieder einige Beispiele herauszugreifen — sehr wahrscheinlich durch ein chronisches Trauma entstanden, ein von Fischer (1871) erwähnter Fall zu sein, wo sich ein großes Rundzellensarkom gerade an einer Stelle entwickelte, auf der der Patient, ein Packträger, seit Jahren schwere Kornsäcke zu tragen pflegte.

Einen sehr überzeugenden Fall aus der Kriegszeit teilt Finkelnburg mit: Ein 19jähriger Mann wird durch eine Granatexplosion zur Seite geschleudert, wobei er mit dem rechten Bein auf eine Eisenbahnschiene aufschlägt. Der rechte Oberschenkel war danach stark geschwollen, die Haut blutunterlaufen. Der Verletzte tat noch 4 Wochen lang Dienst im Schützengraben; dann wegen Eintretens stärkerer Schmerzen Überweisung ins Lazarett, wo 5 Wochen nach dem Unfall eine Knochenanschwellung festgestellt wurde. 6 Wochen nach dem Unfall Amputation, bei der sich die Geschwulst als ein großzelliges Osteosarkom herausstellte. In der Folge bildeten sich Metastasen in der Lunge aus.

Es ist in Fällen, wie es der letzte ist, natürlich oft der Einwand möglich, ob nicht schon zur Zeit des Unfalls ein latentes Sarkom an dieser Stelle bestanden habe, das durch das Trauma zu stärkerem Wachstum angeregt wurde. Ich halte jedoch diesen Einwand, wenn sonst gar keine Anhaltspunkte für eine solche Annahme vorliegen, für gesucht. In dem eben erwähnten Fall möchte ich diese Möglichkeit mit Finkelnburg darum ausschließen, weil sonst bei dem starken Trauma wohl eine Knochenfraktur aufgetreten wäre oder doch eine so wesentliche Verschlimmerung, daß der Patient nicht noch vier Wochen angestrengten Grabendienst hätte verrichten können. Schließlich wäre es doch eigentümlich, daß das Trauma immer gerade an der Stelle angreifen soll, an der ein latentes Sarkom seinen Sitz hat.

Callussarkome. Sehr wichtig für die ätiologische Rolle des Traumas in der Genese der Knochensarkome sind die Fälle, bei denen sich nach einer Fraktur im Callus ein Sarkom etablierte.

C. C. v. Siebold hat etwa 1795 beim Menschen die Entwicklung eines Callussarkoms am Wadenbein, das 1799 die Amputation nötig machte, beobachtet. Er zitiert außerdem einen Fall von Kulmus, wo sich nach einer Schlüsselbeinfraktur eine große „Knochenspeckgeschwulst" an diesem Knochen entwickelt habe. Auf diesen Fall, bei dem die Exstirpation vorgenommen wurde, werde ich später noch einmal zurückkommen (Kulmus und Moehring 1732). In der Arbeit von Kulmus selbst finde ich noch einen weiteren Fall von Blegny von großer „Exostose" des Armes erwähnt, die sich nach einer Fraktur entwickelt habe. Ähnliche Angaben finden sich in der Literatur noch öfter.

Schröder van der Kolk hat durch seinen Schüler Janus Wittop Koning 1834 in einer Dissertation u. a. einen Fall beschreiben lassen, wo sich bei einem Kaninchen, dem nach Durchschneidung des N. ischiadicus und N. cruralis ein Bein gebrochen war, statt eines regelmäßigen Callus jederseits aus der Markhöhle der Tibia eine weiche Geschwulst hervorbildete, die er als Fungus medullaris bezeichnete. Er will dies so erklären, daß durch den fehlenden Nerveneinfluß in dem regeneratorischen Prozesse an der Bruchstelle die regulatorische Kraft fehlte, so daß sich die neuen Gewebselemente auf eigene Faust wie parasitische Existenzen entwickelten.

Virchow, der das Präparat in Utrecht gesehen hat, hält dasselbe nicht für Krebs, sondern für eine Art entzündlicher Bildung, die man auch erzeugen könne, wenn man bei Kaninchen den Unterkiefer in der Mitte bräche, also an einer Stelle, wo erheblichere Nervenverletzungen nicht vorkommen könnten. Er möchte daher aus diesem einen Falle, bei dem auch Metastasen nicht vorhanden waren, keine Schlüsse ziehen.

In der Folgezeit sind jedoch neben anderen histologisch unsicheren Fällen eine Anzahl Fälle publiziert worden, an deren Deutung als Sarkome nicht gezweifelt werden kann.

A. Weisflog (1893) will einen prinzipiellen Unterschied machen zwischen den Fällen, in denen sich an Stelle des Callus primär Geschwulstgewebe bildet, und denen, bei denen sich zu irgendeiner Zeit, oft sehr lange nach der erfolgten oder geheilten Fraktur, neben dem Callusgewebe auch Geschwulstgewebe entwickelt. Als Beispiel der ersten Art führt er die beiden Fälle von Ed. Stich an, bei denen es nach Fraktur des Processus transversus atlanti und des Collum costae V dextr. bzw. nach Fraktur des kleinen Keilbeinflügels zu Sarkomentwicklung an den Frakturstellen kam (Sektion, Untersuchung der Tumoren), ohne daß Konsolidation eintrat. Auch ein von Versé untersuchter Fall Perthes', bei dem es 6 Wochen nach Fraktur des Os multangulum maj. durch Sturz auf die Hand zur Ausbildung eines Riesenzellensarkoms gekommen war, gehört vielleicht hierher, wenngleich ja allerdings die Riesenzellensarkome, wie ein solches Konjetzny (1910) auch nach einer Fraktur des äußeren Knöchels an der Verletzungsstelle, Pflugradt nach Fraktur des Schlüsselbeins entstehen sah, nicht mit den übrigen Sarkomen identifiziert werden dürfen. Es scheint mir sehr zweifelhaft, ob sich wirklich ein solcher prinzipieller Unterschied, wie ihn Weisflog konstruieren will, durchführen läßt. Erstens einmal wird die Unterscheidung oft sehr schwer werden, da bekannterweise selbst bei sarkomatöser oder carcinomatöser Wucherung an den Fragmentenden eine kallöse Konsolidation möglich ist, und es daher oft sehr schwierig ist zu entscheiden, ob die Sarkombildung nach der Callusbildung oder statt derselben vor sich gegangen ist. Auch sehe ich keinen prinzipiellen pathologischen Unterschied, ob sich das Sarkom bereits auf dem Boden des frisch traumatisch affizierten Gewebes oder auf dem des ausgebildeten Callus bildet. Es scheinen mir hier nur temporäre Unterschiede zu bestehen, wie sie bei den mitgeteilten Fällen sehr erheblich sein können.

Vollkommen von den Callussarkomen zu trennen sind natürlich diejenigen primären Sarkome und metastatischen Sarkome und Carcinome der Knochen, bei denen es nach einer Spontanfraktur zur Konsolidierung gekommen ist. Ebensowenig gehören zu den Callussarkomen diejenigen metastatischen Sarkome oder auch Carcinome, die sich beim Vorhandensein einer malignen Geschwulst an irgendeiner Stelle des Körpers an der Stelle einer traumatischen Fraktur zuweilen etablieren. Derartige Beobachtungen sind z. B. von Rossander, dessen Fall ich allerdings mit Haberern für sehr zweifelhaft halte (Mammacarcinom; bei der Sektion Metastase im Callus des vor 6 Wochen frakturierten Humerus), und Lubarsch (Ösophaguscarcinom, Fraktur des Unterarmes; einige Wochen später Metastase an dieser Stelle, sonst nur zwei kleine Tochterknoten in der Leber) mitgeteilt worden. Lubarsch hat sich mit der Frage der Entstehung von Tumormetastasen an traumatisch irritierten Stellen auch experimentell beschäftigt. Es gelang ihm, bei zwei Mäusecarcinomen durch Stichelung der Leber an diesen Stellen eine Metastasenbildung zu erzeugen, während sich sonst nur ausnahmsweise mikroskopisch kleine Lebermetastasen bildeten. An Stellen von experimentell gesetzten Knochenfrakturen gelang ihm die Erzeugung von Metastasen nicht.

Eine genaue Klärung, ob es sich in dem einzelnen Fall um ein echtes Callussarkom oder um eine andere der eben skizzierten Möglichkeiten handelt, besonders um eine Spontanfraktur infolge schon bestehenden Sarkoms, wird wohl nicht immer möglich sein, besonders bei den bei weitem häufigeren Fällen, bei denen sich schon relativ kurze Zeit nach der erfolgten Fraktur irgendwelche Tumorsymptome, z. B. dauernde Schmerzen bemerkbar machten — denn das Wachstum mancher Sarkome ist ja ein sehr langsames — und bei denen eine Röntgenuntersuchung und eine histologische Klarstellung nicht vorgenommen wurde. Aus diesem Grunde erscheint die große Mehrzahl der an und für sich schon seltenen Mitteilungen von Callussarkomen als nicht ganz sicher, wie dies auch Bruns, der in seiner Frakturlehre erst 5 Fälle, nämlich die von Hutchinson (Bruns und andere Autoren nennen als Autor fälschlich Paget), Santesson,

Volkmann, Tausch, Folker und Güterbock aufführen konnte (S. 508), hervorhebt; doch wird man immerhin auch bei Fällen, die schon relativ kurze Zeit nach dem Unfall in Erscheinung traten, gewisse Anhaltspunkte für Annahme oder Ablehnung der Diagnose eines Callussarkoms finden können. Wenn z. B. das auslösende Trauma ein sehr Geringes gewesen ist, so wird man sehr an die Möglichkeit einer schon vorher bestehenden Geschwulst an der Frakturstelle, also an eine Spontanfraktur denken müssen; war das Trauma aber ein sehr erhebliches, wie z. B. im Falle Haberern (Überfahrenwerden durch ein schweres Kohlenfuhrwerk), und fehlen jegliche Zeichen einer bösartigen Geschwulst an einer anderen Körperstelle, so hieße es den Tatsachen Gewalt antun, wenn man den Fall, bei dem es sich schon 6 Wochen nach Entlassung aus dem Kranken- haus und 13 Wochen nach erfolgtem Unfall die ersten auffallenden Schmerz- symptome, 9 Monate nach der Fraktur die ersten deutlichen Tumorsymptome zeigten, nicht als Callussarkom ansehen würde. Auch lassen periphere Sar- kome eher die Deutung als Callussarkome zu als zentrale, bei denen die Ent- stehung von Spontanfrakturen ja ein viel häufigeres Vorkommnis ist.

Von weiteren Fällen fand ich, außer dem schon erwähnten Fall Habererns noch solche von Eve (1888), Kollmann (Fall 1, 1889), Finotti (1895), Cam- piche (1900), Kempf (1900). Thiem exartikulierte einer 40jährigen Frau einen Oberschenkel wegen Sarkom 1 Jahr nach erfolgtem Knochenbruch und Basl teilt einen Fall einer 30jährigen Frau mit, die vor 7 Jahren eine Oberarm- fraktur im chirurgischen Hals erlitten hatte und bei der seit 3 Jahren Schmerzen aufgetreten waren. Röntgenologisch wurde ein Tumor festgestellt, der sich bei der Operation als Chondromyxosarkom entpuppte. Allerdings nimmt Basl an, daß das Sarkom hier nicht Unfallfolge war, sondern schon vorher bestanden habe, wofür die Geringfügigkeit des Traumas und die damalige schlechte Heil- tendenz der Fraktur spräche. Möglicherweise sind auch manche der in der Arbeit Löwenthals enthaltenen Fälle von Knochensarkomen nach Frakturen (z. B. des Schädels) den Callussarkomen zuzurechnen, ebenso ein Fall von Blanc (1910) (3 Monate nach Heilung einer Supramalleolarfraktur zentrales Sarkom; mikroskopisch nicht untersucht). Auch Coley sah unter seinem Material unter 234 Knochensarkomen 3 Fälle, die sich an der Stelle einer alten Fraktur ent- wickelt hatten, unter ihnen ein Ulnasarkom, das $2^1/_2$ Jahre nach Fraktur entstanden war. Weiterhin finden sich unter den von O. Kocher aus der Tübinger Klinik mitgeteilten Knochensarkomen (65 Fälle) 4 Spontan- frakturen, von denen ebenfalls 2, es handelt sich bei beiden um Oberschenkel- frakturen bei 27jährigen Männern, möglicherweise Callussarkome sein können. Ähnliche Fälle lassen sich in der Literatur noch mehr finden.

Die Zeit zwischen Fraktur und Auftreten der ersten Tumorsymptome ist sehr verschieden und schwankt von wenigen Wochen bis 18 Jahren (Fall Koll- mann). Andererseits sind auch Fälle bekannt (s. Kapitel Diagnose), bei denen eine gestörte Frakturheilung selbst histologisch fälschlich für ein Sarkom an- gesehen wurde.

Wenngleich die Zahl der absolut sicheren Fälle nur sehr gering ist, so müssen doch manche der eben zitierten Fälle immerhin als echte Callussarkome aufgefaßt werden. Selten ist ihr Vorkommen auf jeden Fall.

Im engen Zusammenhang mit den Callussarkomen stehen die ebenfalls seltenen Callusenchondrome, die an Malignität den echten Sarkomen nicht nachstehen und die auffallend oft den Humerus zu befallen scheinen. Auch für diese zählen Bruns in seiner Frakturlehre (S. 505) und Köllmann einige Fälle auf, von denen die von Langenbeck und Dumreicher-Dorfwirth wahrscheinlich Osteoidchondrome sind, daher wohl zu den echten Sarkomen gerechnet werden müssen.

So selten also auch die Fälle von echten Callussarkomen sind, so berechtigen uns doch diese wenigen Fälle zu der Schlußfolgerung, daß auf dem Boden einer traumatischen Gewebsläsion des Knochens die Entstehung eines Sarkoms möglich ist. Und wenn dieses Vorkommen nach Frakturen des Knochens erwiesen ist, so liegt kein Grund vor, eine solche Möglichkeit auch für Traumen abzulehnen, bei denen es nicht zu einer makroskopisch-klinisch wahrnehmbaren Fraktur gekommen ist, bei denen aber die große Möglichkeit besteht, daß das Knochengewebe mikroskopisch wahrnehmbare Schädigungen zum Beispiel in Form kleiner spongiöser Einbrüche erlitten hat.

Fistelgangsarkome. Noch seltener als die Callussarkome sind diejenigen, die sich in den nach sequestrierenden osteomyelitischen Knochenerkrankungen zurückbleibenden Narben oder Fisteln eta-
blieren und die ebenso wie die sich in Fistelgängen zuweilen bildenden, vom Epi-thel der Haut ausgehenden Carcinome — eine Anzahl derartiger Fälle finden sich bei Lücke-Zahn und in der Inaugural-dissertation von Borchers (1891) ange-führt — als Produkt des chronischen Reiz-traumas anzusehen sind. Die Abbildung eines solchen von Rich. Volkmann mit-geteilten Falles, in dem sich 3 Monate nach erfolgter Heilung eines Panaritium peri-ostale der 1. Daumenphalanx aus der

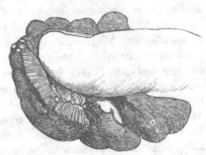

Abb. 35. Sarkom nach Panaritium os-sale. (Aus Pitha-Billroth II, 1, S. 448.)

schmerzhaft gebliebenen Narbe ein Spindelzellensarkom gebildet hatte, füge ich bei (Abb. 35). Auch Eve berichtet über ein Spindelzellensarkom des Femur, das sich auf dem Boden einer sequestrierenden Osteomyelitis gebildet hatte und einen sehr interessanten Fall, der auch teilweise noch zu den Callussarkomen gehört, teilte Seydel auf dem Chirurgenkongreß 1892 mit. Auch Löwenthal beschreibt in seiner Arbeit eingehender diesen Fall.

Nach einer 1870 erlittenen Kommunitivschußfraktur des Oberschenkels blieb eine eiternde Fistel zurück, um die sich nach 21 Jahren ein Sarkom entwickelte, das die Absetzung des Beines erforderte. Beim Durchschneiden der Geschwulst fanden sich in der Mitte derselben die Knochensplitter der Fraktur und Teile des Geschosses.

Es handelt sich hier wohl um ein echtes, vom Knochen ausgehendes Fistel-sarkom, das mit den Callussarkomen gewisse Verwandtschaft hat; Weisflog bezeichnet diesen Fall sogar, was ich allerdings nicht möchte, als fragliches Callussarkom. Ob in derartigen Fistelgangsarkomen die Geschwulst von den Knochenelementen ausgeht und so als richtiges „Knochensarkom" aufzufassen ist, oder ob sie ihren Ausgang von den Weichteilen des Fistelganges nimmt, wie es für den Fall Krevets (15 Jahre nach alter Schußverletzung) zutrifft, wird nicht immer sicher festzustellen sein.

Jedenfalls zeigen uns auch diese seltenen Fälle die Möglichkeit der Sar-

komentstehung auf dem Boden eines chronischen Traumas, wie wir
solche bei den Callussarkomen als Folge akuter Traumen sahen. Allerdings wird
man in allen derartigen Fällen aufs sorgfältigste darauf achten müssen, ob es
sich wirklich um echte Sarkome und nicht um zellreiches Granulationsgewebe
bei chronischer Osteomyelitis handelt. Derartige Fehldiagnosen finden sich
im Kapitel „Diagnose" angeführt.

Was die **Art des Traumas** angeht, so werden solche akuter wie chronischer Art beim Zustandekommen der Knochensarkome beschuldigt. Dabei
kann es sich bei den akuten Traumen um eine einmalige oder seltener um mehrfach wiederholte Gewalteinwirkungen handeln. Die Grenzen zwischen den
letzteren und den chronischen Traumen laufen zuweilen ineinander über.

Bekanntlich besteht in der Art des verursachenden Traumas ein bemerkenswerter Unterschied zwischen Carcinomen und Sarkomen insofern, als bei
ersteren in der Hauptsache chronische Traumen, bei letzteren häufiger akute
Traumen angeschuldigt werden, die für Carcinome nur sehr selten in Betracht
kommen. Derartige chronische Traumen, die zur Entstehung von Carcinomen
und seltener Sarkomen Veranlassung geben können, können sehr verschiedener
Art sein und auf mechanischem, physikalischem, chemischem und infektiös-
entzündlichem Wege schädigend wirken. Orth spricht in diesem Sinne von
„präcarcinomatösen Krankheiten". Von derartigen Carcinomen, deren Entstehung auf dem Boden chronischer Reizungen unzweifelhaft ist, nenne ich z. B.
den Anilinkrebs der Blase, die Röntgencar inome, möglicherweise die Lippen-
krebse bei den Pfeifenrauchern und die Carcinome des Verdauungstractus bei
Alkoholikern. Auch die Narbenkrebse sind ja keine so ungewöhnliche Erscheinung. Bei den Einwohnern Kashmirs werden überaus häufig, nämlich in
75% aller dort vorkommenden Krebsfälle, Carcinome der Bauchhaut im Anschluß an wiederholte Verbrennungen durch das landesübliche Tragen eines
Holzkohlenöfchens auf dem Bauch während des Winters beobachtet, ebenso wie
$33\frac{1}{3}\%$ aller Carcinome in Indien die Wangenkrebse der indischen Frauen sind,
die durch das fortdauernde Bethelkauen entstehen (zit. nach Versé und Orth).

Unter den Traumen, die für die Entstehung von Knochensarkomen verantwortlich gemacht werden [1]), sind chronische Traumen selten, kommen aber
doch vor. So will Senftleben ein Sarkom der Scapula auf den Druck eines
Skoliosenkorsettes zurückführen, und ebenfalls ein solches Scapulasarkom
(Rundzellensarkom) sah Fischer, wie schon früher erwähnt, sich an einer Stelle
entwickeln, auf der der Patient, ein Packträger, seit Jahren schwere Kornsäcke
zu tragen pflegte. Den Druck eines Stiefels macht, wohl mit Unrecht, ein
Patient Eschers für sein Metatarsalsarkom verantwortlich.

Noch seltener wohl sind Knochensarkome, wie übrigens auch Weichteilsarkome, nach offenen Verletzungen (Contusiones apertae [Theilhaber])
und schneidenden Gewalten. Fälle wie der von Oberndorfer erwähnte, bei
dem sich bei einem Kinde direkt im Anschluß an eine subcutane Injektion ein
periostales Spindelzellensarkom am Unterschenkel entwickelt haben soll, scheinen
doch recht unsicher zu sein. Dagegen teilt Ed. Kaufmann in seinem Lehrbuch

---

[1]) Ich bediene mich mit Absicht des Ausdrucks „verantwortlich gemacht werden",
da ich nicht in jedem einzelnen Falle Gewähr dafür übernehmen kann, ob das Trauma
wirklich die ätiologische Ursache der Geschwulst war.

(4. Aufl., S. 726) einen wohl einzig dastehenden Fall mit, dessen Präparat sich im Breslauer pathologischen Institut befindet. Es betrifft eine wegen Fungus bei einer älteren Frau ausgeführte Kniegelenksresektion, bei der sich 8 Monate post operationem in der konsolidierten Knochennarbe ein polymorphzelliges Sarkom entwickelte.

Hauptsächlich sind es die stumpfen Gewalten (Contusiones occultae), die als ursächlicher Grund für die Sarkome und speziell auch für die Knochensarkome angegeben werden. So finden wir sehr häufig einen Fall beschuldigt, der zu einer Quetschung geführt hat, wie auch starke Quetschungen aus anderer Ursache häufig angegeben werden. Auf solche Weise kann ein Fall auf das Kreuzbein ein Kreuzbeinsarkom (Tegeler u. a.), ein Sturz vom Pferde ein Wirbelsäulensarkom veranlassen. Finkelnburg sah ein Oberschenkelsarkom nach einem Fall auf eine Eisenbahnschiene. Durch die Quetschung der Schulter durch ein Bierfaß will Hartmann ein Sarkom der Schultergegend erklären, wobei es sich übrigens wahrscheinlich nicht um ein Knochensarkom gehandelt hat. Wiederholt finden wir den Stoß durch ein Kuhhorn beschuldigt (z. B. Hartmann [Oberschenkel, zwei Monate nach dem Stoß entstanden], Lengnick [Oberschenkel, drei Jahre nach dem Stoß], Löwenthal [Rippen, fünf Monate nach dem Stoß]), wie auch Quetschungen durch Hufschlag häufig ätiologisch verantwortlich gemacht werden. Coley berichtet von einem Zahnarzt, der ein Femursarkom durch Stoß an den Hebel des zahnärztlichen Stuhles akquiriert hätte. Der Patient behauptete, daß er 6 andere Zahnärzte kenne, bei denen sich infolge desselben Traumas ein Sarkom entwickelt habe. Weiter gibt Coley an, daß ihm Pfister mitgeteilt hätte, daß er in der deutschen Armee viermal Sarkome der Tibia durch Anschlagen derselben an den Holm des Barren bei Turnübungen beobachtet habe (1910). Ein Schlag mit einem Stock oder sonstigen schweren Gegenständen kehrt ebenfalls als Ursache immer wieder, selbst eine Ohrfeige soll ein tödliches Oberkiefersarkom, ein Fußtritt gegen den Mund eine Epulis erzeugen können (Löwenthal). Die Sarkome nach Knochenbrüchen habe ich bereits ausführlich erwähnt.

Während es sich bei den ebengenannten Traumen um direkt am späteren Orte des Tumors angreifende, meist quetschende Gewalten handelte, stellen die Zerrungen, die wir ebenfalls nicht gar so selten als Ursache angegeben finden, schon mehr indirekte Traumen vor und können daher der forensischen Beurteilung noch mehr Schwierigkeiten machen als jene. Besonders sind es die Zerrungen durch Gelenkdistorsionen oder Luxationen, durch die es zu Bänder-, Kapsel- und Muskelabrissen am Knochen kommen kann, die bei gelenknahen Sarkomen zuweilen als Ursache figurieren. So finden wir beim Talussarkom häufig ein Umknicken des Fußes als Ursache angegeben, eine Verrenkung des Ellenbogens vor 7 Jahren bei einem Sarkom des Humerus. Auch das Heben schwerer Lasten, das Zerrungen ähnlicher Art hervorrufen kann, finden wir als Ursache von Sarkomen der Rippen (Löwenthal), des Beckens usw. genannt.

Das Zeitintervall, das zwischen dem beschuldigten Trauma und dem Auftreten des Sarkoms liegt (es ist in folgendem kein Unterschied zwischen Knochen- und anderen Sarkomen gemacht, da Unterschiede hier nicht vorhanden zu sein scheinen), wechselt von wenigen Tagen bis über ein Jahrzehnt, wobei die sehr kurzen Intervalle ebenso wie die sehr langen mit großer Kritik aufzufassen sind. Coley, der ein ausgesprochener Anhänger der traumatischen Entstehung der Sarkome ist, gibt folgende Zahlen an:

1 Woche nach dem Unfall	8 Fälle,
1 Woche bis 1 Monat nach dem Unfall .	10 ,,
1—2 Monate nach dem Unfall	6 ,,
2—6 Monate ,, ,, ,, ...	6 ,,
6—12 ,, ,, ,, ,, ...	4 ,,
über 1 Jahr ,, ...	10 ,,

Auch aus anderen Zusammenstellungen geht hervor, daß sich das Sarkom in der Mehrzahl der Fälle im Verlauf der ersten Wochen und Monate nach dem Trauma entwickelt hat, wobei ich allerdings immer wieder darauf hinweisen möchte, daß ich eine Gewähr für die traumatische Ätiologie aller dieser Fälle nicht übernehmen kann. So entstanden von 190 Sarkomen, die Löwenthal zusammenstellt,

135 nach 1 Monat und weniger als nach 1 Monat,
33 nach 1 Monat bis zu 1 Jahr,
22 über 1 Jahr nach dem Unfall,

und auch von 21 Sarkomfällen Neuhahns (zit. nach Theilhaber) entstanden 13 Fälle in den ersten beiden Monaten.

Theilhaber hat in einer sehr verdienstvollen Arbeit auf die Unterschiede hingewiesen, die in dieser wie in anderen Beziehungen zwischen den nach stumpfem Trauma entstandenen Sarkomen und Carcinomen bestehen, und hat auf diesem Wege versucht, der ätiologischen Klärung der bösartigen Geschwülste etwas näher zu kommen. Theilhaber gibt folgende Tabelle, aus der sich der Unterschied der Zeitdauer ersehen läßt, die zwischen Trauma und Entstehen der malignen Geschwulst lag:

Zeitdauer nach dem Unfall.

	Summe	unmittelbar	½ J.	1 J.	2 J.	3—5 J.	5—10 J.	länger als 10 J.
Carcinome:	148	59	11	18	14	20	11	15
Sarkome :	324	180	69	40	13	14	3	5

Wir sehen auch aus diesen Zahlen das Auftreten des weitaus größten Teiles des Sarkome im ersten Halbjahr nach dem Unfall, während mit der Zunahme des verflossenen Zeitintervalls die Zahl der auftretenden Sarkome immer geringer wird und jenseits des 8. Jahres zu den Ausnahmen gehört, während beim Carcinom diese Verhältnisse fast entgegengesetzt liegen. Danach würden also entstehen

im ersten ½ Jahr nach dem Trauma   77% aller traumatischen Sarkome,
                                    47% ,,   ,,   Carcinome;
länger als 3 Jahre nach dem Trauma 6,7% ,,   ,,   Sarkome,
                                    30% ,,   ,,   Carcinome,

so daß die Durchschnittsdauer der Tumorentstehung nach dem Trauma

beim Sarkom . . . . ¾ Jahr,
beim Carcinom . . .2¾ Jahr beträgt.

Gemäß dem Unterschied im Lebensalter der von Sarkomen und Carcinomen befallenen Kranken besteht auch ein gleiches gegensätzliches Verhalten zwischen den traumatisch bedingten bösartigen epithelialen und bindegewebigen Tumoren. Theilhaber gibt hierfür folgende Zahlen:

Tabelle VII.

	1 Monat bis 1 Jahr	1—10 Jahre	11—20 Jahre	21—40 Jahre	31—40 Jahre	41—50 Jahre	51—60 Jahre	61—70 Jahre	71—80 Jahre	81—90 Jahre
Carcinom .	—	4	3	8	38	92	106	72	16	3
Sarkom . .	1	20	56	65	48	51	33	18	5	—

Es fallen also:

51% aller traumatischen Sarkome in die ersten 30 Lebensjahre,
4,3% „ „„ Carcinome „ „ „ 30 „
54% „ „ „ zwischen 50 und 90 Jahre,
18% „ „ „ Sarkome „ 50 „ 90 „ .

Die Prozentzahl für Knochensarkome ohne Rücksicht auf das Trauma ist für die ersten 30 Lebensjahre etwa 82%.

Dieses gegensätzliche Verhalten der Carcinome und Sarkome hinsichtlich des Lebensalters der betroffenen Kranken wie auch hinsichtlich der nach dem Unfall verflossenen Zeitdauer sieht Theilhaber als Stütze für die von ihm vertretene Theorie an, nach der die Carcinome auf dem Boden von schlecht ernährten mesodermalen Geweben entstehen, während zur Entstehung von Sarkomen eine Überernährung der mesodermalen Gewebe Veranlassung gibt. Daher entstehe kurze Zeit nach Traumen, wo eine Hyperämie vorhanden sei, das Sarkom; später, nach Bildung einer Narbe oder nach Eintritt der chronischen Entzündung mit ihren alten Herden, in denen die Blutzirkulation eine geringe ist, entstehe das Carcinom. Auch die Vorliebe des Sarkoms für das jugendliche Alter überhaupt erkläre sich durch die in diesem Alter vorhandene Neigung zur Überernährung der Gewebe im Gegensatz zur Unterernährung der alternden Gewebe.

Noch andere Momente führt Theilhaber als Stützen seiner Theorie an: er weist nämlich wie auch Lubarsch auf die Tatsache hin, daß nicht das größere Ausgesetztsein eines Organs Traumen gegenüber die Häufigkeit des Auftretens maligner Tumoren an denselben bedingt, daß man vielmehr noch eine spezielle Disposition annehmen müsse; denn manche sehr dem Trauma ausgesetzte Körperteile, wie z. B. das Gesäß, Knie, Fußsohle usw., neigen gar nicht besonders zu posttraumatischen Geschwülsten. Auch entwickeln sich an manchen Körperteilen überwiegend Sarkome, an andern mit Vorliebe Carcinome. Theilhaber stellt in dieser Hinsicht die Fälle von Löwenthal und Löwenstein zusammen und erhält für die Beteiligung der einzelnen Organe folgende Zahlen, aus denen u. a. auch wieder die große Zahl der traumatisch bedingten Knochensarkome zu erkennen ist:

	Carcinome	Sarkome
Mammae	148	10
Untere Extremitäten	2	140
Obere Extremitäten	4	59
Rumpfknochen	3 (?)	45
Weichteile, Muskeln, Fascien des Rumpfes	—	34
Schädel und Gehirn	—	35
Lippen	4	—
Nase	7	1
Penis	5	—
Auge und Orbita	—	2
Hoden	10	35
Wange, Parotis, Kinn	6	7
Nieren	11	4
Leber	—	2
Magen	4	—
Darm	1	1
Pankreas	1	0.

Durch die Verschiedenheit des histologischen Baues der einzelnen Organe allein kann man sich, worin man Theilhaber unbedingt zustimmen muß, diese Unterschiede jedenfalls nicht in allen Fällen erklären. Theilhaber meint, daß die Art der traumatischen Einwirkung ein hier außerdem in Betracht kommender Faktor ist. So führe z. B. das Trauma an dem weichen Gewebe der Mamma zu ausgedehnten Zertrümmerungen und infolgedessen zu einer schlecht ernährten subcutanen Narbe; daher entständen hier meist Carcinome. Dagegen seien beim Knochen eigentliche Zermalmungen selten; es kommen Frakturen und Splitterungen vor; die spitzen Knochenenden haben eine ausgedehnte, lang andauernde Hyperämie zur Folge; infolgedessen treten hier mit Vorliebe Sarkome auf. Weiterhin spielten bei der Entstehung der einzelnen Tumorarten in den verschiedenen Organen manche Eigentümlichkeiten in der Anlage der Gefäße, sowie die Resorptionsverhältnisse, die Verschiedenartigkeit der Abflußbedingungen usw. eine Rolle.

Wie interessant und wichtig auch die Ausführungen und Hinweise Theilhabers sind, so haben doch auch sie ihre Schwächen und vermögen noch nicht das Rätsel der Carcinom- und Sarkomentstehung zu klären. So ist das Beispiel der Knochensarkome schon aus dem Grunde nicht günstig gewählt, weil hier tatsächlich infolge der histologischen Eigenart, nämlich infolge Fehlens von Epithelien, Carcinome primär nicht entstehen können. Weiterhin sind Sarkome der Knochen gerade nach ausgesprochenen Frakturen sehr selten beobachtet, viel seltener als nach Traumen, die den Knochen jedenfalls nicht grob makroskopisch frakturieren, wenn ja vielleicht auch zuweilen keine trabeculäre Frakturen vorhanden sein werden. Weiterhin werden doch durch das Trauma, das den Knochen schädigt, erst einmal die den Knochen bedeckenden Weichteile verletzt und dann doch sicher in ähnlicher Art wie die oben zum Vergleich herangezogene Mamma. Warum entsteht hier später kein Carcinom? Weiterhin wird doch bei den meisten Verletzungen erst einmal ein Stadium der Hyperämie vorhanden sein, und warum soll z. B. ein Trauma an der Mamma mehr zu Gewebszertrümmerungen mit nachfolgender Narbenbildung führen als an dem weichen verletzlichen Hodengewebe, wo die Sarkome bei weitem überwiegen. Theilhaber hätte nicht so verschiedene Gewebe wie Mamma und Knochen miteinander vergleichen dürfen, sondern hätte einander ähnliche Gewebe wie Mamma und Hoden gegenüberstellen und die Frage formulieren sollen: Weshalb entstehen in der Mamma mehr Carcinome, in den Hoden mehr Sarkome? Andererseits sind aber die Anregungen und Gedankengänge Theilhabers absolut nicht zu vernachlässigen und bei der experimentellen und histologischen Arbeit mit zu berücksichtigen. Es wäre ja z. B. nicht ausgeschlossen, daß die Vorliebe der Knochensarkome für die Stellen stärksten Wachstums, also für die untere Femur- und obere Tibiametaphyse mit dem größeren Blutreichtum dieser Stellen zusammenhängt.

Der Hyperämie schreibt auch Rössle eine wichtige Rolle bei der Entstehung der Geschwülste zu, und da Traumen akuter und chronischer Natur die Ursache von zu Hyperämie führenden Gefäßreizungen sein können, weist er auch dem Trauma die Bedeutung einer allerdings nur Gelegenheitsursache bei der Entstehung der Geschwülste zu. Auf Grund seiner besonders an Melanosarkomen angestellten Studien erklärt nämlich Rössle das schrankenlose Geschwulstwachstum besonders der Sarkome dadurch, daß versprengte Keime, die, von der Beteiligung am Lebensprozeß ausgeschlossen, jahrzehntelang ohne Assimilation und ohne Funktion lagen und dadurch jugendlich blieben, während der übrige Organismus durch seine Mitfunktion am Stoffwechsel physiologisch alterte, und zwar die einzelnen Organe verschieden schnell, daß diese versprengten Keime also infolge der durch das Trauma gesetzten Hyperämie eine Überernährung durch das ebenfalls physiologisch gealterte, also von ihnen altersverschiedene Blut erfahren und dadurch zum schrankenlosen Wachstum angeregt werden. Besteht ein solcher Altersunterschied zwischen dem Blut und den durch die Hyperämie betroffenen Zellen jedoch nicht, so können letztere zwar zu starker Vermehrung veranlaßt werden, jedoch nicht eine biologische Änderung im Sinne einer endlosen Teilfähigkeit im fremden Gewebe erfahren.

Die Rösslesche Theorie, die sicher sehr geistvoll ist und mit der er auch die Tatsache der Prädilektion des höheren Alters für das Carcinom, des jüngeren Alters für das Sarkom zu erklären sucht, ist doch andererseits stark hypothetisch und bietet, wie Mönckeberg mit Recht hervorhebt, auch große Angriffsflächen; eine Bestätigung von anderer Seite hat diese Theorie, soweit mir bekannt, bisher noch nicht gefunden.

In wieder anderer Weise, nämlich infolge ihres Einflusses auf die normale Gewebsspannung, hält Ribbert den Einfluß der Hyperämie auf die Geschwulstbildung für möglich.

Rein theoretisch wäre die ätiologische Rolle eines Traumas für die Tumorentstehung auf verschiedene Weise denkbar:

1. Das Trauma könnte imstande sein, gesunde Gewebszellen so zu irritieren oder zu prädisponieren, daß sie in schrankenlose Wucherung geraten, wie es ja auch Virchow für möglich hält (Geschwülste I., S. 57ff.), der als Ursache der Geschwülste eine ererbte oder erworbene örtliche Disposition annimmt, die u. a. durch entzündliche Erkrankungen sowie Traumen akuter und chronischer Natur ausgelöst werden könne, „wodurch an einem Ort die ersten Grundlagen zur Geschwulstbildung gelegt würden". Dabei gibt er zwar zu, daß eine Tumorbildung an einer derartig prädisponierten Stelle eher eintreten wird, wenn zugleich der allgemeine Zustand des Körpers ein ungünstiger ist, also auch eine allgemeine Disposition vorhanden ist, sieht diese aber doch als bedeutend nebensächlicher an.

2. Billroth (Allg. Chirurg. u. Therap. 8. Aufl., S. 689ff.) rückt dagegen eine allgemeine Tumordisposition in den Vordergrund, bei deren Vorhandensein das Trauma als lokalisierende Ursache bei der Geschwulstentstehung wirken könne. Auch Leclerc (1883) nimmt eine solche „neoplastische Diathese" an, die ihm übrigens eine Folge rheumatischer Konstitution zu sein scheint und ohne die (neoplastische Diathese) ein Trauma kein Neoplasma erzeugen könne.

Wie es scheint, gewinnt die Auffassung von der Notwendigkeit der Annahme einer allgemeinen Disposition des Organismus zur Blastomatose immer mehr Anhänger. Auch Versé erkennt neben der lokalen eine allgemeine Disposition an (S. 33). Man nähert sich auch in dieser Hinsicht wieder den humoral-pathologischen Anschauungen. Ähnlich nimmt auch Hansemann eine Disposition als „endogene" Ursache neben einer exogenen an. Wenn eine solche allgemeine Disposition nicht vorhanden wäre, wäre es, worauf Gelpke und Schlatter ganz richtig hinweisen, nicht zu verstehen, daß nicht viel mehr Menschen an einem Tumor erkranken.

3. Weiterhin könnte das Trauma auf im Sinne der Cohnheimschen Theorie verlagerte Zellen und zur Tumorbildung prädisponierte Zellenkomplexe treffen und diese zur malignen Wucherung anregen. Während aber manche Autoren und wohl die meisten z. B. auch Rössle bei der Frage nach der Entstehung maligner Geschwülste auf eine gesteigerte Wachstumstendenz der Geschwulstzelle zurückgreifen, die Ursache der Malignität also in die Geschwulstzelle verlegen, legt Cohnheim auf das Verhalten des umgebenden Gewebes den größten Wert. Zum Wachstum der von ihm angenommenen embryonalen Keime, also zur Geschwulstbildung an sich ist nach ihm einzig und allein eine quantitativ und qualitativ ausreichende Blutzufuhr nötig. Daher könnten wiederholte arterielle Kongestionen oder selbst entzündliche Hyperämien einen Geschwulstkeim erst zur Entwicklung bringen und in dieser Modifikation könnte die traumatische Ätiologie der Geschwülste eine gewisse Geltung haben. Das Bösartigwerden der Geschwulst hänge aber nicht von einer Änderung der Struktur oder der Eigenschaft der Geschwulst ab, sondern davon, daß die physiologischen Widerstände in der Umgebung des Gewächses und bei Generalisation der Geschwulst in den anderweitigen Geweben des Organismus fortfielen, worunter er nicht einen mechanischen, sondern einen biologischen Widerstand versteht. Der Fortfall des physiologischen Widerstandes kann evtl. durch entzündliche Prozesse bedingt sein, „und so möchte ich die Möglichkeit, daß Traumen eine gewöhnliche Geschwulst unter Umständen in eine bösartige verwandeln können (jede Geschwulst hat zuerst ein gutartiges Stadium, eine „unschuldige Periode" [Virchow]), noch weniger von der Hand weisen, als wir es hinsichtlich des Einflusses derselben auf das Wachstum und die Entwicklung der Geschwülste getan haben." Entzündungen könnten aber nur eine lokale Malignität begreiflich machen, während man bei den Metastasen einen allgemeinen Fortfall des normalen physiologischen Gewebswiderstandes, eine Prädisposition, annehmen müsse. Wieso diese zustande komme, weiß Cohnheim nicht zu erklären.

Im übrigen schreibt aber Cohnheim, wie ich bereits oben erwähnte, dem Trauma praktisch nur eine sehr geringe Bedeutung zu. In 86% der in der Berliner Klinik innerhalb 10 Jahren beobachteten 574 Geschwulstfälle habe die expreß darauf gerichtete Nachforschung kein Trauma ermitteln können!

4. Das Trauma kann selbst die Ursache dafür sein, daß aus dem normalen Zellenverbande Keime ausgeschaltet werden, aus denen sich dann der Tumor entwickelt, eine Ätiologie, die aber Ribbert für nicht sehr häufig hält, und als deren Beispiel er nur die Epithelcysten ansieht. Ferner kann aber eine durch ein Trauma, besonders durch ein solches mehr chronischer Art, verursachte Entzündung nach Ribbert sowohl die Ausschaltung eines Keimes wie auch dessen tumoröser Exzeß erfolgen, und schließlich schreibt Ribbert einer Hyperämie, die ja durch traumatische Einwirkung entstanden sein kann, eine sehr wichtige Rolle als das Wachstum versprengter Keime auslösendes Moment zu, und zwar übe die Hyperämie diese Wirkung nicht nur durch die bessere Ernährung aus, sondern vor allem durch die infolge der Hyperämie eintretende Entspannung der Gewebe. Er stellt sich dies derart vor — eine Argumentierung, die mir nicht ganz beweiskräftig erscheint —, daß durch die erhöhte Blutmenge der Umfang eines jeden Körperteils vermehrt wird, dadurch die einzelnen Bestandteile weiter auseinander gebracht werden und der so eintretende Mangel

der inneren Gewebsspannung das exzessive Wachstum auslöst. Im Gegensatz zu Cohnheim denkt also Ribbert weniger an einen in normalem Zustand vorhandenen biologischen Widerstand der Gewebe als an einen solchen mechanischer Natur. Auch Boström (s. u.) sieht in einer Störung der normalen Gewebsspannung ein wichtiges Moment bei der Entstehung der Geschwülste.

5. Wenn man den Hypothesen Th. Boveris folgend die Zellen maligner Tumoren als solche mit bestimmten abnormen Chromatinbestand ansieht, kann man sich mit Fr. Levy die Wirkung des Traumas bei der Entstehung der Knochensarkome wie anderer bösartiger Geschwülste so erklären, daß das Trauma eine quantitative oder qualitative Änderung des normalen Chromatinbestandes der Gewebszellen verursacht, wodurch ihre Abkömmlinge zu anormalem Wachstum befähigt werden.

An dieser Stelle möchte ich auch die ebenfalls auf einer Änderung des Chromatinbestandes fußende Theorie Aichels erwähnen, der sich die Entstehung der bösartigen Zelle durch Amphimixis zwischen einem Leukocyten und irgendeiner normalen somatischen epithelialen oder bindegewebigen Zelle erklären will, eine Theorie, die allerdings recht viele Angriffspunkte bildet.

Nicht achtlos vorübergehen darf die onkologische Forschung ferner an den Forschungen über die Wundhormone und die traumatische Parthenogenese (Haberlandt, Fr. Levy, Voß u. a.). Bisher bieten diese Forschungen zwar hauptsächlich wissenschaftlich theoretisches Interesse, doch können sie vielleicht der Geschwulstforschung einmal gangbare Wege weisen.

6. Die Anhänger der verschiedenen parasitären Theorien endlich, auf die ich bei Besprechung der Therapie noch zurückkommen werde, können sich die Wirkung des Traumas in genau derselben Weise vorstellen, wie wir sie uns bei den chirurgischen Infektionskrankheiten wie Osteomyelitis oder Tuberkulose vorstellen.

Daß das Trauma auf keinen Fall die alleinige oder hauptsächliche Entstehungsursache der Sarkome sein kann, erscheint mir sicher. Wie sollten wir uns sonst die Entstehung der Sarkome bei Neugeborenen und bei jugendlichen Kindern vorstellen, und wenn wir auch häufig ein in der Anamnese namentlich der Knochensarkome angeführtes Trauma als schuldige Ursache annehmen zu müssen glauben, so betonen Löwenthal, Rausch, Borst u. a. nicht so unberechtigt, daß man sich nicht nur die Frage vorlegen müsse, wie oft Traumen Tumoren hervorbrächten, sondern auch wie oft ein Trauma keine Geschwulstbildung erzeuge. Diese Überlegung darf man jedenfalls in der Fragestellung „Sarkom und Trauma" nicht außer acht lassen, wenngleich Coleys Hinweis seine Berechtigung hat, daß wir auch trotz des ständigen Ausgesetztseins gegenüber tuberkulösen und anderen Infektionskrankheiten doch nicht alle von diesen Erkrankungen befallen werden.

So gestehen auch die meisten Pathologen dem einmaligen Trauma eine Mitwirkung beim Zustandekommen von Tumoren — jedenfalls für eine Reihe von Fällen — zu, sehen aber in ihm doch meist nur eine Gelegenheitsursache, die nur indirekt die Entstehung der Geschwülste auslösen könne. Jedenfalls ist bisher ein sicherer wissenschaftlicher Beweis für die Entstehung von Geschwülsten durch einmalige Gewalteinwirkung noch nicht erbracht (Lubarsch), bevor es nicht nach der Forderung Schmiedens gelungen ist, histologisch an einer unanfechtbaren Serie von Präparaten zu zeigen, wie sich aus den Gewebsveränderungen, die durch das Trauma verursacht sind, eine Geschwulst bildet. Vor allem wird wohl allgemein die Möglichkeit abgelehnt, daß ein Trauma imstande sein könnte, direkt normale Zellen zum malignen Wachstum anzuregen (Oberndorfer, Borst, Marchand, v. Hansemann u. a.). Auch Boström, der ebenfalls einer Störung der normalen Gewebsspannung, unter deren Einfluß alle Körperzellen ständen und bei deren Störung — auch bei embryonal oder postembryonal verlagerten Keimen fehle der normale Grad der Gewebsspannung — es zu einer Wucherung der benachbarten Zellen komme, eine wichtige Rolle bei der Entstehung von Tumoren zuweist, erkennt das Trauma nicht als eigentliche, sondern nur als unterstützende Ursache an. Denn einerseits brauche nicht jede durch chronisch-traumatische Einflüsse prädisponierte Körperstelle (postembryonale Keimverlagerung), wenn sie von einem Trauma getroffen wird, zur Geschwulstbildung veranlaßt werden, andererseits könne an solcher Stelle auch ohne ein Trauma eine Geschwulst entstehen.

Weiter macht Boström darauf aufmerksam, daß die meisten Tumoren und gerade am meisten die Knochensarkome immer an ganz bestimmten Stellen des Körpers auftreten und daher die Wahrscheinlichkeit nahe liegt, daß an diesen Stellen bereits eine Disposition zur Geschwulst vorhanden sei, also daß hier ein latenter Geschwulstkeim embryonaler oder postembryonaler Genese lag. Das Trauma wäre dann die auslösende Ursache für das Wachstum des Keimes. „Jedenfalls kann ein einmaliges Trauma an einem völlig gesunden Gewebe nie und nimmer eine Geschwulst bewirken." Von den Traumen im engeren Sinne sind nach Boström die chronisch-traumatischen Einwirkungen zu unterscheiden, bei denen chronisch-entzündliche Prozesse auftreten und von denen bekannt ist, daß sie häufig von Geschwulstbildungen gefolgt seien. Hierbei möchte ich nochmals daran erinnern, daß die chronisch-traumatischen Einwirkungen bei der Entstehung der Sarkome besonders der Knochensarkome weniger in Betracht kommen.

Angenommen, daß wirklich die pathologischen Anatomen mit ihrer Annahme, daß ein Trauma im gesunden Gewebe keinen Tumor erzeugen könne, recht hätten, wenn auch hierfür ein ganz strikter Beweis noch ebensowenig vorhanden ist, wie für die Entstehung von Tumoren nach Unfall überhaupt, so liegt die forensische Beurteilung der Frage nach dem Zusammenhang eines Traumas mit einem Knochensarkom bedeutend verwickelter. Der Gutachter kann hier ebensowenig eine Beantwortung der Frage ablehnen unter der Begründung, daß wissenschaftlich diese ganze Frage noch nicht geklärt sei, noch kann er unter Heranziehung des oben präzisierten Standpunktes der meisten Pathologen jeglichen Zusammenhang ablehnen oder gar etwa in das Extrem verfallend, kritiklos einen Zusammenhang konstruieren. Vor allem besteht der prinzipielle Unterschied in der rein wissenschaftlichen und in der versicherungs-medizinischen Fragestellung darin, daß der Gutachter eine Unfallfolge beim Entstehen eines Tumors unter Umständen auch dann annehmen muß, wenn das betreffende Individuum wirklich eine lokale oder allgemeine Disposition zur Geschwulstbildung besessen zu haben scheint. Denn es spricht ja gar nichts dagegen, daß der prädisponierte Mensch zeitlebens gesund geblieben wäre, wenn nicht ein Unfall hinzugekommen wäre. Natürlich wird man in vielen Fällen auch die gegenteilige Möglichkeit nicht ableugnen können, daß es nämlich auch ohne Trauma zur Tumorbildung hätte kommen können. Es liegen eben beide Möglichkeiten vor, und im Zweifel wird man daher zugunsten des Versicherungsnehmers entscheiden müssen, vor allem auch, wenn mit größerer Wahrscheinlichkeit eine unterstützende Wirkung des Unfalls angenommen werden muß. Man wird eben in dem Gutachten, wie de Josseling de Jong ganz richtig sagt, oft — und ich möchte sagen fast stets — über ein mehr oder weniger „wahrscheinlich" nicht herauskommen. Ich kann mich daher auch den Ausführungen v. Hansemanns nicht anschließen, der der Ansicht ist, wenn man im Unfallgutachten die traumatische Genese maligner Tumoren anerkenne, müsse man doch auch logischerweise in Strafprozessen die Frage bejahen, daß jemand wegen Körperverletzung evtl. mit tödlichem Ausgang zu verurteilen sei, weil er jemand an die Brust geschlagen habe, der nachher an Magencarcinom gestorben sei. Nun ist ja erstens dieses Beispiel nicht günstig gewählt, weil die Entstehung eines Magencarcinoms nach einem Schlag gegen die Brust tatsächlich zu den Fällen gehört, die zur Entscheidung eine sehr strenge Kritik und Skepsis erfordern. Aber nehmen wir den einfacheren Fall an, daß ein Knochensarkom nach einem Schlag gegen das betreffende Glied entstanden ist, so können wir evtl. in unserem Gutachten sagen, die Möglichkeit oder Wahrscheinlichkeit eines Zusammenhanges liegt in diesem Falle vor. Von einem sicheren Zusammenhang zu sprechen, werden wir uns wohl im allgemeinen hüten, mögen wir das Gutachten in einer Versicherungsangelegenheit oder in einem Strafprozeß abgeben, und in letzterem Falle werden wir uns doppelt vorsichtig ausdrücken. Alles Weitere ist nicht Sache des begutachtenden Arztes, sondern des Richters bzw. der Geschworenen. Und diese werden sich schwerlich darauf verstehen, einen Menschen auf Grund eines derartigen ärztlichen Gutachtens zu verurteilen, während sie dem Geschädigten aber auf Grund eines ähnlichen Gutachtens eine Rente zusprechen werden. Unter Umständen wird das Gericht auch zugunsten des Versicherten entscheiden, wenn das ärztliche Gutachten eine Verschlimmerung eines schon vorher evtl. latent bestehenden Tumors annimmt. Denn es wird in manchen Fällen die Möglichkeit nicht abzuleugnen sein, daß ein solcher Tumor, durch das Trauma beeinflußt, schneller zum Tode geführt hat, als es sonst der Fall gewesen wäre. Lubarsch (1912) fordert für die Annahme des wahrscheinlichen Vorliegens eines solchen verschlimmernden, wachstumsbeschleunigenden Einflusses auf ein bereits bestehendes Gewächs,

1. daß die Gewalteinwirkung von derartiger Natur und Lokalisation war, daß sie eingreifende und besonders den Zellstoffwechsel beeinflussende Störungen in den Gewächsen hervorzurufen geeignet war;

2. daß das Wachstum der Neubildung ein im Vergleich zur erfahrungsgemäßen Norm ungewöhnlich beschleunigtes war;

3. daß die histologische Untersuchung des Gewächses deutliche Spuren einer Gewalteinwirkung (frischere oder ältere Blutungen, ungewöhnliche Nekrosen usw.) und Anzeichen einer für die besondere Art der Neubildung ungewöhnlichen Wachstumsgeschwindigkeit aufdeckt.

Zu dem letzteren Punkt ist allerdings zu bemerken, daß die histologische Untersuchung besonders bei Fällen, wo das Trauma schon längere Zeit zurückliegt, meist im Stich lassen wird. Außerdem ist zu bedenken, daß auch spontan in malignen Tumoren und auch besonders in manchen Knochensarkomen Blutungen und Nekrosen vorkommen.

Wenden wir uns wieder der Frage der primären Entstehung eines Tumors durch Trauma zu, so lassen sich gewisse Richtlinien erkennen, die z. B. Gelpke, Thiem, Oberndorfer, Kaufmann u. a. für die Begutachtung derartiger Fälle aufstellen. Es wird verlangt:

1. Daß ein zweifelloses Unfallereignis vorliegt und daß die Gewalteinwirkung auch eine einigermaßen erhebliche gewesen ist. Leider wird gerade dieser wichtige Punkt oft nicht genügend geklärt werden können, da man in dieser Hinsicht meist auf die Angaben des Verletzten und etwaiger Zeugen angewiesen sein wird, die auch bei gutem Willen der Betreffenden oft nicht zuverlässig sind. Was die Stärke der Gewalteinwirkung betrifft, so handelt es sich gerade beim Knochensarkom zwar in der Regel um stärkere und jedenfalls ausgesprochene Gewalteinwirkungen, doch gehen diese meist über ein gewisses Mittelmaß nicht heraus, und gerade nach allerstärksten Gewalteinwirkungen scheinen Knochensarkome relativ seltener zu sein als nach solchen mittlerer Stärke. Auf keinen Fall kann, darin stimme ich Löwenstein völlig bei, der Unfall als Ursache nicht aus dem Grunde abgelehnt werden, weil der Patient danach seine Arbeit nicht zu unterbrechen gezwungen war. Im übrigen lassen sich auch hierfür keine festen Normen aufstellen, denn die Tendenz der Zelle zur blastomatösen Wucherung ist in den einzelnen Fällen ganz verschieden, was Pick sehr richtig in die Diskussion wirft. Pick, dem sich auch Fraenkel vollkommen anschließt, sieht, wie ja fast alle Pathologen, das Trauma lediglich als auslösendes Moment an, das zwar nach einmaliger Einwirkung eine Geschwulst im Gefolge haben kann, aber zur Erzeugung derselben nur imstande ist, wenn außerdem überhaupt eine Fähigkeit der Zelle zur blastomatösen Wucherung vorhanden ist. Je größer diese blastomatöse Tendenz der Zelle ist, desto kleiner braucht das auslösende Trauma zu sein. Umgekehrt braucht bei einem schweren Trauma die blastomatöse Tendenz der Zelle nur gering sein.

Lubarsch verlangt, daß durch den Unfall sich über längere Zeit hinziehende Gewebsveränderungen zustande kommen. Das Trauma ist also nach ihm nicht als direkt die Gewächsentwicklung auslösender Reiz anzusehen, sondern erst die durch das Trauma hervorgerufenen Gewebsveränderungen führen zur Entstehung des Tumors. Auch wenn man sich der Lubarschschen Auffassung vollkommen anschließen will, ist beim Knochensarkom ein Nachweis derartiger Gewebsveränderungen besonders für den späteren Begutachter nicht immer mehr möglich. Etwas Anhalt können einem sich über längere Zeit hinziehende Schmerzen geben. Doch spricht ein' rasches Schwinden derselben absolut nicht gegen eine größere Gewalteinwirkung. Ich erinnere in dieser Hinsicht nur an die Kümmellsche Krankheit, bei der die anfänglichen Unfallschmerzen oft relativ schnell schwinden, bis sich später die eigentliche Wirbelerkrankung ausbildet, und ähnliches sehen wir bei der Coxa vara traumatica jugendlicher (Adoleszenten) Patienten.

2. Die zweite Forderung ist, daß das Knochensarkom nicht schon vor dem Unfall bestand, daß also ein eingetretener Knochenbruch nicht Folge der Neubildung war. Diese Forderung ist eigentlich die selbstverständlichste. Und doch zeigt die Literatur, daß in dieser Hinsicht von den meisten Autoren viel zu wenig kritisch verfahren wird. In der neueren Zeit mit ihrer

ausgebildeten Röntgendiagnostik sollte es im allgemeinen möglich sein, bei einer Knochenfraktur zu erkennen, ob ein Knochensarkom die auslösende Ursache desselben war. In früherer Zeit, als nicht die frische Knochenfraktur sofort röntgenologisch fixiert wurde, ist die Unterscheidung, ob eine Spontanfraktur bei Sarkom vorlag, oder ob der später auftretende Tumor ein Callussarkom war, wohl oft unmöglich gewesen. Auch jetzt wird es noch oft bei Fällen von Knochenkontusion ohne Fraktur mit nachfolgendem Sarkom aus Mangel an einem primären Röntgenbild schwer und teilweise unmöglich sein, die Frage sicher zu stellen, ob nicht schon vor dem vermeintlichen Unfall an dieser Stelle eine Geschwulst bestand, auf die der Patient erst durch den Unfall bzw. durch das stärkere Wachstum nach demselben aufmerksam wurde, wobei unter Umständen wie ich früher ausführte, der Unfall als verschlimmerndes Moment aufgefaßt und demgemäß gewertet werden kann.

3. Die Entstehung der Neubildung soll sich genau an die Stelle der Verletzung halten. Die Annahme einer Fernwirkung durch Erschütterung wird abgelehnt. Diese Forderung geht meines Erachtens besonders bei der Beurteilung der Knochensarkome zu weit. Auch Lubarsch ist in diesem Punkte entgegenkommender und erkennt an, daß eingreifende und länger dauernde Veränderungen durch eine erhebliche Gewalteinwirkung auch an solchen Stellen hervorgerufen werden können, die von der direkt betroffenen Stelle entfernt sind. Es kann doch auch kein Zufall sein, wenn de Josseling de Jong (1914) viermal nach traumatischer Wirbelfraktur (12. B.W.) das Auftreten einer malignen Geschwulst eines benachbarten inneren Organes beobachtet hat (Carcinom des Pankreas, Lymphocytom des Pankreas und Duodenums, Carcinom der Speiseröhre, Carcinom des Pylorus. Die Wirbelsäule war frei von Tumor). „Wenn auch", so schreibt de Josseling de Jong, „hier wie in allen ähnlichen Fällen der Zusammenhang zwischen Geschwulst und Trauma schwer zu beweisen ist, so ist doch wenigstens in einigen dieser Fälle die Wahrscheinlichkeit eines Zusammenhanges nicht prinzipiell von der Hand zu weisen."

Ich erinnere in dieser Hinsicht nur daran, wie oft Knochenbrüche nicht direkt am Orte der Verletzung, sondern und zwar sogar meist durch indirekte Entstehung an mehr oder weniger entfernteren Stellen des Knochensystems auftreten. Ähnliche Überlegungen müssen also auch bei der Beurteilung der Knochensarkome stattfinden. Auch Ribbert verlangt nicht schematisch die Entwicklung des Tumors genau am Orte der Gewalteinwirkung; doch muß — und das ist der springende Punkt — der örtliche Zusammenhang einigermaßen gewahrt sein. Ribbert hält es z. B. auch für möglich, daß der Tumor auf dem Boden einer Entzündung entstehen kann, die sich von der Verletzungsstelle aus ausgebreitet habe, und so könne der Tumor daher etwas entfernt vom eigentlichen Angriffspunkt des Traumas liegen. Seiner Präzisierung: „Zur Anerkennung des Zusammenhanges zwischen Unfall und Trauma soll die räumliche Beziehung deutlich oder wenigstens einigermaßen annehmbar nachgewiesen sein" wird man sich im allgemeinen anschließen können.

4. Die Entwicklung der Neubildung muß sich an gewisse Zeitgrenzen halten. Auch diese Forderung kann, solange wir noch so wenig Klarheit über die Entstehung und das Wachstum der bösartigen Tumoren haben, meines Erachtens nur bedingte Gültigkeit haben und nur als allgemeine Richt-

schnur verwandt werden. Eine starre Anwendung dieses Dogmas ohne volle
Berücksichtigung der sonstigen Lage des betreffenden Falles könnte unter
Umständen zu Ungerechtigkeiten gegenüber dem Geschädigten führen. Was den
niedrigsten Zeitpunkt des posttraumatischen Auftretens einer Geschwulst
angeht, so nimmt Thiem für Sarkome eine Zeit von 3 Wochen an, beim
Carcinom mindestens 1 Monat. Ein Knochensarkom, das sich unmittelbar
oder in den ersten Wochen nach einem Unfall bereits klinisch bemerkbar macht,
ist auf jeden Fall mit großer Skepsis zu betrachten, wenngleich auch zahlreiche
derartige Fälle von Coley, Theilhaber, Löwenthal u. a. (s. o.) aufgeführt
werden. Natürlich kann eine sofort nach dem Unfall zu konstatierende, von
einem Hämatom oder einer periostalen Reizung herrührende Schwellung kontinuierlich und unbemerkt in das Sarkom überleiten, so daß man in solchen
Fällen oft nicht sagen können wird, wann die eigentliche Sarkomentwicklung
begonnen hat. Gerade in diesen Fällen wird die Entscheidung oft sehr schwierig,
zuweilen sogar unmöglich sein, ob diese sofort nach dem Unfall bemerkte Schwellung bereits ein vorher bestehendes Sarkom gewesen ist oder eben erst ein traumatisches Hämatom. Beides wird unter Umständen möglich sein können und
derartige Fälle müssen daher doppelt kritisch unter die Lupe genommen werden
und ohne Voreingenommenheit unter Berücksichtigung beider Möglichkeiten
geprüft werden. Es gibt jedenfalls Knochensarkome, die außerordentlich früh,
im Verlauf der ersten Wochen eintreten können. Ich erinnere in dieser Hinsicht
z. B. nochmals an den von Versé mitgeteilten Fall eines von Perthes exstirpierten Os multangulum majus, in welchem sich im Anschluß an eine 6 Wochen
zurückliegende Fraktur dieses Knochens durch Sturz auf die Hand ein klein-
haselnußgroßes Riesenzellensarkom, das wir ja allerdings nicht als echtes Sarkom anzusehen geneigt sind, gebildet hatte, dessen Entwicklung röntgenologisch
kontrolliert werden konnte. Coley berichtet u. a. 1908 über zwei periostale
Sarkome bei einem 12jährigen Knaben und einem 9jährigen Mädchen, die
2—3 Wochen nach dem Unfall (Fall von dem Rad usw.) entstanden sein sollen.
Ähnliche Fälle sind noch mehr angeführt; für ihre Richtigkeit kann man lediglich
nach den Literaturangaben keine Garantie übernehmen.

Als obere Zeitgrenze des Auftretens eines Sarkoms nach einem Unfall nimmt
Thiem, vorausgesetzt, daß keine „Brückensymptome" vorhanden sind (siehe
unten), eine Zeit von 2 Jahren, andere Autoren eine solche von 3—5 Jahren an,
während dem Carcinom auch noch längere Zeiträume zugestanden werden.
Daß auch in der Größe dieser Zeitintervalle die Anschauungen nicht übereinstimmen, zeigt wiederum ein Blick auf die früher (S. 314) angeführte Tabelle
Theilhabers. Auch ich halte das Sich-festlegen auf eine obere Zeitgrenze für
bedenklich und unausführbar. Reflexionen dieser Art sind auch von anderen
erhoben worden. So verlangt Lubarsch und ähnlich auch Hartmann, daß
man sich nicht auf bestimmte Mindest- und Höchstzahlen festlegen solle,
sondern z. B. auch die Art des betreffenden Tumors berücksichtigen müsse. Bei
einem Fibrosarkom sei es beispielsweise durchaus nicht ausgeschlossen, daß
es erst nach 3—4 Jahren in Erscheinung trete. In desto größerem Maße kann
dies bei Knochensarkomen der Fall sein, die ja zuweilen ein überaus langsames
Wachstum zeigen. Gerade manche Callussarkome sind ein Beispiel dafür,
daß sich auch Knochensarkome noch sehr lange Jahre nach dem Unfall entwickeln bzw. klinisch in Erscheinung treten können (z. B. Fall Tausch, 9 Jahre

nach der Fraktur, Fall Kollmann, 18 Jahre nach der Fraktur). Fraenkel teilt in dieser Hinsicht einen Fall mit, der allerdings kein Knochensarkom betrifft, bei dem sich 20 Jahre nach dem Fall von einem hohen Mast, der einen Gibbus infolge Kümmellscher Spondylitis verursacht hatte, ein Sarkom der weichen Rückenmarkhäute gebildet hatte. Daß die Carcinome häufiger als die Sarkome erst längere Zeit nach dem Trauma entstehen, zeigt wieder die früher abgebildete Tabelle (S. 314). Einen ganz extremen Fall v. Bergmanns finden wir bei Versé und Orth zitiert. Der Patient erhielt in seinem 4. Jahr eine ausgedehnte Verbrennung von der Achselhöhle bis zum Hüftbeinkamm. Die sich bildende Narbe, die eine Skoliose bewirkte, führte 36 Jahre später zu dem größten Carcinom, das Bergmann je gesehen hatte. Es reichte von den Processi spinosi bis auf den Vorderbauch und breit am Thorax hinauf. Auch ein einmaliges Trauma kann eine innerliche Narbe setzen und daher eine später auftretende Geschwulst mit dem Trauma in Verbindung stehen. Und was man dem Carcinom zugute hält, darf man meines Erachtens auch für das Sarkom nicht prinzipiell verwerfen, auch wenn Verschiedenheiten in dem temporären Auftreten dieser beiden Geschwulstarten bestehen.

Nun lassen Thiem und mit ihm wohl die meisten Autoren auch längere Zeitspannen wie die oben genannten zu, wenn sog. „Brückensymptome" vorhanden sind, d. h. gewisse pathologische Residuen an Stelle des Traumas, die zu der dort entstehenden Geschwulst überleiten, wie subcutane Blutergüsse, Verhärtungen, Eiterungen usw. So führt Löwenstein den Fall einer 56jährigen Frau an, bei der sich nach dem Fall eines schweren Rebenbündels auf den Vorderarm dort sofort eine Schwellung bildete, die sich zuerst zurückbildete, dann aber 5—6 Jahre gleichmäßig bestehen blieb, bis 7—8 Jahre nach dem Unfall dort ein Sarkom festgestellt wurde. Nun läßt es sich doch aber nicht leugnen, daß derartige Brückensymptome zwar vorhanden, aber dem Patienten völlig unbemerkt bleiben können, vor allem bei Knochensarkomen an Skeletteilen, die, wie z. B. der Oberschenkel von einem starken Weichteilmantel umhüllt, versteckt liegen. Auch pflegt sich der Laie nicht auf derartige Residuen zu untersuchen, ein Arzt kommt, wenn nicht gerade subjektive Symptome, deren Vorhandensein nicht im geringsten nötig ist, den Patienten zur Konsultation eines solchen veranlassen, überhaupt nicht dazu, denselben daraufhin zu untersuchen. Er wird den Patienten erst sehen, wenn sich das Sarkom entwickelt hat. Außerdem kann ja die vom Unfall zurückgebliebene Veränderung derart gering sein, daß sie mit der besten Untersuchungstechnik nicht nachweisbar ist. Wenn man also auch das Vorhandensein von derartigen Brückensymptomen theoretisch verlangt, so muß man doch zugeben, daß diese praktisch sich trotz evtl. Bestehens nicht immer nachweisen lassen werden und daher ein vollkommen freies Intervall zwischen Unfall und dem Auftreten des Knochensarkoms vorhanden sein kann.

Unter Umständen kann auch einmal die Frage der Entstehung einer traumatisch entstandenen Metastase forensisch aktuell werden, sei es, daß es sich um die Metastase eines Knochensarkoms in einem anderen Knochen oder in irgendeinem anderen Organ handelt oder evtl. auch um die Knochenmetastase eines an irgendeiner Stelle des Körpers befindlichen evtl. noch latenten Sarkoms oder häufiger Carcinoms. „Daß das Trauma den Sitz der Metastase bestimme, daß also eine gequetschte Stelle den verschleppten Krebszellen günstig zur Entwicklung sei, ist ausgeschlossen," so argumentiert Thiem und meint, daß Metastasen nur durch ein Trauma des Gewächses selbst durch Loslösung von Stücken und Verschleppung derselben durch die Blutbahn erzeugt werden können. Wahrscheinlich ist dies auch wohl die Regel. Nach den früher (Callussarkom S. 309) erwähnten Versuchen von Lubarsch aber, der bei zwei Mäusecarcinomen durch Stichelung der Leber Metastasen an diesen Stellen erzeugen konnte, wird man jedoch die Möglichkeit der Entstehung einer Metastase an einer traumatisch irritierten Stelle nicht vollkommen ableugnen können. Das wird forensisch vor allem für die nicht seltenen Fälle von Carcinommetastasen im Knochen von Wichtigkeit sein, in denen der Primärtumor so klein ist, daß er erst bei intensivstem Suchen bei der Autopsie gefunden wird.

Fassen wir also zusammen, wie sich der Gutachter zur Frage Trauma und Knochensarkom zu stellen hat, so müssen wir sagen: Jegliches Schematisieren ist zu vermeiden. Jeder Fall muß besonders für sich unter Berücksichtigung seiner ganzen biologischen und histologischen Eigenart betrachtet und beurteilt werden. Wir müssen stets eingedenk sein, daß wir hier auf einem wissenschaftlich noch ganz unklarem Gebiet wandeln, in das wir nicht dadurch Klarheit bringen können, daß wir es in Selbstüberhebung in ein Schema zu zwängen versuchen.

V. Pulsierende Knochentumoren.

(Knochenaneurysmen, Knochenhämatome, Tumeurs fongueuses sanguines ou pulsatiles, Tumeurs érectiles du tissu osseux, Fungus haematodes.)

Unter den Sarkomen und Endotheliomen des Knochensystems befinden sich viele, die Symptome zeigen, wie wir sie als Hauptcharakteristika der Aneurysmen kennen, nämlich Pulsationen und Schwirren; kein Wunder, daß in früheren Zeiten diese Tumoren vielfach als Knochenaneurysmen angesprochen wurden, bis die sich entwickelnde pathologische Forschung, vor allem die fortschreitende pathologisch-histologische Erkenntnis mehr und mehr das Gebiet der Knochenaneurysmen einengte und die Zugehörigkeit eines großen Teiles der pulsierenden Knochentumoren zu bestimmten histologisch definierbaren Geschwülsten darlegte.

Die erste Beschreibung eines Knochenaneurysmas wird allgemein Percival Pott zugeschrieben, doch scheint Breschet recht zu haben, wenn er diese Angabe in Zweifel zieht. Wenigstens sagt Pott einmal nichts von Pulsation. Auch sonst hat es den Anschein, als ob Pott bei seiner Beschreibung nicht die Tumoren im Auge hat, die später unter der Bezeichnung von Knochenaneurysmen durch die Literatur gingen. Allerdings hält er die Erkrankung, die er anscheinend öfter gesehen und von der er nicht weiß, wie er sie nennen und zu welcher Klasse er sie rechnen soll, bedingt durch Ruptur einer Arterie oder hält sie doch wenigstens immer davon begleitet. Sie befällt nach seiner Erfahrung das Bein und hat ihren Sitz im oberen Teil des Unterschenkels unter dem Gastrocnemius und Soleus. Wenn der Tumor eine erheblichere Größe erreicht hat, scheint er eine Flüssigkeit zu enthalten. Diese Flüssigkeit, die gewöhnlich in geringer Menge vorhanden ist, besteht in jauchigem Eiter, der mit geronnenem Blut vermischt ist und durch deren Entleerung nur eine geringe Verkleinerung des Tumors erreicht wird. Wenn man nicht die Amputation ausführt, durch die allein das Leben des Patienten gerettet werden kann, und der Kranke stirbt, verhindert der Zustand der Mortifikation und der Fäulnis jede genügende Untersuchung. Hat man aber amputiert, so findet man an dem abgesetzten Glied die Art. tibialis posterior vergrößert und geborsten, die Wadenmuskulatur ist in eine seltsam veränderte Masse verwandelt und der hintere Teil der Tibia und der Fibula sind mehr oder weniger kariös. So etwa lautet die Beschreibung Potts.

Was für ein Krankheitsbild es ist, das der englische Autor uns in diesen Zeilen beschreibt, ist nicht recht ersichtlich. Gegen die Annahme eines sog. Knochenaneurysmas spricht auch die Bemerkung, daß die Flüssigkeit gewöhnlich nur in geringer Menge vorhanden ist, und ferner ihre Beschaffenheit aus wässerigem Eiter, vermischt mit geronnenem Blut. Das Blut in den pulsierenden Bluttumoren der Knochen ist meist arteriell, seltener venös und bei Eröffnung pflegt eine heftige oft bedrohliche Blutung einzusetzen. Es scheint sich mithin bei den Pottschen Fällen um erweichte sarkomatöse Tumoren zu handeln.

Else ist der erste, der eine genauere Beschreibung von drei Fällen gibt, von denen einer mir allerdings nicht im Knochen, sondern in den Weichteilen der Kniekehle seinen Sitz gehabt zu haben scheint.

Doch betrachten wir, bevor wir an die kritische Sichtung der Fälle gehen, erst einmal die makroskopisch-anatomischen und die klinischen Eigentümlichkeiten der pulsierenden oder Blutcysten darstellenden Knochentumoren im allgemeinen.

Befallen sind hauptsächlich die spongiösen Teile der langen Röhrenknochen, unter denen das Caput tibiae ganz besonders stark beteiligt ist. Mehrere Male sehen wir auch die Beckenknochen (Billroth, Jaffé, Sistach, Dittel), sowie den Schädel (Roux [Beob. 60], Kocher, Ball) ergriffen, aber auch alle anderen Teile des Skeletts, wie das Fußskelett (Narath, Breschet [Beob. 8]) und die Wirbelsäule (Klebs), können befallen werden. Der Schaft der Röhrenknochen ist nur sehr selten und dann wahrscheinlich noch oft nur sekundär ergriffen.

Nach Gross (Elem. of pathol. Anat. 3. Aufl., S. 294) können die Knochenaneurysmen sogar multipel auftreten. Er erwähnt in dieser Hinsicht einen Fall, bei dem der Schädel, Sternum, Rippen, Wirbelsäule und Os innominatum ergriffen waren.

Die Größe der Tumoren schwankt, wie ja eigentlich bei allen Tumoren, außerordentlich und kann jedenfalls zu recht erheblichen Dimensionen anwachsen, wie z. B. in dem Fall von Scarpa, bei dem die lebhaft pulsierende, drei Jahre nach einem heftigen Stoß entstandene Geschwulst in Doppelfaustgröße den oberen Teil der Tibia einnahm, oder der Fall von Robin, der an derselben Stelle der Tibia gelegen, Kindskopfgröße hatte. Demgegenüber steht die zu den Endotheliomen gehörende Beobachtung Naraths, die ich unter Beifügung der Abbildungen weiter unten (S. 356) besprochen habe, bei der sich die Knochen des Fußskeletts von Tumorgewebe verschiedenster Größe durchsetzt und ersetzt zeigten, das aber nirgends das Niveau des Knochens überragte und äußerlich mithin gar keine Geschwulstbildung, sondern lediglich Pulsationen zeigte, so daß die krankhafte Veränderung von einem so erfahrenen Diagnostiker, wie es Billroth war, erst zufällig entdeckt wurde, als die Untersuchung schon beendigt werden sollte.

Sehen wir fürs erste einmal von den Tumoren ab, die nicht aus einer Blutcyste bestehen, sondern aus pulsierendem Gewebe irgendeiner Art oder bei
denen das Vorhandensein einer Blutcyste nicht sichergestellt ist.

Ihrem Ursprung im Innern des Knochens entsprechend verhält sich naturgemäß der Palpationsbefund, den diese Tumoren darbieten. Er gleicht im
großen und ganzen dem, den die myelogenen Sarkome uns darbieten. Seine
Wandung kann also durch eine Knochenschale gebildet werden, die infolge
ihrer Verdünnung in gleicher Weise das Symptom des Pergamentknittern geben
kann, wie wir es bei manchen zentralen Sarkomen beobachten. In genau der
gleichen Weise kann die Knochenschale an einer oder an mehreren Stellen durchbrochen oder zerstört sein, so daß z. B. die Umhüllung des Tumors auf einer
Seite noch aus einer Knochenschale, auf der anderen lediglich aus einer
bindegewebigen Hülle, die vom Periost gebildet ist, besteht, bis mit zunehmender Zerstörung des Knochens nur noch ein bindegewebiger Sack übrig
bleibt, dessen Wand noch Reste der ehemaligen Knochenkapsel in Gestalt von
Knochenplättchen enthalten kann.

In manchen Fällen besteht nicht ein einziger Sack oder eine einzige Blut-
höhle, sondern die Höhle innerhalb des Knochens ist durch eine lochförmige
Öffnung mit einem außerhalb des Knochens gelegenen aneurysmaähnlichen
Sack verbunden, wie es z. B. in den Fällen von Montet und von Anger und
Pillot der Fall war. Der Skelettknochen als solcher kann hochgradig zerstört,
ja durch die sackartige Bildung vollkommen ersetzt sein. Mehrfach ist bei diesen
Fällen beobachtet worden, daß der unversehrte Knorpel einen Wall gegen das
Gelenk zu bildete (z. B. Fall Carnochan). Im Inneren des Knochens selbst
beschränkt sich der Prozeß meist nur auf die Bildung einer einzigen Höhle;
doch kommt es auch vor, daß diese durch Scheidewände in mehrere kleinere
Kavitäten geteilt ist (z. B. Breschet, Beob. 6).

Wenn man in den Fällen, in denen sich die Bildung eines Sackes oder einer
Höhle findet, den Sack oder die Knochenhöhle öffnet, findet man sie mit flüssigem
oder geronnenem Blut, zuweilen auch von gelblicher Flüssigkeit erfüllt. Am
Lebenden hat dies Blut, das durch Punktion oder Incision gewonnen wurde,
venösen oder arteriellen Charakter. Bei Incisionen, die ohne Blutleere ausgeführt werden, kann es zu sehr erheblichen Blutungen kommen, die dem
Operateur recht unangenehm werden können, wenn er an diese Eventualität
infolge falscher Diagnosenstellung nicht gedacht hat. So war in dem Fall von
Anger und Pillot, in dem keine Pulsation vorhanden war—Auscultation war
nicht vorgenommen worden — unter der Diagnose eines subperiostalen Abscesses
incidiert worden, eine Fehldiagnose, die ja auch beim gewöhnlichen Aneurysma
hin und wieder vorkommt und besonders dann möglich ist, wenn die Haut
rötlich und gespannt ist. Bei der Operation trat an Stelle des erwarteten Eiters
eine enorme Blutung von venösem Charakter auf, wobei sich das dunkle Blut
ohne Pulsation in fortdauerndem kräftigem Strahl entleerte. Der eröffnete Blutsack stand, wie das später durch Amputation gewonnene Präparat zeigte — der
Patient starb übrigens am Abend nach der Amputation — mit einer Bluthöhle
innerhalb des Knochens in Verbindung, der seinerseits mit einem zweiten,
außerhalb des Knochens befindlichen kleineren Sack kommunizierte.

Im Fall von Wythe spritzte bei der Eröffnung das Blut 8 Fuß weit.

Von Interesse müssen im Hinblick auf diese Verhältnisse und vor allem im Hinblick auf das den weitaus meisten Fällen eigentümliche Symptom des Pulsierens, das später noch eingehender Besprechung bedarf, die Beziehungen dieser Blutsäcke zu den Blutgefäßen sein, und die verschiedenen Untersucher haben auch auf diesen Punkt, gerade in der Annahme, daß sie es mit Aneurysmen zu tun hätten, ihr Augenmerk gerichtet. Schon Else hat auf die Beteiligung der Blutgefäße in seinen Fällen geachtet und in seinem einen Fall (Arm) die Venen sehr dilatiert, in einem anderen, der aber anscheinend nicht vom Knochen, sondern von den Weichteilen der Kniekehle ausging, die Venen sogar rupturiert gefunden, während die Arterien intakt waren. In einem weiteren Fall (Unterschenkel) hat er zwar die Venen nicht besonders untersucht, vermutet aber, daß sie rupturiert seien. Er glaubt daher, daß diese Tumoren öfter durch Ruptur der Venen als der Arterien verursacht sind.

Mehrere Male findet man die Anwesenheit stark dilatierter Gefäße auf dem Blutsack angegeben und vor allen Dingen wird wiederholt erwähnt, daß diese oder andere Gefäße, die meist als Arterien, vereinzelt auch als Venen angesprochen werden, frei auf der Innenseite des Sackes mit größeren oder kleineren Mündungen in die Höhle hineinmünden (z. B. Pearson, Scarpa, Carnochan) und daß Flüssigkeit, die an Amputationspräparaten in die Hauptarterien des Gliedes injiziert wurde, wenn auch nicht in allen, so doch in vielen Fällen in der Höhle erschien.

Daß diese Fälle zum Teil an Aneurysmen erinnern, ist nicht zu bestreiten, und dies in um so höherem Maße, als fast in allen den Fällen, in denen sich die Bildung eines Blutsackes fand, mehr oder weniger starke Pulsation und Schwirren oder eines dieser für Aneurysmen so typischen Symptome allein vorhanden war. Nur wenige Fälle, wie die von Hodgson, Bickersteth, Montet, Anger und Pillot bilden eine Ausnahme hiervon. Weiter kommt als höchst auffallende Eigenschaft hinzu, daß die Kompression der zuführenden Hauptarterie des betreffenden Körperteils in vielen Fällen nicht nur das Aufhören oder zum mindesten das Schwächerwerden der Pulsationen und des Schwirrens bewirkte (z. B. Breschet [Beob. 6], Parisot, Kocher), sondern auch verschiedentliche Male eine sofortige oder allmähliche Verkleinerung oder ein Zusammensinken des Tumors im Gefolge hatte, eine Erscheinung, die bei operativer Unterbindung der betreffenden Arterie noch deutlicher in Erscheinung trat (z. B. Carnochan, Lallemand, Roux [Beob. 62], Lagout, Demangeot, Breschet [Beob. 6]). Im Falle Lagout, in dem das Cap. tibiae betroffen war, sollen übrigens die Pulsationen nicht synchron dem Poplitealpuls gewesen sein.

Berechtigen uns nun die bisher besprochenen Symptome, das Schwirren und Pulsieren, das Vorhandensein von Blutsäcken, vor allem die Beziehungen der Wandungen dieser Bluthöhlen zu den Blutgefäßen, die in Frage kommenden Gebilde als Aneurysmen anzusehen?

Da muß vor allem hervorgehoben werden, daß man Pulsieren und Schwirren bei den verschiedensten Geschwülsten findet, auch bei solchen, die keinerlei Bluthöhlen besitzen, vor allem bei sog. zentralen Riesenzellensarkomen und ganz besonders bei den weichen gefäßreichen Formen der Endotheliome. Ich erinnere in dieser Hinsicht nur an die Fälle von Wheeler, Stoker, Oberst, Breschet (Beob. 8), Velpeau, Billroth, Kocher, Jaffé, Lücke, Berger,

Gross, Szumann und anderer zahlreicher Autoren. Und auch dem in manchen Fällen durch Probepunktion gewonnenen arteriellen Blut konnte keine Beweiskraft mehr zugesprochen werden, seitdem, wie im Falle von Sistach, die spätere Autopsie das Vorliegen einer zweifellosen Geschwulstbildung offenbart hatte. Auch die Verkleinerung dieser pulsierenden Tumoren, über deren wahren Geschwulstcharakter kein Zweifel sein kann, nach Kompression der Hauptarterie des betreffenden Gliedes ist neben dem fast stets zu konstatierenden vorübergehenden oder dauernden Aufhören der Pulsationen so oft beobachtet worden, daß in diesem Symptom weder ein Beweis für die Aneurysmennatur der fraglichen Gebilde, noch gegen ihren Charakter als Tumoren hergeleitet werden kann, wie es früher der Fall war, wo wiederholt nicht nur die Diagnose auf ein Knochenaneurysma, sondern gelegentlich auch auf ein Aneurysma der zuführenden Arterie selbst gestellt wurde. Übrigens tritt das Pulsieren oft erst auf, nachdem die Geschwulst schon längere Zeit bestanden hat. Das von Kocher beschriebene pulsierende Cylindrom des Stirnbeins, von ihm als zentrales Myxosarkom aufgefaßt, hatte sich aus einer 7 Jahre vorher entstandenen harten kleinen Geschwulst entwickelt.

Interessant ist die Frage, auf welche Weise man sich das Zustandekommen des Pulsierens, besonders bei den keine größeren Bluträume enthaltenden Tumoren zu erklären hat. Daß es sich nur um von der unter dem Tumor liegenden Hauptarterie fortgeleitete Pulsationen handelt, kann nur eine Ausnahme sein und wird kaum vorkommen. In dem Fall von Szumann war die Art. und Ven. poplitea völlig vom Geschwulstgewebe umwachsen und in ein pulsierendes teleangiektatisches Gewebe aufgegangen. Am nächsten liegt es natürlich besonders bei den sog. Endotheliomen oder Angiosarkomen mit ihrem großen Blutreichtum und ihrer zum großen Teil erheblichen Gefäßneubildung, diese als Ursache der Pulsationen, des Schwirrens, des Kleinerwerdens bei Kompression der Arterie usw. anzusehen, und für einen Teil dieser Tumoren trifft dies auch unbedingt zu. Man betrachte in dieser Hinsicht die Abbildung des Injektionspräparates des Narathschen Falles, dessen Reichtum an Arterien die Pulsationen zwanglos erklärt (Abb. 40, S. 356). Doch kann zum wenigsten diese Erklärung nicht als für alle Fälle gültig angesehen werden. Der eine Gegengrund ist der, daß eine große Zahl der Knochenendotheliome nicht durch eine Wucherung der Blutgefäße oder deren wesentliche Bestandteile (Endothelien, Perithelien) entstanden ist, sondern sehr häufig als eine durch Proliferation der die Lymphspalten auskleidenden Endothelzellen hervorgegangene Neubildung aufzufassen ist. Driessen, der dies ganz generell anzunehmen scheint und damit allerdings sicher zu weit geht, glaubt nun, daß die mit Blut gefüllten Hohlräume nicht als Durchschnitte erweiterter Blutgefäße und deren Wandschicht als gewuchertes und dadurch verändertes Endothel zu denken ist. Es wäre, wie er ganz richtig betont, dann nicht zu erklären, warum einige Capillaren eine derartige Umwandlung erlitten, während die zunächst gelegenen, im Bindegewebe der Alveolenwand verlaufenden, völlig normal geblieben wären. Auch spreche die Tatsache, daß man in diesen Blutkanälen, abgesehen von den roten Blutkörperchen, auch öfter Zellreste, Glykogenschollen, Detritusmasse erblicke, entschieden dafür, was mir allerdings nicht so sicher erscheint, daß es sich nicht um präexistierende Hohlräume, sondern um veränderte Zellzylinder handele, deren zentral verflüssigte Zellen dem Druck des in das Gewebe ausgestürzten Blutes keinen Widerstand leisten konnten. Es scheint, so fährt Driessen fort, als ob die manchmal in so kurzer Zeit neugebildeten Capillaren nicht die normale Widerstandsfähigkeit erlangten, wodurch sie dem Drucke des Blutes nicht widerstehen könnten und zerreißen würden. Aus den zerrissenen Capillaren bahne sich das strömende Blut einen neuen Weg in die durch die Verflüssigung der zentralen Zellen zu Kanälen gewordenen Zellzylinder und zirkuliere dort. Daher entstehe die Pulsation. Wären die mit Blut gefüllten Alveolen lediglich Durchschnitte von Blutcysten, in denen sich stagnierendes Blut angehäuft hätte, könnte eine Pulsation allein aus der Anwesenheit zahlreicher Capillaren bei dem völligen Fehlen größerer Blutgefäße nicht zu erklären sein.

Daß für die besonders bei den weichen zentralen Knochentumoren nicht selten anzutreffenden Symptome des Pulsierens, Schwirrens, Kleinerwerdens bei Druck auf den Tumor oder bei Kompression der Arterie nicht allein der Blutreichtum dieser Geschwülste als Erklärung ausreicht, betont schon Richard Volkmann im Handbuch von Pitha-Billroth, indem er auf den merkwürdigen Unterschied aufmerksam macht, der in dieser Hinsicht zwischen den Knochentumoren und selbst sehr gefäßreichen Weichteiltumoren besteht, welch letztere nur sehr selten einmal pulsieren. Er nimmt daher an, daß bei den Knochentumoren noch ganz besondere physikalische Verhältnisse mit im Spiele sein müßten. Er weist weiter auf die schon Hunter bekannt gewesene Tatsache hin, daß zuweilen schon die Knochengranulationen, die bei Nekrose oder Caries aus dem Knochen herauswachsen, sehr deutlich pulsieren. Volkmann beobachtete bei einem Patienten mit zentraler eingekapselter Nekrose des Caput tibiae deutliche, mit dem Puls isochrone Pulsationen des aus den Fistelöffnungen abfließenden Eiters, und nachdem die Totenlade aufgemeißelt und mit Wasser ausgefüllt war, pulsierte auch dieses sehr deutlich, obgleich die Höhle von festem Knochengewebe begrenzt war.

Ich selbst sah nach einer Steckschußverletzung des Tibiakopfes mit großem höhlenförmigem Defekt in demselben deutliche Pulsationen des Eiters. Die spongiösen Knochenteile, besonders im Tibiakopf, der ja auch der Lieblingssitz der pulsierenden Knochentumoren ist, scheinen tatsächlich infolge ihrer Struktur das Auftreten oder vielmehr das Fortleiten von Pulsationen zu begünstigen. Vielleicht wirken dabei irgendwelche Momente hydrodynamischer Art mit.

Eines geht jedenfalls mit Bestimmtheit aus dem oben Gesagten hervor, nämlich daß das Pulsieren und Schwirren, das Aufhören dieses Symptoms und die Verkleinerung der Geschwulst bei Kompression der Arterie und die zuweilen vorhandene Kompressibilität nicht Specifica der Aneurysmen sind, sondern Erscheinungen darstellen, die auch vielen weichen Knochensarkomen und Knochenendotheliomen eigentümlich sind.

Nun könnte man dies aber sehr wohl zugeben und dennoch unter Hinweis auf die vielfach festgestellten großen Bluthöhlen und -säcke und die oben geschilderten Beziehungen der Blutgefäße zu den Wandungen und dem Inneren dieser Höhlen an dem Aneurysmacharakter dieser Gebilde festhalten. Es krystallisiert sich also die Frage heraus: Läßt sich nachweisen oder wenigstens als wahrscheinlich hinstellen, daß die fraglichen Bluthöhlen aneurysmatische Säcke sind?

Daß es sich um **wahre** Aneurysmen der Arteria nutritia handeln könne, haben schon **Richard Volkmann** und **Oehler** abgelehnt. Sie führen dagegen mit Recht an, daß der Widerstand der die Arterie umgebenden Knochenwand die Ausbildung eines solchen Aneurysmas nicht glaubhaft mache und ein solches zum mindesten nicht eine solche Größe erreichen könnte. Selbst die Aneurysmen des weitkalibrigsten Gefäßes (und Kaliber des Gefäßes und Größe des Aneurysmas stehen ja in einem gewissen Proportionsverhältnis zueinander) der Aorta erreichen im Höchstfall nur Faustgröße, also Größen, die wir auch bei den sog. Knochenaneurysmen treffen. Es fehlt den Blutsäcken fernerhin die endotheliale Auskleidung und schließlich die zu- und abführende Arterie, die zum Bilde des Aneurysmas, nicht nur des wahren, sondern auch des Aneurysma spurium gehört. Der Gedanke, daß es sich um ein traumatisches Aneurysma spurium handeln könnte, liegt ja darum besonders nahe, da auffallend oft die langsamere oder schnellere Entstehung nach einem Trauma angegeben worden ist. Gegen diese Möglichkeit führt allerdings **Oehler** die Überlegung ins Feld, daß man dann doch ein solches Vorkommen auch einmal nach Frakturen beobachten müßte, was tatsächlich noch nie vorgekommen sei, und ein solches Vorkommen sei auch bei der Kleinheit der Knochengefäße und dem relativ geringen Blutdruck in denselben nicht zu erwarten. Dagegen läßt sich allerdings einwenden, daß der Blutdruck bei den Knochenarterien zuweilen ganz erheblich sein kann; ich selbst habe bei einer Osteomyelitis nach Schußverletzung des Oberschenkels einmal eine sehr unangenehme Nachblutung aus einer starkkalibrigen Knochenarterie erlebt, die fast dem Patienten das Leben gekostet hätte und nur durch Unterbindung des Gefäßes nach Ausmeißelung desselben aus der Knochenwand gestillt werden konnte. Und weiter ist es ja möglich, daß die Bedingungen für die Resorption eines Blutergusses oder für die Ausbildung eines pulsierenden Hämatoms innerhalb der Knochensubstanz ganz andere sind, wenn der Knochen frakturiert ist oder wenn er in seiner Kontinuität erhalten ist. Ich denke dabei z. B. an die hämostyptische Wirkung der Muskulatur. Diese Gründe **Oehlers** scheinen mir also nicht ganz beweiskräftig zu sein.

Nun finden wir wiederholt bei den in der Literatur niedergelegten Fällen auf die engen Beziehungen hingewiesen, die zwischen dem Blutsacke und den Blutgefäßen bestanden. Schon **Else** hat in seinem einen Fall die Vene rupturiert gefunden, in einem zweiten Fall kann er dies zwar nicht beweisen, nimmt es aber an. In vielen anderen Fällen wird von der reichlichen Blutgefäßentwicklung, dem Vorhandensein stark dilatierter Gefäße auf der Oberfläche der Sackwandungen gesprochen, die auf der Innenseite frei in die Höhle münden (z. B. **Pearson, Scarpa, Carnochan**) und ein recht erhebliches Kaliber annehmen können, wie in dem Falle **Obersts**, wo diese Gefäße die Stärke der Art. radialis hatten, wie überhaupt die Gefäße der Umgebung und auch die Hauptarterien des Gliedes „aneurysmatisch" erweitert sein können. An Amputationspräparaten hatte es sich wiederholt gezeigt, daß in die Hauptschlagader des befallenen Gliedes injizierte Flüssigkeit sich aus größeren und feineren Öffnungen in den Blutsack hinein ergossen hatte. Sprechen nun diese Beziehungen zwischen Blutgefäßen und Blutsack irgendwie für ein Aneurysma? Diese Frage muß mit aller Bestimmtheit **verneint** werden. Denn wir finden dieses Verhalten auch in Fällen, bei denen die mikroskopische Untersuchung das Vorhandensein von Tumorgewebe nachwies, und gerade der eben zitierte Fall von **Oberst** erwies sich als ein aus Rund- und wenig Riesenzellen bestehendes Sarkom, das sogar recht malign war, nach der Oberschenkelamputation schnell rezidivierte und kurze Zeit nach der dann vorgenommenen Hüftgelenksexartikulation den Tod des Patienten an Lungenmetastasen, die zum Teil Knochenbildung zeigten, zur Folge hatte. So konnte auch Gaylord in seinem Fall, den er im Orthschen Institut näher untersuchte und in dessen Cystenwand ebenfalls zwei Gefäße eintraten, an einer Stelle der Wand Riesenzellensarkomgewebe nachweisen.

In derartigen Fällen müssen wir mit Volkmann diese Gefäße, die frei in das Sackinnere münden, als solche auffassen, die früher in die Geschwulst eindrangen und dann durch den Erweichungsprozeß, der in dem Tumor vor sich ging, eröffnet wurden, eine Ansicht, die sich übrigens auch schon bei Pearson angedeutet findet. In einem Fall von Nakayama (Fall 2), einem nicht pulsierenden hämorrhagisch-cystischen Fibrosarkom, zeigte das mikroskopische Präparat die Gefäßzerstörungen, aus denen der Blutaustritt erfolgt war.

Gerade diese Fälle, wie es der Gaylordsche ist, bei denen sich erst bei genauester mikroskopischer Untersuchung an einer begrenzten Stelle des aneurysmaartigen Sackes zweifelloses Geschwulstgewebe vorfindet, demonstrieren auf das deutlichste die Unmöglichkeit, aus dem Aussehen der Blutcyste die Diagnose eines Aneurysmas stellen zu wollen, und weisen darauf hin, wie wenig beweiskräftig selbst die Fälle sind, bei denen histologisch kein Tumor gefunden wurde. Denn die ganze Wand histologisch durchzuuntersuchen, ist ja ein Ding der Unmöglichkeit und selbst eingehende Untersuchungen, geschweige denn die in früherer Zeit mit noch nicht so weit entwickelter Technik vorgenommenen, bei denen keine Tumorelemente gefunden wurden, leisten nicht die absolute Gewähr dafür, daß nicht doch an irgendeiner Partie der Wandung tumoröses Gewebe vorhanden ist. Es bestehen hier ganz genau dieselben Verhältnisse und Schwierigkeiten, die wir bei der Unterscheidung der sog. genuinen Knochencysten und der Riesenzellensarkome finden. Zuweilen findet man noch deutliches Sarkomgewebe, das die Wand austapeziert, zuweilen nur noch in sehr geringer Menge und nur noch an einzelnen Stellen. Wann kann man da mit völliger Sicherheit sagen, in diesem oder jenem Fall ist sicherlich kein Tumorgewebe vorhanden?

Es nimmt daher nicht wunder, daß eine ganze Anzahl neuerer Autoren überhaupt die Existenz von Knochenaneurysmen ablehnt, in ihnen keine selbständige Knochenerkrankung sieht und sie vielmehr sämtlich als Sarkome, sog. Riesenzellensarkome, Angiosarkome oder Endotheliome ansieht. In neuerer Zeit ist es besonders Gaylord gewesen, der im Anschluß an den von ihm mitgeteilten Fall die Ansicht vertritt, daß alle diese Aneurysmen Myeloidsarkome seien und für sie anstatt des Namens Knochenaneurysma die Bezeichnung „pulsierendes sarkomatöses Knochenhämatom (pulsating sarcomatous haematoma of bone)" vorschlägt. Der erste, der diese Ansicht ausgesprochen hat, scheint Gentilhomme (1863) gewesen zu sein, aber schon Paget hat 1853 in seinem Lehrbuch (Bd. 2, S. 281, Anmerkung) sich sehr skeptisch gegenüber der Annahme von Knochenaneurysmen gestellt und seiner Anschauung Ausdruck gegeben, daß es sich in vielen Fällen in Wirklichkeit um einen medullären Cancer oder einen myeloiden Tumor mit beträchtlicher Entwicklung der Gefäße handele

In neuerer Zeit wird besonders oft darauf hingewiesen, daß die Knochen-aneurysmen nichts weiter als Knochenendotheliome bzw. Angiosarkome seien oder daß doch diese Tumorart den Hauptanteil der Knochenaneurysmen bilde (Poncet, Gaymard, Hildebrand, Kolaczek). Sicherlich bilden die Endo-theliome tatsächlich einen großen, vielleicht den größeren Teil der sog. Knochen-aneurysmen. Doch findet sich auch eine große Anzahl von sog. Riesenzellen-sarkomen darunter (Konjetzny) und wahrscheinlich auch andere Tumoren. Es kann sich also um ganz verschiedenartige Tumoren handeln.

Die Ansicht, daß man es mit Aneurysmen des Knochens zu tun hat, hatte vor allem auch durch den Umstand viel an Wahrscheinlichkeit gewinnen können, daß eine ganze Anzahl der Fälle ausgesprochen gutartig verlief. Von der Beurteilung auszuschließen sind dabei die Fälle, bei denen nach erfolgter Amputation Heilung eintrat. Denn gerade bei den zentralen Sar-komen, vor allen den sog. Riesenzellensarkomen, ist eine Heilung sogar schon nach weniger eingreifenden Operationen nichts Ungewöhnliches, geschweige nach einer Amputation. Und manche Fälle von pulsierendem Knochentumor, die in der Literatur als durch die Amputation geheilt angeführt werden, haben sich tatsächlich bei der mikroskopischen Untersuchung als Sarkome bzw. als sog. Riesenzellensarkome erwiesen (z. B. die Fälle von Wheeler [Fall 2], Stoker, Lücke [Endotheliom]); umgekehrt deckten in anderen Fällen, bei denen die histologische Untersuchung nicht ausgeführt war oder dieselbe keine Beweise für das Vorhandensein eines Sarkoms erbracht hatte, die auftretenden Rezidive oder Metastasen, die den Tod zur Folge hatten, den malignen Charakter des vermeint-lichen Aneurysmas auf. Das Auftreten dieser Rezidive kann dabei erst nach sehr langer Zeit erfolgen; so entstand in dem Falle Scarpas ein pulsierendes Rezidiv nach 5 Jahren und Croly berichtet über ein junges Mädchen von 18 Jahren, die wegen eines pulsierenden Tumors am unteren Femurende einer hohen Oberschenkelamputation unterzogen worden war und bei der sich 5 Jahre später ein gleicher Tumor in der oberen Extremität der anderen Körperseite ausbildete, dem die Kranke erlag.

Wenn also derartige Fälle zum Beweis für die Existenz von Knochenaneurys-men nicht mit herangezogen werden können, so gibt es doch tatsächlich Fälle, deren klinischer Verlauf ein so auffallend gutartiger ist, daß der Verdacht, man habe es mit Aneurysmen zu tun, recht naheliegend ist, und die daher eine eingehende kritische Würdigung beanspruchen. Es sind dies die Fälle, von denen uns berichtet wird, daß bei ihnen spontan oder nach einfacher Unterbindung der Hauptschlagader des Gliedes vollkommene und dauernde Heilung eintrat. Der Begriff der dauernden Heilung ist aller-dings sehr schwer zu präzisieren, denn wir wissen — und gerade die eben an-geführten Fälle Scarpas und Crolys zeigen dies — wie lange Zeit später sich noch Rezidive und Metastasen entwickeln können. Fälle, in denen uns nichts über die Dauer der Beobachtung gesagt ist, können daher noch weniger zur Beurteilung eines Heilerfolges oder als Beweis für die Gutartigkeit der Erkran-kung herangezogen werden als solche, deren Rezidiv — oder Metastasenfreiheit nicht die Zeitspanne erheblich überschreitet, innerhalb deren sich eine Malignität immer noch nicht allzuselten dokumentieren kann. Ich will damit nicht fordern, Fälle mit relativ langer Rezidivfreiheit gänzlich von der Beurteilung auszu-schalten. Das wäre vielleicht etwas zu weit gegangen. Man muß bei ihrer

Bewertung aber eine weitgehende Skepsis walten lassen und darf sie vor allem nicht als einzelnen Fall, sondern nur im Rahmen sämtlicher Fälle bewerten.

Betrachten wir die Fälle der Literatur nach diesen Gesichtspunkten, so bleiben nur sehr wenig Fälle übrig, in denen man langdauernde Heilung nach Unterbindung der Arterie als einwandfrei bewiesen anerkennen muß.

So berichtet z. B. Lagout (1858/59) über einen pulsierenden Tumor des Tibiakopfes, in dessen Wand kleine Knochenlamellen fühlbar waren und der bereits mehrere Jahre bestanden hatte, als die Unterbindung der Arteria femoralis vorgenommen wurde, nach der ein sofortiges Schwinden der Pulsation und eine Verkleinerung des Tumors eintrat. Der Tumor war nicht wieder aufgetreten, als, wie Lagout an Pillot mitteilte, der Patient 13 Jahre nach der Operation einem alten Lungenkatarrh erlag, der, obgleich keine Autopsie vorgenommen wurde, kaum mit dem ehemaligen Leiden in Verbindung gebracht werden kann.

Über eine noch längere Zeit erstreckt sich die Beobachtung in einem Falle Rouxs, der einen 25jährigen Mann betraf, bei dem 3 Monate nach einer Distorsion des Knies ebenfalls im Caput tibiae ein Tumor entstand, der etwa 10 Monate nach dem Unfall zu pulsieren begann. Nach der 18 Monate nach dem Unfall vorgenommenen Unterbindung der Arteria femoralis hörte die Pulsation sofort auf, der Tumor sank ein und schwand allmählich. Roux berichtet selbst 11 Jahre später von dem Wohlbefinden des Patienten, dessen Geheiltsein aber noch 20 Jahre nach der Operation festgestellt wurde.

Der am längsten beobachtete Fall, dessen Heilung sichergestellt ist, ist der von Demangeot veröffentlichte. Nach Unterbindung der Arteria brachialis verkleinerte sich der knöchernschalige Tumor, der übrigens nur wenig Pulsation zeigte, allmählich. Die dauernde Heilung konnte noch nach 34 Jahren konstatiert werden.

Diese drei Fälle sind die einzigen aus der immerhin nicht ganz kleinen Anzahl, von denen uns die Literatur berichtet, die wohl als dauernd geheilt bezeichnet werden können. Ihnen stehen viele gegenüber, bei denen die Unterbindung zwar eine anfängliche vorübergehende Verkleinerung der Geschwulst und ein Verschwinden der Pulsationen und des Schwirrens erreichte, die Verschlimmerung oder das Rezidiv, das die Amputation erheischte, jedoch meist nicht lange auf sich warten ließ (Ball [Schädel], Carnochan [5—6 Wochen nach Unterbindung der Art. femor. Rezidiv], Roux [Radius]). In einem Fall Breschets (Beob. 6) aus der Dupuytrenschen Klinik zog sich der Verlauf sehr lange hin, eine Illustration dafür, wie lange Beobachtungszeit zur Beurteilung der Heilerfolge notwendig ist. Auch hier war nach der Ligatur der Art. femoralis — der pulsierende Tumor nahm den inneren oberen Teil der Tibia ein und bestand seit 7 Jahren — zuerst eine Verkleinerung des Tumors eingetreten. Nach 7 Jahren machte ein großer, nicht pulsierender Tumor, der die stark verdünnte Haut zu perforieren drohte, die Amputation notwendig. Die mikroskopische Untersuchung des Amputationspräparates, das mehrfache Höhlenbildung in der Tibia und eine teilweise sehr starke Entwicklung des Blutgefäßnetzes der Wandung zeigte, ergab stellenweise eine beginnende carcinomatöse Degeneration der Seitenbänder des Kniegelenks.

Dieser wohl nicht als Carcinom, aber doch zweifellos als maligner Tumor aufzufassende Fall Breschets, der sich über eine so lange Beobachtungszeit hinzog, illustriert uns am treffendsten die Unzulänglichkeit der Beweiskraft solcher Mitteilungen, die über eine Heilungsdauer von nur wenigen Jahren berichten. So vermögen wir dementsprechend auch den Fall Mapothers nicht entscheidend zu verwerten.

Bei dem walnußgroßen, pulsierenden und schwirrenden, nach einem Stoß gegen das Schienbein entstandenen Tumor der Tibia, wurde auf sehr konservativer Weise die nicht verfärbte Haut durch ein Ätzmittel zum Schwund gebracht. Nach 10 Tagen trat eine heftige Hämorrhagie ein, als ob ein Nävus plötzlich verwundet würde. Nach einigen Tagen stieß sich „the naevoid matter" ab und es blieb eine granulierende, schnell heilende Wunde zurück. 2¹/₂ Jahre danach war der Patient noch gesund und nur eine leichte Narbe und eine Verdickung des Knochens legte Zeugnis von dem früher vorhanden gewesenen Leiden ab.

Schließlich müssen wir hier eines Falles Erwähnung tun, der darum aus dem Rahmen der anderen Beobachtungen herausfällt, weil seine Heilung ohne chirurgischen Eingriff durch lediglich konservative Maßnahmen erfolgte und den McDonnell mitgeteilt hat.

Es handelte sich um eine Dame, bei der sich innerhalb 5 Jahren eine allmählich wachsende pulsierende Geschwulst im oberen Teil der Fibula entwickelt hatte. Die geplante Operation wurde der bestehenden Gravidität wegen aufgeschoben, doch trug die Patientin einen elastischen Gummistrumpf. Nach der Entbindung trat eine Venenentzündung am anderen Bein ein, die eine 6 monatliche Bettruhe notwendig machte, während der elastische Strumpf weiter getragen wurde. Danach war der Tumor verschwunden.

Leider, das liegt ja in der Natur der Sache, lag bei allen zuletzt zitierten Fällen nicht die Möglichkeit vor, Material zur mikroskopischen Untersuchung zu gewinnen. Wir können also an ihnen nicht die uns so sehr interessierende Frage entscheiden, ob sich unter ihnen Sarkome befunden haben. Wir kennen aber Fälle, die als Sarkome bzw. Endotheliome histologisch diagnostiziert worden sind und doch nicht nur nach Exkochleation, sondern selbst nach einfacher Incision zur dauernden Heilung oder sogar spontane Heilungsvorgänge zeigten, wie der bei den Endotheliomen angeführte Fall Fritz Königs. Einen Fall der ersteren Art hat uns Roughton mitgeteilt, der übrigens trotzdem die Bluttumoren in gutartige Knochenangiome und Knochenangiosarkome scheidet. Sein Fall, der nach einfacher Incision heilte, zeigte mikroskopisch das Vorhandensein kleinerer Rundzellen, an anderen Stellen Spindelzellen und Riesenzellen, so daß ihn Gaylord als ein zweifelloses Sarkom anspricht.

Allerdings müssen wir hier eine Einwendung machen, die uns sehr wichtig erscheint. Wir müssen nämlich darauf aufmerksam machen, was wir bei der Besprechung der Riesenzellensarkome näher ausgeführt hatten, daß es oft sehr schwer ist, zu entscheiden, ob ein wirkliches Riesenzellensarkom vorliegt oder nicht jene riesenzellenhaltigen und sarkomähnlichen Gebilde, die nach Lubarschs und Konjetznys Ausführungen als eine besondere Art entzündlicher oder resorptiver Neubildungen zu betrachten sind infolge starker Blutergüsse, die an diesen Stellen stattgefunden haben und wie man sie ähnlich auch bei der Ostitis fibrosa kennt. Es entrollt sich dabei vor unseren Augen sofort wieder die ganze Frage der Knochencysten, die doch zweifellos eine gewisse Ähnlichkeit mit unseren Knochenaneurysmen haben. Und unwillkürlich drängt sich uns dabei die Frage auf, ob nicht manche der sog. Knochenaneurysmen diesen Bildungen gleichzustellen sind, eine Frage, auf die wir noch bei Besprechung der Riesenzellensarkome zurückkommen werden. Gerade die oben erwähnten Fälle, bei denen es nach Unterbindung der Arterie oder auch spontan zur Heilung kam, sprechen außerordentlich für die Identität dieser „Aneurysmen" mit den auf dem Boden von Hämorrhagien entstandenen sog. Riesenzellensarkomen und Cysten.

Wird man diese eben skizzierte Möglichkeit für manche der sog. Knochenaneurysmen anerkennen oder wenigstens in den Bereich der Möglichkeit ziehen müssen, so sind dennoch viele Fälle als zweifellose Sarkome, wie ich früher auseinandersetzte, anzusehen und die Entstehung der Bluttumoren aus jenen ist daher mehrfach in der Literatur ventiliert worden. So faßt Öhler die Knochenaneurysmen als aus hämorrhagischen Sarkomen entstanden auf, indem der Blutstrom nach und nach alles Sarkomgewebe auswüsche, und fragt warum, wenn zuweilen nur noch eine dünne Sarkomschicht vorhanden ist, nicht auch diese noch auf derartige Weise schwinden könne. Überhaupt glaubt Oehler, daß die Zellen der Myeloidsarkome im Blut, das anscheinend ihrer Entwicklung ungünstig ist, untergehen, woraus sich die geringe Neigung dieser Tumoren zur Metastasenbildung erklären lasse. Das Knochenaneurysma stellt daher nach seiner Anschauung das Endergebnis der spontanen Ausheilung eines zentralen Knochensarkoms vor, wodurch die Fälle geklärt seien, die nach einfacher Unterbindung geheilt wären.

In ähnlicher Weise erklärt sich Gaylord und mit ihm wohl auch die meisten anderen Autoren das Zustandekommen der Bluttumoren damit, daß das sarkomatöse Gewebe sich regressiv verändert, so daß nur noch wenig Sarkomgewebe zu finden ist. Auch nach ihm können die Blutungen in den Tumor hinein die großen Cysten hervorrufen und das Sarkomgewebe zerstören.

Schließlich läßt sich für manche Fälle die Möglichkeit nicht ganz ausschließen, daß, was Pillot allerdings bestreitet, hinter ihnen keine Sarkome, sondern einfache Teleangiektasien oder Angiome stecken, deren Vorkommen am Skelettsystem seit langem bekannt ist. Virchow, der im 3. Band seiner Geschwulstlehre (S. 369ff.) dieses Kapitel bereits ziemlich ausführlich behandelt, steht lediglich der Existenz der Hämangiome des Knochenmarks, die von Cruveilhier geleugnet werden, während Klebs sie anerkennt, etwas skeptisch gegenüber, während er einfache Teleangiektasien des Markgewebes und vor allem periostale Angiome mehrfach, letztere besonders an den Schädelknochen beobachtet hat. Für das Vorkommen von peripheren Knochenangiomen spricht auch nach Virchow die Tatsache, daß bei subcutanen Angiomen die Gefäße der Geschwulst nicht selten mit denen des darunterliegenden Knochens zusammenhängen. Einen solchen Fall hat z. B. von Ammon veröffentlicht, wo bei einem ein Monat alten Kinde eine wenig pulsierende Geschwulst der Brust entfernt wurde und bei dem sehr erweiterte Venen aus dem Brustbein und seinem Periost entsprangen. Neben Fällen von Toynbee (äußere Fläche beider Scheitelbeine), von Thomson (Scheitelbein und Stirnbein unter großem kongenitalem Nävus) und von Sangalli hat Virchow selbst (Archiv Bd. 6) einen sehr ausgesprochenen Fall von peripherem Angiom bei einer 72jährigen Frau veröffentlicht, die zugleich eine kavernöse Geschwulst der Leber hatte und bei der sich unter dem kaum veränderten Pericranium am hinteren Umfang des rechten Scheitelbeins eine $2'' \times {}^3/_4''$ große Geschwulst befand, die den Knochen ganz ersetzte, so daß nur noch die innere Tafel übrig geblieben war. Die Maschenräume der Geschwulst hatten eine beträchtliche Weite und kommunizierten mit Gefäßen der Diploe von $^1/_2 - ^3/_4'''$ Durchmesser.

Für möglich hält Virchow das Vorkommen von kavernösen Angiomen des Markes immerhin, hält aber die meisten angeführten Fälle mit Recht für unsicher (z. B. Fälle von Travers [Clavicula], Rigaud [Clavicula], Verneuil [Kahnbein], Rokitansky [aus der Diploe der Scheitelbeine entwickelte Geschwülste durchbrachen die Tabula externa], Ehrmann [Scheitelbein, mehrfache Perforationen der Tabula interna], Reiche [3¹/₂ × 2″ große pulsierende Geschwulst des Brustbeins]).

Auch Ball hält den von ihm mitgeteilten Fall von pulsierendem Tumor am Schädel, bei dem nach Ligatur der Carotis nur vorübergehende Besserung eintrat, als durch den Schädel perforiertes Angiom. Der Nauwercksche Fall eines pulsierenden zentralen hyperplastischen Capillarangioms des Oberschenkels ist wohl zu den Endotheliomen zu rechnen.

Bekannt ist ebenfalls unter dem Namen eines Knochenaneurysmas das Vorkommen eines Angioma racemosum an den Kiefern als pulsierende teilweise cystische Geschwulst, das bei Zahnextraktionen und beim Versuch lokaler Exstirpation zu lebensgefährlichen und sogar tödlichen Blutungen Veranlassung geben kann (s. Perthes, Handbuch der praktischen Chirurgie Bd. 1, S. 812). Ein hierhin gehöriger Fall ist uns von Morestin mitgeteilt. Die von Letulle sorgfältig ausgeführte histologische Untersuchung ergab mit Sicherheit keinerlei Tumorelemente, sondern nur die Signa eines Angioms. Auch die beiden von Péan operierten Fälle (Gaumen und Gesicht), die übrigens keine Pulsationen zeigten, gehören hierhin.

Es kommen also zweifellos Knochenangiome vor, die mit ihrem Pulsieren und ihrer Knochenzerstörung dem Bilde der Aneurysmen sehr ähneln können (s. a. die zusammenfassende Arbeit von Sonntag). Eine andere Frage ist es nur, ob es sich bei den großen pulsierenden Tumoren, die durch einfache Unterbindung geheilt sind, um solche Angiome handeln kann, ob diese nicht vielmehr in ihrem Größenwachstum beschränkt bleiben werden. Virchow führt zwar einige Fälle an, von denen es ihm schien, daß sie den Angiomen näher als den Sarkomen standen (Paul, Liston, Gross, Schuh), scheint doch aber auch diese Fälle, und zwar sehr mit Recht, für nicht ganz sicher zu halten. So scheint mir die Paulsche an vielen Stellen erweichte Knochengeschwulst mit sehr zahlreicher arterieller Gefäßentwicklung im Knochen, aneurysmatischer Ausdehnung der Schenkelgefäße und Erweiterung der kleineren Arterien zu dicken atheromatösen Stämmen eher zu den Sarkomen zu gehören, und Paul selbst sagt bei Besprechung der Unterbindung als Therapie der sog. Knochenaneurysmen, daß meist Medullärsarkome mit diesen Geschwülsten verbunden seien. Auch der Fall von Gross erscheint mir sehr zweifelhaft.

Die früher von mir angeführten, nach Unterbindung dauernd geheilten Fälle, bei denen es sich um größere pulsierende Tumoren handelte, kann man jedenfalls mit Sicherheit nicht für Angiome ansehen, schon weil ja jede Autopsie fehlt. Ebensowenig kann man aber natürlich die Möglichkeit, daß es sich um solche handelt, nicht ganz ausschließen; doch erscheint uns dies, wie wir bereits ausführten, als höchst unwahrscheinlich.

Ich möchte an dieser Stelle noch eines Falles Erwähnung tun, der von Krönlein operiert und von Klebs seziert worden war und den der letztere näher bespricht (Bd. 2, S. 653 u. 732). Der Fall ist darum interessant, da er einerseits die Schwierigkeit der Differentialdiagnose beleuchtet, andererseits die Kombination eines sog. Riesenzellensarkoms mit einem echten Aneurysma zwar nicht einer Knochenarterie, aber der Art. vertebralis innerhalb des Seitenfortsatzes des Epistropheus darbietet.

Klebs hielt den Fall zuerst für eine kavernöse Angiombildung im Knochenmark im Zusammenhang mit einem wirklichen Knochenaneurysma. Die Veränderung betraf die

4 oberen Halswirbel; Pulsation bestand nicht. Der im Seitenfortsatz des Epistropheus gelegene Abschnitt der Arteria vertebralis hatte sich in eine wirkliches Aneurysma umgestaltet. An die große Blutcyste schlossen sich kleinere Cysten an. Die histologische Untersuchung zeigte die Anwesenheit eines Riesenzellensarkoms. In der Deutung des Befundes scheint sich mir Klebs etwas zu widersprechen, indem er zuerst die Ansicht ausspricht, daß zuerst die Aneurysmabildung und erst später sarkomatöse Neubildung entstand, eine Erklärung, die wieder im Hinblick auf die Entstehung der sog. Riesenzellensarkome von Interesse ist. Später (S. 734) kommt er aber zu dem Schluß, daß das Aneurysma eine Folge der Sarkomentwicklung war. Er nimmt an, daß die Sarkombildung im linken Seitenfortsatz des Epistropheus begonnen habe und vermöge ihrer Lage einen sehr frühzeitigen Einfluß auf die Arterienwand gewonnen habe, so daß sich diese aneurysmatisch ausbuchtete, während der sarkomatöse Prozeß auf die benachbarten Knochen fortschritt.

Schließlich können auch einmal die Knochenmetastasen eines malignen Tumors als pulsierende Knochentumoren in Erscheinung treten wie in je einem Falle Auvrays und Taylors (Hypernephrom).

So sehen wir, daß sich unter dem Namen und unter dem äußerlichen Bilde eines Knochenaneurysmas die verschiedenartigsten Bildungen finden. An erster Stelle stehen die Endotheliome und Angiosarkome sowie andere Sarkome, besonders die erweichten zentralen Sarkome und die sog. Riesenzellensarkome; doch findet man unter ihnen, besonders unter den kleineren pulsierenden Formen, wohl auch angiomartige Neubildungen. Ob Angiome des Knochens später malign werden können, wie es Klebs und auch Roux anzunehmen scheinen, ist nicht erwiesen aber wohl nicht auszuschließen. Letzterer faßt die Knochenaneurysmen nicht als Anreuysma einer einzelnen Arterie, sondern des ganzen capillären Systems des Knochens, das sich außerordentlich stark entwickle, auf, also einer Teleangiektasie, neben der man aber oft sarkomatöse Partien findet. „On dirait, qu'un élément cancéreux leur est ajouté". Auch aus dieser Rouxschen Auffassung erkennt man, wie schwierig die Deutung dieser „tumeurs fongeuses sanguines", wie Roux sie nennt, sein kann und daß in den meisten Fällen eben doch eine maligne Geschwulst, die oft von dem Gefäßsystem des Knochens ausgeht, dahintersteckt. Um echte oder falsche Aneurysmen handelt es sich sicher nicht, auch die Existenz eines Aneurysma per anastomosin, wie es Bell, der sich auf eine Beobachtung Balfours bezieht, vermutungsweise annahm, trifft nicht zu. Eher könnte man daran denken, daß manche dieser Gebilde vielleicht den Knochencysten nahe stehen. Dieser letzteren Frage ist in Zukunft größere Aufmerksamkeit zu schenken.

Ebenso wie bei der Entstehung der Sarkome und wie bei der Entstehung der Knochencysten spielt auch bei den sog. Aneurysmen das Trauma eine wichtige Rolle und wird als auslösendes Moment wiederholt angegeben. Dabei schwankt die Dauer der Zeit, die zwischen dem erlittenen Unfall bis zum Auftreten des Tumors verflossen ist, in den weiten Grenzen von einigen Monaten bis etwa vier Jahren. Die geringfügige Art des Traumas, das meist in einem oder mehreren Stößen gegen den betreffenden Knochen bestanden haben soll, während in anderen Fällen nur eine Distorsion beschuldigt wird oder sogar nur ein plötzlicher Schmerz beim Gehen aufgetreten sein soll, spricht dafür, daß häufig schon vorher eine Erkrankung des Knochens vorhanden gewesen sein wird, die erst durch ein gelegentliches kleines Trauma manifest wurde. Ob in den Fällen, in denen kein Sarkom oder Endotheliom vorzuliegen scheint, ein traumatisch entstandener intraossärer Bluterguß dadurch, daß er vielleicht einen schon kranken Knochen oder einen solchen traf, dessen normales Regenerationsvermögen durch irgendeine Ursache gestört war, ähnlich wie es Tietze für die Entstehung mancher Knochencysten annimmt (Ergebnisse 2, S. 51) von direktem Einfluß auf die Entstehung eines sog. Knochenaneurysmas gewesen sein kann, ist nicht von der Hand zu weisen, ebensowenig wie die Entstehung entzündlicher oder resorptiver riesenzellhaltiger Neubildungen nach Blutergüssen. Auffallend bleibt dabei immer, daß man nach Frakturen ähnliches nicht sieht. Vielleicht bestehen bei Kontinuitätstrennungen des Knochens infolge der mit den Weichteilen bestehenden Kommunikation günstigere Resorptionsverhältnisse. Daß Traumen, die auf einen Tumor treffen, in demselben Blutungen hervorrufen und durch den Druck des entstehenden Hämatoms oder durch direkte Schädigung des Geschwulstparenchyms zu größeren Blutcysten in demselben Veranlassung geben können, wobei bei der Nekrotisierung des Tumorgewebes weitere Blutgefäße eröffnet werden können, habe ich bereits weiter oben auseinandergesetzt. Sonst läßt sich über den Einfluß des Traumas auf die Entstehung der sog. Knochenaneurysmen nichts anderes sagen, als was nicht für die Sarkome und besonders für die sog. Riesenzellensarkome überhaupt zuträfe, so daß auf die betreffenden Kapitel verwiesen werden kann.

Was die Verteilung auf die verschiedenen Geschlechter betrifft, so scheint mir die Angabe Pillots, der das Verhältnis zwischen Männern und Frauen wie 9 : 3 angibt, zugunsten des männlichen Geschlechts etwas zu hoch gegriffen zu sein. Ich halte die ungefähre Verhältniszahl 6 : 3 für annähernd richtig.

In der Annahme, daß es sich bei den verschiedenen pulsierenden Tumoren um Aneurysmen handelte, hat man sie früher naturgemäß mit solchen Maßnahmen zu behandeln versucht, die man auch gegen die Aneurysmen der Weichteilarterien anzuwenden pflegte und die jetzt nur noch historisches Interesse besitzen. Dazu gehören vor allem die Mittel, die eine Koagulation des Blutinhalts herbeizuführen suchen, also die Injektion von Flüssigkeiten wie des Ferrum sesquichloratum und die Elektropunktur. Daß man bei sicheren Hämangiomen ähnliche Verfahren mit Erfolg anwenden kann, beweisen die von Payr eingeführten Magnesiumstichelungen. Für größere pulsierende Tumoren eignen sich natürlich diese therapeutischen Methoden schon aus dem Grunde nicht, weil man stets annehmen muß, daß man es mit malignen Tumoren zu tun hat. Aus diesem Grunde hat auch die Unterbindung der zuführenden Hauptarterie, die am häufigsten versucht worden ist, keine Berechtigung mehr. Die mit dieser Methode erzielten Dauerheilungen stellten, wie wir gesehen haben, eine ebensolche Seltenheit vor, wie die Rezidive oder die mangelnde Beeinflussung nach der Unterbindung die Regel waren. Ebensowenig wie man daran denken würde, ein Sarkom durch Unterbindung der zuführenden Schlagader heilen zu wollen, darf man diese Methode bei den sog. Knochenaneurysmen anwenden, die wir mit Ausnahme vielleicht ganz weniger Fälle als Sarkome, sog. Riesenzellensarkome bzw. Endotheliome anzusehen haben. In der Tat ist auch in neuerer Zeit diese Methode, die Pillot 1883 noch als sicherstes Mittel empfiehlt, nicht mehr zur Anwendung gekommen.

Es kann sich also nur darum handeln, ob man amputieren soll, oder es mit mehr konservativen Operationsmethoden versuchen soll. Und hier wird man sich von ähnlichen Gesichtspunkten leiten lassen müssen, die bei der Behandlung der sog. zentralen Riesenzellensarkome für uns maßgebend sind. Man wird also, evtl. nach vorausgegangener Probeexcision, es zuerst mit konservativen Maßnahmen, wie ausgiebiger Exkochleation versuchen können, während man bei auf Malignität verdächtigem Tumorgewebe mit der Resektion unter Umständen auch mit der Amputation nicht zurückhalten wird.

VI. Endotheliome.

Die Endotheliome der Knochen sind von den Knochensarkomen wohl nicht prinzipiell zu trennen und erheischen daher ihre Besprechung im Rahmen dieser

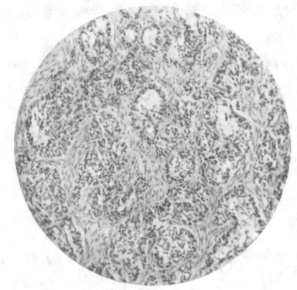

Abb. 36. Lymphangioendotheliom der Tibia. (Präparat des Pathologischen Instituts [Freiburg i. Br.)

Tumoren. Zwar ist unter den pathologischen Anatomen eine völlige Einigung in der Frage der Endothelien und der von diesen ausgehenden Geschwülste noch nicht erzielt. Für den Kliniker aber ist die Abgrenzung der Endotheliome von den Sarkomen, vor allem aber die Differenzierung der Endotheliome der Knochen von den Knochensarkomen unmöglich.

Als sicher ist anzunehmen, daß die Endothelzellen als Bindegewebszellen zu gelten haben. Ihre gegenüber den anderen Elementen des Bindegewebes eigentümliche Ausdifferenzierung verdanken sie nach Borsts Ausführungen ihrer Lage am Ufer plasmatischer Ströme.

Die von den Endothelien der Blut- und Lymphgefäße ausgehenden Geschwülste, die Endotheliome, wie sie Golgi 1869 zuerst nannte, lassen sich in die beiden Hauptgruppen der Hämangioendotheliome und der Lymphangioendotheliome (Abb. 36) sondern.

Die Hämangioendotheliome bilden ihrerseits wieder zwei voneinander verschiedene Gruppen, je nachdem die Tumorbildung durch eine Wucherung der

Intimazellen oder durch eine solche der sog. Perithelien bedingt ist. Im ersten Falle haben wir es mit dem intravasculären Hämangioendotheliom, im zweiten Fall mit dem sog. Peritheliom zu tun. Bei dem intravasculären Hämangioendotheliom sind die Gefäße erfüllt von den gewucherten endothelialen Zellen, die beim Peritheliom (Abb. 37) die Blutgefäße als dicke Mäntel umgeben. Es handelt sich übrigens nicht immer um mehrschichtige Endothellager, sondern oft sind die Zellagen nur einschichtig, mehrkernige Riesenzellen werden zuweilen gefunden. Die Unterscheidung, ob ein von den Lymphgefäßen oder ein von den Blutgefäßen ausgehendes Endotheliom vorliegt, kann erheblichen Schwierigkeiten begegnén, da selbst das Vorhandensein von Blutkörperchen innerhalb der gewucherten endothelialen Zellen nach manchen Autoren nicht mit Sicherheit dafür spricht, daß dieselben in Blutgefäßen liegen, andererseits

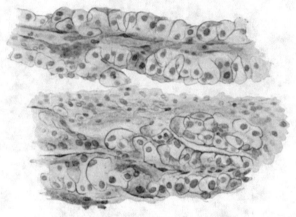

Abb. 37. Peritheliom der Ulna. (Aus Wieland, Virchows Arch. f. pathol. Anat. u. Physiol. Bd. 166, S. 138, Abb. 6.)

das Fehlen von Blutkörperchen, besonders bei nicht ganz frischen Präparaten, nicht charakteristisch für Lymphgefäße zu sein braucht.

Die im mikroskopischen Bilde vorhandene Abhängigkeit der endothelialen Wucherungen vom Gefäßsystem hat es mit sich gebracht, daß die Endotheliome vielfach als Angiosarkome angesehen wurden (Waldeyers plexiformes Angiosarkom, Billroths alveoläres Sarkom, Kolaczeks und v. Hippels Angiosarkom, Hildebrands tubuläres Angiosarkom).

Gegen die bedingungslose Identifizierung der Endotheliome und Peritheliome mit den Angiosarkomen wird aber und nicht ganz mit Unrecht besonders in neuerer Zeit protestiert, ganz abgesehen davon, daß der Begriff Angiosarkom, wie Borst hervorhebt, von den verschiedenen Autoren in ganz verschiedener Weise definiert wird und z. B. wiederholt die übermäßig gefäßreichen Formen der gewöhnlichen Sarkome als Angiosarkome bezeichnet werden.

Die Schwierigkeit liegt vor allem darin, daß, worauf schon Ackermann hingewiesen hat, die Sarkome, besonders in den Wachstumszonen, in enger Beziehung und Abhängigkeit zu den benachbarten Blutgefäßen und der proliferierenden Adventitia zu stehen pflegen. Auch Klebs rät, den Namen Angiosarkom zu vermeiden, da dieser Ausdruck für alle Sarkome, wenigstens in den früheren Entwicklungsstadien Geltung haben würde. Borst (Aschoff I., S. 807ff.) will daher am liebsten überhaupt auf den Namen Angiosarkom, der auch nur auf einige Formen der höchst wechselvollen Geschwulstgruppe der Endotheliome passen würde, verzichten oder ihn doch nur für die seltenen Tumoren anwenden, die eine Kombination eines einfachen Angioms mit einem Sarkom darstellen. Für die Tumoren aber, in denen genetische Beziehungen zwischen Gefäßen und Tumorzellen bestehen, derart, daß die Gefäßwandzellen selbst, also Endothelien und Perithelien (also Angioblasten) die Mutterzellen der Geschwulst sind, schlägt er den Namen „angioplastische Sarkome" oder „sarkomartige Angiome" (Angioma sarcomatodes) vor; die dem Kliniker geläufigeren Namen Endotheliom und Peritheliom läßt Borst aber anscheinend ebenfalls gelten.

Wenn nun Borst für die nicht von den Angioplasten ausgehenden Sarkome, deren Zellen eine besonders deutliche, um die Gefäße angeordnete Gruppierung zeigen, die an sich sehr zutreffende Bezeichnung eines „Sarcoma perivasculare" vorschlägt, so ist nur dabei nicht zu vergessen, daß eine einwandfreie Unterscheidung zwischen solchem perivasculären Sarkom und einem Endotheliom stets sehr schwierig, oft vielleicht ganz unmöglich sein wird. Borst selbst, einer der vorzüglichsten Geschwulstkenner, die wir augenblicklich besitzen, gibt zur Illustrierung eines Sarcoma perivasculare (der Parotis) eine Abbildung (Aschoff I., S. 552), wo er selbst schreibt, man könnte diesen Tumor vielleicht als Endotheliom der perivasculären Lymphscheiden auffassen. An der Schwierigkeit der Differentialdiagnose wird auch die Angabe Thévenots wohl nicht viel ändern, nach dem der Unterschied zwischen Endotheliom und Angiosarkom auf einer innigen Verbindung der Tumorzellen mit den Blutgefäßen und auf der Regelmäßigkeit der Anordnung der Zellen um die Gefäße beruht.

Wie an anderen Organen zeigen auch im Knochen die Endotheliome zwei verschiedene Arten des mikroskopischen Aufbaues, den alveolären und den plexiformen oder tubulären Typ. Billroth, der als einer der ersten einen Tumor der Tibia und einen solchen des Beckens beschrieb, die alveolären Bau zeigten, sprach sie daher als alveoläre Rundzellensarkome an. Die Alveolen sind voneinander durch ein Netz faseriger Balken getrennt, deren jeder von einem Gefäß durchzogen ist, wie es seine Abb. 2 zeigt, bei dem das Gefäßnetz durch Injektion deutlich gemacht ist. Auch an den Billrothschen Abbildungen ersieht man, daß die Entscheidung, ob man es mit einem Endotheliom oder mit einem Sarcoma perivasculare zu tun hat, äußerst schwierig, wenn nicht häufig ganz unmöglich ist.

Seltener — dies nimmt auch Thévenot an — ist die tubuläre Form des Knochenendothelioms, die dem plexiformen Angiosarkom Waldeyers entspricht, und die Hildebrand als tubuläres Angiosarkom oder Endotheliom des Knochens an Hand eines Falles, bei dem es sich um eine kindskopfgroße Geschwulst des Humerus handelte, näher beschrieben hat. Das mikroskopische Präparat zeigte hier im wesentlichen Schläuche von hohen Zylinderzellen, die immer eine Blutcapillare umschließen.

Aus welchem Grunde es einmal zu der Ausbildung der alveolären, ein andermal zur Ausbildung der tubulären Form kommt, scheint noch nicht völlig geklärt zu sein. Ein prinzipieller Unterschied scheint jedenfalls zwischen diesen beiden Formen nicht zu bestehen, vor allem schon darum, da beide Anordnungen nebeneinander in demselben Tumor vorkommen können. Schon Jaffé war der Ansicht, daß das Alveolarsarkom Billroths keine eigenartige Bildung wäre, sondern sich Waldeyers plexiformem Angiosarkom anschlösse. Die Gaymardsche Ansicht, daß die tubuläre Form sich nur in Peritheliomen entwickeln könne, und daß die Endotheliome, also die endovasculären Formen, stets alveolär gebaut seien, hat von anderer Seite bisher eine Nachprüfung nicht erfahren. Thévenot sieht die beiden Formen nur als Ausdruck eines verschiedenen Entwicklungsablaufs der an der Geschwulstbildung beteiligten Gefäße an. Die alveoläre Form entsteht nach ihm, wenn die Gefäße übermäßig proliferieren

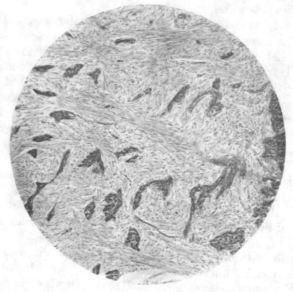

Abb. 38. Endotheliom der Tibia. (Präparat des Pathologischen Instituts Freiburg i. Br.)

und häufig anastomosieren und wenn sie voneinander durch schwache Zwischenräume getrennt sind, die bald durch endotheliale Wucherungen angefüllt sind, während die tubuläre Form bei mehr oder weniger paralleler Anordnung der Gefäße, wie sie normalerweise im Knochengewebe vorhanden ist, resultiert.

Das oft epithelartige Aussehen der Zellen und die häufige epithelartige Anordnung derselben (s. z. B. Abb. 38), ganz besonders bei den alveolären Endotheliomen, hat in früheren Zeiten oft dazu verleitet, einen Teil der Knochenendotheliome als Carcinome anzusehen, besonders bevor Waldeyer durch seine klassischen Untersuchungen nachgewiesen hatte, daß Carcinome nur dort primär entstehen könnten, wo echte epitheliale Bildungen beständen (1867) und damit den Satz aussprach, daß es keine primären Knochencarcinome gebe, eine Ansicht, die sich bekanntlich erst gegen anfänglichen Widerspruch durchsetzen mußte. R. Volkmann spricht noch 1882 im Pitha-Billroth von dem Vorkommen primärer Knochenkrebse, von denen er eine circumscripte geschwulstförmige Form und eine unendlich viel seltenere diffuse krebsige Infiltration des

Markgewebes unterscheidet (Osteomalacia carcinomatosa). Fälle der letzteren Art sind, wie Volkmann berichtet, von Foerster publiziert worden; sie gingen stets von der Wirbelsäule aus, deren sämtliche oder fast sämtliche Wirbel carcinomatös infiltriert waren, und hatten sich von hier aus über die Rippen, das Sternum und die Beckenknochen, zuweilen sogar auf Kopf und Extremitäten ausgedehnt. Infolge der Weichheit der Knochen könnten sich dabei hochgradige Deformitäten ausbilden. Derartige Fälle gehören wohl zweifellos zum Teil in das Gebiet der multiplen Carcinommetastasen oder der Ostitis fibrosa, zum Teil in das der Hämatoblastosen, besonders der Myelome, deren Unterscheidung von den Endotheliomen keineswegs leicht und nur mit Hilfe spezieller hämatologischer Färbetechnik möglich ist. So werden auch z. B. die Fälle von Marckwald, Sudhoff und Rustizky, die wahrscheinlich zu den Myelomen gehören, von manchen Autoren zu den Endotheliomen gerechnet. Ob der von Runge publizierte Fall einer 41 jährigen Schwangeren, die an Kompressionsmyelitis infolge eines Tumors des Atlas und Epistropheus zugrunde ging, der von Recklinghausen für ein primäres Carcinom gehalten wurde, zu den Endotheliomen oder Myelomen gehört, vermag ich nicht zu entscheiden.

Volkmann und andere neuere Autoren, die das Vorkommen primärer Knochencarcinome doch immerhin nicht völlig ausschliessen, erklären sich das Zustandekommen im epithelfreien Knochen damit, daß sich der Krebs aus naheliegenden Teilen der Haut entwickelt habe. Dann würde es sich natürlich um sekundäre Carcinome handeln, wie sie auch auf dem Boden von Knochenfisteln entstehen können. W. Peters hat kürzlich einen solchen Fall von Plattenepithelkrebs auf der Basis einer osteomyelitischen Fistel beschrieben (s. auch Harlandt). Auch Feigel (zit. bei Carola Maier) und Mermet berichten über solche Fälle. Von Autoren der letzten Zeit leugnet Gaymard das Vorkommen primärer Knochenkrebse nicht ganz, allerdings nur dann, wenn epitheliale Inseln kongenital im Knochengewebe eingeschlossen seien, wie es für den Kiefer häufig vorkomme, und auch Geissler weist die Möglichkeit nicht völlig von der Hand, daß durch fötale Abschnürung auch einmal in epithelfreien Organen abnorme verirrte Epithelinseln vorkommen können, durch deren pathologische Wucherung später epitheliale Tumoren entstehen könnten; doch glaubt auch er, daß es sich meist um metastatische Knochenkrebse handeln wird. Jedenfalls ist derartigen Fällen gegenüber große Skepsis am Platze und ihre Deutung, so z. B. auch in dem Fall Carola Maiers (angebliches primäres myelogenes Plattenepithelcarcinom der Ulna nach Trauma) sehr schwierig.

Es ist kein Zweifel, daß ein großer Teil der angeblichen Knochencarcinome zu den Endotheliomen gehört (Gaymard, Hildebrand u. a.). Auch die Beschreibung, die Volkmann selbst von den Knochencarcinomen gibt, ihre dem Carcinoma medullare gleiche Struktur, die sie fast ausnahmslos aufwiesen, ihre Neigung zu hämorrhagischen Prozessen, das häufige Vorkommen von Schwirren und Pulsationen in den Tumoren (s. u.) spricht dafür, daß er dabei manche der als Angiosarkome oder Endotheliome aufzufassenden Geschwülste im Auge hat.

Schließlich sei nur darauf hingewiesen, daß häufig die Autopsie ein unerkannt gebliebenes primäres Carcinom (z. B. der Prostata [v. Recklinghausen], der Blase [Geissler], des Magens bei einem 21 jährigen Mann [Perls]) aufdeckte, bei denen man vorher das Vorliegen eines primären Knochencarcinoms angenommen hatte. Der Ähnlichkeit mit adenom- und adenocarcinomartigen Neubildungen verdanken Bezeichnungen wie adenoides Sarkom (Schwenninger) ihre Entstehung. Rindfleisch hat geradezu von einer carcinomatösen Entartung des Sarkoms, einem Sarcoma carcinomatodes gesprochen.

Das speziellere mikroskopische Bild — auf die nähere Histologie der Endotheliome kann hier nicht eingegangen werden — der Knochenendotheliome kann ein äußerst wechselvolles sein. Nicht nur, daß, wie bereits erwähnt, in demselben Tumor die alveoläre neben der plexiformen Form vorkommen kann, es kommen diese Formen neben Partien vor, die von gewöhnlichen Sarkomen kaum oder gar nicht zu unterscheiden sind.

Bizzozero und Bozzolo unterscheiden drei Typen der Endotheliome der Dura mater je nach ihrer histologischen Struktur: Sarcomata endothelioidea alveolaris, Sarcomata endothelioidea fasciculata und schließlich Fibromata endothelioidea, welch letztere durch das Überwiegen der bindegewebigen Bündel und Stränge die höchste Ähnlichkeit mit den gewöhnlichen Fibromen haben. Die Zellen der Knochenendotheliome können untereinander die größten Formverschiedenheiten aufweisen; zylindrische und kubische epithelähnliche Zellen, Rundzellen und Spindelzellen in der mannigfachsten Größe können die Bausteine der endothelialen Tumoren bilden.

Weiter zeigen gerade die Knochenendotheliome besonders häufig die bei allen Endotheliomen nicht seltenen hyalinen Veränderungen, die nach den Untersuchungen Kolaczeks nicht nur die Zellen, sondern auch das Stroma und die darin eingebetteten Gefäße betreffen können. Überhaupt ist es auffallend, daß die meisten Geschwülste mit Hyalinbildung vom Knochen, und zwar hauptsächlich vom Schädel ausgehen (Zahn).

Gar nicht selten kommen Glykogenablagerungen vor. Driessen, der sie außer in zwei Fällen von Nierenendotheliomen bei einem Knochenendotheliom fand, macht auf die leichte Verwechslung des Glykogens mit dem Hyalin aufmerksam und vermutet, daß es sich in vielen Fällen von angeblicher hyaliner Degeneration bei Angiosarkomen wohl um Glykogen gehandelt habe; dabei betont er, daß von einer Degeneration der Zellen nicht die Rede war. Auch Langhans hat gerade bei Knochensarkomen, deren Zellen wenigstens stellenweise eine perivasculäre Anordnung zeigten, die also auf Endotheliome verdächtig sind, in reichlichem Maße Glykogen gefunden. Mikroskopisch färberisch läßt sich das Hyalin nach P. Ernst dadurch vom Glykogen unterscheiden, daß sich das Hyalin durch säurebeständige Farbstoffe (Säurefuchsin) mit folgender Benutzung starker Essig- oder Schwefelsäurelösungen intensiv granatrot färbt.

Diese beiden Formen der Degeneration, die wenigstens stellenweise überaus häufig in den Endotheliomen aber auch zuweilen in anderen sarkomatösen und carcinomatösen Tumoren vorkommen, bilden ein großes Kontingent der Cylindrome Billroths, jener eigentümlichen Bildungen, die mit ihren hyalinen Kugeln, Kolben und Schläuchen die wunderlichsten Gebilde formen können und die fast stets auch noch gallertig-schleimige Partien aufweisen. Wenn man diese eigentümlichen Gebilde sieht, versteht man, daß Busch seinen Fall eine „sonderbare" Geschwulst nannte. Die oft schlauchartigen Bildungen, in denen oft gar keine Zellen mehr vorhanden sind, sind es, die Henle als Siphonome bezeichnete. Friedreich gab dem von ihm beschriebenen Tumor, der am äußeren Alveolarrand des Oberkiefers saß, den Namen Schlauchsarkom oder sarkomatöse Schlauchgeschwulst, während Tommasi eine größere Ähnlichkeit mit Krebs zu erkennen glaubt, und daher die Bezeichnung Schlauchkrebs oder krebsige Schlauchgeschwulst vorschlägt (Ausgang in seinem Fall wahrscheinlich von der Submaxillardrüse). Meckel hält die hyalinen Massen nicht für Schleimgewebe, wie es Billroth tut, sondern für eine Art Knorpel und prägt daher die Bezeichnung Schlauchknorpelgeschwulst. Es kommen wohl zweifellos echte Knorpelbildungen in Endotheliomen vor — das beweist auch eine Abbildung von Borst (Aschoff I., S. 555), die allerdings kein Knochenendotheliom, sondern ein solches der Glandula submaxillaris

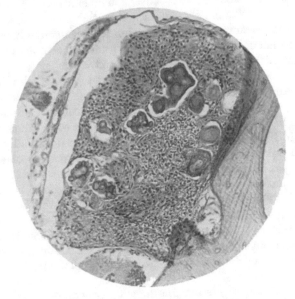

Abb. 39. Psammomähnliches Endotheliom des Orbitaldaches. (Präparat des Pathologischen Instituts Freiburg i. Br.)

betrifft, — obgleich Koester dieser Annahme etwas skeptisch gegenüberzustehen scheint, wenn er in Hinsicht auf die Meckelsche Publikation zwar zugibt, daß die Konsistenz sich allerdings zu Knorpelhärte verhärten könnte, wie auch der spätere Fall Böttchers zeige, der vom Periost der Orbita ausging, daß man aber aus der Konsistenz noch nicht schließen könne, daß es sich wirklich um Knorpel handele.

Durch eine eigentümliche konzentrische Schichtung der gewucherten Endothelzellen entstehen, und zwar besonders am Schädel und an der Dura zwiebelschalenartige Gebilde, die in unverkalktem Zustand sehr an Cancroidperlen erinnern können. Cancroid mit hyaliner Degeneration nannte Koester seine Fälle. Foerster prägte den Namen „Schleimcancroid" oder Cancroid mit hyalinen Kugeln und Kolben. Bei gleichzeitiger starker Hyalinisierung und vor allem Verkalkung leiten sie zu den Psammomen hinüber. Ein solches verkalktes Psammom, das seinen Ausgang vom Orbitaldach nahm, zeigt Abb. 39. Überhaupt bevorzugen anscheinend die Endotheliome die Knochen des Schädels, besonders die Orbita und den Oberkiefer (Kolaczek), wobei es allerdings bei den Fällen nicht immer ganz klar ist, ob die betreffenden Tumoren nicht zuweilen von benachbarten Organen, besonders Tränen- und Speicheldrüsen — letztere zeigen ja auch eine große Vorliebe für endotheliale und Mischtumoren — oder der Schleimhaut (Hildebrand) ausgehen und nicht vom Knochen oder Periost. Zweifellos sind aber unter den Fällen von Kolaczek, der zahlreiche sogenannte Angiosarkome des Oberkiefers und ein Angiosarkom des Unterkiefers beschreibt, Fälle dabei, die sicher vom Knochen bzw. Periost ihren Ausgang nehmen.

Wenn also Verkalkungen und echte Knorpelbildung in Knochenendotheliomen vorkommen können, so ist anscheinend eine echte Knochenbildung noch nie beobachtet worden. Sie unterscheiden sich also in dieser Hinsicht sehr erheblich von den Sarkomen, in denen ja eine Knochenneubildung relativ häufig vorkommt, besonders bei den periostalen Formen, aber auch zuweilen in Sarkomen, die gar nicht vom Skelettsystem direkt ausgehen.

Außer dem oben beschriebenen Vorkommen von Hyalin und Glykogen kommen im Knochen noch tubulöse Endotheliome mit kolloider Sekretion vor (z. B. Engelmann, v. Lukovicz), die Metastasen von Schilddrüsengewebe sehr ähnlich sein können. Schließlich wird auch über das Vorkommen von reichlichem Fett in Knochenendotheliomen berichtet. In dem Fall von Driessen, in dem es sich um eine pulsierende Geschwulst des Processus olecrani ulnae bei einem 74jährigen Mann handelte, und in dem Fall von Ritter, der ein pulsierendes Peritheliom an der Tibia einer 50jährigen Frau betraf, waren die Zellen, die keinerlei Degenerationszeichen zeigten, mit Fett und Glykogen erfüllt. Derartige fetthaltige Knochenendotheliome lassen sich nach Rost (zit. nach Borst) von den in die Knochen metastasierenden Hypernephromen dadurch unterscheiden, daß die letzteren Lückenbildung zwischen Tumorzellen und Stroma zeigen und wirre Lagerung der Tumorzellen innerhalb der Stromamaschen.

Es drängt sich angesichts der Häufigkeit der hyalinen, glykogenen, myxomatösen und ähnlichen Veränderungen in den Endotheliomen die Frage auf, aus welchem Grunde man gerade in diesen Geschwülsten diese Vorgänge so oft findet im Gegensatz zu anderen Tumoren, in denen sie bedeutend seltener anzutreffen sind, und um was es sich dabei handelt. Was speziell die große Häufigkeit der Hyalinbildung betrifft, so ist dies vielleicht nicht erstaunlich, da die hyalinen Degenerationen auch bei anderen Prozessen sich besonders gern an den Gefäßen und deren Umgebung abzuspielen pflegen. Es fragt sich nun, ob man es bei all diesen Veränderungen mit Degenerationsprozessen zu tun hat, im Hinblick auf die Hinweise mancher Autoren, daß es sich zum Teil wenigstens nicht nur um hyaline und andere Degenerationen der Zelle selbst handele, sondern auch um wirkliche Sekretionsprodukte derselben (Rudolf Volkmann u. a.) und daß oft, worauf wie erwähnt Driessen und Ritter aufmerksam machen, die mit Glykogen und Fett gefüllten Zellen keinerlei Degenerationszeichen zeigten.

Der Standpunkt der modernen pathologischen Forschung in dieser Frage geht wohl dahin, daß es sich bei allen diesen Erscheinungen um den Ausdruck eines gestörten Stoffwechsels, also doch um richtige Degenerationsvorgänge handelt, wobei die eigentliche morphologische Gestalt der Zelle an sich noch lange unverändert bleiben kann. Daß gerade bei einer Geschwulst, wie dem Endotheliom, das vorwiegend die Blut- und Lymphbahnen befällt, der von den Blutgefäßen nach den Lymphgefäßen hingerichtete Ernährungsstrom bedenkliche Modifikationen und Störungen erleiden muß und es als Folge davon zur Ablagerung der verschiedenartigsten Produkte des gestörten Stoffwechsels und Säfteaustausches kommt, erklärt Borst wohl mit Recht als Ursache der eigenartigen Bevorzugung der Endotheliome in dieser Hinsicht.

Daß sich die große Neigung der Knochenendotheliome zur Bildung von Bluthöhlen, auf die wir weiter unten noch ausführlich zurückkommen werden, auch mikroskopisch erkennen läßt, möge an dieser Stelle nur erwähnt werden.

Ein ebenso wechselvolles Bild, wie es die Knochenendotheliome, die übrigens meist Peritheliome sind, im mikroskopischen Präparat, das sich von den an anderen Organen vorkommenden Endotheliomen nicht wesentlich unterscheidet, darbieten, zeigen sie auch in ihrem **makroskopischen Verhalten.** Hier tritt natürlich ihre spezielle Eigenart als Tumoren des Knochens deutlicher zutage.

Ebenso wie die anderen Knochensarkome lassen sie sich in periostale (oder periphere) und zentrale Endotheliome scheiden. Die ersteren kommen vorzugsweise an den platten Knochen vor, also vor allem an den Knochen des Schädels und der Kiefer, doch können auch hier zentrale Endotheliome auftreten. Ein Beispiel dafür scheint mir der eine Fall Kochers vom pulsierenden Cylindrom des Stirnbeins zu sein, von Kocher als zentrales Myxosarkom aufgefaßt. Als reinste Form eines periostalen Endothelioms ist das Duraendotheliom anzusehen. An den Kiefern tritt es in Form der Epulis auf. Allerdings kann die Entscheidung, ob es sich um periostale und nicht um von der Nachbarschaft ausgehende Endotheliome handelt, gerade am Kiefer und an den Knochen des Gesichtsskelettes sowie in der Orbita zuweilen recht schwierig sein, und Rudolf Volkmann hat sicherlich recht, wenn er bei manchen der in der Literatur als periostale Endotheliome veröffentlichten Fällen ein Fragezeichen dahintersetzt. So gehören nach ihm die auch von Klebs als periostale Endotheliome bezeichneten Fälle von Böttcher, deren Ursprung er von der Tränendrüse oder der Opticusscheide für möglich hält (meines Erachtens ist er doch, wie auch der 2. Fall von van Duyse, vom Periost der Orbita ausgegangen), von Tommasi und R. v. Volkmann, als deren Ausgangspunkt, wie ich mit ihm übereinstimme, die Submaxillardrüse bzw. die Haut anzusehen ist, nicht zu den periostalen Formen.

Die am Gaumen gar nicht so selten vorkommenden, häufig kolloidhaltigen, ziemlich gutartigen Endotheliome und Peritheliome, die Adenome der Franzosen (Nélaton, Rouyer, Fana u. a.), über die Eisenmenger in einer zusammenfassenden Arbeit berichtet, gehen, wie auch die anderen dort vorkommenden Tumoren, z. B. die Sarkome, fast immer von den Weichteilen des Gaumens aus und greifen nur sekundär und auch dann nur relativ selten auf die Knochen über.

An den Röhrenknochen herrscht dagegen die zentrale Form bei weitem vor. Hier nimmt der Tumor meist seinen Ursprung von den spongiösen metaphysären Teilen des Knochens. Auch an den Wirbeln scheint der zentrale Ursprung die Regel zu sein.

Ob eine Bevorzugung irgendwelcher bestimmter Teile des Skeletts beim Knochenendotheliom vorhanden ist, ist schwer zu sagen, besonders da eben

viele Fälle von sog. Angiosarkomen, primären Knochencarcinomen u. a. zu
den Endotheliomen gerechnet werden müssen, was in älteren Arbeiten nicht'
geschah. Trotzdem scheinen vielleicht die Knochen des Schädels, besonders
des Kiefers und der Orbita, im Verhältnis zu den anderen Knochen des Skeletts
etwas häufiger betroffen zu sein; selbst wenn man annimmt, daß manche dieser
Tumoren nicht vom Knochen bzw. Periost, sondern von benachbarten Organen
ausgingen. Eine besondere Stelle nimmt das Endost der Schädelkapsel, die
Dura ein, an der zweifellos zahlreicher Endotheliome — öfter in der Form
von Psammomen — als andere Tumoren vorkommen. Diese Duraendotheliome
gehen allerdings im Gegensatz zu den sonstigen periostalen Knochensarkomen
und Endotheliomen in der Regel nicht von der ossalen Fläche des Periosts
aus, sondern von der äußeren, also zentralen Seite. Die Ansicht M. B. Schmidts,
der die Entwicklung der Duraendotheliome von seinerzeit von ihm beschriebenen Zellhaufen mit zwiebelschaligen Kugelbildungen ableitet, die sich auf
den Kuppen der Pacchionischen Granulationen und in den Spalten der normalen
Dura finden und arachnoidealen Ursprungs seien, teilt Ribbert nicht, der
vielmehr der Ansicht ist, daß die Duraendotheliome ihren Ursprung von den
platten Belegzellen nehmen, die sich nicht selten auf der Innenfläche der Dura
über der Konvexität des Gehirns in Form von Haufen unter Bildung konzen-
trischer Kugeln finden.

Die Endotheliome der Dura, von Cruveilhier zuerst als Tumeurs fibro-
plastiques de la dure mère beschrieben, sowohl die des Gehirns wie des Rückenmarks, haben übrigens, worauf auch Klebs hinweist, die Eigentümlichkeit,
daß sie als rundliche Geschwülste, meist scharf von einer bindegewebigen
Kapsel umgrenzt, die Hirnmasse nur komprimieren, ohne in der Regel in diese
einzudringen. So war es in dem Falle Maiers durch die stark walnußgroße
destruierende Papillargeschwulst der Hirnbasis, die sich bei der Autopsie des
an einer Apoplexie zugrunde gegangenen Mannes fand, zur Erblindung des
einen Auges infolge Kompression des Sehnerven gekommen. Selbst große
Tumoren, wie der von Sternberg veröffentlichte Fall, bei dem es sich um ein
kleinapfelgroßes Endotheliom des Scheitelbeins mit Tendenz zur Hyalinisierung
handelte, schädigen dann die Hirnsubstanz lediglich durch Kompression und
lassen sich operativ relativ leicht ausschälen.

Das makroskopische Aussehen der Knochenendotheliome ist ebenso
wie das mikroskopische Bild ein außerordentlich wechselvolles. Schon an
einzelnen Knochen des Skeletts zeigen die Knochenendotheliome eine besondere
Vorliebe für bestimmte immer wiederkehrende äußere Formen, die ich für die
Duraendotheliome schon eben beschrieben habe. Auch die Endotheliome der
platten Schädelknochen sind meist flachkugelige, von einer dichten Periostlage
gegen die Umgebung abgegrenzte Gebilde, die die ganze Dicke des Knochens
durchwachsen und ebenfalls gegen das Gehirn hin flachkugelig prominieren
können. Ähnliche Formen kommen auch am Kiefer, besonders am gingivalen
Überzug desselben sowie vor allem in der Orbita vor. An den Gesichts-
knochen findet man nicht immer derart scharf umschriebene Tumoren, sondern
mehr Infiltrate, die sich gegen die äußere Haut entwickeln, sie geschwürig zerstören und dann mit ihren verdickten Rändern und unebenen Grund große
Ähnlichkeit mit den an dieser Stelle häufigen Cancroiden haben können. Von
diesen unterscheidet sie, daß sie von vornherein mit dem Periost zusammen-

hängen. Auch sitzen sie nicht an den Übergangsstellen von Haut und Schleimhaut, wie es die Cancroide tun, sondern dort, wo der Knochen unmittelbar von der äußeren Haut überzogen ist (Klebs).

Auch an den Röhrenknochen bleiben die Endotheliome ziemlich häufig und lange abgekapselt. Sie gleichen in dieser Hinsicht den zentralen Knochensarkomen. Ihre Kapsel wird vom Knochen oder vom verdickten Periost, das ebenfalls Knochenschalen enthalten kann, gebildet. Natürlich wird auch die Hülle zuweilen durchbrochen, so daß das Tumorgewebe ohne Abgrenzung an einer oder mehreren Stellen in das umgebende Gewebe wuchern kann (Kolaczek).

Die Oberfläche kann ganz unregelmäßig sein und ist oft höckerig und gelappt.

Ganz verschieden ist die Konsistenz, und zwar können sich in ein und demselben Tumor sämtliche Konsistenzgrade finden, von Knochenhärte angefangen, die aber nicht durch Knochenbildung im Inneren verursacht ist (Thévenot), bis zu gallertiger Weichheit. Daneben finden sich fluktuierende Stellen, die durch Cystenbildung im Innern bedingt sind. Klebs will die weichen markigen, gefäßreichen Neubildungen aus dem Marke hervorgehen lassen, während er den Ursprung der derben fibrösen Tumoren in das Periost verlegt, eine Ansicht, die wohl nicht ganz unbedingt zu akzeptieren ist.

Sehr oft fällt der starke Blutreichtum der Tumoren auf, der einerseits durch zahlreiche weite, von der Oberfläche in das Geschwulstinnere ziehende Gefäße, andererseits durch Bluthohlräume verursacht wird. Thévenot will diese Blutcysten nur aus dem Inaneinanderfließen der erweiterten Blutgefäße erklären und ihr Entstehen aus Hämorrhagien gänzlich ausschalten. Durch Fortfall der Scheidewände der Blutcysten kann es zur Bildung größerer und schließlich einer großen Höhle kommen. Bei der Besprechung der Aneurysmen sind wir darauf zurückgekommen. Zuweilen zeigen sich größere und kleinere Cysten, nicht mit reinem Blut, sondern mit gelblicher oder rötlicher Flüssigkeit gefüllt.

Übrigens kann der Gefäßreichtum — auch mikroskopisch — worauf Kolaczek aufmerksam macht, bei den einzelnen Tumoren sehr differieren. Neben der strotzenden Blutfülle, die wir bei manchen Tumoren finden, sind andere so blutarm, daß darum manche Autoren die Möglichkeit der Abstammung der Geschwulst von den Blutgefäßen ablehnten.

Diese Verschiedenartigkeit der Blutgefäßverteilung und der Blutfülle, wie das nebeneinander vorkommende Auftreten verschiedenst gebauter Geschwulstpartien schon in ein und demselben Tumor, wie wir es bereits im mikroskopischen Bilde sahen, bedingen auch das bunte Aussehen, das die Schnittfläche des zerlegten Tumors darbieten kann. Neben der verschiedensten Konsistenz sehen wir die mannigfachsten Farbentönungen bei den verschiedenen Tumoren wie zuweilen auch in ein und demselben Tumor. Vorwiegend von dunkelroter, oft muskelfleischähnlicher Farbe, finden wir auch sämtliche Farbenschattierungen von schneeweiß und grau bis dunkelbraun und schwarz, wobei natürlich die rötlichen und dunklen Farben durch den Blut- bzw. Pigmentgehalt zu erklären sind. Bei den cylindromähnlichen Formen ist die Schnittfläche oft sagoartig.

Infolge des Blutreichtums ist zuweilen eine gewisse Kompressibilität und ein Kleinerwerden bei Kompression der zuführenden Hauptarterie zu konstatieren (Kolaczek); auch dies leitet bereits zu den sog. Knochenaneurysmen herüber.

Wie beim zentralen Sarkom wird auch beim Knochenendotheliom der Knochen hochgradig zerstört, so daß er vollkommen schwinden kann. Das häufige und frühe Vorkommen von Spontanfrakturen, die wir beim zentralen Sarkom oft als erstes Symptom der Geschwulst auftreten sehen (z. B. Fall Berger), ist eine Folge dieser frühzeitigen Knochenzerstörung. Da eine Knochenbildung in Endotheliomen nicht vorkommt (Thévenot u. a.) — Kolaczek, spricht zwar von vorkommender Verknöcherung, doch handelt es sich wohl dabei um Kalkablagerungen —, so kann man, wenn der Knochen in größerer Ausdehnung zerstört ist und sich im Geschwulststroma selbst noch Knochenpartikel befinden, den Knochen als Ausgangspunkt der Geschwulst ansehen (Kolaczek). Wie bei den Sarkomen, scheint auch bei den Endotheliomen — so z. B. im Fall Driessen — der Knorpel dem Zerstörungsprozeß am längsten Widerstand zu leisten.

Die Größe der Endotheliome schwankt in weiten Grenzen, von Erbsengröße angefangen. Meist werden sie nicht gar zu groß, etwa bis Kleinapfelgröße, da sie sich bald durch Spontanfrakturen oder Beteiligung lebenswichtiger benachbarter Organe, wie durch Kompression des Gehirns oder Rückenmarkes, bemerkbar machen. Eine der größten Geschwülste stellt wohl der Fall Hildebrands dar, der vom Humerus ausgehend, Kindskopfgröße (41 cm Durchmesser) zeigte. Auch der Fall von Lücke, der den ganzen Humerusschaft einnahm, und von Engelmann (kopfgroßer Tumor des Brustbeins und der Rippen) müssen von beträchtlicher Größe gewesen sein.

Die Klinik der Knochenendotheliome. Jedes Lebensalter kann vom Knochenendotheliom befallen werden. Der jüngste zur Beobachtung gekommene Fall ist der von Poncet und Gaymard veröffentlichte, bei dem es sich um ein 9jähriges Mädchen handelte. Der älteste Patient ist derjenige Driessens mit 74 Jahren.

Das männliche Geschlecht ist etwa doppelt so stark betroffen wie das weibliche, wenn auch manche Autoren einen Unterschied ableugnen. Gaymards Verhältnisangabe von 7 : 3 wird etwa den Tatsachen entsprechen. Möglicherweise hängt diese Bevorzugung des männlichen Geschlechtes mit der häufigeren Gelegenheit zum Trauma zusammen, das zweifellos eine gewisse ätiologische Rolle zu spielen scheint, wenn man auch wie bei allen Tumoren und speziell bei den Knochensarkomen natürlich mit der Bewertung des Traumas als auslösendes Moment vorsichtig sein muß. Ob bei dem Hildebrandschen Patienten eine in der Kindheit erlittene Fraktur mit der Entstehung des sich im hohen Alter entwickelnden Endothelioms im Zusammenhang zu bringen ist, erscheint mir mit Gaymard recht zweifelhaft, wenn auch nicht vollkommen ausgeschlossen.

Die Entwicklung der Endotheliome kann auffallend oft außerordentlich langsam und schleichend sein, wie durchgängig hervorgehoben wird. Es ist keine Seltenheit, daß diese Tumoren sich über 7 Jahre hinziehen; sogar eine Dauer von 10 Jahren und mehr wird beobachtet. Dabei kommt es zuweilen vor, daß die Tumoren jahrelang nur ganz langsam an Größe zunehmen, um dann plötzlich stärker zu wachsen.

Aus dieser langsamen Entwicklung geht schon hervor, daß Metastasen erst relativ spät aufzutreten pflegen und die Behauptung Bergers, daß Rezidive und Metastasen sich schnell entwickeln und das Endotheliom daher zu den bösartigsten Tumoren gehört, wenigstens nicht für alle Fälle zutrifft. Allerdings schätzt Kolaczek die Bösartigkeit der Knochenangiosarkome (i. e. Endotheliome) höher ein als die der anderen Organe, deren günstige Prognose er im Hinblick auf die Seltenheit der Metastasen — seltene Fälle abgesehen — hervorhebt und sie in dieser Hinsicht eigentümlicherweise mit den Sarkomen vergleicht, denen man doch wirklich nicht eine günstige Prognose nachsagen kann. Die etwas schlechtere Prognose der Endotheliome des Knochens will Kolaczek dadurch erklären, daß sich infolge der starren Umgebung der Tumor nicht abkapsele, sondern entlang der Gefäße ziemlich unregelmäßig in die Nachbarschaft wuchere und außerdem zwischen Knochengewebe und dem allgemeinen Zirkulationsapparat ein besonders lebhafter Verkehr bestände.

Man darf natürlich auch nicht annehmen, daß sich die Knochenendotheliome etwa durch besondere Gutartigkeit auszeichnen; sie bleiben stets bösartige Geschwülste. Besonders operative Eingriffe scheinen den Weg für die Metastasen zu öffnen, die sich — aber auch ohne operativen Eingriff — zum Teil mit rapider Schnelligkeit und höchst multipel entwickeln können, wobei übrigens das Knochensystem auch in den Metastasen bevorzugt zu sein scheint. Besonders schnell und oft entwickeln sich nach Operationen Rezidive, die oft mehrfache Operationen erfordern. Besonders zeichnen sich in dieser Hinsicht die Cylindrome aus.

Über einen sehr eigentümlichen Fall von spontaner Rückbildung eines Endothelioms hat Fritz Koenig 1899 auf dem Kongreß der deutschen Gesellschaft für Chirurgie berichtet:

Bei einem 61jährigen Mann hatten sich unter lebhaften Schmerzen Veränderungen an der Haut des Nagelgliedes mehrerer Zehen des linken Fußes eingestellt, die als leichte Altersgangränherde aufgefaßt wurden. Unbedeutende Eingriffe, wie Incisionen, führten allmählich zur Heilung, nur an der 5. Zehe blieb an Stelle des extrahierten Nagels ein Schorf, der sich nicht abstoßen wollte, dabei war die ganze Zehe bläulichgrau verfärbt. Nach 5 Monaten wurden 2 harte walnußgroße Tumoren in der Wadenmuskulatur und in der Kniekehle bemerkt, die exstirpiert wurden und auch als ziemlich gut abgekapselte fleckige Geschwülste von teils dunkelroter, teils grauweißer Farbe sich erwiesen. Bei der gleichzeitig vorgenommenen Exstirpation der 5. Zehe geriet das Messer in einen dritten gleichartigen Tumor, der in der Tiefe des Musc. interosseus zur Seite des Metatarsus V lag und anscheinend in diesen hineinging. Es wurde daher die ganze 5. Zehe mit Tumor und Metatarsus V entfernt; einige Wochen später wurde noch die Entfernung der 2. und 4. Zehe angeschlossen.

Das Präparat zeigte einen Tumor des Endgliedes der 5. Zehe, die bis zu dem geschilderten Nagelschorf reichte, der also den bloßliegenden Tumor darstellte. Ein weiterer erbsengroßer Tumor lagert in Capitul. metatarsi V und steht, das Periost durchbrechend, im Zusammenhang mit der im M. interosseus liegenden Geschwulst.

Ferner ist die Knochensubstanz der Endphalanx der 2. Zehe durch das gleiche Tumorgewebe ersetzt. Die Endphalanx der 4. Zehe fehlt, ihr Endglied ist verkrüppelt und an der Stelle neben der Nagelextraktion findet sich im Gewebe eine etwa stecknadelkopfgroße pigmentierte Stelle als Überrest.

Der Kranke wurde geheilt entlassen und blieb es während einer noch $^3/_4$ Jahre dauernden Beobachtung.

Die mikroskopische Untersuchung ergab, daß es sich um Endotheliome handelte.

Koenig macht darauf aufmerksam, daß es sich also bei der 2. und 4. Zehe um eine Rückbildung des Tumors handelt, die an der letzteren zu einer fast völligen Heilung geführt hat, und zwar glaubt er, daß dieser Heilungsprozeß durch ein Überwuchern entzündlich-exsudativer Vorgänge erklärt werden muß, die ihrerseits auf dieselbe Ursache zurückzuführen seien, wie die Neubildung: nämlich auf eine Erkrankung der Elemente der Gefäßwand. Das unbekannte, diese Veränderungen entzündlicher und tumoröser Art erzeugende Agens denkt sich Koenig im Blutkreislauf kreisen.

Das Vorhandensein von Schmerzen bei der Entwicklung der Knochenendotheliome ist ganz unregelmäßig. Sie können ganz fehlen oder nur gering sein, was am häufigsten ist, sie können aber auch sehr heftig werden, und zwar vor allem vor dem Eintreten von Spontanfrakturen (Berger), die ja an den Röhrenknochen, wie ich schon erwähnte, sehr häufig vorkommen.

Die die Tumoren bedeckende Haut ist stets unverändert, soweit sie nicht etwa durch den Tumor mitergriffen und zum geschwürigen Zerfall gebracht worden ist, wie es zuweilen am Gesichtsskelett vorkommt. Die Erweiterung der Hautvenen, die wir beim Sarkom so oft sehen, fehlt beim Knochenendotheliom (Thévenot). In dem von Poncet und Gaymard mitgeteilten Fall wurde eine Erhöhung der lokalen Temperatur über dem Tumor um 1,5—2° festgestellt. Wahrscheinlich wird dies in Anbetracht des oft starken Blutgehaltes ziemlich häufig sein, doch fehlen diesbezügliche Angaben anderer Autoren, so daß also wohl diesem Umstand keine besondere Beachtung geschenkt worden ist.

Die regionären Lymphdrüsen sind in der Regel nicht vergrößert. Nur in einem Fall von Kolaczek zeigten sie sich mäßig geschwollen.

Ein Symptom, das die Knochenendotheliome auffallend häufig zeigen, ist die Pulsation der Tumoren bzw. ein dem Puls synchrones Schwirren, das mit der aufgelegten Hand zu fühlen und mit dem Ohr zu hören ist; auch die Metastasen pulsieren zuweilen (Fall Gross). Jedoch zeigen einerseits bei weitem nicht alle Knochenendotheliome diese Eigentümlichkeit, besonders natürlich nicht die harten Tumoren. Auch wäre es, was bisweilen geschehen ist, falsch anzunehmen, daß das Pulsieren und Schwirren nur bei Endotheliomen vorkommt. Deshalb und weil uns die Besprechung der pulsierenden Endotheliome zur Frage der Bluttumoren der Knochen und der vielumstrittenen Knochenaneurysmen überleitet und nicht von dieser zu trennen ist, habe ich diese in einem besonderen Kapitel besprochen.

Auch die Frage der Multiplizität der Endotheliome wäre noch zu berühren. Zum größeren Teil deckt sie sich mit dem multiplen Vorkommen der Knochensarkome überhaupt, da ein Teil der als multiple Knochensarkome beschriebenen oder aufgefaßten Tumoren zugleich als Endotheliome bezeichnet sind. Wie bei diesen ist die Entscheidung, ob es sich wirklich um gleichzeitig multipel auftretende Endotheliome handelt, für die allergrößte Zahl der Fälle darum äußerst schwierig, weil die Fälle alle aus einer Zeit stammen, in der die hämatologische Forschung und die hämatologischen Färbemethoden noch nicht angewandt wurden und mithin fälschlicherweise viele Hämatoblastosen nicht erkannt wurden. So glaube ich auch, daß die oft zitierten Fälle von angeblichen multiplen Knochenendotheliomen von Marckwald, Sudhoff und Rustitzky, die von manchen Autoren als Endotheliome angesehen werden, in Wirklichkeit zu den Myelomen gehören. Auch die Zahnschen Fälle und der Fall von Sternberg scheinen mir hierhin zu gehören.

Der Fall von Kahler, der ehemals als multiples Myelom veröffentlicht war, soll nach Ansicht von Chiari, der die Sektion ausführte, ein Endotheliom gewesen sein. Als ganz sicher möchte ich aber auch diesen Fall nicht auffassen.

Eine sehr interessante Beobachtung teilte in neuerer Zeit Bevacqua mit.
Bei fehlender Albumosurie fanden sich multiple, vom Knochenmark ausgehende
Tumoren, die im mikroskopischen Bild eine den Peritheliomen analoge Zellen-
anordnung zeigten. Zugleich war eine Lymphosarkomatose der Lymphdrüsen
vorhanden, so daß dieser Fall wohl ebenfalls in das Gebiet der Systemerkrankungen des hämatopoetischen Apparates gerechnet werden muß.

Doch hat es den Anschein, als ob doch zuweilen multiple Endotheliome des
Knochens vorkommen, wie ja auch multiple Endotheliome anderer Organe
zweifellos beobachtet sind, so z. B. der sehr gutartig auftretende Fall von
Mulert von multiplen Endotheliomen der Kopfhaut. Dabei ist oft die Unterscheidung sehr schwierig, ob es sich nicht eher um frühzeitige Metastasen handelt,
besonders wenn der Primärtumor sehr lange unbemerkt geblieben war, bis er
sich bereits weit vorgeschritten bemerkbar gemacht hatte. Das kann beispielsweise für den Bergerschen Fall zutreffen, bei dem das pulsierende Endotheliom
des Humerus erst nach der aufgetretenen Spontanfraktur manifest geworden
war und sich bereits einige Tage nach der vorgenommenen Exartikulation eine
pulsierende Metastase in der Orbitalgegend bildete, einige Monate später eine
weitere am Oberschenkel, die ebenfalls zur Spontanfraktur führte, und schließlich
Schmerzen in der Wirbelsäule, Hämoptysen und Hämaturie, die also auf eine
generalisierte Metastasierung schließen lassen. Gerade weil beim Endotheliom
die Metastasen so außerordentlich multipel auftreten können, ist bei früh-
zeitigem Auftreten derselben eine Verwechslung mit primärem multiplem Auftreten der Tumoren leicht möglich.

Ähnlich wie der Bergersche Fall liegt übrigens auch der von Gaymard,
der sich noch dadurch auszeichnet, daß er bisher den jüngsten Fall aller Knochenendotheliome vorstellt. Bei dem 9jährigen Mädchen begann das Leiden mit
leichten Schmerzen im Bein vor 7 Monaten. Bei dem Fall aus einem Wagen
2 Monate später trat eine Fraktur ein, der schon 14 Tage später die Bildung
eines weiteren Tumors am Kopf folgte. Auch diese Tumorbildung am Kopfe
ist zweifellos als schnell auftretende Metastase aufzufassen, deren Entstehung
durch das Ereignis der Fraktur — ähnlich wie die Metastasierung nach operativen Eingriffen — zu erklären ist.

Nun gibt es aber einige Fälle in der Literatur, in denen man tatsächlich
den Eindruck hat, daß es sich um ein multiples gleichzeitiges Auftreten von
Knochenendotheliomen handelt [1]), und zwar haben diese Fälle eine Eigentümlichkeit gemeinsam: die verschiedenen Tumoren treten nämlich an einander sehr
benachbarten Skeletteilen auf. Das findet man z. B. an den platten Schädelknochen, wo gar nicht so selten mehrere einander benachbarte Tumoren gefunden
werden (Klebs).

Auch der Fall von Sistach, bei dem fast sämtliche Beckenknochen von der
sehr gefäßreichen, pulsierenden, viele Cysten enthaltenden Geschwulst befallen
waren — die Diagnose war auf ein Knochenaneurysma gestellt, die Punktion
hatte arterielles Blut ergeben — gehört vielleicht hierher. Auffallender schon
ist der oben ausführlicher mitgeteilte Fall von Fritz Koenig mit dem Befallensein mehrerer Zehen und späteren Bildung zweier Geschwulstknoten in der
Wadenmuskulatur und in der Kniekehle. Ein ganz besonderes Interesse verdient

---

[1]) Der Fall von Symmers und Vance lag mir nur im Referat vor.

aber in dieser Hinsicht eine Mitteilung Naraths auf dem Kongreß der deutschen Gesellschaft für Chirurgie 1895, in der er unter Vorzeigung eines vorzüglichen makroskopischen Injektionspräparates über einen Fall, der von Billroth operiert worden war, berichtete, und der so wichtig und instruktiv ist, daß seine Wiedergabe an dieser Stelle notwendig erscheint:

Bei einer 40jährigen Dame, die seit einigen Monaten über Schmerzen im linken Fuß klagte, fanden sich bei der Untersuchung zuerst verborgen gebliebene Pulsation über dem äußeren Malleolus und an mehreren kleinen Stellen des Fußes, so am Fußrücken, an der Kleinzehenseite nahe dem Sprunggelenk und am inneren Malleolus. Nach der Amputation des Unterschenkels injizierte Narath das Präparat mit Teichmannscher Zinnobermasse von der Arteria tibialis antica, postica und peronea aus, wobei es gleich auffiel, daß das Präparat sehr viel Injektionsmasse verschlang.

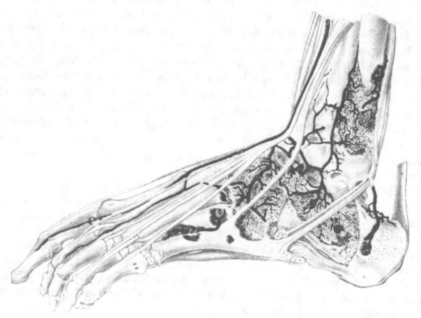

Abb. 40. Multiples Endotheliom des Fußes. (Aus Narath, Verhandl. d. dtsch. Ges. f. Chirurg. 1895, Taf. VI, Fig. 6.)

Das präparierte injizierte Präparat zeigte nun folgendes (s. Abb. 40): Das Skelett ist an vielen Stellen herdweise durch eine Aftermasse substituiert, die sich durch den ganz besonderen Reichtum an kleinen und kleinsten Arterien auszeichnet. Von eigentlicher Tumormasse ist nicht viel zu sehen, die Gefäße machen den Hauptbestandteil der Geschwulst aus, die übrigens nur den Knochen substituiert und das Niveau des ehemaligen Knochens nicht überragt.

Es fanden sich Geschwulstherde in den Malleolen, im Talus, im Calcaneus, bei dem außer drei oberflächlich im Tuber calcanei liegenden Herden die ganze vordere Hälfte durch Tumor ersetzt war, der aber den Gelenkknorpel intakt gelassen hatte. Ferner fanden sich größere und kleinere zum Teil zusammenhängende Herde in den anderen Fußwurzel- und Mittelfußknochen und in den Phalangen. Es läßt sich nun deutlich erkennen, daß die Tumormassen an die Verbreitungsbezirke einzelner Arterien gebunden sind, daß ein Geschwulstherd immer genau dem Verbreitungsbezirk einer Arterie entspricht, die sich in immer feinere Zweigchen auflöst und so ein dichtes Maschenwerk arterieller Gefäßchen oder ein feines kavernöses Gewebe bildet.

Mikroskopisch handelt es sich um vom Endothel der Blutgefäße ausgehende Tumorbildung. Die neugebildeten Endothelstränge wuchern in das Knochengewebe, sind zentral kanalisiert und ihr Hohlraum steht mit dem der Arterien in Verbindung (Abb. 41).

Narath erklärt sich nun das Entstehen aller dieser Tumorherde so, daß von einem primären Herd, den er in der Fibula annimmt, einzelne Endothelzellen in den Anastomosen durch den Blutstrom weiter in andere Gefäßbezirke getrieben worden sind und dort zur Embolie führten. An diesen Stellen wucherten die Endothelzellen weiter, bilden einen neuen Tumor und brachten vielleicht auch die Gefäßendothelien der neuen Stelle zur Proliferation.

Während also Narath für seinen Fall eine echte Metastasierung auf arteriellem Weg annimmt, was, wie Koenig mit Recht hervorhebt, nur von einem zentralwärts sitzenden Tumor aus — also im Narathschen Fall von dem Fibulatumor aus — möglich sein kann, denkt Koenig in seinem Fall an ein im Blut kreisendes Agens als auslösendes Moment für die Geschwulstbildung. Ob es

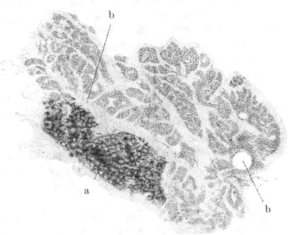

Abb. 41. Schnitt durch eine Geschwulstpartie. a Kavernöses Gewebe mit Injektionsmasse erfüllt; b Gefäßlumina. (Loc. cit. Taf. VI, Fig. 8.)

sich wirklich in dem Narathschen Fall um eine Metastasenbildung auf arteriellem Wege handelt und nicht vielmehr um multiple, gleichzeitig oder annähernd gleichzeitig entstandene Tumoren, erscheint sehr fraglich. Dieser Weg wäre ein ganz ungewöhnlicher. Die Annahme Koenigs wiederum von einer im Blut kreisenden Noxe, die die ganze Frage der Geschwulstgenese überhaupt aufrollt, die bisher so völlig im dunklen liegt, ist noch so hypothetisch und bisher durch keine Beweise gestützt, daß sie keine Sicherheit für sich beanspruchen kann. Wenn man diese Anschauungen als richtig anerkennen würde, was natürlich auch nicht einfach a limine abzulehnen ist, oder, was ja ähnlich ist, an eine abnorme Veränderung des normalen physiologischen Chemismus denken würde, bliebe doch immer noch die Frage offen, aus welchem Grunde sich die Tumorbildungen gerade an einer bestimmten Stelle, gerade an einem Gefäßbezirk abspielen.

Auf jeden Fall ist dieses Auftreten mehrfacher endothelialer Tumoren in einem gemeinsamen Gefäßbereich außerordentlich interessant und kann der

Geschwulstforschung weitere Wege weisen. Bei den anderen Sarkomen ist meines
Wissens ein derartiges multiples regionäres Auftreten nicht beschrieben worden.

Für die Entstehung von Endotheliomen, besonders der Dura, ist verschiedentliche Male ein **chronischer Reiz** verantwortlich gemacht worden. Dieser
kann durch verschiedene Ursachen dargestellt werden, und zwar nicht nur
durch mechanische, sondern auch durch chronisch entzündliche Momente.
So beobachtete Henschen die Entwicklung mehrerer größerer und kleinerer
Endotheliome an der Innenseite der tuberkulösen Dura spinalis über einer
Spondylitis tuberculosa, und zwar lediglich im Bereich des chronisch-entzündlichen Gebietes der Dura. In gleicher Weise berichtet uns Dufour über die
Entstehung eines Endothelioms an der Innenfläche der verdickten Dura bei
einem tuberkulösen kariösen Prozeß des Kreuzbeins und des 5. Lendenwirbels.

Einen auslösenden mechanischen Reiz können vor allem Exostosen ausüben.
So hat v. Eiselsberg bei einer Patientin mit multiplen Exostosen die Entwicklung eines hinter dem Bulbus gelegenen, alveolären Sarkoms beschrieben
und nimmt an, daß sich das Sarkom auf der Basis der Exostose entwickelt habe,
und Sternberg beschreibt einen Fall, in dem sich über einer inneren Exostose
des Scheitelbeins ein kleinapfelgroßes Endotheliom der Dura gebildet hatte.
Nach Sternbergs Ansicht hat hier die Exostose chronisch reizend auf die
sie überspannende Dura gewirkt — wofür auch die Verdickung der Dura an
dieser Stelle spräche — und dadurch die Bildung des Endothelioms veranlaßt.
Der Annahme, daß eine Exostose durch einen chronischen Reiz ein Endotheliom verursachen kann, ist allerdings der sehr gewichtige Einwand entgegenzuhalten, daß auch Exostosen selbst durch chronische Reize oder Entzündungen, daß also möglicherweise Exostose und Endotheliom aus derselben
gemeinsamen Ursache heraus entstehen können, ohne daß die Exostose die
Ursache des Endothelioms zu sein braucht.

Die Therapie des Endothelioms unterscheidet sich im großen und ganzen
nicht von der, die bei den Sarkomen indiziert ist. Hervorzuheben ist nur, daß
manche Formen, und zwar vor allem die Cylindrome besonders zu örtlichen
Rezidiven zu neigen scheinen.

VII. Die Riesenzellensarkome.

Die Riesenzellensarkome des Knochensystems nehmen sowohl in klinischer
wie in pathologischer Hinsicht eine von den anderen Sarkomen so differente
Stellung ein, daß eine gesonderte Besprechung dieser Geschwulstart nötig ist.

Als Riesenzellensarkome werden solche Tumoren bezeichnet, bei denen die
Riesenzellen einen charakteristischen Hauptfaktor des Parenchyms ausmachen.
Denn in geringerer Zahl finden sich Riesenzellen auch in den meisten anderen
Knochensarkomen, so z. B. dort, wo sie als Osteoklasten an der Resorption
des Knochens beteiligt sind. Ebenso trifft man sie ja, wie Borst aus der Literatur und aus eigener Erfahrung berichtet, auch außerhalb der Knochensarkome
in den verschiedensten anderen Tumoren, wie in Carcinomen, Lipomen, Xan-
thomen u. a. m.

Schon dieses Vorkommen der Riesenzellen in Tumoren verschiedenster
Struktur und Benignität in durchaus wechselnder Menge läßt es nicht aus-

geschlossen erscheinen, daß es sich wahrscheinlich nicht in allen Fällen um identische Gebilde handeln wird.

Hansemann gibt von den in den verschiedenen Neoplasmen vorkommenden Riesenzellentypen folgende Einteilung, der sich auch Borst anschließt:

1. Parenchymriesenzellen. Sie werden in den verschiedensten Geschwülsten gefunden und gehen durch Karyorhexis aus den Geschwulstelementen hervor, gehören also zur Geschwulst. Die Kerne sind von verschiedener Größe zum Teil noch zusammenhängend. Besonders häufig sollen sie sich in Endotheliomen finden.

2. Fremdkörperriesenzellen, wie sie auch in Tuberkeln und Gummen vorkommen. Die Kerne liegen hier peripher oder an beiden Polen der Zelle (Langhansscher Typ).

3. Riesenzellen der Knochensarkome. Hier sind die Kerne gleichmäßig in der Zelle verteilt, ein schmaler Saum kernlosen Protoplasmas bleibt in der Peripherie (Myeloplaxentypus). Diese wie die Fremdkörperriesenzellen haben gleichgroße Kerne, die niemals untereinander zusammenhängen.

Die beiden erstgenannten Typen kommen im allgemeinen für die Knochensarkome nicht in Betracht. Nur P. Baumgarten teilt einen Fall von Tibiasarkom mit, bei dem sich histologisch zahlreiche riesenzellhaltige miliare Tuberkel — die Riesenzellen vom typischen Bau der Langhansschen Riesenzellen — fanden. Der weitere klinische Verlauf mit Auftreten von Drüsen bestätigte die Diagnose Sarkom und ließ Tuberkulose und Syphilom ausschließen.

Tumoren, die als Riesenzellensarkome bezeichnet werden, kommen am Skelettsystem vor:

a) als zentrale schalige Riesenzellensarkome (Virchow),

b) als Epulis,

c) als sog. Riesenzellensarkome im Verlauf der Ostitis fibrosa und Osteomalacia deformans.

a) Zentrale Riesenzellensarkome.

Die zentralen Riesenzellensarkome (Sarcoma gigantocellulare, Myeloidtumours [Paget] usw.), die „tumeurs à myéloplaxes" Nélatons haben ihren Sitz im allgemeinen an den langen Röhrenknochen, und zwar in der Regel in der Metaphyse derselben; doch kommen sie auch, wie bereits weiter oben erwähnt wurde, gelegentlich — bei Thümmel einmal unter 27 Fällen, bei Senftleben nur einmal beobachtet — an der Diaphyse derselben vor, ferner in dem spongiösen Gewebe der kurzen Knochen, so in den Fußwurzelknochen, in den Metakarpalknochen, in den Wirbeln, im Kreuzbein (z. B. Peham). Schließlich findet man sie im spongiösen Gewebe der Kiefer, wo sie Nélaton als Epulides intraosseuses den vom Periost ausgehenden Riesenzellensarkomen den „Epulides périosseuses ou souspériostiques" gegenüberstellte. Im Gegensatz zu den meist sehr weichen zentralen Sarkomen, die keine oder nur die Andeutung einer Knochenschale bilden, meist aus Spindel- oder Rundzellen ohne größere Beimischung von Riesenzellen bestehen (Tumeurs à médullocellules" [Robin und E. Nélaton]) bilden die zentralen Riesenzellensarkome die Hauptvertreter der schaligen, d. h. mit einer Knochenschale versehenen myelogenen Sarkome Virchows. Sie sind nicht nur durch eine Knochenschale nach außen, sondern meist auch gegen die Markhöhle durch festen Knochen scharf abgegrenzt. Den Modus der Bildung dieser Knochenschale, die nicht etwa wie Lücke und Volkmann es annahmen, als einfache Auftreibung des Knochens durch die in seinem Innern wachsende Geschwulst aufzufassen ist, ihrer allmählichen Verdünnung, des Symptoms des Pergamentknitterns und des schließlichen Durchbruchs der Knochenschale durch das sarkomatöse Gewebe habe ich bereits weiter oben klargelegt. Das Periost pflegt selbst bei nicht mehr intakter Knochenschale noch lange erhalten zu bleiben. Auch dort

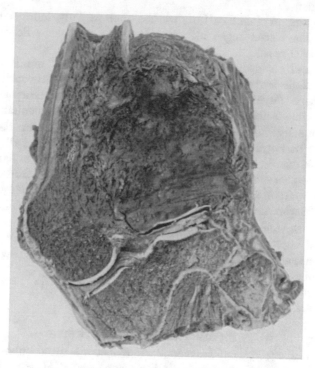

Abb. 42. Riesenzellensarkom. (Sammlung der Chirurgischen Univ.-Klinik in Frankfurt a.M.)

wurde bereits das häufige Vorkommen regressiver Veränderungen, besonders aber die Bildung von Cysten erwähnt, die in den zentralen Riesenzellensarkomen noch desto eher eintreten, da es sich meist um sehr blutreiche Gebilde handelt, bei denen es oft zu umfangreichen Blutungen in das Geschwulstgewebe kommt, aus denen sich dann die Cysten entwickeln. v. Recklinghausen (1910) lehnt allerdings nicht unbegründet die Entstehung dieser Cysten durch Gewebszerfall ab, indem er auf die ihnen eigentümliche bindegewebige fibröse Membran hinweist, und setzt sie mit den bei der Ostitis fibrosa anzutreffenden Cysten (s. u.) in Parallele. Beide Entstehungsarten sind wahrscheinlich möglich (s. u.). Daß es bei dem Blutreichtum dieser Geschwülste, bei denen einzelne Partien durch den Reichtum vielfach sich verzweigender, dichtliegender, oft sehr weiter, prall mit Blut gefüllter Gefäße ein geradezu angiokavernöses Aussehen bieten können (Konjetzny, Bloodgood), auch zum Auftreten von schwirrenden Geräuschen und beim teilweisen Defekt der Knochenschale zur Fluktuation und zum Pulsieren kommen kann, liegt auf der Hand, und es erscheint sicher, daß ein großer Teil der als Knochenaneurysmen (siehe dort) durch die Literatur gehenden Fälle nichts anderes als sog. zentrale Riesenzellensarkome sind, wie es ja auch Konjetzny ausspricht. Daher erklärt sich vielleicht auch die Ähnlichkeit in dem prognostischen Verhalten der Aneurysmen, die in einem besonderen Kapitel abgehandelt worden sind, und der sog. Riesenzellensarkome. Auch sind die Riesenzellensarkome circumscripter, als es oft die malignen Sarkome sind, und zeigen kein infiltrierendes Wachstum, sondern nur ein expansives. In ihrer Lokalisation bevorzugen die sog. Riesenzellensarkome, oder wie sie Bloodgood richtiger nennt, die Riesenzellentumoren (Giant-cell tumour) nach den Beobachtungen dieses Autors an 47 Fällen das untere Ende des Radius, das obere Ende der Tibia und das untere Ende des Femur.

Das histologische Bild zeigt außer zahlreichen Blutgefäßen und häufigen Blutungen und Pigmentierungen, zu denen sich stellenweise degenerative Prozesse gesellen, ein vorwiegend aus Spindelzellen, zum Teil auch aus Rund- oder Polymorphzellen bestehendes Tumorgewebe, in dem sich in innigem Zusammenhang mit dem übrigen Tumorgewebe zahlreiche Riesenzellen vom Typus der Myeloplaxen befinden, deren Kernzahl eine außerordentlich hohe (70 Kerne) sein kann. Knochenbeimengungen werden im Inneren als Reste des noch nicht völlig zerstörten alten Knochens angetroffen, sowie — nach v. Recklinghausen sogar hauptsächlich — auch als neugebildete osteoide

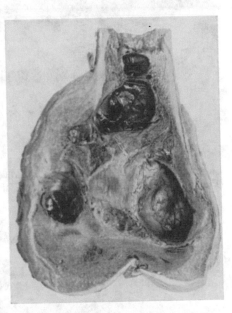

Abb. 43. Riesenzellensarkom mit Cysten. (Sammlung der Chirurgischen Universitäts-Klinik in Frankfurt a. M.)

Bälkchen. Auf die nähere Deutung des mikroskopischen Befundes wird weiterhin eingegangen werden.

Von jeher ist es aufgefallen, daß die schaligen Riesenzellensarkome bedeutend gutartiger verliefen als die übrigen Sarkome des Skelettsystems. Nun wendet Wiesinger allerdings ein, daß bei der Beurteilung der Malignität oder Benignität eines Tumors nicht der Hauptwert darauf gelegt werden dürfte, ob Riesenzellen enthalten seien, sondern ob sie durch eine Schale scharf abgegrenzt seien und durch exquisit langsames Wachstum einen benignen Charakter zeigten. Darum habe auch Virchow nicht die myelogenen Riesenzellensarkome den übrigen myelogenen Sarkomen gegenübergestellt, sondern die schaligen und nicht-schaligen myelogenen Sarkome unterschieden. Zweifellos hat Wiesinger mit seinem Hinweis, daß auch gelegentlich anders zusammengesetzte zentrale Sarkome, z. B. Spindelzellensarkome, eine Schale bilden und gutartig verlaufen können, vollkommen recht, aber die ganz überwiegende Mehrzahl der zentralen schaligen Sarkome sind eben Riesenzellensarkome.

Weiter muß man Wiesinger entgegenhalten, worauf z. B. Nasse und in neuester Zeit Bloodgood hingewiesen haben, daß die Gutartigkeit der zentralen Riesenzellensarkome gar nicht so streng an das Unversehrtsein der Knochenschale geknüpft ist. Denn selbst nach Durchbruch derselben und Hineinwachsen der Geschwulstmassen in die Umgebung bleiben sie noch relativ gutartig und haben nicht die große Neigung zur Generalisation, weil der Tumor auch dann in der Regel nicht infiltrierend vorzudringen pflegt, sondern die Gewebe nur rein mechanisch verdrängt. Daher läßt sich die Geschwulst auch in diesem Stadium noch gut exstirpieren, ohne zu rezidivieren oder Metastasen zu machen. Der Grund der Gutartigkeit der sog. Riesenzellensarkome ist uns erst durch die Unter-

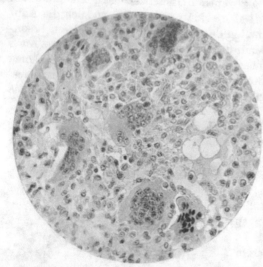

Abb. 44. Riesenzellensarkom, starke Vergrößerung. (Präparat der Chirurgischen Universitäts-Klinik in Frankfurt a. M.)

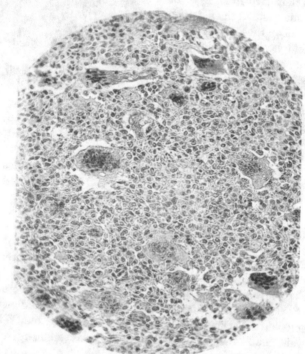

Abb. 45. Riesenzellensarkom, schwache Vergrößerung. (Präparat der Chirurgischen Universitäts-Klinik in Frankfurt a. M.)

suchungen der neuesten Zeit, besonders denen Konjetznys klarer geworden. Nicht die Knochenschale an und für sich bedingt die Gutartigkeit, sondern die Tatsache, daß wir es bei diesen riesenzellenhaltigen Gebilden wahrscheinlich eben nicht mit Sarkomen, überhaupt nicht mit echten Tumoren zu tun haben. Auch ein großer Teil der übrigen benignen zentralen schaligen Sarkome, die man als Spindelzellensarkome angesehen und beschrieben hat, sind nur als andere Stadien derselben Erkrankung anzusehen und gehören wohl ebensowenig zu den echten Sarkomen wie die sog. Riesenzellensarkome. Ich komme auf die näheren Einzelheiten noch später zurück.

Es ändert auch nichts an der Tatsache der Gutartigkeit der sog. zentralen Riesenzellensarkome, daß auch malign verlaufende Fälle beschrieben sind. Als einer der bekanntesten dieser Fälle geht der von Oberst mitgeteilte durch die Literatur, der außerdem noch dadurch interessant ist, daß er durch seinen anatomischen Bau weitgehende Verwandtschaft zu den sog. Knochenaneurysmen zeigt.

Bei dem 21jährigen jungen Mann wurde wegen eines zentralen Sarkoms des Condyl. intern. femoris die Oberschenkelamputation ausgeführt. Es fand sich ein fibröser, dem Knochen aufsitzender, an einzelnen Stellen fluktuierender Sack, der in eine Höhle des Knochens führt. Im Übergangsteil ging eine dünne Knochenschale auf die Wand des Sackes über. Die Wände der Knochenhöhle zeigen einen ganz dünnen Besatz von Sarkomgewebe (Rundzellen mit wenig Riesenzellen), der auch etwas auf die Innenwand des Sackes übergeht. Die Höhle war völlig mit Blut gefüllt; mehrere Gefäße von der Größe einer Arteria radialis mündeten frei in sie ein. Auf das Vorhandensein von Pulsation und Geräuschen war nicht geachtet worden.

Der Fall verlief äußerst malign. Nach der Amputation trat ein rasch wachsendes Rezidiv in der Muskulatur auf, das die Exartikulation in der Hüfte notwendig machte. Auch dieser radikale Eingriff hatte keinen Erfolg und der Patient starb bald darauf an Lungenmetastasen, die zum Teil Knochenneubildung zeigten.

Es erscheint mehr als zweifelhaft, daß es sich in diesem Falle wirklich um ein typisches Riesenzellensarkom gehandelt hat. Die Zahl der Riesenzellen ist nicht so erheblich gewesen, die Rundzellen bildeten anscheinend das Hauptcharakteristikum der Geschwulstelemente, während von Spindelzellen, wie sie für das sog. Riesenzellensarkom typisch sind, nichts gesagt wird; die in den Lungenmetastasen vorhandene Knochenneubildung entspricht ebenfalls nicht der Gewohnheit der Riesenzellensarkome.

Auch Schmieden will diesen Fall nicht als gewöhnliches Riesenzellensarkom anerkennen und hält gerade die starke Neigung zu Hämorrhagien in seinem Inneren als ein Zeichen seiner Malignität. Wie jeder andere gutartige Tumor könne auch einmal ein zentrales Myeloid malign degenerieren. Ebenso hält Konjetzny die Diagnose eines sog. Riesenzellensarkoms in diesem Falle für völlig unbewiesen und neigt eher dazu, den Oberstschen Tumor als ein echtes gemischtzelliges Sarkom aufzufassen.

Einen ähnlichen Fall beschreibt auch Le Dentu (1910, Fall IV). Hier fanden sich in dem ebenfalls aneurysmatischen Tumor Riesenzellen, während in den Lungenmetastasen solche nicht vorhanden waren.

Eine genaue Angabe über die Malignität der zentralen Riesenzellensarkome ist schlecht zu geben. Löffler erwähnt noch einen tödlich verlaufenden Fall von Simon. Während Gross unter 22 Fällen 5 Todesfälle, also 22,72% Mortalität angibt, fand Schwartze unter 55 Fällen fünfmal, also in 9,8% Metastasen (zit. Löffler). Dagegen geben andere Autoren, wie Weber (14 Fälle ohne

Rezidiv), bedeutend günstigere Zahlen, und in neuester Zeit hat Bloodgood 47 Fälle aus der Literatur zusammengestellt, die sämtlich durch Auskratzen und Ausätzen der Knochenhöhle mit reiner Carbolsäure und Alkohol geheilt sind. Er betont dabei, daß selbst die explorative Incision, die sonst bei malignen Tumoren so deletär zu wirken pflegt, das Wachstum dieser Tumoren nicht in maligne Bahnen lenkt. Nur bei völliger Zerstörung der Knochenkapsel hält er die Resektion für nötig. Auch Konjetznys Ausführungen beweisen, daß diejenigen Fälle, bei denen histologisch die Diagnose eines sog. Riesenzellensarkoms sichergestellt war, ausnahmslos gutartig bei sehr langer Beobachtungszeit verliefen.

Daß auch andere Autoren über ähnliche gute Erfahrungen verfügen, erhellt daraus, daß die Forderung, den zentralen Riesenzellensarkomen nicht mit radikalen verstümmelnden Operationen entgegenzutreten, schon oft und nicht erst in neuerer Zeit erhoben worden ist, so z. B. von Volkmann, und relativ wenig Widerspruch gefunden hat, ganz im Gegensatz zu der Frage der Behandlungsmethoden der anderen Sarkome, wo die Diskussion, ob man immer radikal vorgehen und sich nicht unter Umständen mit Resektionen und ähnlichem begnügen sollte, lebhafte Kontroversen gezeitigt hat (s. Kapitel Therapie).

Es geht aus allem diesem bereits hervor, daß die sog. zentralen schaligen Riesenzellensarkome hinsichtlich ihres prognostischen Verhaltens nicht mit den anderen Sarkomen des Skelettsystems in Parallele gesetzt werden können und tatsächlich den Eindruck erwecken, als ob man es mit einer ganz anderen Art von Gebilden zu tun hat.

b) Epulis.

Eine weitere Geschwulstform, die sich durch das gehäufte Vorkommen von Riesenzellen und durch ihre klinische Benignität auszeichnet, ist die Epulis, ein Name, der sich schon bei Galen findet und der gemäß seiner Bedeutung lange Zeit hindurch für die verschiedensten auf dem Zahnfleisch — $\grave{\epsilon}\pi'o\tilde{v}\lambda o\nu$ — lokalisierten tumorartigen Gebilde angewandt wurde. So beschreibt noch Heister unter diesem Namen in seinen medizinischen Wahrnehmungen einen Fall, der in Wirklichkeit eine große Parulis ist (548. Wahrnehmung). Bis in die neuere Zeit hinein wurde auch bei den echten Tumorbildungen, die auf dem Zahnfleisch in Erscheinung traten, kein bestimmter histologischer Begriff mit der Bezeichnung Epulis verbunden, so daß in diese Rubrik die verschiedenartigsten Tumoren wie Sarkome, Carcinome, Myxome, Enchondrome, Osteome, Polypen usw. mit eingefaßt wurden, deren spezieller histologischer Bau dann zuweilen durch den Zusatz Epulis sarcomatosa, Epulis myxomatosa usw. gekennzeichnet wurde. Auch über den Ausgangspunkt der Epulitiden herrscht bis in die jüngste Zeit hinein keine Übereinstimmung, indem sie einmal als Tumoren der Weichteilbedeckungen des Alveolarfortsatzes, so z. B. noch von Kühner 1907, ein andermal als vom Periost oder auch von diesen beiden Gewebsschichten abwechselnd (z. B. Speese) ausgehend beschrieben werden. Nunmehr bezeichnen wir aus der Zahl der Kiefergeschwülste, die eine eingehende Bearbeitung von der Hand Perthes' erfahren haben, als Epuliden nur die dem Alveolarrand aufsitzenden Tumoren, die bald mehr den Charakter von Fibromen, bald mehr den von Riesenzellensarkomen haben und vom

Periost des Alveolarfortsatzes oder vom Periodontium der Zahnalveole ihren Ausgang nehmen. Im ersteren Falle sitzen sie dem Alveolarrand breit auf, in letzterem stehen sie mit einem dünnen Stiel mit der Zahnalveole in Verbindung. v. Recklinghausen vertritt allerdings wie schon früher E. Nélaton den Standpunkt, daß der Ausgang der Epuliden im Knochenmark zu suchen ist. Daneben interessieren uns an dieser Stelle die sog. zentralen Riesenzellensarkome und die zentralen Fibrome des Kiefers (Epulides intraosseusses [Nélaton]).

Histologisch wurden bisher im allgemeinen, so auch von Perthes, die Epuliden geschieden in die Epulis fibromatosa, die als reine Fibrome imponieren, aber oft zahlreiche Knochenspiculae enthalten, und in die Epulis sarcomatosa. Letztere zeigen meist den Bau von Riesenzellensarkomen mit sehr zahlreichen Riesenzellen und meist auch reichlichem Pigmentgehalt. Indessen kommen auch Epuliden vom Bau der Spindelzellensarkome und Fibrosarkome vor, so daß man also zahlreiche Übergangs- und Mischformen zwischen der fibromatösen und der sarkomatösen Form findet. Auch Knochenspiculae sind häufig vorhanden, wie auch Verkalkungen.

Hesse hat unter 113 Fällen des zahnärztlichen Instituts in Breslau nur 30 Sarkome gefunden, während der weitaus größere Teil der Neubildungen rein fibromatösen Bau zeigte. Dieses Zahlenverhältnis steht im Gegensatz zu den Angaben der meisten chirurgischen Lehrbücher, was Hesse sich damit zu erklären sucht, daß chirurgische Hilfe nur bei den größeren, schnell wachsenden maligneren Fällen aufgesucht würde, während die kleineren harmloseren Tumoren mehr der Behandlung des Zahnarztes vorbehalten blieben.

Wenn man von den echten peripheren Knochensarkomen absieht, die nicht zu den Epuliden gerechnet werden dürfen, so hat sich doch in neuerer Zeit die Ansicht der Pathologen immer mehr dahin verdichtet, daß es sich auch bei den sog. Riesenzellensarkomen des Alveolarperiosts nicht um Sarkome, sondern um gutartige riesenzellenhaltige Fibrome handelt, so daß also ein prinzipieller Unterschied zwischen der Epulis fibromatosa und der Epulis sarcomatosa nicht besteht, sondern es sich nur um mehr oder weniger zellreiche Fibromformen handeln würde. Einen weiteren Schritt vorwärts in der Erkenntnis der Epuliden hat uns in neuester Zeit Konjetzny geführt, der die Epuliden als den sog. Riesenzellensarkomen wesensgleich ansieht und beide Geschwulstarten nicht als echte Sarkome anerkennt.

Derartige Feststellungen würden diese Tumoren den Anschauungen der Kliniker bedeutend näher bringen, die sich von jeher von der Gutartigkeit der Epulis überzeugen konnten. Es möge hier bereits erwähnt werden, daß sich zuweilen bei der Ostitis fibrosa Stellen finden, die ebenfalls das Aussehen zellreicher Fibrome mit geringerer, aber auch zuweilen sehr reichlicher Riesenzellenbeimengung zeigen.

Die Größe der Epuliden erreicht im allgemeinen keine hohen Grade. Meist handelt es sich um Tumoren, die über Kirsch- höchstens über Walnußgröße nicht hinausgehen. Doch sind allerdings auch vereinzelte Fälle beobachtet worden, bei denen die Geschwülste zu einer erheblicheren Größe auswuchsen. So berichtet Knecht aus dem Rindfleischschen Institut von einer dem Oberkiefer breit aufsitzenden faustgroßen Epulis fibromatosa und Richter beschreibt eine dem harten Gaumen anliegende gestielte, fast die ganze Mundhöhle ausfüllende, hühnereigroße Epulis, die histologisch das Bild eines Fibrosarkoms bot. Einen ganz ähnlichen Fall beschreibt auch Lamping aus der Klinik v. Angerers und zitiert dabei einen von Siebold 1800 operierten Fall einer großen Epulis — die wohl allerdings nicht sicher als echte Epulis angesprochen werden kann —, die sich vom rechten Eckzahn bis zu den linken Backenzähnen erstreckte und in zwei Jahren eine so entstellende Größe erreicht hatte, daß — ein interessantes Kulturdokument — die Polizei dem Kranken verbot, auszugehen. Es wurde der kranke Alveolarfortsatz abgesägt und die Sägefläche mit einem Glüheisen verschorft. Auch reine Fibrome können übrigens, wie ein Fall Mauclaires zeigt, zu ganz enormer Größe anwachsen.

Daß die Epulis, wie im Falle Siebolds, innerhalb zweier Jahre zu einer solchen Größe auswächst, ist eine große Seltenheit. Denn meist ist das Wachstum dieser Geschwülste entsprechend ihrem sonstigen gutartigen klinischen Charakter ein exzessiv langsames, so daß ein jahrelanges, ja sogar jahrzehntelanges Bestehen — 15 Jahre und mehr — keine Seltenheit ist, vor allem daher, weil die Beschwerden, falls überhaupt vorhanden, sehr gering sind und sich erst einzustellen pflegen, wenn der Tumor größer geworden ist, z. B. Schmerzen, Blutungen, Lockerung der Zähne. Ein Hineinwachsen der Epulis in den Knochen und eine Zerstörung desselben ist sehr selten und nur bei größeren Tumoren beobachtet. Hat die Geschwulst eine erheblichere Größe erreicht, so kann sie durch Verdrängung der Zunge, Ausdehnung in die Nasenhöhlen und den Schlund Störungen verursachen. Gar nicht so selten kommt es vor, daß eine Epulis jahrelang als kleine unbedeutende Geschwulst besteht, um plötzlich in ein schnelleres Wachstum einzutreten. Dabei können als auslösendes Moment äußere Reizeinflüsse wie z. B. Druck einer Prothese in Frage kommen. Auch Zahnextraktionen wird in dieser Hinsicht eine Einwirkung zugeschrieben, insofern durch plötzliche Abnahme des Druckes des umgebenden Gewebes dem Wachstum ein geringerer mechanischer Widerstand entgegengesetzt werde. Nach den neueren Forschungsergebnissen über die Entstehung der sog. Riesenzellensarkome wird man eher annehmen müssen, daß die traumatische Einwirkung des Zahnziehens die Ursache zur Ausbreitung des Prozesses ist.

Auch die Gravidität soll das Wachstum der Epulis beschleunigen, sie sogar bisweilen erst zum Entstehen bringen können, während nach erfolgter Entbindung die Geschwulst nicht weiter wächst und sich sogar zurückbilden kann. Ein solches Größerwerden in der Schwangerschaft hat z. B. Hesse beobachtet (siehe auch Rosenstein, Björkenheim u. a.). Oft handelt es sich bei den während der Gravidität entstehenden oder sich vergrößernden Tumoren der Mundhöhle nicht um die echte Epulis, sondern um polypöse, der Epulis nur ähnliche Wucherungen des Zahnfleisches, das ja überhaupt während der Schwangerschaft zuweilen eine stärkere Auflockerung und Schwellung zeigt. So scheint mir der oft zitierte Fall von Riebe — eine mikroskopische Untersuchung fand nicht statt — nur eine derartige polypöse Zahnfleischwucherung zu sein, und auch er selbst spricht nur von epulisähnlichen Tumoren.

Die Konsistenz der Tumoren schwankt zwischen zarter Weichheit bis zur Derbheit und selbst bis Knochenhärte. In gleicher Weise ist der Gehalt der Tumoren an Blut ein wechselnder, was sich an der Verschiedenartigkeit der Farbennuancierung der Geschwulstoberfläche zu erkennen gibt, die einmal die Farbe normalen Zahnfleisches, aber auch alle Farbentöne von leuchtendem

Rot bis Gelblichrot, Braunrot bis Dunkelblaurot zeigen kann. Aus diesem makroskopischen Aussehen läßt sich auf die histologische Beschaffenheit insofern rückschließen, als die mehr rötliche Farbe und die derbe Konsistenz für die Epulis fibromatosa, blaurote Farbe und weiche Konsistenz für die Epulis sarcomatosa charakteristisch sein soll (Perthes, Speese u. a.). Die braune oder bläulichrote Farbe der Epuliden will Ritter nicht als durch das Pigment des Tumors bedingt angesehen haben, das in viel zu geringer Menge und nur an einzelnen Stellen vorhanden sei, was er gegenüber den Anschauungen anderer Autoren scharf betont. Vielmehr erkläre sich diese Farbe aus dem Blutreichtum in den venösen Hohlräumen der Geschwulst, in die das arterielle Gefäßsystem von der anderen Seite her hereinwachse. Auf diese Theorie Ritters, mit der er die Frage, was die Riesenzellen der Epulis eigentlich sind, zu klären sucht, werde ich später noch einmal zurückkkommen.

Die Oberfläche der Tumoren kann ganz normale glatte Schleimhaut zeigen, während in anderen Fällen die Epulis eine pilzförmige, mehr oder weniger gelappte und zerklüftete Form zeigt. In späteren Stadien kann es zu Erosionen, Ulcerationen, ja zu jauchigem Zerfall kommen, der sogar den Tod des Patienten zur Folge haben kann (Perthes). Blutungen infolge mechanischer Insulte sind nicht selten.

Das weibliche Geschlecht wird von der Epulis ganz bedeutend stärker befallen. Kühner berechnet aus einer Zahl von 229 Epuliden (90 eigene Fälle, dazu die Fälle von Billroth, Wassermann, Birnbaum, Bayer, Philippeau, Stein, Gunzert) 66,38% Frauen und 33,62% Männer. Zu einem ähnlichen Resultat kommt Hesse, bei dem auf 172 Frauen 54 Männer kommen, während Windmüller sogar nur 7 Männer 34 Frauen gegenüberstellen kann. Man wird also annähernd das Richtige treffen, wenn man das Verhältnis zwischen weiblichem und männlichem Geschlecht mit $^3/_4$ zu $^1/_4$ beziffert.

Diese starke Bevorzugung des weiblichen Geschlechts spricht, wie man Kühner zugeben muß, unbedingt dagegen, daß das Tabakrauchen oder -kauen von irgendwelcher ätiologischer Bedeutung für das Zustandekommen der Epulis sein könnte. Sehr oft werden in dieser Hinsicht in der Literatur traumatische Reize, wie Zahnziehen, cariöse Zähne und Wurzeln angeschuldigt. Auch durch schlecht sitzende Prothesen und durch überstehende Füllungen sollen diese Geschwülste entstehen können (Hesse). Nun sind ja aber chronisch-entzündliche Zustände in der Mundhöhle und besonders Caries des Gebisses ein so häufiges Vorkommen, daß man danach ein viel häufigeres Auftreten der Epulis annehmen müßte und man daher wohl zum mindesten mit Hesse den lokalen Reiz nicht als einzige auslösende Ursache ansehen kann; wenn man nicht, wie Perthes, offen zugeben will, daß uns die Ätiologie eben noch unbekannt ist, wie es uns ja auch die Entstehungsursache der echten Kiefersarkome ist, wenn man auch hier dieselben Ursachen wie bei der Epulis und gelegentliche Traumen, z. B. Boxen (Speese) anschuldigt.

Wie auch die echten Kiefersarkome bevorzugt die Epulis, die in jedem Lebensalter vorkommen kann, nach den verschiedenen Statistiken, so z. B. der Zusammenstellung von Hesse (343 Fälle) und Kühner, das 3.—4. Jahrzehnt, kommt aber auch sehr zahlreich im 2. und 5. Jahrzehnt vor. Kühner berechnet als Durchschnittsalter 26 Jahre und 4 Monate und Neumann berichtet sogar von einer Epulis bei einem neugeborenen Kinde.

Eine größere Differenz im Befallensein der beiden Kiefer scheint nicht vorhanden zu sein. Der Befund einer Epulis auf beiden Seiten des Oberkiefers oder an symmetrischen Stellen des Ober- und Unterkiefers scheint nicht gerade allzuselten zu sein. Ich selbst sah die Moulage eines solchen Falles in der Frankfurter Zahnärztlichen Klinik und kann außerdem das mikroskopische Präparat eines symmetrischen Osteofibroms der Maxilla einer Antilope abbilden (Abb. 47), das ich dem Pathologischen Institut in Frankfurt verdanke und das im Hinblick auf das symmetrische Vorkommen der Epulis beim Menschen in manchen Fällen nicht ganz uninteressant sein dürfte.

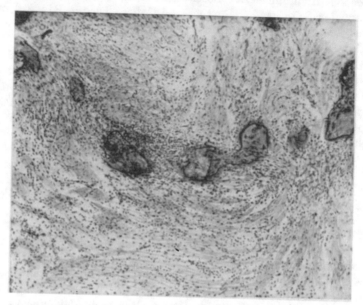

Abb. 46. Osteofibrosarkom des Oberkiefers. (Präparat des Pathologischen Instituts in Freiburg i. Br.)

Ein doppeltes Vorkommen von Riesenzellensarkomen des Kiefers hat Fairbank unter 140 Kiefersarkomen fünfmal, also in einem recht hohen Prozentsatz gefunden. Er zitiert weiter den sehr interessanten Fall eines jungen Mädchens, die Sargent 1906 in der Medical Society zeigte, bei der 3 Tumoren (je 1 auf jeder Seite des Unterkiefers, 1 am Oberkiefer) vorhanden waren. Auch hier handelte es sich um Riesenzellensarkome. Auch bei dem Bruder dieser Patientin waren 2 ähnliche Tumoren des Unterkiefers entfernt worden. Ob es sich bei diesen Tumoren um echte Riesenzellensarkome oder nicht um Epuliden gehandelt hat, erscheint mir nicht ganz sicher.

Eigentümlich und wohl als große Seltenheit aufzufassen ist ein Fall Pagets (Surg. pathol. Vol. 2, p. 219), den ich auch bei Senftleben zitiert finde: Bei einer 22jährigen Frau bestand eine große Epulis des rechten Oberkiefers, die bereits 4mal nach der Exstirpation rezidiviert war. Es bildete sich dann eine gleiche Geschwulst in der linken Fossa canina, die durch 3 Monate schnell wuchs, dann blieben beide Tumoren ziemlich stationär. Gleichzeitig mit dem linksseitigen Tumor bildeten sich 2 weiche Geschwülste an den Schläfen. Nach Exstirpation des rechten Kiefertumors schwanden alle diese Geschwülste von selbst.

Was die speziellere Lokalisation der Epulis betrifft, so ist nach dem Hesseschem Material die Gegend der Frontzähne bevorzugt, während andere Autoren häufiger die Gegend der Prämolaren ergriffen glauben (Incisivi: 43, Prämolares: 21, Molares: 30 [Hesse]). Die labiale bzw. die buccale Seite zeigte sich 38mal befallen. Auf dem Kamm war die Epulis 33mal lokalisiert, während sie in 7 Fällen auf der palatinalen bzw. lingualen Seite ihren Sitz hatte, und zwar waren im Gebiet der Frontzähne die labiale Seite am meisten, der Kamm sehr wenig befallen, während dies im Gebiet der Molaren umgekehrt der Fall war, was sich Hesse damit erklärt, daß die labiale Seite des vorderen Proccssus alveolaris mehr Schädlichkeiten ausgesetzt ist als die Gegend der

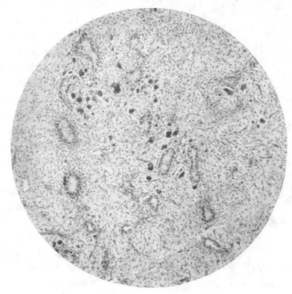

Abb. 47. Symmetrisches Osteofibrom der Maxilla einer Antilope. (Präparat des Pathologischen Instituts in Frankfurt a. M.)

Molaren und daß bei dem öfteren Vorkommen cariöser Zähne und Wurzeln der Vorderzähne und der Schmalheit des Kiefers sich eine Geschwulst leichter entschließt, labial zu wachsen, zumal hier auch die Gingiva weniger straff dem Knochen aufsitzt als in den hinteren Regionen, wo der Alveolarfortsatz breiter ausladet und einer Geschwulst eher Gelegenheit bietet, sich um und zwischen zwei bzw. drei Wurzeln zu bilden.

Die klinische Gutartigkeit der Epulis, die schon durch die Art ihres Wachstums als wahrscheinlich anzunehmen war, erhellt vor allem aus den vorzüglichen Erfolgen der operativen Therapie. So gutartig allerdings, daß man die Epulis ganz sich selbst ohne jegliche Therapie überlassen dürfte, ist diese Geschwulst nun doch nicht. Kühner berichtet zwar über den Fall eines vierjährigen Knaben, bei dem es zur spontanen Heilung gekommen sei, wie die Nachuntersuchung nach 25 Jahren zeigte. Jedoch läßt sich infolge des Fehlens einer mikroskopischen Untersuchung nichts Sicheres über die eigentliche Natur dieser als Epulis aufgefaßten Geschwulst sagen. 3 andere nicht operierte

Fälle dieses Verfassers, die nicht operiert worden waren, gingen sämtlich zugrunde, davon einer an allgemeiner Sarkomatose, ein anderer an einer von der Epulis ausgehenden Blutvergiftung. Bei sachgemäßer chirurgischer Therapie ist aber die Prognose eine ausgesprochen gute; der von Kühner an dem Material der Tübinger Klinik festgestellte Prozentsatz von 97,57% Dauerheilungen ist sicher nicht zu hoch gegriffen und Metastasierung ist, wenn sie überhaupt vorkommt, zu den größten Seltenheiten zu rechnen und wird immer den Verdacht erwecken, daß eben doch ein echtes Sarkom und keine Epulis vorgelegen hat. Auch die regionären Lymphdrüsen sind zwar zuweilen entzündlich hyperplastisch, aber nie tumorös verändert gefunden worden. Dagegen besteht bei der Epulis eine außerordentlich starke Neigung zum Rezidivieren, und zwar scheinbar besonders bei den Fibromen. Hesse berechnet bei seinem Material 20% Rezidive und erwähnt u. a. einen Fall, der achtmal rezidivierte. Nun ist ja aber bekanntlich die Neigung zum Rezidivieren selbst bei einer echten Geschwulst noch kein Beweis für ihre Bösartigkeit, wenn nur seine Wachstumsart die Möglichkeit zuläßt, sie radikal zu entfernen. Denn das Rezidiv bedeutet ja nur, daß bei der Entfernung der Geschwulst proliferationsfähiges Material zurückgeblieben ist. Und tatsächlich sind gerade bei den Rezidiven der Epulis oft unzureichende therapeutische Maßnahmen anzu-

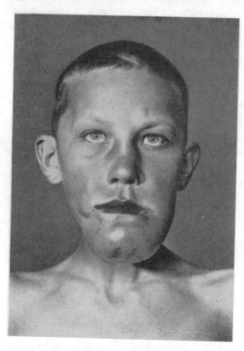

Abb. 48. Unterkiefersarkom. (Aus Partsch, Atlas d. Zahnheilkunde, Serie III. Berlin 1912.)

schuldigen. Jedenfalls muß man mit Kühner, Perthes und Konjetzny die radikale chirurgische Behandlung der Epulis durch restlose Entfernung des erkrankten Gewebes, durch Abtragung des ganzen befallenen Teiles des Alveolarfortsatzes oder durch radikalste Exkochleation als Methode der Wahl ansehen und fordern und wird dadurch auch das Auftreten von Rezidiven auf ein Minimum beschränken können.

Diese klinische Gutartigkeit unterscheidet die Epulis scharf von den echten an den Kiefern vorkommenden Sarkomen. Nur die auch hier vorkommenden Riesenzellensarkome, besonders die zentralen, verlaufen wie an den übrigen Stellen des Skelettsystems gutartiger und erwecken so wie diese den Verdacht, daß auch sie nicht zu den echten Sarkomen gehören, wie überhaupt die Übergänge zwischen diesen Gebilden und der eigentlichen Epulis fließende zu sein scheinen. Grundlegende Unterschiede bestehen zwischen den echten Sarkomformen des Kiefers und denen der Röhrenknochen nicht. Es finden sich histologisch alle auch sonst am Skelett vorkommenden Sarkome. Von ganz besonderer Malignität sind die Melanosarkome, von denen sich aber in der Literatur nur vereinzelte Fälle erwähnt finden (Treves, Martens, Gussenbauer, Billroth, Eisenmenger, Volkmann, Stein, Fairbank). Colpin sah keinen Fall von Melanosarkom des Kiefers, der nicht rezidivierte. Aber auch Spindel- und Rundzellensarkome können äußerst bösartig verlaufen. Der Melanosarkomfall Fairbanks ist mit seinem Alter von 1 Monat wohl einer der jüngsten Kiefersarkomfälle überhaupt.

Die Malignität der echten Kiefersarkome zeigt sich weniger im Auftreten von Metastasen. Wenn diese im Endstadium auch nicht selten sind, so ist ihr Vorkommen in früheren Stadien doch nicht so häufig, besonders beim Oberkiefersarkom, wie alle Autoren übereinstimmend angeben. Daher findet man auch Metastasen in den regionären Lymphdrüsen nicht oft, wenn auch zuweilen ganz außerordentlich umfangreiche sarkomatöse Drüsenschwellungen wie in 2 Fällen Birnbaums vorkommen. Dies relativ seltene Befallensein der Lymphdrüsen kann differentialdiagnostisch gegen die Diagnose eines Carcinoms von Bedeutung sein, ebenso wie das Alter des Patienten in dieser Hinsicht einen gewissen Fingerzeig geben kann, da auch die Sarkome, ebenso wie wir es bei der Epulis sahen, das Alter bis 40 Jahren zu bevorzugen scheinen, im Gegensatz zum Carcinom, das ältere Patienten zu befallen pflegt. Doch finden sich auch beim Sarkom höhere Alter nicht verschont und sind sogar in manchen Statistiken, z. B. bei Martens, mit einem ziemlich hohen Prozentsatz vertreten. Über einen Fall von angeborenem Osteosarkom des Unterkiefers berichtet Bryant.

Um nach dieser Abschweifung wieder auf die Frage der Malignität der Kiefersarkome zurückzukommen, so sehen wir also, daß Metastasen zugunsten der Rezidive im allgemeinen seltener vorkommen als bei Sarkomen anderer Knochen. Fälle, wie der von Schuchardt mitgeteilte, bei dem es bei einem 18jährigen jungen Mann mit rapider Schnelligkeit unter hohem Fieber und schweren Allgemeinerscheinungen zu einer allgemeinen Metastasierung von einem erst kurz vor seinem Tode konstatierten Oberkiefersarkom kam, sind immerhin selten. Übrigens können auch umgekehrt Sarkome anderer Knochen im Kiefer Metastasen machen. 2 derartige Fälle von Küster, bei deren einem es drei Jahre nach einer Oberarmamputation, bei deren anderem es wenige Wochen nach Esxtirpation des sarkomatösen Schulterblattes zu einer Metastase im Oberkiefer kam, erwähnt Martens. Auch Fall 74 von Kühner, bei dem sich erst Spontanfrakturen am Oberarm und Vorderarm und die Entwicklung eines Knochentumors des Oberschenkels einstellte und sich dann nach etwa einem Jahre eine dattelgroße „Epulis" bildete, scheint mir eine solche Metastase zu sein. Patient starb einen Monat später.

Wenngleich aber die Kiefersarkome, besonders die des Oberkiefers mehr zu Rezidiven neigen, so ist ein Vergleich zwischen ihnen und der Gutartigkeit der Epulis, bei denen wir ja ebenfalls eine starke Neigung zum Rezidivieren feststellen, nicht angängig. Denn bei der Epulis kann durch die radikale Exstirpation der Geschwulst, zu deren Ausführung die Fortnahme des befallenen Alveolarfortsatzes genügt, dem Rezidiv die Möglichkeit des Entstehens genommen werden. Die Art des Wachstums des Sarkoms aber bringt es mit sich, daß dieses Ziel bei diesem nur in einer kleinen Prozentzahl und auch dann nur nach ausgedehnten, verstümmelnden und eingreifenden Operationen erreicht wird, und diese Heilungen betreffen in der Mehrzahl auch noch sog. Riesenzellensarkome, die ja überall unter den Knochensarkomen die beste Prognose zeitigen. An dieser Tatsache der Malignität der Kiefersarkome ändert auch die Tatsache nichts, daß das Wachstum dieser Tumoren oft ein sehr langsames ist, um sich allmählich oder mit plötzlich verstärkt einsetzender Wachstumsenergie nach kürzerem oder längerem mehr stationärem Stadium zu oft ganz erheblichen Dimensionen, zuweilen bis Kindskopfgröße (Tarumianz) zu entwickeln. Vor allem handelt es sich eben bei den Kiefersarkomen, ganz besonders bei denen des Oberkiefers, nicht um scharf begrenzte Tumoren, sondern um Geschwülste, deren Ausdehnung eine mehr diffuse ist, wodurch ihre restlose operative Entfernung erschwert oder unmöglich gemacht wird. Daß größere Tumoren bedeutende Entstellungen verursachen und durch Verdrängung von benachbarten Organen zu erheblichen Störungen Veranlassung geben müssen, liegt auf der Hand. Erscheinungen von seiten der Augen (Dislokation, Ödem der Lider, Tränenträufeln, Doppeltsehen, Bulbusvortreibung) und der Nase (Verstopftsein, Eiterausfluß, Blutung) sind nicht selten und stellen beim Oberkiefersarkom neben Zahnschmerzen zuweilen die ersten Symptome des ernsten Leidens vor (Martens), das oft zuerst mit einer Nebenhöhleneiterung verwechselt wird und dessen Natur erst die Probepunktion oder Harpunierung zur Gewinnung histologischen Untersuchungsmaterials sicherstellt.

Therapeutisch sind auch hier bei den sog. Riesenzellensarkomen radikal verstümmelnde Operationen ebensowenig angebracht wie bei den gleichen Tumoren des übrigen Skelettsystems. Schon Volkmann (zit. bei F. Krause) hat 4 Fälle (3 Unterkiefer, 1 Oberkiefer) dieser Art konservativ mit Fortnahme der vorderen Knochenkapselwand und Exkochleation evtl. Thermokauterisation zur Heilung gebracht, obgleich in dem einen Fall sechsmal Rezidive aufgetreten waren. Ebenso halten Fairbank u. a. die radikale Entfernung der Geschwulst und des benachbarten Knochens für genügend und erachten nur in seltenen Fällen eine größere Operation für notwendig.

Bei der anerkannten Bösartigkeit der übrigen (echten) Kiefersarkome kommen jedoch nur radikale Operationsmethoden in Frage, und zwar wird von den meisten Autoren die Totalresektion als Methode der Wahl gefordert, deren unmittelbare Mortalität Martens mit 30% berechnet. Bei richtiger Auswahl der Fälle will allerdings Stein auch partielle Resektionen nicht ablehnen, mit denen an der v. Bergmannschen Klinik in etwa 50% der Fälle Heilungen über drei Jahre erzielt wurden. Perthes hält auf Grund seiner großen Erfahrung nur bei den Sarkomen im Alveolarfortsatz des Oberkiefers sowie bei den Sarkomen des harten Gaumens die Kieferresektion mit Erhaltung des Orbitalbodens für angezeigt und will bei denen des Unterkiefers nur bei ganz kleinen, gut abgegrenzten Sarkomen des Alveolarfortsatzes eine partielle Resektion mit Erhaltung einer Kieferspange gestatten. Sonst ist bei Tumoren im Mittelstück des Unterkiefers die Kontinuitätsresektion, bei einseitigen Geschwülsten die Exartikulation der betroffenen Unterkieferhälfte auszuführen. Die gleichzeitige Entfernung der Lymphdrüsen ist, falls sie vergrößert sind, mit Speese als sicherer zu empfehlen, auch wenn es sich dabei wohl meist nur um entzündliche Schwellungen handeln wird. Sind sie nicht geschwollen, kann man im Gegensatz zum Carcinom von ihrer Exstirpation absehen (Perthes).

Am krassesten tritt der Gegensatz zwischen der gutartigen Epulis und dem bösartigen Kiefersarkom an dem von Batzároff bearbeiteten Material der Krönleinschen Klinik in Zürich zutage; die Epuliden blieben nach der Operation fast sämtlich dauernd geteilt, während alle Sarkome des Oberkieferkörpers sowie die des Corpus mandibulae mit Ausnahme eines Falles rezidivierten. Von 23 Totalresektionen der Göttinger Klinik starben 4 im Anschluß an die Operation, während 6 Patienten über 3 Jahre gesund blieben. Doch waren unter diesen 6 Fällen 4 Riesenzellensarkome. Von 2 partiellen Resektionen blieben 2 über 3 Jahre geheilt. Eine ganz schlechte Prognose haben die weichen Sarkomformen; 5 derartige Fälle Billroths (zit. nach Martens) starben sämtlich innerhalb von 2 Jahren, während 4 fibröse und teilweise ossifizierende Formen desselben Autors 3—5 Jahre ohne Rezidiv blieben.

Diese Zahlen mögen genügen, um den prognostischen Unterschied zwischen Epulis und echtem Kiefersarkom zu illustrieren. Bei der Beurteilung der in der Literatur mitgeteilten Operationsergebnisse muß man stets daran denken, daß viele Autoren nicht zwischen Epulis und anderem Kiefersarkom unterschieden haben und ebenso nicht die sog. Riesenzellensarkome gesondert herausheben, so daß oftmals die Resultate günstiger erscheinen als sie in Wirklichkeit sind.

Die Bevorzugung des weiblichen Geschlechts, die bei der Epulis ja ganz besonders ins Auge fällt, findet sich auch beim Kiefersarkom, wenn auch nicht in so hervortretender Weise wie bei jenem. Rechne ich die Fälle von Tarumianz, Fairbank, Martens und Windmüller zusammen, so erhalte ich bei einer Gesamtzahl von 201 Fällen 109 Frauen : 81 Männern, also 60% : 40%. Dies Verhältnis verschiebt sich sofort stark zugunsten des weiblichen Geschlechts, wenn man, wie es in vielen Statistiken der Fall ist, die Epuliden mitzählt. So rechnet Birnbaum unter seinen allerdings nur 22 Fällen 82% Frauen zu 18% Männern aus. Dabei betrafen sämtliche Riesenzellensarkome das weibliche Geschlecht. Also auch in dieser Beziehung ein zwar nicht sehr erheblicher, doch immerhin bemerkenswerter Unterschied zwischen Epulis und Sarkom. An dieser Stelle möge auf die auffallende Tatsache aufmerksam gemacht werden, daß beim Kiefercarcinom das Zahlenverhältnis zwischen den Geschlechtern sich direkt umkehrt, so daß Tarumianz aus den Fällen von Gurlt, Windmüller, Batzároff und Birnbaum zu einem Verhältnis von 204 ♂ : 96 ♀, also zu einem Prozentsatz von 68% : 32% kommt, mithin etwa ⅔ Männer und ⅓ Frauen betroffen sind.

Im Gegensatz zur Epulis tritt bei den Kiefersarkomen der Alveolarfortsatz als Ausgangspunkt stark zurück. Wenn man von den vielen von den Weichteilen auf die Kieferknochen übergegangenen Fällen absieht, deren Trennung von den echten Knochensarkomen des Kiefers allerdings oft nicht mehr möglich ist, so erscheint der Kieferkörper etwa doppelt so oft als Ausgangspunkt der Geschwulst wie der Alveolarfortsatz. Noch viel seltener ist der Ausgang des Tumors der Gaumen (von 27 Oberkiefersarkomen Martens' dreimal, von 16 Fällen Tarumianz' einmal). Gerade die bösartigen Melanosarkome scheinen den Gaumen zu bevorzugen, bei dessen Geschwülsten übrigens noch mehr als bei den anderen Kiefertumoren die Unterscheidung, ob sie vom Knochen oder von Weichteilen ausgehen, schwierig und oft in der Literatur, z. B. in der Arbeit von Rohden, nicht genau durchgeführt ist.

Auf welche Ursachen die außerordentlich starke Neigung der Kiefer zur Geschwulstbildung zu erklären ist, wissen wir bisher nicht mit Sicherheit. Daß in vielen Fällen wenigstens der ganze Zahnungsvorgang und die vielen chemischen und thermischen Reize, denen die Mundhöhle ausgesetzt ist, prädisponierend wirken können, wie Stengel meint, ist nicht völlig abzulehnen.

Ich kann im Rahmen dieser Arbeit nicht näher auf die zahlreichen anderen Geschwülste der Kiefer eingehen, die unter Umständen differential-diagnostisch gegen das Sarkom oder die Epulis in Betracht kommen können. Von den nicht odontogenen Tumoren ist dies besonders das weitaus am häufigsten vorkommende Carcinom, das natürlich von den Weichteilen seinen Ursprung nimmt und dessen von den Sarkomen verschiedenes Verhalten ich in den vorhergehenden Ausführungen mehrfach gestreift habe. Erwähnen könnte man vor allem noch die stärkere Neigung der Carcinome zu ulcerösen Prozessen. Von 53 malignen Kiefertumoren der Bierschen Klinik standen 34 Carcinome 19 Sarkomen gegenüber (ohne Epulis) und in 1238 Fällen der Literatur, die Windmüller aus den Zahlen von Weber, Gurlt, Bayer, Birnbaum, Hofmokl und dem Material der Göttinger Klinik (König) zusammenstellt, überwiegen die Carcinome mit 55,73% die Gesamtzahl der Sarkome und Epuliden mit 44,27%.

Die übrigen evtl. zur Verwechslung mit Sarkom Veranlassung gebenden Kiefertumoren treten an Zahl erheblich zurück und kommen daher praktisch kaum in Frage. So fand sich unter den 137 Fällen Windmüllers nur je 1 Myxom, 1 Kystadenom und 1 Osteom. Einen Fall letzterer Art, die auch diffus auftreten und daher einmal leicht mit Sarkom verwechselt werden können, beschreibt Birnbaum bei einem Mädchen von 12 Jahren, einem Alter, das sonst nicht zur Osteombildung neigt. Am meisten geben noch die Fibrome der Kiefer, die sich zentral und peripher entwickeln können, zu Verwechslung mit Sarkom Anlaß, zumal auch die Bildung einer Knochenschale oder die Entwicklung von Knochenbälkchen bei ihnen vorkommt. Ein solches zentrales Kieferfibrom des Unterkiefers, das sich innerhalb 8 Jahre entwickelt hatte und auf der Innenseite fibröse, auf der Außenseite knöcherne Konsistenz zeigte, teilt z. B. Maisonneuve mit. Mitteilungen von Osteofibromen des Oberkiefers mit diffusem Übergang zum gesunden Knochen stammen von Hildebrand und Uyeno (zit. nach Perthes). Daß auch diese sog. zentralen Kieferfibrome oft als Ausheilungsvorgänge sog. Riesenzellensarkome aufzufassen sind, hat neuerdings Konjetzny betont (s. unten). Auch Chondrome, Myxome und Angiome kommen in reiner Form nur selten vor.

Über die Endotheliome des Gaumens und der Kiefer siehe Kapitel Endotheliome.

Einen der sehr seltenen Fälle von Pseudo-Neoplasma infolge „Heterotopie, Retention und Überzahl von Zähnen beider Kiefer" teilt Windmüller aus der Klinik von König in Göttingen mit:

Bei dem 9jährigen Knaben bestand seit einem Jahr eine schmerzlose Anschwellung der linken Gesichtshälfte, weshalb schon 12 Zähne extrahiert waren. Vor einem halben Jahr wurde durch eine Incision Blut und Eiter entleert. Bei der Aufnahme in die Klinik besaß er noch 17 sichtbare Zähne, die zum Teil im Gaumen saßen. In 3 Sitzungen wurde der Kiefer eröffnet und durch Excision und Extraktion eine Menge fertiger und rudimentärer Zähne entfernt, die zum Teil in Haufen zusammenlagen. Im ganzen hatte der kleine Patient zusammen 112 Zähne produziert.

Derartige Fälle können doch einmal differentialdiagnostisch gegen Sarkom in Betracht kommen.

Schließlich sei noch erwähnt, daß Fairbank drei Fälle von Kiefersarkom anführt, in denen früher ein gutartiger Tumor von einer anderen Stelle der Mundhöhle entfernt worden war. In dem einen Fall handelte es sich um eine Epulis, im zweiten um einen Fibroidtumor, im dritten um einen Fibroidtumor mit Cyste. In einem Fall war 14 Jahre vorher eine gewöhnliche Epulis in der Gegend entfernt worden, wo nachher das Sarkom saß. Weitere Schlüsse lassen sich aus diesen kurzen Tatsachen nicht ziehen.

In diesem Kapitel, in dem eine Gegenüberstellung der Epulis mit den Kiefersarkomen notwendig war, haben wir das Kiefersarkom ausführlicher besprochen, soweit es im Rahmen unserer Arbeit wünschenswert erschien. Auf die Technik der Kieferresektionen einzugehen, halte ich nicht für erforderlich.

Fassen wir die Ergebnisse dieses Kapitels nochmals kurz zusammen, so ist es keine Frage, daß zwischen der Epulis und den sog. Riesenzellensarkomen der Kiefer einerseits und den echten Kiefersarkomen andererseits ein eklatanter Unterschied besteht und man große Bedenken tragen müssen wird, den Epuliden einen Platz unter den bösartigen Sarkomen einzuräumen.

c) Die sog. Riesenzellensarkome bei Ostitis fibrosa.

Schließlich erheischen noch jene eigentümlichen riesenzellenhaltigen tumorartigen Gebilde eine Besprechung, die wir als Teilerscheinung der Ostitis fibrosa auftreten sehen und die fast stets mit der Bezeichnung „Riesenzellensarkome" belegt werden, trotzdem sie sich wenigstens in ihrem klinischen Verhalten von den übrigen Knochensarkomen erheblich unterscheiden. Auch das häufige multiple Auftreten dieser Gebilde ist eine Eigenschaft, die nicht zu dem Bilde der übrigen Knochensarkome zu passen scheint.

Es würde mich im Rahmen dieser Arbeit zu weit führen, auf das pathologische und klinische Bild der Ostitis fibrosa, über die eine umfangreiche Literatur entstanden ist, in allen seinen Einzelheiten einzugehen. v. Recklinghausen hat uns 1889 und besonders 1891 in der Festschrift für Virchow mit diesem Krankheitsbild, das seinen Namen trägt, zuerst bekannt gemacht, nachdem schon 1876 Paget unter dem Namen Osteitis deformans eine Erkrankung beschrieben hatte, die viele Berührungspunkte mit der Ostitis fibrosa v. Recklinghausens besitzt, sich aber andererseits in mancher Hinsicht von ihr unterscheidet. In seinem großen Werk über Rachitis und Osteomalacie 1910 hat dann v. Recklinghausen als Abschluß seiner Lebensarbeit noch einmal in geistvollen Ausführungen alle diese Krankheiten von einem einheitlichen Gesichtspunkt aus besprochen.

Das Wesen der Ostitis fibrosa besteht in der Hauptsache darin, daß sich das normale Fettmark durch Wucherung des bindegewebigen Stromas in fibröses Mark (Fasermark), teilweise auch in rotes lymphoides Mark umwandelt. Zu gleicher Zeit erfährt der normale Knochen einen weitgehenden Umbau im Sinne einer Resorption einerseits, während andererseits osteoides Gewebe neu gebildet wird. Als Folge dieser über lange Jahre sich hinziehenden Knochenveränderung kommt es, nachdem zuerst meist nur Schmerzen unbestimmt rheumatischer

Natur, die zuweilen periodisch auftreten (Heineke, Kehr), den Kranken belästigt haben, die aber auch, wie in je einem Fall von Haberers und Harts fehlen, jedoch auch als lebhafte lokale Druckschmerzen auftreten können, zu Frakturen und Verbiegungen der Knochen sowie gelegentlich zu Auftreibungen derselben. Diese Verbiegungen, die besonders die Wirbelsäule, das Becken und die langen Röhrenknochen befallen, sind sehr verschieden hochgradig und können in manchen Fällen zu ebenso grotesken Deformitäten führen, wie wir es zuweilen bei hochgradiger Osteomalacie sehen. Auch die Veränderungen bei der Pagetschen Erkrankung, die meist Individuen höherer Lebensalter befällt, bestehen in der Hauptsache in einer ausgesprochenen Marksklerose und einem Umbau des Knochens im Sinne einer Resorption einerseits und Neubildung osteoiden Gewebes andererseits, doch steht hier die Bildung von osteoidem spongiösem Knochen stark im Vordergrund des Krankheitsbildes. Neben den Verbiegungen der Knochen fällt bei dieser Krankheit infolgedessen die Verdickung der Knochen auf, die auch am Schädel nicht haltmacht und so zu sehr charakteristischen Bildern führen kann. v. Recklinghausen hat daher diese Form der Osteomalacie sehr treffend als hyperostotisch-hyperplastische Malacie der metaplastischen Malacie seiner Ostitis fibrosa gegenübergestellt. Zwischen diesen beiden Krankheitsformen bestehen jedoch mannigfache Übergänge.

Zur erschöpfenden Schilderung der Ostitis fibrosa gehören aber noch Erscheinungsformen, die man neben den oben erwähnten Veränderungen des Marks und des Knochens als höchst charakteristisch für diese Erkrankung beobachtet; das ist die Bildung multipler zentraler fibromatöser und riesenzellensarkomähnlicher Tumoren und das Auftreten von Cysten. Gerade die derart veränderten Stellen sind es auch, an denen sich mit Vorliebe Frakturen etablieren. Die Zahl dieser Tumorbildungen ist natürlich in den einzelnen Fällen ganz verschieden. Einer der bekanntesten Fälle der Literatur ist der von L. Rehn 1904 auf dem Chirurgenkongreß mitgeteilte, ganz besonders interessant aus dem Grunde, weil er lange Jahre hindurch beobachtet werden konnte und wichtige Aufschlüsse über die Entwicklung der Tumoren und ihre Beziehungen zueinander gab. Da er das ganze Krankheitsbild in sehr typischer Weise erkennen läßt, möge die kurze Beschreibung dieses Falles, dessen Präparate mir zum Teil zugänglich waren, hier Platz finden:

Ein tuberkulös belastetes junges Mädchen, das schon als Kind schwer arbeiten, viele Nächte wachen mußte, schlecht ernährt wurde und in feuchtem Raum schlafen mußte, das an Bleichsucht, Ulcus ventriculi und einer unerheblichen Pleuritis gelitten hatte, erkrankte im 23. Jahr mit Knochenschmerzen. Deformitäten des Skeletts fanden sich damals beim Beginn ihrer Beschwerden nicht, ausgenommen eine geringe Schwellung in der rechten Hüftgegend, wo die Schmerzen lokalisiert waren. Nachdem die Schmerzen an der Hüfte, ohne daß eine wesentliche Besserung erzielt werden konnte, etwa 10 Monate bestanden hatten, trat am distalen Ende der rechten Ulna ein rasch wachsender, stark druckschmerzhafter Tumor auf, der nach 9 Wochen operativ entfernt wurde. Die Untersuchung der grauroten brüchigen Massen ergab ein Riesenzellensarkom. In den nächsten Monaten zogen sich die Schmerzen mehr in den Schaft des rechten Oberschenkels und in das Kreuz, es gesellten sich ähnliche Beschwerden an der rechten Schulter hinzu. Unter quälenden Schmerzen verdickt sich die rechte Darmbeinschaufel. Auch an dieser Stelle wird ein operativer Eingriff notwendig, durch den wiederum ein grauroter weicher Tumor aufgedeckt wird, der sich bei der mikroskopischen Untersuchung ebenso wie der damalige Tumor an der Ulna als Riesenzellensarkom erweist. An den nicht operierten Stellen bestehen die Schmerzen in alter Heftigkeit weiter, es treten nach 7 Monaten unter Schmerzen im

Unterschenkel weiter harte Verdickungen im mittleren und unteren Drittel der Tibia ein. Nach wieder einem Monat bilden sich schmerzhafte Auftreibungen an der 8. und 9. Rippe rechts, an der linken Beckenschaufel, der Mitte der linken Tibia und der linken 8. Rippe. Lediglich um die Schmerzen der Patientin zu mildern, entschloß man sich erneut zu einem operativen Eingriff an der linken Beckenschaufel, bei dem eine ansehnliche, den früher exstirpierten Tumoren ähnliche Geschwulst entfernt wurde. Außerdem ergab sich aber noch das Vorhandensein einer großen, mit klarer Flüssigkeit gefüllten Cyste und eines sich derb fibrös anzufühlenden walnußgroßen braunroten Tumors, der sich ebenfalls als Spindelzellensarkom mit Riesenzellen erweist.

Bei der erneuten Aufnahme nach 1 Jahr war die Patientin beträchtlich schwächer geworden, die Geschwulstbildungen hatten an Zahl und Umfang zugenommen. In der Mitte der Oberschenkelschäfte finden sich druckempfindliche umschriebene Auftreibungen. Die Röntgenbilder der Tibia und Fibula zeigen bei veränderter Rindencompacta unregelmäßig begrenzte helle mit dunkleren abwechselnde Felder, die über die ganze Länge und Breite des Knochens verbreitet sind. Im unteren Teil der rechten Fibula verschwinden deren scharfe Konturen in eine diffus spindelige hellere Partie. Ebenso zeigen die obengenannten Rippen verbreiterte Konturen mit ähnlichen Fleckenzeichnungen.

Es traten dann im Verlauf des nächsten halben Jahres Spontanfrakturen an beiden Oberschenkeln auf, die nach 8 Monaten leidlich geheilt sind. Die Verbiegungen an den Stellen der Tumoren nehmen immer mehr zu, die Knochen werden immer weicher und federn stellenweise. Wesentliche Temperatursteigerungen oder Veränderungen des Urins, speziell Albumosenreaktion, konnten nie im Verlauf der Erkrankung festgestellt werden, der die Patientin 4 Jahre später unter allmählich zunehmender Herzschwäche, Hydrothorax, Hydroperikard, Ascites und Anasarka erlag.

Die Präparate des Rehnschen Falles geben die speziellere Erklärung des klinischen Befundes. Die Veränderungen am Skelettsystem dokumentieren sich als:

1. **Osteomalacische Erscheinungen:** hochgradige Deformitäten und Verbiegungen der langen Röhrenknochen, vor allem der Oberschenkel und Unterschenkel. Von einer auch nur annähernd normalen Rindencompacta ist nichts mehr zu sehen. Die ganze Breite des Knochens wird von unregelmäßigen, mit dem Messer schneidbaren feinfibrösen Spongiosazügen eingenommen; an anderen Stellen sind breite Züge von roten lymphoiden Markmassen aufgetreten, die die ehemalige Compacta bis auf geringe Reste ersetzen.

2. **Weißliche** harte, aber ebenfalls mit dem Messer schneidbare **Tumoren,** die im großen ganzen denselben Bau wie der osteomalacisch veränderte Knochen zeigen, also einen dichten spongiösen, von unregelmäßigen roten Markzügen durchzogenen Bau.

Auch im histologischen Bilde bestehen hier dieselben Verhältnisse: Man findet ein feines Netzwerk von Knochenbälkchen mit osteoiden Säumen, die meist mit schönen Osteoblasten besetzt sind, während an anderen Stellen in lacunären Vertiefungen Osteoclastenriesenzellen bei ihrer resorbierenden Tätigkeit sind. Das Vorhandensein von Osteoclasten sieht v. Recklinghausen als unumgänglich notwendig an, wenn man zur Diagnose Ostitis fibrosa kommen will. Die Maschenräume zwischen den Knochenbälkchen sind von einem feinfibrillären Gewebe längsspindeliger Zellen angefüllt, also von Fasermark. An anderen Stellen füllt rotes Lymphmark die Räume zwischen den Knochenbälkchen aus, zugleich finden sich reichlich Blutgefäße. Normales Fettmark ist nur noch in sehr geringer Menge vorhanden. Überhaupt ist in den stark befallenen Knochen die Markhöhle von der eindringenden weißen pathologischen Rindensubstanz zum Teil völlig ersetzt, zum Teil stark verschmälert, der noch vorhandene Markraum von gefäßreichem rotem lymphoidem Mark ausgefüllt.

3. Derb fibrös elastische, teilweise von gelbweißlichem spongiösem Knochengewebe durchzogene **braunrote Tumoren,** die uns hier, als meist mit dem Namen „Riesenzellensarkom" bezeichnete Gebilde am meisten interessieren. Diese braunen Tumoren sind vollständig vom Faserwerk umgeben; in ihnen oder in ihrer Umgebung wird niemals lymphoides Mark angetroffen. Sie gleichen in ihrem ganzen Bau tatsächlich vollkommen der Epulis. Die Zellen haben Spindelform von wechselnder Länge, werden an der Peripherie meist länger und gehen so allmählich in Fasermark über. Hier befinden sich auch Knochenbälkchen. Im Zentrum des Tumors befinden sich nun zahlreiche Riesenzellen und meist zahlreiche Blutgefäße zum Teil ohne Wandung, so daß das Blut frei zwischen den Geschwulstzellen liegt. In den peripheren Bezirken findet sich reichliche Pigmentablagerung.

Auch innerhalb des weißen Tumorgewebes finden sich gelblichrote Stellen, in denen sich Bezirke von ganz demselben riesenzellensarkomartigen Bau vorfinden, wie er eben beschrieben wurde; neugebildetes Knochengewebe durchzieht diese Stellen.

4. Schließlich ist noch das Vorkommen von glattwandigen **Cysten** zu erwähnen, die von sehr verschiedener Größe sowohl innerhalb der braunen, wie auch der weißen Tumoren angetroffen werden.

Der Rehnsche Fall und seine Präparate, die ich zum Teil noch nachuntersuchen konnte, sind für die generalisierte Form der Ostitis fibrosa so charakteristisch, daß sie als Prototyp aller der zahlreichen in der Literatur niedergelegten Fälle Recklinghausenscher Krankheit gelten können.

Schuchard hatte die Ansicht ausgesprochen, daß die besprochenen riesenzellensarkomähnlichen Tumoren sich erst nach langer Dauer der Ostitis fibrosa entwickeln und dann das tödliche Ende herbeiführen. Diese Ansicht kann nach dem Rehnschen Fall und den anderen Fällen der Literatur nicht als zu Recht bestehend angesehen werden. Der Tod der Patienten kommt nicht etwa durch die Riesenzellensarkome zustande, wie wir diese Tumoren kurz nennen werden, ohne mit dem Namen irgend etwas präjudizieren zu wollen. Denn eine totbringende Wucherung, geschweige denn eine Metastasierung in die inneren Organe kommt bei diesen Tumoren in der Regel nicht vor [1]. Vielmehr tritt der Tod ein durch ganz allmählich zunehmende Schwäche infolge des Grundleidens, der Ostitis fibrosa, genau wie wir das ja auch von anderen generalisierten Krankheiten des Knochensystems, z. B. hochgradiger Osteomalacie kennen. Rehn, der dieser von Schuchard geäußerten Ansicht, durch die die Identität der Riesenzellentumoren der Ostitis fibrosa mit echten Sarkomen ausgesprochen werden würde, entgegentritt und die Geschwülste für entzündliche Bildungen ansieht, weist mit Recht darauf hin, daß es doch ganz und gar nicht zum Bilde der Sarkome passe, daß sich z. B. in seinem fast 10 Jahre lang beobachteten Fall niemals ein Einwachsen der Tumoren in die umgebenden Gewebe oder eine Metastase fand.

Noch wichtiger und beweiskräftiger ist aber die Tatsache, daß es aus dem Verlauf des Rehnschen Falles und aus dessen Präparaten als sicher anzusehen

---

[1] Ausnahmen kommen allerdings vor. v. Haberer (1922) beobachtete in einem Fall generalisierter Ostitis fibrosa nach 12 Jahren Metastasen, in einem anderen Falle nach 20 Jahren (oder neue Eruptionen? Verf.).

ist, daß sich die bei den ersten Operationen festgestellten braunen
Riesenzellensarkome allmählich, und zwar von ihrer Peripherie
aus in die weißen harten Tumoren bzw. in neues, wenn auch unvollkommenes Knochengewebe umwandelten, in denen sich an manchen
Stellen noch Reste der ehemals im Zentrum der braunen Tumoren befindlich
gewesenen Cysten findet. Weiche, braune Tumoren, wie sie Rehn bei seinen
Operationen gefunden hatte, waren bei der Sektion an den Skelettknochen
nicht mehr zu finden. Auch Gaugele, der ebenfalls die braunen Tumoren nicht
als echte Riesenzellensarkome, sondern als entzündliche Neubildungen auffaßt, hat beobachtet, daß frühere weiche Tumoren später hart wurden. Ganz
im Gegensatz also zu anderen Sarkomen, die ständig wachsen und
schließlich in anderen Organen metastasieren, beobachten wir
bei den Riesenzellentumoren der Ostitis fibrosa ein allmähliches
Verschwinden des Geschwulstparenchyms und Übergang in ein
wenn auch unvollkommenes Knochengewebe, also eine Art Spontanheilung. Manche Fälle von sog. Spontanheilung von Sarkomen, z. B. möglicherweise der von Chiari erwähnte, scheinen mir als zur Ostitis fibrosa gehörig
ihre Erklärung zu finden (s. auch Therapie S. 432). Als weiterer Beweis gegen
die Sarkomnatur dieser Gebilde muß die Tatsache gelten, daß die Frakturen,
die ja gerade an den Stellen, an denen die Tumoren ihren Sitz haben, besonders
häufig auftreten, ohne Ausnahme eine gute Heiltendenz zeigen und in gleicher
Weise nach Exstirpation oder Exkochleation der Tumoren stets glatte Heilung
der betreffenden Stelle eintritt.

Im engen Zusammenhang mit den Riesenzellentumoren der Ostitis fibrosa
stehen die Knochencysten, die im Band 2 dieser Ergebnisse eine gesonderte
Bearbeitung aus der Feder Tietzes erfahren haben. Betrachten wir zuerst
lediglich die bei der Ostitis fibrosa vorkommenden Cysten, so treffen wir sie
in ganz verschiedener Größe sowohl innerhalb der braunen Riesenzellentumoren
wie auch in den weißlichen festen Geschwülsten. Ihr oft unter einem gewissen
Druck stehender Inhalt besteht aus einmal mehr blutigbräunlicher, ein andermal heller klarer, leicht gelblicher, zum Teil grünlicher fadenziehender Flüssigkeit. In dem von Lotsch mitgeteilten Fall erwies sich nach der von Salkowski
vorgenommenen Untersuchung der Cysteninhalt als eine seröse Flüssigkeit,
die einige Blutkörperchen enthielt und in ihrer Konzentration mit dem Blutserum sehr nahe übereinstimmte. Die Cystenwände sind meist glatt
und zeigen niemals eine epitheliale Auskleidung; Gaugele hat daher nicht
unrecht, wenn er sagt, daß für derartige Hohlräume die Bezeichnung „Cyste"
eigentlich nicht richtig sei, da man unter Cysten neugebildete oder aus präformierten Hohlräumen entstandene Höhlen verstände, deren Wand mit Epithel
ausgekleidet sei. Das ist bei den Knochencysten der Ostitis fibrosa nicht der
Fall, die sich durch das Auftreten von Spalträumen in den Maschen des ödema-
tösen Fasermarks bilden, die sich durch Verflüssigung, Exsudation oder Blutungen vergrößern. Auch innerhalb der Riesenzellentumoren kommen die
Cysten in gleicher Weise zustande, falls nicht durch eine primäre Blutung ein
cystenartiger Hohlraum entstanden ist. Der von Gaugele vorgeschlagene
Name Knochenhöhle wäre also sicherlich logischer und richtiger — das
betrifft übrigens alle Knochencysten — doch ist der Name Knochencyste derart
in den Sprachgebrauch übergegangen, daß er nicht mehr auszumerzen ist.

Durch Leisten und Septen ist das Cysteninnere des öfteren in mehrere Abteilungen geteilt.

Wir kommen damit zur Frage der Knochencysten und ihrer Entstehung überhaupt, die in des Literatur außerordentlich viel Staub aufgewirbelt und zu sehr lebhaften Debatten Veranlassung gegeben hat. Ausschließen aus dem Kreis unserer Betrachtungen können wir an dieser Stelle die parasitären Knochencysten, also die, welche im Verlauf einer Osteomyelitis albuminosa, typhosa usw. oder bei der Etablierung des Echinocokkus im Knochen entstehen, ferner die Cysten bei seniler Osteoporose, die meist sehr klein sind, die parossalen Calluscysten und die Cysten bei Barlowscher Krankheit. Was nun die übrigen Cysten des Knochensystems betrifft, so ist der Angelpunkt der ganzen Streitfrage, ob man diese Hohlräume innerhalb des Knochens, die in der Regel in den spongiösen Teilen der Knochen, bei den langen Röhrenknochen also in der Metaphyse ihren Sitz haben, als Verflüssigungsvorgänge von Tumoren aufzufassen hat. Wir wollen uns zunächst nur mit den Cysten beschäftigen, deren Wandung keine Elemente vom Bau der Riesenzellensarkome zeigt, also mit jenen Cysten, die meist einkammerig, zuweilen aber infolge des Vorhandenseins von Septen auch mehrkammerig inmitten ihrer Knochenschale liegen, begrenzt von einer glatten, serosaähnlichen glänzenden Wandung, die sich in vielen Fällen wie eine Membran von dem umgebenden Knochen abziehen läßt und der Membran einer Echinocokkencyste häufig recht ähnlich sieht und selbst wie diese nicht selten eine Längsstreifung zeigt. Mikroskopisch erweist sich diese Cystenwand einmal als ein hyalines, streifiges, kern- und gefäßarmes Bindegewebe; in anderen Fällen ist das Bindegewebe zellreicher und weist schließlich einen riesenzellensarkomähnlichen Bau auf, so daß man also zwischen diesen beiden Extremen alle Übergangsformen findet. Die Knochenschale, innerhalb derer die Cysten liegen, kann außerordentlich dünn sein, so dünn, daß sie beim Betasten das als Pergamentknittern bekannte Geräusch gibt. Selbst Perforationen der Cystenwand sind nicht allzuselten.

Die Deutung derartiger Cysten ist relativ leicht, wenn sie als Teilerscheinung einer deutlich vorhandenen generalisierten Ostitis fibrosa auftreten, bei der Hohlraumbildungen innerhalb des Knochens in den verschiedensten Größen von mikroskopischer Kleinheit an zu finden sind. Den Namen „Knochencyste" nur solchen Cysten beilegen zu wollen, die infolge ihrer Größe in ihrer Erscheinung so imponierend wirken, daß sie allein oder fast allein das ganze Bild beherrschen und deren umgebendes Gewebe bzw. die sie erfüllende Flüssigkeit keine sofort und klar erkennbare Befunde auffinden lassen, die auf eine Genese oder Abhängigkeit dieser Knochenhöhlen von einem bestimmten Krankheitsprozeß hindeuten, wie es Fujii will, halte ich in vollkommener Übereinstimmung mit Lotsch, auf dessen eingehende und sorgsame Arbeit ich ganz besonders hinweisen möchte, für verfehlt, ebenso wie ich der Annahme eines prinzipiellen Unterschiedes zwischen multiplen und solitären Cysten noch skeptisch gegenüberstehe. Denn anscheinend bestehen auch zwischen der Cystenbildung bei der generalisierten Ostitis fibrosa und der solitären Knochencyste mannigfache Übergänge. Vor allem gibt es eine ganze Anzahl von Fällen, bei denen sich nicht das ganze Skelett generalisiert befallen zeigt, sondern nur in wenigen, beispielsweise zwei Knochen eine Cystenbildung vorhanden ist, wobei übrigens eine gewisse Symmetrie der befallenen Stellen oft auffallend ist. Ich erwähne hier

nur die Fälle von Bockenheimer und von v. Mikulicz, wo Femur und Tibia
der gleichen Seite befallen waren, von Pfeiffer (Fall 1) und von Lotsch,
in denen das untere Femurdrittel beiderseits bzw. beide großen Trochanteren,
und von Rohde, bei dem erst das rechte, $1\frac{1}{2}$ Jahr später das linke Schienbein
Sitz der Cyste waren. Rhode ist zwar der Ansicht, daß die riesenzellensarkom-
ähnliches Gewebe enthaltende Cyste des linken Schienbeins als eine Metastase
der früher operierten Riesenzellensarkomcyste des anderen Schienbeins aufzufassen ist, betont aber selbst die mannigfachen Bedenken, die einer solchen
Auffassung gegenüberstehen. Die Annahme einer Ostitis fibrosa oder einer
Cystenbildung infolge einer traumatischen Blutung als einheitliche Ursache
beider Knochencysten liegt meines Erachtens erheblich näher. (Es war beidemal
ein Trauma vorausgegangen.) Weiterhin hat die histologische Untersuchung
in mehreren derartigen Fällen wie auch bei manchen solitären Knochencysten
die für die Ostitis fibrosa typischen Veränderungen aufgedeckt (so z. B. v. Brunn
[1906], v. Recklinghausen [1910, S. 415ff.]), wie auch verschiedentlich das
Vorkommen einer Cyste in einem Knochen, einer cystenlosen Ostitis fibrosa
in einem anderen Knochen bei sonst freiem übrigem Skelett beobachtet worden
ist (Tietze, Bockenheimer). Da schließlich auch das ganz isolierte Vorkommen rein fibröser Entartung des Knochens ohne Cystenbildung sichergestellt ist, kann man füglich nicht daran zweifeln, daß die Ostitis fibrosa auch
die Ursache solitärer Knochencysten sein kann. Neben der Ostitis fibrosa als
Ursache kommt auch die Entstehung infolge eines Markhämatoms in Betracht
(s. Konjetzny).

Der Hauptstreitpunkt in der ganzen Frage der Knochencyste lag früher
darin, ob es sich nicht bei diesen Bildungen um Erweichungsprodukte
ehemals solider Knochentumoren handelte. Daß sich Erweichungs-
höhlen im Inneren von Knochentumoren zuweilen bilden, ist bekannt und kann
nicht bestritten werden, wenn das Gewebe, das die Cyste umhüllt, die zweifellosen typischen Charakteristika eines bestimmten Knochentumors erkennen
läßt, also die Fälle, in denen die cystische Bildung schließlich nur immer als ein
Nebenbefund angesehen werden kann. Dabei sehe ich für das erste noch von
den sog. Riesenzellensarkomen ab, die eine ganz besondere Stellung gerade im
Hinblick auf die Ostitis fibrosa einnehmen. Daß unter den am Knochen vorkommenden Tumoren gerade die Chondrome stark zu ausgedehnter zentraler
Verflüssigung neigen, war eine bekannte Tatsache. In dieser Hinsicht hat ein
Fall Virchows eine außerordentlich große Bedeutung in der Literatur erlangt,
bei dem sich neben inneren Metastasen (Milz, Leber, Nebenniere) eines operierten
Riesenzellensarkoms der Halsdrüsen, die ebenfalls als metastatisch erkrankt
angesehen wurden, eine Cyste in der oberen Humerusmetaphyse fand, deren
Wand ein faserknorpeliges Aussehen hatte und an deren medialem Umfange
— im gelben Mark eingesenkt — einige hirsekorn- bis hanfkorngroße Knorpelinseln vom histologischen Bau des Netzknorpels lagen. Virchow faßte daher
die Cyste selbst als eine Neubildung und ihren Inhalt als Schmelzungsprodukt
chondromatöser Knoten auf, eine Ansicht, die für die ganze Beurteilung der
Genese der Knochencysten von außerordentlicher Bedeutung, von größerer
vielleicht, als es in Virchows Absicht selbst lag, geworden ist, um so mehr als
die Ansicht Virchows in der Literatur fälschlich dahin interpretiert wurde,
als ob er die Cyste als Erweichungsprodukt eines echten Enchondroms erklären

wollte. Milner, der auf diesen Irrtum in seiner Arbeit aufmerksam macht, faßt den Fall, wie auch die von Froriep und Langenbeck als Ostitis fibrosa auf. Lotsch, der in neuerer Zeit Gelegenheit genommen hat, den Virchowschen Fall nachzuuntersuchen, hat überdies nachgewiesen, daß die Cystenwand histologisch keine cartilaginösen Eigenschaften erkennen läßt, und weist auch sehr richtig darauf hin, daß Virchow selbst dieselben histologisch nicht nachweisen konnte, sondern nur aus dem makroskopischen und mikroskopischen Aussehen auf eine Ähnlichkeit mit Faserknorpel geschlossen hat. Der Befund von Knorpelinseln in der Umgebung der Cyste, wie sie z. B. Koch und Lexer in ihren Fällen fanden, spricht aber, worauf vor allem Tietze und auch Braun hingewiesen haben, in keiner Weise für einen genetischen Zusammenhang, da derartige versprengte Keime nicht nur zuweilen bei Cysten, sondern auch bei verschiedenen anderen Knochenaffektionen, wie bei Rachitis, bei der normalen und pathologischen Callusbildung usw. gefunden werden. Auch die geringe Menge der vorhandenen Knorpelsubstanz spricht gegen die Entstehung der Cyste aus verflüssigtem Knorpelgewebe (Bloodgood). Auch v. Recklinghausen hält die Annahme, daß die Virchowsche Cyste aus einem soliden chondromatösen Tumor entstanden sei, für hypothetischer als die, daß eine fibröse Ostitis voraufgegangen sei (1910, S. 422). Selbst für den Helbingschen Fall, bei dem es sich um eine Cyste im oberen Teile des Femurschaftes handelte, scheint die Entstehung aus einem Chondrom nicht in Frage zu kommen.

Es ließen sich bei dem Operationspräparat dieses Falles mikroskopisch 3 Schichten unterscheiden: Die erste, die eigentliche Cystenwand bildende Lage, die makroskopisch rotbraun gefärbt war und eine rauhe Oberfläche zeigte, bestand aus teilweise verknöcherten Knorpelbälkchen, zwischen denen sich ein riesenzellenhaltiges, stark vascularisiertes und kernreiches Granulationsgewebe befand. Die zweite Schicht bestand aus säulenförmigen Knorpelzellen, während die dritte breiteste Zone die Struktur des hyalinen Knorpels zeigte, so daß sich also an Stelle der knöchernen Corticalis fast ausschließlich Knorpelgewebe fand.

Was meiner Ansicht in dem Helbingschen Fall besonders gegen die Entstehung der Cyste aus einem Chondrom spricht, ist die histologische Struktur der am zentralsten gelegenen Zone, die uns bereits zu den sog. Riesenzellensarkomen herüberleitet. Wenn es sich wirklich um eine infolge Knorpelerweichung entstandene Cyste handeln würde, wäre dieser eigentümliche mikroskopische Bau der innersten Cystenwandung nicht recht zu erklären. Tietze hat daher wohl recht, wenn er — ohne prinzipiell die Möglichkeit der Entstehung einer Cyste auch einmal aus einem Chondrom ablehnen zu wollen — im allgemeinen die Entwicklung derartiger Knorpelpartien als metaplastischen Vorgang erklären will.

Am meisten interessieren uns jedoch diejenigen Cysten, deren Wandung in größerem oder geringerem Maße von einem Gewebe gebildet wird, dessen Bau die weitgehendste Ähnlichkeit mit demjenigen der Sarkome, und zwar vor allem der Riesenzellensarkome, gelegentlich, bei geringerer Entwicklung der Riesenzellen, auch der Osteoidsarkome zeigt. Da wir bereits gesehen haben, daß bei der generalisierten Ostitis fibrosa v. Recklinghausens sowohl Cysten wie riesenzellensarkomartige Tumoren vorkommen und weiterhin andererseits auch das Vorkommen isolierter Ostitis fibrosa — jedenfalls in rein formalanatomischer Hinsicht — als sicher anzuerkennen ist, so läßt sich ein prinzipieller Unterschied auch zwischen den isolierten Cysten und den multipel vorkommenden Cysten dieser Art nicht aufstellen, und es krystallisiert sich die

Frage heraus: Als was sind eigentlich die bei der Ostitis fibrosa vorkommenden Gebilde von riesenzellensarkomähnlichem Bau aufzufassen und welche Beziehungen bestehen zwischen ihnen und den übrigen Riesenzellensarkomen des Knochensystems?

Es ist ein großes Verdienst von v. Mikulicz, daß er auf der 76. Versammlung deutscher Naturforscher und Ärzte in Breslau 1904, nachdem schon einige Zeit vorher Sonnenburg, M. B. Schmidt, Gottstein u. a. für eine Verwandtschaft der Cysten mit der Ostitis fibrosa eingetreten waren, sehr nachdrücklich gegen die Auffassung auftrat, daß es sich bei diesen Cystenbildungen um eine echte Geschwulstbildung mit nachträglicher Erweichung handeln könnte. Er trat damals vor allem v. Haberer entgegen, der im Anschluß an einen von diesem demonstrierten Fall eines 10 jährigen Knaben mit multiplen Cysten und Tumoren, die histologisch das typische Bild eines osteoiden Sarkoms boten, ungeachtet der klinischen Gutartigkeit, für den Sarkomcharakter dieser Gebilde eintrat.

v. Mikulicz charakterisierte damals das Krankheitsbild als eine Erkrankung der Wachstumsperiode, die vorwiegend die langen Extremitätenknochen, und zwar vor allem diejenigen Abschnitte derselben beträfe, die der Zone des stärksten Wachstums entsprächen, und sich meist im Anschluß an ein mehrere Monate oder meist noch länger zurückliegendes Trauma entwickle. Er betonte fernerhin die ausgesprochene Gutartigkeit des Prozesses, die sich vor allem in dem Ausbleiben von Rezidiven nach den verschiedensten, und zwar auch nach äußerst konservativen operativen Eingriffen, wie nach Incision und folgender Jodoforminjektion und in dem Fehlen von Metastasen dokumentiere, sowie in der glatten Konsolidierung etwa eingetretener Frakturen. Die Cystenbildung komme meist isoliert, in selteneren Fällen auch multipel vor. Neben vollkommener Cystenbildung finde man an anderen Stellen eine Art Vorstadium oder ein unentwickeltes Stadium, in welchem das Knochengewebe zum Teil durch Bindegewebe (osteoides Gewebe?) mit zahlreichen Riesenzellen substituiert sei. Für diese Erkrankung, die als eine Krankheit sui generis aufzufassen und von ähnlichen Prozessen streng zu trennen sei, schlug v. Mikulicz den Namen „Osteodystrophia cystica" vor.

Ohne Widerspruch akzeptiert wurde die Ansicht von v. Mikulicz über die Wesensart der Cysten, über die auf dem Chirurgenkongreß 1906 erneut diskutiert wurde, keineswegs, und besonders v. Haberer hielt damals Tietze gegenüber erneut an seiner früheren Anschauung fest. Wenn auch zugegeben wurde, daß sich auch auf dem Boden einer Ostitis fibrosa Cysten entwickeln können, so blieb doch bis in die neueste Zeit hinein anscheinend bei der größeren Zahl der Autoren die Ansicht die herrschende, daß beim mikroskopischen Nachweis von Riesenzellentumorgewebe in der Wandbekleidung der Cysten die Entstehung derselben aus einem erweichten Riesenzellensarkom als am wahrscheinlichsten anzusehen wäre, wie auch die oben beschriebenen bei der Ostitis fibrosa vorkommenden braunen Tumoren immer wieder als typische Riesenzellensarkome bezeichnet wurden. Es können nun dabei folgende Möglichkeiten vorliegen:

1. Die braunen Tumoren der Ostitis fibrosa sind etwas von den übrigen Riesenzellensarkomen und den Epuliden grundsätzlich Verschiedenes.

2. Die braunen Tumoren der Ostitis fibrosa sind ebenso wie die übrigen Riesenzellensarkome des Skelettsystems richtige Sarkome und schließlich

3. weder die braunen Tumoren der Ostitis fibrosa noch die übrigen riesenzellenhaltigen Tumoren des Knochensystems, welch letztere bisher im allgemeinen stets als echte Sarkome angesehen wurden, sind richtigerweise als solche zu bezeichnen; sie haben mit echten Geschwülsten nichts zu tun.

Dabei müßte außerdem die Frage zu berücksichtigen sein, ob die Epuliden und die übrigen sog. Riesenzellensarkome als identische Gebilde aufzufassen sind.

Wie bereits weiter oben ausgeführt ist, ist vor allem der bekannte Rehnsche Fall geeignet, sehr gewichtige Bedenken gegen die Auffassung der Riesenzellentumoren der Ostitis fibrosa als echte Sarkome auszulösen. Diese Bedenken basieren, um es noch einmal kurz zusammenzufassen, vor allem auf der Tatsache, daß ein Einwachsen der Tumoren in die Umgebung oder eine Metastasierung derselben während jahrzehntelanger Dauer der Erkrankung fast nie beobachtet wurde und weiter — und das scheint mir das allerwichtigste Argument zu sein — daß in dem Rehnschen Fall und auch in anderen Fällen (z. B. Gaugele) die Umwandlung der braunen Tumoren in unvollkommenes Knochengewebe zweifellos beobachtet wurde. Außerdem spricht ja auch das multiple Auftreten dieser Tumoren gegen ihre Auffassung als Sarkome ebenso wie die Tatsache, auf die v. Mikulicz, dessen Osteodystrophia cystica ja als Ostitis fibrosa aufzufassen ist, schon hingewiesen hatte, daß schon nach ganz geringfügigen chirurgischen Eingriffen eine glatte Ausheilung erfolgt.

Die Riesenzellentumoren der Ostitis fibrosa, die sich fast regelmäßig an den Teilen der Knochen finden, die statisch am stärksten beansprucht sind, haben stets im Zentrum des Krankheitsherdes (also des fibrös-ostitischen Gewebes) ihren Sitz, mithin dort, wo die Reizmomente am frühesten einsetzten oder wo sie am häufigsten wiederkehren, so daß man sie als Ort des ersten Beginnes der fibrösen Ostitis bezeichnen kann (v. Recklinghausen), wenn auch nicht als erste Erscheinungsform der Erkrankung.

Für das Zustandekommen der Tumoren wie überhaupt der initialen fibrösen Ostitis weist v. Recklinghausen dem Blutgefäßsystem der Knochen eine wichtige Rolle zu.

Er weist darauf hin, daß die Venen und venösen Capillaren im Verhältnis zur arteriellen Strombahn unverhältnismäßig weit sind, daß ihre Wand sehr dünn und frei von Muskelfasern ist. Da das Knochenmark in der unnachgiebigen Kapsel der Compacta eingeschlossen sei, sei es den venösen Kanälen nicht möglich zu kollabieren und ihre Weite einem verminderten Zufluß von Blut anzupassen. Es kommt zu Wirbelbildungen und Bildung von klappen- und wandständigen Thromben. Die Folge davon seien Stauungshyperämien, und durch diese wie durch folgende aktive Kongestionen komme es zu Indurationen und mächtiger Knochenneubildung. „Indem die Balken des Fasermarks immer mehr schwinden," schreibt v. Recklinghausen dann an anderer Stelle, „und die Fasern und Zellen undeutlich, wahrscheinlich verflüssigt werden, bilden sich größere Hohlräume (Cysten) aus. Andererseits nehmen aber auch an solchen braunen Stellen die Zellen, die kleinen Spindel- wie die Riesenzellen an Zahl zu, dagegen die Knochenbalken ab, und nach diesem Modus sind die Riesenzellensarkome entwickelt. Ihr großer Reichtum an braunem eisenhaltigem Pigment, sowie ihre Nachbarschaft zu den obigen stark pigmenthaltigen Stellen, welche ja auf dem Wege der einfachen Atrophie und Rarefaktion cystisch werden können, weisen darauf hin, daß auch die Sarkome unter abnormen Blutanhäufungen und kongestiven Hyperämien ausgebildet werden."

Also hier finden wir bereits einen Hinweis auf die Rolle, die das Blutgefäßsystem beim Zustandekommen dieser Gebilde spielt, was im Hinblick auf die modernsten Untersuchungsergebnisse interessant ist.

Sehr eingehend hat sich auch Lubarsch zur Frage der Entstehung der Riesenzellentumoren bei der Ostitis fibrosa und vor allem zu ihrer Differentialdiagnose gegenüber den echten Riesenzellensarkomen geäußert. Lubarsch lehnt sowohl eine Identität der braunen Tumoren mit den Riesenzellensarkomen ab, als er auch dieselben überhaupt nicht als Sarkome ansehen will. „Die Hauptsache ist, daß man den Gedanken aufgibt, als hätten diese Gebilde irgend etwas mit blastomatösen Wucherungen zu tun."

Während bei den echten Riesenzellensarkomen die Riesenzellen einen integrierenden Bestandteil der Geschwulst bildeten, stellten sie bei den braunen Tumoren der Ostitis fibrosa zum Teil wenigstens eine mehr zufällige Beimischung vor und hätten den Charakter von Fremdkörperriesenzellen. Das Sarkom sei charakterisiert durch die Polymorphie der Zellen und eine mangelhafte Ausreifung des ganzen Gewebes; seien auch noch soviel Riesenzellen mit Pigmentschollen oder anderen Fremdkörpern beladen vorhanden, sind aber die Spindelzellen gleichmäßig geformt, bieten sie keine Abnormitäten in den Kernen dar und lassen sie zwischen sich faserige Interzellularsubstanz erkennen, so handle es sich nicht um ein Sarkom.

Selbst dem gutartigsten Riesenzellensarkom, der Epulis gegenüber, beständen noch erhebliche histologische Unterschiede. Nach Lubarsch liegen die Riesenzellen bei den Tumoren der Ostitis fibrosa, in denen stets ausgedehnte Blutungen zur Pigmentierung zu führen scheinen, immer dicht umdrängt von roten Blutkörperchen oder deren Derivaten, wie auch Mönckeberg hervorhebt. Fast alle Riesenzellen sind mehr oder weniger reichlich mit eisenhaltigem Pigment angefüllt, während er in den von ihm zahlreich untersuchten Epuliden, die ebenfalls größere Mengen Hämosiderin enthalten können, das Pigment nie in den Riesenzellen selbst und nur ganz ausnahmsweise im eigentlichen Sarkomgewebe gefunden habe, sondern unter dem Epithel des Zahnfleisches oder in bindegewebigen Septen, die an der Peripherie oder zwischen dem Tumor eindringen. An Stelle der gleichmäßigen Verteilung der Riesenzellen in der Epulis bilden sie bei den Tumoren der Ostitis fibrosa dichtgedrängte Haufen, zwischen denen Pigmentschollen, rote Blutkörperchen, vereinzelte Spindel- und Rundzellen liegen, während die in der Nähe der Knochenhöhlenwand liegenden Züge dichtgedrängter Spindelzellen meist parallel zur Höhlenwand verlaufen und nur hier und da neben Pigmentschollen Riesenzellen enthalten. Noch erheblicher aber sind nach Lubarsch die morphologischen Unterschiede gegenüber den echten Riesenzellensarkomen der langen Röhrenknochen, bei denen stets eine erhebliche Polymorphie der Zellen bestände, und Mitosen, die bei den Tumoren der Ostitis fibrosa nicht beobachtet würden, nie vermißt würden. Auch bei ihnen fänden sich, trotz ihres Blutreichtums und der reichlich in ihnen vorkommenden Blutungen und Pigmentablagerungen, niemals die oben geschilderten engen Beziehungen des Pigments zu den Riesenzellen, wie dies bei der Ostitis fibrosa der Fall sei.

Weiter wendet Lubarsch gegen die Sarkomnatur der braunen Geschwülste ihre Multiplizität, die unmöglich als Metastasierung aufzufassen sei, und die Tatsache ein, daß sie so frühzeitig zu Frakturen Veranlassung gäben, während die echten Riesenzellensarkome der langen Röhrenknochen erst bei größerer Ausdehnung dazu neigen, und schließlich betont er v. Haberer gegenüber, daß sich zwischen den Partien der reinen fibrösen Ostitis und den riesenzellensarkomähnlichen Partien allerlei fließende Übergänge fänden.

Lubarsch faßt seine Ansicht über das Wesen und die Entstehung der braunen Tumoren bei der Ostitis fibrosa dahin zusammen, daß er die Riesenzellen für Osteoclasten ansieht, die, nachdem sie ihr Zerstörungswerk an den Spongiosa- und Corticalisbälkchen vollendet haben, sich zusammenschließen und wahrscheinlich auch auf den Reiz der fortwährend hier stattfindenden Blutungen sich vermehren und sich als Phagocyten mit Pigment beladen.

Diese Ausführungen Lubarschs sind von so außerordentlicher Bedeutung für das ganze fernere Studium der Ostitis fibrosa einerseits wie der Riesenzellensarkome andererseits, daß ich sie, wie dies auch andere Autoren in ihren Arbeiten getan haben, zwar etwas gekürzt, aber doch ausführlich wiedergeben mußte.

Darüber, daß die riesenzellenhaltigen Bildungen der Ostitis fibrosa nicht als echte Sarkome aufzufassen seien, kann allerdings nach den Arbeiten Rehns, Gaugeles u. a. kaum noch ein Zweifel bestehen. Anders steht es aber mit der Frage, ob die Epulis und darüber hinaus die übrigen sog. Riesenzellensarkome als echte Sarkome oder ebenfalls als der Ostitis fibrosa wesensgleiche Prozesse aufzufassen sind und als was die in ihnen enthaltenen Riesenzellen angesehen werden müssen. Übrigens hat auch Lubarsch auf dem Chirurgenkongreß 1922 die Schwierigkeit der histologischen Differentialdiagnose zwischen der sog. solitären Ostitis fibrosa und dem echten Sarkom betont.

v. Recklinghausen hat sich ganz besonders vor allem in seinem großen nach seinem Tode erschienenen Werke über Rachitis und Osteomalacie mit dieser Frage beschäftigt. Er weist zuerst auf die Fälle von Ostitis fibrosa hin, bei denen sich zu gleicher Zeit eine Anschwellung des Kiefers fand, wie dies für einen Fall (1) v. Haberers und für einen Fall v. Recklinghausens selbst zutrifft (Fall 7, Bleich). Einen weiteren Fall von kindskopfgroßer Geschwulst des Unterkiefers bei gleichzeitiger Ostitis fibrosa hat Feldmann beobachtet. Er betont dann weiter die nahen Beziehungen, die zwischen der Epulis und den großartigen Mißgestaltungen der Kiefer und Vorderschädelknochen der Säugetiere bestehen. Auch diese Erkrankung, bei den Schweinen als „Schnüffelkrankheit" bekannt, wie sie z. B. von Ed. Rehn und von Willies beschrieben wurde und bei der sich ebenfalls neben Cysten Partien finden, die täuschend den Bau von Riesenzellensarkomen nachahmen, ist ebenfalls als metaplastische Osteomalacie oder Ostitis fibrosa aufzufassen. Die Epuliden nun, und zwar die harten und die weichen Formen, die intraossösen und periossösen Tumeurs à myéloplaxes E. Nélatons, deren Ursprung er ebenso wie Nélaton auch bei ganz oberflächlichem Sitz aus dem Knochenmark der Spongiosa annimmt, seien ebenfalls nach ihrem ganzen histologischen Aufbau den Tumoren der Ostitis fibrosa zuzurechnen. Nicht nur, daß man bei den richtigen Epuliden der Kiefer häufig genug Stellen mit fibröser Struktur, daneben unbestreitbar neugebildete Knochen- und Osteoidbälkchen träfe, auch Cysten kämen zuweilen, wenn auch seltener vor. Bei ihrer Entstehung spielten, ebenso wie bei den Tumoren der Ostitis fibrosa, mechanische Momente (Zug-Druckspannungen, scherende Kräfte) eine wichtige Rolle. Kurz die Zusammensetzung, der ganze Aufbau, das langsame Wachstum, die lokale Rezidivfähigkeit, der Verlauf der Epuliden stimme mit den Eigentümlichkeiten der Tumoren bei der Ostitis fibrosa so vollkommen überein, daß nach Ansicht v. Recklinghausens beide Geschwulstarten zusammengehören und auch als genetisch gleichartig angesehen werden müssen. Höchstens beständen quantitative Unterschiede zwischen ihnen.

v. Recklinghausen schließt sich also mit seiner Ansicht E. Nélaton an, der diese Tumoren nur als hyperplastische und gutartige Neubildungen ansah, und reiht sie ebenfalls in die Kategorie seiner metaplastischen Malacie ein, eine Ansicht, die auch Stumpf und Lotsch vollkommen teilen.

Die Ansicht v. Recklinghausens von der Zusammengehörigkeit der Epuliden und der Ostitis fibrosa erhält eine starke Stütze durch die Fälle, bei denen eine Kombination zwischen diesen beiden Krankheitserscheinungen bestand.

Dem einen dieser Fälle, der eine 55jährige Frau betraf und von Mönckeberg mitgeteilt wurde, waren 16, 12 und 6 Jahre vor ihrem Tode Geschwülste der Kiefer exstirpiert worden, von denen die erste schnell im Anschluß an eine Zahnextraktion entstanden sein soll. Die Sektion ergab das typische Bild einer Ostitis fibrosa mit Cysten, die zum Teil riesenzellensarkom-, zum Teil fibromatösen Bau zeigten, multiple Frakturen, Schädeldachverdickung und Kyphose.

Einen zweiten Fall erwähnt Wrede aus der Privatpraxis Lexers. Bei der 40jährigen Dame, die an einer schweren ausgedehnten generalisierten Ostitis fibrosa litt, hatte das Leiden vor 10 Jahren mit einer Epulis begonnen, die operiert wurde. Nach 10 Jahren hatte die Patientin ein großes ossifizierendes Riesenzellensarkom des Oberkiefers, das ganz den Bau der Tumoren der Ostitis fibrosa zeigte, und es trat eine allgemeine Ostitis fibrosa auf.

Auch der von Terrillon in der Soc. anat. 1872 mitgeteilte Fall einer 38jährigen Frau, bei der es 3 Jahre nach der Exstirpation einer Epulis des Oberkiefers zu Spontanfrakturen an der Tibia, Humerus und Tibia kam und bei deren Sektion sich in vielen Teilen des Skeletts Entzündungsherde und kleine Tumoren fanden, scheint mir eine solche Kombination mit Ostitis fibrosa zu sein.

Schon E. Nélaton hat gewisse Sarkome der langen Röhrenknochen als den Epuliden identische Gebilde angesehen und sah die Berechtigung für diese seine Auffassung darin, weil sich in ihnen ebenfalls die Riesenzellen als das charakteristische Strukturelement herausstellten und weil weiterhin bei dem großen Blut- und Pigmentgehalt eine große Übereinstimmung zwischen diesen beiden Tumorarten bestand. Als weitere Stütze für die Gleichheit dieser beiden Geschwulstarten betont v. Recklinghausen, abgesehen von der gleichen klinischen Benignität ihre gemeinsame Eigenschaft, in früheren Jahren, meist in den ersten drei Jahrzehnten, in Erscheinung zu treten, ebenso wie dies auch bei den Knochencysten der Fall sei, die ja meistens als Erscheinungsform der Ostitis fibrosa anzusehen seien, und mit denen sie auch den Prädilektionssitz in den Metaphysen gemein hätten. Auch ihr histologischer Aufbau gleiche vollkommen den Epuliden und spräche für die Zugehörigkeit zur metaplastischen Malacie. Lotsch fand in der unmittelbaren Umgebung eines Riesenzellensarkoms des Radius Veränderungen, die für die Ostitis fibrosa typisch sind.

Sehr wichtig in dieser Hinsicht ist auch das Verhalten der Cysten, die sich äußerst häufig innerhalb der zentralen Riesenzellensarkome vorfinden mit ganz besonderer Vorliebe im Tibiakopf ihren Sitz haben und die eigentlich durchgängig als Produkte eines Gewebszerfalls, der zum Teil durch Blutungen innerhalb des Tumors bedingt ist, aufgefaßt werden. v. Recklinghausen macht nun, wie mir scheint, nicht mit Unrecht darauf aufmerksam, daß auch diese Cysten sich durch ihre glatte Wandung und ihre eigene, sie austapezierende, bindegewebige, fibröse Membran auszeichnen, Verhältnisse, die sich auch in vielen Abbildungen der Literatur (z. B. Schuchardt [Taf. 1, Abb. 2], Lexer [Lehrb. 1918, II., S. 325, Abb. 136]) erkennen lassen und die auch meine Abb. 43 wiedergibt. Nun ist allerdings die Bildung einer glatten bindegewebigen Grenzmembran auch bei durch Blutungen und Gewebszerfall entstandenen Höhlenbildungen vorhanden, doch besteht immerhin auch in dieser Hinsicht eine Ähnlichkeit mit den Cysten der Ostitis fibrosa, aus der v. Recklinghausen eine weitere Stütze für die Identität dieser Gebilde ableiten will.

Schon Robin schwebte der Gedanke vor, das Kapitel der myeloplastischen Gewebe und Tumoren auf die osteomalacischen Knochenveränderungen auszudehnen, und Eug. Nélaton weist in einem Anhang zu seinem Werk (1860) ebenfalls auf den Zusammenhang der Riesenzellensarkome mit der Osteomalacie hin und fragt, ob nicht manche Formen der Osteomalacie das Resultat einer myeloplastischen Umwandlung des Knochengewebes seien, „daß also zwischen einem eigentlichen umschriebenen Myeloidtumor und der die ganze Länge des Knochens oder mehrerer Knochen befallenden Osteomalacie kein anderer Unterschied bestände als der, welcher zwischen einer Exostose und einer Hyperostose besteht."

Indem v. Recklinghausen sich diesen Anschauungen anschließt und sie weiter ausbaut, kommt er also zu dem Schluß, daß die von ihm und von

Paget beschriebenen Formen der fibrösen Ostitis, die Epuliden
und Riesenzellensarkome als Varietäten ein und derselben Krank-
heitsform, der metaplastischen Osteomalacie aufzufassen sind,
und zwar nicht nur in morphologischer, sondern auch in genetischer
Beziehung.

Auch Lotsch schließt sich dieser Ansicht im großen ganzen an, wenn er
auch aus Mangel an größeren eigenen Erfahrungen noch nicht mit absoluter
Bestimmtheit behaupten will, daß dies für alle Riesenzellensarkome des
Knochensystems Gültigkeit hat. Als Prädilektionssitz kommen nach v. Recklinghausen die Teile des Skelettes in Betracht, die statisch und mechanisch
oder auch durch Traumen am meisten beansprucht werden; und hier sind es
wieder die spongiösen Knochenteile, die für die Entfaltung der mit Tumorbildung einhergehenden malacischen Erkrankung den günstigsten Keimboden
abgeben.

Es wäre aber sicher nicht richtig, wollte man allein Traumen oder mechanische Momente als Ursachen dieser Erkrankungen bezeichnen, so sehr sie auch
in vielen Fällen begünstigend und unterstützend werden wirken können. Finden
sich doch, worauf z. B. Schoenenberger und Hart mit Recht aufmerksam
machen, die Tumoren auch an Stellen, wo statische Momente und Muskelzug
keine wesentliche Rolle spielen, wie am Schädel. Bei der Ätiologie der Ostitis
fibrosa weisen Lotsch und Filke einer Störung der Funktion des innersekretorischen Apparates eine wichtige Rolle zu, eine Vermutung, die schon früher
Askanazy geäußert hatte im Hinblick auf die zuweilen gefundenen Schild-
drüsenveränderungen, in ähnlicher Weise wie eine solche Disharmonie im endokrinen System für die Entstehung der Osteomalacie und Rachitis tarda verantwortlich gemacht wird (siehe z. B. Simon, Hochhuth u. a.). Welcher
speziellen Art diese Schädigung der innersekretorischen Organe sind und wodurch sie hervorgerufen ist, ist bisher noch unklar. Benekes Ansicht, die auch
von d'Arcis u. a. vertreten wurde, daß eine Cyste im Knochen durch einen
intramedullären Bluterguß ähnlich einer apoplektischen Cyste im Gehirn
entstehen könne, konnte sich zuerst nicht recht durchsetzen. Lexer und
Lotsch war es nicht gelungen, auf diese Weise experimentell eine Cyste oder
Veränderungen im Sinne einer Ostitis fibrosa im Knochen zu erzeugen und auch
Fujii, dessen Abbildungen die Entstehung von Cysten infolge eines Erwei-
chungs- resp. Verflüssigungsprozesses im Bindegewebe wahrscheinlich machen,
konnte keine Anhaltspunkte dafür finden, daß eine Blutung direkt den Anstoß
zur Cystenbildung gegeben habe. Er glaubt daher, daß lediglich bei der weiteren
Vergrößerung der Cysten die Blutung eine gewisse, aber nur sekundäre Rolle
spielen könne. Auch sind sicherlich, was z. B. v. Haberer betont, die Frakturen
jedenfalls in der Regel nicht die Ursache, sondern die Folge der Cysten und
Riesenzellentumoren.

In neuerer Zeit ist aber mehr und mehr Material zusammengetragen worden,
das als Stütze der Benekeschen Ansicht gewertet werden kann. So haben
v. Haberer und Pommer im Anschluß an die Untersuchung eines von dem
ersteren operierten Falles einer Oberarmcyste die Möglichkeit der Cystenent-
stehung aus einer Hämatombildung im Knochen dargetan (s. unten), und auch
Schuster führt einen Fall von Knochencyste aus der Enderlenschen Klinik
auf Grund des histologischen Befundes auf eine traumatische Markblutung

zurück, die sekundär eine rarefizierende und ossifizierende Osteomyelitis ausgelöst habe, und Pflugradt faßt die bei einem 17jährigen Mädchen nach
Trauma (Schlüsselbeinbruch mit Luxatio sternalis claviculae) entstandene
cystische, einem myelogenen Sarkom ähnliche Geschwulst des Schlüsselbeins
als ein Produkt der reparatorischen Vorgänge in dem frakturierten Knochen
auf, bei welchem die resorptiven Prozesse überwiegen.

Besonders Konjetznys schöne Untersuchungen haben unsere Kenntnisse
hinsichtlich der Entstehung der Riesenzellensarkome und der Cysten wesentlich
geklärt. Nachdem Konjetzny bereits 1909 auf die Bedeutung der Knochen-
marksblutungen für die Entstehung der Knochencysten und der sog. tumorbildenden lokalisierten Ostitis fibrosa hingewiesen hat, hat er das Material
der Kieler Klinik weiterhin einer genauen kritischen Durchprüfung unterzogen
und auf dem Chirurgenkongreß 1922 über seine Ergebnisse eingehend berichtet.
Konjetzny geht dabei auf die Untersuchungen Pommers ein, deren Ergebnisse er an seinem Material voll und ganz bestätigen konnte. Nach Pommer
kommt eine fortschreitende Hohlraumbildung beim Knochenhämatom dadurch
zustande, daß ein solches Hämatom der Markhöhle in dem geschlossenen
Knochenmantel unter einem bestimmten hydrostatischen Druck stehen muß,
der noch evtl. durch sekundäre Exsudation in den Hohlraum hinein gesteigert
wird. Dadurch kommt es zu chronisch-atrophierender fortschreitender
Druckatrophie des Knochens, die eine fortschreitende Ausweitung des
ursprünglichen Hohlraums bewirkt, wenn die Organisation oder Resorption
des Hämatoms aus irgendwelchen Gründen nicht rasch genug erfolgt.

Zweitens entstehen nach Pommer mit der Druckwirkung des Hämatoms
Zirkulationsstörungen, vor allem venöse Stauungen („sekundäre
Phlegmasieveränderung im Knochen" [Pommer]), die ein Stauungsödem und
weiteren Abbau und Umbau im Knochen zur Folge haben, was besonders in
der Corticalis deutlich ist. Es folgt eine osteoclastische Ausweitung
der prall gefüllte Gefäße enthaltenden Haversschen Kanäle. Dadurch entstehen große unregelmäßige Hohlräume, die mit lockerem, zellreichem
und sehr gefäßreichem Gewebe gefüllt sind. Durch den Gefäßreichtum kommt
es leicht zu sekundären Blutungen. So können aus relativ kleinen Markblutungen durch einen subperiostalen Knochenabbau und -umbau schließlich
große cystische Hohlräume werden.

Diese Genese der Cysten wird von Konjetzny an seinen (Konjetznys)
Präparaten bestätigt [1]).

Man kann danach füglich nicht mehr daran zweifeln, daß Knochencysten
auf dieser ätiologischen Grundlage entstehen können, womit natürlich nicht
gesagt werden soll, wie es auch Konjetzny hervorhebt, daß nun alle Knochencysten diese Genese haben müßten.

Konjetzny weist weiter darauf hin, daß es zuweilen sehr geringer Traumen
zur Entstehung von Markhämatomen bedürfe, und erinnert dabei an die Mitteilung Ludloffs auf dem Orthopädenkongreß 1920, der nach einem relativ
geringen Trauma die zwei letzten Lendenwirbel von kleinen Hämatomen durch-

---

[1]) Ich verweise auf die Abbildungen der letzten Arbeit von Konjetzny, die er mir
vor ihrem Erscheinen mit mehreren Präparaten in freundlichster Weise zur Kenntnis-
nahme überließ.

setzt fand, ohne daß dabei Kompressionsfrakturen festzustellen waren, und diesen Zustand als Vorstadium der Kümmellschen Spondylitis auffaßte. Konjetzny hält die Entstehung der Kümmellschen Spondylitis infolge des oft gewaltigen Abbaus und Umbaus der Wirbelkörper auf der Basis derartiger Markblutungen im Sinne der obigen Ausführungen für sehr wohl möglich, und hierin liegt vielleicht auch die Erklärung für das von Madelung hervorgehobene relativ häufige Vorkommen von Riesenzellensarkomen in den Wirbeln, die nach seiner Ansicht häufig mit Tuberkulose verwechselt werden und deren operative Inangriffnahme er warm befürwortet.

Eine andere wesentliche Folge der Markblutung außer der Cystenbildung ist, wie Konjetzny weiter ausführt, die Anregung zu reaktiver Gewebsneubildung. In der Umgebung einer frischen Markblutung trete, wie es auch experimentelle Untersuchungen von Bajardi, Haasler und Enderlen bewiesen, eine lebhafte Wucherung des Markgerüstes ein und bilde eine zellreiche Zone um das Hämatom, von der aus Einsprossungen von Fibroblasten und Gefäßsprossen im Sinne der Organisation in das Koagulum erfolgen und die in manchen Fällen sehr gering sein kann und frühzeitig in zellarmes, faseriges Bindegewebe übergeht, die den Hohlraum im Knochen kapselartig umgibt. In anderen Fällen ist diese Zone sehr mächtig entwickelt und zeigt Neigung zur Progredienz, so daß die Gewebswucherung tumorartigen Charakter annehmen kann. Das Gewebe setzt sich zusammen aus jugendlichen, aber durchaus gleichartigen Spindelzellen, zwischen denen mehr oder weniger zahlreiche Riesenzellen, meist in Haufen um alte und frische Blutergüsse herumliegen. Daneben finden sich alte Blutreste, häufig Hämosiderinbildung. Auch bei manchen anderen pathologischen Knochenzuständen trifft man solch riesenzellenhaltiges Granulationsgewebe, so bei Pseudarthrosen, verzögerter Callusbildung, bei Köhlerscher Krankheit usw. Von dieser riesenzellenhaltigen Spindelzellenzone erfolgt eine Einsprossung von Fibroblasten und Gefäßsprossen in das Blutkoagulum. Die ganze Zone ist also eine durch das Hämatom bedingte reaktive Gewebswucherung, die sich kontinuierlich zu faserigem Bindegewebe im Sinne des Narbengewebes differenziert. Diese reaktive Gewebswucherung kann direkt geschwulstartigen Charakter annehmen und so ein myelogenes Riesenzellensarkom vortäuschen, während sie in Wirklichkeit nur als „chronisch-resorptive Neubildung" im Sinne Lubarschs aufzufassen ist. Sie ist das Produkt eines subperiostalen Knochenabbaues durch örtlich begrenzte Knochenresorption mit reaktiver Gewebsneubildung, die durch ein primäres Knochenhämatom ausgelöst worden ist.

Gegen die Diagnose eines echten Sarkoms spricht also nach Konjetzny:

1. Das vollkommen gleichmäßige Verhalten der Spindelzellen (keine Polymorphie, keine Hyperchromasie, keine Chromatinverklumpungen, keine Mitosen).

2. Die im kontinuierlichen Übergang erfolgende Differenzierung des zellreichen Gewebes zu relativ zellarmem fibrösem Gewebe, in welchem sich vielfach ganze Züge von regulären osteoiden und Knochenbälkchen bilden.

3. Das Verhalten der Riesenzellen. Trotz verschiedener Größe fast völlige Gleichheit der Kerne in Form, Gestalt und Chromatinreichtum. Ferner ihr

Verhalten zu den Blutergüssen und zu den Blutgefäßen, das dafür spricht, daß sie in irgendeiner Beziehung zur Resorption der Blutergüsse stehen. Derartige Organisationsvorgänge, wie die knospenartig in das Blutkoagulum einsprießenden Riesenzellen und Fibroblasten kommen beim echten Sarkom mit sekundären zentralen Blutungen nicht vor.

4. Der durchaus subperiostal erfolgte Abbau des Knochens mit Erhaltung des Periosts und Bildung von periostalem Knochen, der zu den wesentlichen Bestandteilen der überall scharfen Tumorkapsel gehört.

Die sog. Riesenzellensarkome sind also ebenso zu bewerten wie die braunen Tumoren bei der generalisierten Ostitis fibrosa. Diese, wie auch die Epuliden, vergleicht Konjetzny als regenerative Fehlbildungen und Überschüsse mit dem Keloid. Sie entwickeln sich auf der Basis bestimmter Schädigung des Knochens bzw. des Knochenmarks, bestimmter Gewebsdisposition, über deren Wesen wir allerdings noch gar nichts wissen (s. a. S. 417) und bestimmter örtlicher Verhältnisse. Traumatische und mechanische Einflüsse dürften das eigentliche auslösende Moment für ihre Entwicklung sein, wie ja auch klinisch das Trauma in der Anamnese der sog. Riesenzellensarkome eine bedeutende Rolle spielt. Es sind also „ephemere Bildungen, die in sukzessiver Differenzierung schließlich zu derbfaserigen Bindegewebsmassen mit und ohne osteoide oder knöcherne Bildungen" werden.

Aus allem diesem wird es uns auch klar, daß bei den sog. Riesenzellensarkomen zuweilen Spontanheilungen beobachtet werden können.

Auch die sog. zentralen Knochenfibrome, die sich röntgenologisch von Knochencysten und anderen myelogenen Tumoren nicht unterscheiden lassen, muß man auf Grund der Konjetznyschen Untersuchungen als Endstadium des Heilungsvorganges sog. schaliger Riesenzellensarkome auffassen. Konjetzny führt als Gründe dafür ihren zentralen Sitz an im Gegensatz zu der meist parostalen Lokalisation gewöhnlicher Knochenfibrome, ihren wabigen Bau mit subperiostalem Corticalisumbau und periostaler Knochenneubildung, wie wir es auch bei den Knochencysten und sog. Riesenzellensarkomen sahen. Weiter findet man in diesen Tumoren neben dem Hauptanteil von zellarmen, zum Teil gefäßreichen, faserigen, stellenweise knorpeligen, osteoiden und knöchernen Gewebe, hier und dort Reste eines zellreichen riesenzellenhaltigen Gewebes mit kontinuierlichen Übergängen zwischen diesen verschiedenen Gewebsarten.

Eine zweite Form der Ausheilung der sog. Riesenzellensarkome kann die Bildung uni- oder multilokulärer Knochencysten sein, woraus sich auch zum Teil die Neigung der schaligen zentralen Sarkome zu Cystenbildung erklärt.

Daß auch die Knochenaneurysmen zum großen Teil Veränderungen des Knochens darstellen, die in das Gebiet der Cysten und chronisch-resorptiven Neubildungen gehören bzw. Folgezustände zentral erweichter und verflüssigter sog. Riesenzellensarkome sein dürften, kann nach den Ausführungen Konjetznys kaum mehr bezweifelt werden.

Noch vor nicht allzulanger Zeit haben namhafte Geschwulstforscher wie z. B. Ribbert die Riesenzellensarkome als echte Geschwülste angesehen, die sich aus Teilen des Markes entwickeln, die während der Genese des Knochens mit dessen neben der Neubildung stets einhergehenden Resorption betraut waren. Solches Gewebe wird sich nach Ribbert besonders dort finden, wo es sich darum handelt, den chondrogen entstandenen Knochen der Epiphysen-spongiosa zur Bildung der großen Markhöhle wieder zu beseitigen, also in der Höhe der Spongiosa der Diaphyse in einiger Entfernung von der Knorpelfuge. Ein ausgeschalteter Keim dieses osteoclastenhaltigen Markes wird, so führt Ribbert aus, ein Riesenzellensarkom entstehen lassen. Zu dieser Auffassung stimme sehr gut der Sitz der Geschwülste, mit ihr vertrage es sich aber auch, daß gelegentlich, wenn zwar selten, ebenfalls aus anderem, auch peripherem resorbierendem Gewebe eine gleiche Neubildung entstehen könne. Es kommen zwar anscheinend auch echte Riesenzellensarkome vor, für die die Theorie Ribberts Geltung haben mag. Diese zeigen aber dann die histologischen Merkmale echter Sarkome, also mangelnde Ausreifung des Gewebes, Poly-morphie der Zellen usw.

Die oben zitierten Untersuchungen und Ausführungen Pommers, Lu-barschs und Konjetznys lassen uns aber mit großer Wahrscheinlichkeit vermuten, daß jedenfalls für die Mehrzahl der sog. Riesenzellensarkome die Ribbertsche Auffassung nicht mehr zu Recht besteht, daß vielmehr die Cysten mit Riesenzellenwandung, die sog. schaligen Riesenzellen-sarkome, die Epuliden und die Tumoren der Ostitis fibrosa mit echten Sarkomen und überhaupt mit echten Tumoren nichts zu tun haben, was neben dem rein theoretischen Interesse für die Frage der Therapie von der allergrößten Bedeutung ist. Nur konservative Operations-methoden (Exkochleation, Kontinuitätsresektion) sind gestattet.

Konjetzny will daher diese Bildungen „Riesenzellensarkoide" be-nennen, nachdem er sie früher als „lokalisierte tumorbildende Ostitis fibrosa" in Anlehnung an die tumorbildende Ostitis fibrosa v. Reckling-hausens bezeichnet hatte. Er hat auch gegen diesen Namen nichts einzuwenden, sofern man ihn nur als eine formal-deskriptive und nicht als ätio-logische Charakterisierung anwendet. Er faßt also im Gegensatz zu v. Recklinghausen die Ostitis fibrosa einerseits und die lokalisierten Riesen-zellensarkome und Cysten andererseits als ätiologisch differente Erkrankungen auf. Er betrachtet das Riesenzellensarkom als eine besondere Form der Mark-fibrose, die im Sinne einer regenerativen Fehl- und Überschußbildung ähnlich wie das Keloid aufzufassen sei und für deren Zustandekommen er eine besondere Disposition annimmt, wie man es ja auch beim Keloid tut. Ob diese Auf-fassung für alle Fälle zutrifft, erscheint mir noch nicht ganz erwiesen. Ich halte es für nicht ausgeschlossen, daß auch echte Ostitis fibrosa lokalisiert vorkommen kann, daß z. B. primäre Veränderungen im Blutkreislauf des Knochens ähnlich denen, wie sie nach Markhämatomen sekundär entstehen oder irgendeine ätiologische Noxe, je nach der Art ihrer Ausdehnung einmal zu einer generalisierten, ein andermal zu lokalisierter Ostitis fibrosa führen können. Gerade die Fälle von mehreren wenigen lokalisierten Herden an verschiedenen Skeletteilen oder solche Fälle, bei denen erst eine Epulis, später eine allgemeine Ostitis fibrosa auftrat, scheinen mir eine solche Auffassung zu stützen. Dagegen brauchen auch nicht gewisse Unterschiede in der Lokalisation zu sprechen, die zwischen der Ostitis fibrosa und den sog. Riesenzellensarkomen bestehen. Es sind die sog. Riesenzellensarkome nämlich bedeutend seltener in der Mitte der Diaphysen lokalisiert. Weiterhin sind beim sog. Riesenzellensarkom am häufigsten die untere Femur- und obere Tibiametaphyse befallen und besonders im Tibiakopf entwickeln sich mit Vorliebe die cystischen Riesenzellensarkome, während bei der Ostitis fibrosa die obere Femurpartie am häufigsten befallen ist (Lotsch) und im weiten Abstand erst die obere Humerus-, untere Femur- und obere Tibiametaphyse folgen. Vielleicht bewirken gerade die anatomischen Unterschiede der verschiedenen Kochenteile einmal das Auftreten eines lokalisierten Herdes, ein andermal die Entstehung einer echten Ostitis fibrosa. Diese Fragen bedürfen, wie überhaupt die Frage der Ätiologie der generalisierten Ostitis fibrosa, die Konjetzny nur als formal-anatomischen Begriff ansieht, deren Ätiologie sehr verschieden sein könne, noch der Klärung.

Auch die Frage, als was wir die Riesenzellen aufzufassen haben, scheint sich allmählich zu klären, nachdem sie zu zahlreichen Debatten in der Literatur Veranlassung gegeben hat.

Schon die Anschauung, daß die Riesenzellen stets vom Knochenmark abstammen, wird seit Virchow bestritten und Borst glaubt sogar, zwischen den Riesenzellen der vom Periost und der vom Knochenmark ausgehenden Riesenzellensarkome einen Unterschied insoweit gefunden zu haben, als bei den letzteren Formen die Riesenzellen von zarterer Form als bei den periostalen Formen seien. Diese Anschauung Borsts hat bisher keine Bestätigung gefunden; mir selbst erscheint nach meinen allerdings bescheidenen persönlichen Erfahrungen, wie auch Lotsch, diese Ansicht wenig wahrscheinlich, weil oft beide Riesenzellentypen nebeneinander in demselben Präparat vorkommen.

Ich kann hier nicht auf die verschiedenen Theorien bezüglich der Herkunft der Riesenzellen eingehen und möchte nur die sehr interessante, von Ritter vertretene Ansicht hinsichtlich der · Epulisriesenzellen kurz wiedergeben, in dessen Arbeit auch die einschlägige Literatur eingehende Erwähnung findet. Ritter leitet sowohl das Spindelzellengewebe der Epuliden als auch deren Riesenzellen vom Endothel der Gefäße ab. Die Riesenzellen seien keine selbständigen Zellen wie die ähnlichen Elemente des Knochenmarks, sondern ebenso wie die Osteoclasten Gefäßknospen, wie es übrigens schon 1875 Brodowski behauptet hat.

Die mit Blut gefüllten Hohlräume sind, so führt Ritter aus, nicht als Blutungen in Zerfallshöhlen aufzufassen, vielmehr liegt das Blut in Lücken und Spalten des maschigen Gewebes, ohne daß von einer Degeneration des Gewebes eine Spur vorhanden ist. Die Gestalt dieser Lücken und Spalten wechselt sehr; zuweilen ragen Zapfen verschiedenster Gestalt in das Lumen der Hohlräume hinein. Man hat nicht immer den Eindruck, als seien die Riesenzellen stets scharf begrenzt. Meist hängen sie mittels eines schmäleren oder breiteren Protoplasmabandes mit dem übrigen Maschengewebe zusammen, zuweilen fehlt überhaupt jede Begrenzung, so daß von einer Zelle an sich keine Rede sein kann und nur der stärkere Kernreichtum eine Riesenzelle vortäuscht. Zuweilen kann man einen direkten Zusammenhang und Übergang der Riesenzellen mit den Capillaren beobachten.

Das Spindelzellensarkomgewebe der Epulis stammt ohne Zweifel vom Gefäßgewebe ab. Die Spindelzellen liegen nur dort in Sarkomart zusammen, wo kein Blut vorhanden ist. Wo dieses aber vorhanden ist, bilden sie die Wandung von Gefäßen und Sprossen, wie man sie von der Capillarenbildung her kennt. Auch die Spindelzellen sind nur kollabierte Capillaren.

Es handelt sich nach Ritters Ansicht also um venöse Bluträume, in die von der anderen Seite her das arterielle Gefäßsystem (Riesenzellen) einwächst. Nebenher können auch einmal Blutungen in das Gewebe eintreten, wofür die Pigmenthaufen sprechen, die aber nur vereinzelt zu finden sind. In den Riesenzellen findet man häufig Vakuolen (Gefäßlumina?) und Blutkörperchen.

Diese Rittersche Ansicht erobert sich immer mehr Boden und auch Beneke neigt ihr zu. Ebenso hat Rindfleisch (zit. nach Hesse und Knecht) die Frage aufgeworfen, ob nicht die viel kernigen Riesenzellen als unverbrauchte Gefäßanlagen aufzufassen seien, und Wegner beschrieb früher ihr Entstehen aus den Wucherungen der zelligen Elemente der Gefäßwandungen und ihre Fähigkeit, sich, nachdem sie den Knochen zur Resorption gebracht hätten, zu Gefäßen oder Fasergewebe oder vielleicht auch zu Markzellen zu entwickeln. Überhaupt findet man die Annahme von einer endothelialen Herkunft der Riesenzellen öfter in der Literatur vertreten. Die Rittersche Theorie ist auch aus dem Grunde besonders interessant, da ja von vielen Seiten, so z. B. auch von Reckling-hausen, auf die Beziehungen des Gefäßsystems zu den Riesenzellensarkomen und den diesen ähnlichen Gebilden hingewiesen wird, und gerade auch bei den im engen Zusammenhang mit diesen Gebilden stehenden Cysten und sog. Knochenaneurysmen findet man wiederholt ähnliche Gedankengänge (z. B. Cruveilhier).

Auch Konjetznys Präparate lassen es als sehr wahrscheinlich erscheinen, daß die Riesenzellen als abortive Gefäßsprossen (Lubarsch) aufzufassen und aus Endothelwucherungen entstanden sind. Sie haben zum Teil direkte Beziehungen zu Gefäßlumina, „einzelne von ihnen sind so langgestreckt, daß sie noch nicht mit einem Lumen versehenen Gefäßsprossen gleichen. Mit der Differenzierung des zellreichen Gewebes zu zellarmem Bindegewebe werden die Riesenzellen allmählich kleiner, als ob sie schrumpften und verschwinden schließlich ganz. An ihre Stelle treten dann zahlreiche Gefäße. Es wäre möglich, daß sich dieser Befund daraus erklärt, daß die als abortive Gefäßsprossen auf-zufassenden Riesenzellen sich wieder zu eigentlichen Gefäßen entwickeln und den Anschluß an das Gefäßsystem gewonnen haben" (Konjetzny). Für diese engen Beziehungen zwischen Riesenzellen und Gefäßendothel sprechen auch solche Stellen aus den Präparaten Konjetznys, wo in der Wand von Blut-gefäßen an Stelle des Endothels einzelne oder mehrere Riesenzellen liegen, oder wo sich solche sogar frei, vom Blut umgeben, im Lumen einzelner Venen finden. Wenn diese Riesenzellen Geschwulstzellen wären, müßte man mit Sicherheit mit einer Metastasierung des Prozesses rechnen, die aber in dem Konjetznyschen Fall nicht eintrat.

Zusammenfassend können wir also den augenblicklichen Stand der Riesenzellensarkomfrage in folgenden Sätzen darlegen:

1. Die Cysten mit Riesenzellenwandung, die sog.. Riesenzellensarkome, die Epuliden und die Tumoren der Ostitis fibrosa haben mit Sarkomen nichts zu tun. Es sind chronisch-resorptive Neubildungen im Sinne Lubarschs. Sie sind klinisch absolut gutartig.

2. Auch die sog. zentralen Knochenfibrome sind als Ausheilungsprozesse dieser Prozesse aufzufassen.

3. Die Möglichkeit des Entstehens von Cysten und sog. Riesenzellensarkomen als Folge von Markblutungen muß als gesichert angenommen werden. Sie können ferner entstehen als Folge anderer Knochenerkrankungen, z. B. der Ostitis fibrosa.

4. Auch die Knochenaneurysmen gehören zum großen Teil in das Gebiet der genannten Bildungen.

5. Inwieweit die sog. Riesenzellensarkome nicht nur formal, sondern auch ätiologisch mit der Ostitis fibrosa identisch sind, also eine lokalisierte Form dieser Krankheit vorstellen können, bedarf noch der Klärung.

6. Die Riesenzellen stehen in engem Zusammenhang mit dem Endothel der Gefäße.

7. Es gibt auch echte Sarkome mit Riesenzellenbeimischung. Diese zeigen die histologischen (Polymorphie der Zellen, mangelnde Ausreifung des Gewebes usw.) und klinischen (Malignität) Merkmale der echten Sarkome.

VIII. Diagnose und Differentialdiagnose.

In großen Zügen sind wir schon im klinischen Teil der Arbeit auf einzelne Punkte der Diagnosenstellung sowie auf die sich oft dabei ergebenden differentialdiagnostischen Schwierigkeiten eingegangen. So haben wir bereits darauf hingewiesen, daß beim Vorhandensein von Schmerzen, die ja bekanntlich auch fehlen können, oft kostbare Zeit verstreicht, während der der Kranke unter der Diagnose eines „Rheumatismus" behandelt wird. Daß dies keine spezielle Eigenschaft der Knochensarkome ist, ist ja bekannt. Man kann wohl ohne Übertreibung behaupten, daß keine Diagnose so oft zu Unrecht gestellt wird, wie die Diagnose „Rheumatismus" und daß die Häufigkeit dieser Diagnosenstellung im allgemeinen im umgekehrten Verhältnis zur Tüchtigkeit des Arztes und zu der Güte seiner Untersuchungstechnik steht. Immerhin kann auch dem geübten und sorgsamen Untersucher diese Fehldiagnose unterlaufen, vor allem wenn es sich um kleine Tumoren handelt, die sich dem Nachweis durch die Palpation noch entziehen. In der großen Mehrzahl der Fälle wird uns bereits in diesem Stadium das Röntgenbild wichtige und oft sichere Aufschlüsse zu geben imstande sein, und man sollte daher in allen nicht ganz klaren Fällen auf dessen Hilfe nicht verzichten.

Bei der Lokalisation eines Knochensarkoms an einem Skeletteil des Fußes, besonders am Talus oder Calcaneus, tritt die Fehldiagnose „kontrakter Plattfuß" an Stelle des „Rheumatismus", besonders da auch beim Sarkom die Schmerzen in der Ruhe sich häufig bessern. Die von Stern angeführten Unterscheidungspunkte, daß beim Sarkom die für Plattfuß typischen Druckpunkte fehlen, daß die extreme Pronation beim Sarkom, wie überhaupt die Schmerzen im allgemeinen nicht sehr schmerzhaft sind, und daß das Sarkom außerdem einseitig auftritt, müssen zwar alle bei der Differentialdiagnose berücksichtigt werden, doch kommt ihnen angesichts des überaus variablen Symptombildes des Plattfußes, bei dem man diese Eigenschaften ebenfalls häufig antreffen kann, keine ausschlaggebende Bedeutung zu. Auch hier kann eben wie beim „Rheumatismus" nur die sorgfältigste Untersuchung vor Fehldiagnosen wenn auch nicht völlig schützen, so doch dieselben möglichst einschränken. Als Beispiel, wie lange Sarkompatienten unter der falschen Diagnose eines Plattfußes segeln und behandelt werden können, möchte ich nochmals den Patienten Borchardts erwähnen, bei dem sich die Beschwerden nach Sprung von der Straßenbahn entwickelt hatten und der 9 Jahre lang als Plattfuß mit Massage, Stiefel, Redressements und einem von Hessing selbst verordneten Entlastungsapparat behandelt wurde, bis das Röntgenbild die

Diagnose eines Talus und- Calcaneussarkoms klärte. Auch der Fall Friebels (Chondrosarkom des Calcaneus) war jahrelang vorher wegen Plattfußbeschwerden, Gicht und Rheumatismus behandelt worden. Auch an Tuberkulose war gedacht worden.

Jedenfalls wäre für die rechtzeitige Diagnose eines Knochensarkoms wie vieler anderer Krankheiten schon viel gewonnen, wenn man den Ärzten einen gewissen Widerwillen gegen die Diagnose „Rheumatismus" beibringen könnte und wenn sie sich gerade zu Krankheitsbezeichnungen wie Rheumatismus, Plattfuß usw. nur dann entschließen würden, wenn die genaueste Untersuchung keine andere Ursache der Beschwerden erkennen läßt.

Werden so also die Anfangsstadien des Sarkoms der Knochen, besonders wenn es sich um schwer palpable Skeletteile oder um zentrale Tumoren handelt, ihrer Erkennung erhebliche Schwierigkeiten bereiten bzw. sich ihr ganz entziehen, so können auch diejenigen Fälle, die bereits eine Veränderung der äußeren Körperform erkennen lassen, den Arzt oft vor recht schwierige differential-diagnostische Erwägungen stellen und zu manchen Irrdiagnosen Veranlassung geben.

Die verschiedenen Methoden der **Serodiagnostik** (Komplementablenkung von v. Dungern, Abderhaldensches Dialysierverfahren, Freund-Kaminersche Reaktion, antitryptische Reaktion von Brieger, Meiostagminreaktion nach Ascoli und Izar usw.) haben unbeschadet ihres wissenschaftlichen Wertes bisher keine praktische Bedeutung zu erlangen vermocht, da die Resultate nicht sicher genug sind. Am wertvollsten sind wohl von diesen Methoden das Abderhaldensche Verfahren und die Meiostagminreaktion, deren technische Ausführungen aber äußerst subtil sind und leicht zu Fehlerquellen Veranlassung geben (s. a. das Referat von Ranzi).

Selbst die **Röntgenaufnahme** ist nicht immer imstande, die Diagnose auf Knochensarkom mit völliger Gewißheit zu klären, wenn sie auch unter allen diagnostischen Methoden die erste und bedeutungsvollste Rolle spielt.

Hinsichtlich der Methodik der Röntgenuntersuchung ist die Forderung Rumpels, dessen Röntgenatlas noch immer eines der besten Bücher auf diesem Gebiet ist, unbedingt zu unterstreichen, die Röntgenbilder, wenn es nur irgendwie technisch möglich ist, in zwei Ebenen aufzunehmen, da man sonst genau wie bei der röntgenologischen Frakturdiagnose das Opfer von Täuschungen werden kann, die sich auf den Sitz der Veränderung im oder am Knochen, auf die Beteiligung des Periostes usw. beziehen.

Das Röntgenogramm der Knochensarkome ist entsprechend dem klinischen und anatomischen Verhalten dieser Geschwülste außerordentlich wechselreich. Je nach dem mehr zentralen oder peripheren Sitz der Geschwulst, je nach der histologischen bzw. chemischen Zusammensetzung derselben, also vor allem je nach dem verschiedenen Gehalt derselben an Knochen und Kalksubstanz und je nach der topographischen Verteilung der Kalksubstanz innerhalb des Tumorgewebes, je nach dem Gehalt an Hohlräumen und Blutungen, schließlich je nach der Größe der Geschwulst und ihrer Beziehung zum Periost ergeben sich die verschiedensten röntgenologischen Bilder. Wichtig für die Diagnose eines Knochensarkoms kann die Lokalisation des fraglichen Gebildes an einer Stelle des Knochens sein, die als Prädilektionssitz der Sarkome bekannt ist.

Ganz im allgemeinen kann man sagen, daß maligne Knochentumoren sich von gutartigen in der Regel dadurch unterscheiden, daß letztere schärfere Abgrenzungen gegen den benachbarten Knochen und die angrenzenden Weichteile zeigen und daß auch ihre Eigenstruktur eine schärfere und prägnantere ist und z. B. bei Osteomen und Exostosen der des normalen Knochengewebes mehr oder weniger entspricht. Ganz sicher sind aber auch diese Unterschiede nicht, und wenn Grashey ausspricht, daß das Röntgenbild die Verantwortung, den klinischen Verdacht auf Malignität eines Tumors zu entkräften, nicht über-

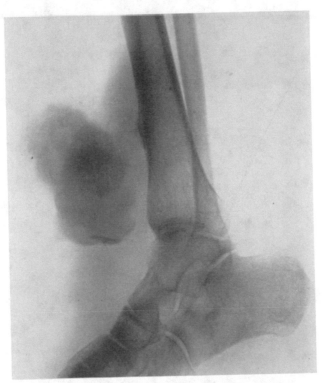

Abb. 49. Peripheres Sarkom der Tibia. (Sammlung Prof. Alban Köhler, Wiesbaden.)

nehmen darf, so muß man ihm jedenfalls für den größten Teil der Fälle unbedingt zustimmen.

Beginnende Knochensarkome setzen ihrer röntgenologischen Erkennung naturgemäß die größten Schwierigkeiten entgegen. So können sich zentrale Sarkome im Anfang nur als geringe fleckige Aufhellung im Knochen präsentieren. Besonders die peripheren Sarkome lassen in ihrem Beginn oft nur eine wenig charakteristische Auffaserung der Corticalis und der angrenzenden Knochenpartien erkennen und sind oft überhaupt kaum zu sehen (Alban Köhler).

In den beigegebenen Abb. 49 u. 50 sieht man auf der seitlichen Aufnahme nur eine ziemlich uncharakteristische Auffaserung der Corticalis. Der sehr große Weichteiltumor läßt jedoch hier keinen Zweifel an der Diagnose. Die Aufnahme von vorn läßt außerdem erkennen, daß die Corticalis auf der fibularen Seite bereits eine stärkere Zerstörung aufweist.

Die Erkennung derartiger Fälle ist natürlich in Hinblick auf eine schnelle Therapie besonders wichtig. Bei den beginnenden peripheren (sog. periostalen)

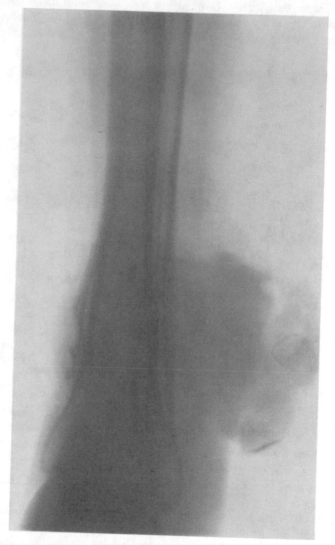

Abb. 50. Peripheres Sarkom der Tibia. (Sammlung Prof. Alban Köhler, Wiesbaden.)

Formen liegt besonders die Verwechslung mit traumatischen, unter Umständen auch mit entzündlichen **Periostitiden** nahe, klinisch. doppelt wichtig wegen der so oft hervorgehobenen Beziehungen zwischen Trauma und Sarkomentstehung. Ein Unterscheidungsmerkmal besteht darin, daß die Schaftkonturen besonders bei den traumatisch bedingten Exostosen meist deutlich abgrenzbar bleiben und die Corticalisstruktur unversehrt ist, und daß, worauf Rumpel aufmerksam macht, die traumatische Periostitis isoliert, wenn auch häufig multipel auftritt und nicht wie das Sarkom den ganzen Knochen umgreift, was allerdings kleine im Beginn der Entwicklung stehende Sarkome auch nicht tun.

Daß auch die traumatischen ossifizierenden Periostitiden ganz erhebliche Größe erreichen und so als Tumor imponieren können, zeigt z. B. die Abb. 51 aus Grasheys Atlas 1908. Hier spricht neben der normalen Beschaffenheit des benachbarten Knochens und der Corticalis auch die für periostale Sarkome ungewöhnliche Knochenstruktur und die scharfe Abgrenzung des Tumors gegen ein Sarkom. Rumpel macht wei-

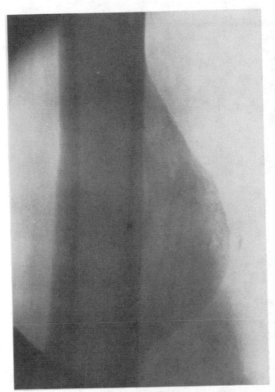

Abb. 51. Traumatische Periostitis. (Aus Grashey, Atlas chirurgisch-pathologischer Röntgenbilder, Abb. 123, München 1908.)

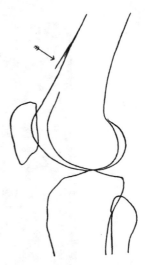

Abb. 52. (Aus Alban Köhler, Grenzen des Normalen usw. im Röntgenbilde.)

terhin darauf aufmerksam, daß die traumatische Periostitis sich ja über dem Periost bildet und nicht subperiostal wie das Sarkom wächst und daher die für das letztere so charakteristische Spindelform fehlt; allerdings können auch in dieser Hinsicht zuweilen täuschende Bilder wie gerade das oben erwähnte von Grashey entstehen, besonders was allerdings sehr selten sein dürfte, wenn es durch das Trauma zu einem subperiostalen Hämatom gekommen ist, durch das die Knochenhaut abgehoben wurde. Ebenso wie das Wachstum in Spindelform als Ausdruck des subperiostalen Vordringens des Tumors zu betrachten ist, ist dies auch mit der keilförmigen Osteophytbildung der Fall bzw. mit der spindelförmigen Abhebung des Periosts an einen oder mehreren Rändern der

Geschwulst, einem der wichtigsten röntgenologischen Sarkomsymptome, das oft allein das Zeichen eines subperiostal sich entwickelnden peripheren Sarkoms sein kann. Sehr gut illustriert diese Verhältnisse eine Skizze aus dem trefflichen Buch Alban Köhlers (Abb. 52). Der Tumor dokumentiert sich in derartigen Fällen durch eine mit etwas steilem Winkel beginnende Periostitis ossificans, die allmählich in den Weichteilschatten ausklingt. Selten

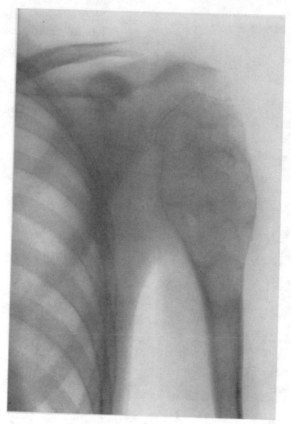

Abb. 53. Zentrales Sarkom des Humerus. (Aus der Röntgen-Abteilung des Rudolph-Virchow-Krankenhauses [Prof. Dr. Levy-Dorn] in Berlin.)

kann man das ausgedehnter ossifizierte Periost auf eine größere Strecke in die Weichteile hinein verfolgen.

Es brauchen auch nicht immer traumatische subperiostale Hämatome zu sein, die zu differentialdiagnostischen Erwägungen oder auch zu Fehldiagnosen Veranlassung geben können, sondern auch solche, die im Verlaufe einer **Hämophilie** auftreten. Einen sehr interessanten derartigen Fall hat kürzlich Starker aus der Eiselsbergschen Klinik mitgeteilt (s. a. Demonstrationen von Denk in der Gesellschaft der Ärzte in Wien). Das an und für sich schon äußerst seltene Vorkommnis eines großen hämophilen Blutergusses unterhalb des Oberschenkelperiosts hatte hier infolge des starken in ihm vorhandenen Druckes den Knochen usuriert, so daß es an den unteren Teilen des Femur zu einer vollkommenen Zerstörung der Corticalis gekommen war und die bloßgelegte Spongiosa tiefe Usurierungen aufwies. Die Epiphysenfuge hatte ein scheinbar unübersteigbares Hindernis gegen das weitere Vordringen des Hämatoms abgegeben. Doch

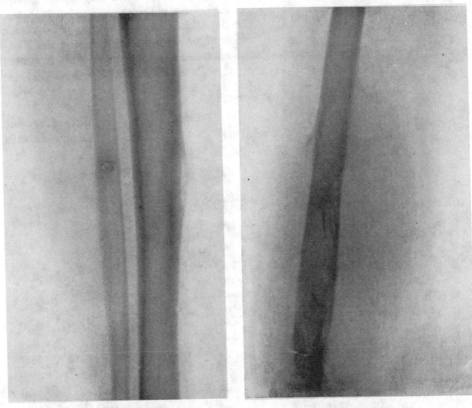

Abb. 54.   Abb. 55.

Abb. 54. Hämophiles subperiostales Hämatom der Tibia. (Aus Starker, Mitt. a. d. Grenzgeb. d. Med. u. Chirurg. Bd. 31, S. 385, Fig. 1. 1919.)

Abb. 55. Hämophiles subperiostales Hämatom des Femur. Mannskopfgroßer Weichteil-tumor. Spindelförmige Abhebung des Periosts. Verdünnung und Usurierung der Corticalis. (Aus Starker, loc. cit. S. 386, Fig. 2.)

durch Abriß des Periosts am Fugenrand war das Hämatom auch in die Spongiosa der Epiphyse hineingelangt und hatte hier ebenfalls zu Zerstörungen geführt. Das röntgenologische Bild, das die Zerstörung des Knochens, den großen Weich-teiltumor, die spindelförmige Abhebung des Periosts am oberen Rand erkennen läßt — selbst kalkhaltige radiäre Spangen zwischen Corticalis und abgehobenen Periost fehlten nicht — und das ganze klinische Bild hätten sicher zur Diagnose eines periostalen Sarkoms geführt, wenn nicht die Anamnese auf den richtigen Weg geführt hätte (s. Abb. 54, 55 u. 56).

Weniger werden die bei der Möller-Barlowschen Krankheit vorkommenden subperiostalen Blutungen differential-diagnostische Schwierigkeiten machen.

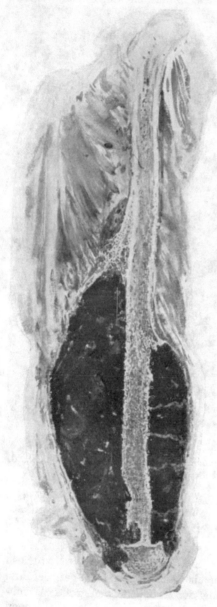

Die ausgesprochene Lokalisierung an der Diaphyse bzw. das Ergriffensein des Knochens in seiner ganzen Ausdehnung, die scharfe Umrandung, vor allem die röntgenologische Veränderung der Knochenwachstumszonen (s. Abb. 57), werden, wie ja auch das klinische Bild der Barlowschen Krankheit, vor Verwechslungen mit Sarkom schützen.

Ist das periphere Sarkom größer oder ist das mehr oder weniger zentrale

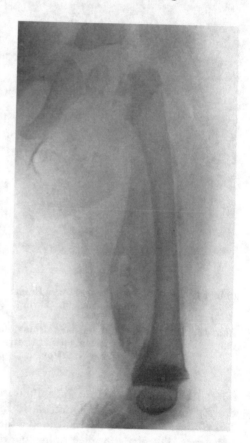

Abb. 56.

Abb. 57.

Abb. 56. Obduktionspräparat desselben Falles. (Aus Starker, loc. cit. S. 388, Fig 3.)

Abb. 57. Subperiostale Blutung bei Möller-Barlowscher Krankheit. (Beobachtung der Univ.-Kinder-Klinik [Prof. v. Mettenheim] in Frankfurt a. M.)

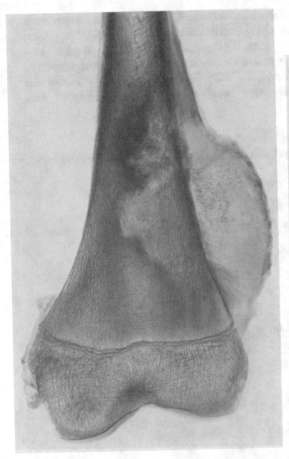

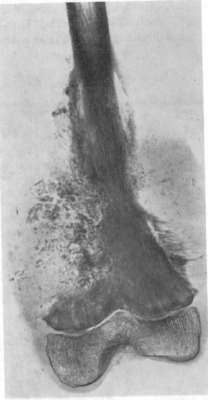

Abb. 58. (Aus Rumpel, Geschwülste usw. im Röntgenbild. Taf. VIII. Hamburg 1908.)

Abb. 59. (Aus Rumpel, loc. cit., Taf. VIII.)

Abb. 60. Periostales Osteosarkom des Femurschaftes. Strahlige Anordnung der Knochen-bälkchen. (Aus Lexer, Allg. Chirurg. Bd. 2, S. 322, Fig. 132. Stuttgart 1920.)

26*

Sarkom in die Weichteile durchgebrochen, so gibt das Röntgenbild, wenn auch sehr verschiedene, doch oft sehr charakteristische Bilder. In dem auf dem Röntgenbilde sichtbaren, je nach dem Kalkgehalt homogen bis fleckig verschatteten, in den Weichteilen gelegenen Tumor strahlen von der aufgefaserten Corticalis Fasern hinein. Die Corticalis kann dann, wie Grashey es bei der Beschreibung eines Bildes sehr treffend bezeichnet, wie „aufgekämmt" aus-

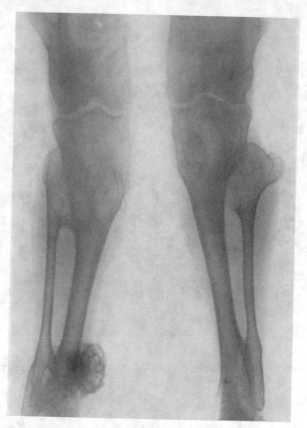

Abb. 61. Cartilaginäre Exostosen und Enchondrome. (Aus der Sammlung der Universitäts-Klinik für orthopädische Chirurgie in Frankfurt a. M.)

sehen. Noch schöner läßt sich dies an Röntgenbildern von Präparaten erkennen (s. Abb. 58, 59 Rumpel). Die oft vorhandene Neigung zur strahligen Anordnung der Knochenbälkchen bei peripheren Osteosarkomen zeigt in besonders schöner Weise die Abb. 60 Lexers, allerdings auch am Präparat gewonnen. Immer wieder findet man mehr oder minder deutlich das keilförmige Osteophyt an der oberen oder unteren Grenze des Tumors, wo das abgehobene Periost auf den Tumorrand herübertritt. Ist der Kalk bzw. Knochengehalt des Sarkoms ein reichlicher, so macht die feinfaserige Struktur des Weichteiltumors auf dem Röntgenbilde einer gröberen, wolkigen, oft baumkronen- oder blumenkohlkopfähnlichen Verschattung Platz (Abb. 62, 63, 64). Das Bild derartiger stark kalkhaltiger, mit dem Knochen im Zusammenhang stehenden Tumoren bilden auch die cartilaginären Exostosen, deren Verwechslung mit Sarkom jedoch röntgenologisch kaum vorkommt. Gegen Sarkom spricht dabei der scharf differenzierbare, gut begrenzte und meist stielartige schmale Ursprung aus dem keinerlei Zerstörung zeigenden Knochen in der Metaphysengegend, die scharfe Begrenzung und die scharfe Strukturzeichnung des Tumors auch in den Fällen, in denen er nicht ein glattes Knochenstück darstellt, sondern durch reichlichen Gehalt an Knorpel ein blumenkohlähnliches Bild bietet. Es fehlt ferner jegliche Andeutung einer periostalen Spindel (z. B. Abb. 61). In dieser Hinsicht ist

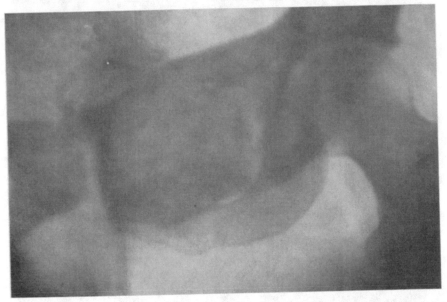

Abb. 62. Sarkom des Beckens (Schambein). (Sammlung des Herrn Prof. Dr. M. Zondek in Berlin.)

differential-diagnostisch das Röntgenbild eines angeborenen Chondroms am oberen Femurende als Vorläufer einer corticalen Exostose instruktiv. Der Femur ist völlig intakt und nirgends aufgefasert, die wolkigen Tumorschatten an und für sich gut begrenzt und strukturiert, so daß also ein Sarkom hier nicht in Frage kommt (s. Abb. 32).

In manchen Fällen ist der Kalkgehalt des Weichteiltumors so gering, daß er sich im Röntgenbilde nur durch eine kaum sichtbare homogene Schattenbildung zu erkennen gibt. Ein leichtes Aufgefasertsein der Corticalis, eine evtl. Usurierung des Knochengewebes und vor allem die vorhandene Periostspindel weisen dann auf die richtige Diagnose. Besonders Riesenzellensarkome, die sich in die Weichteile hineinerstrecken, bilden derartige kalkarme Tumoren.

Auch die Tumoren der **Enchondrome** zeigen eine homogene, kaum mehr Schatten als die Weichteile gebende Grundsubstanz, die durch die in ihr vorhandenen Knochenpartien, die sich außerordentlich deutlich scharf abheben, ein sehr charakteristisches, scharf gezeichnetes, gesprenkeltes Aussehen haben.

Sie zeigen eine scharfe, wenn auch nicht immer überall knöcherne Abgrenzung gegen die Umgebung, haben meist eine deutlich kugelige Gestalt und treten im Gegensatz zu den Sarkomen oft multipel auf. Es fehlt ihnen die spindelige Abhebung des sich auf ihre Oberfläche fortsetzenden Periosts, vielmehr sitzen diese Tumoren scharf begrenzt dem Knochengewebe mit breitem Stiel oder breiter Basis auf und wenn auch das Knochengewebe zum Teil durch das Enchondromgewebe substituiert und zerstört scheint, so ist doch das ganze Strukturbild von einer

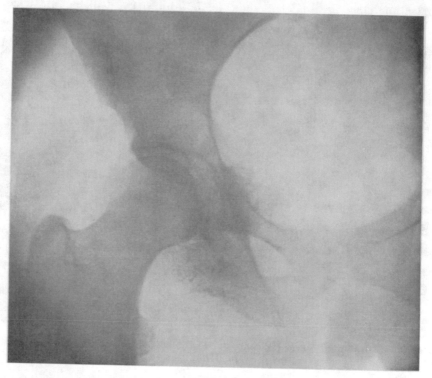

Abb. 63. Sarkom des Beckens (Pfannengegend). (Sammlung des Herrn Prof. Dr. M. Zondek in Berlin.)

gewissen Schärfe und nicht mit dem aufgelockerten, aufgefaserten und zerstörten Knochengewebe vergleichbar, wie wir es beim Sarkom haben. Klinisch geben diese harten, gut abgrenzbaren knolligen und schmerzlosen Tumoren ebenso wie die cartilaginären Exostosen ein sehr charakteristisches Bild.

Eher können noch die zentralen Enchondrome, die den Knochen zuweilen unter starker Verdünnung der Corticalis auftreiben, einmal differentialdiagnostische Schwierigkeiten machen, besonders wenn es zur Spontanfraktur gekommen ist. Meist schützt aber auch hier der sehr charakteristische wabige Bau des aufgehellten rarefizierten Knochens mit seinen feinen, scharf konturierten Knochensepten vor Verwechslungen.

Allerdings ist es ja bekannt, daß die Enchondrome wie die cartilaginären Exostosen gar nicht selten auch maligne Eigenschaften annehmen und sarkomatös werden können. Neben dem klinischen Bild wird dann auch das Röntgenbild zuweilen manche Aufschlüsse geben können.

Ein Fall von Rumpel (S. 19 und Taf. 6, Abb. 28) ist daraufhin verdächtig, konnte allerdings nicht durch die Autopsie in vivo bestätigt werden, da die Patientin die Operation ablehnte. Es handelte sich um eine 20 jährige Patientin, die von klein auf einen Höcker innen am Knie gefühlt hatte. Vor 2 Monaten fiel ein Eimer auf das Kniegelenk. Seither hat sich unter Schmerzen eine überfaustgroße harte höckerige Geschwulst gebildet, die mit

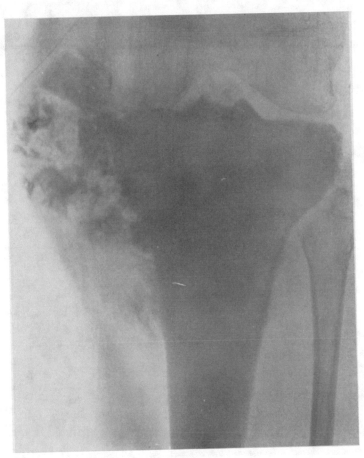

Abb. 64. Kalkhaltiges Sarkom.　(Aus Rumpel, loc. cit., Taf. XI, Fig. 52.)

der Vorderfläche des Tumors in Verbindung stand. Im rechten Bein setzt sich die Geschwulst größtenteils scharf von den Weichteilen ab, doch läßt sich auch an manchen Stellen ein Übergang des Geschwulstschattens in die Weichteilschatten erkennen. Um ein gewöhnliches peripheres Sarkom handelt es sich sicher nicht; dagegen sprechen seine isolierten Ausgangspunkte, seine exostosenähnlichen Ausbreitungen und vor allem das völlige Fehlen jeder periostischen Knochenwucherung. Dagegen ähnelt es den Sarkomen in seiner diffusen Ausbreitung, die infiltrierenden Charakter zeigt, und in seinem klinischen Verhalten. Man muß daher mit Rumpel wohl annehmen, daß es sich um eine ehemalige Exostose handelt, die sarkomatös geworden ist.

Verdächtig auf die Umwandlung eines ehemaligen zentralen Enchondroms in ein Sarkom sind vielleicht auch die Röntgenbilder Abb. 53 u. 65 von Oberarmsarkomen mit ihrem wabigen Bau. Die Unschärfe der Strukturzeichnung, das Zerfressene und Verwischte des Aussehens, und in Abb. 65 die ungleichmäßig dicke und teilweise unterbrochene Corticalis sprechen hier für einen malignen Tumor. Auch das Fingersarkom (Abb. 66—68) zeigt ein ähnliches Röntgenbild. Es braucht jedoch der wabig-cystische Bau keineswegs unbedingt

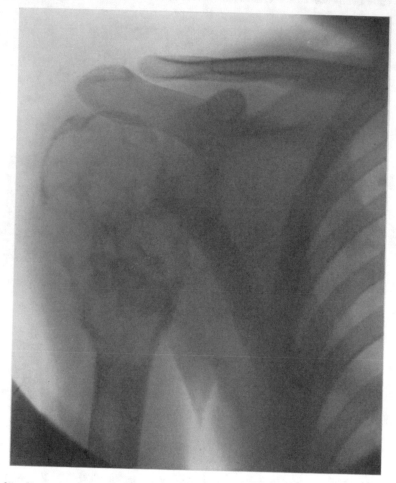

Abb. 65. Zentrales Oberarmsarkom. (Aus der Sammlung von Prof. Dr. M. Zondek in Berlin.)

für die Entstehung des Sarkoms aus einem Chondrom zu sprechen, da auch andere Sarkome sowie die sog. Riesenzellensarkome derartige Bilder zeigen können.

Bei anderen zentralen Sarkomen zeigt sich der Knochen ungleichmäßig fleckig aufgehellt, ungleichmäßig sowohl in der Ausdehnung der Flecken wie in der Tiefe der Schattierung (Abb. 69); die Corticalis ist ebenfalls zerstört und durchbrochen, von einer normalen Knochenstruktur nichts mehr zu erkennen. Derartige Röntgenbilder sehen aus, als ob aus einer Kohlenzeichnung der Radiergummi unregelmäßige Flecken herausradiert hätte. Gerade solche

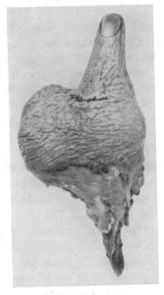

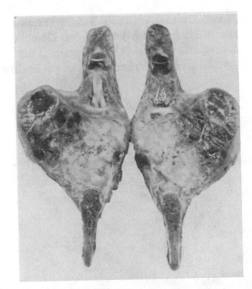

Abb. 66.   Abb. 67.

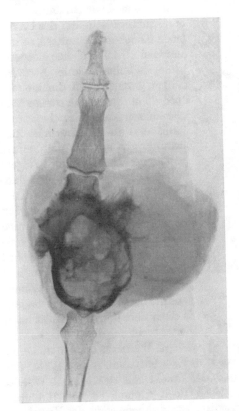

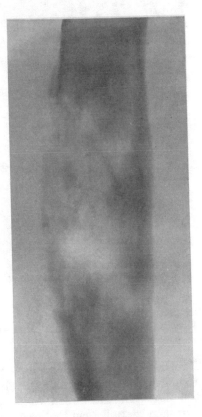

Abb. 68.   Abb. 69.

Abb. 66—68. Zentrales Fingersarkom. (Aus der   Zentrales Sarkom (Osteoidsarkom).
Sammlung der Chirurgischen Universitäts-   (Sammlung der Chirurgischen Klinik
Klinik in Frankfurt a. M.)   in Frankfurt a. M.)

zerstörte Knochen, deren Träger vorher gar keine oder nur geringfügige klinische Erscheinungen zu bieten brauchen, führen mit Vorliebe zu Spontanfrakturen, wie es die Abb. 70 zeigt, und die sich neben der beschriebenen röntgenologischen Veränderung des Knochens an der Frakturstelle durch den queren Verlauf der Frakturebene auszeichnen. Unter ähnlichen Bildern pflegen auch die Knochenmetastasen maligner Tumoren, also besonders der Carcinome und der Hypernephrome aufzutreten, deren Unterscheidung von Sarkomen im Röntgenbilde nicht möglich ist (Abb. 71 u. 72).

Im Gegensatz zu diesen Fällen haben weitere Bilder wieder, ähnlich wie die wabig gebauten Sarkome, eine mehr oder weniger circumscripte Begrenzung und zeigen eine gleichmäßigere allgemeine Knochenaufhellung und Strukturverwischtsein des betroffenen Knochenabschnittes, so daß man bei oberflächlicher Betrachtung an eine lokale Atrophie denken könnte, von der sie sich aber eben durch das starke Verwaschensein der Knochenstrukturen und durch deutliche Zerstörungsprozesse, die sich bei der genaueren Betrachtung zeigen, unterscheiden. Diese Aufhellungen bzw. Zerstörungen des Knochens können so weit gehen, daß man von einem Knochengewebe überhaupt nichts mehr sieht, sondern nur eine homogene leichte Schattenbildung vorhanden ist, etwa gleich der, wie sie die Weichteile auf dem Röntgenbilde zeigen, in die hinein die Geschwulst nach Durchbrechung der Corticalis vordringt. Während bei den dickeren

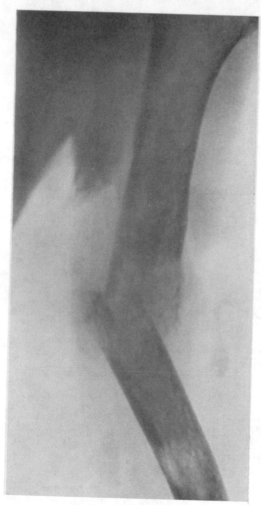

Abb. 70. Zentrales Oberarmsarkom mit Spontanfraktur. (Aus der Röntgenabteilung des Rudolf-Virchow-Krankenhauses [Prof. Dr. Levy-Dorn] in Berlin.)

Knochen, wie Oberschenkel, Calcaneus usw. wenigstens eine Seite des Knochens bestehen zu bleiben pflegt und der Defekt mit der in dem Weichteil liegenden Geschwulst somit exzentrisch liegt, kommt es bei dünneren Knochen wie z. B. dem Radius gar nicht selten vor, daß jede Spur des Knochens im Bereich des nach allen Seiten gleichmäßig entwickelten Tumors verschwunden ist, daß auch jede Spur einer Knochenschale fehlt, und daß so das eine Ende des befallenen Knochens in größerem oder kleinerem Umfange völlig fehlt und sich an seiner Stelle ein homogener kaum sichtbarer, apfelrunder Schatten befindet, dessen obere Grenze von dem kelchförmig aufgefaserten Knochenschaft gebildet wird. Gerade die sog. Riesenzellensarkome, die ja außerdem noch ziemlich

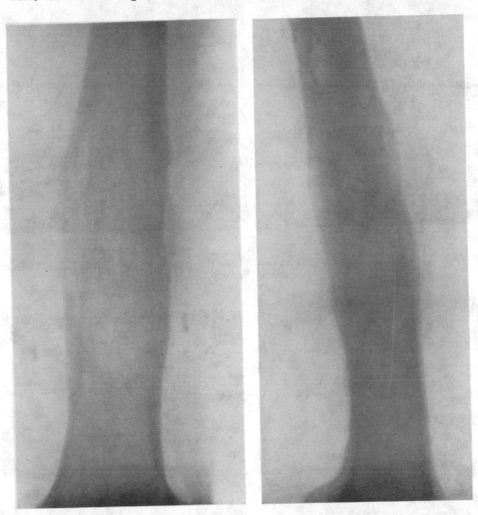

Abb. 71.   Abb. 72.
Abb. 71 u. 72. Knochenmetastase eines Hypernephroms. (Aus der Sammlung von Prof. Dr. A. Köhler in Wiesbaden.)

circumscript sind, präsentieren sich mit Vorliebe derart im Röntgenbilde (Abb. 77, 78 u. 26, S. 274), doch liefern auch echte Sarkome und auch Carcinommetastasen ähnliche Bilder. Die Übergänge zwischen den einzelnen röntgenologischen Typen sind natürlich fließende.

Röntgenbilder, die besonders denen im letzten Abschnitt beschriebenen mehr oder weniger zentral gelegenen Sarkome ähneln, kommen nun bei einer

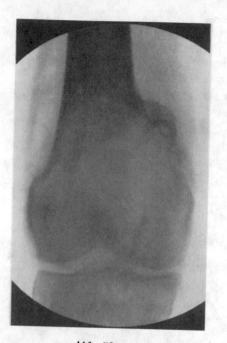

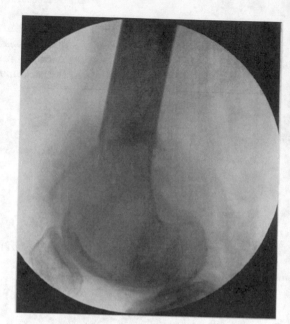

Abb. 73.

Abb. 74.

Abb. 73 u. 74. Zentrales Sarkom des Femur. (Aus der Sammlung der Chirurgischen Universitäts-
Klinik in Frankfurt a. M.)

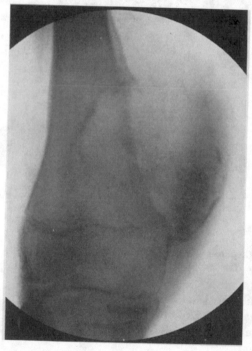

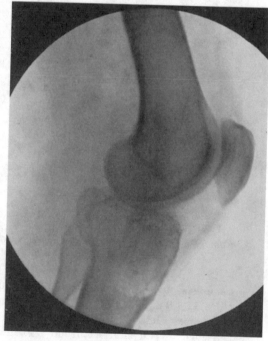

Abb. 75. Sarkom des Femur mit großem
Weichteiltumor. (Sammlung der Chirurgischen
Klinik in Frankfurt a. M.)

Abb. 76. Zentrales Sarkom des Tibiakopfes.
(Sammlung der Chirurgischen Klinik in
Frankfurt a. M.)

ganzen Zahl anderer Knochenerkrankungen vor, deren rein klinisches Bild ebenfalls an das Vorliegen eines Sarkoms denken lassen kann, so daß also differentialdiagnostische Erwägungen häufiger Platz greifen müssen und Fehldiagnosen immer wieder einmal unterlaufen.

Einen ganz seltenen Fall letzterer Art, bei dem die Fehldiagnose auf Sarkom nur allzu verständlich ist, findet sich in dem Rumpelschen Werk (Abb. 79) abgebildet und betrifft einen über-

großen solitären **Gicht**knoten an der Grundphalanx des Zeigefingers, der den Finger zu einem unförmig spindeligen Gebilde aufgetrieben und den Knochen hochgradig zerstört und anscheinend auch frakturiert hatte. In diesem Falle sind im Röntgenbilde selbst die Andeutungen einer spindelförmigen Osteophytbildung vorhanden. Die Diagnose auf Gicht wurde hier erst bei der Probeincision gestellt, als das Messer knirschend in die Harnsäurekrystalle eindrang. Gegen die röntgenologische Diagnose Sarkom hätte möglicherweise der Umstand sprechen können, daß der noch erhaltene Knochen am Sitze des Tumors zwar eine starke Zerstörung und Veränderung seiner Struktur zeigt, daß aber der Kalkgehalt an dieser Stelle verstärkt ist.

Differentialdiagnostisch von größter Wichtigkeit ist die Abgrenzung der Sarkome gegen die **Knochencysten**. Das klinische Bild der das jugendliche Alter bevorzugenden Erkrankung kann sehr leicht den Verdacht auf eine maligne Neubildung des Knochens aufkommen lassen und gestattet nur selten,

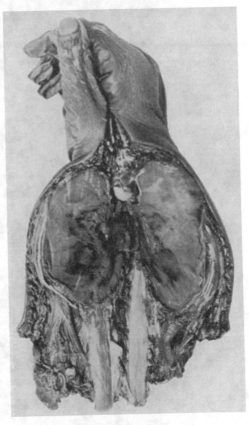

Abb. 77. Zentrales sog. Riesenzellensarkom des Radius. (Aus der Sammlung der Chirurgischen Klinik in Frankfurt a. M.)

wenn überhaupt die sichere Feststellung, daß eine einfache Cyste und kein Sarkom oder eine andere Knochenerkrankung, wie chronische Osteomyelitis, Lues, Tuberkulose, Echinocokkus vorliegt. Wir finden auch bei der Cyste die rheumatoiden Schmerzen, die fast allen chronisch verlaufenden Erkrankungen des Knochengewebes zukommen, die Auftreibung des Knochens, die sich allerdings bei den Cysten meist in bescheidenen Grenzen zu halten pflegt, oft auch Schmerzhaftigkeit des befallenen Knochenteiles beim Beklopfen und schließlich Spontanfrakturen, die ja gerade beim Sarkom ebenfalls häufig das erste Zeichen der Erkrankung sind. Im Hinblick auf die verschiedenen möglicherweise in Betracht kommenden Erkrankungen, die bei geschwulstartigen und besonders den zentralen Erkrankungen des Knochens in Frage kommen, wird man sich der allgemeinen klinischen diagnostischen Hilfsmittel in vollstem Umfange bedienen müssen. Vor allem wird man häufig

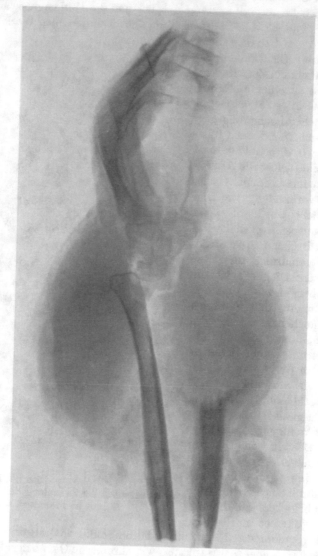

Abb. 78. Zentrales sog. Riesenzellensarkom des Radius. (Aus der Sammlung der Chirurgischen Klinik in Frankfurt a. M.)

die luetische Infektion durch die Ausstellung der Wassermannschen oder Sachs-Georgischen Reaktion auszuschließen haben. Gegen die Möglichkeit der chronischen Osteomyelitis wird in manchen Fällen die Antistaphylolysinreaktion, soweit sie negativ ausfällt, sprechen können. Nach meinen Erfahrungen, die ich mit dieser Methode unter freundlicher Hilfe des Abteilungsvorstehers am hiesigen hygienischen Institute, Prof. Braun, an einem verschiedenartigen chirurgisch-orthopädischen Material gewann, halte ich dieselbe für praktisch bedeutungsvoll, soweit sie mit der erforderlichen Kritik gehandhabt wird. Daß man sich beim Eintreten von Spontanfrakturen durch eine genaue Untersuchung des Nervensystems gegen das Vorliegen einer organischen Nervenerkrankung schützen muß, bedarf keiner weiteren Begründung. Auch die morphologische Blutuntersuchung wird in manchen Fällen zur weiteren Klärung der Diagnose (Myelome, Echinocokken usw.) nicht zu umgehen sein.

So sorgfältig sich aber auch die rein klinische Untersuchung gestalten wird, so ist doch gerade bei der Abgrenzung des Sarkoms gegen die Knochencyste und ähnliche Knochenerkrankungen das Röntgenbild als unentbehrliches Hilfsmittel von ausschlaggebender Bedeutung und wird dementsprechend von allen neueren Autoren gewertet (Beck, Rumpel, Tietze, Gaugele u. a.).

Besonders im Hinblick auf die Differentialdiagnose zwischen Cyste und Sarkom hat Rumpel mit Recht die schon oben genannte Forderung aufgestellt, sich niemals mit einer Röntgenaufnahme in nur einer Ebene zufrieden zu geben, eine Forderung, die übrigens für alle Knochenerkrankungen erhoben werden sollte. Für die Diagnose der solitären Knochencyste spielt ja die Lokalisierung und Ausdehnung des krankhaften Prozesses

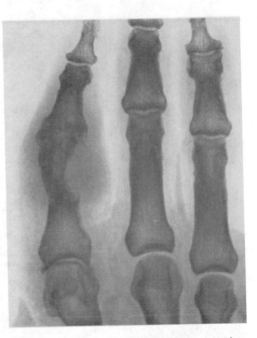

Abb. 79. Großer solitärer Gichtknoten. (Aus Rumpel, loc. cit. Taf. XVII, Fig. 88.)

eine überaus schwerwiegende Rolle und diese Feststellung gelingt natürlich nur auf Grund der Betrachtung der in zwei aufeinander senkrecht stehenden Ebenen aufgenommenen Röntgenogramme. Denn die Knochencyste (Abb. 80) liegt, wenn sie auch den sie beherbergenden Knochen in mäßigen Grenzen aufzutreiben imstande ist, streng intraossär und in der Regel auch ziemlich konzentrisch. Sie höhlt den Knochen aus und bewirkt eine allmählich von dem oberen und unteren Pol der Cyste nach der Mitte fortschreitende Verdünnung der Corticalis, die so wie „von innen her ausgeschliffen" (Rumpel) erscheint, ohne daß es zu einer periostalen Reaktion kommt. Die zarte Knochenschale kann sich ausbuchten, zeigt aber nicht, wie es beim Sarkom der Fall ist, Durchbrechungen und Defekte, jedenfalls keine gröberer Art. Denn kleinere Defekte finden sich wie z. B. das bekannte Präparat von Lexer zeigt, sehr wohl in der oft papierdünnen Knochenschale. Sie scheinen aber röntgenologisch nicht besonders in Erscheinung zu treten und die bei der starken allseitigen Verdünnung des Knochens bald eintretende

Spontanfraktur macht dem Fortschreiten des Prozesses ein Ende, bevor es zu
gröberen Defekten der Knochenschale kommen kann. Weniger Anlaß zur
Verwechslung mit Sarkom bilden jene Formen von Knochencysten, die eine
ausgesprochene regelmäßige ovale Eiform und ein stark transparentes Innere aufweisen, dessen gleichmäßige Aufhellung kaum eine Spur von Knochenzeichnung
oder Septenbildung zeigt. Diese Cystenformen, gegen die — vom Riesenzellensarkom abgesehen — andere
mit Höhlenbildung einher-
gehende Knochenerkrankun-
gen, wie Echinocokkus, Osteo-
myelitits, Tuberkulose usw.
eher differentialdiagnostisch
in Betracht kommen als gerade
die Sarkome, sind, wie mir
scheint, besonders im Gebiet
der Diaphysen lokalisiert,
während das Innere der in den
spongiösen Teilen der Knochen liegenden Cysten auf dem
Röntgenbilde vielmehr von
Knochenbälkchen durchzogen
erscheint und so ein mosaik-
ähnlicheres Bild zu liefern imstande ist. Auch pflegt die
Form der Höhle ungleich-
mäßiger zu sein und häufig
Ausbuchtungen und Ausläufer
darzubieten, so daß zuweilen
ein fast gelapptes Aussehen
zustande kommt. Allerdings
ist auch die rein ovale Form
bei der erst erwähnten Cysten-
art nicht regelmäßig gewahrt,

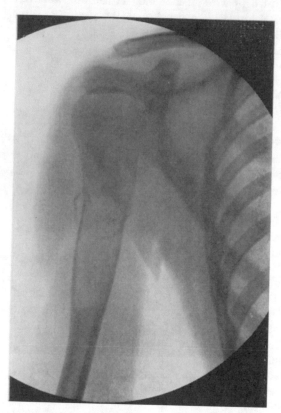

Abb. 80. Knochencyste des Oberarms. (Sammlung
der Chirurg. Univ.-Klinik in Frankfurt a. M.)

wo man ebenfalls häufig eine
Ausbuchtung der Knochen-
höhle nach einer Seite — meist
oben oder unten — feststellen kann. Daß die Cysten der diaphysären Knochenabschnitte ein anderes Aussehen bieten als die der spongiösen Teile, erklärt
sich zwanglos aus der architektonisch-anatomischen Verschiedenheit der Diaphyse und der Spongiosa und den dadurch bedingten verschiedenen Wider-
ständen, die bei der Ausbildung und dem Wachstum der Cyste eine maß-
gebende Rolle spielen.

Es ist aber auch nicht zu bestreiten, daß gerade Bilder, wie die zuletzt
beschriebenen, also Auftreibung des befallenen Knochenteils, der in seinem
Inneren eine mehr oder weniger gleichmäßig geformte, von einer wabenartigen
Netzzeichnung durchzogenen Aufhellung birgt, bei erhaltener aber sehr verdünnter Corticalis sehr große Ähnlichkeit mit zentralen Sarkomen oder Enchondromen darbieten kann, solange dieselben noch zu keiner gröberen Durch-

brechung der Rinde geführt haben, und ich glaube, daß die Entscheidung nach dem Röntgenbild allein nicht immer mit vollkommener Sicherheit zu stellen ist, und daß oft erst die Probeincision Gewißheit bringen wird, eine Anschauung, die auch andere Autoren wie Bloodgood, Coley und Glimm teilen.

Vollends unmöglich ist es, in diesen Fällen aus dem Röntgenbild entscheiden zu wollen, ob die röntgenologisch diagnostizierte Knochencyste riesenzellenhaltige Gewebeanteile enthält, also zu den sog. Riesenzellensarkomen gehört, was auch rein klinisch und therapeutisch nicht besonders ins Gewicht fallen dürfte, da sich in der Behandlung dieses Leidens dadurch nichts ändern würde. Wir haben ja bei Besprechung der Riesenzellensarkome auf die engen Beziehungen hingewiesen, die zwischen den Cysten, der Ostitis fibrosa in ihrer generalisierten und in ihrer lokalisierten Form und den Riesenzellensarkomen bestehen, und daß alle diese Krankheitsformen nach den neueren Forschungen wenigstens formal-anatomisch als einander identisch aufzufassen sind. Ein wichtiger Unterschied zwischen der Cyste und dem sog. Riesenzellensarkom besteht nur in einer Hinsicht, nämlich darin, daß das, was wir gemeinhin als „Knochencyste", gleichgültig, ob ihre Wand riesenzellenhaltiges Gewebe enthält, zu bezeichnen pflegen, streng intraossär und meist ziemlich konzentrisch liegt, während das sog. Riesenzellensarkom die Grenzen des Knochens unter Zerstörung der Corticalis zu durchbrechen und recht erhebliche extraossäre Tumoren zu bilden imstande ist. Auch die braunen Tumoren der Ostitis fibrosa liegen ja intraossär. Es ist dieser Unterschied zweifellos ein schwacher Punkt in der ganzen Lehre vom Riesenzellensarkom und der Ostitis fibrosa, der trotz der klinischen Gutartigkeit der Riesenzellensarkome eben für ihre Zugehörigkeit zu den echten Sarkomen sprechen könnte und der wohl sicher für viele Forscher bisher auch der Grund ist, noch an dieser letzteren Anschauung festzuhalten. Konjetzny operiert bei der Erklärung der sog. Riesenzellensarkome, der Epuliden und der braunen Tumoren bei der Ostitis fibrosa auch mit einer Unbekannten, indem er diese Bildungen, wie ich oben auseinandersetzte, als regenerative Fehlbildungen und Überschüsse, dem Keloid vergleichbar, ansieht und für ihre Entstehung eine bestimmte „Gewebsdisposition" annimmt. So müssen wir uns auch bisher mit der Annahme begnügen, daß es auf Grund eines uns bisher noch unbekannten Vorganges zu dem starken Wachstum bei manchen sog. Riesenzellensarkom kommt. Mögen wir es Disposition oder sonstwie nennen, wir stehen hier noch vor einem Rätsel, dessen Lösung uns noch verborgen ist.

Eine ausgebreitetere **Ostitis fibrosa** unterscheidet sich von der solitären Knochencyste im Röntgenbilde durch die größere Ausdehnung des Prozesses im Knochen, dessen Struktur im Bereich der Erkrankung verloren gegangen ist und der ein aus Knochenbalken und fleckig runden Aufhellungen bestehendes Gebilde darstellt; auch hier ist die Grenze des Knochens nicht überschritten, der allerdings ebenfalls mehr oder weniger aufgetrieben und verbogen erscheinen kann, die Corticalis stellenweise stark bis auf Linienstärke verdünnt, aber ohne größere Defekte.

Bei den **Myelomen** kann es wohl vorkommen, daß besonders eine in einem Skeletteil vereinzelt lokalisierte Geschwulst den Verdacht auf ein zentrales Sarkom aufkommen läßt. Im allgemeinen wird das im Röntgenbild sichtbare multiple und ausgedehnte Auftreten der Krankheitsherde, die oft vorhandenen multiplen Frakturen und Infrakturen, die allerdings oft sehr ungleichmäßige Verdünnung der Corticalis, das Vorhandensein teils circumscripter, teils diffuser fleckiger Aufhellungsherde (s. Abb. 81) den Verdacht erwecken, daß hier kein echtes Sarkom vorliegt. Doch sind besonders bei minder ausgebreiteten Fällen oder wenn nicht größere Teile des Skeletts der röntgenologischen Untersuchung unterzogen wurden, Verwechslungen möglich. In diesen Fällen darf auch die morphologische Blutuntersuchung nicht unterlassen werden.

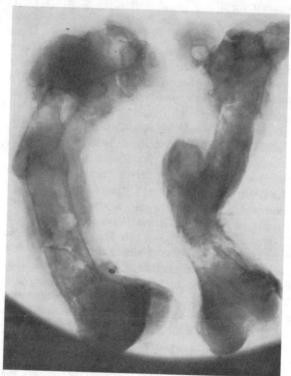

Abb. 81. Multiple Myelome beider Oberschenkelknochen mit Frakturen. (Aus Isaac, Ergebn. d. Chirurg. u· Orthop. Bd. 14, S. 340.)

Kaum mit Sarkom zu verwechseln ist die **Ostitis deformans** Paget, auch nicht in den Fällen, in denen die Erkrankung nur einen Knochen, z. B. die Tibia, die eine Prädilektionsstelle darzustellen scheint, befallen hat. Die allmähliche Verdickung und Verbiegung des in seiner Gesamtheit befallenen Knochens entspricht schon rein klinisch nicht dem Bilde eines Sarkoms. Ebensowenig bietet das Röntgenbild, das die Ausdehnung des Prozesses und die Verkrümmung des Knochens zeigt, Veranlassung zur Verwechslung mit Sarkom. Der Knochen zeigt eine unregelmäßige Auffaserung und Verdickung besonders in seinen Corticalisanteilen, so daß die normale Struktur vollkommen verlorengegangen ist (s. Abb. 82).

Von den parasitären cystischen Erkrankungen des Knochens kann klinisch ein **Echinocokkus** den Verdacht auf ein zentrales Knochensarkom erwecken. Die Art der Schmerzen und das Auftreten von Spontanfrakturen unterscheidet sich nicht von den gleichen, bei anderen sarkomatösen oder cystischen Knochenerkrankungen auftretenden Symptomen. Nach v. Bergmann sollen reichliche Cholestearinkrystalle im Punktat für Echinocokken sprechen; die charakteristischen Blasen werden ja erst bei breiterer Freilegung und Eröffnung des Krankheitsherdes sichtbar und oft wird die durch Punktion gewonnene, eiterähnliche Flüssigkeit keine besonderen Merkmale aufweisen.

Dagegen ist das Röntgenogramm nach Ritter charakteristisch und gestattet allein die Diagnose. Der Knochenechinocokkus ist nicht, wie man früher angenommen hatte, für Röntgenstrahlen undurchgängig. Man sieht also nicht einen diffusen Schatten, sondern sehr charakteristische zahllose große und kleine runde Hohlräume dicht neben- und hintereinander gereiht liegen, die nur durch zarte Knochenlamellen voneinander getrennt sind. Die Corticalis ist sehr dünn, die Markhöhle fehlt. Das Periost ist ganz gering oder gar nicht beteiligt, der Knochen nicht aufgetrieben.

Die Blutuntersuchung auf Eosinophilie, ganz besonders aber die Komplementreaktion (s. Kreuter) wird in derartigen Fällen oft eine wertvolle diagnostische Unterstützung bieten

können. In zweifelhaften Fällen wird man außerdem von der Probepunktion Gebrauch machen, vor allem, wenn es zur Spontanfraktur gekommen ist.

Häufig geben und haben wohl vor allem in früheren Zeiten, bei denen Röntgenbild und Wassermannsche Reaktion noch nicht bekannt waren, die luetischen Erkrankungen des Knochensystems Veranlassung zur Verwechslung mit Sarkom gegeben. Dieser Ansicht hat vor allem v. Esmarch auf den Chirurgen - Kongressen 1889 und 1895 Ausdruck gegeben, der z. B. alle Sarkome, die nach Erysipelanfällen oder nach Erysipeltoxin-Injektionen schwanden, als Syphilom verdächtig ansehen will, worin er allerdings zu weit geht. Nach seinen damaligen Ausführungen handelte es sich in einigen 40 Fällen seiner Klinik- und Privatpraxis,

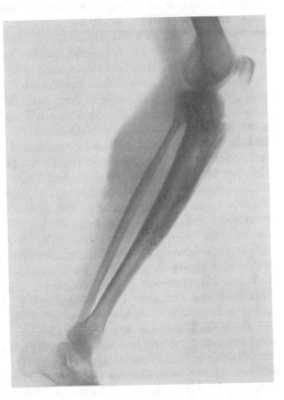

Abb. 82. Ostitis deformans. (Aus der Sammlung der Universitäts-Klinik für orthopädische Chirurgie in Frankfurt a. M)

die unter der Diagnose eines malignen Tumors eingeliefert waren, um Syphilome. Eine noch größere Anzahl war auf Syphilis verdächtig. Derartige Angaben aus dem Munde v. Esmarchs mußten allerdings in Erstaunen setzen und finden zum Teil wohl ihre Erklärung darin, daß, wie F. Krause in der Diskussion ebenso wie König betonte, die Lues an der Küste, besonders die tropische Syphilis, ganz andere und viele schwerere Bilder gibt als in Mitteldeutschland. Auch F. Krause erwähnte dort mehrere Fälle von Knochengumma (Oberkiefer, Femur), die klinisch Sarkomen zum Verwechseln ähnlich sahen, während König die Verwechslung von Lues und Sarkom für nicht so häufig hält.

Nun lassen sich allerdings bei dem ungeheuren Fortschritt, der seit jener Zeit in der Erkennung der Knochenkrankheiten durch die Röntgenstrahlen und in der Erkennung und auch nicht zum wenigsten in der Therapie der Syphilis durch Einführung der Wassermannschen Reaktion und des Salvarsans gemacht worden ist, die Verhältnisse der damaligen Zeit nicht mit denen der Jetztzeit vergleichen, so daß der Esmarchsche Standpunkt jetzt nicht mehr annähernd dieselbe Gültigkeit hat wie früher. Immerhin können die diagnostischen Schwierigkeiten noch große sein.

Verringert wird die Schwierigkeit der Diagnose in den Fällen von Lues, in denen noch andere Zeichen der Lues vorhanden sind, in denen die Gummen, wie es häufig der Fall ist, multipel auftreten. Das von Coley erwähnte Unterscheidungszeichen, daß die Gummata langsamer wachsen als die Sarkome, kann nicht als beweisend angesehen werden angesichts der ganz verschiedenen Wachstumstendenz der Sarkome. Auch daß die Gummen mehr am Schaft als am Ende der Knochen lokalisiert sind, ist kein sicherer Beweis. Das einmal mehr, das andere Mal weniger oder gar nicht schmerzende Wachstum der Geschwulst, zuweilen im Anschluß an ein Trauma, spricht nicht gegen ein Sarkom. Nächtlich besonders exazerbierende Schmerzen werden auf Lues verdächtig machen. In der Regel erweichen Gummata schneller als Sarkome und erreichen vor allem nicht deren Größe (Rumpel, Wehling), doch auch dies sind ja keine sicheren Angaben und fördern vor allem nicht die so wichtige Frühdiagnose. Selbst der Operationsbefund kann dem bei Sarkom zu erhebenden, besonders wenn das Gumma zum Teil zerfallen ist, sehr ähneln (Noetel). Es unterlaufen daher selbst erfahrenen Diagnostikern zuweilen Irrtümer. So teilt Johansson einen von Borelius unter der Diagnose eines Schlüsselbeinsarkoms operierten Fall mit (Totalexstirpation), der sich nachher als Gumma erwies und einem so gewiegten Sarkomkenner, wie es Coley ist, machte ein Fall von Osteoarthritis luetica erhebliche diagnostische Schwierigkeiten. Zur Sicherung der Diagnose bleiben uns neben der evtl. histologischen Untersuchung, deren Anwendung man aber möglichst nicht mehr nötig haben sollte, vor allem die Wassermannsche Reaktion, deren Ausführung, wie ich schon oben auseinandersetzte, in allen nicht völlig sicheren Fällen zu den elementaren Anforderungen der Tumordiagnostik gehört, sowie das Röntgenbild. Das letztere ist uns eine überaus wertvolle Unterstützung für die Diagnose; die Deutung der Bilder ist aber nicht immer leicht, erfordert Kenntnisse und Übung und schützt schließlich ebenfalls nicht in jedem Fall mit Sicherheit vor Zweifel und Irrtum.

Weniger als die spezifischen Periostitiden sind es die gummösen Bildungen am Periost, in der Corticalis und im Knocheninnern, die zuweilen dem Sarkom ähnelnde Bilder hervorbringen können. Ebenso wie bei der rein klinischen Untersuchung wird eine im Röntgenbild sichtbar werdende Multiplizität von Krankheitsherden, die entweder an demselben Knochen oder an verschiedenen Skeletteilen, zuweilen in symmetrischer Anordnung auftreten, bereits ein wertvolles diagnostisches Merkmal sein, da sich derartige mehrfache Herde von den selten einmal multipel (Metastasen) auftretenden Sarkomen oder von den Myelomen durch Sitz und Gestalt meist sehr gut unterscheiden lassen.

Dagegen können periostale oder kortikale Gummen ein dem periostalen Sarkom sehr ähnliche Bilder hervorbringen. Derartige Abbildungen finden sich

z. B. in den Werken von Hahn und Deyke, Rumpel und in ganz besonders schöner Weise in der Arbeit von Haenisch (1907), dessen Abbildung eines Falles ich beifüge (Abb. 83). Gegen Sarkom — aber nicht mit Sicherheit — läßt sich unter Umständen die Tatsache verwerten, daß der Kalkgehalt des zerstörten Knochenteiles nicht verringert, zum Teil sogar etwas verstärkt ist, oder sich in dem zerstörten Knochen sehr stark kalkhaltige Partien befinden. Gegen Sarkom würde, worauf Rumpel mit Recht nachdrücklich hinweist, das Fehlen der typischen periostalen Spindel als Zeichen der zirkulären Periostitis bei den geringen Fällen sprechen, bei denen es bereits zu einer stärkeren Zerstörung der Corticalis gekommen ist.

In manchen Fällen ist außerdem die geringe Größe des Weichteiltumors bei sehr fortgeschrittener Knochenzerstörung gegen die Diagnose eines Sarkoms verwertbar. Nach Hahn und Deyke soll die Form des Knochengumma im Röntgenbilde insofern typisch sein, als sie entsprechend der Ausdehnung des gummösen Infiltrates in den Haversschen Kanälen eine mehr oder weniger ausgesprochene Längsstreifung parallel der Corticalis erkennen lasse.

Das Aussehen der mehr oder weniger zentral gelegenen Gummen im Röntgenbilde kann ein äußerst verschiedenes sein. Nicht mit Sarkom zu verwechseln sind die sehr typischen circumscripten Formen, die von einem mehr oder

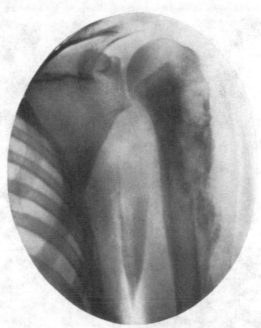

Abb. 83. Gumma des Humerus. (Aus Haenisch, Fortschritte a. d. Gebiete d. Röntgenstr. Bd. 11, Taf. 23, Nr. 3.)

weniger sklerotischen Herd umgeben sind. Eine solche Verdichtung des umgebenden Knochengewebes kann aber auch völlig fehlen, die meist circumscripte Gestalt kann mehr oder weniger unregelmäßig sein, und es können verwaschene Aufhellungsherde entstehen, deren Unterscheidung von einem zentralen Sarkom zuweilen nicht leicht ist. In unserem Fall ist die Entscheidung gegen Sarkom dadurch gegeben, daß bei der Aufnahme von vorne auch nicht die geringste Periost- und Weichteilbeteiligung trotz des Verlustes der Corticalis zu sehen ist und vor allem, weil das untere Femurende ebenfalls eine hier ganz unregelmäßige fleckige Zerstörung zeigt und sich ferner an den Gelenkflächen der Patella und des Kniegelenkes ebenfalls Auffaserungen und Verknöcherungen befinden. Es handelte sich hier um einen 50jährigen Mann mit sicherer Lues (Abb. 84 u. 85).

Wir sehen also, daß das Röntgenbild der Knochenlues in vielen und wohl in den meisten Fällen ein sehr typisches ist, daß aber andererseits manche

Röntgenogramme absolut nicht eindeutig und oft sehr schwer gegen Sarkom abzugrenzen sind.

Auch die **Osteomyelitis** gehört zu den Krankheiten, deren Unterscheidung von einem Sarkom zuweilen gar nicht leicht zu sein braucht; oft ist erst durch Anwendung aller diagnostischen Hilfsmittel die Klärung des betreffenden Falles möglich. Wir wissen ja und haben dies in dem Kapitel „Klinik" bereits besprochen, daß auch beim Sarkom die Schmerzen akut auftreten können, daß entzündliche Rötungen der Haut, Fluktuation bzw. Pseudofluktuation und Fieber selbst von zuweilen akutem Charakter gelegentlich vorkommen,

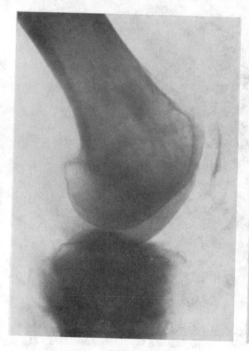 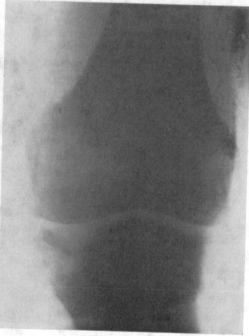

Abb. 84.   Abb. 85.

Abb. 84 u. 85. Gummen der Kniegelenksgegend. (Aus der Sammlung der Universitäts-Klinik für orthopädische Chirurgie in Frankfurt a. M.)

und man daher wohl einmal den Eindruck gewinnen kann, daß man es mit einem mehr oder weniger akuten Entzündungsprozeß zu tun hat. Und wir kennen andererseits Formen der Osteomyelitis, die so chronisch, mit geringen und zuweilen gar nicht wahrnehmbaren Temperatursteigerungen verlaufen, daß man jedenfalls zuerst gar nicht auf den Gedanken kommt, daß eine Osteomyelitis vorliegen kann. Auch eine vorhandene deutliche Venenzeichnung der Haut braucht weder für Sarkom noch gegen Osteomyelitis zu sprechen.

Besonders kann die **sklerosierende, nichteitrige Osteomyelitis,** wie sie von Garrè (1893) näher beschrieben wurde, leicht mit Sarkom verwechselt werden. In zwei Fällen von Kocher, die als Sarkom imponierten, deckte die Operation eine chronische Osteomyelitis auf, und Kocher warnt daher vor zu großem Optimismus derer, die nach einfacher Ausschabung des Sarkoms Heilung gesehen haben wollen.

Besonders schwierig gestalten sich die Verhältnisse dadurch, daß oft selbst die Probeexcision nicht nur nicht die gewünschte Klarheit bringt, sondern selbst hervorragende pathologische Anatomen histologische Fehldiagnosen stellen. So teilt Rovsing (1908) 3 Fälle mit, bei denen der Pathologe die exstirpierten Stücke als Sarkom diagnostiziert hatte. Glücklicherweise lehnten die Patienten die Amputation ab, und das Röntgenbild und der Verlauf zeigten, daß es sich in allen 3 Fällen um eine chronische Osteomyelitis mit Sequestern handelte. Auch Jordan (1896) berichtet über 2 ähnliche Fälle, bei denen der zweite darum besonders interessant ist, da es hier, nachdem 4 Wochen lang ohne jede Veranlassung aufgetretene Schmerzen bestanden hatten, zu einer Spontanfraktur gekommen war, die zuerst nicht konsolidierte. An der Bruchstelle bildete sich dann eine erhebliche geschwulstartige Anschwellung des Oberschenkels. In dem Fall Peters', aus der Garrèschen Klinik hatte Ribbert die histologische Diagnose auf Sarkom gestellt.

Bei dem 7jährigen Knaben hatte sich im Laufe eines Jahres unter Behinderung des Ganges eine Schwellung des rechten Oberschenkels ausgebildet. Keine Rötung der Haut, keine wesentliche Druckschmerzhaftigkeit. Im Röntgenbild zeigt sich das Periost abgehoben, die Konturen des Knochens beiderseits unscharf; ebenso ist die Markhöhle in der Mitte des Schaftes wolkig getrübt. Verdacht auf periostales Sarkom. Bei der Probeincision gelangt man auf weiche, graue, den Knochen anscheinend durchsetzende Massen, die histologisch als Sarkom diagnostiziert werden.

Wegen der Aussichtslosigkeit einer Operation und der schlechten Prognose wurde von einer Operation Abstand genommen. Nach 1 Jahr stellt sich Patient gesund vor. Im Röntgenbild ist der Knochen gering verdickt, ziemlich glatte Konturen, medianwärts eine 5 : 1 cm lange Aufhellung. Lateralwärts mehrere pfennigstückgroße Aufhellungen.

Auch ich selbst konnte in der Universitätsklinik für orthopädische Chirurgie in Frankfurt a. M. einen Fall beobachten, der zuerst als Sarkom imponierte, sich aber doch schließlich richtig diagnostizieren ließ:

Das Leiden begann Ostern 1919 langsam mit Hinken auf dem rechten Bein, Schmerzen am Knie und dann auch in der Hüfte. Pfingsten 1919 soll plötzlich hohes Fieber aufgetreten sein, und die Schmerzen wurden so stark, daß Patient bettlägerig wurde. Als der 6jährige Knabe im August 1919 zur Aufnahme kam, zeigte er subfebrile Temperatur. Das rechte Bein lag in Beugecontractur und zeigt im oberen Teil des rechten Oberschenkels und in der Hüftgegend eine starke Schwellung. Die Haut darüber ist nicht gerötet und zeigt deutlich vergrößerte Hautvenen. Bei der Palpation fühlt man den Femur von der unteren Grenze seines oberen Drittels ab zum Trochanter hin ansteigend birnenförmig verdickt. Man hat ganz das Gefühl eines harten Tumors mit welliger aber nicht höckeriger Oberfläche; keine besonderen Schmerzen bei Druck oder Beklopfen. Der rechte Trochanter ist besonders vergrößert. Bei Bewegungsversuchen in der Hüfte sehr heftige Schmerzen.

Das Röntgenbild (Abb. 86) ergab folgenden Befund: Im oberen Drittel des rechten Oberschenkels besteht eine starke Auffaserung des Knochens, die sich nach innen wolkenartig in die Weichteile fortsetzt. Der Schenkelhals ist hochgradig zerstört. Das Periost ist auf beiden Seiten abgehoben und geht besonders auf der Innenseite spindelförmig vom Knochenschaft ausgehend in die Knochenwucherung hinein, wo es sich verliert. Zwischen dem zerstörten Schenkelhals und der Kopfepiphyse klafft ein ziemlich weiter Spalt. Die Konturen der Kopfepiphyse sind scharf, die Zerstörung ist auf die Epiphyse nicht übergegangen. Auch an der Hüftpfanne keine Veränderungen.

Das Röntgenbild war auf Sarkom verdächtig, wenn auch die Knochenneubildungsprozesse und das Fehlen eines größeren Weichteiltumors gegen diese Diagnose sprach.

Die weitere Untersuchung ergab negative Tuberkulinproben, dagegen stark positive Antistaphylolysinreaktion (Prof. Braun). Die Probeexcision ergab nur ein
sehr zellreiches Knochenmark mit zahlreichen Rundzellen und Leukocyten und ließ mithin
nur das Vorliegen eines entzündlichen Prozesses erkennen, ohne einen sicheren Anhalt für
das Vorliegen einer Geschwulst zu gewähren.

Es wurde danach und nach dem Ausfall der Antistaphylolysinreaktion die Diagnose
auf chronische Osteomyelitis gestellt, was durch den weiteren Verlauf und die späteren
Röntgenbilder auch bestätigt wurde.

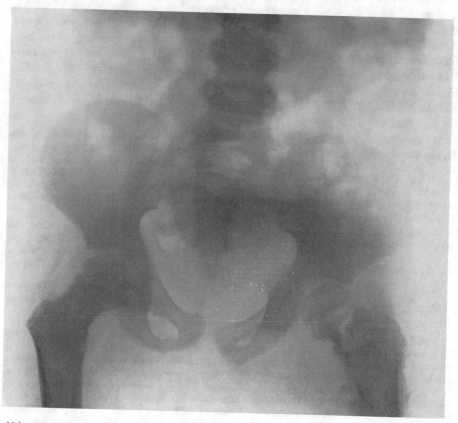

Abb. 86.   Chronische Osteomyelitis.   (Beobachtung der Universitäts-Klinik für orthopädische Chirurgie in Frankfurt a. M.)

Das Röntgenbild einer ebenfalls in der Trochantergegend lokalisierten
Osteomyelitis, das noch mehr als das unserige an ein periostales Sarkom denken
läßt, bildet Rumpel (loc. cit. Taf. XX, Fig. 103) ab. Auch die Humerusaffektion
eines zweiten Falles von uns (Abb. 87) ist als chronische Osteomyelitis
zu deuten.

Die Möglichkeit einer Verwechslung zwischen Sarkom und der sklerosierenden
bzw. chronischen Osteomyelitis wird noch größer, wenn es bei letzterer zu
ausgesprochener Tumorbildung gekommen ist, wie es in den Fällen von
Haumann und Melchior der Fall war.

Bei dem Falle Haumanns (1920) war seit 4 Monaten unter gelegentlichen Schmerzen das Bein steif geworden. Dann schwanden die Schmerzen. Es fanden sich in der unteren Hälfte des Oberschenkels eine zweimannesfaustgroße, mit dem Knochen unverschieblich verwachsene Geschwulst. Das Röntgenbild zeigte mäßige Knochenverdickung. In einem späteren Röntgenbild zeigten sich in einem von Knochenneubildung umgebenen Bezirk mehrere winzige Sequester. Die Operation führte auf Granulationsgewebe, das durch eine fistelartige Öffnung in den verdickten und rauhen Knochen führte. Im Knochen befand sich eine kleine Höhle mit 3 Sequestern.

In dem Falle Melchiors (1922) wurde der 39jährige Mann 3 Monate nach einer Grippe, nachdem 4 Wochen vorher ein leichter Unfall vorausgegangen war, mit einem faustgroßen, gegen die Unterlage fixierten, druckschmerzhaften Tumor des Oberschenkels aufgenommen. Es handelte sich um eine mit corticaler Sequesterbildung einhergehende, rapid einsetzende Osteomyelitis mit Bildung eines weichen massigen, vorzugsweise auf die Streckmuskulatur übergreifenden Granulationsgewebes, das sich auch histologisch als Granulationsgewebe erwies.

Haben wir bisher von Osteomyelitisfällen gesprochen, die zur Verwechslung mit Sarkom Veranlassung boten, so kommt es auch umgekehrt zuweilen vor, daß Sarkome fälschlich als Osteomyelitiden und zwar meist als akute oder subakute Osteomyelitiden gedeutet werden. Einen derartigen, von Lücke beobachteten Fall hat Barz mitgeteilt (1894):

Der 17jährige Patient war vor 4 Wochen mit Schmerzen am Knie erkrankt, konnte aber noch 8 Tage gehen. Die Schwellung am Kniegelenk ist plötzlich aufgetreten und nahm alsdann ständig zu. Daß die Erkrankung mit Fieber begonnen habe, bestreitet der Patient. Erst in den letzten Tagen ist Fieber und Rötung des Gelenks aufgetreten.

Befund: Das Gelenk ist stark geschwollen, die Haut stark gespannt und gerötet bis zum mittleren Drittel des Femur. Das Gelenk ist sehr schmerzhaft. Zunge trocken. Hohe Abendtemperaturen. Nach Incision entleert sich nach Durchtrennung der Fascie eine große Menge dunkel gefärbten Blutes mit eitrigen Bröckeln. Der Femur ist in seinen unteren Partien vom Periost entblößt und nekrotisch. Epiphysenlösung. Tamponade. In den nächsten Tagen hohes Fieber, Aufklappung des Kniegelenks. Einige Tage später bekommen die Wundflächen das Aussehen von sarkomatösen Massen. Amputation.

Histolog.: Periost. hämorrhagisches Cystosarkom. Nekrose des unteren Femurschaftes (Osteomyelitis?). Epiphysenlösung.

Wahrscheinlich hat es sich in diesem Falle um eine sekundäre Infektion mit Verjauchung eines bestehenden Sarkoms gehandelt, wie es möglicherweise auch für den von Köhler (1888) aus der Klinik von Bardeleben mitgeteilten

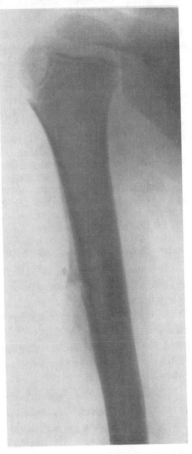

Abb. 87. Chronische Osteomyelitis. (Beobachtung der Universitäts-Klinik für orthopädische Chirurgie in Frankfurt a. M.)

Fall von Sarcoma femoris et fossae iliacae bei einem 63jährigen Mann zutrifft. Es bestand hier starke Schwellung und Fluktuation des Oberschenkels. Die Probepunktion ergab reinen Eiter. Bei der Incision entleerten sich mit dem blutigen Eiter bröcklige Massen, die sich als Rundzellensarkom erwiesen. Allerdings muß es wohl dahingestellt bleiben, ob es sich in diesen und ähnlichen Fällen wirklich immer um echten Eiter gehandelt hat und nicht vielmehr um weiche Geschwulstmassen und Bröckel.

2 weitere instruktive Fälle sind von Sendler (1888) und Nasse (1889) mitgeteilt, die ich ebenfalls kurz anführe.

Sendler: 23jähriges Fräulein erlitt Anfang Januar ein Trauma gegen die Schulter, ohne daß danach nennenswerte Beschwerden auftraten. Ende März traten ziehende Schmerzen auf, die als Rheumatismus gedeutet wurden. Nach 4 Massagesitzungen im April traten unterträgliche Schmerzen sowie Frostanfälle und Fieber auf. Es bildete sich eine rasch wachsende, sehr druckschmerzhafte heiße Schwellung der Schulter; das Schultergelenk selbst war frei. Es wurde nun die Diagnose auf akute Osteomyelitis gestellt; die Probepunktion einer fluktuierenden Stelle ergab eine blutige, mit flockigen Gewebspartikeln gemischte Flüssigkeit. Die histologische Untersuchung der Flocken ergab Sarkom.

Nasse: Ein 6jähriges Mädchen erlitt Anfang Mai ein Trauma an der Tibia. Die Schmerzen lassen bald nach. Nach 14 Tagen Trauma an derselben Stelle. Die Schmerzen sind danach stärker; das Kind kann einige Tage nicht gehen. Dann Wohlbefinden. Kurze Zeit darauf 3. Trauma an derselben Stelle. Es treten danach heftigere Schmerzen auf, das Kind wird bettlägerig. Druckschmerz auf der Vorderseite der Tibia an der Stelle des Traumas. Hier befindet sich eine Schwellung, die trotz Jodtinkturpinselung zunimmt. Es kommt dann zur Bildung eines fluktuierenden Tumors. Die Haut ist infiltriert. Epiphysenlösung, geringes Fieber. Diagnose: subakute Osteomyelitis: Die Operation deckt ein blutreiches zentrales Sarkom der oberen Tibiahälfte auf.

Ich habe diese Fälle, wie sich ähnliche auch bei Lexer (Allgemeine Chirurgie) angeführt finden, etwas ausführlicher wiedergegeben, da sie mir praktisch von Wichtigkeit zu sein scheinen. Allerdings sind derartige Fehldiagnosen mit Einführung der Röntgenstrahlen, die z. B. auch in einem Fall Schmiedens von postgrippöser Osteomyelitis albuminosa der Fibula die richtige Diagnose ermöglichten, sehr selten geworden; vor der Röntgenära scheinen derartige Fälle (s. a. Jacobsohn [1895], Mosheim [1892] u. a.) ziemlich zahlreich vorgekommen zu sein.

Neben den bisher beschriebenen Formen der Osteomyelitis kann zuweilen auch der chronisch verlaufende zentrale osteomyelitische Knochenabsceß besonders auch im Röntgenbild einem zentralen Sarkom ähneln, besonders da diese, ebenso wie die Sarkome ihren Sitz in den Metaphysen haben. Doch ist hier die Unterscheidung durch die den Knochenherd meist deutlich umgebende ossifizierende Ostitis und Periostitis gegeben, die als Zeichen der entzündlichen Reaktion des Knochengewebes vorhanden ist. Allerdings gibt es auch hier Röntgenbilder, bei denen die ostitische bzw. periostitische Reaktion sehr gering, die Zerstörung des Knochens erheblicher ist und die daher zu Irrtümern Veranlassung geben können.

Richard Volkmann hat bereits in seiner klassischen Abhandlung im Pitha-Billroth ausgesprochen, daß bei Tumoren, die sich wie die Sarkome an den Epiphysen entwickeln, die Unterscheidung gegen chronische Gelenkentzündungen oft schwierig ist und das klinische Bild vor allem der Gelenktuberkulose außerordentlich ähneln kann: Die Gelenkgegend ist aufgetrieben, man fühlt weiche Massen, die alle Konsistenzgrade darbieten können, wie sie beim Tumor albus vorkommen, die Hauttemperatur ist nicht selten erhöht, die Funktion ist gestört, es sind Schmerzen vorhanden, zuweilen stellt sich sogar das Gelenk in Flexionsstellung.

Es kommt hinzu, daß, worauf Volkmann ebenfalls hinweist, nicht ganz so selten das Gelenk, in dessen unmittelbarer Nachbarschaft sich eine Neubildung entwickelt, auch wirklich der Sitz eines sekundären chronisch-entzündlichen Prozesses ist und es zu wässerigen oder purulenten Ergüssen in den Kapselraum kommen kann. Volkmann glaubt sogar, daß man ausnahmsweise auch akute Vereiterung des Gelenks und Aufbruch nach außen unabhängig von einer Erweichung oder Verjauchung der Geschwulst entstehen sah; doch scheint mir dies zweifelhaft zu sein, und ich glaube, daß es sich in derartigen Fällen wohl um Durchbruch eines weichen Sarkoms in das Gelenk gehandelt haben wird.

Neben den verschiedenen anderen Gelenkentzündungen, unter denen die Lues und das Blutergelenk — einen solchen Fall erwähnt Lexer (II., S. 331) — nicht zu vergessen sind, kommt, wie gesagt, am häufigsten die Tuberkulose differentialdiagnostisch in Betracht. Bei der Diagnosenstellung dieser Fälle feiert natürlich die Röntgenuntersuchung ihre Triumphe, die bei der Tuberkulose die für diese Krankheit typische Atrophie, die kontrastarmen Bilder, die, wenn überhaupt vorhandene, nur geringe periostale Beteiligung erkennen läßt. Doch vermögen auch die Röntgenstrahlen nicht immer auf den richtigen Weg zu leiten, und nach Coleys, O. Kochers und anderer Erfahrungen unterlaufen selbst hervorragenden Diagnostikern in dieser Hinsicht Fehldiagnosen. Besonders in frühen Stadien der Erkrankung bietet das Röntgenbild oft keine wesentliche diagnostische Hilfe (Coley, Butlin).

Vor allem geben die klinischen Unterscheidungsmerkmale, die zur Differentialdiagnose zwischen Tuberkulose und sarkomatöser Erkrankung eines gelenknahen Skeletteiles oder des Gelenkes selbst angegeben sind und die bereits bei Erwähnung der Gelenksarkome besprochen sind, keine absolute Sicherheit, wenn auch ihre Wichtigkeit voll anzuerkennen ist und ihre Beachtung für die Diagnosenstellung oft von entscheidendem Wert sein kann.

So ist beispielsweise der Hinweis sehr wichtig, daß das Sarkom, jedenfalls in früheren Stadien, sehr selten das Gelenk befällt, im Gegensatz zur Tuberkulose. Nur bleibt eben die erste Entwicklungszeit des paraartikulären Sarkoms oft latent und offenbart sich zuweilen erst durch das Auftreten von Gelenkveränderungen. Einen Fingerzeig kann weiterhin die Schnelligkeit des Wachstums des Tumors bzw. der Schwellung geben, die ja beim Sarkom größer zu sein pflegt als bei der Tuberkulose und der Lues. Daß die Veränderungen der Hautoberfläche nicht beweisend sind, ist bereits erwähnt. Dagegen muß der Untersucher Verdacht schöpfen, wenn beim Vorhandensein einer stärkeren Gelenkschwellung die Bewegungen des Gelenkes gar nicht oder nur wenig behindert sind und das Gelenk sich nicht in Contracturstellung befindet, wie es für die Tuberkulose ja so typisch ist und wenn ebenso eine stärkere Muskelatrophie fehlt. Doch finden wir andererseits auch bei Sarkomen Contracturstellungen, wie in einem Falle O. Kochers (Beugecontractur des Kniegelenks, sehr starke Schmerzen, Fluktuation des sich heiß anfühlenden Knies), bei dem sich erst während der geplanten Kniegelenkresektion die

vermeintliche Tuberkulose als medulläres Sarkom der oberen Tibiaepiphyse
entpuppte.

Weiterhin sei nochmals auf den Unterschied der Gelenkpunktatflüssig-
keit hingewiesen, die bei der Tuberkulose Eiter oder trübe Synovialflüssigkeit
mit Fibrinflocken zeigt, während beim Sarkom kein Eiter oder nur geringe
Neigung dazu, dagegen oft blutige Flüssigkeit vorhanden zu sein pflegt. Hier
kann auch der Tierversuch in seine Rechte treten. Spontanfrakturen
sind ein weiteres sicheres diagnostisches Zeichen und lassen vor allem Tuberkulose
ausschließen. Von verschiedenen Seiten wird auch versucht, die Art der
Schmerzen für die Differentialdiagnose wertbar zu machen, ohne daß hieraus,
besonders im Hinblick auf die große Verschiedenheit der Schmerzempfindung
beim Sarkom, allzu gewichtige Schlüsse gezogen werden können. Richtig ist
es zwar, daß der Schmerz beim Tumor meist einen ziehenden, reißenden, neuralgi-
schen oder rheumatischen Charakter hat, was bei entzündlichen Prozessen
weniger der Fall ist. Gegen Tuberkulose kann es fernerhin sprechen, daß beim
Vorhandensein von Schmerzen beim Sarkom unter Ruhe, Extension, Gipsverband und ähnlichen konservativen Maßnahmen, wie sie bei der Tuberkulose
oft Linderung bringen, keine Abnahme der Schmerzen eintritt. Dieses Verhalten bestimmte neben dem Röntgenbefund de Quervain (1922) bei einer
ihm wegen Calcaneustuberkulose überwiesenen jungen Frau zur richtigen
Diagnose. Es stimmte hier alles für die Diagnose Tuberkulose bis auf zwei
Punkte: der Fuß schmerzte nachts, wenn er nicht belastet wurde, ebenso wie
am Tage. Außerdem fand sich an dem scharf geschnittenen $2^{1}/_{2} \times 1^{1}/_{2}$ cm
großen Schattenausfall im Röntgenbild des Calcaneus beinahe keine osteo-
sklerotische Verdickung, trotzdem die Erkrankung schon ein Jahr dauerte.
Daher lehnte de Quervain die konservative Behandlung ab, da es sich um ein
Sarkom handeln könne. Die Operation ergab ein Myxosarkom. Auch daß
zuweilen der Gelenkschmerz beim Sarkom lange fehlen oder sehr gering sein
kann, wird unter Umständen gegen die Annahme einer Tuberkulose sprechen.
Stern erklärt dieses Verhalten damit, daß der Schmerz beim Sarkom so lange
gering bleibt, als die Gelenkflächen noch frei sind.

Die Form der Gelenkschwellung kann in den Fällen einen Fingerzeig
für die Diagnose abgeben, in denen sie nicht, wie es bei der Tuberkulose der Fall
zu sein pflegt, das ganze Gelenk mehr oder weniger symmetrisch befällt, sondern
sich mehr unregelmäßig, unter Bevorzugung einer Seite entwickelt hat.
Letzteres spricht, besonders am Femur, für das Vorliegen eines Sarkoms (Coley:
Annals of surg. 1907). Andererseits findet sich aber beim gelenknahen oder
das Gelenk selbst befallenden Sarkom so überaus häufig eine spindelige Form
der Gelenkschwellung, wie wir sie besonders von der Tuberkulose her kennen,
daß diese Spindelform auf keinen Fall gegen Sarkom gewertet werden kann
und besonders bei Sarkomen der Fußwurzelknochen, z. B. denen des Calcaneus,
ähnelt die Form der Schwellung sehr häufig der bei Fußgelenktuberkulose
und gibt oft zu Fehldiagnosen Veranlassung (s. Stern, Liebetrau u. a.).
Die Angabe von Nasse, daß sich die Spindelform der Schwellung bei Sarkomen
erst finden soll, wenn dasselbe die Weichteile ergriffen hat, ist übrigens, wie
viele Fälle beweisen (z. B. Fall 2 von Stern), nicht zutreffend. Weiterhin zeigt
auch die Gelenkschwellung bei Tuberkulose keineswegs regelmäßig die typische
Spindelform, so daß also auch die Form der Schwellung häufig für die Diagnosen-

stellung nicht von wesentlicher Bedeutung ist und oft genug eine Tuberkulose vortäuscht, wo ein Sarkom vorliegt.

Daß vorhandene Temperaturen zuweilen für Tuberkulose sprechen können, ist anzuerkennen, doch wurde ja schon wiederholt darauf hingewiesen, daß auch Sarkome Temperaturkurven von verschiedenstem Aussehen hervorrufen können.

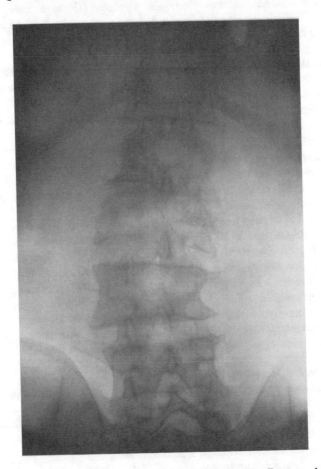

Abb. 88. Sarkom der Wirbelsäule. (Aus der Sammlung der Röntgenabteilung [Prof. Dr. Levy-Dorn] des Rudolf-Virchow-Krankenhauses in Berlin.)

Sehr leicht können Wirbelsarkome (oder Carcinommetastasen in den Wirbeln) zur Verwechslung mit Spondylitis tuberculosa Veranlassung geben (s. z. B. Judson). Im allgemeinen werden bei den malignen Tumoren ausgesprochen sensible und motorische nervöse Störungen schneller und intensiver auftreten als bei der Tuberkulose. Die Schmerzen zeigen zuerst oft anfallsweises Auftreten mit Unterbrechungen. Das Fehlen von Abscessen bei vorgeschrittenen Fällen kann einen richtigen Fingerzeig abgeben. Nicht unwichtig für die Differentialdiagnose ist es auch, daß Schlesinger mehrere Male ein lokales Ödem über den an Carcinom oder Sarkom erkrankten Wirbeln fand. Weiter weist Schlesinger darauf hin, daß bei malignen Wirbeltumoren die Druck- und Stauchschmerzhaftigkeit sehr gering sein kann, sogar in Fällen, bei denen eine ausgesprochene starke spontane Schmerzhaftigkeit des Wirbels vorhanden ist. Sehr wichtig und von ausschlaggebender Bedeutung ist hier das Röntgenbild, das bei malignen Tumoren der Wirbel neben dem Fehlen eines Absceßschattens eine sehr typische fleckige unregelmäßige, oft fast völlige Aufhellung des befallenen Wirbels erkennen läßt (Abb. 88).

An dieser Stelle möge auf ein Symptom hingewiesen werden, dessen Wichtigkeit immer noch nicht genügend gewertet wird. Ich meine die Ischias, vor allem wenn diese der üblichen antineuralgischen Behandlung trotzt. Bei allen Fällen von Ischias ist die sorgfältigste Untersuchung der Beckenknochen, der Endwirbelsäule und der Beckenorgane, vor allem auch auf dem Wege der rectalen Untersuchung notwendig, die überhaupt viel zu wenig Allgemeingut der Ärzte ist; ich erinnere nur daran, wie häufig bei Hämorrhoiden übersehen wird, daß sich hinter ihnen ein Rectumcarcinom verbirgt, nur weil die rectale Untersuchung versäumt wurde. In der Diagnose der Knochensarkome ist die Ischias darum so wichtig, weil sie, worauf auch Coley (1908) hinweist, zuweilen das Frühsymptom eines Sarkoms des Beckens oder der unteren Teile der Wirbelsäule sein kann.

Daß man bei Frakturen, besonders solchen, die unter geringer Krafteinwirkung erfolgen, an die Möglichkeit des Vorliegens einer durch ein Knochensarkom bedingten Spontanfraktur denken muß, braucht an dieser Stelle im Hinblick auf das schon früher über diesen Punkt Gesagte nur noch einmal erwähnt zu werden. In einem mir von der Frankfurter chirurgischen Klinik freundlichst mitgeteilten Fall, bei dem es sich allerdings nicht um ein Sarkom, sondern um eine Cyste des Oberarms mit einer nach Heben einer schweren Gießkanne eingetretenen Spontanfraktur handelte, war das 10jährige Kind unter der Diagnose einer Schultergelenkluxation in die Klinik eingewiesen worden.

Wir hatten bei Besprechung der Differentialdiagnose zwischen Osteomyelitis und Knochensarkom darauf hingewiesen, daß in derartigen Fällen die histologische Diagnose zuweilen irregegangen ist. Derartige Fehldiagnosen können besonders dann unterlaufen, wenn nur ein kleines Stück des vermeintlichen Tumors zur Untersuchung vorliegt und dieses ein reichlich spindelzellenhaltiges Gewebe erkennen läßt. Derartige Fehldiagnosen, die ja aber doch glücklicherweise selten sind, können natürlich hinsichtlich der therapeutischen Maßnahmen die schwerwiegendsten Folgen zeitigen.

So berichtet Reinhardt über einen Fall Königs, der unter der falschen histologischen Diagnose eines Sarkoms, die an einem aus der Tibia ausgemeißelten Stück gestellt war, amputiert wurde, während tatsächlich nur eine von Callusmasse umgebene Pseudarthrose nach traumatischer Fraktur vorlag, und einen anderen Fall von Unterschenkelbruch konnte v. Eiselsberg vor dem gleichen Schicksal bewahren, bei dem die Diagnose eines zellreichen Spindelzellensarkoms an dem Granulationsgewebe gestellt worden war, das aus einer durch einen Knochensplitter verursachten Knochenwunde herauswuchs.

Ähnliche Fälle finden sich noch mehrere in der Literatur. Kienböck sieht derartige histologische Fehldiagnosen sogar für ziemlich häufig an, was ich jedoch nicht glauben möchte, und schließt jedenfalls sicherlich über das Ziel heraus, wenn er manche Fälle des Rumpelschen Atlasses ohne Rücksicht auf den histologischen Befund für irrig erklärt.

Neben allen anderen klinischen Untersuchungsmethoden stehen die Röntgenuntersuchung und die histologische Untersuchung in der Differentialdiagnose des Knochensarkoms an erster Stelle und namhafte Sarkomkenner wie Coley halten gerade die Probepunktion oder besser die Probeexcision für die meisten Fälle für so wichtig, daß sie ihre möglichen Nachteile (evtl. Keimverschleppung) mit in Kauf nehmen. Natürlich muß die endgültige Operation der Probeexcision möglichst schnell folgen.

Noch auf ein diagnostisches Hilfsmittel möchte ich hier hinweisen, nämlich auf die Röntgendurchleuchtung der Lungen, die vorhandene Lungenmetastasen sehr frühzeitig als deutliche Verdunklungen im normalen hellen Lungengewebe erkennen läßt (Reinhardt und Leo). Die Wichtigkeit dieser Tatsache für die Therapie liegt auf der Hand (Karewski, Stern).

Aus unseren Ausführungen geht jedenfalls hervor, daß die Diagnose des Knochensarkoms zuweilen mit recht erheblichen Schwierigkeiten zu kämpfen hat, und daß selbst die modernsten diagnostischen Methoden für sich allein angewandt, wie z. B. das Röntgenogramm, in Stich lassen oder auf Irrwege leiten können. Nur die planmäßige Anwendung der klinischen Beobachtung und aller uns zu Gebote stehenden diagnostischen Hilfsmittel wird auch in schwierigeren Fällen das Krankheitsbild klären und vor Irrtümern schützen.

IX. Therapie.
a) Spontanheilung.

Das Vorkommen von Spontanheilungen bei Knochensarkomen muß als größte Seltenheit angesehen werden und ist bisher nur sehr selten einwandfrei beobachtet. Versé nimmt zwar an (S. 14), daß sich bei malignen menschlichen Tumoren unter besonderen Umständen Schutzstoffe in ausreichender Menge bilden könnten, um ein Zurückdämmen (nicht Heilung) des destruierenden Wachstums zu bewirken, doch hält auch er die allergrößte Skepsis bei der Beurteilung angeblicher Spontanheilungen für geboten. Zuweilen tritt äußerlich Heilung ein, während innen der Tumor weiter besteht. Auch nach unvollkommenen Operationen sind zuweilen Rückbildungen, selbst anscheinend Heilungen beobachtet worden, während im allgemeinen dadurch ja das Wachstum angeregt wird. Derartige partielle Rückbildungen von Tumoren glaubt Versé möglicherweise damit erklären zu können, daß es in derartigen Fällen vielleicht zu schneller Resorption von reichlichem Tumormaterial und mithin zu einem ähnlichen Vorgang kommt, wie bei der therapeutischen Injektion von Geschwulstbrei, also zu einer Art Immunisierung.

Erst in letzter Zeit hat W. Müller (1921) drei derartige interessante Fälle veröffentlicht. Ein gewaltiger Beckentumor (Osteoidsarkom), dessen Radikalexstirpation sich als undurchführbar erwies und daher abgebrochen werden mußte, verschwand schnell nach dem Eingriff. Histologisch handelte es sich um ein Sarkom mit zahlreichen osteoiden und Knocheneinlagerungen; das Mark bestand vorwiegend aus Spindel- und Riesenzellen, war äußerst blutreich. Der Patient ist jetzt nach 18 Jahren vollkommen gesund. Müller meint, daß der Reiz des sehr blutreichen Eingriffs die Rückbildung bewirkt hat. Ich möchte mit Konjetzny annehmen, daß es sich hier um ein sog. Riesenzellen-sarkom gehandelt habe, also um kein echtes Sarkom. Bei dem zweiten Fall, einem Kinde von 1½ Jahren mit einem Myxomspindelzellensarkom des Femur, wurde die Amputation verweigert und lediglich eine Probeexcision vorgenommen. Hier besteht eine Rezidivfreiheit von 23 Jahren. Möglicherweise kann hier die Pyocyaneuseiterung, die seinerzeit aufgetreten war, als Ursache der Rück-bildung angesehen werden, ähnlich wie es ja zuweilen nach Erysipelinfektionen beobachtet worden ist (s. u.). Bei einem dritten Patienten mit einem kopf-großen Enchondrom zerfiel dieses im Verlauf einer langwierigen Eiterung nach Probeexcision.

Im übrigen lassen die angeblichen Spontanheilungen bei Knochensarkomen meist eine andere Deutung zu. Das trifft z. B. auch für den oft zitierten Fall Chiaris zu, bei dem es sich um ein spontan ausgeheiltes zentrales Kreuzbein-sarkom handeln soll. Für die Annahme einer Spontanheilung liegt bei diesem (Sektions-) Fall nicht der geringste Grund vor. Es handelt sich wahrscheinlich um teilweisen Zerfall und cystisch-myxomatöse Degeneration eines Sarkoms oder um eine Zugehörigkeit zur Ostitis fibrosa.

Sehr leicht möglich ist fernerhin in derartigen Fällen, besonders vor dem Bekanntsein der Wassermannschen und Sachs-Georgischen Reaktion, die Verwechslung mit luetischen Tumoren, auf deren zuweilen vorhandene Ähnlichkeit mit Sarkomen schon Esmarch und Lindner auf dem Chirurgen-kongreß 1895 aufmerksam machten. Lindner erwähnt z. B. einen als Sarkom angesprochenen luetischen Oberkiefertumor und Esmarch zitiert einen Fall von Hutchinson (Illustrations of chirurg. surgery, Taf. 9) mit periostaler (luetischer) Schwellung am Humerus eines 11jährigen Knaben.

Auch Coley teilt zwei Fälle mit, die den Anschein von Spontanheilungen erwecken könnten. Bei beiden Fällen war die Amputation geraten, aber vom Patient abgelehnt worden.

1. 42jähriger Mann, Sarkom am unteren Femurende. Probeexcision. Sarkom von mehreren Pathologen bestätigt. Hüftgelenkexartikulation vom Patient abgelehnt. Auswärts von einem Arzt mit Kräutermedizin behandelt. Bald darauf Schwinden des Tumors; Patient, der vorher bettlägerig war, kann wieder gehen (2—3 Meilen den Tag). Persönliche Nachuntersuchung von Coley fast 2 Jahre später bestätigte die Heilung.

2. 18jähriges Mädchen. Periostales Femursarkom in der Mitte. Probeexcision: Mikro-skopisch Rundzellensarkom. Verweigerung der vorgeschlagenen Hüftgelenksexartikulation. Auswärtige Behandlung mit Kräutermedizin. Promptes Schwinden des Tumors. Nach 6 Jahren noch gesund.

Coley hebt mit Recht hervor, daß, wenn man operiert hätte, diese Fälle als geheilt angeführt worden wären. Im ersten Fall glaubt er, daß die Diagnose richtig war und daß die Probeexcision mit mehr oder weniger ausgedehnter Ex-kochleation im frühem Stadium des Myeloidarkoms genügte, um die Heilung zu erzielen, wie das ja vorkäme. Er selbst verfügt noch über einen solchen Fall, der sehr zugunsten einer konservativen Behandlung der Myeloidsarkome spricht. Im 2. Fall hat er Verdacht, daß die Diagnose „Sarkom" falsch war. Eine andere Erklärung sei die, daß es sich um Spontanheilungen gehandelt habe.

Der Hinweis Coleys, daß bei den sog. Myeloidsarkomen oft ein gering-fügiger operativer Eingriff, wie eine Exkochleation genügt, um Heilung zu erzielen, ist richtig und bei der Beurteilung von Spontanheilungen zu berück-sichtigen. Diese Eigentümlichkeit mancher zentraler Riesenzellensarkome sowie der Epulis weist ihnen ja eben, wie bereits besprochen, eine Ausnahmestellung unter den anderen Knochensarkomen zu und macht zuweilen ihre Zugehörigkeit zu den anderen Knochensarkomen zweifelhaft. Ganz besonders tritt dies ja bei den sog. Riesenzellensarkomen der Ostitis fibrosa zutage, bei denen ein allmähliches Schwinden des Geschwulstparenchyms und Übergang in ein wenn auch unvollkommenes Knochengewebe, also eine Art Spontanheilung, wie ich bereits früher ausführte, beobachtet wird. Die Riesenzellensarkome sind also als Zeugen für Spontanheilungen nicht zu verwerten.

Myelogene Sarkome waren auch die beiden interessanten Beobachtungen Jünglings aus der Tübinger Klinik, bei denen die histologische Untersuchung des einen Falles (bei dem anderen fand eine solche nicht statt) kein Riesenzellensarkom, sondern ein kleinzelliges Rundzellensarkom ergab.

57jährige Patientin, im Juli 1919 wegen Spontanfraktur des linken Oberschenkels bei faustgroßem myelogenem Sarkom exartikuliert. Nach glatter Heilung traten mehrere Monate später Schmerzen und Schwellung am Oberarm auf. Metastase! Spontanfraktur! Die Fraktur konsolidierte ohne Behandlung spontan. Während die Spontanfraktur in Ausheilung begriffen war, bildete sich ein hühnereigroßer Tumor in der linken Infraclaviculargrube mit Ödem des linken Armes, der sich ebenfalls ohne Behandlung wieder zurückbildete (Oktober 1920).

Der zweite Fall läßt auch nach der Art seiner Ausheilung zum mindesten nicht die Möglichkeit ausschließen, daß es sich um eine lokalisierte Ostitis fibrosa handelte.

28jährige Frau kommt im August 1916 wegen einer Geschwulst am Fibulaköpfchen, die sich in den letzten Monaten gebildet hatte, in die Klinik. Röntgenologisch handelte es sich um ein myelogenes Sarkom, das den größten Teil des oberen Fibulaendes zerstört hatte. Operation wurde abgelehnt. Ohne Behandlung trat allmählich eine Besserung ein, wenn auch eine gewisse Schwellung bestehen blieb. Patientin wurde im Laufe der letzten Jahre praktisch beschwerdefrei. Die Nachuntersuchung nach 4 Jahren ergab: Die Gegend des Fibulaköpfchens ist vorgewölbt; man tastet einen knochenharten Tumor, über dem die Haut verschieblich ist. Keine Druck- oder Klopfempfindlichkeit. Das Röntgenbild zeigt einen zylindrischen, von fester Knochenschale umgebenen, von der Umgebung offenbar scharf abgegrenzten Tumor.

Ich möchte weiter nochmals daran erinnern, daß es, worauf Garrè und seine Schüler hingewiesen haben, Formen von chronischer Osteomyelitis gibt, bei denen selbst der histologische Untersucher die Fehldiagnose eines Sarkoms stellen kann. Auch derartige Fälle werden unter Umständen einmal eine Spontanheilung vortäuschen können.

b) Die Behandlung der Knochensarkome mit Toxinen, Immunseren u. ä.[1]

Hierhin gehören die nicht nur bei den Knochensarkomen, sondern bei allen malignen Tumoren angewandten Heilversuche mit

    I. Erysipel.
    II. Bakterien — (Streptococcus und Bact. prodigiosus) Filtraten und — Sterilisaten (besonders Coley).
    III. Immunseren:
       a) durch Immunisierung mit Bakterien gewonnen (Emmerich und Scholl),
       b) durch Immunisierung mit Tumorextrakten gewonnen (Héricourt und Richet).
    IV. Tumorextrakten (Lunkenbein, Keysser).

---

[1] Siehe auch die Sammelreferate von Keysser und H. Simon.

Die Toxin- und Immuntherapie der malignen Tumoren baut sich einerseits auf der Anschauung einer parasitären Ätiologie der Sarkome und Carcinome auf, andererseits auf der vereinzelt gemachten Beobachtung, daß ein Erysipel das Verschwinden derartiger Geschwülste zur Folge haben kann (Bruns u. a.). Als erster hat wohl Busch (1866) das Verschwinden bzw. die Verkleinerung von (Haut- und Drüsen-) Sarkomen wie übrigens auch von Lupus und schon 1857 Volkmann von einem Fibrom (zit. bei Feilchenfeld) nach Erysipel beobachtet und das künstlich erzeugte Erysipel therapeutisch gegen ein malignes inoperables Drüsensarkom angewandt mit dem Erfolg, daß sich die Geschwulst während des Erysipels auffallend bis auf ein Minimum verkleinerte, wobei es übrigens gegen Ende der zweiten Woche, wie Busch meint, durch Resorption der Zerfallprodukte des Sarkoms, zu bedrohlichen Herzerscheinungen kam. Mit zunehmender Kräftigung und Besserung im Allgemeinbefinden der Kranken fing die Geschwulst jedoch wieder rapid zu wachsen an.

Während man sich, um ein künstliches Erysipel zu erzeugen, in früheren Zeiten mit den sehr unsicheren Methoden der Kontaktinfektion begnügen mußte, indem man die Patienten in „Erysipelbetten" legte, die ulcerierten oder angefrischten Tumoren mit von Erysipelkranken stammenden Verbandstoffen verband und ähnliches, ging man nach der Entdeckung des Erysipelerregers durch Fehleisen und nach dessen Vorgang dazu über, durch Verimpfung von Streptococcenkulturen das sog. „Erysipèle salutaire" durch Impfung hervorzubringen (z. B. Feilchenfeld, Kleeblatt, Coley). Bruns hat 1888 einen kritischen Überblick über alle in der Literatur niedergelegten Fälle gegeben, die durch ein spontanes oder artifizielles Erysipel geheilt worden waren. Es geht aus seinen Ausführungen hervor, daß beim Carcinom niemals eine Heilung erzielt wurde — Czerny beobachtete eine solche auch beim Carcinom — während 3 Fälle von Sarkom, unter denen sich aber kein Knochensarkom befand, als geheilt angesehen werden konnten. Am interessantesten und auffälligsten ist die noch 6 Jahre später konstatierte Heilung eines Melanosarkomrezidivs, also des bösartigsten Sarkoms, das wir kennen, nach einem durchgemachten schweren spontanen Erysipel, und hinsichtlich der Knochensarkome beobachtete Senger ein Scapularsarkom, bei dem es nach 10 Methylviolettinjektionen zu einem starken spontanen Erysipel mit noch nach fünf Jahren andauernder Heilung kam. Einen weiteren günstig verlaufenden Fall von Knochensarkom nach Erysipel hat Gerster (zit. bei Eschweiler) mitgeteilt (Femursarkom, nach drei Jahren noch gesund). Im allgemeinen ist die Ausbeute der durch Erysipel günstig beeinflußten Fälle, bei denen es sich meist um Drüsen- oder Weichteilsarkome handelt, recht gering, wenngleich auch vorübergehende Besserungen zuweilen nicht zu leugnen sind. Daß dies durch Impfung mit virulenten Streptocokken artifiziell erzeugte Erysipel keine harmlose Methode darstellt, beweist u. a. der von Feilchenfeld mitgeteilte, von Fehleisen selbst geimpfte Fall von Mammacarcinom mit tödlichem Ausgang.

Schüttelfrost, hohes Fieber, Dyspnoe, Erbrechen treten sehr häufig auf, doch verlief bei den verschiedensten Patienten die Reaktion sehr ungleich. Coley, der diese Methode ebenfalls eine Zeitlang anwandte und auch in manchen Fällen, so bei einem rezidiven Osteosarkom des Femur Erfolge hatte, hebt übrigens hervor, daß zuweilen die Erzeugung eines Erysipels nach Streptocokkeninjektion nicht glückte (1906).

Weitaus das lebhafteste Interesse und die größte Bedeutung haben in der Immunotherapie der malignen Geschwülste die Versuche Coleys erlangt, der über ein Material, das an Reichhaltigkeit wohl einzig in der Welt dasteht, verfügt. Coley, der an eine parasitäre Ätiologie der Sarkome und Carcinome glaubt, bedient sich der aktiven Immunisierung durch abgetötete Bakterienvaccine oder durch Bakterienfiltrate. Auch er ging in Anlehnung an die oben beschriebenen Heilversuche mit Erysipelerregern von den Streptocokken aus, deren Kulturen später mit denen des Bacillus prodigiosus kombiniert wurden, da letztere nach Untersuchungen von Roger die Virulenz der Streptocokken erhöhten; das zeigt sich darin, daß die Allgemeinerscheinungen bei Injektion des Streptococcus-Prodigiosus-Präparates stärkere sind als beim einfachen Streptocokkenpräparat. Schon vor ihm hatten Lassar und Spronck die Behandlung bösartiger Tumoren (Lupuscarcinom, Carcinom, Sarkom) mit abgetöteten Erysipelstreptocokkenkulturen versucht, die aber im allgemeinen erfolglos blieben.

Nachdem Coley die verschiedensten Streptocokken und Streptococcus-Prodigiosus-Sterilisate und -Filtrate erprobt hat, scheint er nunmehr endgültig ein Präparat zu verwenden, das folgendermaßen hergestellt wird: Durch Hitze sterilisierte 10 Tage alte Agarkulturen des Bacillus prodigiosus werden zu einer Suspension verrieben und diese zu einer sterilisierten drei Wochen alten Streptocokkenbouillonkultur hinzugefügt, und zwar ist die Zusammensetzung folgendermaßen:

Streptocokkenkultur	100 ccm.
Prodigiosuskultursuspension (enthaltend 750 mg Prodigiosusproteid) . .	30 „
Glycerin	20 „

Das Präparat wird von der Firma Parke, Davis & Co. hergestellt (Surg., Gynecol. and obstetr. 1908) und intratumoral oder subcutan täglich oder alle zwei Tage je nach dem Allgemeinzustand des Patienten injiziert. Die Nebenwirkungen der Streptococcus-Prodigiosus-Kultur sind stärker als die der reinen Streptocokkenkultur. Ist nach etwa vier Wochen eine Beeinflussung des Tumors nicht zu erkennen, so sind die Heilungsaussichten schlecht. Bei günstiger Beeinflussung des Tumors kann und muß die Kur sehr lange bis zum Verschwinden der Geschwulst fortgesetzt werden, oft länger als ein Jahr, einmal bis 2$\frac{1}{2}$ Jahre. In zahlreichen Arbeiten ist Coley immer wieder für seine Toxintherapie eingetreten und hat auf ihre Wirksamkeit besonders auch im Kampf gegen die Knochensarkome hingewiesen. Wie man sich auch kritisch zu Coleys Veröffentlichungen und seinen Resultaten, von denen im folgenden einige Beispiele gegeben werden sollen, stellen mag, man muß auf jeden Fall die gewissenhafte und ehrliche Art anerkennen, mit der der amerikanische Autor über seine Fälle berichtet.

Vor allem empfiehlt Coley seine Methode für inoperable Sarkome und als Prophylacticum gegen Rezidive nach Operationen.

Von 36 eigenen Fällen inoperabler Knochen- und Weichteilsarkome, über die Coley 1906 näher berichtet hat (Americ. journ. of the med. sciences), blieben

26 Fälle	. . . .	3—13 Jahre gesund,	
21 „	. . . .	5—13 „	„
10 „	. . .	über 10 „	„

28*

Unter diesen günstig verlaufenden Fällen befanden sich 9 Knochensarkome. Von 60 von anderen Chirurgen behandelten derartigen Fällen blieben 27 Fälle 3—12 Jahre gesund.

Butlin hat (zit. bei Coley) bei 68 Fällen der Literatur, bei denen die Exartikulation im Hüftgelenk oder die hohe Oberschenkelamputation ausgeführt wurde, nur einmal eine über 3 Jahre währende Heilung gesehen. Coley hat 7 Fälle gefunden, die über 3 Jahre gesund blieben. In 3 dieser Fälle möchte er sicher die Toxinbehandlung für den günstigen Ausgang verantwortlich machen. In einem 4. Fall, der 16 Jahre vorher amputiert war, war nach der Operation eine heftige Streptocokkeninfektion des Stumpfes aufgetreten. Ein Fall mit Spontanfraktur wurde als aussichtlos nicht operiert. Auf Toxinbehandlung schwand der Tumor, die Fraktur heilte und der Patient war noch nach länger als 4 Jahren gesund. Allerdings handelte es sich hier um ein Riesenzellensarkom. Sehr beweisend sind jedoch diese Resultate nicht, denn die Münchener Klinik (B. Strauß) verfügt ohne Toxinbehandlung ebenfalls über 3 Fälle (von 14), die über 3 Jahre nach der Exartikulation der Hüfte gesund blieben und McCosh sah sogar von 6 Hüftexartikulationen 3 über 4½ Jahre gesund bleiben.

Coley hat insgesamt 6 Wirbelsäulensarkome beobachtet. In einem dieser Fälle (großes Sarkom der unteren Brust- und oberen Lendenwirbelsäule mit Lähmung der Beine, der Blase und des Mastdarms) trat nach einjähriger Toxinbehandlung eine völlige noch nach 5 Jahren andauernde Gesundung auf. Auch ein zweiter Fall von Spindelzellensarkom der Wirbelsäule heilte unter Toxinbehandlung und war noch 10 Jahre später gesund.

In einer Serie von 15 operierten Oberarmsarkomen trat nur einmal Heilung auf, und gerade dieser Fall war mit Toxin nachbehandelt worden.

Dieser Fall ist wahrscheinlich identisch mit dem 1908 von Coley mitgeteilten Oberarmsarkom, bei dem es nach Resektion des Kopfes zu einem Rezidiv in der Clavicula und Scapula kam. Da die radikale Entfernung des Schultergürtels verweigert wurde, wurde die Toxinbehandlung eingeleitet mit dem Erfolg, daß der Patient noch nach über 9 Jahren gesund blieb.

Weniger beweiskräftig scheinen die Resultate bei Clavicularsarkomen zu sein, über die Coley 1910 berichtet, da vor allem die Beobachtungszeiten hier zu kurz sind.

Von den 12 mitgeteilten Fällen sind 5 nur operativ behandelt worden, und zwar ohne Erfolg. Von den 7 übrigen Fällen wurden 3 Sarkome nach Totalexstirpation mit Toxin nachbehandelt und sind bisher über 1—2½ Jahre gesund geblieben. Bei 3 anderen Fällen handelte es sich um die Toxinbehandlung von nach der Operation aufgetretenen Rezidiven, die aber zu keinem Resultate führte. In einem letzten Fall war es zunächst auf Röntgenbestrahlung zu einem Schwinden des Tumors gekommen. Das eingetretene Rezidiv reagierte nicht mehr auf die Bestrahlungstherapie. Auf die nunmehr eingeschlagene kombinierte Röntgen-Toxinbehandlung trat zwar zuerst eine Verzögerung des Wachstums ein, der aber später erneutes Wachstum und der Tod nach 1 Jahr folgte.

Die 3 Fälle also, die unter Toxinbehandlung bei der bisher sehr kurzen Beobachtungsdauer ausheilten, lagen relativ günstig, da es sich bei diesen um vorherige Totalexstirpationen gehandelt hat, doch waren andere der oben angeführten ebenfalls mit Totalexstirpation behandelten und nicht mit Toxin nachbehandelten Fälle nicht so günstig verlaufen. Andererseits muß man auch zugeben, daß diejenigen Fälle, in denen die Toxinbehandlung keinen

Nutzen brachte, bereits Rezidive vorstellten und demnach a priori ungünstiger lagen.

Ich will davon absehen, hier noch mehr Zahlen aus dem Material Coleys zu geben. Es ist jedenfalls nicht abzuleugnen, daß manche seiner Fälle auffallend von der Toxinbehandlung in günstigem Sinne beeinflußt zu sein scheinen, auch wenn man in Betracht zieht, daß in vielen Fällen die Beobachtungsdauer noch zu kurz ist, daß sich unter seinem Material auch Riesenzellensarkome, die ja ohnehin eine gute Prognose haben, befinden und daß schließlich auch in manchen Fällen die Diagnose eine irrige gewesen sein wird. Für eine solche Möglichkeit sprechen beispielsweise 2 Fälle, die histologisch als Sarkome gedeutet waren, aber weder zur Operation noch zur Toxinbehandlung kamen und schließlich von Kurpfuschern durch Verabreichung von „internal herb medicines" geheilt wurden. Coley selbst ist derart von der Güte seiner Methode überzeugt, daß er sie nicht nur bei inoperablen Knochensarkomen und als Nachbehandlung nach Operationen anwenden will, sondern auch (1907) bei Oberschenkelsarkomen für eine kurzdauernde, etwa 4 Wochen lange Toxinbehandlung vor der geplanten Operation eintritt. Ist nach einem Monat keine deutliche Besserung vorhanden, so solle man die hohe Amputation ausführen und unmittelbar nach Heilung der Wunde die Toxinbehandlung erneut einleiten.

1906 verfügt Coley über 12 Fälle (3 eigene, 9 Fälle anderer Autoren) von Rund- und Spindelzellensarkomen der langen Röhrenknochen, bei denen die Toxinbehandlung die Amputationen unnötig gemacht und das Glied gerettet habe. Nur 2 von diesen Fällen waren mikroskopisch nicht sichergestellt. Sieht man von einigen dieser Fälle ab, deren Beobachtungszeit unter 2 Jahren betrug, so bleiben immerhin 8 Fälle übrig, die innerhalb einer 3—8jährigen Beobachtung gesund blieben. Dabei sollen einige Fälle so ausgedehnt gewesen sein, daß die Amputation oder Exartikulation in der Hüfte nicht mehr ausführbar war.

Auffallend an den Coleyschen Zahlen ist es, daß die inoperablen Fälle im Vergleich zu den operablen Fällen ein bedeutend günstigeres Resultat zu geben scheinen. Jedenfalls hatte Coley 1907 unter 69 eigenen Fällen von Knochensarkomen der Röhrenknochen nur 10 Fälle, die länger als 3 Jahre gesund blieben, also ein Prozentsatz, der sich von denen anderer Autoren nicht wesentlich unterscheidet. Unter diesen 10 Fällen befanden sich 2 nur mit Toxin behandelte Fälle (1 Tibiasarkom, 8 Jahre rezidivfrei, 1 Femursarkom mit Metastasen nach vorheriger Röntgenbehandlung 4½ Jahre rezidivfrei), weiter ein Tibiasarkom, das zweimal nach konservativer Operation rezidivierte, um dann nach Toxin- und Röntgenbehandlung zu heilen. In 2 weiteren Fällen waren die geheilten Fälle mit radikalen Operationen und nachfolgender Toxininjektion behandelt worden. Die anderen 5 Fälle waren nur operiert worden (2 von diesen metastasierten nach 5½ bzw. 8 Jahren). Ein 11. Fall heilte ohne Therapie, so daß die Diagnose wohl irrtümlich war. Nun sind allerdings von den etwa 70 Fällen Coleys 17 nicht weiter verfolgt, ein Teil befindet sich noch in Behandlung oder ist erst weniger als 3 Jahre rezidivfrei, so daß sie nicht als Heilungen gezählt wurden. Es ist daher schwer, sich ein endgültiges Urteil über die Wirksamkeit des Coleyschen Mittels zu bilden, besonders da die zahlreichen Arbeiten Coleys meist nur über Einzelresultate berichten und ein Überblick daher hinsichtlich des gesamten Dauerresultates schwierig ist. Eine diesbezügliche zusammenfassende Veröffentlichung Coleys wäre sehr erwünscht, da jetzt ein genügend lange beobachtetes Material vorliegen muß. Meine an Coley gerichtete Bitte um Übersendung einer tabellarischen Übersicht seiner gesamten Resultate bis jetzt, die ich an dieser Stelle mitteilen wollte, blieb leider unbeantwortet.

Immerhin erregten die Coleyschen Resultate die Aufmerksamkeit der ärztlichen Welt in so hohem Grade, daß auch außerhalb Amerikas seine Methode mehrfach nachgeprüft wurde, ohne daß aber die günstigen Erfolge Coleys bestätigt werden konnten. Allerdings scheint in den meisten Fällen mit geringeren Mengen und Dosen gearbeitet worden zu sein, als sie Coley anwendet. Sehr scharf wendet sich Roncali (1897), der im übrigen auch eine parasitäre Ätiologie (Blastomyceten) der malignen Tumoren annimmt, gegen die Methode Coleys, deren Heilerfolge nur spärlich seien und der ernste Gefahren (eitrige Pleuritis und Peritonitis) anhafteten. Seine eigenen Versuche mit einem nach Coleys Angaben hergestellten Gemisch fielen negativ aus. In Deutschland haben sich am frühesten und eingehendsten Friedrich (1895) und Petersen (1896) mit der neuen Methode beschäftigt und auf dem Chirurgenkongreß über ihre Erfahrungen berichtet. Friedrich und Petersen verwandten reine Streptocokkenpräparate wie auch Mischkulturpräparate und stimmen mit allen Autoren in der Beobachtung überein, daß die Mischkulturpräparate im Gegensatz zu den ersteren ganz bedeutend stärkere Allgemeinreaktionen verursachen, die sich schon nach Injektion von 0,1—0,2 ccm in hohem Fieber, Schüttelfrost, zuweilen in Kollaps, Dyspnoe, Cyanose, Aussetzen des Pulses äußerten. Dieser Zustand dauerte ³/₄—2 Stunden, wonach rascher Temperaturabfall und langsame Erholung eintrat. Auch gastrische Symptome wie Durchfall und Erbrechen wurden beobachtet. Die höchste Zahl der von Friedrich ausgeführten Injektionen betrug 35 (von 0,1—3,0 ccm). Die örtlichen Erscheinungen nach Injektionen in das Geschwulstgewebe selbst bestanden meist in Rötung, Schwellung, geringem Ödem und mäßiger Schmerzempfindlichkeit. Häufig wurden Nekrotisierungen beobachtet. Bei Carcinomen — auch hierin stimmen alle Autoren überein — wurde niemals ein Erfolg erzielt, während doch der eine oder andere Sarkomfall wenigstens für eine Zeitlang günstig beeinflußt zu werden schien, ohne daß es aber zu einer Heilung kam. Speziell hinsichtlich der Knochensarkome berichtete in der Diskussion zu dem Friedrichschen Vortrag Kocher von einem Fall von inoperablem Beckensarkom, der wohl auch mit dem von Krönlein an gleicher Stelle erwähnten identisch ist, bei dem zuerst eine Rückbildung der Geschwulst bis auf einen kleinen Rest erzielt wurde. Später wuchs die Geschwulst jedoch wieder und der Patient erlag schließlich seinem Leiden. Auch andere Autoren wie Repin (zit. bei Eschweiler), Koch, der bei einem Femursarkom zuerst allerdings eine Besserung sah, und in neuerer Zeit noch Baruch, dessen Versuche ich an der Breslauer Klinik zum Teil mitverfolgen konnte, konnten keine besonderen Heilwirkungen erzielen, wenngleich auch, wie gesagt, bei Sarkomen häufig eine gewisse vorübergehende Einwirkung nicht zu verkennen war. Auch Oser hatte bei allerdings inoperablen Fällen nur vorübergehende Besserungen, unter anderem bei zwei Scapularsarkomen.

Pathologisch findet man außer Nekrosen auch fettige Degeneration der Geschwulstzellen.

Die Ansicht, daß es sich bei den Einwirkungen des Coleyschen Präparates auf die Geschwülste um eine spezifische Wirkung, einen spezifischen Antagonismus zwischen den Streptocokkentoxinen und den Geschwulstelementen handeln solle, lehnen Friedrich, Petersen und Eschweiler, wie ich glaube mit vollem Recht, ab, und das gilt wahrscheinlich für alle derartigen Streptocokkenpräparate (z. B. für das Emmerich-Schollsche Serum, s. u.) wie auch für das natürliche Erysipel. Schon Bruns hatte 1888 darauf hingewiesen, daß auch bei anderen schwer fieberhaften Infektionskrankheiten wie bei Scharlach, Typhus, Cholera, Pyämie die malignen Tumoren im Wachstum gehemmt werden und sogar zum Schwinden gebracht werden können und die vorhin erwähnten Fälle W. Müllers, bei denen es nach Probeexcision und nachfolgender Eiterung, wobei einmal eine Pyocyaneusinfektion vorlag, zu langdauernder Heilung gekommen war, sprechen vielleicht auch für die Wirkung eines unspezifischen Reizes. Petersen hält die örtlichen (Nekrotisierungen) Veränderungen an den Geschwülsten bedingt durch die starke Reaktion des Gesamtorganismus, wodurch eine Anzahl schlecht ernährter und biologisch labiler Geschwulstzellen zugrunde ginge, sowie durch die direkte Einwirkung der chemisch differenten Flüssigkeit auf die Geschwulst. Diese Anschauungen nähern sich in gewissem Sinne unserer modernen Proteinkörpertherapie und den Ansichten Biers über die heilende Einwirkung einer „physiologischen" entzündlichen Abwehrreaktion auf manche pathologischen Prozesse (Chirurgenkongr. 1921), während er an eine „serologische" Wirkung nicht glaubt, so z. B. auch bei den Tumorextrakten.

Wenngleich also die Coleysche Methode, wie es schon 1897 Löffler betonte, niemals als Ersatz für die möglichst frühzeitige Operation der Knochensarkome angesehen werden darf und auch Coleys Vorschlag, der Operation einen vierwöchentlichen Versuch mit seiner Injektionstherapie vorauszuschicken, bisher abzulehnen ist, so könnte man die Anwendung dieser Methode bei inoperablen Tumoren wie zur Nachbehandlung nach der operativen Entfernung doch vielleicht nicht unbedingt von der Hand weisen und evtl. mit der Röntgenbestrahlung kombiniert versuchen.

Ebenfalls um ein Vaccin handelt es sich bei dem Schmidtschen Antimeristem (früher Cancroidin) bzw. Novantimeristem, das aus abgetöteten Reinkulturen eines zur Klasse der Mykomyceten gehörenden Protozoons hergestellt ist, den Schmidt für den Erreger der malignen Tumoren hält und mit dem ihm auch nach seinen Angaben im Tierversuch, auch bei männlichen Mäusen, die Erregung echter maligner Tumoren gelungen sei. Einige dieser Präparate (makroskopisch) konnte Verfasser selbst sehen, unter diesen ein Tier, bei dem sich der Tumor nicht an der Impfstelle, sondern entfernt von dieser entwickelt hatte. Das Mittel wird subcutan gegeben (genaue Gebrauchsanweisungen werden von der Fabrik [Bakteriol.-chem. Laboratorium Wolfgang Schmidt in Köln] mitgegeben); die Körpertemperatur muß während der ganzen Kur gemessen werden. 6—8 Stunden nach der Injektion pflegt die Reaktion einzutreten.

Steigt nach der Injektion die Temperatur (in der Mundhöhle gemessen) über 38° oder erhebt sie sich, bei schon bestehendem Fieber, um 0,8—1,0° über die gewöhnliche Kurve des Kranken und ist am nächsten Tage noch nicht unter 37,6° bzw. um 0,8—1,0° gesunken, so sind die Injektionen für 1—2 Tage auszusetzen. Nach der Pause ist dann nicht die nächst höhere Dosis zu verabreichen, sondern dieselbe Dosis, die die Reaktion hervorgerufen hat, ist noch einmal zu geben.

Die Injektionen müssen stets unterbrochen und so lange ausgesetzt werden bis die allgemeinen, wie auch lokalen Reaktionen (bei letzteren starke Rötungen oder Schwellungen der Injektionsstellen) ganz abgeklungen sind.

Das Vaccin, das in verschieden starken Konzentrationen geliefert wird, soll einerseits die Diagnosenstellung ermöglichen, indem eine Temperatursteigerung um 1^0 über die vorher exakt gemessene Normaltemperatur für die Malignität des Tumors beweisend sein soll; andererseits soll es durch Anwendung vor und nach der Operation Rezidive und Metastasen verhüten, die Resultate unvollkommener Operationen bessern und schließlich bei inoperablen Fällen Verwendung finden. Die Kur muß sehr lange fortgeführt werden, mindestens noch ein Jahr lang nach der scheinbaren Heilung. Die Verbindung seiner Anwendung mit Röntgentiefentherapie wird empfohlen. Über die therapeutische Wirksamkeit des Mittels ist bisher wohl noch keine sichere Entscheidung zu fällen. Czerny, der es im Heidelberger Samariterhaus in großer Menge anwandte, konnte zwar gelegentlich Besserungen, aber keine Heilungen feststellen (Chirurgenkongreß 1910), und ein Jahr später urteilte Werner noch ungünstiger über das Mittel und sprach ihm jegliche spezifische Heilwirkung ab. Die bisher mitgeteilten günstigen Resultate betreffen meist Carcinome und scheinen nicht sehr zahlreich zu sein. Von geheilten Knochensarkomen liegen vor ein Fall von rezidivem Oberkiefersarkom von Claes und ein rezidives Fibrosarkom des Zungenbeins von Schepens sowie vielleicht noch ein inoperables großzelliges Sarkom des Nasenrachenraumes von Gross. Bei diesen Fällen, die auch histologisch rektifiziert waren, wurde, wie die Fabrik mitteilt, die dauernde Heilung nach 7, 6 und 8 Jahren bestätigt.

Wenngleich also die Ausbeute an günstig verlaufenden Fällen nicht sehr groß zu sein scheint, sind doch vielleicht bei inoperablen Fällen oder neben der operativen Behandlung die Versuche mit diesem Mittel fortzuführen. Daß das Antimeristem etwa die Operation verdrängen solle, lehnt sein Erfinder selbst nachdrücklich und anerkennenswerterweise ab.

Neuerdings wird von Schmidt auch ein Serum hergestellt, nachdem es gelungen sei, den Parasiten vom Mukor, mit dem er in Symbiose lebt, zu isolieren und rein zu züchten. Auch mit diesem Serum, das noch nicht im Handel erschienen ist, sind bei intravenöser Injektion, wie mir der Erfinder mitteilte, günstige Beeinflussungen beobachtet worden.

Die Anwesenheit von Parasiten im Körper könne mit Hilfe der Komplementablenkung nachgewiesen werden, wobei das Antigen als Extrakt aus den Kulturen selbst hergestellt wird. Annähernd 60% aller Menschen scheinen nach mündlicher Mitteilung Schmidts Parasitenträger zu sein, ohne daß es darum gesagt ist, daß alle diese positiv reagierenden an Krebs erkranken. Es scheinen nach der Auffassung des Erfinders also nur Zellen zur Wucherung gebracht werden, die irgendwie disponiert sind.

Auf dem Wege der passiven Immunisierung durch Immunsera versuchten Héricourt und Richet einerseits und Emmerich und Scholl andererseits den Kampf gegen die malignen Geschwülste aufzunehmen (1895).

Héricourt und Richet stellten ihr Serum in der Weise her, daß sie ein von Reclus exstirpiertes Osteosarkom zerkleinerten, Wasser hinzusetzten und nun diese Flüssigkeit nach Filtration einem Esel und zwei Hunden injizierten, ohne daß eine Reaktion auftrat. Aus dem einige Tage später (6, 7 und 12 Tage) entnommenen Blut dieser Tiere wurde das Serum hergestellt. Der Vorteil dieser Herstellungsart des Serums liegt nach Héricourt und Richet darin, daß sich auf diese Weise die Serotherapie nicht nur bei den Infektionskrankheiten anwenden läßt, deren Erreger bekannt sind, sondern auch bei Affektionen deren bakterieller Ursprung, wie bei den Geschwülsten, noch problematisch ist. Der erste von ihnen mit diesem Serum behandelte Fall betraf eine Patientin mit einem an den Rippen adhärenten Fibrosarkom der Thoraxwand, der während 40 Tage täglich 3 ccm Serum in die Umgebung der Geschwulst injiziert wurden mit dem Erfolg, daß sich der Tumor um $^2/_3$ seiner Größe verkleinerte.

In einer nur kurze Zeit später erschienenen Publikation berichten die Verfasser, daß sich die Zahl der so behandelten Fälle schon auf etwa 50 belaufe, ohne daß gesagt wird, wie hoch die Zahl der Carcinome und Sarkome gewesen ist. In der Beurteilung der Wirksamkeit ihres Serums sind nun Héricourt und Richet außerordentlich optimistisch und lassen doch die nötige Kritik vermissen. Sie rühmen der Behandlung die fast unmittelbar während der Dauer der Behandlung und oft noch darüber hinaus anhaltende Verminderung der Schmerzen nach, die Besserung der Ulcerationen, das Auftreten guter Granulationen und die Zunahme der Vernarbung. Die Drüsen sollen sich bedeutend verkleinern und zuweilen (!) auch die Tumoren. Bei einem Osteosarkom des Femur trat jedesmal, solange Injektionen ausgeführt wurden, eine beträchtliche Verkleinerung auf, die beim Fortlassen der Injektionen aufhörte, um bei Wiederaufnahme derselben erneut einzutreten; jedoch gelang es nicht, den Tumor um mehr als die Hälfte zu verringern. Die Angabe Héricourts und Richets, daß das Allgemeinbefinden der Patienten sich unter ihrer Serumtherapie so bessert, daß Kranke, denen die Ärzte nur noch wenige Tage zu leben gaben, noch zwei, drei und mehr Monate am Leben blieben, ist ebenso vage und subjektiv wie ihre Behauptung, daß die Ausbreitung der Krankheit verzögert wurde, auch wenn eine Verkleinerung des Tumors nicht eintrat. Jedenfalls müssen die Erfinder der Methode nicht nur zugeben, daß in vielen Fällen keine Besserung zu konstatieren war, was noch nicht gegen das Mittel sprechen würde, als aber auch vor allem, daß eine Besserung bis zur Heilung in keinem Falle erzielt werden konnte. Es tritt nämlich nach 1—2 Monaten eine Gewöhnung an das Serum ein, so daß es keine Wirkung mehr entfaltet. Übrigens traten auch nach diesem Mittel in einigen Fällen nach der Injektion Urticaria und auch Synkope auf, Zufälle, die wohl als Anaphylaxie zu deuten sind. Schließlich meinen Héricourt und Richet, daß ihre Serumtherapie vielleicht in Verbindung mit der operativen Therapie gute Resultate geben könnte.

Jedenfalls scheinen mir die Erfolge der Serumtherapie Héricourts und Richets doch sehr mäßige, wenn nicht negative zu sein und nicht entfernt an die Coleyschen Resultate heranzureichen. Und wir können uns in keiner Weise dem optimistischen Urteil dieser Autoren anschließen, die zwar zugeben, daß ihr Serum wohl die malignen Neoplasmen nicht radikal zu heilen imstande ist, von dem sie aber behaupten, daß es dieselben doch rapide bessere und in einem solchen Maße wie keine andere Methode Effekte hervorzubringen in der Lage sei, „die sich der völligen Heilung nähern". Davon kann gar keine Rede sein.

Roncali, der rein theoretisch die Idee Héricourts und Richets für besser als die Coleys hält, will die negative Wirkung des Serums dadurch erklären, daß der zur Herstellung benutzte Tumorsaft als Sekretionsprodukt des cancerösen Mikroorganismus nicht genügend toxisch sei, um ein wirksames Serum zu erzeugen. Denn die Sekretionsprodukte der Parasiten, die Epitheliome und Sarkome hervorbrächten, nämlich der Blastomyceten, seien durchaus nicht toxisch.

Noch mehr enttäuscht hat das von Emmerich und Scholl (1895) hergestellte Krebs- oder besser „Erysipelserum", das sich prinzipiell von dem Serum Héricourts und Richets dadurch unterscheidet, daß die Tiere, von denen das Serum gewonnen wird, nicht mit Tumorextrakt, sondern mit Streptocokken immunisiert wurden. Die Herstellung war folgende:

Mit von Erysipel oder Puerperalfieber stammenden Streptocokken wurden nach Kaninchenpassage Schafe immunisiert. Das Serum der Schafe wurde durch Chamberlandkerzen filtriert und nach 0,4% Trikresolzusatz zu Injektionen in das Tumorgewebe benutzt. Begonnen wurde mit 0,3—0,5 ccm, je nach der Reaktion wurde die Dosis täglich gesteigert.

Auch Emmerich und Scholl haben ihr Präparat außerordentlich enthusiastisch empfohlen und sich sogar zu der Behauptung verstiegen, daß „wir endlich im Erysipelserum ein Specificum gegen den Krebs besäßen". Die Verfasser berichten selbst über 6 mit ihrem Mittel behandelte Carcinome und einem Fall von steinhartem Sarkom der Schultergegend (also wohl einem Knochensarkom), das 6 Jahre bestehend nach dreiwöchentlicher Behandlung Rückgang und Erweichung zeigte, ohne daß aber nähere Angaben gemacht werden, wie auch die Berichte über die anderen Fälle ganz ungenügend und wissenschaftlich unzureichend sind. So war die Kritik Petersens an der Arbeit Emmerich und Scholls, die sich auch auf theoretische Einzelheiten, wie auf die nicht bewiesene Annahme eines Krebsparasiten erstreckte, völlig begründet und konnte weder durch die gegen ihn, noch gegen Bruns gerichteten nicht sehr erquicklichen Gegenschriften Emmerich und Scholls entkräftet werden.

Auch die praktischen Erfahrungen, die andere Autoren mit diesem Präparat machten, waren nicht geeignet, von dessen Wirksamkeit zu überzeugen. Alle berichten über schwere Allgemeinerscheinungen mit bedrohlichen akuten Symptomen wie Dyspnoe, Cyanose, schwerem Kollaps. Auch Nephritis (v. Jaksch) und Urticaria kamen zur Beobachtung, wogegen man von Heilerfolgen nicht sprechen kann. Nur Rosenberger berichtet von einem guten Erfolge, den er mit dem Emmerich-Scholl-Serum bei einem Rundzellen- (Knochen-?) Sarkom des Unterschenkels gehabt habe, während es beim Carcinom versagte. Aber auch über diesen noch nicht lange genug beobachteten Fall ist meines Wissens nie mehr etwas veröffentlicht worden. Ein von Bruns beobachtetes Sarkom des Schläfenbeins bzw. der Dura mater, das innerhalb 4 Wochen 20 Injektionen von zusammen 80 ccm erhielt, wurde in seinem Wachstum nicht aufgehalten. Lartschneider mußte unter anderem bei einem inoperablem Oberschenkelsarkom nach drei Injektionen von je 3—5 ccm Serum die Behandlung abbrechen, da sie für den Patienten zu qualvoll war. Bei 4 Carcinomfällen trat eher eine Verschlechterung ein, ein Drüsensarkom verkleinerte sich unter der sehr qualvollen Behandlung. Auch Pichler hatte bei je einem Sarkomrezidiv des Unterkiefers und einem Sarkom der Beckengegend keinen Erfolg, wenn auch bei dem letzteren, das vielleicht nicht vom Knochen, sondern von der Fascie ausging, zuerst ein starker Rückgang zu verzeichnen war, und auch v. Jaksch hatte keinerlei Erfolge (1 Unterkiefersarkom, 3 Weichteil- bzw. Lymphosarkome) und rät von der Behandlung ab.

Ebenso hat Kopfstein mit einem eigenen Serumpräparat keine guten Erfolge bei malignen Tumoren erzielt und verwirft daher die Serumtherapie. Allerdings unterschied sich dieses Präparat von dem Emmerischschen Serum dadurch, daß es nicht von chronisch infizierten Tieren, sondern von einem einmalig infizierten Tier gewonnen wurde. Auch bei dem Kopfsteinschen Präparat traten schwere Nebenerscheinungen auf. Unter anderem berichtet dieser Autor über ein Sarkom des Darmbeins, das in 23 Tagen 18 g Serum intratumoral erhielt und sich trotzdem vergrößerte.

Daß es übrigens durch die Filtration durch Chamberlandfilter nicht immer gelingt, das Serum von den zur Immunisierung benutzten Streptocokken keimfrei zu machen, zeigt eine Beobachtung Freymuths, wo sich bei einem Patienten mit rezidivierender sarkomatöser Epulis nach der vierten Injektion mit Emmerisch-Schollschem Serum ein echtes Erysipel entwickelte, an dem sich auch noch die Frau des Patienten ansteckte. Über den Ausgang der Epulis ist nichts gesagt.

Auch die von anderen Autoren stammenden Sera, z. B. das von Doyen, hat keine Bedeutung erlangt.

So hat die Serumtherapie, die auch Coley nach kurzem Versuch wieder verlassen hat, keine Erfolge aufzuweisen und ist auch nach kurzer Zeit, wie es scheint, wieder in Vergessenheit versunken.

Wieder dem Prinzip der allgemeinen Immunisierung nähern sich Versuche, durch Einverleibung von Tumorextrakten oder Tumoremulsionen den Kampf gegen die malignen Tumoren aufzunehmen.

Keysser (1913) will zwischen diesen beiden Methoden streng unterschieden haben, da die Behandlung mit Tumorextrakten eine Autofermenttherapie sei, und nur die Behandlung mit Tumoremulsionen, also dem gesamten Tumormaterial plus dem hypothetischen Tumorparasiten Anspruch auf die Bezeichnung einer aktiven Immunisierung bzw. Autovaccination habe.

Die Versuche dieser Art gehen bereits auf Jensen, Leyden und Blumenthal (1902) und Ehrlich (1906) zurück und wurden teils mit abgetötetem Material wie auch nach dem Vorgang Delbets mit lebendem Material vorgenommen, wobei Graff und Ranzi — wie später auch von Delbet bestätigt wurde — den Mißerfolg zu verzeichnen hatten, daß ein Impftumor anging und solches auch in ihren Tierversuchen beobachteten; eine absolute Immunität gegen die Nachimpfung wird also nicht sicher erzeugt. Bei ihren Versuchen mit abgetötetem Material an Menschen, worunter sich aber kein Knochensarkom befand, beobachteten Graff und Ranzi einige Male eine längere Rezidivfreiheit, wollen aber daraus noch keine bindenden Schlüsse ziehen. Auch Werner (1911) sah in einigen Fällen, die anscheinend mit Tumorextrakten des betreffenden Patienten selbst behandelt wurden (scheinbar Carcinome), auffallend lange Rezidivfreiheit (relative Immunität [Caspari]).

Lunkenbein hat sich dann erneut diesen Problemen wieder zugewandt und will durch Injektion von Tumorextrakten (Carcinomextrakt gegen Carcinome, Sarkomextrakt gegen Sarkome) den Organismus befähigen, spezifische Fermente gegen die lebenden Tumorzellen zu bilden und sie so zu vernichten (1914).

Der Tumor, der solid und geschlossen, also nicht ulceriert sein darf, wird während oder spätestens unmittelbar nach der Operation unter strengsten aseptischen Kautelen von allem umgebenden Gewebe gesäubert, in sterile mit 0,5% Phenol-NaCl-Lösung getränkte Gaze eingewickelt und in einem sterilen, mit gut schließendem Stöpsel versehenen Präparatenglas als Eilpaket an die Höchster Farbwerke geschickt, die die Herstellung des Extraktes übernehmen. Alle Antiseptica, auch Jod, sind von der Geschwulst fernzuhalten Die Höchster Farbwerke liefern auf Verlangen besondere für Eis-Salzkühlung eingerichtete Präparatengläser.

Der Tumorextrakt wird intravenös injiziert, und zwar mit 1 ccm begonnen. Bei ausbleibender Reaktion steigt man unter Verdoppelung der Dosen in zweitägigen Pausen, bis man eine genügende Reaktion erhält. Dann wird nur noch vorsichtig etwa um 1 ccm jedesmal gesteigert, und zwar soll man nach schwacher Reaktion 3—4 Tage warten, nach mittlerer 5—6 Tage, nach starker 7—8 Tage. Stets jedenfalls so lange, bis sich der Patient wieder erholt hat; doch soll man auch nicht allzu lange Pausen einschieben. Auch bei diesem Mittel sollen Sarkome, wenn sie nicht zu groß sind und keine zu schweren Kachexien hervorgerufen haben, günstiger als Carcinome reagieren.

Aus der dem Referat Lunkenbeins folgenden Diskussion gewinnt man nicht den Eindruck, als ob mit diesem Verfahren günstige Erfolge erzielt wurden. Auch hier wurden teilweise sehr starke, zum Teil lebensgefährliche Reaktionen beobachtet. Mikroskopisch fanden sich zwar starke Nekrosen, aber keine Heilung. Ein von Städtler referierter Fall von Tibiasarkom, der anscheinend geheilt war, bekam dann eine Pleuritis, so daß also die Möglichkeit einer Metastasierung nahe liegt. Ob Lunkenbein in der Folge, wie es anscheinend in seiner Absicht lag, noch mit anders hergestellten Tumorextrakten Versuche angestellt hat, ist mir nicht bekannt. Ebenso sah Pflaumer keine richtigen Heilerfolge und auch Stammler fand sich in seinen optimistischen Hoffnungen getäuscht.

Nach Versé (1914) soll übrigens Rovsing durch Behandlung mit einem Tumorextrakt bei 2 Fällen von Sarkomrezidiven des Oberschenkels Heilung erreicht haben.

Auch Keysser, auf dessen eingehendes Referat 1913 besonders hingewiesen ise, beschäftigt sich neuerdings mit der Behandlung maligner Tumoren durch Tumorextrakte und hat darüber zuletzt auf dem Chirurgenkongreß 1921 kurz berichtet. Er injiziert jedesmal intravenös 0,2 ccm einer sehr dünnen Emulsion, mit 6—8 tägigen Intervallen, im ganzen bis 3 ccm der Stammlösung, so daß im ganzen 4—5 Monate zur „aktiven Immunisierung" nötig sind. Die Einhaltung eines Intervalls von 6—8 Tagen zwischen den einzelnen Injektionen hält Keysser für besonders wichtig, damit die folgende Injektion nicht in eine „negative Phase" (nach Wright) fällt. Neben mehreren Fällen von Carcinomen berichtete er über ein nicht radikal zu exstirpierendes Kreuz- und Steißbeinsarkom und ein periostales Sarkom, die beide bisher über 7 Jahre rezidivfrei blieben.

Irgendein Urteil läßt sich bisher über diese Methode, deren weitere Resultate interessieren, noch nicht fällen. Bier steht, wie bereits erwähnt, auf dem Standpunkt, daß es sich nicht um eine serologische Wirkung handele, sondern um eine wahrscheinlich durch Zersetzung des Bluteiweißes bedingte und auch durch Injektion anderer Stoffe (z. B. artfremdes Blut) oder durch Röntgenbestrahlung erreichbare entzündliche Reaktion des Organismus. Auch Tuffier hat schon 1905 im Hinblick auf die Serumtherapie der malignen

Tumoren und die damit erzielten partiellen Besserungen den Standpunkt vertreten, daß es sich nicht um eine spezifische Wirkung eines bestimmten Serums handele, sondern daß jedes beliebige Serum z. B. ein Antidiphtherieserum, durch Erzeugung einer Hyperleukocytose vorübergehende Erfolge zeitige.

Ebenso glaubt Caspari, daß bei der Behandlung der Tumoren die Erzeugung einer unspezifischen Immunität im Vordergrund steht im Gegensatz zu den Infektionskrankheiten, und findet das Gemeinsame in der Wirkung der Bestrahlungen, der Blutinjektionen, der Autolysat- und Tumorextraktbehandlungen darin, daß durch alle diese Methoden ein Leukocytenzerfall hervorgerufen werde, dem dann eine Leukocytose folge, welch letztere aber nur als reparatorischer Vorgang zum Ersatz der zugrunde gegangenen Leukocyten aufzufassen sei und mit der Erzeugung der Immunität an sich nichts zu tun habe. Es gehen also in allen diesen Fällen primär Zellen zugrunde, wodurch es zu einer spezifischen Einwirkung auf den Organismus im Sinne einer Tumorimmunität und dem komme, was auf dem Gebiet der Infektionskrankheiten als unabgestimmte Immunität, Proteinkörpertherapie usw. bezeichnet werde. Caspari erinnert dabei an die Arbeiten des Botanikers Haberlandt über die sog. Wundhormone bei Pflanzenzellen und die Freundschen „Zellzerfallshormone". Neben der unspezifischen Immunität muß man allerdings nach den Versuchen Casparis auch das Auftreten einer spezifischen Immunität beim Tumorwirt bzw. nach Behandlung mit Tumorextrakten, Tumorimpfungen usw. annehmen, doch scheint ihm, wie gesagt, diese Form der Immunität gegenüber der unspezifischen Form weit zurückzutreten.

Den Grund des Unterschiedes zwischen den anders gearteten Immunvorgängen bei den Infektionskrankheiten einerseits und den Tumoren andererseits sieht Caspari darin, daß Stoffwechsel- und Eiweißsubstanzen der Bakterien für den Menschen so körperfremd sind, daß spezifische Gegenreaktionen ausgelöst werden, während bei den Tumoren, die aus abgearteten Körperzellen bestehen, der Grund zur Spezifität in Fortfall kommt oder doch jedenfalls stark herabgesetzt wird.

An dieser Stelle möchte ich schließlich noch therapeutische Versuche erwähnen, über die Kotzenberg in letzter Zeit berichtet hat. Die eine Versuchsreihe wurde mit einem von Deutschmann inaugurierten Serum der Firma Ruete-Enoch in Hamburg behandelt, das von mit Ovarien geimpften Tieren gewonnen war. Deutschmann ging dabei von dem Gedanken aus, durch parenterale Verimpfung von tierischen Keimzellen, also Ovarien oder Testikeln, auf einen lebenden Tierkörper diesen zur Bildung von Abwehrstoffen gegen das Wuchern der Keimzellen zu veranlassen, und versprach sich von dem Serum derartig behandelter Tiere eine therapeutische Einwirkung auf das Wuchern der Tumorzellen. Bei den 5 so behandelten Fällen (1 Cancroid, 4 Carcinome) glaubte Kotzenberg eine Besserung feststellen zu können.

In einer anderen Versuchsreihe verwandte Kotzenberg ein anderes Serum, dessen Herstellung auf einer von Lübbert aufgestellten Theorie beruht. Lübbert stellt sich das Wesen der malignen Tumoren so vor, daß zuerst eine präcarcinomatöse Erkrankung das ganze Organ befällt, der zufolge es zu einer Schädigung und zum Schwund des Protoplasmas kommt, so daß schließlich die Zellkerne von ihrem Protoplasma entblößt sind und frei werden. Ein Teil dieser Kerne „befruchtet" dann andere erkrankte Zellen, und diese kernbefruchteten Zellen, die gleichsam eine neue Zellrasse bilden, stellen die Mutterzellen der Geschwulstzellen dar. Der neue Kern dieser Zellen hat erstens eine an und für sich den sonstigen Zellen des Geschwulstträgers fremde Chromatinzusammensetzung als auch überhaupt zuviel Chromatin an und für sich. Lübbert spritzte nun Chromatinsubstanz, die aus den Hoden gewonnen wird, Kaninchen ein und erwartet nun, daß sich in dem Serum dieser Tiere eine Abwehrsubstanz gegen dieses Chromatin bildet. Mit diesem Serum hat also Kotzenberg einige weitere Fälle gespritzt, darunter ein Femursarkom, und glaubt, daß demselben eine wachstumshemmende Wirkung zukommt. Auch hier ist ein Urteil noch nicht möglich und weitere Versuche bisher noch abzuwarten.

An dieser Stelle möge es gestattet sein, ein kurzes Wort über die parasitäre Theorie der Carcinome und Sarkome einzufügen. Es hat ja nie an Stimmen gefehlt, die Bakterien als Erreger der malignen Tumoren verantwortlich machen wollten, und neben vielen unkritischen Phantasien finden sich unter den Verfechtern dieser Theorie auch manche ernste Forscher. So stand Czerny der parasitären Ätiologie der malignen Tumoren zum mindesten nicht ablehnend gegenüber, wenn er auf der Naturforscherversammlung 1912 sagte: „Obgleich der Krebserreger noch nicht entdeckt ist und obgleich die direkte Übertragung beim Menschen keine Rolle spielt, so drängen doch alle Untersuchungen der Neuzeit zu der Annahme, daß die eigentliche Ursache der Krebskrankheit von außen in den Menschen hineinkommt, und daß sie in irgendeiner Form im Boden oder in Häusern, welche wir bewohnen, vielleicht auch in der Nahrung, welche wir einnehmen, steckt." Unter den neueren Autoren sind es besonders Emmerich und Scholl sowie Coley, der ja gerade über ein besonders großes Material von Knochensarkomen verfügt, die die Ansicht vertreten haben, daß die malignen Tumoren auf einer parasitären Infektion beruhten. Unendlich groß ist die Zahl derer, die die parasitären Erreger bösartiger Geschwülste gefunden haben wollen, wobei jeder die Befunde seiner Vorgänge für falsch erklärt. Die sehr reichliche Literatur hierüber findet sich u. a. in den Arbeiten Pianeses, Kovatschevas und vor allem bei Behla (1901) und bei Feinberg (1903) angegeben.

Bisher hat keiner der zahlreichen als Krebserreger proklamierten Bakterien oder sonstigen Gebilde, unter denen sich eine große Zahl von Blastomyceten befindet, seine Stellung behaupten können. Busse, der als erster Blastomyceten (Hefe) als Krankheitserreger festgestellt hat, hat in einer sehr schönen Arbeit 1897 alle bisher erschienenen Arbeiten einer kritischen Nachprüfung unterzogen. Es geht daraus hervor, daß die durch pathogene Hefen hervorgerufenen Geschwülste nicht als echte Geschwülste aufgefaßt werden können, sondern daß sie entzündliche Tumoren darstellen oder durch massenhafte Anhäufung der Blastomyceten hervorgerufen sind, wie es auch Versé in einem Falle sah. Auch der von Busse zuerst gezüchtete Blastomycet stammt nicht von einem Tibiariesenzellensarkom, wie in der Literatur mehrfach angegeben wird und wie Busse es zuerst selbst geglaubt hatte, sondern nach dem Ergebnis seiner Untersuchung zählt Busse die übrigens den ganzen Körper einnehmende Erkrankung in das Gebiet der chronisch parasitären Entzündungen, wie es Aktinomyces und Tuberkulose sind. Daß es mitunter gelingt, aus einem malignen Tumor einen Hefepilz zu züchten, ist sicher, aber der strikte Nachweis, daß derselbe auch der Erreger der Geschwulst ist, wurde bisher noch von keinem Untersucher erbracht, wenngleich der negative Ausfall der Tierversuche noch nicht absolut gegen diese Möglichkeit zu sprechen braucht. Auch Kovatscheva kommt 1900 in einer eingehenden kritischen Arbeit zu dem Schluß, daß die Blastomyceten nicht als Erreger der Carcinome und Sarkome aufzufassen sind. Ebenso sei der von Bra aus Carcinomen und Sarkomen gezüchtete angebliche Krebserreger ein Blastomycet. Kovatscheva konnte mit diesem nie echte Geschwülste vom Bau der Fibrosarkome, wie es Bra behauptet hatte, erzeugen, sondern nur entzündliche Tumoren. Auch von Leopold zusammen mit Rosenthal aus gynäkologischem Material gezüchtete als Blastomyceten angesehene Gebilde wie der von Sanfelice gezüchtete Sachromyces neoformans konnten sich ebensowenig in ihrer Rolle als Krebserreger behaupten, wie Doyens Micrococcus neoformans, über den er 1902 auf dem Chirurgenkongreß berichtete und gegen den er auch ein Serum anfertigte, wie die Rhizipoden Sjöbrings, mit denen er einige Male an Mäusen echte Geschwülste erzielt haben wollte, noch die Chytridiacee Behlas und das Histosporidium Feinbergs u. a. m. Auf das Antimeristem Schmidts und den Parasiten, zu dessen Bekämpfung es hergestellt wurde, bin ich bereits weiter oben eingegangen. 1901 beschrieb Schueller kugelartige Gebilde als Parasiten der Carcinome und Sarkome. Der Geruch der Kulturen der Sarkom- und Carcinomparasiten soll voneinander verschieden sein, auch sollen besonders bei den jüngeren Formen der Parasiten gewisse Unterschiede in der Färbung und in der Gestalt vorhanden sein. Auch Schueller will mit seinen Parasiten experimentell bei Tieren Sarkome und Carcinome erzeugt haben wollen. Doch wurden seine Befunde 1906 von Deetjen ebenfalls insofern widerlegt, als dieser die Schuellerschen Körperchen außer bei Carcinomen auch in adenoiden Rachenwucherungen und hyperplastischen Gaumenmandeln fand und es ablehnte, daß es sich um lebende Organismen und um Erreger des Krebses handeln sollte.

Dies sind nur einige Beispiele aus der vorliegenden umfangreichen Literatur und bisher müssen wir mithin der parasitären Theorie der malignen Geschwülste noch sehr skeptisch gegenüberstehen. Ribbert hat u. a. gegen die parasitäre Theorie nicht mit Unrecht den Einwand erhoben, daß man dann eigentlich für jede Geschwulstunterart auch einen besonderen Erreger annehmen müsse. Weiterhin macht er darauf aufmerksam, daß bei bakteriellen Erkrankungen die Metastasierung durch die Bakterien, bei den Tumoren durch die Geschwulstzellen erfolge, was also einen fundamentellen Unterschied bedeute. Allerdings könnte man hiergegen einwenden, daß mit den Zellen ja auch die Erreger mitverschleppt werden könnten, wie es ja bei der Tuberkulose vorkommt.

Möglich ist es natürlich, und das erkennen auch Ribbert wie Versé und Tendeloo u. a. an, daß die Bakterien durch Entzündungen und durch den toxischen Reiz ihrer Stoffwechselprodukte die lokale Grundlage für die Entstehung maligner Geschwülste abgeben könnten. Es ist sogar nicht ausgeschlossen, daß manche Bakterienarten besonders zur Erzeugung derartiger chronischer Entzündungen geeignet sind. Es wäre aber natürlich falsch, dann derartige Parasiten als „Krebserreger" anzusehen.

c) Die Behandlung mit chemischen Mitteln.

Auch die Verwendung chemischer Mittel hat bei der Behandlung der Knochensarkome bisher noch keine wesentlichen Erfolge gezeitigt, wobei allerdings zu berücksichtigen ist, daß nur inoperable Fälle und meist Carcinome und seltener Weichteilsarkome behandelt wurden, während Knochensarkome nur sehr selten in Angriff genommen wurden. Weder bei intravenöser Verwendung von „tumoraffinen Substanzen" (Schwermetalle) (Neuberg und Caspari), deren Wirkung in einer Steigerung der Autolyse der Tumorzellen begründet ist, liegen bei Knochensarkomen günstige Resultate vor, noch bei Behandlung mit den von Werner eingeführten Cholinverbindungen, einer Substanz, die bei Einwirkung der Röntgen- und Radiumstrahlen auf Lecithin entsteht, übrigens auch ähnliche Blutveränderungen wie die Röntgenbestrahlung hervorrufen soll (Szécsi), daher Verwandtschaft mit der Strahlentherapie der Geschwülste zeigt und die Strahlenwirkung zu imitieren imstande sein soll. Auch die mit Salvarsan oder anderen Arsenpräparaten behandelten und zum Teil günstig beeinflußten Fälle (Czerny und Caan, Heller, Holländer und Pécsi [Atoxyl + Chinin] u. a.) betreffen meist keine Knochensarkome. Nur Sick will mit intravenösen Atoxylinjektionen und gleichzeitiger interner Darreichung von Pillulae asiaticae, zum Teil kombiniert mit Röntgenbestrahlung bei einem anoperierten riesenzellenhaltigen Fibrosarkom des Kreuzbeins weitgehende Besserung erzielt haben, wenn auch der Patient nach drei Jahren starb. Bei einem anderen desolaten, ebenfalls anoperierten Wirbelsäulensarkom (4. Lendenwirbel) derselben histologischen Natur erreichte er sogar eine bisher 12 Jahre lang dauernde Heilung und Samter heilte ein rezidives Tibiariesenzellensarkom durch Arsenikpillen. Bei einem von Voelcker operierten Wirbelsäulensarkom (osteoides Spindelzellensarkom mit myxomatösen riesenzellenhaltigen Partien) sah Manheimer in der Heidelberger Klinik ebenfalls eine günstige Beeinflussung durch intravenöse Atoxylinjektionen; doch beträgt die Beobachtungszeit nur 5 Monate. Bei einem weiteren Fall Sicks (siehe Manheimer), der unter Atoxyl 2 Jahre lang in gutem Zustande war (Sarkom des Stirnbeins, des Schädels, Kiefers, der Röhrenknochen), dann aber zugrunde ging, lag möglicherweise ein Myelom vor. Coley erwähnt 1907 (Tabelle Nr. 30) ein inoperables zentrales Riesenzellensarkom des Femur, das auf ziemlich kurz dauernde Toxinbehandlung und auf Arseninjektionen heilte. Die vorhandene Spontanfraktur konsolidierte und Patient war noch 6 Jahre später gesund. Seligmann hat nach seiner Angabe durch kombinierte Behandlung von Arsacetin und Röntgenbestrahlung nicht nur das Rezidiv eines Ovarialsarkoms, sondern auch dessen Metastasen in der Wirbelsäule zur Heilung gebracht, über deren Dauer aber nichts gesagt ist. Czerny und Caan hatten unter ihrem Material ein Chondrosarkom des Sternums, das nach einmaliger intratumoraler Injektion von 0,6 g Salvarsan in den ersten 8 Tagen auffällig gebessert wurde; danach trat aber ein rapider Rückgang ein und der Patient starb 3 Wochen später.

Truneček, der äußerst lebhaft für die lokale Behandlung von malignen Tumoren durch Arsenikpasten oder -mischungen eintritt und dem Arsen eine derart spezifische nekrotisierende Wirkung auf die „arsenophilen" Tumorzellen im Gegensatz zu den gesunden Gewebszellen zuschreibt, daß nach dem Ton seiner Publikationen eigentlich jeder Krebs heilbar sein müßte, hat zwar hauptsächlich Carcinome mit seiner Methode behandelt, erwähnt aber auch ein rezidives Osteosarkom des Femur, bei dem ebenfalls große Teile des Tumors unter der Arsenapplikation nekrotisch wurden. Über das bei diesem Fall erzielte Resultat ist nichts gesagt.

Von anderen chemischen Mitteln ist z. B. das von Mitchell empfohlene Formalin zu nennen, das wohl im allgemeinen nur symptomatisch als desodorierendes Mittel oder als Styptikum und nekrotisierendes Mittel wirkt, dessen Tiefenwirkung nur eine beschränkte ist, und das wohl zuweilen bei gutartigen und kleineren Krebsen wie bei den Hautcarcinomen des Gesichtes, die ja überhaupt onkologisch und klinisch eine Sonderstellung einnehmen, eine Heilung erzielen wird (s. Bericht Morestins über die übrigens sehr dürftig mitgeteilten Fälle von Estradère in der Pariser chirurgischen Gesellschaft), das aber bei größeren malignen Tumoren, besonders aber bei Knochensarkomen versagen wird, als palliatives Mittel jedoch bei Jauchungen, inoperablen Fällen und ähnlichen zuweilen Nutzen stiften kann.

Ähnlich verhält es sich mit anderen ätzenden Mitteln, mit dem bereits erwähnten Arsen, wie dem Chlorzink, das Voelcker dreimal ohne Erfolg (zwei Beckensarkome, ein Oberkiefersarkom) anwandte, mit dem er aber bei einem rezidiven Sternumsarkom nach Ausräumung desselben eine dauernde Heilung (3 Jahre) erzielt hat. Der histologische Charakter des Sarkoms ist nicht erwähnt. Auf die Unmenge anderer Mittel, die als parenchymatöse Injektionen zur Behandlung maligner Tumoren, meist der Carcinome, vereinzelt aber auch der Knochensarkome benutzt wurden und über die die Dissertation von Mayer einen Überblick gewährt, brauche ich hier nicht näher einzugehen. Irgendwie bemerkenswerte Resultate wurden, besonders bei Knochensarkomen, nicht mit ihnen erreicht.

Auch die Fermenttherapie mit Trypsin ist meines Wissens bei Knochensarkomen nie in Anwendung gekommen.

Zusammenfassend ist also festzustellen, daß die Chemotherapie in der Behandlung der Knochensarkome bisher keine Bedeutung erlangt hat und daß es sich bei der Mehrzahl der wenigen günstig beeinflußten Fälle noch überdies um Riesenzellensarkome gehandelt zu haben scheint.

d) Fulguration, Elektrotherapie.

Die von de Keating-Hart inaugurierte Methode der Fulguration bösartiger Tumoren kommt für Knochensarkome wohl weniger in Betracht und ist nur selten bei solchen zur Anwendung gekommen. Czerny, der über diese Behandlung in Deutschland wohl die meisten Erfahrungen besitzt und auf den Chirurgenkongressen 1908 und 1909 darüber berichtete, erwähnt neben drei Mißerfolgen bei Oberkiefersarkomen einen Fall von Cystosarkom des Unterkiefers, der durch Abtragung des Alveolarfortsatzes, Auslöffelung der papillären Wucherung aus der Cyste und Fulguration geheilt wurde, und meint, daß auch vielleicht bei myelogenen Sarkomen, bei denen er aber die Methode nicht zu erproben Gelegenheit hatte, gute Erfolge erzielt werden könnten. Das ist auch wohl tatsächlich nicht ausgeschlossen, da ein großer Teil dieser Sarkome ja bei den mannigfachsten Methoden, die nur eine ausgiebige Entfernung der

29

Geschwulstmassen bewirken, und das vermag ja auch die Fulguration, zur Heilung zu gelangen pflegen.

Werner empfiehlt 1911 die Fulguration vor allem zur Unterstützung nicht ganz radikal vorgenommener Operationen. Veyrassat heilte ein Osteosarkom des Femur nach Enukleation und Elektrokoagulation mit folgender Salvarsankur (3 Jahre beobachtet).

Die Elektrotherapie in Form von Operationen mit der de Forestschen Nadel kommt für Knochensarkome nicht in Betracht, und auch die seinerzeit von Neftel inaugurierte elektrolytische Behandlung maligner Geschwülste ist meines Wissens bei Knochensarkomen nie zur Anwendung gekommen.

e) Operative Therapie.

Die schlechte Prognose der Knochensarkome und ihr ungünstiges Reagieren auf unvollkommen ausgeführte operative Eingriffe hatte als Regel für die Behandlung den Grundsatz aufstellen lassen, diese Geschwülste weit in das Gesunde hinein auszurotten. Dies war bei den Knochensarkomen der Extremitäten, die ja die überwiegende Mehrheit aller Sarkome bilden, gleichbedeutend mit der Forderung, die befallenen Glieder durch Amputation oder Exartikulation in mehr oder größerer Ausdehnung zu entfernen. Nur bei schaligen Riesenzellensarkomen und bei der Epulis, deren relative Gutartigkeit bekannt war, wurde die Anwendung konservativer chirurgischer Methoden wie Exkochleation, Ausmeißelung, Kontinuitätsresektion so von Volkmann und Nasse empfohlen.

Der Wunsch, möglichst radikal alles Erkrankte fortzunehmen und vor allem keine Sarkomherde im Innern des Knochens zu übersehen, die sich ja zuweilen, aber doch anscheinend nicht sehr häufig, fleckweise zerstreut noch ins Mark hinauf finden, hat sogar vor allem beim Oberschenkelsarkom viele Chirurgen veranlaßt, prinzipiell zu exartikulieren, was Jenckel allerdings nur für Fälle gelten lassen will, die die Mitte des Oberschenkels überragen oder besonders suspekt sind. Nach Jenckels Ansicht sind Rezidive nach Amputationen nicht häufiger als nach Exartikulationen. Allerdings müsse man im Sinne der Nasseschen Forderungen auf genügende Entfernung der Weichteile achten. In neuerer Zeit hat nur B. Strauß (1910) noch einmal in einer Münchner Dissertation eine Lanze für die unbedingte Exartikulation bei Femursarkomen gebrochen, die er sogar auch für die nur am unteren Femurende lokalisierten Knochensarkome für berechtigt hält, da man nur auf diese Weise mit einiger Sicherheit alles Krankhafte entfernen könne.

Es ist meines Erachtens eines der größten Verdienste von Mikulicz, daß er als erster empfahl, den Kontinuitätsresektionen als Ersatz für die Amputationen und Exartikulationen beim Knochensarkom ein größeres Feld als bisher einzuräumen. Er erinnerte dabei (Chirurgenkongreß 1895) an die guten Erfolge besonders englischer Chirurgen (Lucas, Morris, Berkeley-Hill), an die von v. Bergmann und von v. Bramann (Resektion von 15- bzw. 10-cm-Stücken aus der Tibia) ausgeführten Resektionen und konnte damals bereits über 6 von ihm selbst operierte Fälle berichten, bei denen er ausgiebige Resektionen vorgenommen hatte (Radius, Ulna, Tibia, Femur), die allerdings noch keinen endgültigen Entscheid über den Wert des Verfahrens zulassen.

v. Mikulicz betonte bei dieser Gelegenheit mit Recht, was auch später Borchard ähnlich aussprach, daß bei der Abmessung des Wertes der Resektion als Radikalverfahren das Auftreten oder Ausbleiben von Metastasen kein Urteil für die Güte des operativen Verfahrens zuläßt. Denn weder Amputation noch Resektion vermögen die latenten, in entfernteren Organen steckenden Geschwulstkeime unschädlich zu machen. Es handle sich somit nur um die Frage des lokalen Rezidivs und der als Folge dieser auftretenden Metastasen. Darüber könne aber erst die Erfahrung entscheiden. Allerdings gibt auch Mikulicz zu, daß man bei periostalen Sarkomen vorsichtiger sein müsse als bei myelogenen. Schließlich hebt v. Mikulicz hervor, daß sich der Patient leichter zur Resektion als zu einer verstümmelnden Amputation oder Exartikulation entschließen dürfte. Diesen letzten Punkt halte ich für nicht unwichtig; denn gerade bei den jugendlichen Patienten, mit denen wir es bei Knochensarkomen so oft zu tun haben, wird es besonders bei noch nicht sehr fortgeschrittenen Fällen leichter sein, von den Eltern die Einwilligung zur Resektion als zur Amputation zu erlangen, wie auch der Arzt sich leichter dazu entschließen wird, die weniger eingreifende Operation den jungen Patienten vorzuschlagen, gerade weil bei diesen die Erfolge selbst der Amputation so überaus ungünstig sind.

Die Ausführungen Mikuliczs blieben nicht ganz ohne Widerspruch. Hinsichtlich der sog. Riesenzellensarkome und überhaupt der zentralen Sarkome geht wohl die Ansicht im allgemeinen dahin, daß ein konservatives Verfahren am Platze ist und daß man bei ihnen mit Resektionen, bei den ersteren sogar unter Umständen mit noch geringeren Maßnahmen, wie Enukleationen und energischen Auskratzungen zum Ziele kommt. Besonders Bloodgood ist noch in letzter Zeit wieder für die konservativ-chirurgische Behandlung der im Gegensatz zu den übrigen Sarkomen gutartigen zentralen Riesenzellensarkome mit Auskratzen und Ausätzen der entstandenen Knochenhöhle mit Carbolsäure und Alkohol eingetreten und berichtet über annähernd 50 Fälle, die auf diese Weise geheilt wurden, selbst wenn es zuweilen schon zu einem Durchbruch durch die Knochenrinde gekommen war. Die Resektion ist nach seiner Ansicht nur nötig, wenn die Knochenkapsel gänzlich zerstört ist oder wenn die Funktion des Gliedes durch sie eine bessere wird.

Viel radikaler war aber der Standpunkt der Chirurgen gegenüber den sog. periostalen Sarkomen. Schon in der Diskussion zu dem Mikuliczschen Vortrag hatte Franz König seine Ansicht dahin geäußert, daß er die Resektion nur für die myelogenen Formen für angebracht halte. Auch Schuchardt (1901) läßt nur in günstigen Fällen von Riesenzellensarkomen die konservative Behandlung durch Ausmeißelung und Resektion gelten, die er sonst bei allen anderen malignen Knochentumoren vollkommen verwirft, bei denen der ganze kranke Knochen im nächst höher gelegenen Gelenk exartikuliert oder durch Amputation des proximal gelegenen Gliedabschnittes gänzlich entfernt werden solle, wenn möglich mit den anschließenden Muskeln. Überhaupt muß man ja bei den Knochensarkomen, gleichgültig ob man radikal oder konservativ operiert, den Muskeln stets ein besonderes Augenmerk widmen und unter Umständen für ihre mehr oder weniger ausgedehnte Entfernung Sorge tragen, nachdem uns Nasse auf die frühe Verbreitung der Tumormassen in den Muskelgefäßen aufmerksam gemacht hat. Auch Herten (1909), dem sich Küttner und Tietze anschließen, fordert bei periostalen Sarkomen stets die hohe

Amputation oder Exartikulation, während er bei den myelogenen Formen und den Chondrosarkomen in günstigen Fällen zunächst den Versuch der Resektion gelten lassen will. Gerade die Hertensche Statistik der in der Breslauer Klinik beobachteten Fälle scheint mir aber nicht sehr zugunsten des von ihm vertretenen Standpunktes zu sprechen, denn von den 20 periostalen Sarkomen, die mit Amputation oder Exartikulation behandelt wurden, ist trotz der radikalen Operation keins dauernd geheilt geblieben. Auch von den 12 mit Resektion behandelten periostalen Sarkomen wurde nur ein einziges geheilt, das erst reseziert wurde, dann wegen schlechter Ernährung des Beines amputiert wurde und bei dem ein Jahr später wegen eines Rezidivs eine Nachamputation nötig wurde. Bei diesem letzten Fall wurde also, trotzdem sich die anfängliche Resektion und sogar die dann vorgenommene Amputation als unzulänglich erwies, noch eine Heilung erzielt, so daß also der vorherige konservativ-chirurgische Versuch nicht schädigend gewirkt haben dürfte, während in den übrigen Fällen die Resultate des radikalen und des konservativ-chirurgischen Vorgehens dieselben schlechten Resultate gezeitigt haben, worauf auch Geiges hinweist. Andererseits liegen doch schon eine ganze Reihe von Fällen vor, die mit konservativen Operationen geheilt wurden. Um nur einige Beispiele zu erwähnen, verfügte schon 1898 Kümmell über 9 derartige Fälle, von denen 2 noch in Behandlung standen, von 2 anderen keine Nachricht zu erhalten war, während 5 andere Patienten lange Jahre geheilt blieben. Kümmell kam zu seinen Resektionen nicht aus der Zuversicht heraus, damit eine radikale Heilung erzielen zu können, sondern weil die betreffenden Patienten die Amputation ablehnten. Auch Sick befürwortete in demselben Jahr bei Leuten, die das Entwicklungsalter überschritten haben, die Resektion, während er bei jugendlichen Individuen der großen Malignität der jugendlichen Sarkome wegen nicht dafür zu sein scheint. Ein von Schede und ein von ihm resezierter Fall waren noch nach 4 bzw. 5 Jahren rezidivfrei. Allerdings ist nicht dabei gesagt, ob es sich um zentrale oder periphere Sarkome handelte. Körte (1903) hat ein periostales Spindelzellensarkom, das zum Teil in die Muskulatur übergegangen war, mit Kontinuitätsresektion behandelt und konnte noch nach $3^1/_2$ Jahren Heilung feststellen. Das operierte Bein war um 24 cm kürzer. Ermutigt durch diesen Fall will Körte in ähnlichen Fällen wieder die Resektion anwenden, bevor er sich zu radikalen Operationsmethoden entschließt. Auch v. Haberer kommt in einer auf 18 Fälle der v. Eiselsbergschen Klinik gestützten Arbeit zu dem Schluß, daß die Resultate der verstümmelnden und der konservativen Operationen gleich gute oder gleich schlechte sind. Allerdings ist bei einem großen Teil seiner Fälle die zur Beurteilung der Operationsmethode sehr wichtige Feststellung, ob es sich um zentrale oder periphere Sarkome handelte, nicht möglich, wie dies leider in den meisten Arbeiten der Fall ist. Auch ist in den meisten seiner Fälle die nach der Operation verflossene Zeitdauer noch zu kurz. Die Art des Eingriffes richtete sich in seinen Fällen nicht nach dem histologischen Charakter des Sarkoms, sondern lediglich nach der technischen Möglichkeit der radikalen Entfernung des Tumors bei gleichzeitiger Möglichkeit der Erhaltung oder Wiederherstellung der Kontinuität des Gliedes. So konnte ein bereits die Muskulatur infiltrierendes Sarkom der Fibula unter Opferung der Art. tibialis ant. und des N. peroneus reseziert werden, da die Art. tibial. post. zur Ernährung ausreicht. In einem anderen Falle wurde sogar mit Erfolg die Art.

tibial. ant. und post. nebst dem Nerv. peroneus geopfert. Altschuls Zahlen sind zwar zu gering, als daß er aus ihnen Folgerungen über den Vorzug der radikalen oder konservativen Methode ableiten will. Daß die myelogenen Formen bessere Resultate geben als die periostalen, hebt auch er hervor. Jedenfalls hält auch er bei passender Auswahl der Fälle (Befallensein der Weichteile!) und bei frühzeitiger Operation den Versuch gerechtfertigt, den Tumor durch ausgedehnte Resektionen zu entfernen, wie es auch Wiesinger ausspricht, und Mirotworzew (1910) ist sogar direkt der Ansicht, daß die konservativen Methoden bessere Resultate als die radikalen geben, wieder unter Hervorhebung der besseren Erfolge der konservativen Operationen bei den myelogenen als bei den periostalen Sarkomen. Stieda (1911) hält es geradezu für eine Pflicht, bei den früh diagnostizierten Fällen in Anbetracht der Fortschritte der experimentellen Knochenplastik konservativ zu operieren, und auch Geiges (1918) empfiehlt, die technische Möglichkeit der völligen Entfernung des Tumors im Gesunden vorausgesetzt, gerade für die periostalen Formen der Röhrenknochensarkome die konservativen Operationsmethoden, die auch Allessandri warm befürwortet, evtl. sogar auch einen Versuch mit Strahlenbehandlung. Es ist ganz zweifellos, daß in neuerer Zeit, gerade unter dem Eindruck der technischen Möglichkeiten der plastischen Chirurgie, die Tendenz, die verstümmelnden Operationen durch konservative zu ersetzen, erheblich zugenommen hat. Und dies mit vollem Recht! Ich glaube, daß es in sehr vielen Fällen möglich ist, durch Resektionen ebenso ausgiebig die erkrankten Teile zu exstirpieren als dies bei Amputationen der Fall ist.

Am schärfsten vertritt wohl die Kieler Schule (z. B. Kohrs, Konjetzny) diesen konservativ-chirurgischen Standpunkt, wenn sie für alle Sarkome, periostale wie myelogene, die Resektion im Gesunden als Operation der Wahl fordert, soweit sie technisch möglich ist, und die verstümmelnden Operationen ablehnt. Dieser Standpunkt wird eben damit begründet, daß bei den periostalen Sarkomen, wie es ja auch Borchard mit Recht betont, in der Regel nicht so sehr das lokale Rezidiv als vielmehr die Metastasen zu fürchten sind. Bei den myelogenen Sarkomen wird die Forderung konservativen chirurgischen Vorgehens noch kategorischer gestellt, da ein großer Teil derselben überhaupt keine Sarkome seien, sondern in das Gebiet der lokalisierten Ostitis fibrosa gehöre, so daß oft die Exkochleation genügen dürfte.

Die Frage, wann wir ein Knochensarkom durch eine verstümmelnde Operation angreifen, wann mit einer konservativeren Operationsmethode behandeln sollen, bedarf in jedem Falle besonderer Überlegung. Bei deutlich zentralen Knochensarkomen werden wir im Vertrauen auf ihre erfahrungsgemäß größere Benignität in der Anwendung von konservativen Operationsmethoden sehr weit gehen können. Besonders wenn bei diesen die vorgenommene histologische Untersuchung den Bau eines sog. Riesenzellensarkoms erkennen läßt, ist die Wahl einer konservativen Operationsmethode absolut zu fordern. In den meisten derartigen Fällen dürfte eine ausgiebige Exkochleation mit evtl. Nachätzung nach dem Vorgang von Bloodgood vollständig genügen und müßte als Operation der Wahl gelten. Sonst wird im allgemeinen das histologische Bild nicht viel Einfluß auf unser operatives Vorgehen haben, einmal, weil uns nicht in allen Fällen bei der Operation ein histologisches Präparat vorliegt und vorherige Probe-

excisionen im Hinblick auf die Gefahr einer Propagierung des Sarkoms nicht
unnütz ausgeführt werden sollen. Weiterhin, und in diesem Punkte stimmen
fast alle Autoren überein, ist es nur sehr selten möglich, aus dem histologischen
Bilde auf die Gutartigkeit oder Bösartigkeit des Sarkoms zu schließen, wenn
ich von den sog. Riesenzellensarkomen absehe. Wir werden uns bei der Wahl
unserer Operationsmethode auch in gewissem Grade von der Schnelligkeit des
bisherigen Wachstums des Tumors mitbestimmen lassen, sowie von der
Größe desselben, vor allem von der Feststellung, ob und wie weit er bereits
in die Weichteile eingedrungen ist. Auch die Frage der Funktion und des
späteren kosmetischen Effektes verdient insofern Berücksichtigung, als
an manchen Körperteilen die radikalere Operation in dieser Hinsicht zum
mindesten keine schlechteren Resultate als die konservative Methode geben
wird, vor allem am Fuß, falls man sich nicht bei der Lokalisation des Tumors
mit der Exstirpation oder gar nur Exkochleation nur eines Knochens begnügen
kann, z. B. des Talus oder des Calcaneus, wonach sehr günstige funktionelle
Resultate erreicht werden. Weiterhin spielt die mehr oder weniger proximale Lage des befallenen Gliedabschnittes eine wichtige Rolle. Denn
Vogel hat ganz recht, daß man sich, je proximaler das Sarkom an der Extremität lokalisiert ist, desto eher zu der konservativeren Resektion entschließen
kann, da ja bei diesem Sitz des Tumors die Chancen im Gesunden zu operieren
auch bei den radikalen Methoden geringere sind und schließlich — bei nächster
Nähe des Hüft- oder Schultergelenks — in dieser Hinsicht kein großer Unterschied mehr zwischen Resektion einerseits und Amputation resp. Exartikulation
andererseits besteht, besonders wenn man die Resektion in ausgedehntem Maße
vornimmt, wie z. B. Vogel in seinem Fall, der bei dem Rezidiv eines schon vor
1½ Jahren exstirpierten Chondromyxosarkoms der Schultergegend den Tumor
nebst einem Stück des Akromions, der Clavicula, des Humerus und der ergriffenen
Muskulatur resezierte und so noch nach 4 Jahren Heilung feststellen konnte.
Überhaupt muß in diesen Fällen auf die Fortnahme der befallenen Muskulatur
größte Sorgfalt verwandt werden. Ganz entsprechend wie mit den in nächster
Nähe der großen Wurzelgelenke sitzenden Sarkomen der langen Röhrenknochen
verhält es sich natürlich auch mit den Sarkomen der Knochen des Schulter-
und Beckengürtels, bei denen man unter Umständen mit der Exstirpation
der befallenen Knochen ebenso radikal einzugreifen imstande ist, als mit den
an diesen Stellen sehr eingreifenden und verstümmelnden Amputationen, so
z. B. bei Sarkomen der Scapula und Clavicula. Derartige Operationen sind
sogar schon vereinzelt zu Zeiten ausgeführt worden, in denen sonst außer
Amputationen noch keine größeren Operationen ausgeführt zu werden
pflegten. So beschreibt Kulmus (1732) einen Fall von „Exostosis steato-
matodes" der Clavicula, bei dem die Exstirpation mit gutem Erfolg ausgeführt wurde.

Natürlich sind der Resektion eines Sarkoms auch Grenzen gesetzt, und es
wäre bei ausgedehntem Befallensein des Knochens und der umgebenden Weichteile ein verfehltes Beginnen, unter allen Umständen die Resektion erzwingen
zu wollen. Wenn auch manche Operateure vor der Resektion von großen Nerven
und Gefäßen nicht zurückschreckten (Haberer, Enderlen [siehe Loben-
hoffer], Mikulicz [siehe Gebauer], F. Krause [siehe Hahn]), so werden
sich doch die meisten Operateure in derartigen Fällen zur Amputation ent-

schließen, um so mehr als solche Operationen, soweit ich die Literatur übersehe, wohl nie zu Dauererfolgen geführt haben.

So wünschenswert also auch konservativere Operationsmethoden an und für sich sind und sich ihre Grenzen mit zunehmender Technik — ich nenne hier z. B. die Sauerbruchsche „Umkipp-Plastik" des Unterschenkels, auf die ich noch später zurückkommen werde — noch weiter stecken lassen werden, so lassen sich doch für einen großen Teil der Knochensarkome radikale und radikalste Operationen nicht vermeiden.

Eine der kühnsten derartigen Operationen ist die Exarticulatio-inter-ileo-abdominalis, die nach Salistschef zuerst von Billroth 1889 ausgeführt wurde, der jedoch seinen Fall, der bald starb, nicht veröffentlichte. Die erste Publikation über einen solchen Fall stammt von Jaboulay (1894), der in der Symphysis pubis und in der Symphysis sacro-iliaca exartikulierte und genau die einzelnen Phasen der Operation beschreibt. Außer bei bösartigen Neubildungen, die gleichzeitig den Oberschenkel und den Beckenteil der unteren Extremität einnehmen, oder bei malignen Tumoren des Beckens selber, bei denen die Kochersche Resektion (s. u.) unmöglich ist, und solchen Oberschenkelsarkomen, deren Ausdehnung eine Hüftgelenkexartikulation wegen der Rezidivgefahr nicht mehr zuließ, wurde die Operation vor allem bei ausgedehnter Tuberkulose angewandt.

Salistschef zieht der ehemaligen Methode von Jaboulay die von Girard (Amputation inter-pelvienne ou supra-iliaque) und Bardenheuer geübte vor. Jaboulay unterbindet die Arteria und Vena iliaca communis und exartikuliert das Os innominatum in der Symphysis pubis. Da hierbei viele Muskeln ihrer Befestigungspunkte beraubt werden (M. ischiocavernosus, Mm. transversi perinei, M. transversus urethrae, M. levator ani, M. sphincter ani, M. bulbo-cavernosus) werden Funktionsstörungen hinsichtlich des Harnens, der Ausleerung, der Erektion sehr leicht entstehen können. Dagegen werden anstatt der Arteria und Vena iliaca communis bei Bardenheuer die äußeren und inneren Iliacalgefäße, bei Girard sogar die Arteria und Vena iliaca externa unterbunden; weiter wird von Girard nicht die Symphysis oss. pubis durchschnitten, sondern der horizontale Schambeinast und der aufsteigende Sitzbeinast freigelegt und durchsägt, so daß die Ansatzstellen der wichtigen Muskeln erhalten bleiben. Allerdings hebt Salistschef mit Recht hervor, daß man zwar wenn möglich die Girardsche Methode anwenden soll, daß in schwierigeren Fällen aber die ausgiebigere Methode Jaboulays, die bisher allerdings noch keinen günstigen Ausgang gezeigt hat, nicht zu umgehen ist. Daher mußte Salistschef selbst auf die Jaboulaysche Methode in einem Fall von ausgedehntem Beckensarkom zurückgreifen, deren Technik von ihm etwas modifiziert wurde. Der Patient hatte keinerlei Stuhl- oder Harnbeschwerden, außer in der ersten Woche nach der Operation, und wurde nach 4 Monaten geheilt entlassen. Loeffler, der einen Fall aus der Schmiedenschen Klinik in Halle beschreibt, macht darauf aufmerksam, daß beim Erhaltenbleiben eines Teiles des Schambeins mit Tuber ischii und eines Teiles der Beckenschaufel außer den eben angeführten funktionellen Vorteilen auch später die Prothese besser angelegt werden kann. Zur Ausführung der Operation empfiehlt er die Momburgsche Blutleere, von der er bisher nie Schaden gesehen habe.

Nach der Zusammenstellung von Kulenkampff (1910) sind bisher von 25 mit Exarticulatio interileo-abdominalis operierten Fällen 21 Tumorfälle (Billroth 1889 †, Jaboulay 1894 †, 1895 2 Fälle †, Cacciopoli 1894 †, Gayet 1895 †, Girard 1895 †, Kocher 1898 †, 1904 †, Freemann 1898 lebt, Verlauf unbekannt, Nanu 1900 †, Salistschef 1900, Verlauf unbekannt, Kadjan 1900 †, Savariaud 1901 †, Gallet 1901 †, Orlow 1901 †, Morestin 1902 †, de Ruyter (Meyer) 1902 †, Keen und da Costa 1903 †, Bier 1909, Verlauf unbekannt, Pagenstecher 1909, Verlauf unbekannt). Dazu kommt noch ein Fall von Faure 1899 † (zit. bei Pringle) und ein Fall Pringles selbst. Der von Loeffler publizierte Fall Schmiedens, ein 11jähriger Knabe, war nach 15 Monaten noch gesund und ging gut auf seiner Prothese.

Dieser Fall ist nicht ganz uninteressant. Der 11jährige Knabe hatte schon im Alter von $1^{1}/_{2}$ Jahren das linke Bein geschont. Der Arzt stellte die Differentialdiagnose zwischen Coxitis tuberculosa oder Luxatio coxae cong. sin. Eine Behandlung erfolgte nicht. Mit 2 Jahren trat eine Schwellung am äußeren linken Knöchel auf, worauf die Diagnose englische Krankheit gestellt wurde. Die Schwellung wurde größer, gleichzeitig bildete sich eine Schwellung am linken Hüftgelenk. Abmeißelung der Fibulageschwulst. Nach 1 Jahr Rezidiv. Nach nochmaliger Operation wieder Rezidiv. Die Amputation wurde mehrfach verweigert. Inzwischen war die Geschwulst in der Hüftgegend größer geworden; außerdem waren Vorwölbungen am äußeren Condylus des Kniegelenks und am Fußrücken aufgetreten. Es handelte sich also um ein Osteosarkom der linken Beckenseite mit multiplen Metastasen am Bein.

Die Resultate der Exarticulatio interileo-abdominalis sind, wie wir sahen, nicht sehr befriedigend, was bei der ganzen Lage der Fälle, vor allem bei der meist großen Ausdehnung der Tumoren nicht verwunderlich ist. Desto eher wird man sich auch hier dazu entschließen, wenn es die Ausdehnung des Tumors zuläßt, das Bein zu erhalten, denn eine Metastasierung peripherwärts wie im Loefflerschen Falle ist doch eine sehr große Ausnahme. Eine solche Operation hat Kocher 1884 zum ersten Male ausgeführt, als er wegen eines Osteoidchondrosarkoms der rechten Darmbeinschaufel die Resektion einer Beckenhälfte ausführte. Dabei wurden das Scham- und Sitzbein 2 cm medianwärts von der Pfanne durchsägt, die Lösung hinten in der Synchondros. sacro-iliaca ausgeführt. Außerdem mußte das obere Femurende reseziert werden. Etwa fünf Jahre später war der Patient noch gesund. Bald darauf hat auch Roux (zit. bei Kocher) eine ähnliche Operation ausgeführt. Weitere Fälle stammen von Stamm, Riese, Braun, Trendelenburg (siehe Kulenkampff).

Partielle Beckenresektionen wurden (nach Kocher) auch von Gussenbauer ausgeführt. Trendelenburg (von Wilms beschrieben) resezierte den ganzen vorderen Beckenring. Der Gang des Patienten war danach auffallend wenig gestört.

Daß man zuweilen selbst Teile der mitergriffenen Beckenorgane, wie z. B. der Blase, bei ausgedehnten Beckensarkomen mitentfernen muß, zeigt u. a. ein Fall Schmidseders, der eine sehr fleißige zusammenfassende Arbeit über die Knochensarkome des Beckens auf Grund von 178 Literaturfällen verfaßt hat. Der proximale Sitz der Beckensarkome, die Nähe lebenswichtiger Organe, die Schwierigkeit der radikalen Entfernung bedingt ja die ungünstige Prognose dieser Sarkome, die auch schwere Störungen der Harn- und Kotentleerung und ernste Dystokien bedingen können.

Auffallend ungünstig scheinen die Resultate der Hüftgelenksexartikulationen zu sein. In der vorantiseptischen Zeit zeigen die Statistiken sehr schlechte unmittelbare Resultate, die ihren Grund in der Sepsis und in der Blutung hatten. So finden wir in der Zusammenstellung von Lüning (1876) eine primäre Mortalität von über 47%. Bei Verletzungen, wo also schon vor der Operation starker Blutverlust und Chok vorhanden war, waren die Resultate stets schlechter als bei Tumoren. Die Einführung der Antisepsis und die fortschreitende Technik besserte die Gefahren der Operation wesentlich, so daß sich schon bei May (Czernysche Klinik, 1887) nur noch eine Mortalität von 28,26% findet, eine Zahl, die sich in späteren Arbeiten weiter bessert (Borck 11%) und sich jetzt wohl nicht mehr wesentlich von den unmittelbaren Resultaten anderer größerer Amputationen und Exartikulationen unterscheidet. Vor allem lassen aber die Dauerresultate der wegen Oberschenkelsarkom ausgeführten Hüftgelenkexartikulationen sehr viel zu wünschen übrig. Sehr deprimierend wirkt in dieser Hinsicht ein Bericht Borcks, den er allerdings schon 1890 auf dem Chirurgenkongreß gab und der neben dem Material Lünings und Eisenbergs andere Fälle der Literatur sowie eigene Fälle aus der Rostocker Klinik Madelungs berücksichtigt. Von 36 zur Beurteilung übrig bleibenden Fällen sind 26 sicher an Rezidiven oder Metastasen gestorben. Weitere 6 Fälle starben an anscheinend anderweitigen Erkrankungen, von denen einige wohl auch sicher mit dem Sarkom zusammenhängen. Selbst die 4 noch restierenden Fälle will Borck, vielleicht in allzu großem Pessimismus, nicht als dauernd geheilt betrachten, da sich bei zweien von ihnen nach $2^1/_2$ bzw. nach 13 Jahren noch verdächtige Geschwülste gebildet hätten, bei 2 anderen die Beobachtungszeit noch zu gering sei, und kommt so zu dem Schluß, daß von 87 Hüftgelenkexartikulationen, die die Operation überstanden hatten, bisher von keinem bekannt wäre, daß er dauernd geheilt sei. Die Hoffnung McGraws, daß eine Operationsstatistik der Hüftgelenkexartikulationen die guten Erfolge derselben für die Behandlung maligner Neubildungen des Femur erweisen würde und so zu den „Favoritoperationen" praktischer Chirurgen gerechnet werden würden, habe sich also nicht erfüllt. Auch von Coleys 14 Fällen (1908) blieb nur ein Patient länger als fünf Jahre gesund. Alle anderen starben innerhalb eines Jahres. Etwas günstiger sind die Resultate der Münchener Klinik (B. Strauß, 1910), wo unter 14 Fällen 3 Kranke über 3 Jahre rezidivfrei sind!

Interessant ist übrigens ein Fall von Küster (zit. bei Jenckel), der wegen eines periostalen Medullasarkoms exartikuliert wurde und 15 Jahre später an einem Sarkom des Oberarms starb. Derartige Fälle sprechen doch vielleicht für die Ansicht von einer Carcinomdisposition, wie sie z. B. Hochenegg vertritt.

Die schlechten Fernresultate der Hüftgelenkexartikulationen haben ihren Grund natürlich darin, daß für die meisten derartig behandelten Fälle infolge ihres nahen Sitzes am Hüftgelenk die Exartikulation nicht mehr die radikale Entfernung alles Erkrankten vorstellte, um so mehr als die höher sitzenden Oberschenkelsarkome infolge des sie umgebenden starken Muskelmantels erst relativ spät in Erscheinung zu treten pflegen.

Ihre Prognose ist deshalb, worauf Nasse hinweist, im allgemeinen etwas schlechter als die der sich auch nicht sehr gutartig verhaltenden Oberarmsarkome. Es kommt bei den letzteren weiter hinzu, daß ihre Entfernung, obgleich sie anscheinend mehr als die Knochensarkome anderer Körpergegenden die Neigung haben, die umgebenden Weichteile zu infiltrieren (Coley) und zum Teil enorm schnell wachsen, leichter radikal zu bewerkstelligen ist, besonders bei Mitnahme des Schultergürtels, als es beim Oberschenkel möglich ist. Sind allerdings schon die Thoraxmuskeln ergriffen, so ist auch ihre Prognose hinsichtlich der Rezidive schlecht. Jedenfalls empfiehlt es sich aber bei allen hochsitzenden Humerussarkomen, sich nicht mit der einfachen Exartikulation des Armes im Schultergelenk zu begnügen, die recht schlechte Dauererfolge gibt (siehe z. B. Coley 1907 und 1908), sondern die Exstirpation der ganzen Schulter (Amputatio interscapulo-thoracalis) vorzunehmen, deren Gefährlichkeit nicht größer als die einfache Exartikulation, deren Resultate aber erheblich bessere sind (Nasse, Kocher). Selbst die nachträgliche Entfernung der Clavicula und Scapula scheint nach einer Zusammenstellung von Conklin (1883) noch ganz gute Resultate geben zu können. Allerdings entstammen die von ihm angeführten Fälle sehr frühen vorantiseptischen Zeiten und sind daher wie auch hinsichtlich ihrer histologischen Diagnose nicht genügend beweiskräftig.

Die radikale Amputatio interscapulo-thoracalis ist nach einer Angabe von Kocher (Operationslehre) bereits 1808 zum ersten Male von Cunning (nach anderen Autoren Cuming) wegen Schußverletzung ausgeführt worden. Wegen eines Tumors wandte diese Methode als erster Crosty 1836 an.

Die unmittelbare Mortalität nach Exstirpation des Schultergürtels hält sich immerhin noch in mäßigen Grenzen. Bergmann hat die Operation, wie Nasse berichtet, 14 mal ausgeführt. Nur ein Patient starb infolge der Operation; doch hatte in diesem Falle wegen der erheblichen Ausdehnung des Tumors eine Ligatur an die Vena cava gelegt werden müssen. Auch Hasbrouck berechnet die Operationsmortalität aus den Angaben der Literatur auf etwa 6% und nimmt sie keinesfalls höher als 10% an.

Hinsichtlich der Heilerfolge nach der Amputatio interscapulothoracica erfahren wir Näheres aus einer Arbeit von Jeanbrau und Riche, die 125 wegen eines malignen Tumors operierte Fälle gesammelt haben. 10 starben an den Folgen der Operation, das Schicksal weiterer 10 Fälle konnte nicht verfolgt werden. Von den übrigen 105 Fällen blieben 30 = 28% sicher 3—16 Jahre gesund. Coley hält diesen Prozentsatz der Heilungen allerdings für zu hoch gegriffen, da er wohl nicht mit Unrecht damit rechnet, daß in der Literatur meist nur die gut ausgegangenen Fälle publiziert worden seien und die schlechten nicht. Doch sind die Erfolge zweifellos nicht schlecht.

Aus den Ausführungen Bergers (1905) geht hervor, daß die Amputatio interscapulo-thoracalis sowohl hinsichtlich der Operationsmortalität wie auch hinsichtlich der Spätresultate sich für die am Humerus lokalisierten Sarkome viel günstiger stellt als für die vom Schulterblatt ausgehenden Tumoren und für die Sarkome, deren Ursprung nicht deutlich erkennbar ist oder die von den Weichteilen ihren Ausgangspunkt nehmen. Das hat seinen Grund vor allem in der größeren Schwierigkeit, die bei den letzteren Formen bedeutend ausgedehnter befallene Muskulatur radikal zu entfernen. Die schlechtere Operationsstatistik hängt nach Ansicht von Berger weiter damit zusammen, daß die präliminare Unterbindung der großen Gefäße bei den Sarkomen des Oberarms leichter ist als bei den letztgenannten Formen.

Die genaueren Zahlen sind:

	Zahl der Fälle	Operations- mortalität	Rezidive u. Metastasen
Sarkome des Humerus	64	3,12%	48,38%
„ „ Schulterblatts	20	25 %	66,66%
„ „ unbestimmten Ursprungs, Weichteilsarkome usw.	35	11,24%	68,69%.

Hinsichtlich der Prognose der Scapularsarkome scheinen die Ansichten sehr geteilt zu sein. Wenn Doll in früherer Zeit in einer Statistik, die sich auf die Arbeiten von Adelmann, Gies und Walder stützt, unter 65 durch Total-

exstirpation (mit oder ohne Erhaltung des Armes) behandelten Fällen von Neubildungen der Scapula 38 Todesfälle und 27 Heilungen, von denen später noch
11 konstatiert werden konnten, herausrechnet, so erscheinen uns diese Zahlen
mit Sendler in Anbetracht der
vielfach zu kurzen Beobachtungsdauer und auch wegen der Verschiedenartigkeit der Tumoren
(neben Sarkomen auch Chondrome)
nicht ganz stichhaltig. Auch Adelmann hebt übrigens in seiner Arbeit hervor, daß in vielen Fällen
die Beobachtungszeiten zu kurz
für eine endgültige Beurteilung des
Resultates waren.

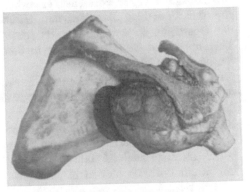

Abb. 89. Sarkom des Schulterblatts. (Sammlung der Chirurg. Univ.-Klinik in Breslau.)

Die Erfahrungen anderer Autoren lassen die Prognose der
Schulterblattsarkome als ziemlich
ungünstig erscheinen (so z. B. Virchow, Senftleben, Schultz,
Löffler, Kawamura). Nach einer
Statistik von Naucrede (zit.
bei Key und Carlsten) blieb unter
65 Schulterblattsarkomen nur ein
Fall über fünf Jahre geheilt. Auf
der anderen Seite hat Küttner an
der Breslauer Klinik das nicht ungünstige Dauerresultat von 33,3%
Heilung von über 5 jähriger Dauer.
Jedenfalls wird ganz analog den
Beckensarkomen die gleichzeitige
Mitentfernung der Extremität, also
die Amputatio interscapulo-thoracalis oft den Tumor nicht radikaler
entfernen können als die Totalexstirpation der Scapula, die
funktionell wie kosmetisch nach
den Erfahrungen von Key und
Carlsten und von Desgouttes
und Gallois gute Resultate gibt.
Burci, dessen Arbeit mir nur in
einem Referate zugänglich war, hat
in einem Fall von Spindelzellensar-

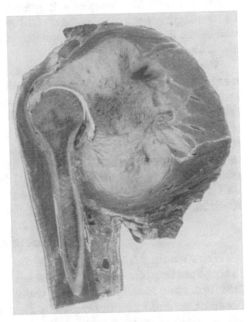

Abb. 90. Sarkom des Schulterblatts. (Sammlung der Chirurg. Univ.-Klinik in Breslau.)

kom des Schulterblattes nur die Fossa infraspinata mitsamt den dort ansetzenden Muskeln reseziert und hebt die bedeutend bessere Funktion bei
erhaltener Gelenkfläche gegenüber der Totalexstirpation hervor. Sein Fall
war noch nach sechs Jahren gesund. Er scheint daher im Gegensatz zu
anderen Autoren, wie z. B. Sendler, die Teilresektion der Scapula der Totalexstirpation vorzuziehen, zumal da unter 52 Fällen der Literatur die Hälfte

der Fälle durch Teilresektionen als geheilt angeführt werden könne (Ref. Zentralbl. 1905. S. 1254).

Ohne auf die nähere Technik der Exstirpation der Schulter, um deren Ausbau sich Berger Verdienste erworben hat, näher eingehen zu wollen, scheint mir der Vorschlag Bergers und Nasses, die Vena subclavia im Vorakte der Operation zu unterbinden, da sonst beim Manipulieren an der Geschwulst Thromben und Geschwulstkeime in den Kreislauf geraten könnten, sehr beherzigenswert zu sein.

An dieser Stelle sei kurz auf die Sarkome des Schlüsselbeins eingegangen, die nach v. Hofmeister und Schreiber meist von den Epiphysen, besonders der sternalen Epiphyse ausgehen. Außer dem schon erwähnten Fall von Kulmus (1732) hat 1828 Mott wegen eines angeblichen Osteosarkoms die Exstirpation der Clavicula vorgenommen, und der Patient war, wie Porcher berichtet, noch nach 54 Jahren gesund. Da er aber an Tabes starb, scheint es mir zweifelhaft, ob hier nicht eine Lues vorgelegen hat.

Die Prognose der Schlüsselbeinsarkome ist, soweit es sich nicht um Riesenzellensarkome handelt, nicht günstig. In der Zusammenstellung von Johansson (1912), die 92 Fälle umfaßt, waren nicht mehr als 4 Fälle über 4 Jahre rezidivfrei, und die Coleysche Zusammenfassung (1910) über 63 Literaturfälle ist womöglich noch ungünstiger. Coley selbst verfügt über 12 eigene Fälle, von denen 3 nach Exstirpation und Toxinbehandlung rezidivfrei blieben (1 Jahr, $1\frac{1}{2}$ Jahr, $2\frac{1}{2}$ Jahr).

Von allen Autoren wird die ausgezeichnete Funktionsfähigkeit nach Totalexstirpation der Clavicula hervorgehoben (Norkus, Johansson, Delatour, Porcher, Guibé usw.), wie dies ja auch beim kongenitalen Fehlen des Schlüsselbeins der Fall ist.

Die unmittelbare Operationsmortalität, die von Norkus und Johansson auf 8% angegeben wird — Barling fand sogar eine noch höhere Zahl — dürfte in Wirklichkeit mit Ausbildung der Antisepsis wesentlich geringer geworden sein. Eine Verletzung der Pleurakuppel bei der Exstirpation hat in je einem Fall von Delatour und Patel keinen Schaden gebracht, ebenso nicht die Unterbindung der Subclavia im Fall Guibé (Strumametastase).

α) Konservative Operationen.

Wenn ich im folgenden näher auf die Methoden der konservativen Operationsmethoden eingehe, so beschränke ich mich im allgemeinen darauf, dieselben vom Standpunkte ihrer technischen Anwendungsmöglichkeiten und der späteren Funktion zu skizzieren. Bemerken möchte ich nur, daß ebenso wie wir zugestehen müssen, daß viele Amputationen und Exartikulationen bei zentralen Riesenzellensarkomen vorgenommen wurden, die, wie dies aus den Forschungen der neueren Zeit über das Wesen dieser Tumoren und ihrer Stellung zur Ostitis fibrosa hervorgeht, eine derartige radikale Behandlung nicht erfordert hätten, sich auch unter den mit Kontinuitätsresektionen behandelten Fällen zahlreiche sog. Riesenzellensarkome finden, die wahrscheinlich mit energischer Exkochleation in gleicher Weise der Heilung hätten zugeführt werden können, also durch Fortnahme eines mehr oder weniger großen Teiles des befallenen Skeletteiles, sofern nicht die Exkochleation bei der Ausdehnung des Krankheitsherdes die Tragfähigkeit des befallenen Knochens soweit in Frage stellte, daß hieraus eine Kontraindikation gegen diese Operationsmethode abgeleitet werden mußte.

Nächst der Exkochleation kommt als konservativste Operation die Abmeißelung oder Herausmeißelung der Knochengeschwulst bzw. ihre Entfernung mit der Luerschen Zange in Betracht, wobei die beiden ersteren Methoden mit ihrer Möglichkeit im Gesunden zu operieren zweifellos vorzuziehen sind. Ihr Hauptanwendungsgebiet finden diese Methoden bei der Behandlung der Epulis.

Auch bei den sog. Riesenzellensarkomen der Extremitätenknochen hat diese Methode, die z. B. Krause (1898) und Noesske (1911) anwandten, wohl zuweilen ihre Berechtigung. Bei dem Femurtumor Krauses trat allerdings nach $^{1}/_{2}$ Jahr an dieser Stelle eine Fraktur ein. Ein Rezidiv war röntgenologisch und histologisch nicht erkennbar. Noesske meißelte das Riesenzellensarkom der unteren Femurdiaphyse so ab, daß der Condylus internus zum größten Teil und von dem unteren Diaphysendrittel die mediale Hälfte stehen blieb. Nach Abtragung des Knorpelüberzuges des Condylus internus wurde eine 2 cm flache Grube in der Mitte der Tibiagelenkfläche geschaffen und der Femur in diese hineingesetzt. Nach zwei Jahren war der Patient noch gesund, das Bein war mit einer nur geringen Verkürzung in Versteifung geheilt.

Für bedenklich möchte ich es halten, echte periostale Sarkome, wie es Jallot in 2 Fällen tat, auf diese Weise zu behandeln. Im allgemeinen wird vor allem bei dem Sarkom an den Extremitätenknochen als konservative Operation die Entfernung des befallenen Knochenabschnittes aus der Kontinuität des Knochens, die Kontinuitätsresektion, in Betracht kommen, sei es als reine Kontinuitätsresektion, sei es als Resektion mit Ersatz des entfernten Knochenteils durch Transplantation.

Als möglichst erreichbares Ziel muß bei allen Resektionen das Freibleiben von einem orthopädischen Apparat angestrebt werden, wie es ja überhaupt das Ziel der modernen Orthopädie ist. Dieser Grundsatz konnte sich erst allmählich herauskristallisieren, und so sehen wir, daß besonders die früheren Methoden noch häufig auf die spätere Verabfolgung von Schienenhülsenapparaten zur Erlangung der notwendigen Funktion angewiesen sind, sofern sie nicht eine direkte Vereinigung der Resektionsenden allerdings auf Kosten der Länge des Gliedes erstreben. Die ideale Lösung dieses Problems gab uns erst die Entwicklung der plastischen Chirurgie mit der Möglichkeit des Ersatzes des geopferten Knochenstückes durch Transplantation. Immer werden sich allerdings Apparate nicht vermeiden lassen, so z. B. wenn eine ausgedehnte Resektion im Bereich des Ellenbogengelenks nötig ist. Hier empfiehlt sich, falls sich die operative Schaffung eines neuen Gelenks nicht ermöglichen läßt, unter Umständen die von Goetze außerordentlich schön ersonnene Kombination von Schienenhülsenapparat und (Weichteil-Muskel) Tunnelplastik, die funktionell Vorzügliches leistet.

1. Reine Kontinuitätsresektionen. Hier wird man naturgemäß vor verschiedene Aufgaben gestellt, je nachdem es sich um einen ein- oder mehrknochigen Extremitätenabschnitt handelt.

v. Bergmann (1891), der als einer der ersten an die Resektion eines periostalen Sarkoms der Tibia herangegangen ist, hat sich so zu helfen gewußt, daß er den entstandenen Knochendefekt und die dadurch resultierende Längendifferenz der Fibula und Tibia durch die Resektion eines 15 cm langen Stückes aus der Fibula ausglich, die er drei Monate nach der Exstirpation des Sarkoms vornahm. Dadurch konnten die Unterschenkelknochen zur knöchernen Vereinigung gebracht werden, allerdings auf Kosten der Länge des Gliedes, die durch einen Beelyschen Schuh korrigiert wurde. In jetziger Zeit würde man in solchem Fall versuchen, durch Transplantationsverfahren die Länge des Gliedes zu erhalten.

Als einer der ersten Versuche, nach vermiedener Amputation die Folgen des durch Resektion gesetzten größeren Knochendefektes an einer zweiknochigen Extremität, wenn auch durch Opferung eines Stückes der Länge des Gliedes auszugleichen und die Extremität ohne größeren orthopädischen Stützapparat dadurch wieder geh- und stützfähig zu machen, verdient das Vorgehen v. Bergmanns historisches Interesse.

Übrigens hat auch Goldmann (1900) (siehe Geiges 1918) dies Verfahren einmal angewandt. Der Fall ist darum noch besonders interessant, als sich 11 Jahre nach der Operation ein lokales Rezidiv bildete, das die hohe Amputation erforderte, nach der der Patient ein Jahr später an Metastasen starb.

Eine solide Vereinigung des Unter- und Oberschenkels erreichte Bramann (berichtet von Neumann 1893) nach Resektion der oberen 10 cm der Tibia wegen Riesenzellensarkom, wobei noch von der Art. tibialis anterior ein 2 cm langes Stück reseziert werden mußte. Er sägte von der Femurgelenkfläche die Knorpelschicht unter Mitnahme einer dünnen Knochenscheibe ab, entfernte das Fibulaköpfchen und bohrte das zugespitzte obere Fibulaende in den Condylus externus femoris hinein, bis sich Tibia- und Femursägefläche berührten. Der Gang war mit erhöhtem Absatz ein guter.

Ein solches Hineinbohren der Fibula in das untere Femurende ist natürlich recht praktisch, vor allem vom Gesichtspunkt der primären Adaptierung der Fragmente, ist aber nicht unbedingt nötig. Man kann natürlich auch wie Wiesinger in einem ähnlichen Fall einfach das obere Fibulaende um die Länge des resezierten Tibiateiles kürzen.

Lassen sich also am Unterschenkel auch ohne plastische Operationen zwar nicht ideale, aber immerhin doch annehmbare funktionelle Ergebnisse allerdings unter Inkaufnahme erheblicher Verkürzungen erzielen, so liegen die Verhältnisse am Unterarm in dieser Hinsicht anders, da hier starke Verkürzungen die Funktion empfindlich stören würden. Hier hat Mikulicz in seinen Fällen nach Resektion von Teilen des Radius bzw. der Ulna unter Verzicht einer knöchernen Vereinigung eine Lederhülse gegeben und auf diese Weise auch leidliche Resultate erzielt. Einer seiner Kranken konnte damit sogar seinen Dienst als Lokomotivheizer weiter ausführen und war imstande, mit dem operierten Arm Lasten von $1/2$ Zentner zu heben. Doch bleibt natürlich der orthopädische Apparat stets ein Notbehelf. In diesen Fällen wird man jetzt unbedingt den Defekt durch Plastik decken.

Auch bei den durch Resektion entfernten Sarkomen des Femur wurde von den früheren Autoren stets die direkte knöcherne Vereinigung angestrebt. Borchard und Körte (1903) vereinigten nach Resektion erheblicher Teile der Femurdiaphyse (ca. 25 cm) die Fragmente durch eine Silberdrahtnaht und Borchard hebt von seinem Patienten besonders die gute Beweglichkeit des

Unterschenkels nach der Operation hervor. In sehr zweckmäßiger Weise fixierte Mikulicz (1895) und nach seinem Vorgang Wiesinger und Severeano nach Resektion des unteren Femurendes das Femurfragment in eine in die angefrischte obere Tibiaepiphyse eingemeißelte etwa 1½ cm tiefe Höhle (Abb. 91).

Ähnlich wie am Unterarm hat man nach Resektionen am Humerus, wobei fast stets das obere Humerusende entfernt wurde, früher auf eine direkte Vereinigung der Fragmente verzichtet, die verloren gegangene Festigkeit durch einen Stützapparat ersetzt und so ganz leidliche funktionelle Resultate erzielt (z. B. Wiesinger, Heurteaux 1895). Heurteaux hatte bei einem 6jährigen Kind wegen eines Rundzellensarkoms die ganze obere Hälfte des Humerus fortgenommen und konnte noch nach 11 Jahren Heilung konstatieren. Auch bei Jallot (1895) finden sich noch einige derartige Fälle aus der Literatur erwähnt.

Daß es, wenn auch selten, zuweilen auch ohne den Gebrauch einer Lederhülse zu ganz guten funktionellen Resultaten kommen kann, zeigt eine Beobachtung von Denonvilliers (zit. bei Jallot, Thèse de Paris, p. 17), der aus unbekannter Ursache die ganze Humerusdiaphyse mit Periost resezierte. Nur die beiden Gelenkenden blieben bestehen. Der Patient konnte später mit dem Arm Schubkarren schieben, einen Eimer mit Wasser tragen u. a. Durch die Muskelkontraktion kam dabei das untere Humerusende fast in Kontakt mit dem oberen Ende.

Sehr gute technische Vorschläge zu Ausführungen der Resektionen am Humerus im Hinblick auf die spätere Funktionstüchtigkeit ohne Zuhilfenahme eines plastischen Ersatzes verdanken wir Gersuny (1902). Er gibt folgende Technik an:

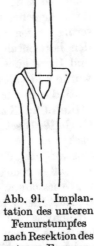

Abb. 91. Implantation des unteren Femurstumpfes nach Resektion des unteren Femurendes in die Tibia. (Aus Mikulicz, Verhandl. d. dtsch. Ges. f. Chirurgie. 1895. II, S. 356, Fig. 1.)

1. Nach Resektion im Collum chirurg.: Verlegung der Insertionspunkte des Deltoideus, Pect. maj. und Latiss. dorsi an eine entsprechend tiefere Stelle des Humerusschaftes.

2. Nach Resektionen etwa bis zur Mitte des Humerus herab soll man die Sägefläche des Knochens am axillaren Rande oder am unteren Winkel der Scapula befestigen und könnte sowohl von einer knöchernen oder von einer artikulierten Verbindung eine gute Gebrauchsfähigkeit erwarten.

3. Nach Resektionen unterhalb der Mitte des Humerus: Einen solchen Fall stellte Gersuny vor, bei dem wegen Sarkom ein nur etwa 10 cm langes Stück des Humerus zurückgelassen wurde. Herbeiführung einer Verwachsung zwischen Oberarm und Thorax in der ganzen Ausdehnung, in welcher der herabhängende Oberarm dem Thorax anliegt. In dem vorliegenden Fall hat Gersuny nach der Resektion den Deltoideus mit dem Biceps vernäht; dann wurden am Thorax und an der Innenseite des Oberarms 2 korrespondierende lange Hautschnitte gemacht, die in der Achselhöhle ineinander übergingen; diese Schnitte wurden klaffend gemacht, der Triceps durch Nähte am Thorax angeheftet. Dann wurden die vorderen Wundränder der langen Schnittwunden miteinander vernäht, ebenso die hinteren. Funktion nach ½ Jahr: Extremität kann gut mit großer Kraft gebraucht werden. Vorderarm kann aktiv über die Horizontale gehoben werden, wobei sich der Humerusquerschnitt an die Thoraxwand anstemmt. Hier sieht man im Röntgenbild eine Art Gelenkpfanne.

2. Resektionen mit Plastik. Der größte Teil der eben angeführten Operationsmethoden gehört der Vergangenheit an und hat nur noch historisches

Interesse für uns. Der modernen Chirurgie schwebt als Ideal die möglichste Wiederherstellung des Status quo ante in kosmetischer und funktioneller Hinsicht vor, und sie hat durch rastlosen Ausbau· der plastischen Operations-methoden besonders in den beiden letzten Jahrzehnten versucht, diesem Ziel immer näher zu kommen.

Der Ersatz eines durch Resektion verloren gegangenen Knochenteiles durch totes Material hat zwar in einigen Fällen zu Erfolgen geführt, konnte aber im allgemeinen nicht genügen. Selbst zur einfachen Bolzung zwecks Vereinigung zweier Knochenfragmente ist das tote alloplastische Material wie Elfenbein usw. im allgemeinen nicht geeignet. Das haben uns ja auch zur Genüge unsere Kriegserfahrungen bei der blutigen Behandlung der Pseudarthrosen gezeigt, und man sollte daher immer wieder auftretenden Versuchen, Material wie Elfenbein, Celluloid usw. zu plastischen Operationen zu verwenden, entgegentreten. Nur ein sehr schöner Fall von Gluck (1909) verdient Erwähnung: Gluck ent-fernte wegen eines rezidivierenden Osteosarkoms der Mandibula beiderseits den horizontalen Teil samt Periost und den angrenzenden Mundbodenteilen und fügte eine Goldplatinprothese ein, die mit Platinschrauben befestigt wurde und vollständig einheilte, d. h. im Laufe der Zeit wuchs das Zahnfleisch über die Prothese. Patient kann damit kauen. Nach brieflicher Mitteilung Glucks an Kausch wurde dieser Fall 16 Jahre lang beobachtet. Lilien-thal (1907) setzte nach Kontinuitätsresektion des Humerus als vorläufigen Ersatz eine Aluminiumschiene in die Markhöhle ein, will sie aber auch später ersetzen, da Aluminium mit der Zeit resorbiert wird.

Daß es noch sehr lange nach scheinbarer Einheilung alloplastischen Materials zur Ausstoßung desselben kommen kann, zeigt eine kürzliche Mitteilung von Golm. Hier war vor 12 Jahren wegen Resektion der Tibia nach Osteomyelitis tuberculosa ein Transplantat aus Magnalium eingesetzt worden (Gluck), das jetzt wegen starker Fistelung und starker Wachstumsstörung des Beines und Klumpfußbildung — der Patient war bei der ersten Operation im Kindes-alter — die Amputation erforderte.

Nicht besser als die Transplantationsresultate mit totem alloplastischem Material sind diejenigen, bei denen toter ausgekochter Knochen als Trans-plantationsmaterial genommen wurde. So ersetzte v. Bramann das obere Teil einer resezierten Humerusdiaphyse in Ausdehnung von 14 cm durch die Fibula eines amputierten Patienten, die vorher zwei Stunden gekocht wurde. Das Transplantat wurde am unteren Ende eingebolzt, oben nur durch Silber-draht befestigt. Zuerst schien das Resultat auch in funktioneller Hinsicht ein ganz gutes zu sein, nur an dem oberen Ende war eine knöcherne Vereinigung ausgeblieben. Stieda teilte aber später mit, daß es in der Folge zur völligen Nekrotisierung und Ausstoßung des Implantates kam. Das obere Ende des Implantates hatte sich (6 Jahre später) mit dem oberen Humerusfragment fest verbunden. Stieda führte dann die Implantation einer frischen, durch Hüftgelenkexartikulation gewonnenen Fibula eines anderen Patienten in diesem Falle aus, die glatt einheilte.

. Kausch hat in 6 Sarkomfällen, bei denen Resektionen vorgenommen waren, den Defekt durch toten Knochen (teilweise frisch, teilweise vor längerer Zeit entnommenen, ausgekochten, entfetteten, teilweise macerierten Knochen) gedeckt. In 5 Fällen Mißerfolg, ebenso in einem sechsten, wo nicht Sarkom vorlag. Der Knochen mußte wegen Fistelung usw. entfernt werden. In dem letzten Fall, wo er einen frisch entnommenen, durch Auskochen abgetöteten Knochen in periostfreies Lager implantiert hatte, heilte derselbe ein. Axhausen macht mit Recht darauf aufmerksam, daß, da Fistelbildung bestand, die Heilung noch nicht als sicher angesehen werden kann. Die Gefahr eines großen toten Fremdkörpers bilde das Transplantat noch, wenn durch die Tätigkeit des umgebenden ossifikationsfähigen Gewebes der tote Knochen umschlossen und durchwachsen sei, wodurch die Vereinigung der Knochenenden zustande kommt. Er macht in dieser Hinsicht auf einen Fall von Barth aufmerksam, bei dem sich 6 Wochen nach der Implantation einer sterilisierten, frisch entnommenen Leichenfibula eine Konsolidation eingestellt hatte, und trotzdem 7 Monate später dauernde Fistelung auftrat, die zur Entfernung des Transplantates zwang. Es lag noch fast in ganzer Ausdehnung bloß. Am oberen Ende war es knöchern mit dem angrenzenden Knochen verbunden und in geringer Ausdehnung knöchern organisiert.

Zweifellos, und das gibt ja auch Axhausen zu, kann toter Knochen ebenso wie ja auch alloplastisches Transplantationsmaterial zuweilen einmal einheilen bzw. dem neu sich bildenden Knochengewebe als Stützprothese dienen. Über sehr schöne Fälle dieser Art verfügt z. B. Gluck, der Meister der plastischen Chirurgie. In der Regel wird man aber mit dieser Methode vor allem bei Transplantationen in periostfreie Lager Mißerfolge haben und nicht im entferntesten an die Resultate der freien Autoplastik heranreichen.

Es bedeutete daher einen großen Fortschritt in der Entwicklung der Knochentransplantationen, als sich Lexer 1908 in der Erkenntnis, daß man frischen lebenswarmen Knochen als Transplantat verwenden müsse, zu diesem Zwecke frischer, durch Amputationen anderer Patienten gewonnener Knochen bediente, die er mitsamt ihrem Periost in den zu überbrückenden periostfreien Defekt einpflanzte und damit Defekte bis zu 25—30 cm Ausdehnung zur Heilung bringen konnte, ohne damit jemals Mißerfolge zu haben. Noch größeres Aufsehen als seine guten Resultate beim Ersatz von Diaphysendefekten erregten seine auf dieselbe Weise vorgenommenen Transplantationen halber und ganzer Gelenke, über deren glänzende Erfolge er ebenfalls auf dem Chirurgenkongreß 1908 berichten konnte.

Lexer ersetzte u. a. auf diese Weise das obere Schienenbeindrittel mit Gelenkfläche durch ein entsprechendes Stück eines frisch amputierten Beines, weiterhin die obere Humerushälfte mit Gelenkfläche durch die untere Femurhälfte, wobei der innere Condylus als Humeruskopf verwandt wurde, die Grundphalanx eines Fingers mit beiden Gelenkflächen durch die Zehengrundphalanx eines amputierten Fußes, den unteren Teil der Ulna durch ein auf dieselbe Weise gewonnenes Tibiastück und das obere Femurdrittel durch einen gleichen frisch amputierten Knochen. In allen Fällen waren die Erfolge vorzüglich. Auch die von ihm vorgenommene Überpflanzung eines ganzen Kniegelenks, als Ersatz eines allerdings nicht wegen Sarkoms entfernten, war von Erfolg begleitet.

Da nun gerade für die Zwecke des Gelenkersatzes verwendungsfähiges Material aus Amputationen nicht häufig zur Verfügung steht, machte Küttner 1910 den Versuch, das wegen Sarkom entfernte Hüftgelenk nebst einem beträchtlichen Teil des Femur durch Transplantation aus der Leiche zu ersetzen, und

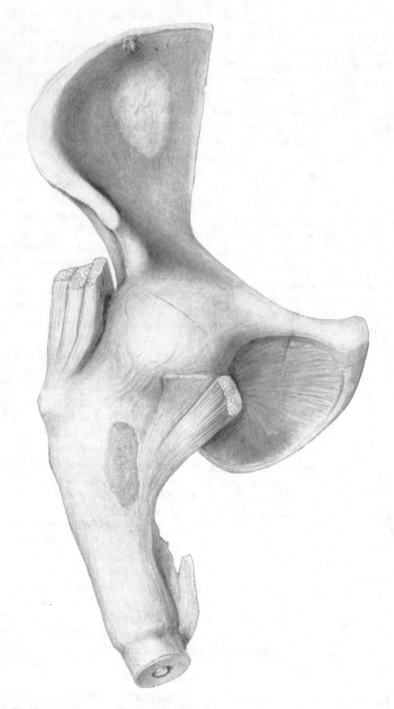

Abb. 92. Transplantation eines Hüftgelenks aus der Leiche. Feste Einheilung. Insertion der Muskulatur an der richtigen Stelle. (Aus Küttner: Bruns' Beitr. z. klin. Chirurg. Bd. 75, Fig. 12. 1911.)

führte dieselbe Operation späterhin noch zweimal (Hüftgelenk und Kniegelenk)
aus. Er ging dabei so vor, daß er den Kadaverknochen nicht wie andere Autoren
auskochte, sondern er bewahrte ihn vom Zeitpunkt der aseptischen Entnahme
aus der Leiche, die einige Stunden nach dem Tode stattfand, 3—24 Stunden
in einer Ringerlösung im Frigoapparat auf, um ihn dann nach Auslöffelung des
Marks mitsamt seinem Periost einzupflanzen. Die Resultate dieser Operationen,
die ich als damaliger Assistent der Breslauer chirurgischen Klinik mitbeobachten
konnte, waren in der Tat ausgezeichnete. Die Transplantate heilten fest ein.
Ganz besonders interessant war das Verhalten der Muskulatur in dem ersten
Fall, der 13 Monate nach der Operation an Metastasen zugrunde ging und
dessen Präparat die Abb. 92 wiedergibt. Neben der vollkommen festen Einheilung sieht man, daß die Muskulatur, also die
drei Glutäen und der Psoas, an der richtigen Stelle
des Transplantates inserierten, während sich die
Gelenkkapsel neugebildet hatte, so daß also der
transplantierte Knochen auf jeden Fall eine groß-
artige Prothese für die Gelenkkapsel- und Muskelansätze abgab. Der Gelenkknorpel war fast völlig
intakt, die Beweglichkeit eine sehr gute. In dem
2. Fall, der ebenfalls den Ersatz des Hüftgelenks
betraf, entstand an der bereits konsolidierten Ver-
einigungsstelle eine Spontanfraktur. Trotz dieses
Vorkommens und des Nötigwerdens zweier Rezidiv-
operationen ist diese Fraktur wieder konsolidiert.

Die Küttnerschen und die Lexerschen Fälle
zeigen im Gegensatz zu den Transplantationen
mit totem Material, daß der von diesen Autoren
eingeschlagene Weg durchaus gangbar ist. Immerhin ist die Technik recht kompliziert und die Aussichten der freien Autoplastik hinsichtlich der
Einheilung doch noch so viel besser, daß man wohl

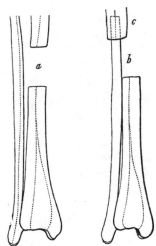

Abb. 93. Hahnsche Plastik.
(Aus Zentralbl. f. Chirurg. 1884.
S. 339.)

im allgemeinen, wenn nicht gewichtige Gründe vorliegen, auf diese Methoden
verzichten wird, auch wenn die Funktion durch Verlust des eigentlichen
Gelenks eine schlechtere wird. Anscheinend sind auch von anderen Chirurgen die Versuche Lexers und Küttners nicht aufgenommen worden,
und auch diese beiden Autoren selbst haben mit Ausnahme noch einiger Fälle
von Lexer über neue Fälle nicht mehr berichtet. Auch die Transplantation
aus dem Affen (Fibula mit Epiphysenfuge), die Küttner einmal mit Erfolg
versuchte (Macacus cynomolgus) und die bei Kindern evtl. in Frage käme,
kann gegen die viel einfachere und billigere Autotransplantation nicht aufkommen.

Bei dem autoplastischen Ersatz eines durch Ausrottung eines sarkomatösen Knochenteiles entstandenen Defektes sind die Bedingungen für eine
gestielte Plastik nur selten gegeben. Naturgemäß kommen für dieses Verfahren, abgesehen von Defekten am Schädel, vor allem solche an den zweiknochigen Extremitätenteilen in Betracht. Für die Deckung großer Tibiadefekte hat uns Hahn (1884) eine recht gute Methode an die Hand gegeben,
die er ursprünglich bei einer Pseudarthrose nach einer schweren komplizierten

Kommunitivfraktur zur Anwendung brachte (Abb. 93). Goldmann (mitgeteilt von Geiges) hat nach seiner Methode 2 Fälle operiert.

Es wird dabei die Tibia ober- und unterhalb der Geschwulst mit der Giglisäge durchtrennt. Die freigelegte Fibula wird etwas höher als die obere Tibiasägefläche durchsägt und
in die Markhöhle des oberen Tibiafragmentes eingekeilt. Es empfiehlt sich der besseren
statischen Verhältnisse wegen und um eine Atrophie des unteren Tibiarestes zu vermeiden,
auch eine Vereinigung des unteren Tibiarestes mit der Fibula
anzustreben, etwa in der Art, wie sie Moszkowicz erzielte'

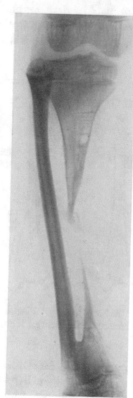

indem er von der Fibula ein 4 cm
langes gestieltes Periostläppchen
mit oberer Basis ablöste und es
mit dem Periost des unteren Tibia-
stumpfes vernähte. Brandes hat,
um eine knöcherne Vereinigung
zwischen unterem Tibiarest und
Fibula zu erreichen, in einer zweiten
Sitzung den Fibulaschaft mit dem
unteren Tibiarest vereinigt. Allmählich nimmt unter dem funktionellen Reiz der Belastung die Dicke
der Fibula zu, so daß sie schließlich
dem ursprünglichen Umfang der
Tibia etwas nachgibt.

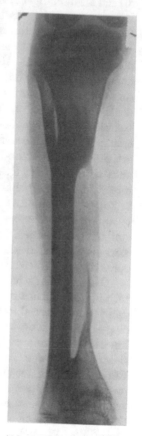

Ich kann die Hahnsche
Methode aus eigener Erfahrung
— ich habe einen großen nach
Osteomyelitis entstandenen Tibiadefekt auf diese Weise gedeckt — sehr empfehlen. In
meinem Fall war es günstig,
daß als Folge der Osteomyelitis
bereits eine Synostose im unteren Teil des Unterschenkels
zwischen Tibia und Fibula bestand (Abb. 94 u. 95).

Eine gestielte Fibulaplastik
hat auch, wie Mikulicz auf
dem Chirurgenkongreß 1895
berichtete, sein Schüler Tietze
in einem Fall von Sarkom des

Abb. 94. Plastik nach
Hahn vor der Operation.

Abb. 95.   Plastik nach
Hahn nach d. Einheilung.
Verdickung der Fibula.

oberen Tibiaendes ausgeführt. Nach Resektion des
oberen Tibiateiles bis 10 cm unterhalb der Gelenkfläche wurde die Fibula
an derselben Stelle wie die Tibia durchsägt, unter Erhaltung ihrer Weichteil-
verbindungen medial verlagert und derart in den Tibiastumpf einerseits, in
die angefrischte untere Femurfläche andererseits implantiert, und in ähnlicher
Weise ging Schulze-Berge (1912) bei einem Spindelzellensarkom des Tibiakopfes vor. Nach einem Jahr hatte das Transplantat die Dicke der Tibia.
Ähnlich verfuhr auch Altschul in einem Fall, ohne aber in diesem Falle Erfolg
zu haben. Auch bei der späteren Verwendung der Patella als Transplantat,
mit dem er in einem anderen Falle Erfolg gehabt hatte, konnte er keine
Konsolidierung erreichen.

Eine sehr schöne gestielte Knochenplastik aus der Tibia beschreibt Bittner (1910), der bei einem 13jährigen Mädchen wegen eines myelogenen Sarkoms des unteren Drittels der Tibia fast das ganze untere Drittel derselben bis auf den unteren Epiphysenknorpel resezierte. Dann wurde aus dem oberen Tibiafragment durch Längsspaltung eine mediale Knochenspange gebildet, durch Drehung von 180° diese Spange nach unten umgeklappt, so daß ihr oberes Ende an den Epiphysenknorpel verankert werden konnte, ihr unteres Ende an dem unteren Ende des oberen Tibiafragmentes befestigt wurde. Trotz Fistelung, die eine spätere Sequestrotomie nötig machte, trat Konsolidation ein. Das Wachstum der Tibia blieb zuerst zurück, setzte aber später im beschleunigtem Tempo ein, so daß also anzunehmen ist, daß die Verbindung zwischen Transplantat und der unteren Tibiaepiphyse eine feste geworden ist und der Einfluß der Epiphysenlinie auf das Wachstum der Tibia wieder hergestellt ist (s. Abb. 96).

An dieser Stelle möchte ich auch einer gestielten Haut-Periost-Knochenlappenplastik Erwähnung tun, die Eiselsberg 1897 beschrieb. Wegen Sarkoms des unteren Drittels der Tibia wurde dasselbe reseziert und anfänglich versucht, den Defekt durch Implantation eines Hundeknochens zu decken, der jedoch nicht einheilte. Es wurde nunmehr die Hautnarbe exzidiert, das obere Tibiafragment angefrischt, das noch vorhandene sehr kleine untere Tibiafragment entfernt, der Talus ebenfalls angefrischt und nun ein Haut-Periost-Knochenlappen aus dem oberen Tibiafragment herausgeschnitten bzw. gesägt und der Lappen nach Drehung um 180° in die Ränder des Defektes eingenäht. Es erfolgte glatte Einheilung, doch

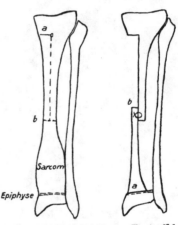

Abb. 96. (Aus Bittner, Zentralbl. f. Chirurg. 1910. S. 644.)

starb der Patient etwa nach einem Jahr an Metastasen. Zeichen eines lokalen Rezidivs waren nicht vorhanden.

Für die allermeisten vorkommenden Fälle wird man heutzutage zur freien Autoplastik greifen, angesichts der vorzüglichen und sicheren Resultate, die sich mit dieser Methode erreichen lassen, angesichts der relativen Einfachheit und Unkompliziertheit ihrer Ausführung und des stets zur Verfügung stehenden Materiales.

So ersetzte Stieda einen durch Resektion eines Myxochondroma cysticum entstandenen 14 cm großen Defekt des Humerus durch einen 1 cm dicken und breiten Tibiaspan mit Periost und erzielte eine sehr befriedigende Funktion. Allmählich trat eine starke Dickenzunahme des Implantates ein. Auch Klapp konnte 1900 über einen ähnlichen von Bier operierten Fall mit überaus günstiger Funktion berichten, trotzdem es während der Einheilung zu akuter fieberhafter Eiterung und Fistelbildung mit späterer Abstoßung eines corticalen Sequesters gekommen war.

Noesske (1911) ersetzte das wegen Sarkom entfernte Humerusdrittel durch die Fibula und erzielte Heilung. Wenn auch nach $^1/_2$ Jahr eine Metastase in der andersseitigen Clavikel auftrat, war jedenfalls bis zu diesem Zeitpunkt von einem Rezidiv nichts festzustellen. Duschl (1921) hat bei einem sehr weit vorgeschrittenen Osteosarkom, da ein verstümmelnder Eingriff von den Eltern des Kranken abgelehnt wurde, den ganzen Humerus, von dem nur die Trochlea stehen blieb, durch die Fibula ersetzt. Es erfolgte reaktionslose Einheilung, doch trat nach drei Monaten ein Rezidiv auf, dem der Patient erlag.

Am Femur hat Axhausen bei einem reinen Fibrom des oberen Femurendes und -halses nach der Resektion den Defekt durch die periostgedeckte Fibula ersetzt, die mit ihrem unteren Ende in den Femur eingebolzt wurde. Oben bildete sich eine Nearthrose mit der Beckenwand. Er erzielte damit gute Funktion (aktive Beweglichkeit: 60° Flexion, 20° Abduktion, 15° Adduktion). Die Patientin trägt einen Schienenhülsenapparat, geht aber kürzere Strecken auch ohne einen solchen. Die Fibula eignet sich ja überhaupt sehr gut zum Gelenkersatz dank der Gestalt ihres Köpfchens, das sich gut in die Pfanne einfügen läßt. So ist auch Floercken in einem Fall von Sarkom des oberen Femurendes vorgegangen, über den er verschiedene Male in der Frankfurter Chirurgischen Gesellschaft berichtet hat und dessen Röntgenbild (Abb. 97) ich dank seines freundlichen Entgegenkommens hier reproduzieren kann. Das Resultat blieb zwar in diesem Fall durch einen unglücklichen Zufall unvollständig. Der Patient fiel nämlich nach Einheilung des Transplantates bei seinen Gehversuchen hin und frakturierte sich das Implantat, das nicht mehr konsolidierte.

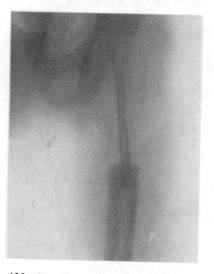

Abb. 97. Ersatz des oberen Femurabschnittes durch die Fibula. (Sammlung des Herrn Dr. Floercken in Frankfurt a. M.)

Das Prinzip dieser Methode ist zweifellos ein gutes, auch wenn man daran denken muß, daß große freie Transplantate eher zur Fraktur neigen.

Die Fibula des gesunden Beines benutzte Ach (1912), um den 12 cm langen Defekt nach Resektion eines Tibiasarkoms zu decken. Nach reaktionsloser Heilung trat infolge von Knochenresorption eine Spontanfraktur des Transplantates ein, die jedoch wieder konsolidierte. Nach mehreren Monaten bildete sich ein Rezidiv am inneren Condylus tibiae. Verschiedentlich wurde auch in ähnlichen Fällen ein Span aus der Tibia mit Erfolg verwandt, der ja überhaupt in Anbetracht seiner bequemen und leichten Beschaffung und seiner großen Haltbarkeit als Transplantat außerordentlich geeignet ist.

Daß die freie Transplantation auch Anwendung finden kann, um nach der Absetzung eines Gliedes bei erhaltenem Muskelzylinder dem Stumpf wenigstens eine solche Länge zu geben, daß er für die Prothese einen brauchbaren Stützpunkt gibt, zeigte ein Versuch v. Stubenrauchs (1922), der nach einer Exartikulation in der Hüfte wegen Osteochondrosarkom dem exartikulierten Bein ein Stück der Tibia entnahm und dieses nach seiner Entmarkung in den Muskelzylinder des Stumpfes einpflanzte. Wenn auch wegen Infektion das

Transplantat nach vier Monaten entfernt werden mußte, so erwies sich doch dieser Weg prinzipiell als gangbar. Auch Payr (2. kriegschirurgische Tagung 1916) war in einem Fall von Oberarmexartikulation, anscheinend nach Unfall, ähnlich vorgegangen und bringt die Abbildungen dieses Falles, bei dem er die abgemeißelte Spina scapulae durch Drehung im Akromioclaviculargelenk um mehr als 90° drehte, sie in die gespaltene Deltamuskelmasse einlegte und so durch diese „Stumpfverlängerung" einen guten Hebelarm für die Prothese schuf.

Außer an den langen Röhrenknochen wurden auch an anderen Teilen des Skelettsystems Defekte, die durch Sarkomresektionen entstanden waren, knöchern gedeckt. So resezierte Axhausen die Grundphalanx des Daumens wegen Riesenzellensarkom und ersetzte sie durch ein Tibiastück. Trotzdem in diesem Falle wegen dorsaler Luxation des zentralen Transplantatendes nach zwei Monaten noch einmal ein 1 cm langes Stück desselben reseziert werden mußte, trat glatte Heilung ein. Dabei möge erwähnt werden, daß es nach dem Vorschlage Axhausens empfehlenswert erscheint, das mittransplantierte Periost durch Längsincisionen zu spalten, da von diesen Schnitträndern aus die Knochenneubildung am lebhaftesten vor sich zu gehen scheint.

Nach der Entfernung eines Osteosarkoms am rechten oberen Quadranten der Orbita implantierte Enderlen (mitgeteilt von Lobenhoffer) ein 6 cm langes periostgedecktes Stück der 6. Rippe. Nach zwei Jahren trat ein Rezidiv ein, doch war das Implantat fest eingeheilt.

Diese Beispiele aus der Literatur mögen genügen. Sie sollen, ohne auf die speziellen Fragen der Transplantation näher einzugehen, nur zeigen, in wie großem Maße dieselbe bei der Therapie der Knochensarkome in Betracht kommt.

Ein Mittelglied zwischen radikaler und konservativer Therapie stellt eine von Sauerbruch (1922)

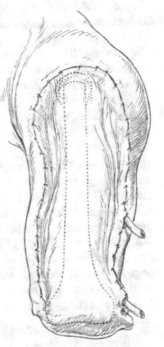

Abb. 98. Umkipp-Plastik von Sauerbruch. (Aus Dtsch. Zeitschr. f. Chirurg. Bd. 169, S. 11, Fig. 7. 1922.)

in neuester Zeit angegebene Operationsmethode dar, der bei einem Sarkom des oberen Femurendes, um nicht das ganze Bein opfern zu müssen, derart vorging, daß er den ganzen Femur, sowie den Fuß exartikulierte und darauf den Unterschenkel nach oben umkippte, so daß der distale Unterschenkelstumpf in die Pfanne kam, wie es die Abb. 98 erkennen läßt.

Diese „Umkipp-Plastik" gibt einen vorzüglichen langen Stumpf. Anstatt einer Exartikulation in der Hüfte ist ein Zustand wie nach Exartikulation im Kniegelenk geschaffen; Schmieden konnte in der Frankfurter Chirurgischen Gesellschaft ebenfalls einen nach dieser Methode operierten Fall vorstellen.

Schließlich möchte ich noch eines originellen Vorschlages Erwähnung tun, den ein russischer Chirurg Wenglowski 1914 im Lancet gemacht hat. Er geht von der Anschauung aus, daß das als Ersatz des resezierten Tumors eingefügte freie Knochentransplantat so gut wie nie als Knochen dauernd liegen bleibt, sondern nur dem sich neu bildenden Ersatzknochen als Leit- und Richtschiene für seine Ausbreitung und Neuentwicklung dient. Dasselbe ist nach seiner Ansicht leichter zu erreichen, wenn man den Knochen abtötet, der bereits an Ort und Stelle liegt, dessen Verbindung, selbst wenn er abgetötet ist, mit dem gesunden Teil des Knochens immer noch besser ist, als es durch die beste Transplantationsmethode erreicht werden kann. Alle Geschwulstkeime müssen natürlich absolut sicher abgetötet sein. Dies wird durch Wasserdampf zu erreichen gesucht, der mit 3 bis 5 Atmosphären Druck mittels besonderer hohler raspatorienähnlicher Instrumente an und hinter den wie für eine Resektion freigelegten Knochen herangebracht wird, wobei ein gewöhnlicher Autoklav als Dampferzeugungsquelle benutzt wird. Die umgebenden Weichteile werden dabei sorgfältig mit mehrfacher Gazeschicht, einer dünnen Asbestplatte und einer daraufgelegten Metallplatte abgedeckt. Der zurückbleibende Knochen gleicht vollkommen einem anderwärts entnommenen sterilisierten und dann implantierten Knochen. Besondere, mit dieser Methode gemachte Erfahrungen werden nicht mitgeteilt. Auch in der Literatur habe ich nichts Weiteres über dieselbe gefunden.

β) Die Operationsresultate

in bestimmten Zahlen zusammenzufassen ist nicht gut angängig. Dazu sind die zur Verfügung stehenden Statistiken nicht nach genügend einheitlichen Gesichtspunkten abgefaßt, die Dauer der Beobachtungszeiten ist bei den verschiedenen Autoren verschieden groß, die sog. Riesenzellensarkome nicht genügend scharf von echten Sarkomen unterschieden. Außerdem ist ja auch die Malignität verschieden, je nach Befallensein des einen oder des anderen Knochens resp. Knochenteils, je nach dem Lebensalter und anderen Momenten. Ich begnüge mich daher, nur einzelne in der Literatur niedergelegte Zahlen wiederzugeben, die sämtlich die langen Röhrenknochen betreffen:

Herten (Breslauer Klinik 1890—1909) 60 Fälle:

	Periost	Heilung	Zentrale u. Chondrosark.	Heilung
Amputation und Exartikulation 26	20	—	6	4
Resektionen 24	12	(1 [1]) 0	12	(9) 5 [2].

O. Kocher (Tübing. Klinik) 65 Fälle (1860—1903).

Amputation u. Exartikulation . 46	27	4	19	3
Resektionen 5	1	—	4	2
Exstirpation bzw. Evidement 2	1	—	1	1

Anschütz (1922) 239 Fälle:

Zentrale Sarkome geheilt 24%,
periphere   „   „   9,6%,
myelogene   „   „   75% (von 19 Fällen, die seit 1913 operiert, noch 11 am Leben, davon 10 histol. Ostitit. fibrosa).

Küttner (1922) geheilt (nach 5 Jahren):

Knochensarkome 27,1%,
lange Röhrenknochen periost. . . 12,5%,
  „   „   myelogene . . 52,6%,
unbestimmt, wohl meist periostal . 19,23%,
Scapula 33,3%,
Oberkiefer 26,6%,
Unterkiefer . . . . 10,0%.

---

[1] Erst reseziert, dann wegen schlechter Ernährung des Beines amputiert und nach 1 Jahr wegen Rezidiv reamputiert.

[2] 4 Fälle heilten nach nachträglicher Amputation.

f) Röntgentherapie.

Mit der in den letzten Jahren rapid zunehmenden Vervollkommnung unserer Kenntnisse von der Theorie und der Wirkung der Röntgenstrahlen und der damit Hand in Hand gehenden Verbesserung der Röntgenapparatur (Dessauer u. a.), hat sich ein ungeheurer Ausbau der Röntgentherapie vollzogen, so daß gerade jetzt die Röntgenbehandlung maligner Tumoren im Brennpunkt des Interesses steht. Das Hauptanwendungsgebiet der Röntgentherapie bilden zwar nach wie vor die Carcinome, und vor allem in früherer Zeit wurde nur sehr selten über die Wirkung der Röntgenstrahlen auf Sarkome, besonders auf Knochensarkome berichtet, so daß man derartige Fälle in vielen Arbeiten und Debatten (so z. B. südostdeutsche Chirurgenvereinigung 1914 in Bruns' Beiträgen zur klin. Chirurg. Bd. 95 und Verhandlungen bayerischer Chirurgen München 1914 in Bruns' Beitr. z. klin. Chirurg Bd. 95) völlig vermißt. Auch in einer neueren Arbeit von Stark (1921) findet sich kein Fall eines Knochensarkoms. In anderen Arbeiten sind nur wenige Fälle von Knochensarkomen neben anderen Tumoren erwähnt. Altschul hält sogar noch 1910 die Röntgentherapie nur für die Sarkome der Weichteile für in Betracht kommend. Immerhin existieren aber doch bereits vereinzelte Mitteilungen aus früherer Zeit, die sich mit der Anwendung dieser Therapie bei Knochensarkomen beschäftigen.

Eine der frühesten Mitteilungen über die ausgezeichnete Beeinflussung eines Knochensarkoms durch Röntgenbehandlung stammt von Krogius, der ein mehrfach operiertes und schließlich inoperabel gewordenes periostales Rundzellensarkom des Schädels bestrahlte. Die faustgroßen Tumoren schmolzen dahin „wie Schnee vor der Sonne". Nach zwei Monaten war keine Spur mehr von den Tumoren vorhanden. Krogius betont allerdings selbst, daß von einer Dauerheilung noch keine Rede sein könne.

Wenn wir uns bei der operativen Therapie der Knochensarkome ein einigermaßen festes Urteil über die Wirksamkeit der Methode bilden konnten, so ist dies bei der Röntgentherapie noch nicht der Fall. Über die erzielten Erfolge und vor allem über die Mißerfolge vor Einführung der modernen Apparaturen und der modernen Dosierung mit hochgefilterten Strahlen ist ein Urteil überhaupt nicht möglich. Und auch jetzt noch stehen in der Röntgentherapie noch so kurze Beobachtungszeiten zur Verfügung, ist die Methode noch immer derart in weiterem Aufbau begriffen, daß ein festes Werturteil noch nicht abgegeben werden kann. Um dies zu können, wird noch jahrelange Arbeit und Beobachtung nötig sein.

Ausgedehntere Erfahrungen mit der Röntgenbehandlung bei malignen Tumoren und unter ihnen auch bei Knochensarkomen konnte Coley sammeln, der 1905 darüber berichtete. Über die verabfolgte Dosis und evtl. benutzte Filterung ist in dieser Arbeit nichts gesagt. Jedenfalls war die verabfolgte Dosis nach unseren heutigen Anschauungen wohl sicher unzureichend. Coley erkennt zwar in dieser Arbeit den großen Einfluß der Röntgenstrahlen auf die Zellen der malignen Tumoren an, hat aber, außer bei den Hautcarcinomen, fast stets nach anfänglicher Verkleinerung oder Schwinden des Tumors Rezidive oder Metastasen beobachtet, so daß er die Röntgentherapie nur als postoperative Behandlung oder bei inoperablen Fällen anzuwenden rät. Unter diesen Fällen befinden sich zwei Knochensarkome, die allerdings einer kombinierten Röntgen-Toxinbehandlung unterzogen wurden.

1. Bei einem Rundzellensarkom des Femur, dessen Amputation verweigert wurde, schwand der Tumor nach der Bestrahlung. Nach 1 Jahr bildete sich eine metastatische Geschwulst in der Brustgegend, danach in der Fossa iliaca. Auf kombinierte Behandlung mit Toxin und Röntgenbestrahlung schwanden diese Tumoren. Wiederholte Auskratzungen ließen kein Sarkomgewebe erkennen. Eine Operationsfistel am Bein blieb bestehen. Nach $3^{1}/_{4}$ Jahr bestand guter Gesundheitszustand.

Falls es sich hier wirklich um ein Sarkom gehandelt hat — die Fistel am Bein läßt auch an andere Möglichkeiten, z.B. an eine chronische Osteomyelitis denken, bei der auch histologische Irrtümer nicht ausgeschlossen sind —, so bedeutet dieser Fall sicher einen schönen Erfolg, wenigstens im lebensverlängernden Sinne.

2. Der zweite Fall betraf ein inoperables Rundzellensarkom der Brustwand mit Beteiligung der Rippen. Unter Röntgenbehandlung schwand der Tumor nach $^{3}/_{4}$ Jahren; es trat Gewichtszunahme von 25 Pfund ein. Weitere Toxinbehandlung. Später trat dann ein Rezidiv auf, das mit Curettement und kombinierter Röntgen-Toxinbehandlung angegriffen wurde. 1907 berichtet Coley, daß es dem Patienten gut gehe.

Auch Mertens konnte schon 1904 über ein durch Röntgenstrahlen günstig beeinflußtes anoperiertes inoperables Schulterblattsarkom bei einem 11jährigen Kind berichten. Es bildete sich nach 10 Wochen zwar ein kleines Rezidiv, das aber ebenfalls auf Bestrahlung verschwand. Daß eine Dauerheilung erzielt wurde, ist mir nicht sicher, da sonst wohl noch einmal später über diesen Fall berichtet worden wäre. Ein zweiter Fall von Schulterblattsarkom bei einem $1^{1}/_{2}$jährigen Kind blieb unbeeinflußt.

Von weiteren günstigen Fällen erwähne ich noch die von Goebel über sechs Jahre beobachtete Heilung eines sehr zellreichen angeborenen Spindelzellensarkoms des Femur, dessen Radikaloperation unmöglich war. Außer der Bestrahlung fand noch die Entfernung eines möglichst großen Teiles der Geschwulst und Auskratzung statt. Levy-Dorn konnte ein mikroskopisch nicht untersuchtes periostales Femursarkom (17jähriger Mann), bei dem die Operation verweigert war, durch kombinierte Atoxyl-Röntgenbehandlung zu einer 1913 schon 7 Jahre bestehenden Heilung bringen. Bei einem Sarkomrezidiv des Daumens (31jähriger Mann) ging die Geschwulst von einem Durchmesser von 15 cm auf 8 cm zurück ($1^{1}/_{2}$jährige Beobachtungszeit).

Von Arbeiten aus neuerer Zeit, die über mit der verbesserten modernen, wenn auch noch immer weiteren Ausbau befindlichen Technik und Apparatur bestrahlten Fälle berichten, nenne ich vor allem die von Seitz und Wintz (1920), in der sich neben dem sonstigen Material 38 Knochensarkome befinden. Nun gestatten allerdings diese Fälle noch keineswegs ein sicheres Werturteil, da man unbedingt notwendige Angaben über den histologischen Charakter der Tumoren, wie über den peripheren oder zentralen Sitz in Knochen vermißt. Ferner sind die Beobachtungszeiten noch sehr gering und eigentliche Heilungen sind auch dabei noch selten. Sicher ist zum mindesten in vielen Fällen eine Verlängerung des Lebens nicht zu verkennen. Um einige der von Seitz und Wintz erzielten schönen Erfolge zu nennen, führe ich kurz folgende schon in einer früheren Arbeit der Verfasser (1918) enthaltenen Fälle von Knochensarkom an:

1. 36jährige Frau. Inoperables Sarkom des Beckens mit Metastasen im Ovarium. Schon nach der 1. Bestrahlung starke Rückbildung, nach der 2. Bestrahlung bis auf eine kleinhandbreite Resistenz geschwunden. $1^{1}/_{2}$ Jahr nach der ersten Bestrahlung absolutes Wohlbefinden, nur noch leichte schwartenartige Verdickung auf der Beckenschaufel.

2. 67jährige Frau. Osteosarkom des Beckens mit faustgroßer Metastase unterhalb des Poupartschen Bandes. Stauungserscheinungen im Bein. Nach der Bestrahlung, die von 9 Feldern aus erfolgte, fast völliger Rückgang des Tumors und der Drüsenmetastasen innerhalb weniger Tage nach der Bestrahlung. Völlig beschwerdefrei.

3. 54jährige Frau. Kinderfaustgroßes Rezidiv eines operierten Unterkiefersarkoms. Nach Bestrahlung völliges Schwinden des Tumors. Arbeitsfähig. Blühendes Aussehen.

Auch Schlegel (1920) berichtet über gute Erfolge, bei denen allerdings auch bei der Kürze der Beobachtung noch nicht von Dauerheilungen gesprochen werden kann. Unter seinen geheilten 5 Fällen befanden sich 4 Knochensarkome (1 Wirbelsäulensarkom, 1 Clavicularsarkom und 2 Femursarkome). Weiterhin wurde das Rezidiv eines Oberarmsarkoms geheilt, das nach Resektion desselben und freier Knochenplastik aufgetreten war. Bei einem Sarkom des Unterkiefers ging der Primärtumor zurück, doch bildeten sich schon kurz nach der Bestrahlung Fernmetastasen. Bei einem Chondrosarkom des Beckens war kein Erfolg zu verzeichnen. Bestrahlt wurde evtl. von verschiedenen Einfallspforten aus, so daß das Sarkom die „Sarkomdosis", also etwa 70% der H.E.D. erhielt. Erwähnen möchte ich weiter einen von Fr. Sonntag (1921) veröffentlichten Fall von periostalem Humerussarkom, dessen histologische Untersuchung v. Hansemann ausgeführt hat, der nach der Bestrahlung bisher sechs Jahre gesund ist (25jährige Frau). Schließlich haben die Verhandlungen des Kongresses der deutschen Gesellschaft für Chirurgie 1921, die sich allerdings vorwiegend mit den Resultaten der Röntgentherapie bei Carcinomen beschäftigten, gezeigt, daß im allgemeinen die an den einzelnen Kliniken gewonnenen Erfahrungen nicht ungünstige sind und zum weiteren Ausbau ermutigen. Allerdings müssen wir immer wieder daran denken, daß die Röntgentherapie auf keinen Fall überschätzt werden darf und noch nicht völlig aus dem Stadium des Versuches heraus ist. Existieren doch sogar Stimmen, die von einer ungünstigen Wirkung der postoperativen Röntgentherapie maligner Geschwülste, z. B. der Mammacarcinome sprechen, was von anderer Seite allerdings auf einen Fehler in der Dosierungstechnik zurückgeführt wird. Weiterhin ist es sicher und wird auch von verschiedenen erfahrenen Röntgentherapeuten betont, daß die einzelnen Tumoren ganz verschieden auf die Bestrahlung reagieren, daß man gerade beim Sarkom neben den frappantesten Erfolgen auf der einen Seite ein völliges Versagen bei anderen Sarkomen sieht (Werner, Wetterer, Jüngling u. a.). Auch die einzelnen histologischen Sarkomformen, wie die Sarkome der verschiedenen Organe, scheinen nicht in gleicher Weise der Wirkung der Röntgenstrahlen zugängig zu sein. So geben nach Pfahlers allerdings schon 1913 geäußerten Ansicht die Osteosarkome (oder vielmehr die Knochensarkome) günstigere Resultate als die anderer Organe. Von den Osteosarkomen reagierten wieder die zentralen besser als die peripheren. Andere Autoren wie Kienböck, Wetterer, Werner und Grode sind entgegengesetzter Ansicht. Nach diesen reagieren die Osteo- und Chondrosarkome und die vom Knochen ausgehenden schlechter auf die Röntgenstrahlen als andere. Besonders die Chondrosarkome seien zur Bestrahlung nicht geeignet (Küttner).

Genauer präzisiert Jüngling (1921) die Erfahrungen der Tübinger Klinik hinsichtlich der Beeinflussung der verschiedenen Sarkomarten auf die Röntgenstrahlen und stellt danach seine Indikationen auf. Nach ihm reagieren:

Die Lymphosarkome sehr gut, was auch nach den Erfahrungen des Heidelberger Samariterhauses (Werner und Grode) der Fall ist.

Die Hautsarkome gut; doch fordert Küttner hier für die operablen Fälle die Operation.

Die Oberkiefersarkome verhalten sich sehr refraktär (10% Heilung, 35% Schrumpfung, 55% refraktär), so daß also operable Oberkiefersarkome, die nach König-Bergmann eine operative Dauerheilungsziffer von 33% haben, operiert werden sollen, was auch Küttner für die Ober- und Unterkiefersarkome fordert.

Die Osteosarkome des Schädeldaches reagierten in 2 Fällen sehr gut (s. a. den oben erwähnten Fall von Krogius), so daß Jüngling bei dem nächsten Falle von vornherein einen Versuch mit Röntgenbestrahlung machen

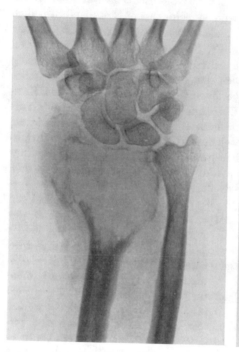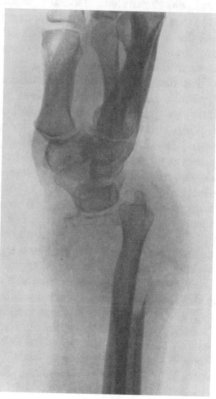

Abb. 99. Abb. 100.

will. Hier möge auch erwähnt werden, daß Steiger ein Sarkom der Schädelbasis durch Röntgenstrahlen heilen konnte. (Allerdings sehr kurze Beobachtungszeit!)

Bei Sarkomen des Sternums sah er in 2 wahrscheinlich myelogenen Fällen gute Rückbildung. Allerdings rezidivierte der 2. Fall nach Aussetzung der Bestrahlung. Es sind hier noch größere Beobachtungsreihen nötig.

Bei Sarkomen des Schultergürtels will Jüngling bei den schlechten Erfolgen der operativen Therapie nur die myelogenen Formen operieren, sonst nur bestrahlen, auch

bei den Sarkomen des Beckengürtels will er aus diesem Grunde die Operation sehr zugunsten der Bestrahlung beschränken (sowohl bei den Weichteil- wie den Knochensarkomen).

Extremitätensarkome: a) **Myelogene:** Hier sind die Erfolge der Resektion so gut, daß man bei resezierbaren Fällen operieren soll. Kommt aber die Amputation oder die Exartikulation in Betracht, so erscheint ein Versuch mit Strahlenbehandlung berechtigt.

b) **Periostale:** Gegen diese sind die chirurgischen Mittel völlig machtlos, daher scheinen hier Jüngling Bestrahlungsversuche durchaus gerechtfertigt, wenn er auch in seinen beiden Fällen keine Heilung erzielte.

Wir kommen damit auf die allgemeine Indikation der Bestrahlung der Knochensarkome zu

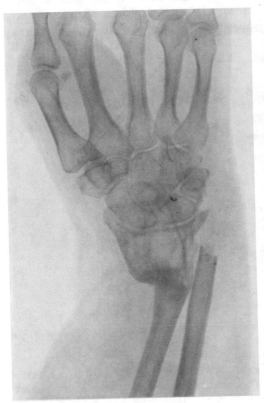
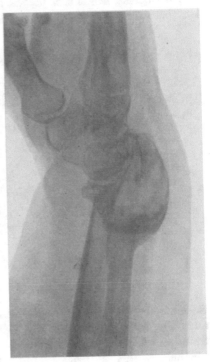

Abb. 101.   Abb. 102.

Abb. 99—102. Zentrales Sarkom des unteren Radiusendes. Histologisch nicht untersucht (sog. Riesenzellensarkom?). Abb. 99 u. 100: vor der Röntgentherapie; Abb. 101 u. 102: nach der Röntgentherapie. (Sammlung der Röntgentherapeutischen Abteilung [Privatdozent Dr. Holfelder] der Chirurgischen Universitäts-Klinik in Frankfurt a. M.)

sprechen, zu der u. a. Perthes, Jüngling, Schlegel, Kienböck, Wetterer, Schmieden und Küttner das Wort ergriffen haben.

Allgemein wird die Strahlenbehandlung akzeptiert und sogar gefordert für die inoperablen Fälle, zu denen auch natürlich diejenigen gehören, die durch den Willen der Patienten, also durch Verweigerung der Operation, inoperabel sind. Die Sarkome des Schädeldachs, der Schulter und des Beckengürtels für die Perthes und Jüngling im allgemeinen die Bestrahlung vorschlagen, gehören ja ebenfalls oft zu den Fällen, deren radikale Operation nicht möglich sein wird. Doch macht Küttner darauf aufmerksam, daß bei wenig ausgedehnten Tumoren die operativen Dauerresultate nicht ungünstig sind, und möchte daher nur die vorgeschrittenen Fälle primär bestrahlen. Das den Schädelknochen perforierende Durasarkom rät Küttner dagegen zunächst zu bestrahlen. Weiter herrscht auch im allgemeinen Übereinstimmung, daß die Fälle, die einer operativen Behandlung zugängig sind, unbedingt der Operation zugeführt werden sollen, falls dieselbe nicht eine außergewöhnliche Lebensgefahr bedeutet. Doch werden hier von manchen Autoren gewisse Einschränkungen gemacht. So will Schlegel vor jeder verstümmelnden Operation einen Versuch mit Röntgenbestrahlung machen, und auch Perthes und Jüngling lassen sich ja, wie aus der obigen Zusammenstellung ersichtlich ist, besonders bei den myelogenen Extremitätensarkomen, von ähnlichen

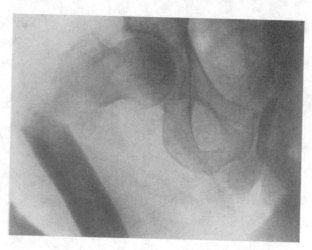

Abb. 103.

Gesichtspunkten leiten und halten bei den periostalen Formen, wie auch Küttner, überhaupt den Versuch der Bestrahlung für gerechtfertigt. Ob sich dieser Standpunkt, den, wie ich glaube, der Praktiker im allgemeinen noch nicht rückhaltlos teilt, aufrecht erhalten lassen wird, läßt sich bisher noch nicht übersehen. Denn die Gefahr, daß durch die Strahlenbehandlung die rechtzeitige Operation verzögert und dadurch das Entstehen von Metastasen begünstigt wird, ist natürlich nicht ganz auszuschließen. Daher drückt sich auch Schmieden viel vorsichtiger und zurückhaltender aus, wenn er ganz energisch fordert, daß alle operativen Fälle operiert werden sollen und er nur bei gewissen Formen von operablen Sarkomen und bei einigen Carcinomen wegen der Größe der operativen Verstümmlung für einige Wochen den Versuch mit Tiefenbestrahlung allein machen will (Abb. 103—105). Die Schmiedensche Klinik behandelt außerdem die zur Operation kommenden malignen Tumoren drei Wochen vor der Operation mit Röntgenbestrahlung vor und verspricht sich dadurch eine Inaktivierung der Tumorzellen. Alle Chondrosarkome rät Küttner zu operieren, sofern sie operierbar sind, da sie schlecht auf Bestrahlung reagieren.

Noch nicht ganz einig scheint man sich in der Frage der Nachbestrahlung radikal operierter maligner Tumoren zu sein, besonders nachdem in mehreren

Arbeiten von schlechteren Erfolgen bei nachbestrahlten Mammacarcinomen berichtet wurde im Gegensatz zu solchen, bei denen nach der Operation keine Nachbestrahlung angeschlossen worden war. Diese schlechteren Erfolge sind allerdings besonders von Wintz einer falschen Dosierung zur Last gelegt worden. Jedenfalls halten größere röntgentherapeutische Institute an dem Prinzip der Nachbehandlung mit Röntgenstrahlen fest, die die Schmiedensche Klinik beispielsweise ganz konsequent durchführt. Auch hier stehen die Praktiker noch im allgemeinen auf einem skeptisch-abwartenden Standpunkt.

Auf die weitere Technik der Bestrahlung einzugehen, erübrigt sich an dieser Stelle. Sie baut sich auf den Arbeiten von Gauß und Lembke (1912)

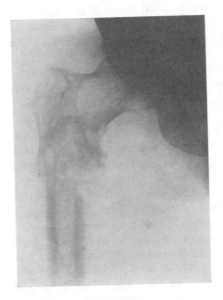 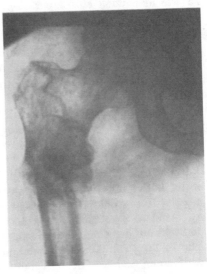

Abb. 104. Abb. 105.

Abb. 103—105. Zentrales Sarkom der Trochantergegend mit Spontanfraktur (histologisch nicht untersucht). Abb. 103: vor der Röntgentherapie; Abb. 104: im Verlauf der Röntgentherapie; Abb. 105: nach der Röntgentherapie. (Sammlung der Röntgentherapeutischen Abteilung [Privatdozent Dr. Holfelder] der Chirurgischen Universitäts-Klinik in Frankfurt a. M.)

E. v. Seuffert (1917), Krönig und Friedrich (1918), Seitz und Wintz (1920), Holfelder (1921), Perthes und Jüngling (1921) u. a. auf. Seitz und Wintz bezeichnen bekanntlich als „Sarkomdosis" eine Dosis, die 60% der H.E.D. beträgt. Diese Angabe kann natürlich nur relativ gewertet werden, denn von einer einheitlichen Sarkomdosis kann bei biologisch so verschiedenartigen Geweben, wie es nicht nur die verschiedenen malignen Tumoren, sondern schon die Knochensarkome an sich vorstellen, nicht die Rede sein, worauf ja auch Perthes und Jüngling, Werner u. a. hingewiesen haben. Das erhellt ja ohne weiteres aus der ganz verschiedenen Reaktion der einzelnen Tumoren auf Bestrahlungen, die unter genau gleichen Verhältnissen ausgeführt werden. Man darf bei der Auswahl der Röntgendosis einerseits nicht unter ein Mindestmaß heruntergehen, soll sich aber auch andererseits vor einer Überdosierung hüten (Perthes und Jüngling).

Wenn Kliniken mit nicht ganz hochwertigem modernen Instrumentarium, denen auch nicht ganz speziell ausgebildete Röntgenfachärzte vorstehen, sich bisher den röntgentherapeutischen Versuchen gegenüber noch zurückhaltend verhalten, so ist dies nur zu begrüßen. Denn einerseits stehen wir, das betonen auch alle ernsten röntgenologisch tätigen Chirurgen wie Perthes, Holfelder u. a. noch im Stadium des Versuches, und nur an großem Material und unter langer Beobachtung läßt sich der wahre Wert der Methode herausschälen, andererseits steht und fällt eben mit der richtigen Dosierung und Applikation einer hochwertigen und richtig dirigierten homogenen Bestrahlung die ganze Röntgentherapie, die daher nur bewährten Kräften anvertraut werden darf, genau wie man auch eine Operation nur einen Fachmann anvertraut. Das hat auch Schmieden auf dem Chirurgenkongreß 1921 mit wünschenswerter Deutlichkeit ausgesprochen.

Bei den in der Chirurgie vorkommenden Bestrahlungen, speziell auch bei den Bestrahlungen der Knochensarkome, scheint durchgängig die Serienbestrahlung nach der von Seitz und Wintz ausgearbeiteten Methode Anwendung zu finden, wobei besonders bei bestimmten Knochensarkomen der Holfeldersche Felderwähler nutzbringend Verwendung finden kann. Die besonders von Warnekros bei gynäkologischen Bestrahlungen empfohlene Großfelderbestrahlung scheint für unsere Zwecke im allgemeinen nicht angewandt zu werden.

Der Hinweis, daß man sich bei der Dosierung vor Überdosierung wie Unterdosierung hüten müsse, ist die praktische Konsequenz der Auffassung, daß wir mit der Röntgenbestrahlung nicht nur eine Abtötung der Geschwulstzellen, sondern auch einen Reiz auf das umgebende gesunde Gewebe und indirekt auf den Gesamtorganismus ausüben wollen, wodurch dessen Fähigkeit zur Bildung von Abwehrmaßnahmen gefördert wird, oder daß wir gemäß der Auffassung anderer Autoren zum mindesten nicht die physiologische Abwehrtätigkeit des normalen Gewebes durch eine zu starke Bestrahlung stören wollen. Alle diese biologisch wie praktisch für die Dosimetrie hochwichtigen Fragen sind noch keineswegs völlig geklärt. Doch scheint es mir zu weitgehend, wenn Fritsch u. a. es nicht für ausgeschlossen zu halten scheinen, daß man die Theorie von einer Abtötung der Blastomzellen überhaupt aufgeben müsse.

Warnekros unterstützt die Heilbestrebungen des Organismus (beim Carcinom) durch im Anschluß an die Bestrahlung ausgeführte Bluttransfusionen.

Manche Autoren haben versucht, die Wirkung der Röntgenstrahlen durch besondere Maßnahmen zu verstärken. Wieting (1920) hatte beobachtet, daß ein pulsierendes Cylindrom des Beckens nach Unterbindung der Art. hypogastrica und Ausräumung der weichen Massen mit folgender Tiefenbestrahlung (Dosis nicht angegeben) so gut reagierte, daß es nach $1^1/_2$ Jahren klinisch geheilt erschien. Er schlägt daher vor, in Zukunft zu versuchen, bei Sarkomen der Tiefentherapie die Unterbindung der den Tumor ernährenden Hauptschlagader vorauszuschicken, ein Vorgehen, das der Anämisierung durch Druck, der Sensibilisierung und ähnlichen Maßnahmen, die vor Bestrahlungen zuweilen angewandt werden, an die Seite zu stellen ist. Theoretisch ist die bessere Wirkung der Röntgenstrahlen bei einem solchen Tumor wohl so zu erklären, daß ein nicht gut blut-

ernährtes Tumorgewebe eher zugrunde gehen kann. Diese Methode der Blut-
sperrung würde im Gegensatz zu dem Vorgehen Ch. Müllers und Theilhabers
stehen, die durch Thermopenetration, Hochfrequenz oder Injektion chemischer
Stoffe eine Hyperämie des zu bestrahlenden Gebietes schaffen wollen. Theilhaber schreibt (bei Carcinomen) der Hyperämie eine große Rolle beim Zustandekommen der Spontanheilung der Krebse zu und glaubt auch, daß die
Röntgen-, Radium- usw. Strahlen nicht durch restlose Zerstörung der Carcinom-
und Sarkomzellen, sondern durch Kombination von Hyperämie und teilweise-
Zerstörung der Zellen wirken. Müller benutzt übrigens nicht nur die hyperämisierende Wirkung des Hochfrequenzfunkens zur Sensibilisierung des zu
bestrahlenden Gebietes, sondern auch die anämisierende Wirkung der strö-
menden Hochfrequenz zur Desensibilisierung, um größere Röntgen-
bestrahlungen durch die Haut an einen tiefgelegenen Tumor bringen zu können.
Lenz, der auch Anweisungen zur Technik der kombinierten Hochfrequenz-
Röntgentherapie gibt, ist allerdings der Ansicht, daß die Hochfrequenz nie
desensibilisierend, sondern stets sensibilisierend durch Hyperämie wirke,
und zwar sei die Wirkung der aus der Kondensatorelektrode entnommenen
Hochfrequenz im Prinzip Funkenwirkung. Die rein elektrischen und thermischen Wirkungen des Stromflusses sind zu gering, um für die biologische Wirkung
ernsthaft zur Diskussion gezogen zu werden. Anämisierende Wirkung ent-
falten nach Lenz die Hochfrequenzentladungen mittelstarker Intensität nur
ganz vorübergehend (bis 50 Sekunden Dauer). Die Hyperämie wirkt nach
Müller hauptsächlich dadurch, weil erstens hyperämisierte Gewebe überhaupt
empfindlicher gegen Röntgenstrahlen sind, und außerdem mit der gesteigerten
Blutzufuhr auch mehr Mengen Cholin an die Tumorzellen gebracht werden.
Auch die Röntgenstrahlen wirken nach Müller dadurch, daß durch ihre Tätigkeit das Lecithin der Zelle zerfällt und daß die Zerfallsprodukte, hauptsächlich das Cholin, die Zelle zerstören.

Auch Adrenalininjektionen kann man zur Desensibilisierung anwenden,
wie es z. B. Reicher tat, der bei einem Knaben mit Osteochondrosarkom
des Schädeldaches, allerdings schon während der Behandlung mit Adrenalininjektionen (23 Injektionen täglich 0,3—0,5 ccm) eine Reduktion des Tumors
sah, der nachher unter der Behandlung nach Müller völlig verschwand (bei
der Vorstellung mehrere Monate rezidivfrei). Reicher und Lenz haben
neben Adrenalininjektionen die desensibilisierende Adrenalinanämie der Haut,
besonders wenn große Felder in Betracht kommen, mit Hilfe der Iontophorese
erzeugt (die differente anämisierende Elektrode ist dabei die mit Novocain-
Adrenalin getränkte Anode). Die Haut soll dadurch die dreifache Erythem-
dosis vertragen.

Ich habe diese Methoden zur Sensibilisierung bzw. Desensibilisierung des
Tumorgewebes des historischen Interesses halber angeführt, glaube aber nicht,
daß sie bei der heute verwandten Methode der Intensivbestrahlung noch größere
Bedeutung haben oder erlangen werden.

Zuweilen hat man auch versucht, die Röntgenbehandlung der Sarkome
noch durch andere Maßnahmen zu unterstützen, so durch die Coleysche Toxintherapie, durch Kombination mit Radiumbestrahlung und durch gleichzeitige Arsen- (bzw. Atoxyl-, Arsacetin-, Salvarsan-) Medikation (Levy-Dorn,

Kotzenberg) und durch Kombination mit elektrothermischer Koagulation durch Arsonvalströme (Pfahler 1914).

Eine Wirkung der Röntgenstrahlen bedarf noch der Erwähnung, nämlich ihr Einfluß auf Metastasen sowie auf anoperierte Fälle und Rezidive. Um letztere vorwegzunehmen, kann Jüngling nach den Erfahrungen der Tübinger Klinik die Beobachtung von Seitz und Wintz, daß anoperierte Sarkome oder Rezidive schlechter auf Röntgenstrahlen reagieren, so im allgemeinen nicht bestätigen. Eine Reihe der in Tübingen geheilten Fälle war anoperiert, darunter der beste Fall, ein Osteosarkom des Schädeldaches, das weithin die Hirnhäute durchwachsen hatte und nur unvollständig operiert werden konnte. Patient wurde geheilt und ist seit $2^1/_2$ Jahren voll arbeitsfähig.

Wenn Fälle, die rasch nach der Operation rezidivieren, kein gutes Bestrahlungsresultat geben, so kann man das mit Jüngling auch als besondere Bösartigkeit des Tumors deuten, die sich den Röntgenstrahlen gegenüber vielleicht auch geltend gemacht hätte, wenn sie primär bestrahlt und nicht operiert worden wären. Für Spätrezidive könne sicher von einer schlechten Beeinflußbarkeit im allgemeinen nicht gesprochen werden. Ob eine Probeexcision den Verlauf ungünstig beeinflussen könne, möchte Jüngling an seinem Material nicht entscheiden.

Während Sarkome, die durch Röntgenstrahlen restlos beseitigt sind, im allgemeinen nicht rezidivieren (Kienböck, Jüngling), so schützt nach allen Erfahrungen ebensowenig wie die Operation die Bestrahlung vor Metastasen, die oft in erschreckender Weise auftreten. Ob die Metastasierung durch die Bestrahlung beschleunigt werden kann, ist bisher noch nicht geklärt.

Was nun die Beeinflussung der Metastasen selbst durch die Bestrahlung betrifft, so liegen in dieser Hinsicht einige sehr interessante Beobachtungen vor. So berichtete König auf dem Chirurgenkongreß 1921 von einem Knaben mit Femursarkom. Nach Resektion bekommt er ein Rezidiv und wird amputiert. Nach $^1/_4$ Jahr große Sarkommetastasen am Schädel. Heilung durch Bestrahlung. Nach 1 Jahr hat er Lungenmetastasen, wird bestrahlt, die Lunge heilt. Noch eigentümlicher sind die Fälle, bei denen Fernmetastasen nach Bestrahlung des Primärtumors schwinden. Derartige Beobachtungen hat z. B. Schmieden bei Carcinomen gemacht. Wie diese Fernwirkung zu deuten ist, ist noch nicht geklärt. Man muß wohl annehmen, daß die durch den Zerfall des Tumors freiwerdenden Substanzen diese günstige Wirkung ausüben. Nach Baenschs Ansicht (1922) besteht übrigens in dieser Hinsicht ein Unterschied zwischen hämatogenen und lymphogenen Metastasen. Die hämatogenen Metastasen gehen nicht bei Bestrahlung des Primärtumors zurück; sie verhalten sich (bei Carcinom wie bei Sarkom) wie selbständige Tumoren. Im Gegensatz dazu könnten lymphogene Metastasen auf Bestrahlung des Primärtumors ebenfalls zurückgehen. Eine weitere Bestätigung dieser Angaben bleibt noch abzuwarten.

Über die Behandlung von Knochensarkomen mit

Radium,

um dessen Einführung in die onkologische Therapie sich besonders Czerny und seine Schüler bemüht haben, liegen nur wenig Berichte vor, und auch diese sind nicht sonderlich geeignet, diese Therapie zu empfehlen. Lilienthal berichtete

1905 über ein ossifizierendes Spindelzellensarkom des Oberschenkels (21 jährige Frau), das aber von den Weichteilen desselben, wahrscheinlich von der Fascie ausging, und das durch Incision, Ausschabung und spätere Radiumbestrahlung behandelt wurde. Danach gelang die Exstirpation des sehr verkleinerten Tumors, der mit Coleyschem Toxin nachbehandelt wurde und bei dem Heilung eintrat. Über die Dauer der Heilung ist nichts gesagt. Kotzenberg hat ein Kreuzbeincarcinom (? Verf.), als es zwei Jahre nach der Röntgenbestrahlung rezidivierte, mit Radium behandelt, auf das es gut reagierte.

Weitere Fälle von günstiger Beeinflussung von Knochensarkomen durch Radiumbehandlung finden sich bei Barcat angeführt (Morton [rezidivierendes Armsarkom], Haret [Schulterblattsarkom], Abbé [Unterkiefersarkom]).

Unter den von E. Müller mitgeteilten Fällen befindet sich ein Knochensarkom (Becken), das nach der Operation ohne Erfolg bestrahlt wurde. Auch nach den Berichten Exners (1913) und Keyssers (1913) — bei dem letzteren findet man auch nähere Angaben über die verschiedenen Präparate und über die nähere Technik — hat die Radium- und Mesothoriumtherapie bei der Behandlung tiefer Tumoren völlig versagt. Besonders bei Knochensarkomen scheint sie kaum und ohne große Erfolge angewandt worden zu sein. Lobenhoffer hält die weichen Rundzellensarkome für geeigneter zur Mesothoriumbehandlung als die höher differenzierten Sarkomzellen.

Günstiger drückt sich allerdings Werner, der wohl die meiste Erfahrung mit dieser Behandlungsart hat, auf der Radiumtagung in Kreuznach 1922 aus. Nach ihm kann die intravenöse oder intraarterielle Anwendung des Radiums, die eine sehr wirksame Form darstelle, aus topographischen Gründen bei der Therapie maligner Tumoren nur selten Anwendung finden. Am häufigsten kommt die extratumorale oder die intratumorale Anwendung in Betracht, letztere durch Tunnellierung und Punktion. Auch hier wird, wie bei der Röntgenbestrahlung, vor Überdosierung eindringlich gewarnt. Die Bestrahlung muß evtl. in Form der Kreuzfeuerbestrahlung (Feldermosaik) vorgenommen werden. Bei größeren Objekten ist strengste Blutkontrolle während und nach der Bestrahlung nötig. Die Leukocyten dürfen nicht unter 2500 sinken. Für größere Geschwülste ist evtl. die Kombination mit Röntgenbestrahlung erforderlich. Oberkiefertumoren sollen erst operiert, dann bestrahlt werden. Werner sah noch langjährige Rezidivfreiheit, auch wenn nicht im Gesunden operiert worden war. Die Tumoren der Extremitäten, also wohl auch die der Knochen hält er zur Bestrahlung geeignet mit Ausnahme der in der Tiefe des Oberschenkels sitzenden. Ein einmaliger Bestrahlungsversuch sei hier immer gerechtfertigt. Von Knochensarkomen speziell ist in dem Protokoll des Wernerschen Vortrags nichts gesagt. Meist spricht er von Carcinomen verschiedener Organe.

Jedenfalls tritt die Radiumbehandlung der Knochensarkome gegenüber der Röntgentherapie schon aus rein praktisch-technischen Gründen bisher wenigstens völlig in den Hintergrund. Inwieweit es der Röntgentherapie in ihrem weiteren Ausbau vorbehalten sein wird, die operative Behandlung zu ergänzen, oder mehr und mehr zu ersetzen, läßt sich bisher noch nicht voraussehen.

VIII. Operative Behandlung veralteter kongenitaler Hüftluxationen.

Von

Friedrich Loeffler - Halle a. S.

Mit 32 Abbildungen.

Literatur.

1. Angerer: Kongentiale angeborene Hüftverrenkung. Operation nach Hoffa. Münch. med. Wochenschr. 1894. S. 512.
2. — Diskussion (Ärztl. Verein München). Münch. med. Wochenschr. Bd. 44. 1897.
3. v. Baeyer: Operative Behandlung von nichtreponierbaren angeborenen Hüftverrenkungen. Münch. med. Wochenschr. 1918. Nr. 44.
4. Barwell: The operative treatment of cong. dislocation of the hip-joint. Brit. med. journ. Vol. 1. 1892.
5. — The operative treatment of congen. dislocation of the hip-joint. Transact. med. chirurg. London Vol. 75. 1891/92.
6. — The operative treatment of cong. dislocation of the hip-joint. Lancet. Vol. 1, p. 690. 1892.
7. Bayer: Nekrose des Schenkelkopfes nach blutiger Operation der angeborenen Hüftverrenkung. Zentralbl. f. Chirurg. Bd. 21, S. 1183. 1894.
8. — Heteroplastik des Limbus. Zentralbl. f. Chirurg. 1901. Nr. 44.
9. — Zur Behandlung der angeborenen Hüftverrenkung. Zentralbl. f. Chirurg. 1901. Jg. 28, Nr. 44.
10. v. Bayer: Die Retention des reponierten Hüftgelenkkopfes durch Kapselschrumpfung. Verhandl. d. dtsch. Ges. f. orthop. Chirurg. 8. Kongr. 1909.
11. v. Bergmann: Zur Freilegung des Hüftgelenks durch den Larghischen Bogenschnitt. Langenbecks Arch. f. klin. Chirurg. Bd. 69, S. 159.
12. Blencke: Nearthrosenbildung bei einer angeborenen Hüftluxation. Münch. med. Wochenschr. 1906.
13. — Meine bei der angeborenen Luxation des Hüftgelenks gemachten Erfahrungen. Zeitschr. f. orthop. Chirurg. Bd. 15.
14. Blodgett: Excision of the hip for congen. dislocation of the hip-joint. Boston med. a. surg. journ. 1902.
15. Bourlaux: De l'intervention sanglante dans la lux. cong. de la hanche. Thèse de Bordeaux 1893.
16. Bradford: Lorenz operation of cong. dislocation of the hip-joint. Med. com. mass. m. soc. Boston Vol. 17, p. 275—286. 1896.
17. — Lorenz operation in congen. dislocation of the hip-joint. Boston med. a. surg. journ. 1896.
18. Broca et Mouchet: De la réduction sanglante de lux. cong. de la hanche. Rev. prat. d'obstetr. et de pédiat. Tom. 13, p. 246—283. Paris 1900.
19. Brünn: Beitrag zur Lehre von der blutigen Reposition der angeborenen Hüftverrenkung. Dtsch. Zeitschr. f. Chirurg. Bd. 72, S. 407. 1904.

20. Casaux: De la transposition des os iliaques. Nouveau traitement chez l'adulte. Lyon 1901.

21. Chaput: Lux. cong. de la hanche non traitée avec bonne néarthrose chez un homme de 54 ans. Rev. d'orthop. 1908.

22. Codivilla: Über die operative Behandlung der angeborenen Hüftverrenkung. Zeitschr. f. orthop. Chirurg. Bd. 9, S. 123. 1901.

23. — The operative treatment of cong. disloc. of the hip-joint. New York med. journ. a. med. record. 1901.

24. — Sul trattamento operat. della luss. dell'anca. Rif. med. Roma 1901.

25. — Über die operative Behandlung der angeborenen Hüftverrenkung. Zeitschr. f. orthop. Chirurg. Bd. 9, H. 3. 1902.

26. — Blutige Transposition nach vorne bei angeborener Hüftgelenksluxation. Zentralbl. f. Chirurg. Juli 1907.

27. Cuneo: Sulla pseudo-arthrosi di Hoffa. Atti del. 3. congr. della soc. orthop. ital. Milano 1906.

28. Davis: The results of bloodless reposition of congen. disloc. of the hip-joint. Americ. journ. Oct. 1903.

29. Delchef: Réflexion sur le traitement de la lux. congen. de la hanche. Est-il une limite d'âge à la reducibilité par voie non sanglante? Scalpel. Jg. 75, 1922. Nr. 16.

30. Delitala: Lähmungen, Frakturen, Epiphysenlösungen während oder nach der Behandlung der angeborenen Hüftverrenkung. Statistische Erhebungen. 8. Kongr. d. ital. orthop. Ges. Florenz 1913.

31. Denucé: Note sur le traitement chir. de la lux. cong. de la hanche. Congr. per de gynéc. d'obstetr. mém. et dix. 1895, Paris 1896. p. 958—960.

32. — Lux. cong. de la hanche. Opération de Hoffa. Rev. d'orthop. 1893. p. 10.

33. Deschamps et Lebeau: Résection de la hanche dans la lux. cong. Gaz. méd. de Liège 1890. Ann. d. orthop. et de chirurg. prat. 1891.

34. Deutschländer, Demonstration blutig reponierter Hüften. Dtsch. med. Wochenschrift 1902. Nr. 23. Vereinsbeilage.

35. — Zur blutigen Reposition angeborener Hüftverrenkung. Verhandl. Chir. 8. Kongr. 1909.

36. — Die Behandlung der veralteten angeborenen Hüftverrenkungen. Dtsch. med. Wochenschr. 1922. Nr. 44.

37. — Die blutige Reposition der angeborenen Hüftgelenksverrenkung. Zeitschr. f. orthop. Chirurg. Bd. 20, S. 183.

38. — Über eine neue Methode der blutigen Reposition bei angeborener Hüftverrenkung. Ärztl. Verein in Hamburg, Okt. 1909. Münch. med. Wochenschr. 1909. Nr. 45.

39. — Zur Technik der blutigen Reposition angeborener Hüftverrenkungen. Zeitschr. f. orthop. Chirurg. Bd. 25. S. 16.

40. Doyen: Neue Methode zur blutigen Einrichtung der angeborenen Hüftverrenkung. (27. Kongr. d. dtsch. Ges. f. Chirurg.) Arch. f. klin. Chirurg. Bd. 57, S. 699. 1898.

41. — Operative reduction of cong. disloc. of the hip-joint. Brit. med. journ. Vol. 2. p. 1396. 1898.

42. — Traitement opér. de la lux. cong. de la hanche. 13. internat. congr. Paris 1900.

43. Drehmann: Zur operativen Behandlung irreponibler traumatischer Luxationen. Beitr. z. klin. Chirurg. Bd. 17. H. 3.

44. Fränkel: Hüftverrenkung im Erwachsenenalter und der Musc. iliopsoas als Repositionshindernis. 46. Vers. d. dtsch. Ges. f. Chirurg. Berlin 1922.

45. Froehlich: Deux observations de luxations congénitales double de la hanche-traitées par l'ostéotomie sous-trochanterieure (opération de Kirmisson). Rev. d'orthop. 1903. Nr. 5.

46. — Traitement de la lux. cong. de la hanche chez les sujets agés. Rev. d'orthop. 1909. Nr. 1, p. 35.

47. Gaudier: Traitement opératoire de la lux. cong. de la hanche, modification au procédé de Hoffa. Rev. d. malad. de l'enfance. Tom. 13, p. 324. 1895.

48. Gayat: De la reposition sanglante de la tête femorale dans les luxations irréductibles de la hanche. Rev. de chirurg. Tom. 22, p. 7. 8.

49. Ghillini: Über die blutige Behandlung der angeborenen Hüftverrenkung. 13. Kongr. d. ital. chirurg. Ges. in Turin 1898.

50. — Operazioni per la lussazione cong. dell'anca. Bull. d. soc. med. di Bologna Vol. 8, Nr. 75, p. 281—302. 1897.

51. Gibney: Lorenz operation for cong. disloc. of hip. Arch. of pediatr. New York 1892.

52. — Operations by the cong. disloc. of hip. Ann. of surg. Dec. 1894.

53. Golaz: Ostéotomie sous-trochantérieure dans les lux. cong. de la hanche. Thèse de Paris 1897.

54. Gourdon: Présentation d'une malade atteinte de la lux. cong. de la hanche, opérée depuis deux ans et demi par la méthode de Lorenz. Rev. mens. de gynéc. obstétr. et pédiatrie Bordeaux 1901.

55. — Le traitement de la lux. de la hanche chez les sujets âgés. Bordeaux 1911.

56. Guérin: Sur l'étiologie et le traitement chir. des lux. cong. de la hanche. Gaz. méd. de Paris 1840. p. 49.

57. Gwilyne, G. Davis: The treatment of irreducible cong. lux. of the hip by operative means. Americ. journ. Jan. 1909. p. 442.

58. Hendrix: Le traitement de la lux. cong. de la hanche. Méthode de Schede. Journ. de chirurg. Bruxelles 1901.

59. Heusner: Resektion in einem Falle von angeborener Hüftverrenkung. Naturforschervers. in Magdeburg. 18. Sept. 1894.

60. — Über Hüftresektion wegen angeborener Hüftverrenkung. Arch. f. klin. Chirurg. 1885. Bd. 31, S. 666.

61. Heydenreich: Du traitement des lux. cong. de la hanche par la méthode sangl. Semaine méd. 1893. p. 11.

62. Hoeftmann: Neues Operationsverfahren der blutigen Reposition kongenitaler Hüftgelenksluxationen. Verein f. wissenschaftl. Heilk. in Königsberg. Münch. med. Wochenschr. 1913. Nr. 49.

63. Hoffa: Zur operativen Behandlung der angeborenen Hüftverrenkung. (19. Kongr. d. dtsch. Ges. f. Chirurg.). Zentralbl. f. Chirurg. 1890. Beilage S. 87.

64. — Zur operativen Behandlung der angeborenen Hüftverrenkungen. Wien. med. Presse Bd. 31, S. 763. 1890.

65. — Zur operativen Behandlung der angeborenen Hüftverrenkung. Wien. med. Wochenschr. Bd. 11, S. 926—928. 1890.

66. — Contribution au traitement opératoire des lux. cong. de la hanche. Rev. d'orthop. 1891, p. 24 et 25.

67. — Zur operativen Behandlung der angeborenen Hüftverrenkung. Zentralbl. f. Chirurg. 1892. S. 921.

68. — Weitere Mitteilungen über die operative Behandlung der angeborenen Hüftverrenkung. (22. Kongr. d. dtsch. Ges. f. Chirurg.) Münch. med. Wochenschr. 1893. S. 335-

69. — Weitere Mitteilungen über die operative Behandlung der angeborenen Hüftverrenkung. Wien. med. Zentralbl. Bd. 16, S. 279—281. 1893.

70. — Weitere Mitteilungen über die operative Behandlung der angeborenen Hüftverrenkung. Mitteil. a. d. chirurg.-orthop. Privatklinik Hoffas zu Würzburg. München 1894. S. 79—87.

71. — Einige Bemerkungen zur Lorenzschen Operation der angeborenen Hüftverrenkung. Wien. klin Wochenschr. 1894. S. 444.

72. — Pathologisch-anatomische Demonstration zur Operation der angeborenen Hüftverrenkung. (23. Kongr. d. dtsch. Ges. f. Chirurg.) Zentralbl. f. Chirurg. 1894. Beilage S. 112.

73. — Über die operative Behandlung der angeborenen Hüftverrenkung. Atti dell' 11. Congr. med. internat. Roma Vol. 4. 1895.

74. — Die Endresultate der Operation der angeborenen Hüftverrenkung. (24. Kongr. d. dtsch. Ges. f. Chirurg.) Zentralbl. f. Chirurg. 1895. Beilage S. 133.

75. — Die Endresultate der Operation der angeborenen Hüftverrenkung. Ann. d'orthop. et de chirurg. prat. Paris Tom. 8, p. 197, 227. 1895. Berl. Klinik 1895. H. 84, S. 1—32.

76. — Die Endresultate der Operation der angeborenen Hüftverrenkung. Arch. f. klin. Chirurg. Bd. 53, S. 565. 1896.

77. Hoffa: Über die Endresultate der blutigen und unblutigen Operation der angeborenen Hüftverrenkung. (Vers. d. Ges. d. Naturforscher u. Ärzte.) Zentralbl. f. Chirurg. 1896. S. 1015.

78. — Le traitement chirurgical de la lux. cong. de la hanche. (Acad. de méd.) Presse méd. 1897.

79. — Die Endresultate meiner letzten blutigen Operation der angeborenen Hüftverrenkung. Wien. .med. Wochenschr. 1897. S. 305 u. 326.

80. — Traitement chirurgical de la lux. cong. de la hanche. Méd. orient. Paris Tom. 1, p. 78—81. 1897.

81. — Traitement chirurgical de la lux. cong. de la hanche. Gaz. des hôp. civ. et milit. Paris. Tom. 1, p. 78—81. 1897.

82. — Die Osteotomie bei der Behandlung von Hüftgelenkdeformitäten. Festschr. d. physik.-med. Ges. zu Würztburg 1899.

83. — L'opération sanglante de la lux. cong. de la hanche. Congr. internat. de méd. et chirurg. inf. Paris 1903. p. 6—25.

84. — Die blutige Operation der angeborenen Hüftverrenkung. Würzburg 1900.

85. Ipsen: Über die operative Behandlung der angeborenen Hüftverrenkung. Med. Aarsskrift 1892. p. 253.

86. Jaboulay: Traitement de la lux. cong. chez l'adolescent et l'adulte. Bull. de la soc. de chirurg. de Lyon. Tom. 3. 1900.

87. Joachimstal: Die Retention des eingerenkten Oberschenkelkopfes durch Neubildung des knöchernen Pfannendaches. Verhandl. d. 8. Orthop.-Kongr. 1908.

88. Jochem: Weitere Mitteilungen über die operative Behandlung der angeborenen Hüftverrenkung. Inaug.-Diss. Würzburg 1843.

89. Jordan: Blutig operierte angeborene Hüftverrenkung. Münch. med. Wochenschr. 1902. S. 120.

90. Karewski: Die operative Behandlung der angeborenen und anderer Hüftverrenkungen. Zentralbl. f. Chirurg. 1892. S. 713.

91. Kirmission: Contribution à l'étude de l'opération de Hoffa etc. Rev. d'orthop. 1893. p. 208.

92. — De l'ostéotomie sous-trochant. etc. Rev. d'orthop. 1894. p. 137.

93. — Résultats des opérations sanglantes etc. Bull. méd. 1896. p. 353.

94. Koch: Zur Operation der angeborenen Hüftverrenkung. (Nürnberger ärztl. Verein.) Münch. med. Wochenschr. Bd. 15, S. 261. 1894.

95. Kölliker: Über die operative Behandlung der angeborenen Hüftverrenkung (10. internationaler Kongr.) Verhandl. 1890. Bd. 3, S. 19.

96. König: Osteoplastische Behandlung der kongenitalen Hüftgelenksluxation. Ber. üb. d. Verhandl. d. dtsch. Ges. f. Chirurg. Leipzig. Bd. 20, S. 146. 1891 und Verhandlungen d. dtsch. Ges. f. Chirurg. Berlin Bd. 20, Art. 1, S. 75—80. 1891.

97. — Bildung einer knöchernen Hemmung für den Gelenkkopf bei angeborener Hüftverrenkung. (20. Kongr. d. dtsch. Ges. f. Chirurg.) Zentralbl. f. Chirurg. 1891. Beilage S. 146.

98. Kondring: Über Osteotomie subtroch. obliqua bei angeborener Hüftverrenkung. Inaug.-Diss. Würzburg 1899.

99. Krinsky: Zur operativen Behandlung der angeborenen Hüftgelenksverrenkung bei Erwachsenen. Polska gazeta lekarska 1916. Nr. 27.

100. Lafourcade: U'ne opération de Lorenz pour la lux. cong. de la hanche. Bull. méd. 1895. p. 819.

101. Lambotte: Réduction sanglante d'une lux. cong. de la hanche chez l'adulte. Ann. de chirurg. et d'orthop. Jan. 1911.

102. — Sur le traitement opérative de la lux. cong. de la hanche. Arch. franco-belges de chirurg. 1921. Jg. 25, Nr. 3.

103. Lampugnani: La decapitazione del femore nella lux. cong. Giorn. della R. accad. di med. di Torino. Vol. 53, I. p. 538. 1885.

104. — La decapitazione femore nella lux. cong. Arch. di orthop. Milano 1885. p. 337 bis 348.

105. Lannelongue: De la méthode sclérogène, appliquée aux lux. cong. de la hanche. Bull. et mém. de la soc. de chirurg. 1891. p. 770.

106. Lannelongue, Note sur un traitement de la lux. cong. de la hanche par la méthode sclérogène. Bull. méd. Paris 1891. p. 1190.

107. — Behandlung der angeborenen Hüftverrenkung mittels Chlorzinkinjektionen. Wien. med. Presse 1892.

108. Le Fel: Essai sur le traitement de la lux. cong. de la hanche par la méthode sclérogène. Bordeaux 1892.

109. Leser: Einige Erfahrungen zur operativen Behandlung der angeborenen Hüftverrenkung. Berl. klin. Wochenschr. 1895. S. 981 u. 1004.

110. Lexer: Zur Operation der angeborenen Hüftverrenkung. Naturwissenschaftl. med. Ges. zu Jena, Nov. 1913. Münch. med. Wochenschr. 1914, Nr. 6.

111. Loeffler, Friedrich: Die operative Behandlung der angeborenen Hüftverrenkung. 2. mitteldtsch. Chirurgentag, November 1922.

112. Lönnberg: Lorenz' Operation för medfödd höftleds-lux. Upsala läkareförenings forhandl. Vol. 30, p. 30—35. 1894/95.

113. Lorenz: Operative Therapie der angeborenen Hüftverrenkung. Zentralbl. f. Chirurg. 1892. S. 633.

114. — Zur blutigen Reposition der angeborenen Hüftverrenkung. Zentralbl. f. Chirurg. 1892. S. 1041.

115. — Vorstellung operativ behandelter Fälle von angeborener Hüftverrenkung. Wien. klin. Wochenschr. Bd. 6, S. 479. 1893.

116. — Die operative Therapie der angeborenen Hüftverrenkung. Allgem. Wiener med. Ztg. 1894. S. 167.

117. — The operative treatment of cong. lux. of the hip. Mercredi méd. Paris 1894. p. 157.

118. — The operative treatment of cong. lux. of the hip. Transact. of the americ. orthop. assoc. 1894. Philadelphia Vol. 7, p. 99—103. 1895.

119. — Die operative Therapie der angeborenen Hüftverrenkung. Atti del congr. med. internaz. Roma Vol. 4, p. 357. 1895.

120. — Pathologie und Therapie der angeborenen Hüftverrenkung auf Grundlage von 100 operativ behandelten Fällen. Wien 1895.

121. — Über die operative Behandlung der angeborenen Hüftverrenkung. (24. Kongr. d. dtsch. Ges. f. Chirurg.) Zentralbl. f. Chirurg. 1895. S. 136.

122. — Die blutige Reposition der angeborenen Hüftverrenkung. Volkmanns Samml. 1895. N. F., S. 117.

123. — Zur Funktionsverbesserung defekter Hüftgelenke. Zeitschr. f. orthop.Chirurg. 1901.

124. — Über die operative Behandlung irreponibler Hüftgelenksverrenkungen und Schenkelhalspseudarthrosen. Wien. klin. Wochenschr. 1919. Nr. 41.

125. Ludloff: The oper. reduction of the cong. hip-dislocation by an anterior incision. Americ. journ. of orthop. surg. 1913. Nr. 3.

126. — Erfahrungen bei der blutigen Reposition der angeborenen Hüftverrenkung mit dem vorderen Schnitt. Südostdeutsche Chirurgenvereinigung Breslau, Nov. 1913. Zentralbl. f. Chirurg. 1914. Nr. 4.

127. — Zur blutigen Einrenkung der angeborenen Hüftluxation. Zeitschr. f. orthop. Chirurg. Bd. 22. Nr. 18.

128. — Erfahrungen und Erfolge bei der blutigen Reposition der angeborenen Hüftgelenksverrenkung mit dem medialen und vorderen Schnitt. Berl. klin. Wochenschrift. 1914. Nr. 3.

129. Maffei: Resultat éloigné de la réduct. sanglante dans la lux. cong. de la hanche. Journ. de chirurg. et Ann. de la soc. belge de chirurg. Brüssel 1902.

130. Maraglioni, Dario: Innesto osseo femoro-cotiloideo in lussazione irriducibile dell'anca. Chirurg. d'org. di movim. Vol. 6, H. 1.

131. Margary: Traitement opératoire de la lux. cong. de la hanche. (Congr. internat. des sciences méd. à Copenhague.) Tom. 2, p. 217. 1884.

132. — Cura operativa della lussazione dell'anca. Arch. di ortop. 1884. p. 381.

133. Mayer: Das neue Heilverfahren der Fötalluxation durch Osteotomie. Würzburg 1855.

134. — Die Osteotomie. Med. Ztg. 1852.

135. Mikulicz: Die blutige und unblutige Reduktion der angeborenen Hüftverrenkung. Atti dell' 11. Congr. med. internaz. Roma Vol. 4, p. 411. 1895. Arch. f. klin. Chirurg. Bd. 49, S. 308. 1895.

136. Molli ère: A propos de la décapitation du fémur. (Opérat. de Margary.) Lyon méd. 1887. p. 65.

137. — Traitement de deux lux. cong. de la hanche. par le procédé de Margary. Lyon méd. 1887. p. 299.

138. Müller: The treatment following the bloodless reduction of cong. hip-dislocation. New York med. journ. and Philadelphia med. journ. 1904 and 1905.

139. — Bloodless reposition of the congenitally dislocated hip-joint versus arthrotomy with statistics of 34 cases operated on by Dr. Lorenz during his visit to the United states in 1902. Journ. of the americ. med. assoc. June 1905.

140. Nové-Josserand: Rélations de l'autopsie d'une lux. cong. de la hanche, opérée suiv. la méth. de Lorenz. Rev. mers. d. malad. de l'enfance 1900.

141. Ogston: Operativ treatment of cong. dislocation of hip. (Aberdeen med. soc.) Brit. med. journ. Vol. 2, p. 1116. 1885.

142. — On forming a new acetabulum in certain resections of the hip-joint. Ann. of surg. Vol. 8, p. 161.

143. Openshaw: Cong. disloc. of the hip, replaced by apertion. (Clin. soc. of London.) Brit. med. journ. Vol. 1, p. 595. 1896.

144. Orechia: La lussacione cong. e la sua cura operativa. Arch. di ortop. Milano Vol. 3, p. 387—436. 1886.

145. — La luss. cong. e la sua cura operativa. Arch. di ortop. 1890.

146. Panzeri: Le traitement opér. de la lux. cong. de la hanche. (Reun. ann. della soc. ort. ital., Milano, 20.—22. aprile 1902.) Ref.: Zeitschr. f. orth. Chir. Bd. 2, S. 275. 1893.

147. Paradies: Die operative Behandlung der doppelseitigen angeborenen Hüftverrenkung älterer Patienten. Zeitschr. f. orthop. Chirurg. Bd. 4, S. 258. 1896.

148. Parow: Beitrag zur Therapie der angeborenen und veralteten Hüftverrenkung Behrends Journ. 1863.

149. Patschke: Zur Behandlung der veralteten kongenitalen Hüftgelenksluxationen. Dtsch. med. Wochenschr. 1911. S. 37.

150. Payr: Weitere Mitteilungen über die blutige Reposition angeborener Hüftverrenkung. bei Erwachsenen. Arch. f. klin. Chirurg. Bd. 63, S. 952—969. 1901.

151. Piéchaud: Opérations sanglantes de la lux. cong. de la hanche. 13. internat. Congr. Paris 1900.

152. Quéau: L'opération d'Hoffa. Bull. de la soc. de chirurg. 1893.

153. Reiner: Über Beckenveränderung nach der blutigen Operation der angeborenen Hüftverrenkung. (71. Vers. d. Naturforsch. u. Ärzte.) Münch. med. Wochenschr. 1899, S. 1659.

154. — Die radikale Therapie der angeborenen Hüftverrenkung jenseits der bisher geltenden Altersgrenzen. Zentralbl. f. Chirurg. 1904. S. 33.

155. — Über die blutige Reposition der kongenitalen Hüftverrenkung. Verhandl. d. 8. Chirurgenkongr. 1909.

156. Reyher: Über osteo-arthroplastische Operationen. (Pirogoffsche Ges.) Zentralbl. f. Chirurg. 1884, S. 232.

157. Ricketts: Open Operation for cong. luxation of the femur. New York med. journ. June 1910.

158. Ridlon: The ultimate results of the bloodless replacements of the cong. dislocation of hip. Journ. of the Americ. med. assoc. April 1904.

159. Rosenfeldt: Zur operativen Behandlung der angeborenen Hüftverrenkung. Münch. med. Wochenschr. 1890. S. 415 und 455.

160. — Zur operativen Behandlung der angeborenen Hüftverrenkung. Mitteil. a. d. chirurg.-orthop. Privatklinik Hoffas zu Würzburg. München 1894. S. 11—42.

161. Schanz: Zur blutigen Reposition der angeborenen Hüftverrenkung. Zeitschr. f. orthop. Chirurg. Bd. 4, S. 207. 1896.

162. — Zur Behandlung der veralteten angeborenen Hüftverrenkung. Münch. med. Wochenschr. 1922. Jg. 69, Nr. 25.

163. Schede: Über die blutige Reposition veralteter Luxationen nebst Bemerkungen usw. Arch. f. klin. Chirurg. Bd. 43, S. 357. 1892.

164. Schou: Die operative Behandlung der angeborenen Hüftverrenkung. Med. Aarskrift 1893.

165. Schüßler: Über Hüftresektion wegen angeborener Hüftverrenkung. Berl. klin. Wochenschr. 1887. S. 398.

166. — Zur operativen Behandlung der angeborenen Hüftverrenkung. Zentralbl. f. Chirurg. 1891. S. 49.

167. Senger: Operative Behandlung der angeborenen Hüftverrenkung älterer Patienten usw. Virchows Arch. f. pathol. Anat. u. Physiol. Bd. 154, S. 263. 1898.

168. Sherman: Preliminary report on the treatment of cong. dislocation of the hip by operative and manipulative Methods. Med. soc. of the State of California 1898.

169. Sironi: Decapitatione di amb. femori (oper. Margary). Boll. d. Poliambul. di Milano. Vol. 1, p. 50. 1888.

170. Stern: Cong. dislocation, with especial reference to Lorenz' bloodlees reduction. Cleveland journ. of med. März 1901.

171. — The bloodless reduction of cong. dislocation of the Pediatrics. New York Vol. 12. 1901.

172. Sylvestre: Du traitement de la luxation cong. de la hanche chez les enfants âgés. Thèse de Paris 1908.

173. Teufel: Über einen Fall usw. und die operative Behandlung der angeborenen Hüftverrenkung. Dtsch. Zeitschr. f. Chirurg. Bd. 29, S. 340. 1889.

174. Tilanus: Osteotomie subtrochant. Nederlandsch. tijdschr. v. geneesk. Vol. 2, Nr. 20. 1903.

175. Tscherning: El tilfaelde 8 of luxatio coxae cong. opereet ofter Lorenz metode. Kjolemh. med. Selsk forhandl. Vol. 4, p. 59. 1893.

176. — Result. of operat. Behandl. af usw. Norsk magaz. f. Laegevidenskaben 1894. p. 197.

177. Valette: Des lux. cong. anat. pathol. et traitement opératoire curatif. Gaz. méd. de Paris. Tom. 1, p. 397, 409, 421, 433, 445. 1894.

178. Vincent: Résection de la hanche dans les lux. cong. (2. congr. franç. de chirurg.) Rev. de chirurg. 1886. p. 956.

179. Vogel: Zur Pathologie und Therapie der angeborenen Hüftverrenkung. Dtsch. Zeitschr. f. Chirurg. Bd. 71, S. 222.

180. — Zur Ätiologie und pathologischen Anatomie der Lux. cox. cong. Zeitschr. f. orthop. Chirurg. Bd. 14, S. 132.

181. Walter: Ein Beitrag zur operativen Behandlung usw. Inaug.-Diss. Freiburg i. Br. 1903.

182. Warbasse: Lorenz on the bloody reposition of the cong. dislocation of hip. (Rev.) Ann. of surg. Phyladelphia. Vol. 21, p. 727—744. 1895.

183. Weber: Über die Neubildung des knöchernen Pfannendaches bei der angeborenen Hüftverrenkung. Zeitschr. f. orthop. Chirurg. Bd. 25.

184. Winiwarter: Blutige Reposition einer angeborenen Hüftgelenksverrenkung. Münch. med. Wochenschr. Nr. 20. 1913.

185. Witzel: Ein operatives Verfahren zur Behandlung der angeborenen Hüftverrenkung. Heteroplastik des Limbus. Zentralbl. f. Chirurg. 1901. Nr. 40.

186. Worms et Hamant: Fracture du col fémoral chez une fillette atteinte de luxation congénitale de la hanche. Soc. anat. de Paris. Apr. 1911.

Als „veraltete" kongentiale Hüftluxationen werden solche bezeichnet, die sich jenseits der für die unblutige Reposition festgesetzten Altersgrenze befinden. Diese Höchstaltersgrenze verschiebt sich, je nachdem eine einseitige oder doppelseitige Luxation vorliegt. Lorenz setzt die Höchstaltersgrenze für einseitige Luxationen auf das 6., für doppelseitige Luxationen auf das 5. Lebensjahr fest, Drehmann auf das 10. resp. 7. Lebensjahr, Deutschländer auf das 10. resp. 8. Lebensjahr. Gourdon geht sogar bis zum 14. resp. 11. Lebensjahr hinauf, das jedoch zu hoch gegriffen sein dürfte. Auch jenseits dieser Altersgrenze sind noch unblutige Repositionen möglich, wenn kein Kopfhochstand über 3—4 cm vorliegt und es sich um zarte, muskelschwache Patienten handelt. Stumme, Bade, Lorenz, Drehmann, Springer, Becker,

Dreesmann, Böcker, Reiner, Fränkel u. a. berichten über unblutige gelungene Einrenkungen bei Patienten vom 15.—30. Lebensjahr. Wir dürfen aber nicht unbeachtet lassen, ob es sich dabei um eine tatsächliche Reposition handelt, bei der also die Knorpelflächen des Kopfes und der Pfanne in Berührung kommen, oder um eine sog. Scheinreposition, wobei sich zwischen den beiden Gelenkteilen noch eine Kapselwand befindet (Abb. 1).

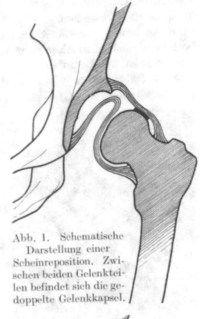

Die unblutige Reposition von angeborenen Luxationen jenseits der Höchstaltersgrenzen ist aus anatomischen Gründen schwer möglich. Es sind besonders die derben Verwachsungen zwischen Kapselhaube und Darmbeinperiost (Abb. 2), die ein Herunterbringen des Kopfes oft unmöglich machen; ist es doch gelungen, so kann es zu Kapseleinklemmungen kommen, weil der Kopf nicht durch den engen Kapselisthmus hindurchgeht (Abb. 3). Inkongruenz zwischen Pfanne und Kopf und nicht in letzter Linie Weichteil- und Muskelverkürzungen vereiteln die Reposition. Ich verweise für die durch die einzelnen anatomischen Ge-

Abb. 1. Schematische Darstellung einer Scheinreposition. Zwischen beiden Gelenkteilen befindet sich die gedoppelte Gelenkkapsel.

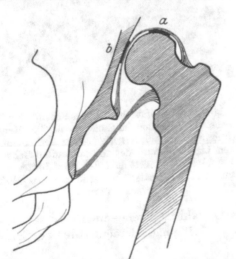

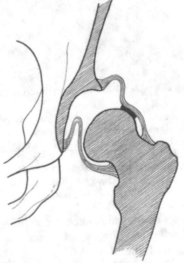

Abb. 2. *a* und *b* bezeichnen die Stellen, an denen sich feste Verwachsungen finden können.

Abb. 3. Schematische Darstellung einer Kapseleinklemmung.

bilde verursachten Repositionshindernisse auf die grundlegenden Arbeiten von Hoffa, Lorenz, Lange, Gocht, Ludloff, Müller u. a.

Fränkel und Deutschländer haben auf die Bedeutung des Iliopsoas als Repositionshindernis aufmerksam gemacht.

Fränkel durchschneidet diesen Muskel bei der unblutigen Einrenkung veralteter angeborener Luxationen von einem vorderen Schnitt aus. Deutschländer sucht bei der blutigen Reposition dieses Hindernis, das er als „Knopflochmechanismus des Iliopsoas" bezeichnet, mit möglichster Erhaltung des Muskels zu überwinden.

Eben darum, weil sich alle diese Hindernisse einer unblutigen Reposition am besten im kindlichen Alter vermeiden und überwinden lassen, sind die Höchstaltersgrenzen für die unblutige Reposition festgesetzt worden. Und

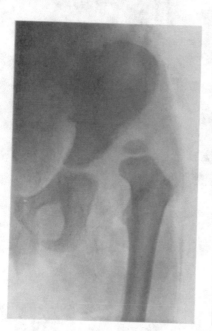 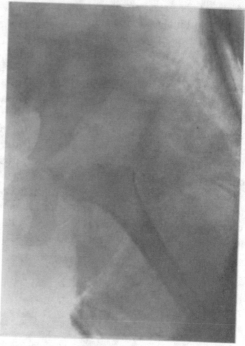

Abb. 4. Reluxation bei einem vierjährigen Mädchen. Beim erneuten Versuch einer unblutigen Reposition zeigte sich, daß der Kopf leicht in die Pfanne zu bringen war, aber gar keinen Halt hatte. Daher Anzeigestellung zur blutigen Reposition.

Abb. 5 zeigt die gute Stellung des Schenkelkopfes nach der Operation im Gipsverband. Die Reposition wurde nach Beseitigung des eingeklemmten Lig. teres und der eingeklemmten Gelenkkapsel leicht erzielt und der Kopf hatte sehr guten Halt. Spätere Beweglichkeit des Hüftgelenkes normal.

doch können sich auch schon im repositionsfähigen Alter — wenn auch selten — Hindernisse finden, die eine operative Beseitigung erfordern (Blenke, Ehebald) (Abb. 4 und 5).

Endlich lassen sich bei der Einrenkung im repositionsfähigen Alter eine Reihe von Gefahren und schweren Folgen vermeiden, die später nicht zu verhüten und zu beseitigen sind (Nervenchok infolge Reizwirkung auf das Rückenmark durch Nervenzerrung bei der Einrenkung (Drehmann, Bradford, Gourdon), Frakturen, besonders Schenkelhalsfrakturen, Lähmungen des Ischiadicus, schwere Hämatombildungen).

Wenn auch bei kleineren Kindern die Beschwerden und funktionellen Störungen infolge der angeborenen Luxation noch nicht vorhanden sind,

sondern nur ein — oft gar nicht so sehr auffallender! — hinkender oder wat-
schelnder Gang besteht, so verändert sich das klinische Bild bei den veralteten
Luxationen ganz wesentlich, und je älter die Patienten werden, um so
stärker treten die körperlichen Veränderungen und Beschwerden
hervor. Hochgradige Lordosenbildung bei doppelseitigen Luxationen (Abb. 6),
Flexions- und Adduktionscontracturen (Abb. 7 u. 8), heftige Schmerzen im

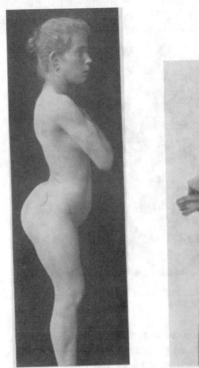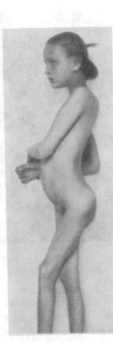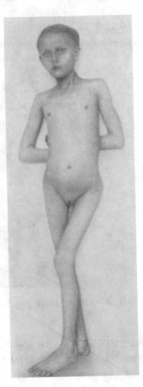

Abb. 6.   Abb. 7.   Abb. 8.

Abb. 6. Hochgradige Lordosenbildung bei doppelseitiger angeborener Luxation bei einem
19jährigen Mädchen.

Abb. 7 und 8. Schwere Flexions- und Adductionscontractur, starke Lordosenbildung bei
einem 15jährigen Mädchen mit doppelseitiger angeborener Hüftluxation. Starke Schmerzen
und schwere Gangstörungen.

luxierten Hüftgelenk, die auf Kreuz- und Lendengegend übergreifen und in
den Hüftnerven ausstrahlen können, und schließlich starke Ermüdung und
Schmerzhaftigkeit nach kurzem Gehen sind die gefährlichen Folgen. Im Gegensatz dazu gibt es ältere Patienten mit angeborenen Hüftgelenksluxationen,
die, abgesehen von dem Schönheitsfehler, mühelos stundenlang angestrengt
marschieren und tüchtige Sportsleute sein können.

    Daraus ergibt sich, daß die Beantwortung der Frage: Wann und wie
sollen wir eine veraltete Luxation behandeln? recht schwierig ist.

    Behandeln sollen wir jede veraltete angeborene Luxation, die mit ständigen Schmerzen verbunden und bei der die Ausdauer des Gehvermögens gestört ist.

Bei Erwachsenen, die beschwerdefrei sind und die nicht aus kosmetischen Gründen eine Behandlung wünschen, kann man von einer Behandlung absehen.

Jugendlichen (bis zum 15. resp. 14. Lebensjahr) ist eine Behandlung zu empfehlen, um die später vielleicht auftretenden Beschwerden zu verhüten. Ausgenommen sind die, bei denen sich infolge Pfannenneubildung (Abb. 9) oder fester Kapsel- und Darmbeinverwachsungen

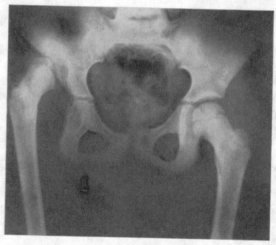

Abb. 9.   Guter Halt des luxierten Kopfes infolge von Pfannenneubildung bei einem neunjährigen Mädchen.

eine gute Fixation des luxierten Kopfes gebildet hat, so daß bei einseitigen Luxationen zum Ausgleich der Beinverkürzung eine entsprechende Stiefelerhöhung genügt. Bei doppelseitigen Luxationen käme die Beseitigung der Lordose in Frage.

Wie sollen wir diese veralteten Luxationen behandeln? In Frage kommen:
I. Die rein symptomatischen, mechanischen Behandlungsarten.
II. Die chirurgisch-orthopädischen.
   a) Die unblutigen Methoden.
   b) Die blutigen Methoden.
      1. Die blutige Reposition.
      2. Die Palliativoperationen.

I. Symptomatisch-mechanische Behandlung.

Diese besteht in Massage, Gymnastik, Bewegungsübungen, Heißluftbehandlung zur Bekämpfung der Schmerzen und Kontrakturen oder in Anwendung von Schienenhülsenapparaten, Beckengürtel, Korsetts, wodurch ein Emporschieben des Kopfes entweder durch Entlastung des Beins oder durch Druck von oben gegen den Kopf und Trochanter verhütet werden soll.   Mag auch

in manchen Fällen, besonders durch einen Schienhülsenapparat ein recht guter
Erfolg zu erzielen sein, so muß man doch nicht unberücksichtigt lassen, daß
die Anschaffung eines solchen Apparates heutzutage viel zu teuer ist, und daß
jeder Apparat immer die Quelle von Ausgaben und Ärgernissen bleibt.

II. Die chirurgisch-orthopädische Behandlung.

a) Die unblutigen Methoden.

Vor jeder Behandlung werden wir uns erst durch ein Röntgenbild von dem
Hochstand des Kopfes überzeugen. Liegt kein sehr großer Hochstand
vor (bis zu 3—4 cm), und handelt es sich ferner um einen jugendlichen muskel-
schwachen Patienten, so werden wir gleich versuchen, die Luxation unblutig
zu reponieren. Oft gelingt es dann schon nach einigen kräftigen Pumpen-
schwengelbewegungen, den Kopf herunterzuholen und über den hinteren
Pfannenrand unter einem deutlich schnappenden Geräusch zu reponieren.
Meistens hat dann auch der Kopf sehr guten Halt, das Bein wird bis zur Grenze
der Retention des Kopfes heruntergeholt und eingegipst. Eine längere Gipsverbandbehandlung ist nicht erforderlich und auch nicht zu empfehlen, um
eine Versteifung in Abductionsstellung zu verhüten. Eine vorsichtige, aber
gewissenhafte Nachbehandlung ist dringend notwendig, um eine möglichst gute
Beweglichkeit zu erzielen. Wenn es nicht gelingt, das Bein in eine gute Stellung
zu bringen, wird zur Stellungverbesserung die subtrochantere Osteotomie
ausgeführt.

Gelingt es zwar, den Kopf herunterzuholen, ist aber keine Reposition
zu erzielen oder kein fester Halt zu erreichen, dann gebe man weitere Versuche auf und bereite diese Fälle für eine spätere blutige Reposition vor.

Erwähnung bei den unblutigen Methoden verdient noch die von Lorenz
angegebene und empfohlene Inversionsbehandlung, die eine Stellungsverbesserung des luxierten Kopfes dadurch erstrebt, daß dieser soweit als
möglich nach vorne, wenn es gelingt, bis unter die vordere obere Darmbeinspitze verlagert wird. Bei richtiger Auswahl der Fälle mögen hiermit recht
gute Ergebnisse zu erreichen sein.

Wenn es auch mitunter glückt, veraltete angeborene Luxationen noch auf
unblutigem Wege zu behandeln, so ist doch bei dem größeren Prozentsatz
der Fälle ein operatives Vorgehen angezeigt.

b) Die blutigen Methoden.

Bei höherstehendem Kopf und kräftigen Patienten geht dem Versuch
der unblutigen Reposition eine 3—4wöchige Extensionsbehandlung mit
starker Gewichtsbelastung voraus, um den Kopf herunterzuholen und die
Weichteile zu dehnen. Sehr zweckmäßig ist die Steinmannsche Nagelextension
am Oberschenkel. Payr empfiehlt eine Drahtextension am Trochanter maior.
Für einen guten Gegenzug muß gesorgt werden, wofür sich vielleicht die Drahtextension am Beckenkamm nach Block besonders gut eignen würde. Es ist
erstaunlich, wie sich manchmal selbst ein ziemlich hochstehender Kopf schon
nach kurzer Extensionszeit herunterholen läßt. Hieran schließt sich dann der
Versuch der unblutigen Einrenkung wie im kindlichen Alter. Fränkel durch-

schneidet, wie bereits erwähnt, bei schwierigen Repositionen von einem vorderen Schnitt aus den Iliopsoas und hat so bei drei 18 jährigen Mädchen nach gewissenhafter Nachbehandlung einen recht guten Erfolg erzielt.

Ob tatsächlich bei älteren Patienten eine anatomische Wiederherstellung der normalen Gelenkflächenberührung ohne Kapselinterposition nach Art der Scheinreposition (Abb. 1 u. 10) stattfindet, möchte ich noch bezweifeln. Die Hauptsache aber bleibt, daß der Kopf reponiert ist und auch Halt hat.

Wird bei den unblutigen Repositionsversuchen der Kopf zwar in Pfannenhöhe gebracht, ist aber eine Reposition oder ein fester Halt nicht zu erlangen, so kommt auch hier die blutige Reposition in Frage. Ist ein Herunterholen des Kopfes bis zur Pfanne nicht möglich, so ist eine Palliativoperation vorzuziehen.

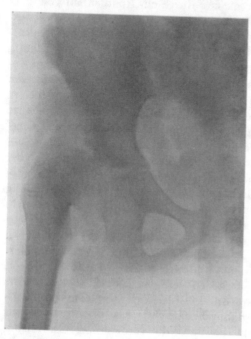

Bei der operativen Behandlung müssen wir zwei große Gruppen unterscheiden:

1. die blutige Reposition,
2. die Palliativoperationen.

1. Die blutige Reposition.

Die Anzeigestellung zur blutigen Reposition, wie ich sie auf Grund meiner Erfahrungen gefunden habe, ist folgende: Die blutige Reposition kommt bei „veralteten"Fällen höchstens bis zum 15. Lebensjahr nur in Frage, wenn bei dem jedesmal vorausgegangenen unblutigen Repositionsversuch mit vorheriger Extensionsbehandlung es zwar gelang, den Kopf

Abb. 10. Unblutig reponierte 10 jährige angeborene Hüftverrenkung. Der Kopf steht nicht in der Pfanne, höchstwahrscheinlich infolge Kapselinterposition. Er hat aber guten Halt.

in Pfannenhöhe zu bringen, dann aber eine Reposition oder ein fester Halt nicht zu erreichen war.

Die größte Zahl aller Mitteilungen über die blutige Reposition der angeborenen Hüftverrenkungen fällt in die Zeit vor der von Lorenz eingeführten unblutigen Behandlung oder als diese noch nicht Allgemeingut der Ärzte geworden war. So sind denn auch die verschiedenen Schnittführungen (Hoffa, Lorenz, Ludloff, Bade u. a.) für die blutige Reposition im repositionsfähigen Alter angegeben, um unter möglichster Schonung der Muskulatur zur Pfanne vorzudringen und nach Beseitigung des Repositionshindernisses leicht die Reposition vorzunehmen. Für dieses Alter sind die Schnittführungen zu empfehlen, und die anatomischen und funktionellen Resultate sind auch durchweg gut.

Die Mitteilungen von Hoffa und Lorenz betreffen Patienten, deren Mehrzahl noch in der Kindheit steht und nur einzelne Fälle sind an die Grenzen derselben gerückt. Völlig Erwachsene habe ich unter den angeführten Fällen nicht finden können. Schon vom 8. Lebensjahr an kann die blutige Reposition ganz beträchtliche Schwierigkeiten machen, ja selbst unmöglich sein. Ich glaube im Sinne der meisten Autoren zu sprechen, wenn ich als Höchstaltersgrenze der blutigen Reposition das 14.—15. Lebensjahr festsetzte. Natürlich gibt es Ausnahmen, aber diese ändern nichts an der Regel.

Auch nur wenige Autoren, mit Ausnahme von Deutschländer, haben über vereinzelte geglückte blutige Repositionen jenseits dieser Höchstaltersgrenze (14.—15. Lebensjahr) berichtet (Winiwarter, Hoffa, v. Bergmann, Schede); alle aber stimmen darin überein, daß diese Operation sehr schwierig ist und selten gelingt. Rudolf Volkmann beschreibt eine von Hoffa ausgeführte blutige Reposition einer schweren angeborenen Luxation bei einem 10 jährigen Mädchen, bei dem alle Weichteile bis zum Trochanter maior herab lospräpariert resp. exstirpiert, die Kapsel exzidiert und die ganze ausgefüllte Hüftgelenkspfanne der Form des Kopfes entsprechend vertieft werden mußte. Zahlreiche Muskeln und Sehnen wurden durchschnitten, bis es endlich gelang, den Kopf zu reponieren.

Auch ich habe wiederholt versucht, entgegen der aufgestellten Anzeigestellung, die blutige Reposition nach den bisher bekannten Methoden doch auszuführen, mußte mich aber immer mit einer Resektion des Schenkelkopfes und Einstellen des Trochanter maior in die Pfanne begnügen, da ich trotz aller Maßnahmen den Kopf nicht herunter bringen konnte.

Im Gegensatz hierzu stehen die Erfahrungen, die in letzter Zeit Deutschländer mit seiner Methode der blutigen Reposition gemacht hat, und die Zahl der von mir nach seiner Methode operierten Fälle ist noch nicht groß genug, um ein endgültiges Werturteil über die Methode abzugeben. Jedenfalls scheint die technische Frage der blutigen Reposition durch die Deutschländersche Schnittführung am glücklichsten gelöst zu sein. Deutschländer reponiert alle veralteten Fälle blutig, sobald eine Anzeige für die Behandlung überhaupt vorliegt, und er ist damit der eifrigste Verfechter dieser Operation geworden. Zur Zeit sind ähnliche Erfolge von anderen Autoren noch nicht veröffentlicht worden.

Deutschländer hält die blutige Reposition für ein physiologisches Problem, nicht aber für ein Problem einer speziellen Gelenkplastik, womit er im Gegensatz zu Payr und Lexer steht, den beiden verdientesten Bearbeitern dieser Frage. Für die jetzige Operationstechnik Deutschländers ist das Charakteristische: die offene Freilegung der physiologischen Hindernisse, die systematische Gliederung und die besondere Technik der Reposition. Auf Grund der letzten Veröffentlichungen und persönlicher Mitteilungen hat Deutschländer 72 Fälle blutig reponiert, die älteste geglückte blutige Reposition war eine doppelseitige Luxation im Alter von 36 Jahren. „In der Erkenntnis und zielbewußten Beherrschung der durch den Iliopsoas bedingten Knopflochmechanismus liegt der Schlüssel zum Geheimnis der Einrenkungsfrage bei den veralteten Hüftverrenkungen" (Deutschländer). „Alle übrigen Weichteilhindernisse, wie Verkürzungen von Bändern und Muskeln, starke Obliteration der Pfannentasche usw. sind leicht zu überwinden, sobald das Hindernis des Iliopsoas bewältigt ist" (Deutschländer).

32

Die blutige Reposition bei veralteten Fällen ist ein langwieriger, schwerer Eingriff, worin alle Operateure übereinstimmen. Darum sind vorher noch folgende wichtige Punkte zu berücksichtigen.

Zunächst darf es sich um keine allzu schwachen Patienten handeln. Eine genaue Anamnese ist zu erheben, ob in letzter Zeit irgendwelche Infektionskrankheiten oder sonstige Erkrankungen bestanden haben. Besonders Kinder sind genau auf, wenn auch scheinbar noch so geringe Hautwunden hin zu untersuchen, da von diesen aus zu leicht eine Infektion der großen Operationswunde stattfinden kann.

Die Lagerung des Patienten ist gleichfalls wichtig für das Gelingen der Operation. Durch Anbringen von Zügen und Gegenzügen ist dafür zu sorgen, daß der Patient vollständig fest auf dem Operationstisch liegt und somit alle für die Reposition erforderlichen Hüftbewegungen kräftig und zuverlässig ausgeführt werden können. Ein geschulter Assistent muß die Führung des Beines übernehmen, das mit sterilen Tüchern fest eingewickelt wird. Das Operationsfeld ist in weiter Umgebung mit einem Jodanstrich zu versehen. Die Abdecktücher müssen gut gelegt werden, um Verschiebungen zu vermeiden, wodurch die Gefahr einer Infektion vermehrt werden könnte.

Den Gang der blutigen Reposition können wir in vierverschiedene Abschnitte teilen:

α) Freilegung des Operationsgebietes,
β) Mobilisierung des Kopfes,
γ) Freilegen und Passendmachen der Pfanne,
δ) Reposition des Kopfes.

α) Wie schon erwähnt, sind bei veralteten Fällen die Schnittführungen von Hoffa, Lorenz, Ludloff, Bade u. a. zur **Freilegung des Operationsgebietes** nicht zu verwenden, da keine genügende Übersicht über das ganze Luxationsgebiet geschaffen wird. Überhaupt werden bei Schnittführungen, die das Gelenk in der Längsrichtung treffen, die mächtigen Wundränder störend empfunden, falls der Schnitt nicht lang genug angelegt wird. Ich habe stets den typischen Resektionsschnitt nach Langenbeck, mit dem eine gute Übersicht zu gewinnen ist, angelegt mit Abmeißelung des Trochanter maior und und seiner Muskelansätze.

Bei schwierigen Fällen empfiehlt v. Bergmann (1903) den Larghischen Schnitt (1875); Deutschländer hat eine eigene Schnittführung, die dem Larghi-Sprengel-Lückeschen Schnitt ähnlich ist.

Der Larghische Schnitt umkreist das Darmbein entlang der Crista etwas unterhalb der äußeren Lefze und durchtrennt, von der Spina oss. il. post. inf. beginnend, den Ursprung des Glutaeus maximus, sowie nach vorn hin den Glutaeus medius, legt die Spina oss. il. ant. sup. frei und geht nun zwischen dem Tensor fasciae latae und Musculus sartorius abwärts bis zur Spina oss. il. ant. inf.

Im Bereich des ganzen, großen umschnittenen Lappens werden nur der Glutaeus maximus, medius, und minimus von ihren Ansatzstellen abgelöst, wobei das Periost geschont wird; erst wenn die Höhe der Incisura ischiadica erreicht ist, rät v. Bergmann das Periost zu durchtrennen und nun den Weichteillappen mit dem Periost im Zusammenhang mit einem breiten Raspatorium weiter abzulösen.

Indem man so vorgeht, vermeidet man die Verletzung der Arteria glutaea superior sicher, die anderenfalls, wenn man das Periost in situ lassen wollte, sehr leicht zu unangenehmen Blutungen Veranlassung geben könnte.

Mit Zuhilfenahme breiter Wundhaken kann nun der Weichteilperiostlappen kräftig nach abwärts gezogen werden, so daß man eine gute Übersicht über das Luxationsgebiet bekommen kann.

Die Skelettierung der beiden Trochanter ist sehr einfach; durch Vordrängen des Schenkels ist man in der Lage, durchweg hart am Knochen die Muskelinsertionen zu trennen.

Deutschländerscher Schnitt (Abb. 11). Dreifach gegliederter Schnitt, der handbreit unter dem Leistenbande in der Mitte des Oberschenkels beginnt und hart am lateralen Rand des Nervus cruralis emporsteigt, von dessen Lage man sich vorher durch Abtasten des Gefäßbündels überzeugt. Dieser Teil der Schnittführung dient dazu, um einen möglichst kurzen Zugang zur primären Pfanne zu schaffen, er verfolgt aber auch weiterhin den Zweck, das Gefäß- und Nervenbündel, wobei übrigens die Gefäße nicht zu Gesicht kommen, vor zufälligen Schädigungen zu schützen. In der Leistenbeuge biegt nun der Schnitt rechtwinklig um und verläuft gradlinig zur Spina ant. sup. Dieser zweite Teil der Schnittführung bezweckt die Freilegung des Intermediärgebietes des Kapselschlauches. In seinem dritten Abschnitt verläuft der Schnitt von der Spina ant. sup. aus längs der Außenkante des Darmbeines etwa in einer Ausdehnung von 2—5 Fingerbreiten, hier gleich bis auf das Periost des Knochens dringend und die Fasern der vorderen Partien des Gluteaus medius durchtrennend. Die Aufgabe dieses Teiles der Schnittführung ist die Freilegung des Nearthrosengelenks. Streift man die durchtrennten Gluteal fasern mit Stieltupfern

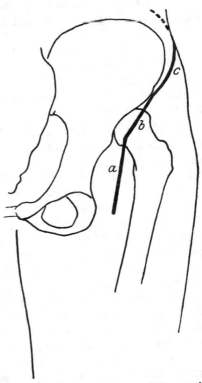

Abb. 11. Schnittführung nach Deutschländer. *a* Schnitt zur Freilegung der Primärpfanne; *b* Schnitt zur Freilegung des Intermediärgebietes und des Kapselschlauches; *c* Schnitt zur Freilegung des Nearthrosengelenkes.

nach abwärts, was ohne nennenswerte Blutung geschieht, so gelangt man bald auf die derbe, weißlich schimmernde Kapsel, die den luxierten Schenkelkopf umgibt und die nun so weit als möglich freigelegt wird.

Nachdem die Wundhöhle mit einer Kompresse ausgestopft ist, verläßt man diesen Teil des Operationsgebietes und wendet sich zunächst der Vertiefung des ersten Teiles der Schnittführung zu. Der N. cruralis wird innerhalb der ihn umgebenden Muskulatur stumpf nach der medialen Seite beiseite geschoben, und man dringt nun stumpf in den Raum zwischen Ileopsoas auf der medialen Seite und Rectus cruris auf der lateralen, bis man das Kapselgebiet in der

Gegend des Isthmus erreicht. Die untere Begrenzung der Wunde bildet der Nervenast des Cruralis, der zum oberen Drittel des Rectus femoris verläuft und natürlich geschont wird.

Nunmehr wird die Fascie durchtrennt, welche im mittleren Teil den Ileopsoas bedeckt. An der Spina ant. sup. werden auf Kocherscher Sonde die Ansätze des Sartorius und des Tensor faciae latae durchschnitten und die Muskelstümpfe nach abwärts geschoben, damit wird der laterale Abschnitt des intermediären Kapselschlauches freigelegt. Den medialen Abschnitt des intermediären Kapselgebietes bringt man sich in der Weise zu Gesicht, daß man stumpf den Ileopsoas nach den medialen Seiten hin abpräpariert. Verfolgt man diesen Teil des Kapselschlauches nach der medialen Seite weiter, so gelingt es, durch Verziehen der Muskulatur nach der medialen Seite und durch stumpfes Präparieren auch das Kapselgebiet der Primärpfanne freizulegen. Erst mit der übersichtlichen Freilegung des gesamten Kapselgebietes von der Primärpfanne an bis zur Nearthrosenpfanne schließt der erste Akt der Operation, der sich vollkommen extrakapsulär abspielt.

β) **Mobilisation des zentralen Femurendes.** Unter Auswärtsdrehung des Beines wird die Kapselhaube eröffnet. Erstaunlich ist oft die enorme Dicke und Festigkeit der Kapselwand. Sie liegt dem Oberschenkelkopf so eng an, daß von einer eigentlichen Gelenkhöhle gar nicht mehr die Rede sein kann. Ja, es kann sogar zu Verwachsungen zwischen Gelenkkapsel und Kopf am oberen, dem Druck am stärksten ausgesetzten Kopfpol kommen. Hat man diese derbe, feste Gelenkkapsel inzidiert, so werden die Kapselränder mit Kocherklemmen gefaßt und die Kapsel weit gespalten. Jedoch wird es noch nicht möglich sein, den Kopf aus der Kapsel zu luxieren, da der Schenkelkopf und auch der Schenkelhals durch außerordentlich starke Verwachsungen, besonders der hinteren Gelenkkapselabschnitte, mit dem Darmbeinperiost kurz und straff verlötet sind. Es sind aber nicht die Bestandteile des Kapselschlauches und des Darmbeinperiosts allein, die die Verwachsungen bilden, sondern auch die gewucherten Muskelfascien nehmen daran teil, so daß nicht nur Schenkelkopf und -hals, sondern auch der Oberschenkelschaft bis zum Trochanter maior in die Verwachsungen einbezogen ist, wodurch das ganze zentrale Femurende in eine äußerst derbe, schwielige Gewebsplatte eingeschlossen wird. Will man sich einen freien Zugang zur Primärpfanne schaffen, so ist eine genügende Beweglichkeit des oberen Femurendes unbedingt erforderlich. Diese aber ist nur nach gewissenhafter, gründlicher Entfernung alles derben, straffen, schwieligen Gewebes zu erreichen, was technisch oft recht schwierig ist. Stärker blutende Gefäße werden unterbunden oder besser umstochen.

Deutschländer durchschneidet die Kapsel des Nearthrosengelenks bogenförmig hart am Becken und legt den Schenkelkopf frei. Der Schnitt muß besonders die hinteren Abschnitte der Kapsel gründlich durchtrennen, weil nur dann eine genügende Mobilisation des Kopfes möglich ist. Die Umschneidung erfolgt bogenförmig, um möglichst große Abschnitte der Gelenkkapsel noch in Verbindung mit dem coxalen Femurende zu erhalten, damit bei der späteren Reposition ein möglichst großer Teil funktionierenden Kapselgewebes mit umpflanzt wird.

Ist die genügende Mobilisation des oberen Femurendes gelungen, so wird dieses kräftig nach außen gezogen.

γ) Jetzt wird **die Primärpfanne aufgesucht.** Sie liegt zunächst einige Zentimeter weiter nach abwärts, so daß der Operationstrichter immer tiefer wird,
je weiter man am Becken nach abwärts vordringt. Die Wundhöhle füllt sich
leicht mit Blut an, wodurch der Einblick sehr
erschwert wird. Man ist daher meistens nur auf
den Tastsinn der Finger angewiesen. Fühlt man
am Kapselisthmus eine kleine, vielleicht gerade
für die Fingerkuppe durchgängige Delle, durch die
man eine Sonde hindurchstecken kann, so kann
man sicher sein, in der Primärpfanne zu sein. Oft
ist aber das Aufsuchen derselben mit großen
Schwierigkeiten verbunden, da die Gelenkkapsel
sie wie ein Deckel verschließt und mit der knorpeligen Pfannenwand fest verwachsen ist. Meistens fühlt man nur eine flache Delle oder seichte
Vertiefung, bisweilen ist sie sogar völlig eben und
hebt sich durch keinen Niveauunterschied von
den umgebenden Beckenabschnitten ab. Verwechslungen mit der Luxationspfanne, mit den Begren-
zungen des Foramen obturatum und des Foramen
ischiadicum sind daher leicht möglich. Einen Anhaltspunkt für die Lage der Primärpfanne
kann uns der Verlauf der Arteria femoralis
geben, deren Pulsation man leicht durch die
Weichteile hindurch fühlen kann. Diese verläuft
normalerweise etwa über die Mitte der Pfanne,
beim luxierten Hüftgelenk ist sie etwas nach oben
verlagert. Projiziert man den Verlauf dieser Arterie

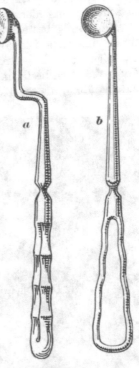

auf das Becken, so kann man annehmen, daß die
Vertiefung, die etwas unterhalb dieser Projektion
gelegen ist, sicherlich die Primärpfanne ist. In der
Regel weist auch der Verlauf der Faserrichtung
des Kapselschlauches auf die richtige Lage der
Pfanne hin.

Abb. 12.   Scharfe Löffel zur
Pfannenvertiefung nach Hoffa
(*a*) und Lorenz (*b*).

Hat man diese gefunden, so bietet die Vertiefung derselben keine Schwierigkeiten. Mit einem
scharfen Knorpelmesser werden die Verwachsungen
der Gelenkkapsel mit dem knorpeligen Pfannenrand gelöst, wobei aber darauf zu achten ist, daß
man von diesem nichts mitentfernt, wodurch eine
Schwächung des Pfannendaches bewirkt würde. Zur
Vertiefung der Pfanne bedient man sich der Löffel
nach Hoffa und Lorenz (Abb. 12). Auch der
Doyensche Pfannenbohrer wird gelobt. In vielen

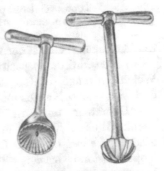

Abb. 13. Kopfformer und Pfannenbohrer nach Murphy.

Fällen genügt es, das Bindegewebslager der Pfannenhöhle zu entfernen, um
eine genügend tiefe Pfanne zu erhalten. In manchen Fällen wird man aber
doch gezwungen sein, auch von dem Knorpelbelag der Pfanne etwas wegzu-
nehmen. Selbst bei Kindern ist die Pfannengegend so dick, daß man die

Pfanne bequem tief genug aushöhlen kann, ohne ihre Perforation befürchten zu müssen, die auch nicht einmal so gefährlich ist. Wichtig ist, daß man sein **Hauptaugenmerk auf das richtige gute Hervorspringen der oberen und hinteren Pfannenbegrenzung** richtet. Ganz besonders ist darauf zu achten, wenn hier eine sog. „Gleitfurche" vorliegt.

Sehr häufig besteht aber noch eine Deformierung des Schenkelkopfes, wodurch eine Reposition verhindert wird. Dieser kann einen außerordentlich mächtigen und hypertrophischen Knorpelmantel mit oft stark gewulsteten Knorpelrändern besitzen. Um die Reposition zu bewirken, bleibt daher nichts anderes übrig, als die Kopfform zu verkleinern und der Pfanne entsprechend zu modellieren. Um Kopf und Pfanne möglichst kongruent zu machen, ist das Instrument nach Murphy sehr geeignet (Abb. 13). Es besteht aber bei dessen Gebrauch die Gefahr, daß am Kopf und in der Pfanne an eng miteinander in Berührung kommenden Stellen die Knorpelschichten entfernt werden, wodurch die Gefahr der Ankylosenbildung bedingt wird. Da nun eine Verwachsung des intakten Knorpels mit einem angefrischten Knorpel nicht so leicht stattfindet, ist es ratsam, **nur die Pfanne zu vertiefen oder nur den Kopf zu modellieren**, damit wenigstens an einem der beiden Gelenkteile ein normaler, unbeschädigter Knorpelüberzug erhalten bleibt, oder man muß bei der Bildung eines guten oberen Pfannendaches die **Pfanne im oberen** Quadranten vertiefen und die **Verkleinerung des Kopfes** und die Abtragung von Knorpelschichten am **unteren Kopfpol** vornehmen.

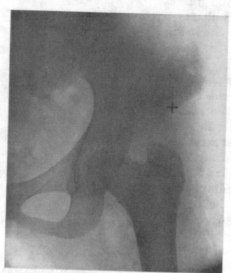

Abb. 14. 11jährige, blutig reponierte, angeborene Hüftverrenkung. + Stand des Oberschenkelkopfes vor der Reposition. Sehr gutes funktionelles u. anatomisches Resultat.

δ) Nun wird die **Reposition** versucht. Oft finden sich immer noch gespannte Weichteilstränge, die durchtrennt werden müssen. Sorgfältig ist darauf zu achten, daß sich nicht Kapselzipfel zwischen Kopf und Pfannenrand einklemmen. Der Operateur muß die jeweiligen Hindernisse auffinden und beseitigen. Bei **kleineren Kindern** gelingt die Reposition nach Beseitigung des Kapselhindernisses meist leicht. Bei **älteren Kindern** kann auch, wenn kein höherer Kopfhochstand vorliegt, die Reposition doch oft noch beträchtliche Schwierigkeiten machen. Das Haupthindernis bilden die Muskelverkürzungen und somit sind Tenotomien unvermeidlich, wonach sich dann die Reposition meistens ausführen läßt (Abb. 14).

Häufig gelingt es zwar, den Kopf bis zum oberen Kopfsegment herunterzuholen, doch erweist sich dann selbst die kräftigste Zugwirkung als machtlos. Um einen starken Druck von oben gegen den Kopf ausüben zu können, sind sogenannte Repositionshebel konstruiert worden (Codivilla, Payr, Völcker).

Sie bestehen aus einem schuhlöffel- oder hohlmeißelartigen Stück mit stumpfen Rändern, in dessen flacher Rinne der Kopf hineinpaßt, und einem kräftigen, längeren oberen Hebelarm (Abb. 15).

Dieser Repositionshebel wird zunächst in die Primärpfanne eingeführt, wobei sich seine Rückenfläche gegen das Becken legt. Nunmehr wird durch eine leichte Drehbewegung der mobilisierte Kopf in die Furche des Hohlmeißels gebracht, wobei zur Entspannung des Psoas der Oberschenkel in Außenrotation gehalten wird. Druck auf den Trochanter maior und eine leichte Hebelbewegung des Repositionshebels bringen den Kopf ins Gleiten, der unter langsamem Zurückziehen des Hebels in die Pfanne eintritt. Dann wird das Bein in Einwärtsdrehung gebracht, um durch Anspannung des Iliopsoas den Kopf fest in der Pfanne zu halten.

Die Narkose muß tief sein, um die Reposition zu erleichtern. — Ist es gelungen, den Kopf zu reponieren, so werden jetzt Bewegungsversuche vorgenommen, ob der Kopf auch festen Halt hat. Besteht eine Neigung des Kopfes, nach oben zu luxieren, hat Lexer oberhalb der Pfanne ein frei transplantiertes Knochenstück angenagelt, das bei abgeplattetem Kopf vom Rande desselben oder dem Trochanter maior entnommen war.

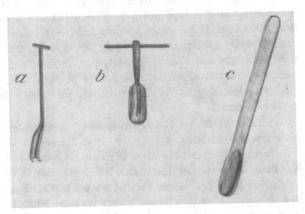

Abb. 15. Repositionshebel; *a* nach Codivilla, *b* nach Payr, *c*) nach Völcker.

Kraske bildet einen Periostlappen aus der Darmbeinschaufel, klappt diesen nach unten um und vernäht ihn mit der Gelenkkapsel. Clarke bildet durch Raffung der erweiterten Gelenkkapsel und aus abgelöstem Periost einen Wall um den hinteren oberen Pannenrand. Albee meißelt mit einem dünnen Meißel den Knochen 1—2 cm oberhalb des Pfannenrandes schräg nach innen und unten ein, klappt dieses Knochenstück so weit nach unten, bis ein gutes oberes Pfannendach geschaffen ist, und legt in den entstandenen keilförmigen Knochenspalt ein dem Schienbein oder dem Trochanter entnommenes Knochenstück ein und fixiert es durch einige Nähte. Die schlaffe Gelenkkapsel wird gerafft. Hat der reponierte Schenkelkopf guten Halt, und ist sonst durch eine der eben beschriebenen Methoden ein besseres oberes Pfannendach gebildet worden, so erfolgt die etagenweise vollständige Wundnaht, und ein das Becken und das ganze Bein mit Fuß umfassender Gipsverband in mittlerer Abduction von 45° und Innenrotation des Hüftgelenks wird angelegt (v. Bergmann, Deutschländer). Bei dieser Stellung spannt sich nämlich der Psoas kräftig an und bildet nunmehr ein wirksames Retentionsmittel für den eingerenkten Kopf (Deutschländer). Bisweilen ist auch ratsam, den Oberschenkel des gesunden Beines mit in den Gipsverband einzuschließen.

Nach etwa 4—6 Wochen wird der Gipsverband abgenommen und eine 6—8 wöchige Nachbehandlung mit vorsichtigen Bewegungsübungen unter gleichzeitiger Anwendung von Heißluftbädern und Massagen eingeleitet. Diese Nachbehandlung ist von ausschlaggebender Bedeutung für den Erfolg der Operation. Schanz und Deutschländer schuldigen als Ursache der vielfach beschriebenen Ankylosenbildung die mangelhafte Durchführung der Nachbehandlung an.

Die blutige Reposition ist also technisch sehr schwierig und vielseitig. Sie zeitigt auch eine Reihe von Gefahren und Mißerfolgen, die nicht gerade zur Ausführung der Operation ermutigen.

Zunächst sind es die im Anschluß an eine blutige Reposition vorkommenden Todesfälle. Ein derartiger Todesfall wird besonders schwer genommen, da es sich um eine Operation handelt, die nicht dringend erforderlich war und deren Schwere im Vergleich zu dem Leiden in keinem Verhältnis steht. Niemals darf eine Operation schwerer sein als das Leiden selbst. Selbstverständlich wird sich, wie die Statistik zeigt, der Prozentsatz der Todesfälle herabsetzen lassen, wenn der Operateur sich eine gewisse Technik angewöhnt hat. Dazu gehören aber langjährige Erfahrungen, und diese sich anzueignen, kostet oft hartes Lehrgeld.

Schanz hatte bei 135 Operationen 7 Todesfälle, Hoffa bei etwa 200 Operationen 6 Todesfälle. Lorenz konnte die ersten 100 Operationen ohne Todesfall durchführen, erlebte aber bei den nächsten 100 Operationen 3 Todesfälle. Kirmisson hatte bei den ersten 8 Operationen 2 Todesfälle, bei den nächsten 20 Fällen hatte er keinen Verlust zu beklagen. Bei allen diesen Fällen handelt es sich aber um blutige Repositionen im kindlichen Alter, in dem diese Operation noch einfacher und ungefährlicher ist als bei „veralteten" Fällen. Deutschländer hat unter 72 Fällen einen Exitus zu verzeichnen.

Eine nächste Gefahr der blutigen Reposition sind die Eiterungen. Alle Operateure haben solche erlebt. Ich möchte aber darauf hinweisen, daß man eine postoperative Eiterung nicht immer einem Fehler der Aseptik oder dem Nahtmaterial zuschreiben soll. Neben der Wundinfektion von außen kommt in einigen Fällen sicher auch eine endogene Infektion in Betracht. So konnte ich in einem Fall nachträglich anamnestisch feststellen, daß eine Mandelentzündung vorher bestanden hatte, bei einem anderen eine Infektionskrankheit (Masern) und nicht in letzter Linie sind meiner Ansicht nach unscheinbare Schrunden, schlechte Zähne und Hautwunden die Ursache der Wundinfektion. Auch können Stücke des derben fibrösen Kapselgewebes nekrotisch werden und somit Anlaß zur Eiterung geben. Besteht aber eine Wundinfektion, so sorge man durch Anlegen eines gefensterten Gipsverbandes dafür, daß das Hüftgelenk im Falle einer Versteifung in funktionell möglichst günstiger Stellung steht.

Den häufigsten Einwand aber, den man gegen die blutige Reposition ins Feld führt, ist die Ankylosenbildung. Tatsächlich tritt diese recht häufig auf, wofür der Vorwurf einer mangelhaften Technik und ungenügenden Nachbehandlung nicht immer richtig ist. Selbstverständlich hängt, wie schon erwähnt, der Erfolg der Operation von der Nachbehandlung ab, aber man darf nicht immer behaupten, daß diese wegen der Ankylosenbildung mangelhaft war. Schon bei der Operation suche man alles zu vermeiden, was zur Ankylosenbildung führen könnte. Möglichste Schonung des Knorpelbezuges, wenigstens an einem der beiden Gelenkteile, und, wenn Kopf und Pfanne modelliert werden müssen, dann nicht an solchen Stellen, die in Berührung kommen. Deutschländer und Codivilla reponieren daher den Schenkelkopf mit der Kapselhaube, Lexer empfiehlt die Interposition eines Fettlappens. Payr verwendet einen Fascienlappen. Aber diese Maßnahmen genügen oft nicht. Wenn der Kopf mit Gewalt in die Pfanne gebracht ist, kann es doch durch Druck zur Atrophie und Nekrose der normalen Knorpelflächen und damit zur Ankylose kommen. Auch der Fettlappen muß vor Druck und damit vor Nekrose bewahrt werden. Stärkeren Druck verträgt schon der Fascienlappen. Wichtig ist nach Lexer die Entfernung der ganzen Gelenkkapsel, da infolge schwieliger, auch knöcherner Kapselveränderungen nachträglich Versteifungen auftreten können.

Und doch würde ich allein auf die Gefahr einer Ankylosenbildung hin nicht von der blutigen Reposition Abstand nehmen. Bei einseitigen Luxationen wird selbst durch ein ankylotisches Gelenk auf jeden Fall eine Besserung in bezug auf Funktion und Gang erreicht. Bei doppelseitigen Luxationen läßt sich eine doppelseitige Ankylose vermeiden, wenn man die beiden Gelenke nicht gleichzeitig operiert. Wird das erste Gelenk ankylotisch, so hat der Patient wenigstens ein zuverlässiges Standbein, tritt keine Anlykose ein, so ist auch die blutige Reposition der anderen Hüfte angezeigt.

In den letzten Jahren habe ich eine große Zahl von Hüftluxationen zu sehen bekommen, die von namhaften Chirurgen und Orthopäden operiert worden waren (blutige Repositionen und Palliativoperationen). Die blutige Reposition war schon vor dem 10. Lebensjahr ausgeführt worden, also in einem noch recht günstigen Lebensalter, und auch da war bei den meisten Fällen eine fast vollständige Ankylose, oft dabei sogar in schlechter Stellung, oder eine nur äußerst geringe Hüftbeweglichkeit vorhanden.

Häufig bleibt es nicht bei der Ankylosenbildung in guter Funktionsstellung, sondern es bildet sich noch eine Adductions- und Flexionsstellung aus. Deutschländer gibt zwar an, bei allen komplikationslos verlaufenen Operationen eine für die gewöhnlichen Bedürfnisse genügende Ausdehnung der Hüftgelenkbeweglichkeit erzielt zu haben. Ganz normale Gelenkexkursionen hat Deutschländer bei der ersten Gruppe (8.—15. Lebensjahr) der veralteten Luxationen erlangt, bei der zweiten Gruppe (d. h. Erwachsenen, bei denen das Knochenwachstum seine Grenzen erreicht hat bzw. es schon länger abgeschlossen ist) blieben vielfach gewisse Defekte (in der Beugung um $1/_3$ der Norm und bei der Abduction um ungefähr ebensoviel) zurück. Ein Mißlingen der blutigen Reposition hat Deutschländer noch nicht zu verzeichnen gehabt, bei Eiterungen (7 mal unter 72 Fällen) kam es natürlich zu einer Ankylose, doch erfolgte diese stets in guter Stellung und mit gutem funktionellem Ergebnis.

Endlich sind Kopfnekrosen beobachtet worden, wofür ausgedehnte Skelettierungen des oberen Femurendes verantwortlich gemacht werden. Und doch sind diese oft nicht zu umgehen (Hoffa, v. Bergmann, Bayer, Volkmann). Schede behauptet, daß bei aseptischem Wundverlauf keine Gefahr einer Kopfnekrose bestehe. Bayer veröffentlicht einen Fall, wo bei einem 4jährigen Kind die rechtsseitig angeborene Luxation erst blutig reponiert werden konnte, nachdem die Muskelansätze am Trochanter maior abgelöst

waren. Hierauf trat eine Kopfnekrose ein, wodurch der aseptische Wundverlauf vereitelt wurde. Ich beobachtete eine schwere Kopfnekrose bei einem
14jährigen Mädchen, bei dem die blutige Reposition erst nach ausgedehnter

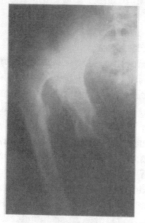

Abb. 16.

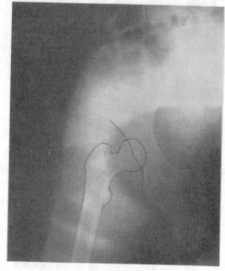

Abb. 17.

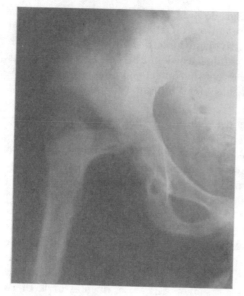

Abb. 18.

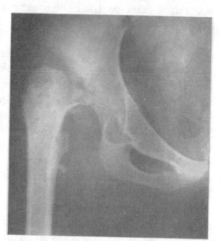

Abb. 19.

Abb. 16. Rechtsseitige angeborene Hüftverrenkung bei einem 14jährigen Mädchen. Die
blutige Reposition gelang erst nach ausgedehnter Skelettierung des oberen Femurendes,
Tenotomie der Adductoren und Pfannenvertiefung.
Abb. 17. Röntgenbild 8 Tage nach der Operation durch den Gipsverband. Der blutig repo-
nierte Kopf steht gut in der Pfanne.
Abb. 18. Röntgenbild 4 Wochen nach der Operation: Ausgedehnte Kopfnekrose.
Abb. 19. Röntgenbild 12 Wochen nach der Operation: Es besteht ein ganz guter Halt des
zentralen Femurendes.

Skelettierung des oberen Femurendes, Vertiefung der Pfanne und Tenotomie der Adductoren unter Verwendung eines Repositionshebels gelang (Abb. 16 bis 19). Höchstwahrscheinlich ist die Kopfnekrose durch die gleichzeitige Unterbrechung der Ligamentum-teres-Gefäßversorgung und der Schenkelhalsgefäße verursacht worden. Gleichzeitig mag auch noch der starke Druck des Kopfes gegen das Pfannendach infolge des kräftigen Muskelzuges, der bei der Reposition erst durch einen Repositionshebel überwunden werden mußte, als wichtiges Moment in Frage kommen. Durch die Nekrose wurde natürlich das Resultat der Operation zunichte gemacht.

Alles in allem bleibt die blutige Reposition veralteter Fälle ein schwerer chirurgischer Eingriff, zu dem man sich nur nach strengster Anzeigestellung entschließen wird, zumal diese Operation durch Palliativoperationen umgangen werden kann.

2. Die Palliativoperationen.

Diese Operationen sehen von einer Reposition des Kopfes ganz ab, suchen störende Stellungen des Hüftgelenkes durch Osteotomien zu beseitigen, den luxierten Kopf an seiner betreffenden oder einer besseren Stelle zu fixieren oder das periphere Oberschenkelende nach Resektion des Kopfes oder durch eine entsprechende Osteotomie gegen das Becken oder die Pfanne anzustemmen, daß er sich nicht nach oben verschieben kann.

Die Anzeigestellung für die Behandlung veralteter angeborener Luxationen überhaupt habe ich schon auf S. 493 erwähnt. Die Anzeigestellung für die Palliativoperationen ist gegeben: bei veralteten Luxationen jenseits des 14.—15. Lebensjahres, bei einseitigen Luxationen, wenn keine Fixation des hochstehenden Kopfes durch Pfannenneubildung oder Kapsel-Darmbeinverwachsungen besteht und beim Versuch der unblutigen Reposition der Kopf nicht in Pfannenhöhe zu bringen war; bei doppelseitigen Luxationen trotz Pfannenneubildung, um die schmerzhafte Lordosenbildung und die Gangstörungen zu beseitigen. Natürlich liegt auch bei diesen Operationen der Wunsch vor, die meistens schon an und für sich beschränkte Hüftbeweglichkeit wenigstens zu erhalten.

Um die ständige Komplikation veralteter Luxationen, die Contracturstellungen, und zwar die am meisten störende Adductionscontractur zu beseitigen, hat Kirmisson die subtrochantere Osteotomie empfohlen. Da die subtrochantere Osteotomie keine zentrale, sondern eine exzentrische Stellungsverbesserung bewirkt, also die falsche Stellung eigentlich nicht bessert, sondern nur ausgleicht, so entsteht eine Knickung der Femurachse und dadurch eine Verkürzung. Das gleiche gilt in noch höherem Maße für die Modifikation Kraskes, der die keilförmige subtrochantere Osteotomie ausführte. Hoffa hat, um die Verkürzung zu vermeiden, die möglichst schräge subtrochantere Osteotomie mit nachfolgender Extensionsbehandlung empfohlen, durch die sich die Verkürzung vermeiden, sogar ausgleichen läßt. Sie ist von Tillanus, Redard, Savariaud, Froelich mit Erfolg angewendet worden.

Eine andere Gruppe von Palliativoperationen bezweckt eine innige Verbindung des luxierten Kopfes mit der Darmbeinschaufel, um das Emporschieben des Kopfes und die dabei auftretenden Schmerzen zu verhindern, wobei man den luxierten Kopf entweder an seiner luxierten Stelle läßt oder einen günstigeren Ort in der Pfannennähe schafft.

Ungefährlich, aber wenig wirksam sind die von Guérin, Bühring, Brod-hurst vorgenommene subcutane Scarification, Durchtrennung der Weichteile zwischen Kopf und Darmbeinschaufel und das An-bohren des Knochens, um straffe, narbige Verwachsungen zwischen Kapsel-haube und Darmbeinfläche zu bilden, und die von Lannelongue zu gleichem Zweck empfohlene Injektion 10%iger Chlorzinklösung zwischen Kapsel-haube und Darmbeinfläche.

Ein gleiches Ziel suchten Karenski, Gussenbauer, Bayer, Witzel durch die Nagelung der oberen Pfannenbegrenzung behufs Heteroplastik des Limbus zu erreichen. Der provisorische Halt durch die Nägel sollte dadurch zu einem definitiven umgestaltet werden können, daß das Periost durch den traumatischen Reiz zur Wucherung und zur Bildung eines starken Begrenzungs-walles angeregt würde. Nach Bayer sind jedoch diese Erwartungen nicht in Erfüllung gegangen. An Stelle der Nagelung hat König nach voraus-gegangener wochenlanger Gewichtsextension durch einen bogenförmigen Schnitt oberhalb des Trochanter einen recht dicken Periost-Knochenlappen vom Darm-bein oberhalb der Pfanne abgelöst, diesen aufgerichtet und mit Catgutnähten an Kapsel und Kopf fixiert unter Beibehaltung der Extension, aber mit gleichem negativem Erfolg.

Codivilla und Galeazzi haben durch blutige Transposition des luxierten Schenkelkopfes unter die vordere obere Darmbeinspitze wesentliche Funktionsbesserungen erreicht.

Krause, Burghard, Lane, Davis, Le Fort u. a. pflanzten den Schenkel-kopf an nach Möglichkeit verbesserten Standort in die Nähe der Primärpfanne um nach Bildung einer neuen Pfanne. Payr und Lexer haben durch ihre Methoden der Gelenkplastik glänzende Resultate erzielt. Lexer bedient sich eines an der Spina sup. ant. beginnenden, den Trochanter bogenförmig nach unten umkreisenden Hautschnittes, klappt durch einen Meißelschlag den Trochanter mit seinen Muskelansätzen nach oben auf, bildet in der Nähe der Primärpfanne eine neue Pfanne, modelliert den Kopf und umkleidet ihn mit einem Fett-Fascienlappen.

Wullstein hat die Darmbeinschaufel in Pfannennähe so weit wie möglich nach vorne durchbohrt und den Schenkelkopf hindurchgesteckt.

Maragliano durchbohrte bei einer 20jährigen Frau mit einseitiger an-geborener Luxation, die ihr heftigste Schmerzen verursachte, den Femur in Pfannenhöhe und trieb durch den Knochen in die Pfanne einen dem Schienbein entnommenen Knochenbolzen. Die Patientin wurde beschwerdefrei, der Gang besserte sich auch, es bestand dieselbe geringe Beweglichkeit wie vor der Ope-ration. Das Röntgenbild nach einem Jahr zeigte eine deutliche Dickenzunahme des Knochenbolzens und Atrophie des darüberliegenden Femurteiles. Mara-gliano hofft durch sein Verfahren eine Nearthrosenbildung zu erreichen.

Während bei den bisherigen Operationen der Schenkelkopf erhalten wurde, ging Roser dazu über, den Schenkelkopf zu resezieren. In Italien hat dieses Dekapitationsverfahren Nachahmung gefunden (Margary, Motta, Codi-villa).

Eine Verbesserung dieses Verfahrens bildet die von Hoffa eingeführte Pseudarthrosenoperation (1884). Die Ausführung ist kurz folgende:

Das obere Femurende wird bloßgelegt und aus der Wunde herausluxiert. Dann spaltet man die Kapsel auf der hinteren Seite bis auf das Darmbein der ganzen Länge nach, präpariert die beiden Kapselhälften nach beiden Seiten vom Darmbein ab, schabt das Periost an der fraglichen Stelle des Darmbeins, also dicht oberhalb der Primärpfanne, gehörig ab, sägt den deformen Schenkelkopf mit Hals ab und stellt nun das angefrischte obere Femurende in starker Abduction gegen das Darmbein an. Gipsverband für ca. 8 Wochen. Es bildet sich dann zwischen den beiden Wundflächen eine Art straffer Pseudarthrose. Die Gefahr einer Ankylosenbildung sollte völlig ausgeschlossen sein und die Beweglichkeit stets erhalten bleiben. Man erreicht eine gute Fixation der beiden Knochen aneinander und gute funktionelle Resultate (Hoffa). Diese Hoffasche Pseudarthrosenoperation ist bis in die heutige Zeit bei veralteten Luxationen mit am häufigsten angewendet worden und wird ganz besonders von Gocht verteidigt. Nach Paradies sind die doppelseitigen Luxationen, die das zehnte Lebensjahr überschritten haben, die Domäne der Hoffaschen Pseudarthrosenoperation. Doch fehlt es auch bei dieser Operation nicht an Versagern, wo sich also keine Pseudarthrose, sondern eine Ankylose eingestellt hat. Daher ist es ratsam, zunächst nur eine Seite zu operieren. Schlottergelenkbildung habe ich nicht beobachten können.

Schließlich soll nicht unerwähnt bleiben, daß auch das bei Hüftgelenksresektionen ausgeübte Verfahren der Einstellung des Trochanter maior oder des oberen Femurendes in die Pfanne recht gute funktionelle Erfolge, besonders bei einseitigen Luxationen, zeigt. Lexer empfiehlt dieses Vorgehen an Stelle der Pseudarthrosenoperation, wobei er den resezierten Kopf oberhalb der Pfanne an der Darmbeinschaufel annagelt.

In letzter Zeit sind wieder zwei verschieden wirkende Osteotomien bei veralteten Luxationen angegeben worden, die nicht nur, wie die zuerst von Kirmisson

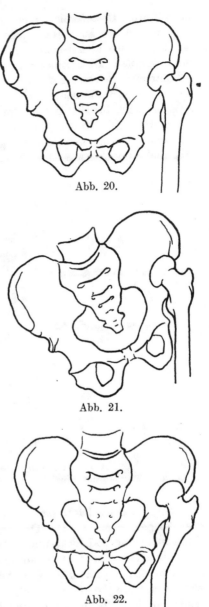

Abb. 20.

Abb. 21.

Abb. 22.

Abb. 20, 21, 22. Angeborene linksseitige Hüftgelenksluxation. Bei der Belastung des luxierten Beines fällt die gesunde Beckenseite soweit nach abwärts, bis sich der untere Rand des Beckentrichters gegen den Femur anstemmt. Durch eine genau bestimmte subtrochantere Osteotomie kann diese Beckensenkung verhindert werden (nach Schanz).

eingeführte Osteotomie, eine Beseitigung der Adductionscontractur verfolgen, sondern auch Funktionsverbesserungen zu erreichen suchen. Schanz
ist durch folgenden Gedankengang zu einer subtrochanteren Osteotomie mit
bestimmter Lokalisation und bestimmtem Abknickungswinkel
gekommen: Belastet ein Patient sein im Hüftgelenk luxiertes Bein, so fällt
die gesunde Beckenseite nach abwärts (Trendelenburgsches Phänomen), und
zwar so weit, bis sich der untere Rand des Beckentrichters gegen den Femur
anstemmt (Abb. 20 und 21). Hierauf kann er erst das andere Bein vorsetzen.
Die erste Phase auszuschalten, gelang Schanz dadurch, daß er den Oberschenkel abknickt, wie Abb. 22 zeigt. Der gelenkwärts gelegene Teil legt sich

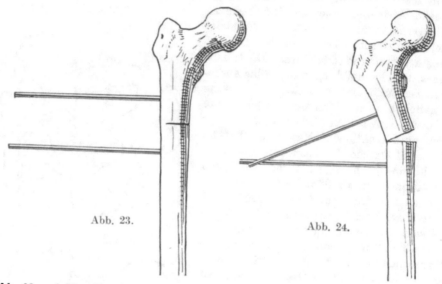

Abb. 23.   Abb. 24.

Abb. 23 und 24. Ober- und unterhalb der Osteotomiestelle in den Femur eingebohrte
lange Schrauben zur Einstellung und Sicherung des Knickwinkels (nach Schanz).

der schrägen Seitenfläche des Beckens an, der distale Teil steht zur Längsachse
des Körpers parallel. Die Operation wird auf dem Strecktisch ausgeführt.
Zur Einstellung und Sicherung des Knickwinkels benutzt Schanz lange Bohr-
schrauben (Dresdener orthopädische Werke, Dresden-A., Ferdinandsplatz 1),
die ober- und unterhalb der Osteotomiestelle in den Femur eingebohrt werden,
worauf erst die Osteotomie erfolgt. Die aus der geschlossenen Wunde heraus-
ragenden Schraubenenden geben Handhaben, mit denen genau der Knick-
winkel eingestellt werden kann (Abb. 23 u. 24). Sie werden miteingegipst
und bleiben so lange liegen, bis eine Dislokation der Bruchenden nicht mehr
zu befürchten ist.

Die Resultate dieser Operation sollen überraschend sein. Der Gang des
Patienten wird zwar nicht ganz normal, aber er bleibt nicht weit davon entfernt.
Die Gehschmerzen verschwinden, die Gehfähigkeit wird bedeutend gehoben.

Ein anderes Verfahren ist die unabhängig voneinander und gleichzeitig von
v. Bayer und Lorenz als „Gabelung des oberen Femurendes" bezeichnete
Osteotomie. Die Operation gestaltet sich folgendermaßen:

Der Patient liegt auf der Seite und das kranke Bein wird in maximaler Adduction und leichter Flexion derart eingestellt, daß der Femurschaft die Pfannengegend deckt. Auf dem Röntgenbild ist vorher die Länge des Abstandes des oberen Randes des Trochanter maior von der Pfannenmitte durch ein Maßband festgestellt worden. Bei der Übertragung dieser gefundenen Länge auf den menschlichen Körper muß man daran denken, daß durch die Weichteile der Abstand etwas vergrößert wird, es muß also zu dem auf dem Röntgenbilde gefundenen Maß noch 1—2 cm hinzugerechnet werden, je nach Weichteilstärke des Patienten. Nun wird eine einfache, schräge Osteotomie von unten außen nach oben innen gemacht, so daß der Meißel gegen die Pfannenmitte zielt.

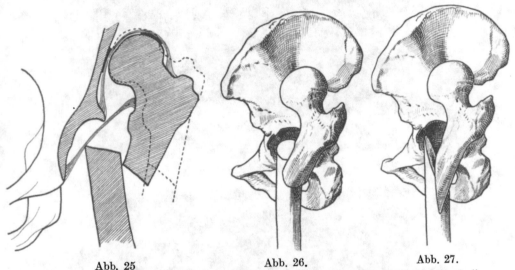

Abb. 25   Abb. 26.   Abb. 27.

Abb. 25. Schematische Darstellung von vorn der „Gabelung des oberen Femurendes". Der Oberschenkel ist in Pfannenhöhe von unten außen nach oben innen durchmeißelt, das untere Femurende durch Abduction des Beines nach innen verschoben und in die Pfanne eingestellt.

Abb. 26. Seitliche Ansicht der in Abb. 25 dargestellten „Gabelung des oberen Femurendes". Das untere Femurende ist auch nach vorn verschoben. Horizontaler Knochenschnitt.

Abb. 27. „Gabelung des oberen Femurendes" mit frontalem Knochenschnitt, wodurch eine ausgedehntere Berührung der Knochenenden erzielt wird.

Die Osteotomie muß vollständig sein. Hierauf wird das untere Femurende durch Abduction des Beines nach innen verschoben und durch kräftiges Hinaufstoßen in die Pfanne eingestellt (Abb. 25). Man fühlt dann einen deutlichen festen Widerstand. Dann wird das Bein am besten in eine Abduction von ca. 30—40°, in guter Drehstellung und in leicht überstreckter Stellung gebracht. Ein das Becken, das Bein und den Fuß umfassender Gipsverband wird für 8—10 Wochen angelegt. Nach etwa 8 Tagen wird ein Kontrollröntgenbild angefertigt, ob das periphere Fragment auch gut in Pfannenrichtung eingestellt ist, sonst wird eine Korrektur des Abductionswinkels durch Ausschneiden eines keilförmigen Stückes aus dem Gipsverband mit nachfolgender Stellungsverbesserung vorgenommen. Eine sorgfältige Nachbehandlung mit Heißluftbädern, Massage und Bewegungsübungen ist erforderlich.

Es entsteht also bei dieser Operation eine Verschiebung des unteren Femurendes nach innen und eine Verschiebung nach vorne (Abb. 25 u. 26).

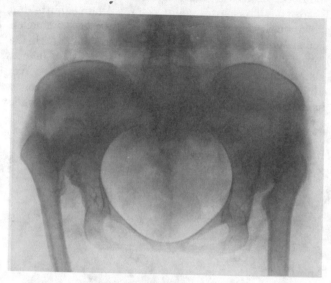

Abb. 28.

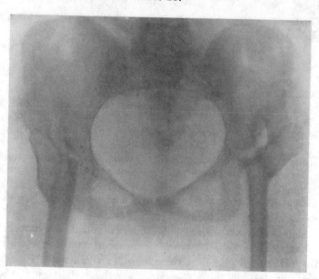

Abb. 29.

Abb. 28 und 29. 25jährige, angeborene doppelseitige Hüftverrenkung. Hochgradige
Lordosenbildung. Starke Schmerzen und Gehstörungen. Durch die doppelseitige „Gabelung" Beseitigung der Lordose, des watschelnden Ganges und der Beschwerden. Beweglichkeit beider Hüftgelenke war zufriedenstellend.

Was den Verlauf des Knochenschnittes betrifft, so empfehlen Lorenz und
v. Bayer zunächst einen Verlauf von unten außen nach oben innen in horizontaler Richtung und dann nicht zu steil, da die scharfen Knochenspitzen sich

nicht als Stützpunkt eignen (Abb. 26). Ich lege in letzter Zeit den Knochenschnitt frontal an (Abb. 27), um eine ausgedehntere Berührung der Knochenenden zu erzielen, und möglichst schräg, damit auch das spitze Fragment den derben, kräftigen Gelenkkapseldeckel der Primärpfanne durchbohren kann.

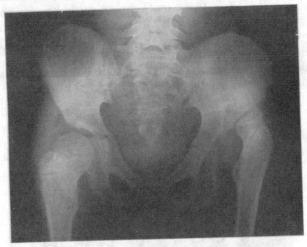

Abb. 30.

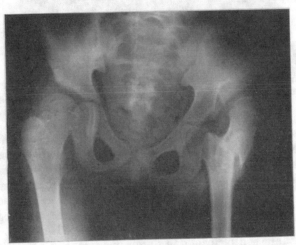

Abb. 31.

Abb. 30 und 31. Angeborene linksseitige Luxation bei einem 12 jährigen Mädchen. Mit Gabelung des oberen Femurendes behandelt.

Aus dem gleichen Grunde halte ich es für ratsam, bei der Osteotomie den Meißel etwas weiter bis in die Pfanne zu treiben.

Wenn sich auch ein definitives Werturteil über diese beiden neuen Osteotomiemethoden noch nicht abgeben läßt, so scheinen doch die Resultate sehr günstig zu sein.

Bei doppelseitig Operierten (Abb. 28 u. 29) konnte eine vollständige Beseitigung der Lordose beobachtet werden. Die Beweglichkeit, besonders die Abduction, war durchschnittlich bei allen Patienten gebessert. Die Unterstützung des Beckens war fest und zuverlässig, so daß das Trendelenburgsche Phänomen negativ war. Der vorher bestandene, unschöne, watschelnde Gang war gebessert worden. Die Patienten konnten auch längere Zeit als vorher schmerzfrei gehen. Bei einseitigen Luxationen konnte gleichfalls ein durchaus befriedigendes Resultat festgestellt werden (Abb. 30 u. 31). Die bestehende Beinverkürzung darf jetzt durch eine Stiefelerhöhung ausgeglichen werden, da der Oberschenkel einen absolut festen Halt am Becken hat, wodurch ein Emporschieben bei der Belastung unmöglich gemacht ist.

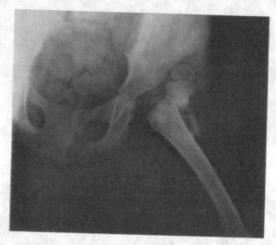

Abb. 32. Oberschenkelbruch bei der unblutigen Einrenkung einer dreijährigen angeborenen Hüftgelenksverrenkung. Das periphere Femurende wurde in die Pfanne gestellt. Gutes, funktionelles Resultat.

Dazu kommt der weitere Vorteil, daß die Operationen einfach und ungefährlich sind. — Deutschländer steht auch diesen Osteotomien skeptisch gegenüber, weil nach seinen Erfahrungen Osteotomien im Kindesalter bei veralteten Luxationen sich vielfach im Laufe der Zeit wieder in eine fehlerhafte Stellung zurückverwandeln. Die Osteotomie bedeutet nur die Umwandlung eines krüppelhaften Gebrechens in eine andere Form der Verkrüppelung, die allerdings wesentlich günstigere funktionelle Bedingungen abgibt (Deutschländer).

Nicht unerwähnt soll bleiben, daß durch die „Gabelung des oberen Femurendes" eine von Bade und auch von mir gemachte Beobachtung in die Tat umgesetzt worden ist. Bei der unblutigen Einrenkung einer angeborenen Luxation bei einem 3jährigen und 2¹/₂jährigen Kinde war es zu einem Abbruch des Schenkelhalses am lateralen Ende gekommen, und es wurde daher das periphere Femurende in die Pfanne gestellt, ohne sich um den luxierten Kopf weiter zu kümmern (Abb. 32). Nach vierwöchiger Gipsverbandbehandlung zeigte sich, daß das luxierte Bein guten Halt hatte, das Trendelenburgsche Phänomen war negativ, der Gang war bis auf das durch die geringe Verkürzung von 2 cm verursachte Hinken vollständig sicher und gut.

Zusammenfassend möchte ich für veraltete angeborene Hüftluxationen über die Anzeigestellung zur Behandlung und die dabei zu wählende Operation folgende Richtlinien aufstellen:

1. Behandeln sollen wir jede veraltete angeborene Luxation, die mit ständigen Schmerzen verbunden und bei der die Ausdauer des Gehvermögens gestört ist. Bei Erwachsenen, die beschwerdefrei sind und die nicht aus kosmetischen Gründen eine Behandlung wünschen, kann man von einer Behandlung absehen.

Jugendlichen (bis zum 15. resp. 14. Lebensjahr) ist eine Behandlung zu empfehlen, um die später vielleicht auftretenden Beschwerden zu verhüten. Ausgenommen sind die, bei denen sich infolge Pfannenneubildung oder fester Kapsel-Darmbeinverwachsungen eine gute Fixation des luxierten Kopfes gebildet hat, so daß bei einseitigen Luxationen zum Ausgleich der Beinverkürzung eine entsprechende Stiefelerhöhung genügt. Bei doppelseitigen Luxationen käme die Beseitigung der Lordose in Frage.

2. Bei veralteten angeborenen Luxationen höchstens bis zum 15. resp. 14. Lebensjahr kann die blutige Reposition angewendet werden, wenn bei dem jedesmal vorausgegangenen unblutigen Repositionsversuch mit vorheriger Extensionsbehandlung es zwar gelang, den Kopf in Pfannenhöhe zu bringen, dann aber eine Reposition oder ein fester Halt nicht zu erreichen war.

Sonst ist bis jetzt eine Palliativoperation angezeigt gewesen, von denen wegen ihrer Einfachheit, Gefahrlosigkeit und wegen ihres guten Resultates die Osteotomien von Schanz und v. Bayer-Lorenz zu empfehlen sind.

Ob die Deutschländersche Methode diese Palliativoperationen verdrängen, ja sogar eine blutige Reposition selbst bei Erwachsenen ermöglichen wird, halte ich nicht für unwahrscheinlich, doch ist ein endgültiges Urteil erst nach sorgfältigen Prüfungen vorbehalten.

IX. Das perforierte Magen- und Duodenalgeschwür[1]).

Von

H. Brütt-Hamburg.

Mit 10 Abbildungen.

Inhalt.

---

[1]) Abgeschlossen im August 1922.

Literatur[1]).

1. Adamson: Observations on perforated gastric ulcer. Glasgow med. journ. 1901. Zit. nach Goldstücker.
2. Anschütz: Vereinigung nordwestdeutscher Chirurgen. Kieler Tagung 1922.
3. Aschoff: Über den Engpaß des Magens. Jena 1918.
4. — Verhandlungen der mittelrheinischen Chirurgenvereinigung. Juli 1920.
5. Askanazy: Über Bau und Entstehung der chronischen Magengechwüre sowie Soorpilzbefunde in ihm. Virchows Arch. f. pathol. Anat. u. Physiol. Bd. 234. 1921.
6. Bauer: Konstitution und Vererbung bei Ulcus ventriculi und duodeni. Klin. Wochenschrift 1922.
7. Baker: Sicherung der Diagnose perforierter Ulcera durch Methylenblau. Surg., gynecol. a. obstetr. Jg. 30. 1920.
8. Bergmann: Das spasmogene Ulcus pepticum. Münch. med. Wochenschr. 1913 u. a. O.
9. Bieling: Methoden zur Differenzierung der Streptocokken und Pneumocokken. Zentralbl. f. Bakteriol., Parasitenk. u. Infektionskrankh. Bd. 86. 1921.
10. Bircher: Zur Resektion des perforierten Magen- oder Duodenalgeschwürs. Zentralbl. f. Chirurg. 1922. Nr. 2.
11. Böttcher: Zur Genese des perforierenden Magengeschwürs. Med. Zeitschr. 1874 (Im Original nicht zugänglich.)
12. Bonheim: Heilungsresultate bei Peritonitis diffusa im Anschluß an akut in die Bauchhöhle perforierter Magen- und Duodenalulcus. Dtsch. Zeitschr. f. Chirurg. Bd. 75. 1904.
13. Brentano: Zur Klinik und Pathologie der Magengeschwürsperforation. Arch. f. klin. Chirurg. Bd. 81. 1906.
14. Brütt: Radikale oder konservative Operation des frei perforierten Magen- und Duodenalgeschwürs? Zentralbl. f. Chirurg. 1921.
15. — Innere Einklemmung nach Gastroenterostomie. Zentralbl. f. Chirurg. 1921.
16. — Chirurgische Behandlung des Magen- und Duodenalgeschwürs unter besonderer Berücksichtigung der Fernresultate. Bruns' Beitr. z. klin. Chirurg. Bd. 123. 1920.
17. — Beiträge zur Klinik und operativen Behandlung des peptischen Jejunalgeschwürs nach Gastroenterostomie. Bruns' Beitr. z. klin. Chirurg. Bd. 126.
18. Brunner: Das akut in die freie Bauchhöhle perforierende Magen- und Duodenalgeschwür. Dtsch. Zeitschr. f. Chirurg. Bd. 69. 1903.
19. Burk: Zur Versorgung des perforierten Magengeschwürs. Zentralbl. f. Chirurg. 1920, Nr. 25.
20. Cafasso: Über das Vorkommen des Soorpilzes im Magensaft beim Ulcus und bei anderen Erkrankungen des Magens. Med. Klinik. 1922. Nr. 26.
21. Castelli: Sull' ulcera rotonda acuta del duodeno secondaria a traumi della regione addominale. Pathologica. Vol. 113. 1921. Ref. Zentralorgan f. d. ges. Chirurg. Bd. 15.
22. Cukor: Über akute Perforation des Magen- resp. Duodenalgeschwürs in die freie Bauchhöhle. Gyogyaszat. 1921. Ref. Zentralorgan f. d. ges. Chirurg. Bd. 17.
23. Deawer-Pfeiffer: Gastroenterostomy in acute perforated ulcer. of the stomach and duodenum. Ann. of surg. Vol. 73. 1921. Ref. Zentralorgan f. d. ges. Chirurg. Bd. 13.
24. Demmer: Behandlung der frei in die Bauchhöhle perforierten Magen- und Duodenalgeschwüre. Bruns' Beitr. z. klin. Chirurg. Bd. 111. 1918.
25. Dietrich: Statistische und ätiologische Bemerkungen zum Ulcus duodeni. Münch. med. Wochenschr. 1912.
26. Eberle: Zur Behandlung des perforierten Magengeschwürs mit Querresektion. Zentralbl. f. Chirurg. 1920. Nr. 45.
27. v. Eiselsberg: Über Magen- und Darmblutungen nach Operationen. Verhandl. d. dtsch. Ges. f. Chirurg. 1899.

---

[1]) Literatur vor 1914 nur ausnahmsweise berücksichtigt.

28. v. Eiselsberg, Beitrag zur Behandlung des in die freie Bauchhöhle perforierten Magen- und Duodenalulcus. Dtsch. med. Wochenschr. 1906. Nr. 50.
29. Eunicke: Zur Therapie akuter Magengeschwürsperforation in die freie Bauchhöhle. Dtsch. med. Wochenschr. 1919. Nr. 28.
30. Faure: La douleur thoracique dans la péritonite par perforation de l'estomac. Semaine méd. 1901.
31. Farr: Perforating gastric and duodenal ulcer. Ann. of surg. Vol. 72. 1920. Ref. Zentralorgan f. d. ges. Chirurg. Bd. 11.
32. Federmann: Über das akut in die freie Bauchhöhle perforierte Magengeschwür. Dtsch. Zeitschr. f. Chirurg. Bd. 87.
33. Finny: Lancet 1908.
34. Fritsch: Das Ulcus perfor. ventr. als Ätiologie der Pankreasnekrose. Bruns' Beitr. z. klin. Chirurg. Bd. 66. 1910.
35. Finsterer: Über die gedeckte Magen- und Duodenalperforation. Wien. med. Wochenschrift 1921.
36. French: The subsequent histories of patients, who have recovered after operation for perforated gastric or duodenal ulcer. Guys hosp. reports Vol. 59. 1908. Zit. nach Shoemaker.
37. Gandusio und Pototschnig: Über die Magenaushebung vor Operation der Ulcusperforation. Zentralbl. f. Chirurg. 1921. Nr. 47.
38. Goldstücker: Operationserfolge bei der Perforation des Ulcus ventriculi. Zentralbl. f. d. Grenzgeb. d. Med. u. Chirurg. Bd. 9. 1906.
39. Gruber: Zur Lehre über das peptische Duodenalgeschwür. Grenzgeb. Bd. 25. 1913.
40. Gironcoli: Ulcera gastrica perforata sindrome steatonecrotica. Arch. ital. di chirurg. Vol. 3. 1921. Ref. Zentralorgan f. d. ges. Chirurg. Bd. 12.
41. Gundelfinger: Klinische und experimentelle Untersuchungen über den Einfluß des Nervensystems bei der Entstehung des runden Magengeschwürs. Mitt. a. d. Grenzgeb. d. Med. u. Chirurg. Bd. 30. 1918.
42. Haberer: Zur Ausdehnung der Resektionsmethode nach Billroth I. Zentralbl. f. Chirurg. 1921. Nr. 24.
43. Hart: Erhebungen und Betrachtungen über das Geschwür des Zwölffingerdarms. Mitt. a. d. Grenzgeb. d. Med. u. Chirurg. Bd. 31. 1918.
44. — Betrachtungen über die Entstehung des peptischen Magen- und Zwölffingerdarmgeschwürs. Mitt. a. d. Grenzgeb. d. Med. u. Chirurg. Bd. 31. 1918.
45. Hofmann: Zur Behandlung des perforierten Duodenalgeschwürs. Zentralbl. f. Chirurg. 1911.
46. Heller: Über die chirurgischen Indikationen bei dem Krankheitsbild des Magengeschwürs. Zeitschr. f. ärztl. Fortbild. 1921.
47. Hromada: Zur Magenresektion bei perforiertem Ulcus ventr.-duodeni. Wien. klin. Wochenschr. 1921. Nr. 36.
48. Iselin: Ist der Inhalt des Magens oder Duodenums für das Bauchfell gefährlicher? Bruns' Beitr. z. klin. Chirurg. Bd. 102. 1916.
49. Keetly: Lancet. 1902.
50. Kleinschmidt: Erfahrungen mit der Preglschen Lösung. Zentralbl. f. Chirurg. 1921.
51. Körber: Mitteilungen über Heilungsresultate bei der operativen Behandlung der perforierten Magen- und Duodenalgeschwüre. Mitt. a. d. Hamburg. Staatskrankenanstalten. Bd. 11. 1907.
52. Körte: Beitrag zur Operation des perforierten Magengeschwürs. Arch. f. klin. Chirurg. Bd. 81. 1906.
53. — Die chirurgischen Krankheiten des Pankreas. Dtsch. Chirurg. Bd. 45. 1898.
54. Kriege: Berlin. klin. Wochenschr. 1892.
55. Kuhn: Zuckerbehandlung der Bauchfellentzündung. Arch. f. klin. Chirurg. Bd. 96. 1911.
56. Ladwig: Die Pathogenese des Ulcus pepticum ventriculi et duodeni. Ergebn. d. inn. Med. u. Kinderheilk. Bd. 20. 1921.

57. Larrieu: La perforation de l'ulcère gastrique après la gastroenterostomie. Rev. de chirurg. T. 40. 1921. Ref. Zentralorgan f. d. ges. Chirurg. Bd. 14.

58. Lauret: Traitement des ulcères et duodenaux perforés en peritoine libre. Journ. de méd. de Paris. Jg. 40. Ref. Zentralorgan f. d. ges. Chirurg. Bd. 15. 1921.

59. Lempp: Über den Wert der Jejunostomie. Arch. f. klin. Chirurg. Bd. 76.

60. Lichtenbelt: Die Ursachen des chronischen Magengeschwürs. Jena 1912.

61. Löffelmann: Der Schulterschmerz bei den akuten chirurgischen Erkrankungen der Bauchhöhle. Bruns' Beitr. z. klin. Chirurg. Bd. 92. 1914.

62. Mahnert: Appendicitis und Ulcus ventriculi. Mitt. a. d. Grenzgeb. d. Med. u. Chirurg. Bd. 18. 1907.

63. Massari: Zur Resektionsbehandlung perforierter Magengeschwüre. Wien. klin. Wochenschr. 1920.

64. Melchior: Chirurgie des Duodenums. Neue dtsch. Chirurg. Bd. 25. 1917.

65. Meyer: Ulcer cure following gastric and duodenal perforation. Illinois med. journ. Vol. 40. 1921. Ref.: Zentralorgan f. d. ges. Chirurg. Bd. 15.

66. Mikulicz: Die chirurgische Behandlung des chronischen Magengeschwürs. Arch. f. klin. Chirurg. Bd. 55. 1897.

67. Miles and Fowler: Edinburgh med. journ. 1913. Ref.: Zentralorgan f. Chirurg. 1914. S. 308.

68. Möller: Das perforierte Magen- und Duodenalgeschwür. Nordisk med. Arch. Bd. 49. 1917.

69. Moynihan: Ann. of surg. Vol. 45. 1907.

70. — Das Ulcus duodeni, übersetzt von Kreuzfuchs. Dresden u. Leipzig 1913.

71. Murray: A case of irreducible hernia and perforation of the duodenum. Lancet. 1911. S. 1349.

72. Neumann: Netzplastik bei der Behandlung des perforierten Pylorusgeschwürs. Zentralbl. f. Chirurg. 1909. Nr. 33.

73. Nauwerk: Mykotisch-peptisches Magengeschwür. Münch. med. Wochenschr. 1895.

74. Nötzel: Über die Operation des perforierten Magengeschwürs. Beitr. z. klin. Chirurg. Bd. 51. 1906.

75. — Zur Operation des perforierten Magengeschwürs. Dtsch. Zeitschr. f. Chirurg. Bd. 169. 1921.

76. Oehlecker: Das Phrenicusfernsymptom bei akuten Erkrankungen der Bauchhöhle. Zentralbl. f. Chirurg. 1914.

77. Payr: Magenveränderungen nach Thrombose und Embolie im Pfortadergebiet. Chirurgenkongr. 1912.

78. — Diskussion zum Vortrag von Schnitzler: Über gedeckte Magenperforation. Chirurgenkongr. 1907.

79. Perry and Schaw: On diseases of the duodenum. Guys hosp. rep. 1894. Zit. nach Melchior.

80. Petrén: Über Perforation von Magen- und Duodenalgeschwüren. Bruns' Beitr. z. klin. Chirurg. Bd. 72. 1904.

81. Prader: Haben Säurewerte der Bauchhöhlenflüssigkeit bei Ulcusperforation eine prognostische Bedeutung? Wien. klin. Wochenschr. 1920.

82. Reis: Das Schicksal der Bakterien im Magen. Arch. f. Verdauungskrankh. Bd. 27. 1921.

83. Reschke: Versuche über die Beeinflussung der peritonealen Resorption durch hypertonische Lösungen zwecks Anwendung solcher Lösungen bei der Peritonitis. Arch. f. klin. Chirurg. Bd. 116. 1921.

84. Roedelius: Operation der Ulcusperforation. Zentralbl. f. Chirurg. 1921.

85. Rosenbach: Zur Pathologie des Ulcus duodeni. Arch. f. Verdauungskrankh. 1912.

86. Rößle: Das runde Geschwür des Magens und Zwölffingerdarms als zweite Krankheit. Mitt. a. d. Grenzgeb. d. Med. u. Chirurg. Bd. 25.

87. Ryser: Ein Beitrag zur Diagnose der drohenden Perforation des Ulcus ventriculi. Schweiz. med. Wochenschr. 1921.

88. Salzmann: Die Behandlung des durchgebrochenen Magengeschwürs mit der Netzmanschette nach A. Neumann. Münch. med. Wochenschr. 1921. Nr. 40.

89. Simon: Beitrag zur Behandlung der perforierten Magen- und Duodenalulcera. Bruns' Beitr. z. klin. Chirurg. Bd. 83. 1913.

90. Southam: The treatment of perforated gastric and duodenal ulcer. Brit. med. journ. 1922.

91. Smith: Diagnosis and treatment of perforated duodenal ulcer. Brit. med. journ. 1921.

92. Söderlund: 22 Fälle von perforiertem einfachen Magen-Duodenalgeschwür, behandelt in der chirurgischen Klinik in Upsala. Nordisk med. Arkiv. 1915.

93. Schnitzler: Über gedeckte Magenperforationen und über die Entstehung der penetrierenden Magengeschwüre. Chirurgenkongr. 1912.

94. — Zur Frage der gedeckten Magenperforation. Med. Klinik. 1913.

95. — Über Magenchirurgie. Med. Klinik. 1914.

96. Shoemaker: Über das perforierte Magengeschwür. Zentralbl. f. d. Grenzgeb. d. Med. u. Chirurg. Bd. 18. 1915.

97. Schülein: Über das perforierte Magen- und Duodenalgeschwür. Dtsch. Zeitschr. f. Chirurg. Bd. 161. 1921.

98. Schwarzmann: Magenresektion, die Methode der Wahl zur Therapie des frei perforierten Magen- und Duodenalgeschwürs. Wien. klin. Wochenschr. 1920. Nr. 22.

99. Struthers: Edinburgh med. journ. 1913. Ref. Zentralbl. f. Chirurg. 1913. S. 374.

100. Uhlrich: De la gastro-pylorectomie et duodénopylorectomie immédiates dans le traitement des ulcères perforés de l'estomac et du duodenum. Rev. de chirurg. T. 40, Nr. 7—8. 1921. Ref.: Zentralorgan f. d. ges. Chirurg. Bd. 15.

101. Walker: Acute perforation of ulcera of the stomach and duodenum. Med. Press. 1915.

102. Warren: The surgery of gastric urgencies. Practitioner. Vol. 104. 1920. Ref.: Zentralorgan f. d. ges. Chirurg. Bd. 10.

103. Westphal: Untersuchungen zur Frage der nervösen Entstehung peptischer Ulcera. Dtsch. Arch. f. klin. Med. Bd. 114.

104. Winslow: Perforating gastric and duodenai ulcer. Ann. of surg. Vol. 74. Ref.: Zentralorgan f. d. ges. Chirurg. Bd. 17. 1921.

I. Geschichtlicher Rückblick.

Die chirurgische Behandlung des frei perforierten Magengeschwürs bildet einen jüngeren Zweig der Chirurgie. Im Jahre 1892 gelang es zum ersten Male Heußner (zit. von Kriege) durch Übernähung der Perforationsstelle Heilung zu erzielen. Schon 12 Jahre zuvor hatte v. Mikulicz als erster ein perforiertes Ulcus operativ angegriffen, der Patient ging jedoch schon drei Stunden nach dem Eingriff zugrunde; mehrere andere von verschiedenen Autoren in den folgenden Jahren operierte Fälle verliefen ebenfalls tödlich. Nachdem durch die erste glückliche Operation gleichsam der Bann gebrochen war und in erster Linie auch das Krankheitsbild bei den Ärzten bekannter wurde, mehrten sich rasch die günstigen Resultate. Auf dem Chirurgenkongreß 1897 konnte v. Mikulicz bereits über 103 in der Literatur mitgeteilte Fälle berichten, von denen 33 durch die Operation geheilt waren; das entspricht einer Mortalität von 68%. In seinem damaligen Vortrag umriß v. Mikulicz kurz die Indikationen zur Operation beim perforierten Ulcus sowie die einzuschlagenden chirurgischen Maßnahmen in Sätzen, die auch für die heutige Zeit noch weitgehende Gültigkeit besitzen.

Die folgenden Jahre brachten dann weitere, zahlreiche Mitteilungen; Brunner hat in seiner 1903 erschienenen, sehr gründlichen Abhandlung alle bis dahin publizierten Fälle gesammelt und kritisch gesichtet. Unter 466 Perforationen betrafen 380 den Magen und nur 86 das Duodenum. An der Hand dieses Materials bespricht Brunner ausführlich das klinische Bild sowie die verschiedenen Operationsverfahren und ihre Resultate (48% Mortalität). Ein gewisser Nachteil dieser sonst so ausgezeichneten Zusammenstellung besteht darin, daß der Autor damals nur über drei eigene Fälle verfügte, mithin kaum aus persönlicher Erfahrung sprechen konnte. Die zahlreichen kasuistischen Mitteilungen der folgenden Jahre bieten nichts prinzipiell Neues, zumal die Zahl eigener Beobachtungen bei den einzelnen Autoren nur klein ist. 1914 sammelte Shoemaker in einem ausführlichen kritischen Referat 784 Fälle mit einer operativen Mortalität von 45%. Man sieht, trotz zunehmender Erfahrungen, keine nennenswerte Besserung der operativen Resultate. Die vorliegende Arbeit wird vorwiegend die seit 1914 entstandene Literatur berücksichtigen, in erster Linie sich jedoch auf das 178 Fälle umfassende Material unserer Klinik stützen; einen großen Teil dieser Patienten habe ich persönlich behandelt und operiert. Es ist klar, daß lückenlose große Serien aus derselben Klinik, die unter gleichen Gesichtspunkten behandelt sind, ein klareres Bild über den Wert der einzelnen Behandlungsmethoden und getreuere statistische Zahlen geben, als die aus kleineren Serien zusammengestellten großen Statistiken.

Eine scharfe Trennung zwischen Magen- und Duodenalgeschwür werde ich im allgemeinen nicht durchführen, und zwar aus dem Grunde, weil in vielen Fällen selbst bei der Operation nicht mit Sicherheit zu entscheiden ist, ob das Ulcus dicht vor oder hinter dem Pylorus sitzt, ob es sich also um ein Magen- oder Duodenalgeschwür handelt; andererseits sind die klinischen Erscheinungen und Behandlungsmethoden zumeist genau die gleichen bei Magen- und Duodenumperforationen; eine einheitliche Besprechung scheint daher direkt geboten. Zu den akuten Perforationen wird man auch die sogenannten „gedeckten Perforationen" rechnen müssen, Fälle, die klinisch weitgehend dem freien Durchbruch eines Geschwürs ähneln, bei denen es jedoch sehr rasch, vor Entwicklung einer diffusen Peritonitis unter Abklingen der akuten Erscheinungen, zu einer Verklebung der Perforationsöffnung kommt, resp. zur Ausbildung eines kleinen umschriebenen Exsudats. Eine gesonderte Besprechung des perforierten Ulcus pepticum jejuni erübrigt sich, da die Symptome durchaus denen der anderen Geschwürsperforationen gleichen; eine frühere Gastroenterostomie ist natürlich Voraussetzung für diese Formen der akuten Perforation. Die Prognose ist meist ungünstiger als bei der einfachen Perforation, da die Operation technisch komplizierter ist. In einer vor kurzem erschienenen Arbeit über das Ulcus pepticum jejuni habe ich mehrere derartige Fälle mitgeteilt.

II. Pathogenese, statistische Daten.

1. Zur Pathogenese der perforierten Geschwüre.

Die Pathogenese des perforierten Magen- und Duodenalgeschwürs deckt sich vollkommen mit der des chronischen Geschwürs; d. h. wir wissen trotz aller Theorien und Experimente noch recht wenig darüber. Mag man nun mehr zur neurogenen Geschwürstheorie neigen (Bergmann und seine Schüler), oder die mechanischen Momente in den Vordergrund stellen

(Aschoff und seine Schule), eine Vorbedingung für die Entstehung eines peptischen Geschwürs kennen wir genau; das ist das Vorhandensein freier (vielleicht auch gebundener?) Salzsäure. Mögen lokale Gefäßkrämpfe oder anatomische Gefäßveränderungen eine Ernährungsstörung der Schleimhaut zur Folge haben, ohne die Einwirkung der Salzsäure auf die geschädigte Partie kann ein typisches peptisches Ulcus nicht entstehen. Speziell für die oft rasche Entwicklung perforierter Geschwüre möchte ich der HCl eine besondere Bedeutung beimessen; die fast regelmäßige Nekrose des Geschwürsgrundes (siehe später unter „Pathologische Anatomie") ist vielleicht bis zu einem gewissen Grade auf die Säurewirkung zurückzuführen. Jedenfalls scheint es mir zu weit gegangen, wenn Ladwig meint, daß „der Ring in der Frage der Pathogenese geschlossen sei" mit der Feststellung, daß es im Experiment gelingt, durch Pilocarpininjektion (Westphal) Ulcera zu erzeugen. Auch die bemerkenswerten Feststellungen Lichtenbelts sind nicht ohne weiteres auf die menschliche Pathologie zu übertragen. Er kommt auf Grund seiner Tierversuche (direkte und indirekte faradische Reizung der freigelegten Muscularis mucosae des Magens) zu dem Schluß, daß Zirkulationsunterbrechungen in der krampfartig kontrahierten Muscularis mucosae die primäre Ernährungsstörung in der Schleimhaut darstellen. Die dabei entstehenden hämorrhagischen Erosionen hatten bei Anwesenheit von Salzsäure tatsächlich Geschwürsbildungen im Gefolge. Diese Resultate, sowie die Geschwürsentstehung nach Exstirpation des Ganglion coeliacum (Gundelfinger u. a.) beweisen bis jetzt nur, daß es im Tierversuch gelingt, durch Störungen im Nervensystem Ulcera hervorzurufen.

Zweifellos lassen sich nun manche klinischen Momente für die Bergmannsche Anschauung, daß beim Ulcuskranken eine Disharmonie im vegetativen Nervensystem bestehe, geltend machen. An unserem großen Ulcusmaterial fiel mir schon seit langem auf, daß die Geschwürsträger — speziell das männliche Geschlecht — durchweg den hageren, nervösen Eindruck der Astheniker machten. Ganz besonders trifft das für die perforierten Ulcera zu. An neurasthenischen Stigmata ließen sich sehr häufig Fehlen des Rachenreflexes, gesteigerte Sehnenreflexe sowie ausgesprochener Dermographismus nachweisen; vielleicht darf man auch die von mir häufig festgestellte auffallende Bradycardie bei frischen Perforationen (45—60 Schläge in der Minute) als ein vom Bauchvagus ausgehendes abnormes Reizsymptom ansehen. In vielen Fällen liegt die Annahme mechanischer Ursachen für die Zirkulationsstörungen bei der Entstehung eines Geschwürs nahe, besonders bei solchen, die im Anschluß an voraufgegangene Laparotomien auftreten (v. Eiselsberg). Speziell die Appendicitis soll in der Ulcusanamnese nach manchen Autoren eine bedeutsame Rolle spielen (Payr, Rößle, Mahnert u. a.). Ich habe unser großes Ulcusmaterial — chronische und perforierte Geschwüre — auch von diesem Gesichtspunkt aus durchforscht und nur in einem kleinen Prozentsatz eine anamnestisch zu eruierende oder operativ behandelte Appendicitis feststellen können. Speziell bei Ulcuspatienten mit Appendektomienarben kann man sich zuweilen nicht ganz des Eindrucks erwehren, daß den früheren vermeintlichen Appendixbeschwerden schon das Ulcus zugrunde gelegen hat. Dafür spricht auch die nicht selten zu machende Beobachtung, daß Patienten mit operativ festgestelltem Ulcus duodeni (seltener ventriculi) ausgesprochenen Druckschmerz in der Appendixgegend aufweisen, ohne daß bei der Laparotomie Veränderungen am Wurm festzustellen sind. Auch auf experimentellem Wege hat man bekanntlich durch Gefäßverstopfung und andere Gefäßschädigungen Geschwüre erzielt (Payrs Versuche mit Injektionen von Tusche, Dermatolemulsion, Formalin, Alkohol usw. in die Netzgefäße). Arteriosklerotische Gefäßveränderungen in der Magengegend kommen wohl nur bei Geschwüren älterer Individuen in Frage; die häufig zu findende hochgradige Verdickung der Gefäßwände im Grunde von Geschwüren hat mit der Arteriosklerose nichts zu tun; hier handelt es sich wohl lediglich um eine Reaktion auf den chronisch entzündlichen Geschwürsreiz; die Gefäße außerhalb des Geschwürsbereiches zeigen normale Verhältnisse.

Für das „Nichtausheilen", das „Chronischwerden" des frischen Geschwürs spielen zweifellos mechanische Momente eine bedeutsame Rolle (Aschoffs Arbeiten). Speziell für das Ulcus ventriculi scheint mir das zuzutreffen, weniger für das Ulcus duodeni. Tatsächlich haben ja auch letztere anscheinend eine große Neigung zur Spontanheilung (Hart). Daß andererseits erhebliche mechanische Schleimhautläsionen bei einem Ulcusträger glatt ausheilen, sehen wir täglich bei unseren Operationen; durch Klemmendruck, besonders bei längeren Operationen, wird die Magenschleimhaut oft sehr erheblich gequetscht. Die dabei entstehenden Läsionen und Defekte heilen trotz Magensafteinwirkung nahezu stets restlos aus. Ich persönlich möchte auf Grund längerer klinischer Beobachtungen auch dem infektiösen Moment beim Ulcus eine gewisse Bedeutung beimessen. Nicht in dem Sinne, daß das Geschwür durch bestimmte Erreger hervorgerufen würde, sondern daß die Ausheilung durch die im Geschwürsgrund haftenden Keime beeinträchtigt resp. verzögert wird. Die infektiöse Theorie der Ulcusgenese ist ja alt und heute so ziemlich verlassen. Nachdem Böttcher 1873 auf Grund von Bakterienbefunden im Ulcusgrund die mykotische Genese aufgestellt hatte — eine Auffassung, die lebhaften Widerspruch hervorrief — äußerte 1895 Nauwerk die Ansicht, daß die hämorrhagischen Erosionen neben anderen Entstehungsmöglichkeiten primär durch Ansiedlung pathogener Keime in der Schleimhaut hervorgerufen werden könnten. Erst in jüngster Zeit ist durch die höchst bemerkenswerten Mitteilungen Askanazys die Frage nach der Bedeutung pathogener Keime für die Ulcusentstehung, besonders für das Chronischwerden der Geschwüre wieder in den Vordergrund gerückt. Er konnte bei 20 Sektionsfällen sowie 25 mal bei 30 Resektionspräparaten Soorzellen und -fäden im Grunde chronischer, akuter und perforierter Geschwüre feststellen. Die Tatsache, daß die Soorkeime sich nicht nur in der nekrotischen Zone fanden, sondern auch in die darunterliegende Granulationsschicht vorgedrungen waren und in einem Falle sogar im Lumen einer arrodierten Arterie festgestellt werden konnten, veranlaßte Askanazy zu dem Schluß, daß der Soorpilz zwar nicht den „spezifischen pathogenen Keim" darstelle, aber jedenfalls auch nicht ein bedeutungsloser Saprophyt sei. Die genannten Keime ließen sich sowohl im primären Abstrich vom Ulcusgrund, wie auch mittels des Kulturverfahrens und im Schnittpräparat nachweisen. Angeregt durch die Arbeiten Askanazys untersuchte Cafasso bei den verschiedensten Erkrankungen den Magensaft bakteriologisch und konnte dabei in mehr als der Hälfte seiner Ulcusfälle den Soorpilz nachweisen; daneben fand er häufig Hefekeime. Cafasso meint, daß der Soorpilzbefund im Magensaft bei unklaren Fällen die Diagnose Ulcus stützen könnte. Hartwich konnte bei 5 operativ gewonnenen Magenulcera viermal, unter 15 Sektionspräparaten (Geschwüre und Erosionen) zweimal den Soorpilz nachweisen; von 6 ulcerierten Magencarcinomen enthielten jedoch auch 4 Soorkeime. Hartwich meint, daß im sauren Magensaft nur die Soorhefe sich entwickle; auf alkalischen Nährböden konnte er in seinen positiven Fällen stets Fadenbildung nachweisen. Ich persönlich habe bei einer Reihe chronischer und perforierter Ulcera den Soorpilz nicht aus dem Ulcusgrund züchten können, hingegen nicht selten banale Hefekeime. Morphologisch gleichen die Hefezellen ja anscheinend vollkommen der sogenannten Soorhefe; ich konnte jedoch beim Züchten der Hefezellen auf den verschiedensten Nährböden niemals ein Auskeimen von Fäden feststellen, so daß ich für meine Fälle das Vorkommen von Soorpilzen im Ulcus ablehnen muß. Weitere Untersuchungen in dieser Frage sind jedoch im Gange. Im Bauchexsudat beim perforierten Ulcus habe ich bei 53 untersuchten Fällen nie Soorkeime feststellen können. Hingegen fand ich im Exsudat auffallend häufig, in mehr als der Hälfte der Fälle grünwachsende Streptocokken; dieselben Keime konnte ich zumeist auch aus dem Geschwürsgrund züchten. Dieser auffallende Befund scheint mir doch dafür zu sprechen, daß diese Streptocokken eine gewisse Rolle beim Ulcus spielen, natürlich nicht in ätiologischem Sinne; aber, wie schon oben angedeutet, kommt ihnen vielleicht eine gewisse Bedeutung für das Nichtausheilen des Geschwürs mit zu. Das Nähere über die bakteriologischen Befunde wird im Kapitel über das Bauchexsudat berichtet.

2. Häufigkeit der Ulcusperforation.

Für die Entstehung von Geschwürsperforationen ist in erster Linie der ungeschützte Sitz des Geschwürs an der Vorderwand des Magens resp. Duodenums maßgebend, wahrscheinlich auch eine besondere Intensität der Geschwürsentwicklung. Die auch klinisch bedeutsame Frage, wie oft eine Perforation im Verhältnis zur Geschwürsbildung überhaupt eintritt, ist naturgemäß kaum sicher zu beantworten. Jedenfalls sind die Zahlen der Kliniker in dieser Hinsicht recht unzuverlässig, da sie uns nur sagen können, wie häufig ein perforiertes Geschwür im Verhältnis zu den klinisch resp. operativ beobachteten Ulcusfällen sich findet; die zahlreichen Fälle klinisch latenter Ulcera bleiben dabei unberücksichtigt. In erster Linie aber hat das klinische Material des einzelnen Chirurgen ganz verschiedene Zusammensetzung; das perforierte Geschwür kommt meist in die Hände des nächst erreichbaren Chirurgen, während die chronischen Fälle vielfach zum chirurgischen Magenspezialisten wandern. So erklärt es sich beispielsweise, daß Moynihan bei seinem großen Material nur in 3% seiner Fälle perforierte Duodenalulcera sah, während am Hafenkrankenhaus in Hamburg (einer chirurgischen Notstation) 92% aller Ulcusoperationen perforierte Geschwüre betrafen (Lauenstein). Was unser eigenes Material angeht, so waren rund 20% aller zur Operation kommenden Geschwüre perforiert, genau der gleiche Prozentsatz, wie ihn Dietrich im hiesigen pathologischen Institut am Leichenmaterial für das Ulcus duodeni feststellen konnte. Zweifellos geben die Zahlen der Pathologen einen relativ sicheren Aufschluß über die Häufigkeit des perforierten Geschwürs. Speziell beim Ulcus duodeni fand Gruber unter 135 Fällen in 17% eine tödliche Perforation, Rosenbach (Institut von Simmonds, Hamburg) hingegen in 38%. Hart, der besonders sorgfältig das Duodenum auf Geschwüre und Narben untersuchte, konnte bei 90 Fällen nur 9 mal, also in 10% eine tödliche Perforation feststellen. Die Fehlerquelle bei den Zahlen der Pathologen liegt nun darin, daß ihnen die durch Operation geheilten Fälle entgehen; der wahre Prozentsatz der perforierten Geschwüre muß also ceteris paribus etwas höher sein.

Nach den im allgemeinen übereinstimmenden Anschauungen der Anatomen und Kliniker neigt das Ulcus duodeni mehr zur Perforation als das Magengeschwür, nach Brunner ist die Tendenz beim Duodenalgeschwür mindestens doppelt so stark. Der Wert aller dieser Zahlen ist aber nur ein recht bedingter, denn die Kernfrage ist ja eigentlich die: Wie oft perforiert ein Magengeschwür im Verhältnis zu den klinisch resp. anatomisch feststellbaren Geschwüren und wie oft ein Duodenalgeschwür? Für das Magengeschwür errechnete Gruber auf Grund autoptischer Resultate 5,6%, für das Duodenalgeschwür 17,0%; die Zahlen anderer Pathologen habe ich oben erwähnt.

Betrachtet man die frei perforierten Ulcera für sich, so ergibt sich ein geringes Überwiegen der Magengeschwüre. Von unseren 165 Fällen betrafen 76 = 46% das Duodenum; dabei ist jedoch zu bemerken, daß bei den als Pylorusgeschwüren bezeichneten Fällen sicher in einem nicht geringen Prozentsatz dicht hinterm Pförtner liegende Duodenalulcera vorlagen. Das geht auch aus einer gesonderten Betrachtung beider Hälften unseres Materials hervor. Von den ersten 83 Fällen betrafen 31, also 37% Duodenalulcera; von den letzten 82 Fällen, wo wir gelernt hatten, genau auf Duodenalgeschwüre zu achten, 45 Fälle = 55%. Man hat aus der relativ häufigen Duodenalperforation den naheliegenden Schluß gezogen, daß diese Geschwürslokalisation besonders maligne sei. Dem tritt jedoch Hart entgegen, welcher bei seinen Autopsien sehr häufig Narben und symptomlos verlaufene Ulcera feststellen konnte, so daß er zu dem Schluß kommt, daß mehr als die Hälfte der geschwürigen Prozesse im Duodenum ausheilt. Gefährlicher sind allerdings die Ulcera der Vorderwand des Duodenums, welche in der Mehrzahl der Fälle perforieren.

3. Bedeutung des Traumas für die Perforation.

Verschiedentlich erörtert ist die Frage, ob das Trauma bei der Ulcusperforation eine Rolle spielt, ein Punkt, der für die Unfallbegutachtung von Wichtigkeit ist. Nur stärkere Traumen, welche die Magengegend direkt treffen, oder sonst eine abnorm starke Beanspruchung der Bauchmuskulatur zur Folge haben, kommen dabei in Betracht. Bei unserem großen Material wurde nur ganz vereinzelt ein derartiges Trauma beschuldigt, wie beispielsweise Auftreten der Perforation nach dem Heben eines sehr schweren Gegenstandes.

Brunner und Melchior konnten in ihren Sammelstatistiken auch nur sehr wenige derartige Fälle finden. Castelli beschreibt drei Fälle von Duodenalperforationen, die im Anschluß an ein schweres direktes Trauma der Bauchwand auftraten und sämtlich ad exitum kamen. Nach der Schilderung (runde, wie mit dem Locheisen ausgestanzte Perforationen) mußte es sich um typische Ulcusperforationen handeln; der Verfasser spricht jedoch von „nach Traumen der Bauchgegend entstehenden, sekundären, runden, akuten

Duodenalgeschwüren", eine Auffassung, der jedoch die kurze Spanne zwischen Trauma und Perforation widerspricht ($\frac{1}{2}$—3 Tage). Es ist zweifellos sehr wohl möglich, daß ein dicht vor der Perforation stehendes Geschwür durch solche Traumen zum Platzen gebracht werden kann.

Einen Einfluß der Jahreszeit auf die Häufigkeit der Perforationen konnten wir im Gegensatz zu Brunner und Demmer nicht feststellen. Diese sahen in den Wintermonaten, besonders im November, ein erhebliches Ansteigen der Frequenzkurve. Theoretisch wäre es ja wohl denkbar, daß in der kalten Jahreszeit entzündliche Schübe im Bereich des Geschwürs häufiger auftreten und somit die Perforationsgefahr erhöht wird.

4. Verteilung der Geschwüre auf die Geschlechter.

Auffallende Differenzen finden sich in den Angaben der verschiedenen Autoren bezüglich der Beteiligung der Geschlechter an den Geschwürsperforationen. In der 423 Fälle umfassenden Sammelstatistik von Brunner betrafen 142 das männliche, 281 das weibliche Geschlecht. Es war letzteres also mit 67% beteiligt. Bei dem von Shoemaker gesammelten Material fielen, 52% auf das weibliche Geschlecht. Bei meinem eigenen einheitlichen Material liegen die Verhältnisse ganz anders. An 165 Perforationen waren nur 30, also 18% Frauen beteiligt.

Tabelle I.

Verteilung der Magen- und Duodenumperforationen auf die beiden Geschlechter.

	Perforierte Magengeschwüre		Perforierte Duodenalgeschwüre	
	Männer	Frauen	Männer	Frauen
Shoemaker	115	123	—	—
Brunner	68	273	74	8
Perry und Shaw	—	—	42	8
Brütt	61	28	74	2
Petrén	33	43	16	2

Der Schlüssel zu dieser Differenz liegt in der Verteilung der Geschlechter auf das Magen- und Duodenalgeschwür. 81% meiner Geschwürsperforationen betreffen das Duodenum und die Pylorusgegend; perforierte Pylorus- und Duodenalgeschwüre kommen aber nach unseren Erfahrungen nahezu ausschließlich beim männlichen Geschlecht vor (95% der Geschwürsperforationen am Pylorus resp. im Duodenum betrafen Männer). Speziell von den Duodenalperforationen entfielen sogar über 97% auf das männliche Geschlecht. Wie dieses fast ausschließliche Vorkommen der Duodenalperforation beim Manne zu deuten ist, entzieht sich noch unserer Kenntnis. Allerdings kommen die klinisch manifesten chronischen Geschwüre des Zwölffingerdarms ja auch vorwiegend beim Manne vor (nach einer Sammelstatistik von Melchior ist das Verhältnis von Beteiligung des männlichen zum weiblichen Geschlecht bei einer Zahl von

1500 Fällen wie 4 : 1), aber auch hier fehlt uns trotz zahlreicher Deutungs-
versuche eine befriedigende Erklärung. Nun hat vor einiger Zeit Hart auf
Grund seiner Sektionsbefunde — „in denkbar schärfstem Gegensatz zu der
bisherigen Meinung", wie er selbst betont — behauptet, daß das Duodenalgeschwür im jugendlichen Alter gleich häufig bei beiden Geschlechtern vorkomme, daß aber mehr als die Hälfte der geschwürigen Prozesse ausheile und
bei der Sektion sich dann als Narbe präsentiere. Es ist natürlich nicht zu bezweifeln, daß diese von Hart erhobenen Befunde zu Recht bestehen, und wenn
er in 4,66% aller Sektionen Erwachsener Ulcera resp. Narben im Duodenum
fand, so liegt natürlich die Vermutung nahe, daß Hart sorgfältiger auf Geschwüre und Narben gefahndet hat als andere Autoren, die nur in 0,4—1%
die fraglichen Veränderungen gefunden haben. Gesetzt den Fall nun, daß
diese Feststellungen Harts allgemein zutreffen, so fehlt uns aber doch eine
Erklärung dafür, warum die Duodenalgeschwüre beim Manne so oft manifest
werden und perforieren, hingegen fast nie beim weiblichen Geschlecht. Da
nun die perforierten Geschwüre fast ausschließlich an der Vorderwand des
Duodenums sitzen, muß man annehmen, daß eben die Duodenalulcera des
Mannes an der Vorderwand, die der Frau vielleicht mehr an der Hinterwand
sitzen und keine Symptome machen. Aber auch hierfür fehlt uns eine plausible
Deutung.

5. Lebensalter der Patienten.

Bezüglich des Lebensalters der Patienten besteht bei den verschiedenen Autoren eine gewisse Übereinstimmung. Die überwiegende Mehrzahl
der Kranken steht zwischen dem 20. bis 40. Jahr; in höherem Lebensalter
ist sie nicht selten. Das trifft besonders für die Magenperforationen zu, während
die Duodenalperforationen meist junge Leute betreffen. Unter den Extremen
nach beiden Seiten seien folgende Fälle erwähnt: Brentano sah eine Magenperforation bei einer 80jährigen Frau; Finny teilte eine Duodenalperforation
bei einem zwei Monate alten Säugling mit. Meine jüngste Patientin war 10 Jahre
alt; das perforierte Magengeschwür wurde durch Naht und Gastroenterostomie
geheilt. 11 meiner Patienten (= 7%) waren über 60 Jahre alt; davon ein
Mann 71 und eine Frau 76 Jahre.

6. Erblichkeit der Ulcuskrankheit.

Eine Frage, die gerade jetzt, im Zeitalter der Konstitutionsprobleme interessiert, wäre noch zu erörtern, nämlich die Erblichkeit der Ulcuskrank-
heit. Bei den zahlreichen Patienten mit chronischem und perforiertem Ulcus,
die ich persönlich behandelte und bei denen ich eine sehr genaue Anamnese
aufnahm, konnte ich auffallend häufig Magenkrankheiten in der Verwandtschaft feststellen, etwa in 25% der Fälle; genaue Zahlen beim perforierten Ulcus
kann ich aus dem Grunde nicht bringen, weil entsprechende anamnestische
Daten in vielen älteren Krankenblättern fehlen. In jüngster Zeit hat J. Bauer
sich mit diesem Problem beschäftigt und feststellen können, daß Ulcuskranke
rund viermal so häufig Magen-Darmerkrankungen ihrer Eltern und Geschwister
aufweisen wie Magengesunde.

III. Pathologische Anatomie.

Die anatomischen Befunde beim perforierten Magen-Duodenalgeschwür sind naturgemäß in weitem Maße die gleichen wie beim chronischen Ulcus. Es kann hier daher nur die Aufgabe sein, die Besonderheiten des perforierten Geschwürs hervorzuheben. Wie schon bei der Besprechung der Frequenz der Perforation betont wurde, sind die Angaben über das Verhältnis der Magen- zur Duodenumperforation bei den einzelnen Autoren recht verschieden. Bei unserem Material überwiegen die Magengeschwüre ein wenig, doch hat meines Erachtens bei einem großen Teil der bei der Operation als Pylorusgeschwüre bezeichneten Fälle tatsächlich ein Duodenalulcus vorgelegen; die Sektionsbefunde bestätigen das und jeder, der des öfteren Perforationen in der Pylorusgegend gesehen hat, wird die Unmöglichkeit der Entscheidung zugeben, zumal die als charakteristische Grenze bezeichnete Pylorusvene einerseits inkonstant ist, andererseits bei ihrem Vorhandensein durch die entzündliche Reaktion in der Umgebung des Geschwürs verdeckt wird. Übereinstimmend sind die Angaben aller Autoren darin, daß es sich fast stets um Geschwüre der Vorderwand des Magens resp. des Duodenums handelt. Die Geschwüre an der Hinterwand führen beim Magen zumeist durch frühzeitige entzündliche Verklebungen zu umschriebenen Abscessen, resp. durch feste schwielige Verlötung mit dem Pankreas, Leber usw. zu einem langsamen Durchbruch in das betreffende Organ, zur Penetration. Genau genommen handelt es sich ja zumeist nicht um einen Einbruch, sondern nur um eine Einbeziehung des betreffenden Organs in die Magengegend, so daß beispielsweise das Pankreas mit seiner schwielig verdickten Kapsel frei im Grund des Geschwürs liegt. Freie Perforationen an der Rückwand des Magens erfolgen in die Bursa omentalis hinein und können sekundär zur freien Peritonitis führen. Shoemaker schätzt die Häufigkeit auf 7% aller Perforationen. Bei meinem Material ist sie wesentlich seltener; einen sicheren Fall beobachtete ich selbst; der Magensaft war hier durch die Bursa omentalis in die freie Bauchhöhle geflossen und hatte so eine diffuse Peritonitis zur Folge gehabt. Der Patient wurde durch Querresektion geheilt.

Am Duodenum führen Geschwüre der Hinterwand — die ja zum größten Teil retroperitoneal liegt — zu retroperitonealen Phlegmonen resp. Abscessen. Wir kommen hierauf bei Besprechung der Perforation mit umschriebenem Absceß zurück.

1. Verteilung der perforierten Ulcera auf die einzelnen Magenabschnitte.

Tabelle II.

Autor	Kardiagegend Männer Frauen	Magenmitte Männer Frauen	Pylorusgegend Männer Frauen	Gesamtzahl der Fälle
Brunner	56,4%	9.6%	34%	241
Shoemaker	12%	36%	52%	über 400
Petrén	21%	25%	54%	48
Brütt	— 3	9 21	52 4	89
	3,4%	34%	62,6%	

Von erheblicher praktischer Bedeutung ist die Verteilung der Geschwüre auf die einzelnen Magen- resp. Duodenumabschnitte. Die vorstehende Tabelle gibt eine Übersicht über die Feststellungen einiger Autoren mit großen Zahlenreihen.

Man sieht, die Tabelle zeigt ganz erhebliche Differenzen. Bei meinem Material fällt im Gegensatz zu Petrén und besonders zu Brunner auf, daß nur sehr wenig, 3% der Ulcusperforationen in Kardianähe saßen. Auch bezüglich der Lokalisation in der Pylorusgegend bestehen große Unterschiede. Ganz besonders bemerkenswert scheint mir aber — und darauf haben die früheren Autoren anscheinend weniger Gewicht gelegt — die Beteiligung der Geschlechter bei dem verschiedenen Sitz der Geschwüre. Sehr deutlich zeigt sich bei meinen Fällen, daß, je weiter das Geschwür pyloruswärts sitzt, um so mehr das männliche Geschlecht betroffen ist. Von den 56 Ulcera der Pylorusgegend betrafen 93% Männer, und 88% aller Magengeschwürsperforationen beim Manne saßen in der Pylorusgegend. Daß in einem gewissen Prozentsatz dieser Pylorusulcera höchstwahrscheinlich Duodenalgeschwüre vorlagen, betonte ich schon oben.

Es war nun früher allgemein die Ansicht verbreitet (Brunner, Körte, Noetzel), daß es sich bei den perforierten Geschwüren stets um alte, jahrelang bestehende Ulcera handle; teils mit einer langen Magenanamnese, teils mit dem anatomischen Befund wurde diese Annahme begründet. Nun trifft nach meinen Erfahrungen dies allerdings für die Mehrzahl der Magengeschwüre zu, keineswegs jedoch für das Duodenum. Hier handelt es sich vielfach um kleine, flache Ulcera, die sicher noch nicht lange Zeit bestanden hatten. Die Dünne der Duodenalwand ist zweifellos die Ursache, daß eine in die Tiefe dringende Ulceration hier rascher zum Durchbruch führt.

Die Perforation eines sogenannten „akuten Geschwürs", wie es vereinzelt nach Verbrennungen, Infektionskrankheiten usw. beobachtet wird, spielt praktisch wohl nur eine geringe Rolle. Überhaupt scheint mir der klinische Begriff des akuten Geschwürs doch recht unklar und dehnbar; denn erstens kennen wir ja eigentlich niemals den Entstehungstermin eines Geschwürs, und zweitens können wir einem Geschwür nie mit Sicherheit ansehen wie alt es ist; wir können nur aus der Größe und den reaktiven Veränderungen der Umgebung gewisse Schlüsse auf das Alter ziehen.

2. Perforierte Erosionen.

Zu den perforierten akuten Geschwüren muß man auch die sogenannten perforierten Erosionen rechnen, die aber eine große Seltenheit darstellen und meist nur Nebenbefund bei anderen Erkrankungen sind. Einen in dieser Hinsicht einzigartigen Fall konnte ich vor längerer Zeit beobachten.[1]

Eine 33jährige Frau war wegen diffuser Peritonitis post abortum operiert (anaerobe Streptocokken im Baucheiter) und beide Tuben waren entfernt worden. Zunächst glatter Verlauf, dann am 11. Tage post operationem plötzlich Kollaps, Bauch wieder stark aufgetrieben, aus dem eröffneten oberen Wundwinkel entleerte sich blutiges, jauchiges Exsudat, Exitus am folgenden Tage. Die Autopsie ergab als Ursache der zum Tode führenden Komplikation eine riesige, perforierte Magenerosion (Abb. 1). An der Vorderwand in Magenmitte ein über fünfmarkstückgroßer rundlicher Herd mit zerfetzter nekrotischer Schleimhaut; in der Mitte zwei unregelmäßige, die ganze Wand durchsetzende Substanzverluste.

Dieser Bezirk ist von einem 1—2 cm breiten, nahezu kreisrunden Ring umgeben, der aus mißfarben grüngrauem, nekrotischen Gewebe besteht. Gegen die gesunde Magenschleimhaut ist diese nekrotische Partie scharf abgesetzt; in unmittelbarer Umgebung des nekroti-

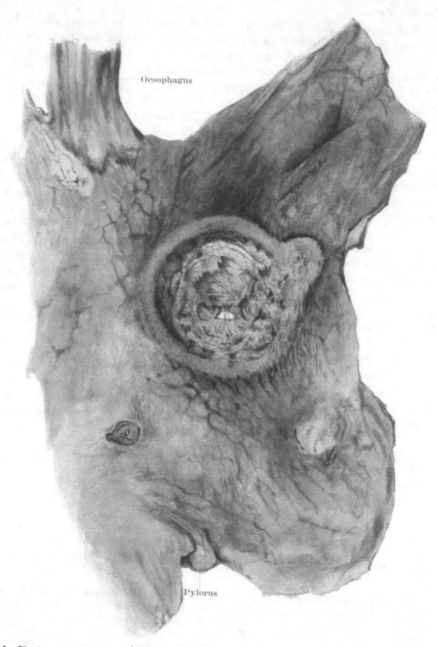

Abb. 1. Kreisrunde große Erosion der Magenschleimhaut mit zentraler, kleiner, halbkreisförmiger Perforation. Die Erosion ist von einem siegelringförmigen, graugrünen, nekrotischen Saum umgeben. An der kleinen Kurvatur ein kleiner Ulcus. Tod an Perforationsperitonitis (s. Text).

schen Ringes zeigt die sonst blaßgraue Schleimhaut hellrötliche Färbung. Außer diesem großen Herd weist die Schleimhaut an anderen Stellen noch mehrere oberflächliche bis linsengroße Substanzverluste auf. Die mikroskopische Untersuchung einer solchen kleinen Erosion ergab folgenden Befund: Die Gefäße in der untersuchten Magenwandpartie sind fast völlig mit entzündlichen Thromben angefüllt; die unteren Abschnitte der Schleimhaut von dichten leukocytären Infiltraten eingenommen, an den oberen keine Kernfärbung. Sowohl in der Gefäßwand, den Thromben und ihrer Umgebung finden sich große gramwechselnde Stäbchen.

In diesem Falle ist wohl kaum zu bezweifeln, daß Zirkulationsstörungen in der Magenwand im Anschluß an die puerperale Peritonitis die Veranlassung zu der riesigen Magenerosion gewesen sind. Ob embolischer Gefäßverschluß vorlag oder Thrombose infolge des eitrigen, den Magen umspülenden Exsudats, wird natürlich nicht zu entscheiden sein.

3. Form und Größe des Geschwürs.

Bei der Operation präsentiert sich die Perforationsstelle bekanntlich fast ausnahmslos als eine kreisrunde resp. ovale, scharfrandige Öffnung,

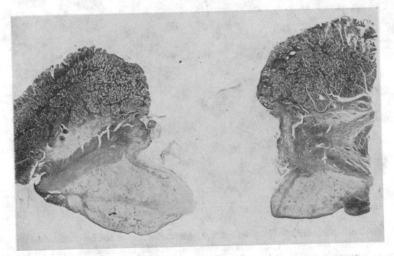

Abb. 2. Perforiertes Ulcus duodeni mit sehr starker Verdickung der Serosa. Resektionspräparat.

von der Brunner sehr treffend sagt, „wie mit dem Locheisen ausgeschlagen". Die Größe der Öffnung schwankt im allgemeinen nach unseren Erfahrungen zwischen Pfefferkorn- und Linsengröße; nur vereinzelt fanden wir Öffnungen von Pfenniggröße und darüber. In seltenen Fällen zeigt die Perforationsöffnung ein ganz unregelmäßiges Aussehen. Die Duodenalperforationen sind durchschnittlich kleiner als die des Magens. Brunner fand in seiner Statistik in über der Hälfte der Fälle die Perforation größer als 1 cm im Durchmesser. Ich kann mich dabei des Eindrucks nicht ganz erwehren, daß die Größe einer Perforation von vielen Autoren wohl überschätzt ist, denn 1 cm im Durchmesser ist schon ein ganz respektables Loch. Auch ist zu bedenken, daß beim Vorziehen des Magens und besonders beim Übernähen die Ränder der Perforationsöffnung leicht einreißen und dann allerdings recht beträchtliche Löcher resultieren können. Die Magen- resp. Duodenumwand in unmittelbarer

34*

Umgebung der Perforationsöffnung ist fast stets von derber, schwielig-narbiger Beschaffenheit, zeigt entweder ein entzündlich gerötetes Aussehen oder infolge der erheblichen Wandverdickung eine gelblich-weiße bis knorpelähnliche Färbung. Zuweilen finden sich derbe fibröse Auflagerungen in der Umgebung der Perforationsöffnung, die schon längere Zeit vor dem Durchbruch des Geschwürs bestanden haben müssen. Abb. 2 stammt von einem derartigen Fall. Ein mikroskopischer Schnitt durch die Mitte der Perforationsöffnung läßt sehr deutlich die umschriebene starke Verdickung der Serosa erkennen. Man wird

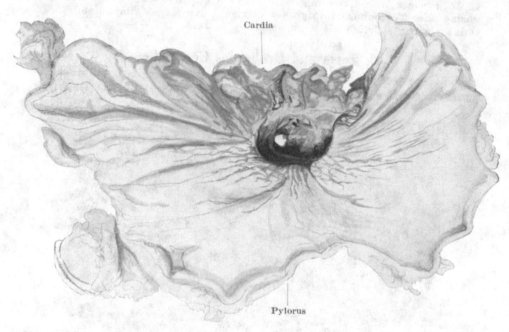

Cardia

Pylorus

Abb. 3. Callöses perforiertes Geschwür der Magenmitte. Der steil abfallende Rand findet sich pyloruswärts; die Perforation saß an der Vorderseite des Magens, hart an der kleinen Kurvatur. Heilung durch Resektion. (Das Präparat ist bei schräger Draufsicht von der Cardiaseite her gezeichnet, um den Geschwürskrater gut zur Ansicht zu bringen; infolgedessen kommt der senkrechte Abfall zur Perforationsöffnung nicht so deutlich zum Ausdruck.)

sich diesen Befund wohl in der Weise erklären können, daß durch den entzündlichen Reiz des Geschwürs fibrinöse, sich später organisierende Auflagerungen auf der Serosaseite auftraten. Trotzdem hieraus eine erhebliche Wanddickung resultierte, erfolgte der Durchbruch des Geschwürs. Bei der Betrachtung des Geschwürs von der Schleimhautseite stellt man nun, je nach Form und Größe des Geschwürs, recht verschiedene Befunde fest. Bei den Magengeschwüren handelt es sich zumeist um ausgesprochene callöse Ulcera, die einen derben, schwieligen Rand aufweisen und auch sonst die Charakteristika dieser Geschwürsform zeigen. Speziell bei unseren Geschwüren der Magenmitte handelt es sich in 54% um diese callöse Form, in 27% fand sich ein Sanduhrmagen. Abb. 3 stellt ein charakteristisches Beispiel eines solchen callösen Geschwürs dar. Bei der Ansicht von der Schleimhautseite her erkannte man, daß das Geschwür einen steil abfallenden Rand nach dem Pylorus zu, einen schrägen kardiawärts aufwies. Die Perforationsstelle fand sich am tiefsten Punkt des Geschwürskraters, hart am senkrecht abfallenden, aboralen Rand des Geschwürs.

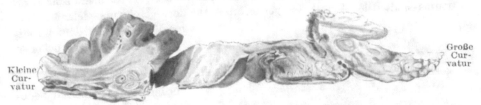

Abb. 4. Perforiertes callöses Magengeschwür. Schnitt durch die Mitte der Perforations-öffnung quer zur Magenachse.

Einen senkrechten Schnitt durch ein anderes callöses, perforiertes Magengeschwür stellt Abb. 4 dar. Es handelte sich um ein quergestelltes, ins Pankreas penetrierendes Ulcus, bei dem die Perforation an der Vorderseite unmittelbar an der kleinen Curvatur saß. Hier war der Geschwürsrand unterminiert, er hing gleichsam über dem Perforationstrichter; in den Geschwürsgrund war narbig umgewandeltes Pankreas einbezogen. In einem weiteren Fall eines riesigen callösen, ins Pankreas penetrierenden, 6:3 messenden Geschwürs zeigte die beinahe pfenniggroße Perforation keine senkrecht, sondern schräg abfallende Ränder; nach der Perforationsöffnung zu verdünnte sich die Magenwand ganz allmählich, so daß sie wie ein schmaler Keil an der Öffnung endigte.

Perforierte Pylorusgeschwüre im engeren Sinne des Wortes sind recht selten. Nur zweimal konnten wir diesen Befund erheben; in beiden Fällen ritt das längsgestellte Geschwür gleichsam auf dem Pylorus, so daß es sowohl magen- als duodenalwärts den Muskelring des Pförtners überragte.

In mancher Hinsicht anders verhalten sich nun die perforierten Geschwüre des Zwölffingerdarms. Ziemlich übereinstimmend äußern sich Pathologen und Chirurgen dahin, daß die bei weitem überwiegende Mehrzahl der Geschwüre in oberen horizontalen

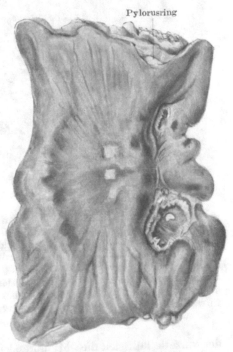

Abb. 5. Ulcus duodeni dicht hinter dem Pylorusring mit kleiner, nierenförmiger Perforationsöffnung. Am Rande des Geschwürs fetzige, nekrotische Auflagerungen. In gleicher Höhe an der Rückwand kleines, quergestelltes Ulcus. Am Magen dicht vor dem Pylorus 3 flache, gereinigte Ulcera. (Die Querfurche ganz links ist durch die Magenklemme verursacht.)

Abschnitten liegen. Ich möchte auf Grund unserer Erfahrungen noch einen Schritt weiter gehen und behaupten, daß fast alle perforierten Ulcera dicht hinter dem Pylorus, bis höchstens 3 cm von ihm entfernt, sich finden. Entsprechend der Dünne der Duodenalwand kommt es bei diesen Geschwüren relativ rasch zur Perforation, so daß die Ulcera wohl meist nicht sehr alten Datums sind. Die Gestalt des perforierten Duodenalgeschwürs gleicht naturgemäß weitgehend dem chronischen, nicht durchgebrochenen Geschwür, nur daß wir callöse, penetrierende Formen an der Vorderwand nur selten beobachten. · Nicht so ganz selten findet man neben einem perforierten relativ kleinen Ulcus der Vorderwand ein callöses, ins Pankreas penetrierendes der Rückwand. Die Form des Geschwürs ist in der Regel rund oder oval, nicht selten dreieckig; der Geschwürskrater zumeist nur flach. Auffallend war mir in einigen Fällen, daß der Geschwürsgrund, sowie die unmittelbare Umgebung des Geschwürs einen eigenartigen, gelblichen, nekrotischen Belag zeigte, wohl ein Beweis des rasch fortschreitenden Andauungsprozesses (Abb. 5). Verschiedentlich sah ich an lebensfrisch eingelegten Resektionspräparaten ein pseudomembranartiges, weißes Häutchen das flache Geschwür und die nächste Umgebung bedecken. Diese Häutchen zeigten auch einige ganz frische flache Ulcera in der Nähe des perforierten Geschwürs. Mit

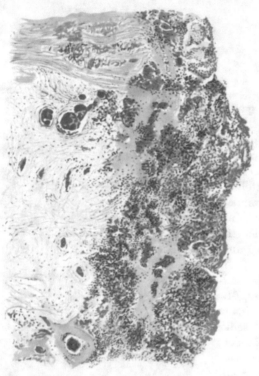

Abb. 6. Ausschnitt aus der Wand vom Perforationskanal eines Ulcus duodeni. Im oberen Teil der Abbildung ist die bis an den Perforationstrichter reichende Muskelschicht zu erkennen. Der Kanal ist ausgekleidet von einer breiten Gewebszone, die teils aus nekrotischen, blaßrot gefärbten, homogenen Massen besteht, teils Blutungsherde und kleinzellige Infiltrate resp. Kerntrümmer enthält. Vergrößerung etwa 75fach. Hämatoxylin-Eosin-Färbung.

der Pinzette läßt sich diese Membran leicht abheben; darunter sieht man makroskopisch neben dem Substanzverlust in der Mucosa normale Schleimhaut, so daß die Bezeichnung Pseudomembran gerechtfertigt erscheint.

4. Mikroskopische Befunde.

Meine mikroskopischen Befunde zeigen übereinstimmend eine ausgesprochen nekrotische Zone an der Oberfläche des Geschwürsgrundes. Diese nekrotische Zone reicht bis zur Perforationsöffnung und greift zuweilen noch als schmaler Streifen auf die Serosa über. Bei schwacher Vergrößerung sieht man, daß die nekrotische Zone teilweise noch einen lockeren Belag zeigt, welcher teils aus kernlosen Zelltrümmern, teils aus Leukocyten und roten Blutkörperchen besteht. An einzelnen Präparaten läßt sich eine deutliche Pseudomembran erkennen, welche nicht nur den Geschwürsgrund bedeckt, sondern auch auf die benachbarten, von Schleimhaut bekleideten Partien übergreift. Diese Membran, deren makroskopisches Bild ich oben beschrieben habe, besteht aus einem lockeren Fibrinnetz, dessen Maschen in erster Linie parallel zur Oberfläche angeordnet sind und teils rote Blutkörperchen, teils Leukocyten und

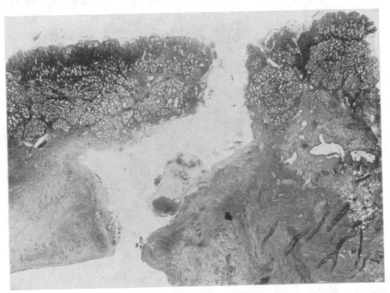

Abb. 7. Charakteristische Form des Geschwürstrichters bei einem perforierten Ulcus duodeni. Resektionspräparat unaufgeschnitten gehärtet.

amorphe Massen enthalten. Es gleicht diese Zone durchaus der von Askanazy beschriebenen Zone der fibrinoiden Nekrose. Die weiteren Zonen: die Granulationsschicht und die Narbenzone, welche Askanazy bei chronischen und perforierten Geschwüren feststellen konnte, sind auch zumeist deutlich ausgeprägt. Die Schleimhaut sowie die Submucosa war an den meisten Resektionspräparaten von herdförmigen Blutungen durchsetzt, die sicher nicht allein als Operationseffekt aufgefaßt werden dürfen. Vielmehr scheinen die zahlreichen Hämorrhagien im Geschwürsgrund, am Rand der Perforationsöffnung sowie in den benachbarten Schleimhautpartien mir ein Ausdruck des raschen Fortschreitens des Geschwürsprozesses zu sein, indem wir es hier mit Blutungen zu tun haben, die denen der hämorrhagischen Erosionen entsprechen (Abb. 6). Die Muskelschicht fehlt naturgemäß im Geschwürsbereich stets, sie reicht jedoch unmittelbar bis an den Geschwürstrichter heran. Innerhalb der nekrotischen Zone fand ich die verschiedensten Cokken und Stäbchen, einwandfreie Soorkeime resp. Soorfäden konnte ich mit Sicherheit nicht feststellen. Askanazy fand in vier Fällen von perforiertem Geschwür, sowie bei chronischen

Geschwüren — wie oben erwähnt — nahezu regelmäßig, wenn auch zuweilen nur in spärlichen Mengen diese Keime. Die Form des Perforationstrichters ist in einzelnen Fällen recht verschieden. Ein einwandfreies Bild erhält man natürlich nur dann, wenn man die Präparate in situ härtet und nicht den Magen vor der Härtung aufschneidet. Die Abb. 7 zeigt den Geschwürstrichter bei einem nicht aufgeschnittenen Resektionspräparat. Man sieht deutlich, wie eine nur schmale Schleimhautlücke in einen Geschwürskrater hineinführt, der sich nach der Perforationsöffnung zu wieder verjüngt. Es ist nach solchen Präparaten ohne weiteres klar, daß in diesen Kratern der Magen resp. Duodenalinhalt retiniert wird, welcher dann ungestört seine schädigende Wirkung auf

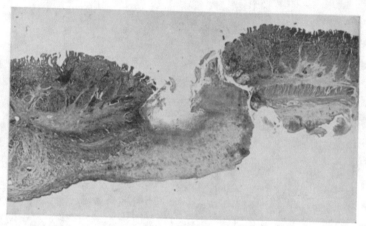

Abb. 8. Schmaler Perforationskanal am Geschwürsrand (Ulcus duodeni; Resektionspräparat).

den Geschwürsgrund ausüben kann. In anderen Fällen fand sich die Perforationsöffnung nicht am tiefsten Punkt des Geschwürs. In Abb. 8 beispielsweise stellt sie einen schmalen Kanal dar, der von einer schmalen, nekrotischen Zone ausgekleidet ist, die neben Kerntrümmern noch erhaltene Leukocyten und Erythrocyten, sowie stellenweise ein deutliches Fibrinnetz zeigt.

5. Multiplizität der Geschwüre.

Eine bedeutsame Rolle — auch in praktischer Hinsicht bei der chirurgischen Behandlung — spielt die Frage der Multiplizität der Geschwüre. Hier bestehen nach unseren Feststellungen erhebliche Differenzen zwischen Magen und Duodenum. Brunner konnte an seinem Material in 32% vielfache Geschwüre feststellen; Brentano in 33%, Petrén in 27%, Demmer in 10%, Lauret jedoch nur in 5%. Hart gibt die Multiplizität des Duodenalgeschwürs (chronische und perforierte zusammengenommen) mit 38% an, Gruber fand sogar 48% multipler Geschwüre. Maßgebend sind natürlich nur autoptische Resultate, bis zu einem gewissen Grade auch ausgiebige Resektionen. Bei meinem Material fand ich unter 42 autoptisch kontrollierten Perforationen 18mal, d. h. in 43% multiple Ulcera, resp. Ulcera und Narben. Sehr interessant ist nun die Verteilung dieser multiplen Ulcera auf Magen und Duodenum; wie aus der beistehenden Tabelle hervorgeht, finden sich weit häufiger im Duodenum mehrfache Geschwüre. Noch deutlicher ausgeprägt ist dieser Unterschied bei Betrachtung der Resektionspräparate. In nicht weniger als in 56% fanden sich bei meinen Fällen multiple Ulcera. Über die Verteilung auf Magen und Duodenum gibt ebenfalls Tabelle III Aufschluß. Auffallend ist dabei, daß wir einen höheren Prozentsatz multiple Ulcera bei den Resektionspräparaten fanden, als bei den Autopsien. Vielleicht mag das daran liegen, daß wir besonders gründlich die Resektionspräparate untersuchten und daß ganz kleine Ulcera bei der Sektion einem leichter entgehen als am frischen Präparat.

Tabelle III.

Verteilung der multiplen Ulcera auf Magen und Duodenum.
(Eigenes Material.)

	Magenperforationen	Duodenumperforationen
a) Autoptische Resultate.		
Überhaupt	33	19
davon multiple Ulcera .	8 = 24%	10 = 53%
b) Resektionspräparate.		
Überhaupt	6	17
davon multiple Ulcera	1 = 16,7%	12 = 70%

Noch ein Wort über die Lokalisation dieser multiplen Ulcera, speziell beim Duodenum. Das frei perforierte Ulcus sitzt nahezu ausnahmslos an der Vorderseite, etwa in ihrer Mitte oder näher dem oberen Rand. Die anderen Ulcera resp. Narben fanden sich meist in gleicher Höhe an der Rückwand („Abklatschgeschwür"), oder häufig auch näher nach dem Pylorus zu; nicht selten saß ein kleines Ulcus direkt auf dem Pylorusring. Hingegen fiel mir stets auf, daß magenwärts vom Pylorusring sich nur ausnahmsweise Ulcera fanden (Abb. 5).

In keinem meiner Fälle bestand gleichzeitige Perforation mehrerer Ulcera. Wie selten dieses Ereignis ist, geht aus der Brunnerschen Sammelstatistik hervor, in der bei 466 Geschwürsperforationen nur viermal dies Ereignis verzeichnet ist, und zwar nur bei Magenulcera. Angaben über mehrfache Perforationen beim Duodenalulcus konnte ich in der Literatur nicht finden.

6. Fettgewebsnekrose beim perforierten Ulcus.

Die Veränderungen am Peritoneum sowie die Folgezustände der Ulcusperforation werden im klinischen Teil besprochen werden. Hier sei nur noch einer seltenen Komplikation des perforierten Geschwürs gedacht, der gleichzeitigen Fettgewebsnekrose. Es ist eigentlich auffallend, daß diese Komplikation so selten ist, trotzdem die Bedingungen zum Zustandekommen der Nekrose beim Austreten von aktiviertem Pankreassekret durch die Perforationsöffnung (speziell bei Duodenumperforation) ja doch sehr günstige sein müßten. In der Literatur fand ich nur fünf einschlägige Fälle verzeichnet (Richter, Hofmann, Fritsch, Melchior, Gironcoli). Trotz dieser Komplikation gingen alle Fälle mit Ausnahme des Patienten von Melchior in Heilung aus. Unter meinen freien Perforationen fand sich kein einziges Mal eine Fettgewebsnekrose.

IV. Klinik der akuten Geschwürsperforation.

1. Anamnese.

Wie überhaupt beim Magen- und Duodenalgeschwür, so ist besonders bei der akuten Perforation eine sorgfältig aufgenommene Vorgeschichte von größter Bedeutung; eine ausgesprochene Magenanamnese wird uns bei entsprechenden Symptomen in der Diagnose „Ulcusperforation" wesentlich bestärken und unser chirurgisches Handeln entscheidend beeinflussen. Tatsächlich zeigt sich nun, daß ein großer Prozentsatz der Patienten früher ulcusverdächtige Magenbeschwerden gehabt hat. Brunner konnte in seiner Sammelstatistik feststellen, daß bei 347 Fällen 291 mal irgendwelche Geschwürssymptome vorgelegen hatten, d. h. in 84%. Bei meinem einheitlichen Material lag in 154 Fällen eine zuverlässige Anamnese vor. 131 Patienten, also 85% hatten früher ausgesprochene Magenbeschwerden gehabt, mithin genau das gleiche Verhältnis wie bei Brunners Material; Walkers Patienten (78 Fälle) wiesen sämtlich eine Magenanamnese auf. Hingegen waren 15% meiner Patienten aus vollster Gesundheit erkrankt, ohne jemals früher irgendwelche Erscheinungen gehabt zu haben. Brunner konnte nur in $4^{1}/_{2}$% völlige Beschwerdefreiheit vor der Perforation feststellen, die übrigen $11^{1}/_{2}$% ohne Magenanamnese hatten vorher anderweitige Abdominalbeschwerden gehabt resp. waren Potatoren gewesen. Gleich hier möchte ich bemerken, daß nach meinen Erfahrungen — im Gegensatz zu manchen Mitteilungen der Literatur — das Potatorium kein prädisponierendes Moment für die Ulcusperforation bedeutet. In kaum einem Falle lag ein Mißbrauch alkoholischer Getränke vor; überhaupt scheint mir die Gastritis der Trinker nicht zum Ulcus zu disponieren. Die Mehrzahl der Patienten mit Ulcusperforation weist eine lange, oft vieljährige Magenanamnese auf (64% meiner Fälle gegen 21% kurze Magenanamnesen); häufig hatte schon ärztliche oder Krankenhausbehandlung stattgefunden wegen Magengeschwürs oder besonders häufig wegen „nervösen Magenleidens". In vereinzelten Fällen hatten die Patienten schon früher der Perforation ähnliche, kolikartige Attacken gehabt, die aber sehr rasch wieder spontan verschwanden; meist waren diese Anfälle dann als „Gastralgien" gedeutet, ein Begriff, der eigentlich recht wenig über die Natur des Leidens sagt. Ich persönlich bezweifle nicht, daß es sich in solchen Fällen um drohende Perforationen handelte, unter Umständen vielleicht sogar um gedeckte Perforationen, die dann später — vielleicht nach Schwinden der damals gebildeten Adhäsionen — von neuem perforierten. Bestärkt werde ich in dieser Auffassung durch einige von mir selbst beobachtete Fälle, in denen die spätere Röntgenuntersuchung resp. die Operation den zweifelsfreien Erweis eines Geschwürs brachte. Frühere Beschwerden von seiten der Appendix sowie voraufgegangene Appendektomien fand ich nur selten in der Anamnese, wie ich schon oben betont habe.

Die Art der Beschwerden, wie sie uns in der Anamnese geschildert werden, sind oft uncharakteristische, allerdings meist von den Mahlzeiten abhängige Magenbeschwerden. Die klassische „Ulcus-duodeni-Anamnese" habe ich auch bei den perforierten Duodenalgeschwüren häufig vermißt. Daß nur selten eine Hämatemese in der Anamnese zu verzeichnen ist, sei auch hier betont; stellt sie doch — im Gegensatz zu den Lehrbuchangaben — ein keineswegs häufiges Geschwürssymptom dar.

Von großer Bedeutung ist es nun, daß bei einer gewissen Zahl von Patienten (24% meiner Fälle) der Perforation eine meist mehrere Tage vorher einsetzende wesentliche Verstärkung der Beschwerden voraufgeht. Die Leute können zwar ihre Arbeit dabei meist noch versehen, geben aber diese Verschlimmerung recht präzise an. Zuweilen suchen sie auch schon einen Arzt auf, der Umschläge oder Arzneien verordnet; nur ganz selten sind die Erscheinungen so stark, daß Klinikbehandlung notwendig ist. Dies sind dann die so raren Fälle, die im Krankenhaus perforieren; ich habe nur drei derartige Beobachtungen zu verzeichnen. Moynihan weist ausdrücklich auf diese seiner Ansicht nach recht häufigen „Alarmsignale" hin und meint, daß man durch rechtzeitige Behandlung die Perforation verhüten könne. Ob das immer möglich ist, möchte ich bezweifeln, hingegen wird ein operativer Eingriff in diesem Stadium der Perforation zuvorkommen können. Vor kurzem hat Ryser nochmals auf diesen präperforativen Magenschmerz hingewiesen und die baldige Operation in solchen Fällen gefordert.

Recht selten sind nach unseren Erfahrungen die Fälle, in denen die Perforation sich im Anschluß an eine Gastroenterostomie wegen eben dieses Geschwürs einstellte. Bei über 300 Gastroenterostomien wegen chronischen Magen- resp. Duodenalgeschwürs beobachteten wir nur zweimal diese Komplikation wenige Tage nach der Operation. Merkwürdigerweise finden sich über diese wichtige Frage nur sehr spärliche Angaben in der Literatur. Vor kurzem hat Larrieu auf Grund einer Umfrage bei zahlreichen Chirurgen nur 81 mal unter 10 500 Gastroenterostomien eine spätere Perforation feststellen können. Freilich scheint diese Zahl noch recht hoch gegriffen zu sein, da nur 28 Fälle durch Operation oder autoptisch kontrolliert wurden. 30 mal erfolgte der Durchbruch innerhalb des ersten Monats nach der Operation, bei den übrigen Fällen später, bis nach vielen Jahren. Natürlich ist es bei diesen Spätfällen, zumal beim Fehlen autoptischer Resultate, gar nicht mehr zu entscheiden, ob die Perforation das alte Geschwür betraf oder ob es sich um ein neues Ulcus handelte, eventuell um ein perforiertes peptisches Jejunalgeschwür.

Der Zeitpunkt der Perforation kann von fast allen Patienten ganz präzise angegeben werden. Beim wachen Menschen pflegt wie ein Blitz aus heiterem Himmel ein überwältigender Schmerz zumeist im Oberbauch einzusetzen; mehr oder weniger dramatisch ist die Schilderung dieses Schmerzes. Viele Patienten haben das Gefühl, als wenn etwas im Leib zerrisse, oder als wenn sie einen Messerstich in den Leib bekämen; fast stets tritt ein mehr oder weniger ausgesprochener Kollaps dabei ein: dem Patienten wird schwarz vor Augen, kalter Schweiß bedeckt die Stirn, er schreit laut auf und stürzt zuweilen ohnmächtig zusammen. Sehr selten scheint in diesem akuten Kollaps der Tod zu erfolgen. Genaue Angaben sind naturgemäß schwer darüber zu bekommen, da diese plötzlich Verstorbenen niemals in eine Klinik kommen und häufig wohl auch gar nicht seziert werden. Moynihan berichtet über einen derartigen Fall: Der vorher anscheinend völlig gesunde 61jährige Mann stürzte auf der Straße plötzlich tot zusammen; die Autopsie ergab ein ganz frisch perforiertes Ulcus duodeni. Im allgemeinen pflegen sich die Patienten nach dem anfänglich mehr oder minder ausgeprägten Kollaps etwas zu erholen, können unter Umständen noch zu Fuß nach Hause gehen. Einige Stunden nach der Perforation — der Zeitpunkt, in dem der Arzt den Kranken meist zuerst sieht — macht der Patient dann zwar einen schwerkranken, jedoch keineswegs ausgesprochen kollabierten Eindruck.

Da äußere Umstände für den Zeitpunkt der Perforation nur recht selten eine Rolle spielen, kann dieselbe in jeder nur denkbaren Situation eintreten. Relativ häufig erfolgt der Durchbruch des Geschwürs nachts während des Schlafes; die Kranken erwachen dann mit intensivsten Leibschmerzen.

In einigen wenigen Fällen jedoch ist der Einfluß von Traumen in weiterem Sinne unverkennbar. Ich habe schon oben bei der Besprechung der Ätiologie die Bedeutung des Traumas gestreift. Unter meinem großen Material findet sich nur fünfmal ein Trauma ausdrücklich angeschuldigt. Zweimal stellte sich der Perforationsschmerz beim Heben besonders schwerer Gegenstände ein, einmal beim Sprung von einem Stuhl, einmal im Anschluß an einen Stoß mit einer Deichsel in die Magengegend. Schließlich trat bei einem wegen Ulcus in klinischer Beobachtung stehenden Manne die Perforation des Geschwürs unmittelbar nach der Einnahme einer Röntgenmahlzeit ein. In solchen Fällen darf man wohl sicher das Trauma als auslösendes Moment ansehen, ein Punkt, der für die Unfallbegutachtung von Bedeutung ist. — Sehr häufig, nach unseren Erfahrungen in rund $^3/_4$ aller Fälle, stellt sich sehr bald, wenige Minuten bis eine Stunde nach der Perforation ein mehr oder minder ausgeprägter Schulterschmerz ein, ein sehr markantes Symptom, auf das ich hernach bei der Besprechung des klinischen Bildes zurückkomme. Erbrechen gleich nach der Perforation ist ein recht unbeständiges Symptom, mit dem man meines Erachtens nicht viel anfangen kann; wir konnten es nur in etwa 20% der Fälle feststellen und können ihm nicht die Bedeutung beimessen wie andere Autoren. Brunner fand in seiner Sammelstatistik bei $^1/_3$ der Patienten dies Symptom verzeichnet; leeres Würgen ohne Erbrechen soll bis zu einem gewissen Grade für Duodenumperforation charakteristisch sein. Der Mageninhalt soll dabei nicht per os, sondern durch die Perforationsöffnung in die Bauchhöhle sich entleeren, eine Annahme, die ich für nicht sehr wahrscheinlich halte.

3. Symptome.

Das klinische Bild ist nun in vielen Fällen so charakteristisch, daß man auf den ersten Blick die Diagnose stellen kann. Die Patienten liegen laut jammernd oder leise vor sich hin stöhnend im Bett; trotz der großen Schmerzen vermeiden sie jedoch ängstlich jede brüske Bewegung, da diese die Schmerzen nur vermehrt. Es ist dies besonders wichtig im Vergleich zu funktionellen, mit lauten Schmerzensäußerungen einhergehenden Zuständen. Das Aussehen der Kranken ist recht verschieden. Meist sind sie blaß, zuweilen zeigen sie jedoch noch ganz frische Farben; in vorgeschrittenen Fällen hingegen ist die Facies peritonitica mehr oder minder ausgeprägt; sie fehlt jedoch in den ersten 10 bis 12 Stunden nahezu stets. Die meist im besten Alter stehenden Kranken — in der überwiegenden Mehrzahl der Fälle sehnige, relativ magere Männer — zeigen nicht die geringste Bewußtseinstrübung und machen exakte Angaben über den Verlauf ihrer Erkrankung. Die Zunge ist meist nur wenig trocken, kaum belegt; erst bei ausgesprochener Peritonitis finden wir die trockene, bräunliche, rissige Zunge. Herz und Lungen bieten keinen charakteristischen Befund. Die Atmung ist meist etwas verflacht infolge der abdominellen Erscheinungen. In vielen Fällen von frischen Perforationen fiel mir in den ersten Stunden ein besonders kräftiger, verlangsamter Puls auf. Ich beobachtete Patienten mit einer Frequenz von 45—60 Schlägen in der Minute, ein Befund, der bei den übrigen schweren Symptomen höchst bemerkenswert ist. Höchstwahrscheinlich handelt es sich hier um einen Reiz des Bauchvagus durch die beginnende Peritonitis; vielleicht mag als weiteres Moment hinzukommen, daß die Ulcuspatienten häufig „vegetativ stigmatisiert" sind und so einen abnorm leicht und kräftig ansprechenden Vagus besitzen. Liegt die Perforation länger zurück, so finden wir natürlich einen mehr oder weniger ausgesprochenen peritonitischen Puls. Ganz selten sah ich schon bald nach der Perforation auffallend hohe Pulsfrequenz. Meine Vermutung, daß es sich hier um eine besonders virulente Infektion des Peritoneums handle, bestätigte sich dann auch meist; die verderblichen hämolytischen Streptocokken waren die Erreger der Peritonitis. Die Temperatur ist durchaus uncharakteristisch. In vielen Fällen ist sie etwas gesteigert, bis 38°, selten höher; zahlreiche Patienten und oft die schwersten Fälle sind fieberfrei. In dieser Hinsicht stimme ich mit Brunner völlig überein.

Die Feststellung der Leukocytenzahl hat, wie auch sonst bei der Peritonitis, nur einen relativen Wert. Bemerkenswert ist jedoch, wie außerordentlich rasch sich eine Leukocytose einstellen kann. Schon wenige Stunden nach dem genau festgestellten Zeitpunkt der Perforation fanden wir Werte von 20 000 und darüber. In anderen Fällen sind die Zahlen trotz mehr oder minder ausgedehnter Peritonitis kaum erhöht. Daß ein niedriger Wert bei ausgesprochener Peritonitis eine schlechte Prognose gibt, mag bis zu einem gewissen Grade zutreffen. Eine Differenzierung des weißen Blutbildes im Sinne der Arnethschen Verschiebung haben wir nicht ausgeführt; praktische Bedeutung möchten wir ihr auch für diese Form der Peritonitis kaum beimessen. Caird, Martens und Münchmeier legen jedoch der Leukocytenzählung einen nicht unerheblichen Wert bei.

Bauchsymptome.

Überaus bezeichnend und in den meisten Fällen für die Diagnose ausschlaggebend ist der Befund am Abdomen. Bei relativ frischer Perforation, in den ersten 8—10 Stunden — das ist in den größeren Städten wenigstens die Mehrzahl — ist der Bauch eingezogen; die sich in ihren Konturen deutlich abhebenden Muskeln sind tonisch kontrahiert, infolgedessen der Bauch hart gespannt, „bretthart", wie es in den Krankenblättern meist heißt. Diese charakteristische Bauchdeckenspannung ist die Folge des akut im ganzen Bauchraum einsetzenden peritonealen Reizes; erst bei fortschreitender Peritonitis tritt mit der zunehmenden Darmlähmung und Blähung der Därme eine

Auftreibung des Leibes ein. Diese finden wir daher meist bei älteren Perforationen und müssen hier von vornherein schon eine schlechte Prognose stellen. In seltenen Fällen können wir selbst bei länger zurückliegender Perforation ein relativ weiches, nur wenig aufgetriebenes Abdomen feststellen. Ich sah das zweimal bei älteren Leuten, bei denen ja die Peritonitis meist weniger stürmisch verläuft. In einem vor kurzem operierten derartigen Falle zeigte der Dünndarm trotz riesiger Mengen eitrigen Exsudats fast keine peritonitischen Veränderungen. Lemps weist ebenfalls darauf hin, daß bei der Magenperforation die Bauchspannung fehlen kann. Der spontan geäußerte Schmerz bezieht sich auf den ganzen Bauch, wird jedoch fast stets am stärksten in der Oberbauchgegend empfunden; bei Magenperforationen im Epigastrium, beim

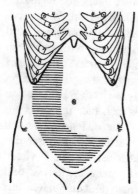

Durchbruch eines Duodenalgeschwürs mehr im rechten Hypochondrium. Sehr häufig klagen die Patienten über lebhafte Schmerzen in der rechten Unterbauchgegend und im Becken. Den spontan geäußerten Schmerzen entspricht der Druckschmerz. Der Druckpunkt in der rechten Unterbauchgegend läßt an eine perforierte Appendix denken, der in der Beckengegend bei Frauen an eine gynäkologische Peritonitis. Die Ursache für diese speziell beim Ulcus duodeni vorhandene Schmerzlokalisation liegt, wie zuerst Lennander, später Brunner und Smith betonten, darin, daß der austretende Duodenalinhalt seinen Weg entlang der Außenseite des Colon ascendens nach der rechten Fossa iliaca und dem kleinen Becken zu nimmt. Ich habe sehr oft bei den Duodenalperforationen eine Verteilung des Druckschmerzes feststellen können, wie sie auf der bei-

Abb. 9. Verteilung des Druckschmerzes bei einer Duodenalperforation in den ersten Stunden.

gegebenen Skizze (Abb. 9) angedeutet ist. Auf die differentialdiagnostische Bedeutung dieser Druckpunkte komme ich später zurück. In der Mehrzahl der Fälle dringt mit dem Mageninhalt durch die Perforationsöffnung Luft in die freie Bauchhöhle hinein. Die Menge dieser Luft ist wechselnd, meist gering, nur selten so viel, daß dadurch eine stärkere Auftreibung des Leibes hervorgerufen wird. Naturgemäß sammelt sich die Luft am höchsten Punkt der Bauchhöhle an. Infolgedessen findet sich in der Mittellinie zwischen Nabel und Schwertfortsatz eine ausgesprochene tympanitische Zone, bei der jedoch meist nicht zu entscheiden ist, ob sie durch Luftansammlung in der freien Bauchhöhle oder durch der Bauchwand anliegende geblähte Magen- resp. Darmteile bedingt ist. Der aus der Perforationsöffnung ausgetretene Magensaft erzeugt sehr rasch eine starke Exsudatbildung in der Bauchhöhle, die mehrere Stunden nach dem Durchbruch des Geschwürs als Flankendämpfung nachweisbar ist und zuweilen auch rectal oder vaginal festgestellt werden kann. Bei Ansammlung größerer Luftmengen in der freien Bauchhöhle ist meist ein Verschwinden der Leberdämpfung zu konstatieren; das trifft in erster Linie für länger zurückliegende Perforationen zu, bei denen durch die peritonitisch gelähmten und geblähten Därme — besonders durch die rechte Colonflexur — außerdem die Leber nach oben gedrängt und gekantet wird, so daß nur ein relativ schmaler Teil der Leber der vorderen Bauchwand anliegt. Bei frischen Perforationen hingegen, in den ersten 6.—8 Stunden, habe ich sehr oft noch eine deutliche, wenn auch zuweilen verkleinerte Leberdämpfung nachweisen können. Jedenfalls möchte ich diesem Symptom keine allzu große Bedeutung beimessen. In der früheren Literatur spielt das Verschwinden der Leberdämpfung eine gewisse diagnostische Rolle. Brunner konnte auf Grund seiner Sammelstatistik in der Hälfte der Fälle Fehlen der Dämpfung feststellen; in nur $^1/_4$ war sie erhalten, in den übrigen Fällen verschmälert. Goldstücker weist darauf hin, daß das rasche Schwinden der Leberdämpfung innerhalb der ersten Stunden nach der Perforation diagnostische Bedeutung habe, also zu einer Zeit, wo die Peritonitis noch nicht ausgeprägt ist. Das Warten auf dieses Symptom scheint mir aber doch bei Verdacht auf eine Perforation etwas gewagt. Einige Autoren haben die Luftansammlung in der freien Bauchhöhle perkutorisch nachweisen wollen. Nach Brunner war vereinzelt Metallklang bei der Stäbchenperkussion festzustellen, ferner „Widerhall der Herztöne", wie in einer mit Luft gefüllten Flasche usw. Ich konnte in einer Reihe von Fällen ein der Succusio Hippocratis analoges Geräusch feststellen: Beim vorsichtigen Schütteln des Patienten hört man mit dem auf das Abdomen aufgelegten Ohr unmittelbar an der Bauchwand deutliche Plätschergeräusche, die durch die gleichzeitige Anwesenheit von Luft und Flüssigkeit im Bauchraum bedingt sind. Freilich können ähnliche Geräusche durch einen stark mit Luft und Flüssigkeit gefüllten Magen resp. Darm hervorgerufen werden. In Summa kommt allen diesen auscultatorischen Phänomenen am Abdomen keine besondere Bedeutung zu. In unklaren Fällen kann unter Umständen die Röntgenuntersuchung hinzugezogen werden. Bei aufrechter Körperhaltung sammelt sich die in die freie Bauchhöhle eingedrungene Luft beiderseits unter dem Zwerchfell an und kann dann sehr leicht bei der Durchleuchtung festgestellt werden. In den meisten Fällen wird jedoch der Allgemeinzustand des Kranken diese Untersuchungsmethode verbieten.

Schulterschmerz.

Ein Symptom, welches seit langer Zeit bekannt ist (Adamson, Renton, Faure, Nötzel, Gerhardt), aber erst von Oehlecker und Löffelmann in seiner vollen Bedeutung gewürdigt wurde, ist der Schulterschmerz bei der akuten Geschwürsperforation. Bekanntlich kommen diese Schmerzen dadurch zustande, daß der Reiz zentripetal laufender Äste des Nervus phrenicus auf sensible Fasern des III. bis V. Cervicalsegments überspringt, welche Schulter- und Nackengegend mit sensiblen Ästen versorgen. Der ebenfalls aus dem III. Segment entspringende Phrenicus führt, wie Oehlecker, Härtel und Keppler zeigten, sensible Elemente. Dieser charakteristische Schulterschmerz findet sich nun bei den verschiedensten Erkrankungen der Bauchhöhle, weist aber stets darauf hin, daß der Krankheitsprozeß bis an die Unterfläche des Zwerchfells vorgedrungen ist. Löffelmann fand dieses Symptom bei 16 Magen- resp. Duodenumperforationen 15 mal; ich konnte es in etwa 80% meiner Fälle feststellen. Daß nicht nur entzündliche und chemische, sondern auch noch andere Reize der abdominalen Fläche des Diaphragmas diese Erscheinung auslösen, beweist das nicht seltene Vorkommen des Schulterschmerzes bei akut auftretenden Blutergüssen in der Bauchhöhle, so bei Milz- und Leberruptur, ferner bei der geplatzten Extrauteringravidität. Vor kurzem sah ich einen Fall von sehr starker, bedrohlicher Corpus-luteum-Blutung in der Bauchhöhle, bei dem ein exzessiver rechtsseitiger Schulterschmerz bestand. Dieser Schmerz verstärkte sich hochgradig, wenn man das rechte Hypochondrium eindrückte, mithin ein direkter Beweis, daß hier **mechanische Momente für das Phrenicussymptom verantwortlich zu machen waren.** In demselben Sinne spricht das Auftreten von Schulterschmerz beim Pneumoperitoneum. Sehr richtig betont Löffelmann, daß nur **plötzlich einsetzende Reize dieses Symptom hervorrufen;** deswegen fehlt es bei chronischer Absceßbildung unter dem Diaphragma, bei Tumoren der Leber und hochgradigem Ascites trotz stärkeren Flüssigkeitsdrucks gegen das Zwerchfell, als bei einem akuten Bluterguß. — Wenn somit der Schulterschmerz auch bei den verschiedensten akuten Erkrankungen der Bauchhöhle auftritt, kommt ihm beim perforierten Ulcus doch eine erhebliche diagnostische Bedeutung zu. In der Mehrzahl der Fälle finden wir ihn rechtsseitig, seltener links, zuweilen beiderseits. Er tritt meist schon kurze Zeit nach der Perforation auf ($1/_4$—1 Stunde), selten später. Die Dauer des Schmerzes ist verschieden; häufig verschwindet er nach einigen Stunden, ist jedoch dann stets anamnestisch festzustellen. — **Der Befund an den übrigen Organen bietet keine Besonderheiten.** Aus differentialdiagnostischen Gründen ist selbstverständlich eine genaue Untersuchung des Nervensystems (tabische Krisen!), des Urins (Nierenkoliken) und bei Frauen der Genitalorgane erforderlich.

4. Differentialdiagnose.

So klar und eindeutig die Diagnose vielfach ist, so muß man doch in anderen Fällen eine ganze Reihe akuter Erkrankungen der Bauch- und Brusthöhle, des Gefäß- und Nervensystems differentialdiagnostisch in Betracht ziehen.

Ähnliche Erscheinungen wie die Ulcusperforation machen naturgemäß anderweitige Perforationen innerhalb der Bauchhöhle. Beim Durchbruch eines Carcinoms — übrigens ein sehr viel selteneres Ereignis als eine Ulcusperforation — wird meist Anamnese und klinischer Befund den Verdacht auf eine maligne Neubildung des Magens lenken. Die Prognose ist natürlich eine recht trübe bei dieser Komplikation. Leicht verwechselt wird mit einem durchgebrochenen Geschwür die akute Gallenblasenperforation, zumal wenn die charakteristische Gallenanamnese fehlt und der Schulterschmerz den Verdacht auf Ulcusperforation lenkt. Freilich pflegt der Beginn der Erkrankung bei der Gallenblasenperforation nicht so akut zu sein; außerdem ist meist ein, wenn auch nur geringer Ikterus vorhanden, der sich bei nicht verlegten Gallenwegen durch die Resorption der Galle aus der Bauchhöhle erklärt. Im Urin ist dementsprechend meist Gallenfarbstoff nachweisbar. Der stärkste Druckschmerz ist fast stets im rechten Epigastrium. Differentialdiagnostisch kommt hier in erster Linie eine Duodenalperforation in Frage. Diese betrifft aber fast nur das männliche Geschlecht, so daß bei einer Frau ceteris paribus eine Gallenblasenperforation sehr viel wahrscheinlicher ist als der Durchbruch eines Duodenalgeschwürs. Wohl am häufigsten ist die Verwechslung mit einer Perforationsappendicitis, d. h. eine Appendicitis wird diagnostiziert, während tatsächlich ein perforiertes Ulcus vorliegt. Der Grund liegt, wie schon oben erwähnt, darin, daß in vielen Fällen von Ulcusperforation der stärkste spontane Schmerz in der rechten Unterbauchgegend angegeben wird, an eben der Stelle, wo der ausgetretene Mageninhalt sich beim Herabfließen ins kleine Becken staut und dementsprechend Entzündungserscheinungen hervorruft. Nun findet man aber bei genauer Untersuchung in solchen Fällen fast stets auch in der Magen- resp. Duodenumgegend starken Druckschmerz; gleichzeitiger Schulterschmerz sowie eine genau aufgenommene Anamnese werden in den meisten Fällen die richtige Diagnose ermöglichen. Sehr schwierig kann natürlich die Entscheidung werden, wenn es schon zu einer ausgesprochenen diffusen Peritonitis gekommen ist; dann wird nur die Anamnese uns auf den richtigen Weg lenken. Zuweilen passiert es auch, daß fälschlicherweise ein perforiertes Ulcus diagnostiziert wird, während tatsächlich eine perforierte Appendix vorliegt. Ich habe einige derartige Fälle gesehen, wo der Wurm hoch oben am Duodenum resp. der Gallenblase saß, wo stürmischer Beginn, Schulterschmerz und Anamnese ein Ulcus vermuten ließen und erst die Operation den Sachverhalt aufklärte.

In mancher Beziehung ähnlich ist der akute Beginn einer akuten Pankreasnekrose. Eine ausgesprochene Magenanamnese findet sich bei der Pankreaserkrankung zwar nicht; die Vorgeschichte der meist gleichzeitig vorhandenen Cholelithiasis kann jedoch eine Magenaffektion vortäuschen. Der Druckschmerz bei der Pankreasnekrose ist am stärksten ausgeprägt im Epigastrium bei meist nur mäßiger Bauchdeckenspannung; das übrige Abdomen ist zwar mehr oder weniger aufgetrieben, jedoch kaum gespannt im scharfen Gegensatz zur Magenperforation. Zudem befällt die Pankreasnekrose fast stets fettleibige Leute, während die Ulcusträger zumeist mager sind. Die Zuckerprobe im Urin fällt bei der akuten Pankreatitis nach unseren Erfahrungen häufig negativ aus, so daß hiermit differentialdiagnostisch nicht viel anzufangen ist. Der Schulterschmerz fehlt fast stets bei der Pankreaserkrankung. Dünndarmperforationen (Typhusgeschwüre, tuberkulöse Ulcera) können wohl nur bei ungenügender Anamnese Anlaß zu Verwechslungen geben; das gleiche gilt für die Perforation einer Pyosalpinx, für geborstene Tubargravidität und andere von den Unterleibsorganen ausgehende Perforationen. Rupturen der Milz und Leber können die Erscheinungen einer Ulcusperforation täuschend nachahmen, doch wird ja meist ein Trauma in der Anamnese auf die richtige Fährte lenken. Fehlt dieses in der Anamnese, kann die Differentialdiagnose unmöglich sein. So erlebte ich vor einiger Zeit einen Fall von scheinbarer Spontanruptur einer Malariamilz, bei dem ich in erster Linie an ein perforiertes Ulcus dachte. Erst nach der Operation erzählte uns der Mann, daß er zwei Tage zuvor auf der Treppe gefallen war, ohne zunächst irgendwelche ernsteren Erscheinungen zu zeigen. Von anderen Erkrankungen der Bauchhöhle sind für die Differentialdiagnose noch zu erwähnen: Strangulationsileus, Stieldrehung von Adnextumoren usw. Die richtige Diagnose wird hier jedoch zumeist möglich sein. Fast stets verkannt und unter Umständen mit einem perforierten Ulcus verwechselt wird der thrombotische oder embolische Verschluß der Mesenterialgefäße. Der Beginn ist — besonders bei der Embolie — genau so stürmisch wie beim Ulcusdurchbruch; das Abdomen ist jedoch bei meist ausgesprochener Darmparese relativ weich, trotz erheblichen Druckschmerzes. Letzterer ist zumeist im Epigastrium am

35

stärksten ausgeprägt. Betroffen sind fast stets ältere Leute; den angeblich charakteristischen Blutstuhl habe ich bei sechs derartigen Fällen stets vermißt. Daß Nierenkoliken und besonders schwere Gallenkoliken, sowie die heutzutage nur noch selten beobachtete Bleikolik zu Verwechslung mit umschriebener Perforation Veranlassung geben können, sei nur erwähnt. Bei Herzerkrankungen können stenokardische Anfälle intensiven spontanen und Druckschmerz im Epigastrium hervorrufen. Bei Herzinsuffizienz mit akut auftretender Stauungsleber werden sehr lebhafte Schmerzen im Epigastrium und in der rechten Oberbauchgegend empfunden. Zwei solcher Fälle wurden uns als perforierte Ulcera zugeschickt, jedoch als Herzerkrankungen erkannt und vor der Operation bewahrt. Daß tabische Krisen zuweilen zu operativen Eingriffen unter der fälschlichen Diagnose einer Perforation Anlaß gegeben haben, ist bekannt. Eine exakte neurologische Untersuchung schützt vor Fehldiagnosen; freilich darf man dabei nicht vergessen, daß ein Tabiker auch einmal eine Ulcusperforation bekommen kann. Ein derartiger Fall wurde von uns erfolgreich operiert. Daß eine Pleuritis diaphragmatica mit heftigen Schmerzen in der Oberbauchgegend einhergehen kann, kann nicht oft genug betont werden. Eine genaue Lungenuntersuchung bei jedem Peritonitisverdacht ist ja eigentlich eine selbstverständliche Forderung. Als sehr seltene differential-diagnostisch in Betracht kommende Erkrankung sei zum Schluß noch ein Fall von akuter Osteomyelitis der Wirbelsäule erwähnt, den ich vor kurzem beobachten konnte.

Ein 32 jähriger kräftiger Mann war 10 Tage vor der Aufnahme mit Rückenschmerzen erkrankt, die vom Arzt als Ischias gedeutet wurden. Einige Tage später stellte sich bei hoher Temperatur und unveränderten Kreuzbeschwerden eine zunehmende, mäßig schmerzhafte Auftreibung des Leibes ein; deswegen mit der Diagnose: Peritonitis ins Krankenhaus geschickt. Der recht elende, vor Leibschmerzen laut stöhnende Mann wies ein stark aufgetriebenes, ziemlich druckempfindliches, jedoch nur wenig gespanntes Abdomen auf. Stärkster Druckschmerz im Oberbauch, so daß trotz fehlender Ulcusanamnese an perforiertes Ulcus gedacht werden mußte. Der sehr schwere Allgemeinzustand ließ jedoch einen septischen Prozeß vermuten; da zudem eine deutliche Nackensteifigkeit bestand und mäßiger Druckschmerz der Lumbalwirbel, wurde Osteomyelitis der Wirbelsäule diagnostiziert. Lumbalpunktion: dicker Eiter. Da Sensorium frei, kam nur epiduraler Eiter in Frage. Operation: Osteomyelitis der Wirbelsäule mit epiduralem Absceß. Blutkultur war übersät mit Staphylocokken. Die Sektion bestätigte die klinische Diagnose. Eiter im Verlauf des ganzen Wirbelkanals; osteomyelitische Herde in mehreren Wirbeln. Bauchhöhle, Magen o. B. Die höchst bemerkenswerten Peritonitis- und Ileuserscheinungen sind wahrscheinlich so zu deuten, daß die Eiterung im Wirbelkanal zu einer Reizung der austretenden Wurzeln geführt hatte und so Bauchschmerzen, Muskelspannung und Darmparese zur Folge hatte; oder es handelte sich um eine Reizung der prävertebralen sympathischen Ganglien, denn gerade in der Gegend des Ganglion coeliacum fand sich bei der Sektion ein von den Wirbelkörpern ausgehender prävertebraler Absceß.

Eine leichtbegreifliche Fehldiagnose passierte uns vor längerer Zeit. Eine ältere Frau mit enormer beiderseitiger Schenkelhernie war ziemlich plötzlich mit starken Schmerzen in den Bruchsäcken erkrankt, Erbrechen, zunehmende Auftreibung des Leibes, Ulcusanamnese fehlte. Unsere Diagnose lautete: Ileus mit Peritonitis infolge Brucheinklemmung (siehe Abb. 10). Die Operation ergab eine Peritonitis in beiden Bruchsäcken ohne Incarceration; jetzt stellte sich erst eine Ulcusperforation als Ursache der diffusen Peritonitis heraus. Naht und Übernähung des in der Magenmitte sitzenden Geschwürs,

Radikaloperation beider Hernien, glatte Heilung. In diesem Falle war der Mageninhalt wohl rasch in die Bruchsäcke geflossen und hatte hier eine stärkere Peritonitis verursacht als im Oberbauch. Einen einzigen ähnlichen Fall finde ich in der Literatur mitgeteilt, und zwar von Murray, welcher bei einer neben dem perforierten Duodenalulcus vorhandene Hernie eine In-carceration annahm, es jedoch unterließ, die nachträglich fest-gestellte Ulcusperforation zu über-nähen. Die Patientin ging denn auch bald nach der Operation zugrunde.

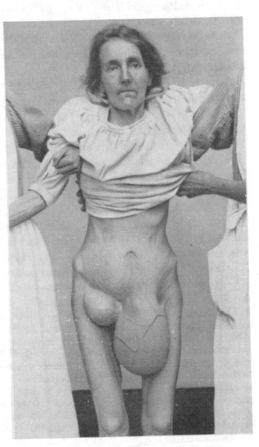

Ein eigenartiges Kapitel bil-den die sogenannten Scheinper-forationen, Fälle, bei denen klinisch ein perforiertes Ulcus ver-mutet wird, die Operation jedoch nicht den geringsten krankhaften Befund im Abdomen gibt. Körte operierte zwei derartige Fälle; es handelte sich dabei um Hysteri-sche, die eine Ulcusanamnese auf-wiesen und anscheinend schwere akute Perforationserscheinungen boten. Meistenteils werden diese Scheinperforationen wohl früher oder später ihre Erklärung in einer anderweitigen Erkrankung finden, wie beispielsweise in einer beginnenden klinisch vorher nicht erkennbaren Pneumonie, einer Pleuritis diaphragmatica usw.

Trotzdem somit fast alle akuten Erkrankungen der Bauchhöhle differentialdia-gnostisch in Frage kommen, ferner Pleura-, Herz- und Nierenerkrankungen, ist nach unseren Erfahrungen die Diagnose in weitaus der Mehrzahl der Fälle möglich; in mindestens 90%. Das trifft

Abb. 10. Fall von perforiertem Magengeschwür bei gleichzeitiger Hernia ing. sin. und femor. d. Die Peritonitis in den Bruchsäcken täuschte eine Incarceration mit sekundärer Peritonitis vor. Laparotomie, Übernähung der Perforation, Spü-lung, Radikaloperation beider Hernien, Heilung.

genau so für die Duodenalperforation zu, wie für das Magengeschwür. Wenn Brunner 1903 noch berichtet, daß bei Magenperforationen in 82% der Fälle die richtige Diagnose gestellt wurde, beim Duodenalulcus jedoch nur in 7%, so liegt das an der damals noch recht geringen Kenntnis des Zwölffingerdarmgeschwürs und der häufigen Verwechslung mit akuter Ap-pendicitis.

5. Prognose.

Daß die Prognose ohne operativen Eingriff beim freiperforierten Geschwür nahezu stets letal ist, wird übereinstimmend von allen Autoren angegeben. Daran ändern die wenigen in der Literatur mitgeteilten Fälle von Spontanheilung nichts. Pariser berichtete über 15 derartige Beobachtungen, Brunner über 18 weitere, doch meint er, daß insgesamt nur 17 von diesen 33 Fällen einigermaßen sicher als Ulcusperforationen aufzufassen seien. Goldstücker konnte weitere 9 derartige Fälle in der Literatur feststellen; Shoemaker endlich fand unter 562 weiteren aus der Literatur gesammelten Magenperforationen nur viermal eine angebliche Spontanheilung; drei dieser Fälle waren vorher schon von Goldstücker mitgeteilt. Sieht man sich diese Fälle näher an, so kann man sich des Eindrucks nicht erwehren, daß die Diagnose kaum ein einziges Mal absolut sicher war. Die Patienten waren allerdings stürmisch erkrankt, wiesen zuweilen eine Magenanamnese auf und zeigten klinisch die Erscheinungen einer Perforationsperitonitis. Der nur durch Operation oder Autopsie zu erbringende sichere Beweis einer Perforation fehlte natürlich stets; so sind Verwechslungen mit einer der zahlreichen differentialdiagnostisch in Betracht kommenden Erkrankungen nicht ganz ausgeschlossen. In erster Linie aber besteht die Wahrscheinlichkeit, daß es sich bei diesen Fällen um gedeckte Perforationen gehandelt hat, die ja sehr stürmisch beginnen und nicht so selten spontan völlig ausheilen oder, richtiger gesagt, wieder ins chronische Stadium übertreten. Ich komme auf dieses wichtige Kapitel später zurück. Einen sehr bemerkenswerten Fall von scheinbarer, vorübergehender Spontanheilung bei sicher freier Perforation konnte ich selbst beobachten:

Es handelte sich um einen 35 jährigen Mann, der ohne Magenanamnese akut mit sehr heftigen Schmerzen im rechten Oberbauch erkrankt war. Bei der Aufnahme auf der inneren Abteilung ließ sich bei dem blassen, vor Schmerzen sich windenden Mann ein starker Druckschmerz im rechten Epigastrium mit intensiver Muskelspannung feststellen; der gleichzeitig vorhandene rechtsseitige Schulterschmerz sowie eine weniger ausgesprochene Druckempfindlichkeit des ganzen Abdomens ließen eine Ulcusperforation höchstwahrscheinlich erscheinen. Der behandelnde Internist meinte jedoch, eine Gallenkolik nicht ganz ausschließen zu können, gab Morphium und konnte am nächsten Tage eine wesentliche Besserung feststellen. Der spontane Schmerz war wesentlich zurückgegangen, der Allgemeinzustand besser, noch geringe Druckempfindlichkeit. In den folgenden Tagen verschwanden bei hoher Temperatur und relativ gutem Allgemeinzustand die klinischen Erscheinungen in der Oberbauchgegend völlig; weiches, nicht druckempfindliches Epigastrium beiderseits. Hingegen stellten sich nach einigen Tagen spontane, rasch zunehmende Schmerzen im Unterleib ein. Bei dauernd hoher Temperatur und Leukocytenwerten um 30 000 trat ein mannskopfgroßer Absceß in der Unterbauchgegend und im kleinen Becken ein. Ich incidierte den mir zur Operation überwiesenen Patienten sofort und konnte einen das ganze kleine Becken ausfüllenden, anhämolytische Streptocokken und Staphylocokken enthaltenden Absceß feststellen bei normaler Appendix; glatte Heilung. Die Deutung dieses eigenartigen Falles ist wohl nur in der Weise möglich, daß es sich bei der akuten Erkrankung tatsächlich um eine Ulcusperforation handelte. Es kam zu einer diffusen Peritonitis mit der charakteristischen vorwiegenden Ansammlung des Eiters im kleinen Becken; die Peritonitis im Oberbauch wurde rasch überwunden; im Unterbauch und kleinen Becken gaben die großen Exsudatmengen jedoch Anlaß zu einer umschriebenen Absceßbildung. Man darf also meines Erachtens hier bis zu einem gewissen Grade von Spontanheilung sprechen insofern, als die Perforationsstelle sowie die Peritonitis im Oberbauch tatsächlich spontan ausheilten und zunächst zu einer operativen Behandlung des Geschwürs keinen Anlaß gaben.

V. Operative Behandlung.

In seltener Einmütigkeit betonen alle Autoren, daß die einzig rationelle Behandlung des freiperforierten Geschwürs die sofortige Operation sei. Von welch großer Bedeutung ein möglichst frühzeitiger Eingriff ist, erhellt aus allen Operationsstatistiken, die sehr eindringlich zeigen, daß die Mortalität mit jeder nach der Perforation verflossenen Stunde wächst. Bei meinem Material verteilen sich — soweit der Zeitpunkt der Perforation festzustellen war — die Todesfälle folgendermaßen:

Operation innerhalb der ersten 12 Stunden nach der Perforation 78 Fälle, 10 † = 12,8% Mortalität; Operation später als 12 Stunden nach der Perforation 77 Fälle, 46 † = 59,7% Mortalität.

Zu bemerken ist zu diesen Zahlen, daß von den 10 Verstorbenen, bei denen die Operation innerhalb der ersten 12 Stunden nach der Perforation erfolgte, nur 5 an der Peritonitis zugrunde gingen, während die übrigen anderweitigen Komplikationen erlagen. Bei der Besprechung der Todesursachen wird hierauf näher eingegangen werden. — Noch deutlicher erhellt die Bedeutung der Frühoperation aus der Tatsache, daß bei 82% aller Gestorbenen die Perforation länger als 12 Stunden zurücklag. — Ähnliche Zahlen bringen andere Autoren. Von Demmers 52 Patienten gingen nur 6,6% der in den ersten 9 Stunden Operierten zugrunde; 65% Mortalität zeigten die später Operierten. Brunner und Shoemaker fanden ebenfalls bei dem großen Material ihrer Sammelstatistiken die Mortalität fast gesetzmäßig steigend mit der Zunahme des Intervalls zwischen Perforation und Operation. In den ersten 10 Stunden nach der Perforation 20—27%, nach 10—25 Stunden 40—60%, nach mehr als 25 Stunden 56—80% Mortalität.

Wenn es sich somit erübrigt, über die Notwendigkeit einer sofortigen Operation noch viel Worte zu verlieren, so möchte ich doch betonen, daß in nicht ganz klaren Fällen eine kurze Spanne Zuwartens — 1 bis höchstens 2 Stunden — sicher nicht schädlich ist, unter Umständen sogar vor einer unnötigen Operation bei einer Fehldiagnose bewahren kann. Der in früheren Mitteilungen zuweilen gegebene Rat, prinzipiell nicht im Chok zu operieren, ist recht bedenklich; gar zu leicht wird dabei der initiale Chok mit dem Kollaps der fortschreitenden Peritonitis verwechselt.

Neben dem Zeitraum zwischen Perforation und Operation ist für das Schicksal der Patienten der bakteriologische Befund im Bauchexsudat maßgebend; am günstigsten ist die Prognose natürlich bei sterilem Exsudat; nahezu absolut schlecht bei der Anwesenheit hämolytischer Streptocokken; relativ gutartig scheinen die von mir häufig gefundenen grün wachsenden Streptocokken zu sein (cf. der Abschnitt: Bauchexsudat). Natürlich spielt der Füllungsgrad des Magens auch eine gewisse Rolle. Hat der Patient vor kurzem gegessen und sind erhebliche Mengen Speisebrei ins Abdomen gelangt, so ist die Infektionsgefahr eine größere als beim Duodenalulcus, bei dem wir nur sehr selten größere Speiseteile im Bauch finden.

1. Vorbereitung des Patienten zur Operation.

Einige Bemerkungen noch zur Vorbereitung für die Operation. Da die Patienten nicht selten in vollstem Wohlbefinden von der Perforation betroffen werden, ist der Magen mehr oder weniger gefüllt. Die Entleerung des Magens unter solchen Umständen halte ich für unbedingt notwendig. Ich habe das vor einiger Zeit betont (Zentralbl. f. Chirurg. 1921) und möchte hier die Forderung noch einmal unterstreichen. Wir haben zuweilen noch große Mengen Speisebreis vor der Operation aushebern können; der gefüllte Magen stellt nicht nur ein Hindernis bei der Operation (Gastroenterostomie, Resektion) dar, sowie eine gewisse Gefährdung der frischen Naht, sondern bringt auch die Gefahr der Aspiration beim Würgen in und nach der Narkose mit sich. Als ich noch nicht konsequent den Magen vor der Operation ausheberte, erlebte ich einmal einen Fall von schwerer Lungengangrän mit anaerobem Streptokokkenempyem, der erst nach langem Krankenlager zur Heilung kam. Nach mir haben noch Roedelius sowie Gandusio und Pototschnig sich für die Magenausheberung vor der Operation des perforierten Geschwürs ausgesprochen. Roedelius empfiehlt sogar eine anschließende Spülung des Magens, ein Eingriff, von dem Gandusio und Pototschnig abraten. Daß die Ausheberung des Magens vor der Operation zweckmäßiger ist, als die von Moynihan geübte Entleerung und Spülung während der Operation, bedarf wohl keiner Begründung.

Stets ist der operative Eingriff in Narkose auszuführen; uns bewährte sich bestens die durch Chloräthyl eingeleitete Äthernarkose. Örtliche Betäubung ist hier, wie auch sonst bei den akuten diffusen Erkrankungen der Bauchhöhle auszuschließen; in ganz desolaten Fällen könnte man — falls überhaupt noch eine Operation indiziert ist — in Lokalanästhesie (Leitungsanästhesie der Bauchwand, kombiniert mit der Splanchnicusanästhesie nach Kappis oder besser nach Braun) die Perforationsöffnung übernähen; zur Spülung der Bauchhöhle wäre dann ein Rausch jedoch wohl kaum zu umgehen.

Für die Schnittführung kommt in erster Linie der Medianschnitt zwischen Schwertfortsatz und Nabel in Frage. Da es sich in weitaus der Mehrzahl der Fälle um Perforationen direkt vor oder hinter dem Pylorus handelt, ist der Zugang zum Ulcus dabei häufig etwas erschwert. Deswegen pflege ich seit längerer Zeit den median unter dem Schwertfortsatz beginnen den Schnitt in leicht schräger Richtung nach rechts verlaufen zu lassen, so daß er 1—2 cm rechts vom Nabel verläuft. Der eventuell ausgehülste Rectus wird nach rechts beiseite gezogen. Die Übersicht über die Pylorusgegend und das Duodenum ist dabei sehr gut, ein Punkt, der besonders für eine eventuelle Resektion von Wichtigkeit ist. Der Schnitt verheilt genau so gut wie der Mittelschnitt. Mir scheint dieser „schräge Mittelschnitt" zweckmäßiger als der Medianschnitt mit daraufgesetztem Querschnitt nach rechts, da letzterer bei einer oft ja unvermeidlichen Infektion der Wunde leicht zu Hernien Anlaß gibt. Hat man irrtümlicherweise eine akute Appendicitis diagnostiziert und den Schnitt entsprechend angelegt, so würde ich raten, im allgemeinn den Schnitt nach oben zu und der Mitte hin zu verlängern, unter schräger Spaltung des Rectus; eventuell genügt ein einfacher Längsschnitt in der rechten Bauchseite bis zum rechten Rippenbogen. Mir scheint dieses Verfahren zweckmäßiger als einen neuen Medianschnitt anzulegen; dies würde sich nur bei hoch in der Cardiagegend sitzendem Ulcus empfehlen, einem ja recht seltenen Ereignis. Ein Anhänger der Drainage beim perforierten Ulcus könnte den Appendixschnitt für das Dreesmannrohr benutzen und den Medianschnitt im Oberbauch primär schließen.

2. Befund in der Bauchhöhle.

Beim Eröffnen des Peritoneums bietet sich fast stets ein recht charakteristischer Befund. In der Mehrzahl der Fälle entweicht Luft. Die eigenartige, aus Magensaft und entzündlichem Exsudat bestehende Peritoneumflüssigkeit erfüllt in wechselnder Menge die Bauchhöhle. Die größten Mengen fanden wir bei freier Perforation stets im kleinen Becken, aus dem man oft unglaubliche Mengen herausspült; nächstdem beiderseits unter dem Zwerchfell, am wenigsten meist in der mittleren Oberbauchgegend. Fibrinös-eitrige Beläge am Magen resp. Duodenum lenken sofort auf die Perforationsstelle hin, die, wie gesagt, fast stets in unmittelbarer Nähe des Pylorus sitzt; die Öffnung präsentiert sich dann als das bekannte, wie mit dem Locheisen ausgestanzte Loch. Wir haben nie Schwierigkeiten gehabt, die Perforationsöffnung zu finden, deswegen erscheint mir die Empfehlung von Baker, Methylenblau per os zu geben, um aus dem blaugefärbten Magensaft die Perforationsöffnung zu erkennen, recht überflüssig. Auffallend waren mir oft die geringen peritonitischen Veränderungen am Dünndarm trotz ausgesprochen eitrigen Exsudats.

3. Bauchexsudat.

Die Beschaffenheit des Exsudats ist je nach dem Alter der Perforation und nach dem Füllungszustand des Magens beim Durchbruch des Geschwürs sehr verschieden. Bei Magenperforationen findet man die verschiedensten, mehr oder minder verdauten Speisebestandteile in der freien Bauchhöhle; das Exsudat hat dann meist einen säuerlichen Geruch und gibt eine positive Salzsäureprobe; bei Duodenalperforationen habe ich hingegen nie freie Salzsäure gefunden, jedoch meist mäßige Mengen gebundener Säure. Die Farbe des Exsudats ist je nach der Beimischung von Galle (letzteres in erster Linie beim Duodenalulcus) mehr oder minder grünlich, trüb, bei älteren Perforationen serös-eitrig bis rein eitrig. Die Konsistenz ist eigenartig seifig, zuweilen mehr schleimig, fadenziehend. Schon früh finden sich dicke, mehrere Zentimeter lange eitrige Fibringerinnsel im Exsudat, wie man sie in dieser Größe kaum bei einer anderen Peritonitisform feststellen kann. Naturgemäß wird der in die Bauchhöhle übertretende Magen- resp. Duodenalinhalt sehr rasch durch das schwach alkalische Exsudat neutralisiert. Es ist aber doch bemerkenswert, daß, wie ich schon erwähnte, gebundene HCl in größeren Mengen häufig noch nachweisbar ist. Bei einer Reihe von Fällen habe ich die Säurewerte des unmittelbar vor der Operation ausgeheberten Magensaftes mit denen des Exsudats verglichen und konnte meist nur geringe Differenzen feststellen. Auffallend war, daß auch im Mageninhalt meist freie HCl fehlte (vorwiegend handelte es sich dabei um Duodenalperforationen). Ich erhielt also beispielsweise im Magensaft Werte wie 0,40, im Bauchexsudat 0,20; in diese Höhe bewegten sich meist die Zahlen.

Die hohe Bedeutung des Säuregehaltes vom Exsudat liegt nun darin, daß das Wachstum der in die Bauchhöhle übergetretenen Keime dadurch ganz offensichtlich verringert resp. völlig gehemmt wird. Brunner hat seinerzeit den experimentellen Beweis gebracht, daß der salzsäurehaltige Magensaft des Menschen nicht sehr virulent ist und erst in größeren Dosen bei Tieren eine tödliche Peritonitis hervorruft; der salzsäurefreie Magensaft erwies sich dagegen als viel gefährlicher. Daß Zusatz selbst geringster Magen-Salzsäure das Wachstum von Keimen im Reagensglas stark beeinträchtigt, läßt sich sehr leicht feststellen. Wichtig erscheint mir, daß auch gebundene Salzsäure diese wachstumshemmenden Eigenschaften besitzt; denn unsere Befunde von fehlender freier Salzsäure im Magensaft unmittelbar vor der Operation machen es doch wahrscheinlich, daß auch im Zeitpunkt der Perforation keine freie HCl vorhanden war. Ich stimme darin mit Reis vollkommen überein, welcher gebundener HCl ebenfalls keimtötende Eigenschaften beimißt. So ist es auch begreiflich, daß die Prognose bei stark saurem Magensaft resp. Bauchexsudat ceteris paribus besser ist, als bei neutraler oder gar alkalischer Reaktion. Darauf hat vor kurzem noch einmal Prader hingewiesen. Diese Tatsachen erklären es auch, daß man bei der bakteriologischen Untersuchung das Bauchexsudat nicht so selten steril findet.

4. Bakteriologische Befunde.

In der sonst so umfangreichen Literatur des perforierten Geschwürs sind Angaben über bakteriologische Befunde im Bauchexsudat auffallend spärlich. Brunner, der diesem Punkt besondere Aufmerksamkeit schenkte, konnte 1903 nur 6 kulturell beforschte Fälle feststellen, deren Resultate zudem noch nicht einmal einwandfrei waren, wie Brunner selbst betont. In diesen 6 Fällen wurde viermal das Exsudat steril gefunden und zweimal Staphylocokken festgestellt, in einem dieser beiden Fälle außerdem Coli. Von späteren Autoren bringen nur Brentano und Iselin bakteriologische Befunde. Brentano betont auch, daß das Exsudat nur sehr selten bakteriologisch untersucht sei; in vier von ihm mitgeteilten Fällen wurden zweimal Strepto- und Staphylocokken, je einmal Buttersäurebacillen und Cokken gefunden. Ob Kulturen gemacht waren oder nur Ausstrichpräparate des Baucheiters, ist nicht erwähnt. Iselin fand viermal das Bauchexsudat steril (3 mal Duodenum-, eine Magenperforation). Weitere bakteriologische Untersuchungen teilt er nicht mit. Er sagt sehr richtig, daß hier eine beträchtliche Lücke bestehe, die durch sorgfältige klinische und bakteriologische Untersuchungen ausgefüllt werden müsse. — Außer diesen dürftigen Mitteilungen habe ich keine weiteren Angaben über kulturelle Untersuchungen des Bauchexsudats finden können.

Ich selbst habe nun schon seit mehreren Jahren bei den meisten Ulcusperforationen das Bauchexsudat, eventuell auch den Geschwürsgrund sowie den Mageninhalt genau bakteriologisch durchforscht und dabei bemerkenswerte, sonst noch nicht festgestellte Befunde erheben können. Ich verfüge über 53 exakt untersuchte Fälle. 10 mal blieben hierbei die aeroben und anaeroben Kulturen steril. Zunächst ein Wort zur Untersuchungstechnik.

Wir streichen das Material (in unseren Fällen also das Bauchexsudat) zunächst auf Blutagarplatte und Drigalskiplatte aus. Die Blutplatte hat nicht nur den Vorzug, daß sie einen besseren Nährboden als die gewöhnlichen Agarplatten darstellt, sondern sie gestattet in erster Linie auch die feinere Differenzierung der einzelnen Keimarten, speziell der Streptocokken bezüglich ihrer hämolysierenden Eigenschaften. Ganz entschieden habe ich nach meinen Befunden den Eindruck, daß die ausgesprochen hämolytischen Streptocokken maligner sind als die anhämolytischen und die grünwachsenden Arten. Neben diesem aeroben Plattenverfahren legen wir in jedem Fall anaerobe Kulturen an, und zwar erstens ein Traubenzuckeragarröhrchen (die früher übliche Züchtung in hoher

Schicht in großem Kolben ist wegen der Kostspieligkeit nicht mehr möglich, auch meist nicht nötig), zweitens ein Röhrchen mit Leber-Leberbouillon; letztere stellt für Anaerobier einen ganz vortrefflichen Nährboden dar.

Ich fand nun in einem auffallend hohen Prozentsatz (19 mal bei 43 positiven Kulturen, d. h. in 44%) eine Streptocokkenart, die sich durch ihr grünliches, äußerst zartes Wachstum auf der Blutplatte deutlich von anhämolytischen und hämolytischen Streptocokken unterschied. Im Vergleich zum Pneumococcus wuchs sie viel zarter, zeigte keine Lanceolatusform, unterschied sich jedoch von ihm in erster Linie durch den Tierversuch. Für Mäuse waren diese grün wachsenden Streptocokken apathogen, während diese Tiere bekanntlich bei subcutaner Einverleibung von Pneumocokken regelmäßig in 1—2 Tagen zugrunde gehen. Im Herzblut dieser Tiere läßt sich dann der Erreger kulturell und im Ausstrich (Kapselcokken) leicht nachweisen. Dieser grün wachsende Streptococcus bildete meist nur ganz kurze Ketten, auch in flüssigen Nährböden. Er hat die größte Ähnlichkeit mit dem von Schottmüller beschriebenen Streptococcus viridans; trotzdem ich aus äußeren Gründen keine Virulenzprüfungen anstellen konnte, glaube ich, daß er mit diesem identisch ist. Es ist hier nicht der Platz, das heute sehr aktuelle Problem von der Wandelbarkeit der Streptocokken resp. Pneumocokken aufzurollen. Eine größere Reihe namhafter Forscher neigt auf Grund umfangreicher Untersuchungen zu der Annahme, daß keine prinzipiellen Unterschiede zwischen den verschiedenen hämolysierenden Streptocokken (anhämolytische Streptocokken, Streptococcus viridans, hämolytische Streptocokken) und den Pneumocokkenarten resp. dem Streptococcus mucosus bestehen. Es scheint mir daher auch fraglich, ob die neuerdings von Bieling angegebenen Differenzierungsmethoden ein Beweis für die Artenverschiedenheit dieser Keime sind. Jedenfalls veranlaßten mich diese auffallend häufigen Streptocokkenbefunde, auch chronische Ulcera bakteriologisch zu untersuchen. Unter 37 derartigen Fällen (Abimpfung vom Ulcus bei Resektionspräparaten, sonst von der Magenschleimhaut) blieben 13 mal (also in 35%) die Kulturen steril, wieder einmal ein Beweis, daß der Mageninhalt besonders beim Ulcus häufig keine wachstumsfähigen Keime enthält. Unter den 24 positiven Fällen fand ich 13 mal, d. h. in 54% grünwachsende Streptocokken, davon 12 mal in Reinkultur. Hämolytische Streptocokken konnte ich fünfmal feststellen (stets in Mischkultur mit Coli, Staphylocokken usw.), in den sechs übrigen Fällen fanden sich Coli, Pneumocokken und Staphylocokken. Diese Befunde bestätigen also das beim perforierten Ulcus festgestellte auffallend häufige Vorkommen der grünwachsenden Streptocokken. Die umstehende Tabelle (s. S. 554) gibt noch einmal eine Übersicht über die bakteriologischen Befunde beim perforierten Ulcus.

Auffallend ist zunächst das häufige Vorkommen von Reinkulturen, in über ¾ aller positiven Fälle. Es ist dies um so bemerkenswerter, als wir doch gewöhnt sind, im Magen- resp. Duodenalinhalt eine Sammlung der verschiedensten Keime anzunehmen. Man muß wohl aus diesen Befunden den Schluß ziehen, daß in den betreffenden Fällen die jeweiligen Keime eine besondere Resistenz gegenüber dem Magensaft besitzen. Besonders scheint diese Eigenschaft den oben geschilderten grünwachsenden Streptocokken zuzukommen, die wir 21 mal in Reinkultur feststellen konnten. Des weiteren erhellt sehr deutlich aus der Tabelle, daß das Bacterium coli — der im Darm nie fehlende, alle anderen Keime überwuchernde Bewohner — sich nur recht selten im Bauchexsudat fand, nur dreimal in Reinkultur, dreimal in Gemeinschaft mit anderen Keimen. Die Anaerobier spielen nur eine ganz untergeordnete Rolle, ganz im Gegensatz zu den unteren Darmabschnitten, wo wir sie eigentlich nie vermissen. Speziell bei der gangränösen Appendicitis läßt sich im stinkenden Eiter fast regelmäßig der anaerobe Streptococcus nachweisen.

Tabelle IV.

Bakteriologische Befunde im Bauchexsudat beim perforierten Ulcus.

	Reinkulturen	Mischinfektionen
1. Steriles Exsudat 10 mal	—	—
2. Grünwachsende Streptocokken	21 mal	2 mal mit anhämolytischen Streptocokken
3. Hämolytische Streptocokken	2 mal	1 mal mit Coli, 1 mal mit Staphylocokken, 1 mal mit Pneumocokken
4. Pneumocokken	4 mal	1 mal mit Hefekeimen
5. Coli	3 mal	1 mal mit anhämolytischen Streptocokken, 1 mal mit Friedländer-Bacillen, 1 mal mit anaeroben Streptocokken
6. Sonstige Keime	1 mal Hefekeime, 1 mal grampositive, nicht gasbildende anaerobe Stäbchen, 1 mal Staphyl. aur.	1 mal anaerobe Streptocokken mit grampositiven aeroben Stäbchen
Insgesamt: 10 mal steriles Exsudat	33 mal Reinkulturen	10 mal Mischinfektion

Daß die Erreger für die Prognose bis zu einem gewissen Grade bedeutsam sind, geht aus folgenden Feststellungen hervor: Von den 23 mit grünwachsenden Streptocokken infizierten Fällen gingen 6 = 26% zugrunde. Von den 6 mit hämolytischen Streptocokken (Reinkultur und Mischinfektion) infizierten Fällen starben 3 = 50%. Gegenüber dem von Askanazy beim chronischen und perforierten Magengeschwür fast regelmäßig erhobenen Befund von Soorpilzen im Geschwürsgrund erscheint mir die Tatsache bemerkenswert, daß wir niemals diese Keime im Bauchexsudat fanden, sondern nur zweimal Hefekeime, trotzdem wir unser besonderes Augenmerk auf die fraglichen Keime richteten. Ich habe oben bei der Besprechung der Histologie des perforierten Geschwürs erwähnt, daß wir auch im Geschwür selbst weder im Schnitt noch in der Kultur Soorpilze feststellen konnten.

Der Pneumococcus ist ein nicht so sehr maligner Peritonitiserreger. Das ist ja schon von anderweitigen Pneumokokkenperitoniditen bekannt; natürlich ist Voraussetzung, daß es sich nicht um eine gleichzeitige Pneumokokkenallgemeininfektion handelt. Unsere vier Fälle mit einer Reinkultur von Pneumococken im Bauchexsudat überstanden die Operation; von den beiden weiteren gleichzeitig mit hämolytischen Streptocokken Infizierten ging ein Patient zugrunde.

Schon vor längerer Zeit hatte ich gelegentlich gleichzeitig bakteriologische Untersuchungen des durch Magenaushebung gewonnenen Materials einerseits, des bei der Operation aus dem Magen (Gastroenterostomieöffnung resp. Geschwürsgrund bei Resektionen) entnommenen Saftes andererseits ausgeführt. Der leitende Gedanke bei diesen Untersuchungen war der, festzustellen, wie weit sich die gleichen Keime fanden; ließ sich tatsächlich eine weitgehende Übereinstimmung nachweisen, so hätten wir in der vor der Operation ausgeführten bakteriologischen Magensaftuntersuchung einen wichtigen Fingerzeig für die Prognose, eventuell auch für die Wahl des Operationsverfahrens beim chronischen und perforierten Ulcus. Denn beispielsweise bei der Anwesenheit hämolytischer Streptocokken ist eine Resektion ein recht gefährlicher Eingriff, da es sich bei diesen großen Operationen nie ganz vermeiden läßt, daß Spuren des Mageninhalts mit dem Peritoneum in Berührung kommen. Ich verfüge nun über 11 derart untersuchte Fälle. Die Technik sei kurz erwähnt: mittels ausgekochter Sonde wird der Mageninhalt entleert, der Inhalt in einem sterilen Kolben aufgefangen und gleich aerob und anaerob verarbeitet. Bei der Operation wird bei der Gastroenterostomie beispielsweise von dem, eröffneten Magenlumen aus abgeimpft, eventuell ein Schleimhautstückchen exzidiert und untersucht.

Dem Material liegen zumeist Ulcera ventriculi, zweimal Magencarcinome zugrunde. Achtmal, d. h. in 73% konnte ich die gleichen Keime im nüchtern ausgeheberten Magensaft und aus dem bei der Operation eröffneten Magen züchten. Natürlich finden sich im mittels Sonde gewonnenen Mageninhalt meist verschiedene Keime, während wir direkt aus dem Magen bei der Operation häufig Reinkulturen züchten. Unter den gefundenen Keimen überwiegen wieder die grünwachsenden Streptocokken, wobei als besonders bemerkenswerte Tatsache hervorgehoben werden muß, daß wir zweimal im ausgeheberten Mageninhalt hämolytische Streptocokken feststellen konnten, bei der Operation jedoch die weniger virulenten grünen Streptocokken fanden. Ob die hämolytischen Eigenschaften der Streptocokken durch die Einwirkung des Magensaftes, speziell der HCl beeinträchtigt werden, sollen weitere Untersuchungen ergeben. Nach meinen Erfahrungen möchte ich jedenfalls der bakteriologischen Magensaftuntersuchung vor der Operation eine gewisse Bedeutung beimessen, trotz der Fehlerquellen, die beim Einführen der Sonde durch die keimhaltige Mundhöhle und den Ösophagus entstehen müssen.

5. Verschluß der Perforationsöffnung.

Zwei Forderungen sind zunächst bei der Operation zu erfüllen: Verschluß der Perforationsöffnung und Beseitigung des in die Bauchhöhle gelangten, mit Exsudat vermischten Mageninhalts. Der Nahtverschluß der Perforationsöffnung ist nahezu in allen Fällen möglich und auch tatsächlich als Normalmethode von weitaus den meisten Chirurgen ausgeführt worden. Es genügt nicht, durch eine einfache fortlaufende oder Knopfnaht die Öffnung zu verschließen, sondern eine zweite sero-seröse Naht muß daraufgesetzt werden. Wegen der Brüchigkeit des Geschwürsgrundes müssen die Verschlußnähte mindestens $\frac{1}{2}$ cm vom Rand der Perforationsöffnung entfernt angelegt werden, da der Faden sonst durchschneidet. Die zweite sero-seröse Naht soll weit im Gesunden gelegt werden, so daß ein zuverlässiger Verschluß garantiert ist. Wir haben in den letzten Jahren bei unserem großen Material keinen Fall erlebt, bei dem der Verschluß der Perforationsöffnung unmöglich gewesen wäre. Als sehr zweckmäßig hat es sich auch uns — gleich vielen anderen Autoren — erwiesen, die Naht durch einen draufgelegten Netzzipfel, der eventuell frei transplantiert werden kann, zu sichern. In früheren Jahren hat man sich zum Teil mit der einfachen Naht der Öffnung begnügt, wo diese wegen der Brüchigkeit angeblich nicht möglich war, die Umgebung des Loches tamponiert und auch Heilung erzielt (Federmann u. a.). Natürlich resultiert in solchen Fällen eine Magenfistel, die aber anscheinend weitgehende Neigung zu spontanem Verschluß hat. Diese Tamponade wurde auch in Fällen angewandt, wo die Perforationsöffnung nicht auffindbar war; ein Teil der Patienten wurde geheilt. Eine ebenfalls früher mehrfach geübte Methode bestand darin, daß man ein Gummirohr in die Perforationsöffnung einnähte und wie bei einer Gastrostomie nach außen leitete; einen besonderen Vorteil sah man darin, daß die Patienten gleich durch diese Magenfistel ernährt werden konnten. In letzter Zeit haben Neumann, Salzmann und Cukor wieder dieses sonst verlassene Verfahren angewandt und berichten über gute Resultate. Das Neue an dieser Methode liegt darin, daß ein entsprechend starkes Gummirohr durch die Perforationsöffnung in den Magen eingeführt und bis ins Duodenum vorgeschoben wird. Auf diese Weise wird der Magen bei der sofort beginnenden Ernährung geschont. Das Gummirohr wird von der freien Bauchhöhle durch eine „Netzmanschette" (großes oder kleines Netz) abgeschlossen; das Netz wird dabei sowohl an der Perforationsöffnung, wie am Peritoneum parietale fixiert und so dicht um das Gummidrain gelegt, daß jede Kommunikation mit der Peritonealhöhle ausgeschlossen ist. Salzmann[1]) berichtet über eine lückenlose Serie von 84 Fällen, welche nach dieser 1909 von Neumann angegebenen Methode operiert sind. Die Gesamtmortalität betrug nur 26%, also ein recht niedriger Prozentsatz; das Material muß aber auch besonders günstig gewesen sein, da beinahe die Hälfte innerhalb der ersten 9 Stunden nach der Perforation operiert wurde. Von 44 nach den sonst üblichen Methoden (Übernähung mit oder ohne Gastroenterostomie) in dem gleichen Zeitraum Operierten gingen 70% zugrunde. Wenn tatsächlich das Material ganz gleichwertig war, so sprächen diese Zahlen ja sehr für die Neumannsche Methode, um so mehr als Salzmann von 27 Nachuntersuchten 26 völlig beschwerdefrei fand. Bei Cukor, welcher ebenfalls die Neumannsche Methode in 34 Fällen anwandte, betrug die Gesamtmortalität rund 30%.

---

[1]) Salzmann rechnet in dieser Statistik 10 mit schwerster Peritonitis eingelieferte Fälle nicht mit. Bei deren Berücksichtigung würde die Mortalität 35,7% betragen. Das Verhältnis zu den nach anderen Methoden Operierten bleibt aber insofern das gleiche, als er dort ebenfalls 10 moribund eingelieferte Fälle unberücksichtigt läßt.

Eiselsberg machte in früheren Jahren beim perforierten Ulcus neben der Übernähung regelmäßig eine Jejunostomie, einesteils um den Magen zu schonen, andererseits um sofort ernähren zu können. Simon hat vor einigen Jahren dieses Verfahren wieder empfohlen; bei 14 Fällen (darunter zwei Duodenal-ulcera) führte er 13 mal die Jejunostomie aus; die Mortalität betrug 50%. Die Jejunumfistel soll sich nach Entfernung des Schlauches rasch spontan schließen. Viele Anhänger hat diese Methode anscheinend nicht gefunden; begreiflicherweise, denn das Anlegen der Jejunumfistel erfordert ungefähr die gleiche Zeit wie eine Gastroenterostomie. Daß letztere aber unter sonst gleichen Bedingungen zweckmäßiger beim perforierten Ulcus ist als die Jejunostomie, bedarf wohl keiner näheren Begründung. Für nicht empfehlenswert halte ich einen Vorschlag von Burk, die Perforationsöffnung mittels zweier seitlich an der Perforationsöffnung angelegter und durch die ganze Bauchwand geführter Nähte fest am Peritoneum parietale zu fixieren. Die Nähte werden auf der Bauchhaut geknotet. Auf diese Weise scheint mir direkt ein in der Bauch-wand penetrierendes Ulcus geschaffen zu werden; jedenfalls darf man diese von Burk auch bisher nur einmal angewandte Methode nur als einen Not-behelf bezeichnen.

6. Excision des Geschwürs.

Besonders in früheren Jahren wurde statt der einfachen Übernähung der Perforationsöffnung häufig das Geschwür excidiert und der Defekt dann sorg-fältig vernäht. Man hat vielfach darüber gestritten, welche von beiden Methoden zweckmäßiger sei. Shoemaker konnte auf Grund seiner Sammelstatistik feststellen, daß die Operationsmortalität bei beiden Methoden die gleiche war. Auf Grund unserer Erfahrungen möchte ich folgenden Standpunkt ver-treten: Zunächst hat die Excision nur dann Berechtigung, wenn die Operation dadurch nicht nennenswert verlängert wird; bei großen Ulcera in der Magen-mitte beispielsweise verbietet sie sich daher meist von selber. Anders jedoch bei den Perforationen dicht vor oder hinter dem Pylorus (welche nach meinem Material ja 81% aller Fälle ausmachen). Hier handelt es sich fast stets um kleinere Ulcera, die an der Vorderseite sitzen und leicht zugänglich sind. Nach der Excision ergeben sich nur mäßige Löcher in der Magen- resp. Duodenal-wand, die sich rasch und sehr exakt durch zweireihige fortlaufende Naht ver-schließen lassen. Natürlich ergibt sich dann eine gewisse Verengerung des Pylorus, die uns aber nur erwünscht ist, da wir doch, wenn irgend möglich — abgesehen von ganz desolaten Fällen — eine Gastroenterostomie anschließen. Speziell bei sehr brüchigem Ulcus ist die Excision ein zweckmäßiger Eingriff. Daß andererseits auch bei gewöhnlicher exakter Übernähung ein perforiertes Ulcus binnen kurzem mit feinster linearer Narbe ausheilen kann, sah ich vor längerer Zeit bei einem Patienten, der drei Wochen nach der Operation an einer interkurrenten Erkrankung zugrunde ging. Bei Perforationen in der Pylorus-gegend ist somit die Excision kombiniert mit der Gastroenterostomie unter Umständen ein zweckmäßiges Verfahren.

7. Gastroenterostomie.

Noch vielfach umstritten ist die Frage, ob man regelmäßig oder nur unter besonderen Umständen der Übernähung des Geschwürs eine Gastroenterostomie anschließen soll. Viele Autoren formulieren sehr richtig ihre Ansicht dahin, daß eine Gastroenterostomie in erster Linie dann angelegt werden müsse, wenn durch die Naht der Perforationsöffnung eine Verengerung des Magens (speziell des Pylorus) oder des Duodenums entstände; in manchen Fällen besteht ja auch schon vor der Naht eine Ulcusstenose. In solchen Fällen bedarf die Notwendigkeit der Gastroenterostomie keiner weiteren Begründung; diese Situation trifft aber nach unseren Erfahrungen fast regelmäßig bei Perforationen des Duodenums und der Pars pylorica des Magens zu. Handelt es sich hingegen um pylorusferne Ulcera, so wird erstens durch eine vorsichtige Übernähung im allgemeinen keine Stenose resultieren; andererseits bleibt der Erfolg einer Gastroenterostomie beim pylorusfernen Ulcus ja nicht selten aus. Für die Gastroenterostomie ist heute die überwiegende Mehrzahl der Chirurgen; die Aufzählung der einzelnen Autoren ist in diesem Zusammenhang ohne Interesse. Die Möglichkeit eines späteren Ulcus pepticum jejuni darf uns von der Gastroenterostomie nicht zurückhalten; sie stellt, wie ich kürzlich noch an einem umfangreichen klinischen Material feststellen konnte, eine recht seltene, in ihrer Bedeutung heute ebenso überschätzte, wie früher vernachlässigte Komplikation dar. Von den weniger zahlreichen Autoren, die in letzter Zeit von der Gastroenterostomie abraten, nenne ich Smith, Möller, Söderlund, Walker, Cukor und Meyer.

Nach meinen persönlichen Eindrücken kann ich den Einwand nicht gelten lassen, daß die Ausführung der Gastroenterostomie den Patienten nennenswert gefährdet. Die Operation wird um 10 bis höchstens 15 Minuten verlängert, außerdem kann der Eingriff in ganz oberflächlicher Narkose ausgeführt werden. Wenn ein Patient so elend ist, daß er tatsächlich die Gastroenterostomie nicht mehr vertragen kann, dann geht er wohl auch meist ohne diesen Eingriff zugrunde. Für uns bedeutet die Gastroenterostomie nicht nur eine Entlastung des frisch übernähten Geschwürs, sondern sie soll auch die Ausheilung der so häufig noch vorhandenen anderen Ulcera (in 30—50% multiple Ulcera!) fördern. Auf diese Frage komme ich bei der Besprechung der Resektion und der Dauerresultate zurück.

8. Behandlung der Peritonitis.

Der frühere so lebhafte Streit, ob man das Bauchexsudat durch Spülung oder trockenes resp. feuchtes Austupfen beseitigen soll, ist bis zu einem gewissen Grade entschieden. Die Mehrzahl der Chirurgen hat sich für die von Rehn, Kümmell und Körte seit langer Zeit lebhaft befürwortete Spülmethode erklärt; in schonender und gründlicher Weise ausgeführt, ist diese Methode unseres Erachtens unbedingt der „Trockenmethode" überlegen. Bedingung ist freilich dabei, daß man nur bei wirklich diffuser Peritonitis spült, und daß man zweitens die Spülung richtig ausführt. Bei frischer Perforation mit kleiner Öffnung beschränkt sich die Verunreinigung der Bauchhöhle zuweilen nur auf die Oberbauchgegend, bei Duodenalperforationen nur aufs rechte Hypochondrium. In solchen Fällen ist natürlich die Spülung unangebracht, da hierbei durch die eventuell vorhandenen Keime die ganze Bauchhöhle infiziert wird. Bei diesen allerdings recht seltenen Fällen habe ich das Exsudat vorsichtig mit feuchten Kompressen ausgetupft und stets glatte Heilung erzielt. Unverständlich ist es mir immer geblieben, wie man die oft riesigen eitrigen Exsudatmengen im kleinen Becken mittels Austupfen restlos beseitigen will.

In erster Linie aber berechtigt uns die Spülmethode erst, in fast allen Fällen die Bauchhöhle wieder primär zu schließen.

Drainage.

Auch hinsichtlich des primären Schlusses gehen die Ansichten noch auseinander. Wenn auch in den letzten Jahren zweifellos bei der Mehrzahl der Chirurgen die schon 1906 von Körte empfohlene drainagelose Behandlung die Methode der Wahl geworden ist, so gibt es doch noch eine Reihe von Kliniken, die prinzipiell drainieren (Küttnersche Klinik [Melchior], ferner Anschütz, Moynihan usw.). Drainiert wird natürlich nicht von der Oberbauchwunde aus, sondern mittels eines suprapubisch durch einen Knopflochschnitt ins kleine Becken eingeführten Gummi- oder besser Glasrohrs (Dreesmannrohr). In unserer Klinik schließen wir seit Jahren nahezu stets den Bauch primär; wir haben dabei nie einen abgesackten Abszeß erlebt und die an Peritonitis zum Exitus gekommenen Fälle wären sicher auch drainiert gestorben. Bei der Sektion fand sich dementsprechend auch kaum Exsudat in der Bauchhöhle. Nur bei schwerer eitriger Peritonitis legen wir das suprapubische Drain ein; diese Fälle sind ziemlich selten. Der Wert der Drainage bei diffusen Prozessen ist ja auch eigentlich ein etwas problematischer. Zwar meint Iselin auf Grund experimenteller und klinischer Beobachtungen, daß es nach der Kochsalzspülung bei zweckmäßiger Technik (mit Vioformgaze umwickelte Gummirohre) gelingt, „trotz schwerer Entzündung des Bauchfelles, trotz Vorhandenseins von Verklebungen vor der Reinigung des Bauchfells in den ersten zweimal 24 Stunden, wahrscheinlich auch nach Entfernung des Drains durch die bleibende Drainöffnung noch länger, den ganzen Bauchraum richtig zu drainieren." Ich möchte auf Grund meiner klinischen Erfahrungen Iselin nicht so unbedingt beipflichten, wenn ich auch bestätigen kann, daß nach voraufgegangener Kochsalzspülung Verklebungen sich langsamer einstellen resp. vorher vorhandene nicht so rasch wiederkommen; davon kann man sich gelegentlich notwendiger Relaparotomien in den ersten Tagen nach der Operation überzeugen. In demselben Sinne sind auch autoptische Resultate zu verwerten.

Es könnte sich noch die Frage erheben, ob es bei dieser Form der Peritonitis Zweck hat, die Infektion des Bauchfelles chemisch oder physikalisch zu beeinflussen; chemisch durch Anwendung antiseptischer Lösungen, physikalisch durch Einbringen hypertonischer Salzlösungen in die Bauchhöhle, um so eine kräftige Exsudation, eine Umkehr des Flüssigkeitsstromes zu bewirken und dadurch der gefährlichen allzu raschen Resorption des Bauchexsudats vorzubeugen. Von der Anwendung antiseptischer Lösungen haben wir fast stets abgesehen. Die Infektion des Bauchfelles ist durchweg eine relativ blande (grünwachsende Streptocokken vom Viridanstyp, Coli, Pneumocokken); nur äußerst selten finden sich Anaerobier, welche ein stinkendes Exsudat bewirken, wie besonders der anaerobe Streptococcus putridus (vgl. das Kapitel: Bakteriologie des Bauchexsudats). Bei dieser Art der Infektion dürfte die Spülung mit stärkeren Antisepticis eher schaden als helfen; infolgedessen raten wir von Dakinlösung usw. hier ab. Über gute Resultate mit der neuerdings viel empfohlenen Preglschen Jodlösung berichtet Kleinschmidt; auch ich habe sie in einigen Fällen von perforiertem Magengeschwür angewandt; die Fälle wurden geheilt. Bei einer größeren Zahl von Peritonitiden habe ich im Anschluß an die übliche Spülung mit 0,9%iger NaCl-Lösung hypertonische Kochsalzeingießungen (3—5%ige Lösung) in die Bauchhöhle gemacht und dabei eine sehr kräftige Exsudation erzielt. Soweit eine exakte Beurteilung des Verlaufs der Peritonitis bei verschiedenen Behandlungsmethoden überhaupt möglich ist, hatte ich den Eindruck, daß diese Fälle milder verliefen als ähnliche nicht derart behandelte Peritonitiden. Die hypertonischen NaCl-Lösungen erwiesen sich mir zweckmäßiger als hypertonische Traubenzuckerlösungen (Kuhn, Reschke). Letztere bilden doch einen recht günstigen Nährboden für die verschiedenen aeroben und anaeroben Keime in der Bauchhöhle. Beim perforierten Ulcus würde ich zur Anwendung hypertonischer Lösung nur dann raten, wenn man auf den primären Schluß verzichtet, da das dabei reichlich in der Bauchhöhle gebildete Exsudat ja gerade durch das Drain nach außen abfließen soll.

9. Resektion der perforierten Geschwürs.

In den letzten Jahren ist eine Reihe von Autoren dazu übergegangen, das perforierte Geschwür radikal anzugreifen. Die guten Resultate, welche die betreffenden Chirurgen beim chronischen Ulcus mit der Resektion erzielten, ermutigten sie, auch das perforierte zu resezieren, und die überraschend günstigen Heilungsziffern rechtfertigen dann dies Vorgehen. Soweit ich sehe, sind es weniger ungünstige Resultate bei den Nachuntersuchungen früherer, konservativ operierter Perforationsfälle gewesen, welche die betreffenden Autoren zu radikalen Methoden bewogen. Für mich persönlich waren jedoch solche Gründe maßgebend gewesen, als ich 1920 zum ersten Male ein perforiertes Magenulcus mit Erfolg querresezierte. Ich hatte nämlich bei meinen schon früher begonnenen Untersuchungen über das perforierte Geschwür feststellen können, daß von 58 Nachuntersuchten, zumeist mit Gastroenterostomie Behandelten, früher Operierten nur 47% völlig beschwerdefrei geblieben waren, 20% über leichte Beschwerden klagten, hingegen nicht weniger als 12% ausgesprochene Neuerkrankungen des Magens resp. Duodenums zeigten, zumeist schwere Ulcusblutungen. Auch heute neige ich, wie damals, der Ansicht zu, daß diese manifesten neuen Ulcera weniger als Ulcera peptica jejuni aufzufassen sind, als daß es sich um nicht ausgeheilte resp. neuentstandene Duodenal- oder Pylorusulcera handelt. Treten erstere doch, wie ich oben an unseren zugrunde gegangenen Fällen zeigte, in 53% der Fälle multipel auf. Von den 16 resezierten Duodenalulcera lagen sogar 11 mal, also in 69% mehrfache Geschwüre vor. Es scheint mir nun nach unseren Nachuntersuchungsergebnissen tatsächlich die Neigung zur Spontanheilung bei diesen multiplen Geschwüren auch nach Gastroenterostomie nicht so sehr groß zu sein; dies trifft weniger auf das früher perforierte übernähte Geschwür zu, als auf die anderen, meist an der Hinterwand sitzenden, sich dem Nachweis bei der konservativen Operation meist entziehenden Ulcera.

Die erste Resektion beim perforierten Ulcus führte, soweit ich feststellen konnte, Keerly 1902 aus; bei einer 3½ Stunden alten Perforation der Pars pylorica wurde durch Billroth I Heilung erzielt. Dieser wohl nur aus besonderen Umständen radikal operierte Fall blieb lange Jahre der einzige in der Literatur mitgeteilte. Erst 1919 berichtete Haberer über einen nach der II. Billrothschen

Methode operierten und geheilten Fall. In der Folgezeit mehrten sich rasch Mitteilungen über erfolgreich radikal operierte Fälle, die meisten Autoren konnten jedoch nur kleine Zahlen bringen (Eunicke, Eberle, Massari, Schwarzmann, Dewes, Uhlrich, Bircher, Haberer, Hromada). Die nachfolgende kleine Tabelle gibt eine Übersicht über die Zahlen und Resultate einiger Autoren.

Tabelle V.

Autor	Zahl der Fälle	Operationsmethode	Operationsmortalität
Haberer	Über 12 Magen- und Duodenalulcera	Billroth I	0
Eberle	1 Magenulcus	Querresektion	0
Massari	2 Magenulcera	Billroth II	0
Schwarzmann	9	—	1 = 11%
Dewes	1	Billroth II	0
Eunicke	3	Billroth II	0
Hromada	10	—	4 = 40%
Brütt	22	18mal modifizierter Billroth II,	3 = 13%
	17 Duodenalulcera, 6 Magenulcera	5mal Querresektion	

Man sieht, die Mortalität ist auffallend niedrig; der Grund liegt allerdings darin, daß die meisten Operateure eben nur über wenige Fälle verfügen und daß es sich meist um günstige Frühfälle handelte. Nur Haberer und ich haben mehr als ein Dutzend Resektionen ausgeführt.

Die meisten Anhänger der bedingten radikalen Methode betonen nun ausdrücklich, daß die Resektion nicht die Methode der Wahl sein dürfte, aus dem einfachen Grunde nicht, weil immer noch ein nicht unerheblicher Prozentsatz der Patienten so spät nach der Perforation eingeliefert wird, daß man ihnen unmöglich einen größeren Eingriff zumuten kann. Zudem kommen die so plötzlich Erkrankten meist in das zunächst gelegene Krankenhaus, oft zu Chirurgen, die über eine größere Erfahrung in der Resektionstechnik nicht verfügen. Deswegen machte ich seinerzeit den Vorschlag, daß nur in den größeren Kliniken unter möglichst günstigen Vorbedingungen die radikale Methode in geeigneten Fällen des öfteren versucht werden möge, damit festgestellt werden kann, ob sie dem alten konservativen Operationsverfahren überlegen ist. — Maßgebend für mich ist bei der Auswahl der Fälle nicht so sehr die Stundenzahl nach der Perforation, wie der Allgemeinzustand des Patienten; in erster Linie vermeide ich die Resektion bei Leuten in höherem Alter, da diese an und für sich schon beim perforierten Ulcus eine ungleich höhere Mortalität aufweisen als junge Menschen. Daß die Infektion der Bauchhöhle bis zu einem gewissen Grade auch bei der Resektion belanglos ist, geht daraus hervor, daß nur bei wenigen meiner Fälle das Bauchexsudat steril war. Zumeist lag in den anderen Fällen eine Infektion mit den schon mehrfach erwähnten grünwachsenden Streptocokken vor.

Die Technik der Resektion ist naturgemäß dieselbe, wie beim nicht perforierten Ulcus. Ich persönlich bevorzuge die Reichel-Hofmeistersche Modifikation der zweiten Billrothschen Methode (seitliche, retrokolische Einpflanzung der obersten Jejunumschlinge in den ganzen Magenquerschnitt); die Gefahr eines späteren Ulcus pepticum jejuni ist nach den bisherigen Mitteilungen in der Literatur bei dieser Methode recht gering. Haberer empfiehlt auf Grund seiner sehr guten Resultate jetzt den Billroth I beim perforierten Ulcus. Handelt es sich um ein pylorusfernes Ulcus, kommt die Querresektion neben Billroth I und II in Frage.

Die Spülung der Bauchhöhle mache ich gleich zu Anfang der Operation, nachdem ich die Perforationsöffnung durch 2—3 Nähte provisorisch verschlossen habe. Nach vollendeter Resektion wird nochmals eine kurze Spülung angeschlossen. Natürlich muß nach der Resektion die Bauchhöhle stets primär geschlossen werden. Auffallend war mir stets, daß die Resezierten sich fast ebenso rasch erholten wie die konservativ Operierten. — Ein so großer Eingriff, wie die Resektion es trotz bester Technik stets bleibt, ist aber nur dann berechtigt, wenn erstens die Operationsmortalität die Zahlen der konservativen Methoden nicht übersteigt, und wenn zweitens die Dauerresultate mindestens ebensogut, womöglich aber besser sind. Nun stehen brauchbare Zahlen in dieser Hinsicht noch nicht zur Verfügung. In der Literatur finde ich gar nichts über diesen Punkt, da alle Autoren nur ihre Augenblicksresultate mitgeteilt haben. Von meinen über ein Jahr zurückliegenden Fällen konnte ich neun Operierte nachuntersuchen, die alle beschwerdefrei und voll arbeitsfähig waren. Die klinische Untersuchung ergab durchaus normale Verhältnisse. Natürlich kann man hier noch nicht von Dauerresultaten reden, aber das vorläufige Ergebnis ist entschieden ein erfreuliches. Betonen möchte ich noch, daß die stets durchgeführte röntgenologische Nachuntersuchung der nach Billroth II (Reichel-Hofmeister) Resezierten niemals eine abnorm rasche Ausschüttung des Magens ergab; zumeist sahen wir Bilder mit gut ausgeprägtem proximalen Magenteil und mehr oder weniger kräftiger Peristaltik; die Pars pylorica fehlte natürlich; die Entleerung in den Dünndarm erfolgte zumeist rhythmisch.

10. Nachbehandlung.

Die Nachbehandlung der Magenperforierten hat einerseits die Bekämpfung der Peritonitis zur Aufgabe, andererseits die Geschwürsbehandlung; letztere ist unbedingt auch nach Resektionen erforderlich. Die Peritonitis ist in den Frühfällen ja erst im Entstehen begriffen. Durch die Spülung haben wir die Infektionsquelle, den in die Bauchhöhle gedrungenen Mageninhalt, zwar zum größten Teil entfernt. Eine restlose Beseitigung ist aber naturgemäß niemals möglich, so daß selbst in den Fällen, wo wir bei der früh erfolgten Operation abgesehen vom Exsudat kaum eine Reaktion von seiten des Peritoneums sahen, doch noch eine allerdings meist ziemlich milde Peritonitis sich einstellt. Die klinischen Erscheinungen sind dabei meist gering; der Puls nur wenig beschleunigt, der Bauch — ganz im Gegensatz zur brettharten Spannung vor der Operation — oft vom ersten Tag an weich und kaum druckempfindlich. Daß die üblichen Methoden der Peritonitisbehandlung: Schwitzkasten, peristaltikanregende Mittel (Sennatin, Hypophysenpräparate [eventuell intravenös], Physostigmin usw.), Darmrohr etc. von der ersten Stunde nach der Operation an in Anwendung gebracht werden müssen, versteht sich von selbst. Wenn die Kranken nicht erbrechen, bekommen sie schon vor Ablauf der ersten

24 Stunden Flüssigkeit per os; zunächst nur wenige Kubikzentimeter zur Zeit. Ausnahmslos erhalten unsere Patienten schon während der Operation eine intravenöse NaCl-Infusion 2—3 Liter, in letzter Zeit nehmen wir gern Normosal. Die Infusion ist nicht nur ein vortreffliches Mittel, um den Patienten über den Operationschok hinwegzuhelfen, sondern sie nimmt dem Operierten auch das quälende Durstgefühl in den ersten zwei Tagen, wo die orale Flüssigkeitszufuhr noch beschränkt sein muß. Über die Ulcusnachbehandlung selbst ist nichts Besonderes zu sagen, da hier die allgemein bekannten Regeln gelten. In unserer Klinik halten wir uns weniger an eine schematische Ulcusdiät; wir legen den Hauptwert darauf, eine mechanisch reizlose Kost zu geben, und verbieten für mehrere Wochen Fleischnahrung, um die HCl-Sekretion möglichst einzuschränken. Aber auch nach der Entlassung aus der Klinik ist eine ärztliche Überwachung — besonders bezüglich der Diät — nicht zu entbehren.

Der weitere Heilverlauf gestaltete sich in der überwiegenden Mehrzahl der Fälle ohne besondere Komplikationen. Die Bauchwunde heilt vielfach primär, was ja auch nicht verwunderlich ist, da das Exsudat zum Teil steril ist, sonst meist nur wenig virulente Erreger aufweist. Kam es zur oberflächlichen oder tiefergehenden Eiterung der Operationswunde, so konnten wir meist den auch im peritonitischen Exsudat gefundenen Erreger wieder feststellen; häufig traf das gerade für die grünwachsenden Streptocokken zu. Um dieser Eiterung bis zu einem gewissen Grade vorzubeugen, legen wir zuweilen ein kleines Glasdrain in den unteren Wundwinkel nach primärem Schluß des Peritoneums. An sonstigen bemerkenswerten Komplikationen sind unter unseren 97 geheilten Fällen nur einmal ein subphrenischer Absceß, der transpleural eröffnet wurde, zu erwähnen, einmal eine Lungengangrän mit doppelseitigem Empyem und innerer Einklemmung an der Gastroenterostomiestelle. Über diesen bemerkenswerten Fall habe ich seinerzeit im Zentralblatt für Chirurgie berichtet. Eine ausgesprochene Pneumonie war nur einmal als Komplikation verzeichnet. Man sieht also, daß wenigstens nach meinem Material der Verlauf bei den Überlebenden nur recht selten besondere Komplikationen aufweist.

Resultate der operativen Behandlung.

Vergleicht man die Operationserfolge verschiedener Autoren, so fallen auf den ersten Blick ganz erhebliche Differenzen auf. Fast durchweg ist die Mortalität bei großen zusammenhängenden Serien höher als bei kleinen Zahlen. (Vgl. die nachfolgende Tabelle VI.) Besonders trifft das für die großen Sammelstatistiken von Brunner und Shoemaker zu. Die Ursache hierfür ist wohl in erster Linie darin zu suchen, daß kleinere Serien eher veröffentlicht werden, wenn die Resultate günstig, als wenn sie schlecht sind.

Mit Leichtigkeit könnte ich aus meinem Material Serien von 20—30 fortlaufenden Fällen mit einer Mortalität von 10—15% heraussuchen; nicht selten hatte ich 10—12 geheilte Fälle nacheinander. Es zeigt sich somit wieder einmal, daß nur größere fortlaufende Serien aus derselben Klinik ein einigermaßen getreues Bild über die Mortalität geben. Natürlich ist auch mit der fortschreitenden Technik und in erster Linie mit der zunehmenden Kenntnis des Krankheitsbildes eine gewisse Besserung der Operationsresultate eingetreten. Daß trotzdem besonders bezüglich der richtigen Diagnose und rechtzeitigen Operation noch viel zu wünschen übrig bleibt, beweist die Tatsache, daß Shoemaker

Tabelle VI.

Operationsresultate beim freiperforierten Ulcus ventriculi
und duodeni.

Autor, Jahr	Zahl der Fälle	Sitz des Geschwürs	Mortalität
1. Brunner 1913	470 (Sammelstatistik)	387 Ulc. ventr. 83 Ulc. duodeni	48%} 80%} Ges.-Mort.
2. Petrén 1904	94 (Sammelstatistik)	76 Ulc. ventr. 18 Ulc. duodeni	69% Ges.-Mort.
3. Miles u. Fowler 1914	200 (Sammelstatistik)	200 Ulc. duodeni	39% Mort.
4. Shoemaker 1914	748 (Sammelstatistik)	nur Magenulcera	47% Ges.-Mort.
5. Walker 1915	78	43 Ulc. ventr. 35 Ulc. duodeni	26,9% Ges.-Mort.
6. Söderlund 1914	22	16 Ulc. ventr. 6 Ulc. duodeni	27% Ges.-Mort.
7. Iselin 1916	25	14 Ulc. ventr. 11 Ulc. duodeni	29%} 20% 9%} Ges.-Mort.
8. Demmer 1918	52	37 Ulc. ventr. 15 Ulc. duodeni	48% Mort.
9. Möller 1916	26	20 Ulc. ventr. 6 Ulc. duodeni	46% Ges.-Mort.
10. Schülein	21	6 Ulc. ventr. 15 Ulc. duodeni	47,6% Mort.
11. Deaver und Pfeiffer	67	teils Magen-, teils Duodenalulcera	7,5% Mort.
12. Smith 1921	41	teils Magen-, teils Duodenalulcera	12,5% Mort.
13. Nötzel 1921	26	teils Magen-, teils Duodenalulcera	38% Mort.
14. Winslow 1921	29	teils Magen-, teils Duodenalulcera	55% Mort.
15. Farr 1920	24	nur Ulcera der Pylorusgegend und des Duodenums; zum Teil anscheinend gedeckte Perforationen	12,5% Mort.
16. Brütt 1922	165 (eigene Fälle)	89 Ulc. ventr. 76 Ulc. duodeni	40%} 35.8% 31%} Ges.-Mort.

in seiner Sammelstatistik 1914 die gleiche Mortalität fand wie Brunner 1903.
Was unser Material angeht, so ist die Gesamtmortalität mit 35,8% bei der
lückenlosen Serie von 165 Fällen als recht günstig zu bezeichnen; daß wenigstens
bei unserem Material in den letzten Jahren die Ergebnisse wesentlich bessere
waren, beweist die Tatsache, daß bei den letzten 60 Fällen die Sterblichkeit nur
knapp 25% betrug. Brunner vertrat seinerzeit auf Grund seiner Feststellungen
die Ansicht, daß die Mortalität beim Duodenalulcus wesentlich höher sei als

beim perforierten Magengeschwür. Diese auffallende Differenz (80% beim Duodenalgeschwür gegen 48% Mortalität beim Magenulcus) erklärt sich vielleicht bis zu einem gewissen Grade aus der damals noch mangelhaften Kenntnis des Krankheitsbildes der Duodenalperforation; später haben sich die Resultate zum Teil direkt umgekehrt, so daß Iselin 1916 die Ansicht äußerte, daß die Duodenalperforation wesentlich ungefährlicher sei. Er begründet diese Anschauung damit, daß der Duodenalinhalt für die Bauchhöhle nicht so infektiös sei, wie der oft noch unverdaute Speiseteile enthaltende Mageninhalt. In Wirklichkeit wird die Sache wohl so liegen, daß es bis zu einem gewissen Grade gleichgültig ist, wo die Perforation sitzt (natürlich abgesehen von operativ-technischen Schwierigkeiten). Maßgebend für die Prognose ist und bleibt in erster Linie das Intervall zwischen Perforation und Operation sowie die Virulenz der in die Bauchhöhle eingedrungenen Keime.

Statistische Aufstellungen darüber, ob die Mortalität bei einfacher Übernähung oder bei Übernähung + Gastroenterostomie geringer ist, haben nur einen recht geringen Wert; denn die Anhänger der Gastroenterostomie beim perforierten Ulcus werden auch in ganz schweren Fällen von diesem Eingriff absehen müssen, so daß bei ihnen von vornherein die Prognose bei der einfachen Übernähung schlechter sein wird, eben weil sie diese nur in sehr schweren Fällen machen. Wenn daher Warren bei seinem 72 Fälle betragenden fortlaufenden Material bei der einfachen Übernähung des Geschwürs 60%, bei der Gastroenterostomie nur 28% Mortalität fand, so beruht das sicher zum Teil auf der Verschiedenheit des Materials, d. h. bei den günstigen Fällen wurde eine Gastroenterostomie gemacht, bei den ungünstigen begnügte er sich mit der Übernähung. Bei meinem eigenen Material war dementsprechend auch die Mortalität bei einfacher Übernähung wesentlich höher als bei Übernähung + Gastroenterostomie.

11. Kritik der Todesfälle.

Eine kurze Betrachtung erfordern noch die Todesfälle beim perforierten Ulcus. Bei weitem der größte Prozentsatz geht an der Peritonitis zugrunde, von meinen 57 Todesfällen 80%. Ein Teil der Patienten erholt sich nicht mehr aus dem Kollaps und kommt schon wenige Stunden nach der Operation zum Exitus. Die Mehrzahl erliegt jedoch erst nach 2—4 Tagen der tödlichen Peritonitis, zu einem Zeitpunkt, wo man zuweilen den Patienten schon über das schwerste Stadium hinweggebracht zu haben glaubte, ja wir sahen vereinzelte Fälle, die erst nach 6—8 Tagen zugrunde gingen. Die übrigen 20%, d. h. 11 Patienten, starben an anderweitigen Komplikationen. Die Todesursachen waren hierbei: zweimal Pneumonie resp. Empyem, einmal Aortitis luica, dreimal Leberabscesse (je einmal mit Pylephlebitis und subphrenischem Abszeß kombiniert), einmal arteriomesenterialer Darmverschluß, dreimal Arrosionsblutungen, und zwar zweimal aus dem alten perforierten callösen Magenulcus und einmal aus einem Ulcus pepticum jejuni. Besonders interessant ist an diesem letzten Falle, daß schon drei Wochen nach Anlegen der Gastroenterostomie dieses Ulcus pepticum jejuni zu einer gedeckten Perforation geführt hatte.

Ich habe weiter oben erwähnt, daß bei den Gestorbenen die Perforation zumeist länger als 12 Stunden bestanden hatte. Von den 78 innerhalb der ersten

12 Stunden nach der Perforation Operierten waren, wie schon oben erwähnt, nur 10—12,8% zugrunde gegangen. Von diesen 10 erlagen aber nur 5 einer Peritonitis, bei den übrigen 5 lag eine der übrigen oben erwähnten Komplikationen vor. Die Mortalität an Peritonitis betrug somit in den ersten 12 Stunden nur 6,4%. Diese Zahlen besagen sehr deutlich, daß die Peritonitis in den ersten Stunden nach der Perforation durchaus keinen malignen Charakter hat. — Von den sonstigen Komplikationen sei noch eine zweimalige schwere Parotitis erwähnt; die beiden Patienten gingen am sechsten resp. achten Tag nach der Operation zugrunde, zu einer Zeit, wo die Peritonitis schon im Rückgehen begriffen war. Würde man bei diesen Fällen ebenfalls die Peritonitis nicht als Todesursache bezeichnen, ergäbe sich ein noch geringerer Prozentsatz an Peritonitistodesfällen in den ersten 12 Stunden. Brunner konnte nur bei zwei Drittel aller Todesfälle die primäre diffuse Peritonitis als Ursache feststellen, die übrigen Patienten gingen an den auch von mir beobachteten Komplikationen zugrunde, unter denen bei Brunner der subphrenische Absceß obenansteht. Auffallend häufig erfolgte bei seinem Material der Tod infolge Perforation eines zweiten Ulcus (12 mal bei insgesamt 252 Todesfällen, also in rund 5%).

12. Fernresultate der operativen Behandlung.

Auffallend dürftig sind in der Literatur die Angaben über das spätere Schicksal der wegen Geschwürsperforation Operierten. Brunner bringt trotz des sehr großen statistischen Materials nur sehr spärliche Mitteilungen, die praktisch überhaupt nicht verwertbar sind. Bonheim konnte 1904 von 9 geheilten Operierten zwei Patienten nach längerer Zeit wieder untersuchen; beide waren beschwerdefrei. Aus demselben Hamburger Krankenhause berichtet 1907 Körber über acht Nachuntersuchungen früher Operierter; drei vor drei Jahren operierte Patienten waren nahezu beschwerdefrei; von zwei Patienten, bei denen die Operation vier resp. sechs Jahre zurücklag, zeigte einer wieder neue Ulcuserscheinungen. Von Petréns 100 Patienten (Sammelstatistik!) lag bei 25 spätere Nachricht vor; von 17, bei denen die Operation mindestens zwei Jahre zurücklag, waren nur 9 ganz oder „fast" symptomenfrei, d. h. 53%, 6 zeigten geringe, 2 starke Beschwerden. Meyer fand von 15 Nachuntersuchten 13 beschwerdefrei, also ein relativ gutes Resultat. Freilich scheint die Beobachtung sich nicht auf eine längere Reihe von Jahren zu erstrecken. Bemerkenswert ist, daß Meyer bei diesen Patienten (auch bei Duodenalulcera) stets von einer Gastroenterostomie abgesehen und sich nur mit der einfachen Übernähung des Geschwürs begnügt hatte. Wegen der guten Resultate rät er von der Gastroenterostomie als Normalmethode ab (s. oben).

Zu ähnlichen Ergebnissen kommt French, welcher bei 18 nur mit Übernähung behandelten Magenperforationen 15 Patienten beschwerdefrei fand; freilich fehlen Angaben über den seit der Operation verflossenen Zeitraum. Auch Shoemaker konnte bei 9 von 10 Nachuntersuchten das Fehlen jeglicher Beschwerden feststellen. Schließlich sei noch Southam erwähnt, von dessen 37 nur mit Übernähung der Perforationsöffnung behandelten Patienten 28 noch nach zwei Jahren beschwerdefrei waren; nur in vier Fällen war eine sekundäre Gastroenterostomie erforderlich. In allerletzter Zeit machte Anschütz auf der Nordwestdeutschen Chirurgentagung in Kiel (Juli 1922) über etwa 25 nachuntersuchte Geschwürsperforationen Mitteilung mit etwa 80% guten Resultaten. Er empfiehlt deswegen die Gastroenterostomie als Normalverfahren. — Weitere Mitteilungen in der Literatur konnte ich nicht auffinden. Ich hielt es daher für wichtig, unser großes Material möglichst gründlich nachzuuntersuchen.

Über 73 Patienten, bei denen die Operation länger als ein Jahr zurückliegt, besitze ich Nachricht. Fast alle Überlebenden habe ich persönlich nachuntersucht, bei einer größeren Zahl die Magenfunktion auch röntgenologisch kontrolliert. Von diesen 73 Patienten betreffen 11 die oben erwähnten Resektionen. Schon dort betonte ich, daß das vorläufige Resultat bei diesen Patienten (die Operation liegt 1—2 Jahre durchschnittlich zurück) ein ausgezeichnetes ist, da alle 11 beschwerdefrei und voll arbeitsfähig sind. Von den übrigen 62 Operierten sind nur 26 = 42% völlig beschwerdefrei, 16 = 26% klagen über geringe Beschwerden. Würde man, wie es vielfach in Statistiken üblich, diese beiden Kategorien zusammenrechnen, kämen 68% heraus. Bei Ausschaltung der 6 Todesfälle (keiner an Magengeschwürsfolgen) würde der Prozentsatz der völlig oder nahezu Beschwerdefreien sich auf 73% erhöhen. Nun ist Statistiktreiben eine eigene Sache; es kann dabei so viel Subjektives hineingelegt werden, daß es kaum eine unanfechtbare Statistik gibt. Schon die Abgrenzung der Begriffe: leichte, starke Beschwerden usw. stößt auf Schwierigkeiten. Ich habe in meiner Aufstellung nun nur solche Leute als völlig beschwerdefrei bezeichnet, die niemals nach der Operation wieder nennenswerte Beschwerden oder klinische Erscheinungen boten. Wie unsicher die

Tabelle VII.

Fernresultate beim konservativ operierten perforierten Magen- und Duodenalgeschwür.

(Eigenes Material.)

	Völlig beschwerdefrei	Geringe Beschwerden	Starke Beschwerden	Ausgesprochene Neuerkrankungen	Spätere Todesfälle
Nach 1—2 Jahren	4	2	—	1 (1 neues Ulcus, Ulcus pepticum jejuni?)	1 (Ca. ventric.)
Nach 2—4 Jahren	8	5	6 (2 mal Ulcusblutung)	1 (1 Ulcussanduhrmagen)	2 (1 Tb. pulm.) (1 akute gelbe Leberatrophie)
Nach 4—6 Jahren	5	4	—	1 (neues Ulcus)	—
Später als nach 6 Jahren	9	5	2	3 (neue Ulcera)	3 (1 Tb. pulm., 1 Paralyse, 1 Senium.
Insgesamt	26	16	8	6	6

Angaben oft sind, erhellt beispielsweise daraus, daß bei der Nachuntersuchung die Patienten sich als völlig gesund bezeichnen, die genau erhobene Anamnese jedoch in früherer Zeit unter Umständen Erscheinungen eines blutenden Geschwürs usw. ergibt; solche Patienten als „beschwerdefrei nach der Operation" zu bezeichnen, ist natürlich nicht angängig. Die weitere Tatsache, daß eine Reihe früher Operierter nach einem längeren oder kürzeren beschwerdefreien Intervall wieder Geschwürssymptome zeigt, beweist eindringlich, daß nur langfristige Nachuntersuchungen einigermaßen zuverlässig sind. Die beifolgende Tabelle (s. S. 567) sucht einen möglichst getreuen Überblick über die Fernresultate zu geben; bei nicht weniger als 32 Patienten liegt die Operation über vier Jahre zurück. Besonders wichtig ist nun die Feststellung, daß ein nicht so geringer Prozentsatz — oft noch nach Jahren — von neuem an akuten Geschwürserscheinungen erkrankte, die sich in starken Blutungen — meist per rectum — dokumentierten. In acht Fällen war dies zu verzeichnen; auf die 56 Überlebenden verrechnet, macht das 14% aus. Ich habe oben auseinandergesetzt, daß diese Blutungen weniger auf das alte perforierte Ulcus oder auf ein Ulcus pepticum jejuni zu beziehen seien, als auf bei der Operation übersehene multiple Ulcera. Mit auf diesen Erfahrungen fußend, habe ich die Resektion des perforierten Geschwürs in geeigneten Fällen durch geeignete Hand empfohlen. Von Interesse wäre noch die Frage, ob die Spätresultate nach einfacher Übernähung oder nach Naht + Gastroenterostomie besser sind. Da bei uns die Gastroenterostomie seit Jahren die Methode der Wahl ist, haben wir nur wenige Fälle mit einfacher Übernähung zu verzeichnen. Von 8 noch lebenden Nachuntersuchten waren 3 völlig beschwerdefrei, 2 klagten über leichte Beschwerden, 1 über starke und 2 zeigten neue ausgesprochene Ulcuserscheinungen. Wenn bei einer so geringen Zahl überhaupt ein Urteil erlaubt ist, muß man diese Resultate als recht mäßig bezeichnen. Übrigens handelt es sich durchweg um viele Jahre zurückliegende Fälle, meist um Magenperforationen. Demgegenüber empfiehlt, wie schon oben erwähnt, eine Reihe von Autoren auf Grund guter, allerdings nicht langfristiger Dauerresultate auch heute noch die einfache Gastroenterostomie als Normalverfahren (Meyer, French, Shoemaker, Southam).

VI. Die gedeckte Perforation.

In früheren Jahren wurden unter dem Krankheitsbild der „chronischen Perforation" sowie der „Perforation mit umschriebener Absceßbildung" verschiedenartige Krankheitsbilder zusammengefaßt, die wir nach unseren heutigen Kenntnissen besser trennen. Die von Schnitzler zuerst sogenannte gedeckte Perforation entsteht nach diesem Autor in der Weise, daß die Perforationsöffnung durch das sofort sich bildende Exsudat wieder verschlossen wird resp. eine rasche Verklebung mit den Nachbarorganen, speziell mit der Leberunterfläche herbeigeführt wird; der eventuell in die Bauchhöhle gelangte spärliche Magen- oder Duodenalinhalt soll eine ganz kurzdauernde umschriebene Peritonitis erzeugen. Zweifellos entspricht diese Auffassung den Tatsachen, wie man sich leicht bei einschlägigen Operationen überzeugen kann. Die weiteren Folgerungen von Schnitzler sind aber von verschiedener Seite angegriffen worden. Sicher besteht seine Behauptung nicht zu Recht, daß vor der Perforation keine Adhäsionen vorhanden sein könnten (vgl. Gruber - Hart), und auch die Annahme, daß jedem chronischen penetrierenden Ulcus eine umschriebene Perforation vorausgehe, ist für die Mehrzahl der Fälle wohl nicht haltbar (vgl. Payr). Die tägliche Erfahrung beweist doch augenscheinlich, daß ausgedehnte Adhäsionen bei sicher noch nicht perforiert gewesenen Ulcera vorhanden sein können. In diesem Sinne sind auch die von Aschoff, Askanazy u. a. erhobenen Befunde zu verwerten, daß der Grund älterer Geschwüre zum Teil aus perigastritischen Auflagerungen besteht, so daß von der ursprünglichen Magenwand überhaupt nichts mehr vorhanden ist. Diese Auflagerungen brauchen aber nicht erst im Anschluß an eine gedeckte Perforation entstanden sein. Ein sehr lehrreiches Beispiel in dieser Hinsicht ist die Abbildung 2, wo sich die freie Perforationsöffnung inmitten einer alten fibrösen periduodenalen Auflagerung befindet. Schon Mikulicz schildert 1897 anschaulich und richtig den Vorgang der Geschwürsdeckung. Er schreibt: „Eine vielleicht geringfügige Lücke im Geschwürsgrund ist ursprünglich durch Verklebung mit den Nachbarorganen gedeckt". Leichtere Fälle heilen nach seiner Ansicht spontan, in schweren Fällen kommt es trotz der Deckung zur fortschreitenden Peritonitis oder zum subphrenischen Absceß. Zweifellos lag in der Mehrzahl der früher unter der Diagnose „Perigastritis" laufenden Fälle ein chronisches Ulcus resp. eine gedeckte Perforation vor. Nach meinen Erfahrungen scheint mir nun die gedeckte Perforation ein ziemlich häufiges Ereignis zu sein; manche als schwere Gastralgien bezeichnete Fälle gehören wahrscheinlich hierher.

1. Klinisches Bild und operative Behandlung.

Das klinische Bild, wie es Schnitzler anschaulich schildert, ist in der Mehrzahl der Fälle so eindeutig, daß man bei Kenntnis des Krankheitsbildes sehr wohl die richtige Diagnose stellen kann. So konnte Schnitzler seine 1912 operierten vier Fälle vorher richtig diagnostizieren, Finsterer gelang es ebenfalls, vier Fälle vor der Operation richtig zu deuten und durch Resektion zu heilen.

Ganz allgemein gesagt, ähnelt der klinische Befund weitgehend dem einer akuten freien Perforation; die Symptome sind jedoch nicht so stark ausgeprägt und der Allgemeinzustand der Kranken ist ein weniger schwerer. Zumeist ist eine Ulcusanamnese festzustellen; die Patienten erkranken genau so plötzlich wie bei der freien Perforation, können unter Umständen kollabieren. Als besonders charakteristisch möchte ich auch hier den Schulterschmerz hervorheben, der bei anderen akuten Erkrankungen der Bauchhöhle ohne ausgiebige Beteiligung des Peritoneums meist fehlt. Das auch für die freie Perforation nicht charakteristische Erbrechen kann fehlen, zuweilen ist es vorhanden. Diese mehr oder weniger stürmischen Erscheinungen können sehr rasch zurückgehen, so daß der Patient nur noch einen leichtkranken Eindruck macht, wenn der Arzt ihn zuerst sieht. Der Untersuchungsbefund ist nun meist recht charakteristisch: Die Patienten klagen über lebhafte Schmerzen im Epigastrium resp. in der rechten Oberbauchgegend. Es läßt sich ein sehr starker Druckschmerz in dieser Gegend mit starker Muskelspannung feststellen, während das übrige Abdomen meist weich und völlig schmerzfrei ist. Einzelheiten sind nicht herauszutasten, insbesondere ist kein umschriebener Tumor zu fühlen. Die Schmerzen strahlen in den Rücken oder, was besonders bezeichnend ist, nach der rechten, seltener nach der linken Schulter zu aus. Die Zunge ist entweder gar nicht oder nur wenig belegt, nicht trocken. Die Temperatur ist meistens nicht erhöht, der Puls langsam, kräftig. Die übrige Organuntersuchung ergibt keinen besonderen Befund; im Stuhl fällt die Blutprobe in der Regel negativ aus; hebert man den Magen aus, so wird man meist kein Blut finden, jedoch unter Umständen für ein Ulcus bezeichnende Säurewerte. Die Leukocytenzahl ist meist mäßig erhöht. Diese akuten Erscheinungen in der Oberbauchgegend können natürlich auch durch anderweitige Erkrankungen hervorgerufen werden, insbesondere ist an die akute Cholecystitis resp. eine Gallensteinkolik zu denken. Bei diesen Gallenblasenerkrankungen ist jedoch meist eine charakteristische Anamnese zu erheben, der Druckschmerz ist noch umschriebener als bei einer gedeckten Geschwürsperforation; ferner wird man bei schweren Cholecystitisfällen meist eine vergrößerte Gallenblase tasten können, unter Umständen jedoch kann die Differentialdiagnose recht schwierig sein. Gewisse Schwierigkeiten kann des weiteren die Unterscheidung von einer subakut verlaufenden Pankreatitis sein, zumal bei dieser die Zuckerprobe im Urin häufig negativ ist. Daß Lungen- und Pleuraaffektionen stärkere Schmerzen in der Oberbauchgegend machen können, sei auch hier noch einmal erwähnt. In Summa wird die Anamnese uns — ähnlich wie bei der freien Perforation — nicht selten mit die wichtigsten Fingerzeige für die Diagnose geben.

a) Indikation zur Operation.

Die Entscheidung, ob man in jedem Falle sofort operativ eingreifen soll, ist deswegen schwierig, weil ein anscheinend nicht so ganz geringer Prozentsatz spontan ausheilt und die Operation nach Abklingen der akuten Erscheinungen in der Regel weniger Gefahren in sich birgt. Natürlich kann man bei konservativ gebesserten resp. geheilten Fällen nicht mit absoluter Sicherheit behaupten, daß eine gedeckte Perforation vorgelegen hat. Das klinische Bild ist jedoch oft so eindeutig, daß eine andere Erkrankung kaum in Frage kommt. Auf Grund unserer Erfahrungen möchte ich meinen Standpunkt folgendermaßen präzisieren: Sind die Erscheinungen schwer, liegt eine ausgesprochene Ulcusanamnese vor, so würde ich unbedingt zur Operation raten; schon aus dem Grunde, weil im Beginn der Erkrankung zuweilen nicht sicher zu entscheiden ist, ob eine freie oder eine gedeckte Perforation vorliegt. Sind die Erscheinungen weniger stürmisch, beschränkt sich der Druckschmerz auf die Oberbauchgegend bei sonst weichem, nicht druckschmerzhaftem Abdomen, dann ist zunächst ein abwartendes Verhalten gerechtfertigt. Bei derartigen gedeckten Perforationen gehen erfahrungsgemäß die akuten Erscheinungen recht rasch zurück. Natürlich ist strengste Bettruhe einzuhalten, 24 Stunden ist die Nahrung per os zu sistieren (Tropfeneinläufe). Vom zweiten Tag ab ganz vorsichtig flüssige Nahrung (Tee, später Milch usw.) per os; anschließend Ulcuskur. Es ist meines Erachtens nicht zu bezweifeln, daß die Chancen einer Intervalloperation, d. h. nach Abklingen der Perforationserscheinungen noch günstiger sind als im akuten Stadium. Selbstverständlich wird man bei der gedeckten Perforation sich hüten müssen, durch zu langes Abwarten den richtigen Zeitpunkt zur Operation zu versäumen. Deswegen in allen Fällen, die nicht von vornherein gutartig erscheinen, lieber sofortige Operation.

b) Befund bei der Operation.

Nach Eröffnung des Peritoneums ist man häufig zunächst überrascht, kein Exsudat oder nur ganz geringe Mengen zu finden. In keinem meiner operierten Fälle fand ich Magen- resp. Duodenalinhalt in der Bauchhöhle. Das meist serofibrinöse Exsudat ist auf die Umgebung des Geschwürs beschränkt; es ist häufig steril, kann jedoch auch schon infiziert sein. Bei sieben bakteriologisch durchforschten Fällen blieb viermal das Exsudat steril; zweimal fanden sich die mehrfach erwähnten charakteristischen grünwachsenden Streptocokken; einmal aerobe, grampositive, gasbildende Stäbchen. — Eine Perforationsöffnung ist zunächst nicht zu sehen, hingegen weisen die intensive Rötung der Serosa, eventuell Verklebungen usw. auf den Sitz des Geschwürs hin. Fast stets ist die Unterfläche der Leber (meist des rechten Lappens) mit dem Geschwür locker verbacken; hebt man dann die Leber leicht an, so sieht man die typische kreisrunde Perforationsöffnung. Es ist ja ohne weiteres verständlich, daß es ohne das Dazwischentreten des Chirurgen in solchen Fällen zu einer allmählich innigeren Verklebung und späteren Verwachsung zwischen Leber und Magen resp. Duodenum kommen kann; solche Fälle imponieren dann eventuell später als penetrierende Ulcera (Schnitzler). In anderen Fällen führt jedoch die primäre lockere Verklebung nicht zu dauerndem Abschluß, sondern später erfolgt noch ein Durchbruch mit diffuser Peritonitis. Stellt man bei der Operation den oben skizzierten Befund fest, so gibt es für das weitere Handeln zwei Wege: entweder in üblicher Weise Übernähung des Geschwürs mit oder ohne anschließende Gastroentostomie oder Resektion. Für letztere tritt insbesondere Finsterer ein auf Grund von vier glücklich operierten Fällen. Zweifellos ist das Risiko der Resektion hierbei ceteris paribus geringer als bei der freien Perforation; ich möchte daher ebenfalls für geeignete Fälle das radikale Vorgehen empfehlen, wenngleich ich selbst bisher nur 2 derartige Fälle zu operieren Gelegenheit hatte (gedeckte Perforation eines callösen Magenulcus; Resektion Reichel-Hofmeister; glatte Heilung). Eine Spülung der Bauchhöhle ist nicht angebracht, da es sich um einen umschriebenen, oft nicht einmal infektiösen Prozeß handelt. Austupfen des Exsudats mit feuchten oder trockenen Kompressen genügt vollständig. — Die Nachbehandlung unterscheidet sich nicht von der des chronischen Geschwürs.

Die Mitteilungen in der Literatur über die gedeckte Perforation sind recht spärlich. Moynihan hat schon 1907 unter dem Namen subakute Perforation ein Krankheitsbild beschrieben, welches mit dem der gedeckten Perforation absolut identisch ist. Er weist auch auf den gleichen stürmischen Beginn, wie bei der freien Perforation hin und empfiehlt dringend die sofortige Operation. Vier Ursachen sind es nach seiner Ansicht, die in solchen Fällen die freie Peritonitis verhindern können: 1. Leersein des Magens, sofortige Verklebung der Öffnung; 2. Verstopfung der Geschwürsöffnung durch einen Netzpfropfen (eigene Beobachtung von Moynihan); 3. Verschluß der Öffnung durch Fibringerinnsel; 4. Verlötung des Geschwürs mit der Bauchwand, der Leber oder dem Pankreas. Im Gegensatz zu Moynihan empfiehlt Lund schon früher bei leichteren Fällen das abwartende Verhalten. Schnitzler berichtete 1912 über vier operierte Fälle, von denen drei geheilt wurden. Außer der mehrfach erwähnten Arbeit Finsterers und einer kurzen Erwähnung Hellers, welcher bei gedeckter Perforation Abwarten empfiehlt, finde ich in der Literatur keine Arbeiten, die sich näher mit der gedeckten Perforation beschäftigen. Mein eigenes Material umfaßt 8 operierte Fälle (5 Duodenum-, 3 Magenperforationen), sowie 5 nichtoperierte geheilte Patienten, bei denen der klinische Befund jedoch so eindeutig war, daß die Diagnose kaum in Zweifel gezogen werden kann. Bei sechs Operierten, die nur sehr geringes Exsudat in der Umgebung des Geschwürs zeigten, wurde die Gastroenterostomie ausgeführt. Sämtliche Patienten überstanden den Eingriff und sind zumeist auch später beschwerdefrei geblieben. Bei einem dieser Patienten, der ebenfalls typisch wie bei einem freiperforierten Ulcus erkrankt war, wurde zunächst wegen raschen Abklingens der Erscheinungen abgewartet. Drei Wochen später wurde dann zur Operation geschritten und dabei ein derbes, locker mit der Unterfläche der Leber verlötetes Ulcus duodeni festgestellt. Intensiv entzündlich gerötete Adhäsionen in der Umgebung deuteten auf einen akuten Prozeß hin. In diesem Falle wurde von einer Lösung des Geschwürs Abstand genommen und nur die hintere Gastroenterostomie mit Pylorusverschluß mit Erfolg ausgeführt. Nur in zwei in letzter Zeit operierten Fällen habe ich, wie schon oben erwähnt, reseziert; es handelte sich um callöse Ulcera der Magenmitte mit gedeckter Perforation und mäßigen Mengen Exsudats; in beiden Fällen glatte Heilung.

Einer kurzen Besprechung bedürfen noch die konservativ behandelten Fälle, die auch alle in Heilung ausgingen. Die klinischen Erscheinungen waren durchaus die gleichen wie bei den Operierten. Teils wegen des raschen Abklingens der Erscheinungen, teils weil die Operation von seiten der Patienten verweigert war, wurde von einem Eingriff Abstand genommen. Wegen des erheblichen Interesses solcher noch recht wenig allgemein bekannter Fälle seien ganz kurz die Befunde wiedergegeben:

1. 32jähriger Mann, drei Jahre magenkrank, war ½ Jahr hier wegen blutenden Geschwürs intern behandelt. Jetzt vor vier Tagen ganz plötzlich mit heftigsten krampfartigen Schmerzen im Oberbauch erkrankt, kollapsartiger Zustand, Schulterschmerz links, kein Erbrechen. Rasches Verschwinden der schwersten Symptome, ein intensiver Schmerz bleibt jedoch zurück. Einlieferung in die Klinik am vierten Tag der Erkrankung.

Befund: Leidlicher Allgemeinzustand, intensiver Druckschmerz mit Muskelspannung im ganzen rechten Oberbauch bis zur Appendixgegend hin, sonst Abdomen o. B. Leukocyten 9300. Temperatur um 38°. Kein okkultes Blut im Stuhl. Sonst Organe o. B. Sehr langsames Zurückgehen der Erscheinungen. Röntgenaufnahme am neunten Tag der Erkrankung: Etwas erweiterter Magen, unscharfer, sehr druckempfindlicher Pylorus und Anfangsteil des Duodenums. Am folgenden Tag hohe Temperatur und Verstärkung der Erscheinungen, dann allmählich Besserung. Operation verweigert.

2. Be., 35jähriger Mann. Keine Magenanamnese. Seit acht Tagen langsam zunehmende Schmerzen im rechten Oberbauch. Jetzt im Anschluß an eine Mahlzeit mit enormen krampfartigen Schmerzen im Epigastrium und unter dem Rippenbogen erkrankt; kein Erbrechen. Kalter Schweiß auf der Stirn. Kollapszustand. Wegen Peritonitis ins Krankenhaus.

Befund: Kräftig, blaß, Temperatur 38°. Bauch eingezogen, rechter Oberbauch bretthart, gespannt, hochgradig druckschmerzhaft. Übriges Abdomen ein wenig gespannt und druckschmerzhaft. Schmerz zieht bis zu den Schulterblättern. Leberdämpfung verschmälert. Stuhl und Winde angehalten.

Diagnose: Gedeckte Perforation.

Die vorgeschlagene Operation wird abgelehnt. Etwa 10 Stunden später gleicher Befund, dann langsames Zurückgehen bei zunächst noch unveränderter Temperatur. Acht Tage lang subfebrile Temperatur. Nie okkultes Blut im Stuhl. Magensaft: starke Hyperacidität. Röntgen: Hyperperistaltik, am unteren Umfang der Pars horizontalis superior des Duodenums; kleine, nischenartige Ausstülpung. [Gebessert entlassen. Weiteres Schicksal unbekannt.

3. Sp., 42jähriger Mann. Seit längerer Zeit leichter Druck im Magen. Vor 42 Stunden plötzlich unterwegs erkrankt mit krampfartigen Schmerzen im Epigastrium, kein Erbrechen. Leichte Besserung nach einigen Stunden.

Aufnahmebefund: Blaß, mager, Zunge belegt. Temperatur 38°. Leukocyten 15 000. Kein Ikterus. Intensiver Druckschmerz mit brettharter Muskelspannung im rechten Oberbauch bis zum Epigastrium. Leichte Darmparese.

Diagnose: gedeckte Perforation. Operation strikte abgelehnt. 10 Tage lang Temperatur bis 39° bei dauernd starker Spannung, jedoch Zurückgehen der Darmparese. Lungen stets o. B. Röntgen: Divertikelartige Ausstülpung an der kleinen Kurvatur nahe am Pylorus. Probe-Frühstück: Normale Werte. Auf Wunsch entlassen. Zwei Monate später Wiederaufnahme wegen abermaliger krampfartiger Schmerzen, jedoch diesmal geringer; nur geringer lokaler Befund. Operation abermals abgelehnt.

4. Me., 52jähriger Mann. Seit Jahren typische Ulcusbeschwerden. Verschlimmerung seit 14 Tagen. Vor vier Tagen im Anschluß an eine Mahlzeit plötzlich krampfartiger Schmerz im Epigastrium; kalter Schweiß auf der Stirn, kein Erbrechen, beiderseits Schulterschmerz.

Befund: Mager, etwas blaß, kein Ikterus. Oberbauch beiderseits bretthart, übriges Abdomen kaum druckschmerzhaft. Leukocyten 11 000. Langsames Abklingen unter Fieberabfall. Operation zunächst nicht erforderlich. Röntgen: Hyperperistaltik, Druckschmerz in der Pylorusgegend, sonst o. B.

5. Br., 49jährige Frau. Seit vielen Jahren unregelmäßige Schmerzen in der Oberbauchgegend, besonders nach dem Essen. Wegen Ulcus wiederholt behandelt. Heute plötzlich mit hochgradigen krampfartigen Schmerzen im Epigastrium erkrankt. Schulterschmerz beiderseits. Kein Erbrechen. Rasche Zunahme der Beschwerden. Sistieren von Stuhl und Winden.

Befund: Blaß, unterernährt, belegte Zunge. Intensiver Druckschmerz mit starker Muskelspannung im Epigastrium, sonst Abdomen nur mäßig druckempfindlich. Gallenblasengegend frei.

Diagnose: Gedeckte Magenperforation. Zurückgehen der Erscheinungen unter mäßig erhöhter Temperatur innerhalb von zwei Tagen. Röntgen: Spastischer Ulcussanduhrmagen. Blutprobe im Stuhl negativ, normale Säurewerte. Operation abgelehnt. Späteres Schicksal unbekannt.

Die vorstehenden fünf Fälle gestatten mit ziemlich weitgehender Sicherheit die Diagnose „Gedeckte Perforation", eine ganze Reihe anderer Fälle, bei denen die Diagnose nur mit einer gewissen Wahrscheinlichkeit gestellt werden konnte, lasse ich ganz unberücksichtigt.

c) Perforation mit umschriebenem Absceß.

Während sonst in einer sicher nicht so geringen Zahl von gedeckten Perforationen eine Art Spontanheilung sich einstellt, meist allerdings unter Fortbestehen des Geschwürs — bildet sich zuweilen im Anschluß an das umschriebene Exsudat ein abgesackter Absceß aus. Freilich können solche umschriebenen Abscesse auch den seltenen Endausgang einer nicht operierten freien Perforation bilden. In diesem Falle pflegt der Absceß aber meist eine wesentlich größere Ausdehnung zu haben, oft bis zum Zwerchfell zu reichen, oder auch multipel aufzutreten. Unter meinem Material finden sich nur fünf derartige Abscesse verzeichnet (bei 178 operierten Perforationen also 2,8%). Melchior konnte bei 716 aus der Literatur gesammelten Duodenalperforationen achtmal, d. h. in rund 1% abgesackte Abscesse feststellen, Mayo sogar in 4,5%. Die klinische Diagnose wird bei Ulcusanamnese im allgemeinen möglich sein. In einer Reihe von Fällen wird jedoch erst der operative Eingriff die Sachlage klären. Ist die Diagnose auf Absceß gestellt, so ist damit auch die Indikation zur Eröffnung des Eiterherdes gegeben. Von großer praktischer Bedeutung ist es, ob gleichzeitig noch eine Magen- resp. Duodenalfistel besteht, d. h. ob die Perforationsöffnung noch frei mit dem Absceß kommuniziert. Daß dies keineswegs immer der Fall zu sein braucht, beweisen drei von mir operierte Fälle. Ist die Perforationsöffnung jedoch noch in freier Verbindung mit dem Absceß, so muß sie, wenn irgendmöglich, geschlossen werden. Wenn auch eine Spontanheilung der Fistel nach Incision des Abscesses noch möglich ist, so sind doch andererseits Fälle beschrieben, in denen die Patienten an Inanition zugrunde gingen (Literatur bei Melchior). Man muß also selbst im infizierten Gebiet einen Verschluß der Perforationsöffnung erstreben oder durch eine Gastroenterostomie resp. Jejunostomie die Fistel auszuschalten suchen. Als seltene Spätkomplikation eines umschriebenen Perforationsabscesses erwähne ich einen von mir beobachteten Fall von Pylephlebitis mit multiplen Leberabscessen. Zum Schluß seien noch kurz meine fünf eigenen Fälle angeführt:

1. 49jähriger Mann. Seit Jahren magenleidend. Verschlimmerung in den letzten Tagen; kein typischer, stürmischer Beginn. Befund: Mager, intensiver Druckschmerz mit Muskelspannung im Epigastrium und rechten Oberbauch. Operation: An der kleinen Kurvatur nahe dem Pylorus ein kleines perforiertes Ulcus mit umschriebenem Absceß, der eine Reinkultur von hämolytischen Streptocokken enthält. Übernähung. Hintere Gastroenterostomie. Heilung. Nach acht Jahren fast beschwerdefrei.

2. 57jähriger Mann. Seit sechs Jahren Druck in der Magengegend, häufig Erbrechen. Verschlimmerung seit sechs Wochen; keine typische Perforationsanamnese. Befund: Elend, blaß, im Epigastrium derbe, mäßig druckempfindliche Resistenz, übriges Abdomen o. B., dilatierte Bauchvenen. Operation: Zwischen vorderer Bauchwand, Leber und Magen liegender kleinfaustgroßer Absceß mit derben perforierten Ulcus. Austupfen des Eiters. Excision des Geschwürs. Mikroskopisch: Einfaches Ulcus. Nach 14 Tagen Exitus an Pneumonie. Sektion: Ø Peritonitis, callöses Ulcus ventr.

3. 59jähriger Mann. Keine Ulcusanamnese. Beim Heben eines schweren Gegenstandes plötzlich intensive Schmerzen im Epigastrium. Erbrechen. Sofort ins Krankenhaus. Befund: Kräftig gebaut, etwas blaß. Temperatur 38°. Leukocyten 15 000. Im Epigastrium stark druckschmerzhafte Resistenz, sonst Bauch o. B. Zunächst konservative Behandlung auf der inneren Station; nach 14 Tagen wegen Zunahme der Erscheinungen, höheren Fiebers usw. Überweisung an den Chirurgen. Operation: Zwischen Leber und Magen ein hühnereigroßer stinkender Absceß; Magenwand umschrieben derb infiltriert; keine Perforationsöffnung mehr zu sehen. Gallenblase, Pankreas o. B. Im Eiter anaerobe Streptocokken. Tamponade, Heilung.

4. 48jähriger Mann. Lange typische Ulcusanamnese; rasch zunehmende Verschlimmerung seit 14 Tagen, kein akuter Beginn. Befund: Sehr elend, blaß. Temperatur 38°. Leukocyten 11 000. Trockene Zunge; im Epigastrium intensiver Druckschmerz mit Muskelspannung; übriger Bauch weich. Blutprobe im Stuhl Ø. Röntgen: Schattenausfall in der Pars pylorica, anscheinend durch einen oberhalb des Magens liegenden Tumor; Absceß? Operation: Zwischen Magen und Leber umschriebener Absceß, Perforation nicht zu finden; Drainage. Exitus nach 15 Tagen. Sektion: Ulcus der Pars pylorica, Pylephlebitis, Leberabsceß. — In diesem letzten Falle konnte bei der Sektion keine sichere Perforation festgestellt werden, doch ist es nach dem ganzen Verlauf und dem übrigen Sektionsbefund wohl nicht zu bezweifeln, daß eine gedeckte Perforation die Ursache des Abscesses und der späteren Komplikationen war.

5. 61jähriger Mann. Ein Jahr Magenbeschwerden; vor drei Tagen plötzlich starke Schmerzen rechts im Oberbauch, Erbrechen. Zunächst vom Arzt konservativ behandelt. Nach drei Tagen in die chirurgische Klinik. Befund: Blaß. Temperatur 38⁰. Intensiver Druckschmerz mit Muskelspannung im Epigastrium und unter dem rechten Rippenbogen. Kein Schulterschmerz. Übriges Abdomen weich. Diagnose: Gedeckte Perforation mit Absceß? Operation: Faustgroße Absceßhöhle um das Duodenum herum, callöses Ulcus mit schon festverklebter Perforationsöffnung. Kultur: Staphylocokken. Gallenblase o. B. Hintere Gastroenterostomie. Tamponade des Abscesses. Glatte Heilung.

2. Geschwürsdurchbrüche an der Rückwand des Duodenums.

Zu der Perforation mit umschriebener Absceßbildung muß man auch die Geschwürsdurchbrüche an der Rückwand des Duodenums rechnen. Zu einer primären freien Peritonitis kann es hier naturgemäß nicht kommen, da dieser Wandabschnitt des Duodenums — abgesehen von den ersten 2 cm — ja retroperitoneal liegt. Zudem liegen die hierbei in Betracht kommenden Geschwüre häufig weiter vom Pylorus entfernt. Entweder stellt sich also ein umschriebener retroduodenaler Absceß ein, oder der aus der Perforationsöffnung fließende Duodenalinhalt bahnt sich rasch einen Weg nach abwärts hinter dem Colon ascendens bis ins Becken hinein, es entsteht also eine retrocolische Phlegmone. Diese Fälle sind sehr selten, Melchior konnte bis 1917 nur 8 Fälle aus der gesamten Literatur sammeln; wie maligne diese Fälle sind, geht daraus hervor, daß alle Patienten zugrunde gingen bis auf ein 17jähriges Mädchen, bei welchem im Anschluß an die Operation sich eine erst nach Monaten heilende Duodenumfistel einstellte. Das klinische Bild ist recht verschieden, nur selten das einer akuten Perforation. Meist verläuft die Erkrankung unter den Erscheinungen eines abgesackten Abscesses, der am häufigsten oberhalb des rechten Leistenbandes zum Vorschein kommt, weniger häufig unter dem rechten Rippenbogen oder in der Lumbalgegend. Meist wurden diese Abscesse incidiert und der Inhalt (galliger Duodenalinhalt) ließ dann ein perforiertes Ulcus vermuten; zuweilen erfolgte die Klärung erst auf dem Sektionstisch. Ich selbst konnte vor kurzem einen hierher gehörigen sehr instruktiven Fall beobachten, der wegen der großen Seltenheit dieser Affektion kurz mitgeteilt sei.

Ein 57jähriger, früher stets gesunder Mann erkrankte mehrere Wochen vor der Aufnahme mit unbestimmten Schmerzen im Oberbauch, nie Erbrechen. Vor etwa 20 Stunden rasche Verschlimmerung der Beschwerden, schweres Krankheitsgefühl, zunehmende Auftreibung des Leibes. Kein Schulterschmerz, kein Erbrechen, kein Teerstuhl. Befund: Cyanotischer, fetter Mann, macht einen schwerkranken Eindruck; Zunge trocken, Lungen o. B. Puls 100, etwas klein; kein Fieber. Bauch etwas aufgetrieben; intensiver Druckschmerz mit nur geringer Muskelspannung im Epigastrium und im rechten Oberbauch. Die Diagnose lautete: Pancreatitis acuta oder perforiertes Ulcus, vielleicht gedeckte Perforation. Bei der sofort vorgenommenen Laparotomie bot sich überraschenderweise nicht der geringste krankhafte Befund in der Bauchhöhle, kein Exsudat, Därme kollabiert, Magen, Gallenblase o. B.; Duodenum ebenfalls. Das Pankreas zeigte ein deutliches, wenn auch nur geringes Ödem, sonst jedoch normale Beschaffenheit, keine Fettgewebsnekrosen; nirgends ein retroperitonealer Absceß zu sehen. Nach Einlegen eines Gummirohres in die Bursa omentalis Schluß der Bauchhöhle. Zwei Tage später Exitus unter pneumonischen Erscheinungen bei weichem, aufgetriebenem Abdomen. Die Sektion klärte nun den unbefriedigenden Operationsbefund in überraschender Weise auf: 1 cm hinter dem Pylorus fand sich an der Rückwand des Duodenums ein pfenniggroßes Ulcus mit großer Perforationsöffnung, welches zu einer ausgedehnten, bis zur rechten Fossa iliaca reichenden retroperitonealen, hämorrhagischen Phlegmone geführt hatte. — An keiner Stelle fand sich ein Durchbruch in die freie Bauchhöhle.

Das höchst Bemerkenswerte dieses Falles liegt darin, daß bei dem anscheinend sehr bald nach der Perforation erfolgten operativen Eingriff trotz genauesten Absuchens der Bauchhöhle kein sicherer krankhafter Befund festgestellt werden konnte. Es wurde daher die Annahme eines perforierten Ulcus als Fehldiagnose gebucht. Die Sektion gab dann der klinischen Diagnose recht. Offenbar war bei der Operation die retrocolische Phlegmone erst im Entstehen begriffen; jedenfalls hatte sie nicht annähernd die Ausdehnung wie bei der Autopsie. Dieser Fall lehrt also, daß man bei klinisch sicherer Ulcusperforation auch die Rückwand des Duodenums freilegen muß, falls der Befund bei der Laparotomie ein anscheinend negativer ist.

X. Die peripheren Nervenoperationen bei spastischen Lähmungen.

Von

Walter Lehmann-Göttingen.

Mit 25 zum Teil farbigen Abbildungen.

Literatur.

1. **Alessandri:** Nervenoperation wegen Athetosis. 7. Kongr. d. italien. Ges. f. Orthop. 1912. Zeitschr. f. orthop. Chirurg. Bd. 31, S. 710. 1913.
2. **Allison:** The technique of nerv alcoholization in the treatment of spasticity and muscle group isolation. Surg., gynecol. a. obstetr. Vol. 11, p. 595. 1910.
3. — Muskelgruppenisolierung zur Beseitigung spastischer Lähmungen. Zeitschr. f. orthop. Chirurg. Bd. 31, S. 444. 1913.
4. — und **Schwab:** Muscle group isolation and nerve anastomosis in the treatment of the paralysis of the extremities. Surg., gynecol. a. obstetr. Vol. 11, Nr. 3, p. 318 u. 240. 1910.

5. Anderle, Helene: Zur Lehre von der Querschnittstopographie der Nerven an der oberen Extremität. Zeitschr. f. angew. Anat. u. Konstitutionsl. Bd. 1, S. 255. 1914.

6. Anzilotti: Stoffelsche Operation bei spastischer Lähmung. 7. Kongr. d. italien. Ges. f. Orthop. 1912. Zeitschr. f. orthop. Chirurg. Bd. 31, S. 709. 1913.

7. — Considérations sur l'opération de Stoffel pour paralysie spastique. Lyon chirurgical Tom. 11, Nr. 5, p. 470. 1914.

8. — Ulteriori osservazioni sull' operazione di Stoffel per paralisi spastiche. Arch. di orthop. Tom. 31, Nr. 1, p. 46. 1914.

9. — La cura delle paralisi spastiche. Società Italiana ortop. 11. Kongr. 1920.

10. Biesalski: Grundsätzliches zur Behandlung der Littleschen Krankheit. Münch. med. Wochenschr. Nr. 31, S. 1634. 1910.

11. — Diskussion zur Stoffelschen Operation. Verhandl. d. dtsch. orthop. Ges. 11. Kongr. 1912. Zeitschr. f. orthop. Chirurg. Beilageh. Bd. 30, S. 48. 1912.

12. — Die spastischen Lähmungen der Kinder und ihre Behandlung. Münch. med. Wochenschr. 1913. Nr. 8, S. 434.

13. — Orthopädische Behandlung der Nervenkrankheiten im Lehrbuch der Orthopädie von Fr. Lange. 2. Aufl. S. 165ff. Jena: Fischer 1922.

14. Borchardt: Gehirn- und Nervenschüsse, insbesondere Spätchirurgie. Bruns' Beitr. z. klin. Chirurg. Bd. 101, H. 1, S. 82. 1916.

15. — und Wjasmenski: Der Nervus medianus. Bruns' Beitr. z. klin. Chirurg. Bd. 107, H. 5, S. 553. 1917.

16. Borchardt-Cassirer-Perthes: Nervenverletzungen in Handb. d. ärztl. Erfahrungen im Weltkriege 1914/18. Bd. 2, Chirurg. 2. Teil. Leipzig: Barth 1922.

17. Bülow-Hansen: Erfahrungen über Stoffels Operation bei spastischen Lähmungen. 10. Verhandl. d. orthop.-chirurg. Vereinig. in Kopenhagen 1913. Zentralbl. f. Chirurg. Nr. 42, S. 1634. 1913.

18. Bundschuh: Beiträge zur Stoffelschen Operation zur Beseitigung spastischer Lähmungen. Bruns' Beitr. z. klin. Chirurg. Bd. 86, H. 2/3, S. 378. 1913.

19. Cramer: Vorstellung nach Stoffel operierter Kinder. 46. Vers. d. Vereinig. niederrhein.-westfäl. Chirurg. 1913. Zentralbl. f. Chirurg. 1914. Nr. 7, S. 280.

20. Delbet: Société de chirurg. de Paris. Séance du 19 novembre. Bull. et mém. de la soc. de chirurg. Tom. 39, p. 1478. 1913.

21. Dustin: Zitiert nach Riquier.

22. Erlacher: Über die motorischen Nervenendigungen. Zeitschr. f. orthop. Chirurg. Bd. 34, S. 561. 1914.

23. Ettorre, Enrico: L'operazione di Stoffel nelle paralisi spastiche. Società Lombarda di scienze med. biol. In Milano Tom. 11, Nr. 2. 1922.

24. — Gli esiti a distanza della cura delle paralisi spastiche. Arch. di orthop. Tom. 37. 1922.

25. Eversbusch: Versuch einer einheitlichen Erklärung der Lähmungserscheinungen bei der infantilen cerebralen Hemiplegie. Münch. med. Wochenschr. Nr. 21, S. 627. 1921.

26. — Experimentelle Untersuchungen über die Lähmungstypen bei der cerebralen Kinderlähmung. Zeitschr. f. orthop. Chirurg. Bd. 41, S. 481. 1921.

27. Förster: Die Erkrankungen der Pyramidenbahn. Berlin: Karger 1906.

28. — Das phylogenetische Moment in der spastischen Lähmung. Berl. klin. Wochenschrift. 1913, Nr. 26 u. 27. S. 1217 u. 1253.

29. — Übungsbehandlung bei Nervenerkrankungen mit und ohne voraufgegangene Operationen. Zeitschr. f. physikal. Therapie. 1913. Juniheft.

30. — Die operative Behandlung der spastischen Lähmungen (Hemiplegie, Monoplegie, Paraplegie) bei Kopf- und Rückenmarksschüssen. Dtsch. Zeitschr. f. Nervenheilkunde Bd. 58, S. 151. 1918.

31. Frank: Die parasympathische Innervation der quergestreiften Muskulatur und ihre klinische Bedeutung. Berl. klin. Wochenschr. 1920. Nr. 31, S. 725.

32. Fränkel: Die infantile cerebrale Hemiplegie. Zeitschr. f. orthop. Chirurg. Bd. 15, S. 207.

33. Fründ: Littlesche Krankheit, nach Stoffel operiert. Dtsch. med. Wochenschr. 1915. Nr. 7, S. 211.

34. Gaugele und Gümbel: Die Littlesche Krankheit und ihre Behandlung. Jena: Fischer 1913.

35. van Gehuchten nach Marinesco: Recherches sur l'atrophie musculaire et la contracture de l'hémiplégie organique. Semaine méd. 1898. p. 464.

36. Gill, Bruce: Surgery of spastic paralysis. Ann. of surg. Vol. 67, p. 529. 1918.

37. — Stoffels operation for spastic paralysis with report of thirty-two cases. Journ. of orthop. surg. Vol. 3, Nr. 2, p. 52. 1921.

38. Ghiron, Vittorio: I medoti di Foerster e di Stoffel nella cura della paralisi spastica. Morgagni 1914, Annata 56, Nr. 26, p. 401 et Nr. 27, p. 417.

39. Girgolaff: Diskussion zu dem Vortrage von Wreden. Verhandl. d. russ. chirurg. Pirogoff-Ges. Petersburg Mai 1922. Ref.: Zentralorg. Bd. 20, H. 9, S. 443. 1923.

40. Grekoff: Ebenda.

41. Gocht: Operation zur Beseitigung von Adductionscontracturen. 16. Kongr. d. dtsch. orthop. Ges. 1922. Zeitschr. f. orthop. Chirurg. Beilageheft Bd. 42, S. 478. 1922.

42. Guradze: Beitrag zur Stoffelschen Operation. Verhandl. d. dtsch. orthop. Ges. 1912. Zeitschr. f. orthop. Chirurg. Beilageheft Bd. 30, S. 22. 1912.

43. Harris: Diskussion zu Allison und Schwab. Surg., gynaecol. a. obstetr. Vol. 11, p. 240. 1910.

44. Haß: Stoffelsche Operation. Münch. med. Wochenschr. 1916. Nr. 49, S. 1731.

45. d'Orsay Hecht: Diskussion zu Allison und Schwab. Surg., gynaecol. a. obstetr. Bd. 11, S. 240. 1910.

46. Heinemann: Über Schußverletzungen der peripheren Nerven nebst anatomischen Untersuchungen über den inneren Bau der großen Nervenstämme. Arch. f. klin. Chirurg. Bd. 108, S. 107. 1917.

47. Henschen: Resektion des Nervus obturatorius vor seinem Eintritt in den Canalis obturatorius zur Beseitigung der spastischen Adductorencontractur. Zentralbl. f. Chirurg. 1913. Nr. 51, S. 1947.

48. Hesse: Diskussion zu Wreden. Ref.: Zentralorg. Bd. 20, H. 9, S. 443. 1923.

49. Hohmann: Meine Erfahrungen mit der Stoffelschen Operation bei spastischen Lähmungen. Münch. med Wochenschr. 1913. Nr. 25, S. 1368.

50. Hoffa: Die Orthopädie im Dienste der Nervenheilkunde. Mitt. a. d. Grenzgeb. d. Med. u. Chirurg. Bd. 5, S. 645. 1900.

51. — Die spastische Lähmung der Kinder und ihre Behandlung. Dtsch. med. Wochenschrift 1906. Nr. 18, 19, 20, S. 705.

52. — Orthopädische Chirurgie. 6. Aufl. Stuttgart: Enke 1921.

53. Jansen, Murk: Über die Länge der Muskelbündel und ihre Bedeutung für die Entstehung der spastischen Contracturen. Zeitschr. f. orthop. Chirurg. Bd. 36, S. 1. 1917.

54. Kirsch: Bemerkungen zur Stoffelschen Operation mit Krankendemonstrationen. Vereinig. mitteldtsch. Chirurg. 1922. Zentralbl. f. Chirurg. 1922. Nr. 45, S. 1680.

55. Kofmann: Erfahrungen mit der Stoffelschen Operation. Verhandl. d. dtsch. orthop. Ges. 11. Kongr. 1912. Zeitschr. f. orthop. Chirurg. Beilageh. Bd. 30, S. 27. 1912.

56. Köllicker: Beitrag zur Stoffelschen Operation. Zentralbl. f. Chirurg. 1913. Nr. 35, S. 1372.

57. König: Über die bei cerebralen Kinderlähmungen in Betracht kommenden prädisponierenden ätiologischen Momente. Dtsch. Zeitschr. f. Nervenheilk. Bd. 13, S. 181. 1898.

58. Kreuz: Zur intrapelvinen extraperitonealen Resektion des Nervus obturatorius nach Selig. Arch. f. Orthop. u. Unfallchirurg. Bd. 19, H. 2, S. 232. 1921.

59. Lange: Diskussion über die Stoffelsche Operation. Verhandl. d. dtsch. orthop. Ges. f. Chirurg. 11. Kongr. 1921. Zeitschr. f. orthop. Chirurg. Beilageh. Bd. 30, S. 50. 1912.

60. Lauenstein: Die Resektion des Nervus obturatorius zur Beseitigung der Adductorencontractur aus zentraler Ursache. Zentralbl. f. Chirurg. 1892. Nr. 11, S. 217.

61. Lehmann: Die Chirurgie der peripheren Nervenverletzungen. Berlin: Urban und Schwarzenberg 1921.

62. Lewandowski: Bemerkungen über die hemiplegische Contractur. Zeitschr. f. Nervenheilk. Bd. 39. 1905.

63. Lewandowsky: Über die Bewegungsstörungen der infantilen cerebralen Hemiplegie und über die Athétose double. Ebenda. S. 339.
64. Lorenz: Über die chirurgisch-orthopädische Behandlung der spastischen Paralyse.
Wien. klin. Rundschau. 1897. S. 226.
65. — Diskussion zur Stoffelschen Operation. Verhandl. d. dtsch. Ges. f. Orthop. 11. Kongreß 1912. Zeitschr. f. orthop. Chirurg. Beilageh. Bd. 30, S. 51. 1912.
66. Lorrain: La paraplégie spasmodique. Thèse de Paris 1898.
67. Lubinus: Spastische Lähmungen und Förstersche und Stoffelsche Operation. Münch.
med. Wochenschr. 1912. Nr. 18, S. 1017.
68. Mauclaire: Société de chirurg. de Paris. Séance du 19 novembre 1913. Bull. et
mém. de la soc. d. chirurg. Bd. 39, S. 1478. 1913.
69. Müller: Erkrankungen des Rückenmarks und seiner Häute. In Handb. d. inn.
Med. von Mohr und Staehelin. Berlin: Julius Springer 1912.
70. Nutt: Intraperineural neurotomy. An operation for infantil cerebral hemiplegia.
With report of two cases. Americ. journ. of orthop. surg. Bd. 7, Nr. 2. Ref.:
Zentralbl. f. Chirurg. 1910. Nr. 44, S. 519.
71. Oppenheim: Lehrbuch der Nervenkrankheiten. 6. Aufl. 1913.
72. Peltesohn: Zur orthopädisch-chirurgischen Behandlung der Lähmungen. Münch.
med. Wochenschr. 1912. Nr. 22, S. 1246.
73. Perrone und Tanfani: Contributo alla topografia fascicolare dello sciatico popliteo
esterno in un caso di lesione isolata del nervo musculo cutaneo in prossimità del
collo del perone. La chirurgia delgi organi di movimento Tom. 3, Nr. 2/3, p. 332.
1919.
74. Pietri und Riquier: Contributo alla determinazione della topografia fascicolare
del nervo cubitale al braccio. La chirurgia delgi organi di movimento Tom. 3, Nr. 2/3,
p. 336. 1919.
75. Pollock: Diskussion zu Allison und Schwab. Surg., gynecol. a. obstetr. Vol. 11,
p. 240. 1910.
76. Putti: Zur Frage der Behandlung der spastischen Lähmungen. 7. Kongr. d. italien.
Ges. f. Orthop. 1913. Zeitschr. f. orthop. Chirurg. Bd. 31, S. 709. 1913.
77. Quénu: Société de chirurg. de Paris. Séance du 19 novembre 1913. Bull. et mém.
de la soc. de chirurg. Tom. 39, p. 1478. 1913.
78. Rehn: Elektrophysiologie krankhaft veränderter menschlicher Muskeln. Dtsch.
Zeitschr. f. Chirurg. Bd. 162, S. 155. 1921.
79. — Über myoelektrische Untersuchungen bei hypnotischer Katalepsie. Klin. Wochenschrift 1922. Nr. 7, S. 309.
80. Riquier: Intorno alla sistematizzazione fascicolare dei nervi periferici. Bolletino
della Società medico-chirurgica Pavia. 1920. Annata 33, Nr. 1/2, p. 9.
81. Rokitzki: Diskussion zu Wreden. Ref.: Zentralorg. Bd. 20, H. 9, S. 443. 1923.
82. Sachs: Lehrbuch der Nervenkrankheiten des Kindesalters. Deuticke 1897.
83. Schiller: Die Behandlung der spastischen Paralyse mit Resektion der peripheren
Nerven. Budapesti orwosi ujsag Bd. 10, S. 462. 1912. Ref.: Jahresber. über d.
Fortschr. a. d. Geb. d. ges. Neurol. u Psychiatr. 1912. S. 1972.
84. Schwab und Allison: The surgical treatment of athetosis and spasticities by muscle
group isolation. Journ. of nervous and mental dis. Vol. 36, Nr. 8. 1909.
85. Selig: Die intrapelvine extraperitoneale Resektion des Nervus obturatorius und
anatomische Studien über die Topographie dieses Nerven. Arch. f. klin. Chirurg.
Bd. 103, S. 994. 1914.
86. — Zur extraperitonealen Resektion des Nervus obturatorius bei Spasmen der Adductoren. Zeitschr. f. angew. Anat. u. Konstitutionsl. Bd. 1, H. 2, S. 97. 1914.
87. Spiller, Frazier und van Katthoven: Treatment of selected cases of cerebral,
spinal and peripheral nerve palsies and athetosis by nerve transplantation. Americ.
journ. of the med. sciences. Vol. 131, p. 430. 1906.
88. Spitzy: Die neurologische Stellung der spastischen Lähmung und ihre Behandlung
mit Nervenplastik. Zeitschr. f. orthop. Chirurg. Bd. 20, S. 571. 1908.
89. — Fortschritte auf dem Gebiete der Chirurgie der peripheren Nerven. Behandlung
von Lähmungen mit Nervenplastik. Wien. klin. Wochenschr. 1909. Nr. 46,
S. 1590.

90. Spitzy: Ziel der Nervenplastik. Verhandl. d. dtsch. Ges. f. Orthop. 11. Kongr. 1911. Zeitschr. f. orthop. Chirurg. Beilageh. Bd. 29, S. 50. 1911.

91. Stein: Stoffelsche Operation und Nervenplastik. Verhandl. d. dtsch. Ges. f. Orthop. 11. Kongr. 1912. Zeitschr. f. orthop. Chirurg. Beilageh. Bd. 30, S. 30. 1912.

92. — Neue Wege zur Nervenplastik. Münch. med. Wochenschr. Nr. 26, S. 1427. 1912.

93. Stern: Klinische Studien über die Zukunft nervenkranker Kinder mit spinalen und cerebralen Lähmungen. Jahrb. f. Psychiatr. u Neurol. Bd. 32, S. 139. 1911.

94. Stoffel: Eine neue Operation zur Beseitigung der spastischen Lähmungen. Münch. med. Wochenschr. 1911. Nr. 47, S. 2493.

95. — Die Technik meiner Operation zur Beseitigung spastischer Lähmungen. Münch. med. Wochenschr. 1912. Nr. 52/53, S. 2860 u. 2916.

96. — Die Technik meiner Operation zur Beseitigung spastischer Lähmungen. Verhandl. d. dtsch. Ges. f. Orthop. 11. Kongr. 1912. Zeitschr. f. orthop. Chirurg. Beilageh. Bd. 30, S. 1. 1912.

97. — Zum Bau und zur Chirurgie der peripheren Nerven. Ebenda S. 177.

98. — Beiträge zu einer rationellen Nervenchirurgie. Münch. med. Wochenschr. 1913. S. 175.

99. — Zur Behandlung der spastischen Lähmungen. Zeitschr. f. orthop. Chirurg. Bd. 34, S. 124. 1914.

100. Tinel: Zitiert nach Anzilotti.

101. Tilmann: Diskussion zur Stoffelschen Operation. Vereinig. niederrhein.-westfäl. Chirurg. 1913. Zentralbl. f. Chirurg. 1914. Jahrg. 41, Nr. 7, S. 281.

102. Vaglio: Zitiert nach Anzilotti.

103. Vogt: Cerebrale Kinderlähmung. Handb. d. Neurol. Bd. 3, S. 277. Springer 1912.

104. Vulpius: Sehnenoperation und Nervenoperation bei spastischen Lähmungen. Verhandl. d. dtsch. Ges. f. Orthop. 11. Kongr. 1912. Zeitschr. f. orthop. Chirurg. Beilageh. Bd. 30, S. 282. 1912 und Münch. med. Wochenschr. 1912. Nr. 27, S. 1491.

105. — Diskussion über Stoffelsche Operation. Verhandl. d. dtsch. Ges. f. Orthop. 11. Kongreß 1912. Zeitschr. f. orthop. Chirurg. Beilageh. Bd. 30, S. 53. 1912.

106. — Über die Sehnenverpflanzung in der Behandlung der spinalen Kinderlähmung, ihre Indikation, Technik und Resultate. Ebenda S. 173.

107. Vulpius-Stoffel: Orthopädische Operationslehre. Stuttgart: Enke 1920.

108. Wreden: Partielle endoneurale Resektionen zur Behandlung spastischer Contracturen der Hand bei infantiler Hemiplegie. Verhandl. d. russ. chirurg. Pirogoff-Ges. Petersburg 1922. Ref. Zentralorg. Bd. 20, H. 9, S. 442. 1923.

109. Ziehen: Krankheiten des Gehirns und der Hirnhäute im Kindesalter. In Handb. der Nervenkrankheiten im Kindesalter von Braun-Cramer-Ziehen. Berlin: Karger 1912. S. 545.

Einleitung.

Am Ende des vorletzten und zu Beginn des letzten Dezenniums erfuhr die Behandlung der spastischen Lähmungen einen weiteren Ausbau durch eine Reihe neuer Methoden. Untersuchungen namhafter Chirurgen und Neurologen gaben die Möglichkeit, tiefer in das Wesen der spastischen Zustände einzudringen und dementsprechend die Therapie von neuen Gesichtspunkten aus verheißungsvoller zu gestalten. Die Durchschneidung der hinteren Wurzeln stellt die eine Behandlungsart dar, durch welche die bisher üblichen, im wesentlichen orthopädisch-korrigierenden Methoden erweitert wurden; die anderen modernen Maßnahmen, die mit der hinteren Radikotomie und den bisherigen Methoden in Konkurrenz treten, greifen am peripheren Nervensystem an.

Es ist nicht möglich, die Berechtigung und Verwertbarkeit der peripheren Nervenmethoden, die den Gegenstand der vorliegenden Abhandlung bilden sollen, kritisch zu beleuchten, ohne vorher kurz auf Pathogenese, Erscheinungsformen und Theorie der spastischen Lähmungen und Contracturen einzugehen, wie sie, wenn auch noch Gegenstand mancher Kontroversen, heute im allgemeinen anerkannt erscheinen.

I. Bemerkungen über spastische Lähmungen und die in Betracht kommenden verschiedenen Nervenoperationen.

1. Wesen der spastischen Lähmung.

Unter einer Contractur versteht man nach Förster jede unwillkürlich bedingte, abnorm gesteigerte Fixierung eines Gliedes in einer bestimmten Stellung. Dabei muß man unterscheiden zwischen einer myogenen Schrumpfungscontractur (retractions tendineuses ou fibreuses), die durch eine bindegewebige Veränderung des Muskels charakterisiert ist, und der eigentlichen spastischen Contractur, die einer Veränderung der aktiven Spannung, des Funktionszustandes des Muskels und einer Verminderung der elastischen Dehnbarkeit des Muskels entspricht. Die Schrumpfungscontractur stellt das Endstadium der eigentlichen spastischen Contractur dar. Nach Stoffel findet sich dieses Endstadium nur in den seltensten Fällen, und zwar nur dann, wenn ein Glied besonders lange und unbewegt in derselben Stellung gehalten wird. Auf diesem Standpunkt steht auch Förster, im scharfen Gegensatz zu Lewandowski, nach dessen Ansicht die meisten spastischen Contracturen Schrumpfungscontracturen darstellen.

Sowohl die Ansicht Lewandowskis wie die Stoffels ist eine extreme, und der Mittelweg ist auch hier der richtige. Eine große Zahl von Contracturen beruhen nur auf Spasmen, d. h. auf einer tonischen Verkürzung des Muskels. Eine in tiefer Narkose vorgenommene Untersuchung belehrt uns in diesen Fällen darüber, daß die Contractur ohne weiteres ausgleichbar ist, in anderen Fällen hingegen ist es nicht möglich, einen Ausgleich herbeizuführen, weil sich Muskeln und Sehnen tatsächlich verkürzt haben. Das beweisen die nicht so seltenen Fälle, bei denen eine Schwächung des motorischen Nerven nicht genügte, sondern zur Behebung der Contractur noch eine Sehnenverlängerung hinzugefügt werden mußte.

Neurogene Contracturen können die verschiedensten Ursachen haben. Uns interessieren im wesentlichen die bei Erkrankung der corticospinalen Leitungsbahnen entstehenden. Der Pyramidenbahn kommen nach Förster zwei Funktionen zu. Erstens leitet sie die Willensimpulse vom Großhirn zum Rückenmark, und zweitens dämmt sie die spinale Reflexerregbarkeit ein. Beide Funktionen gehen nebeneinander her. Bei Schädigung einer Pyramidenbahn werden die hemmenden Fasern eher geschädigt als die innervatorischen, mag der Sitz der Schädigung im Gehirn selber oder im spinalen Teil der corticospinalen Bahn liegen. Nur ein kleiner Teil dieser spastischen Contracturen beruht auf pathologischer Reizung der Pyramidenbahnen bzw. der Rinde; die meisten stellen nach Förster Ausfallscontracturen dar. Infolge des Ausfalls der hemmenden Fasern fließen die sensiblen Reize aus der Peripherie in ungehemmtem Maße zum Rückenmark, und dementsprechend strömen die Reize vom Rückenmark zu den Muskeln, die in eine erhöhte Spannung geraten. Diese erhöhte Spannung äußert sich in einem elastisch federnden Widerstand, auf den man stößt, wenn man die Contractur zu lösen sucht. Sie läßt sich aber — und das ist wichtig — in der überwiegenden Mehrzahl der Fälle in Narkose lösen, und hierin unterscheidet sie sich von der Schrumpfungscontractur

Es ist stets von Interesse gewesen, warum bei den spastischen Lähmungen ganz bestimmte Muskelgruppen von der Contractur befallen werden. Auf die Theorien von van Gehuchten, L. Mann, Monakow soll an dieser Stelle nicht näher eingegangen werden; es sei in dieser Hinsicht auf die ausführlichen Arbeiten Försters verwiesen. Es erscheint so viel sicher, daß bei spastischen Lähmungen nicht etwa eine elektive Lähmung bestimmter Muskelgruppen vorhanden ist, sondern daß bei gleicher primärer Lähmung bzw. Parese die Formen der typischen Contracturen im wesentlichen durch äußere Momente bedingt werden. Für die Ausbildung einer Contractur ist längeres Verweilen eines Gliedes in einer bestimmten Stellung maßgebend. Dabei ist es prinzipiell von Bedeutung, daß jede Muskelgruppe dazu neigt, in einem Zustand spastischer Verkürzung zu verharren, wenn die Insertionspunkte der betreffenden Muskeln einander genähert werden. Es gelingt tatsächlich durch Annäherung der Muskelansätze, eine jede beliebige Contracturstellung zu erzeugen. So kann man aus der Streckcontractur eine Beugecontractur, aus einer Adductionscontractur eine Abductionscontractur durch Fixation der Glieder in den entsprechenden Stellungen hervorrufen. In dem Moment, in dem die Muskeln einander genähert sind, werden sie hypertonisch, ihre Antagonisten hypotonisch. Sogenannte typische Contracturen sind deswegen die Äußerung der für die spastische Extremität natürlichen und bequemsten Lage. So ist es verständlich, daß bei dem liegenden Individuum der Fuß durch den Druck der Bettdecke in Spitzfußstellung gebracht wird und dementsprechend eine Gastrocnemiuscontractur entsteht. Liegen die Beine vollkommen gestreckt, so wird eine spastische Streckcontractur im Knie sich ausbilden, wie sie Förster bei 50 Hemiplegikern 45 mal fand, die sich aber bei Beugung des Knies ebenso leicht in eine Beugecontractur überführen ließ. Bei einer spastischen Lähmung der Hand ist die natürliche Lage die Pronation. Dementsprechend entsteht die Pronationscontractur. In ähnlicher Weise sind die anderen typischen Contracturenformen zu erklären. Neben den äußeren Momenten können die Glieder durch unwillkürliche Bewegungen in Stellungen geführt werden, aus denen sie infolge der Lähmung der Antagonisten nicht mehr herausgebracht werden können.

Indessen hat es doch den Anschein, als ob außer diesen sicher nicht zu leugnenden äußeren Momenten noch andere für die Entstehung der typischen Muskelcontractur verantwortlich zu machen sind. Es besteht nämlich ungeachtet der äußeren Einflüsse die Neigung zu bestimmten Contracturen. Förster kam deshalb zu der Auffassung, daß sich die typischen Contracturen auf fixierte subcorticale Reflexsynergien zurückführen lassen, welche Beziehungen haben zu der Extremitätenhaltung bei dem neugeborenen Kinde und Analogien aufweisen zu den Kletterbewegungen der Affen. Förster glaubt, daß die einfachen Reflexe in Form komplizierter Bewegungen verlaufen. So soll die Stellung spastischer Contracturen die Fixation einer Kletterbewegung sein. Die subcorticalen Zentren sollen nach dem Wegfall der Pyramidenbahn „die Muskeln sowohl in der Ruhe als auch bei Bewegung gerade in einer solchen Kletterbewegung innervieren, wie es ihrer ursprünglichen Aufgabe im Dienst der Lokomotion bei den Tieren entsprochen hat". Durch eingehende Analysierung der Affenbewegung und der kindlichen Bewegung sucht Förster diese Annahme zu stützen. Sie hat zweifellos viel Bestechendes; immerhin ist es fraglich, ob die ganze Betrachtungsweise der Contracturen nicht zu einseitig die Ursache der Prädilektionscontractur nur im zentralen Nervensystem sucht. Deswegen erscheinen mir neuere Untersuchungen von Murk Jansen beachtenswert, in welchen vom rein anatomischen Standpunkt aus die Frage der spastischen Contracturen behandelt wird.

Jansen hat an einer mit Formalin gehärteten Leiche genaue Messungen über die Länge der Muskelfasern in den einzelnen Extremitäten vorgenommen. Es zeigte sich, daß zwischen der Bündellänge und der Kraft, welche für den einzelnen Muskel gefordert wird, ein gewisser Zusammenhang besteht und zwar in dem Sinne, daß die langbündligen Muskeln verhältnismäßig schwach sind, während mit der Abnahme der Bündellänge eine Zunahme der Kraft einhergeht. Die Muskeln mit der größten Bündellänge sind vorwiegend Beuger, Adductoren und Einwärtsdreher, es sind proximierende Muskeln oder Proximatoren, die Muskeln mit den kürzesten Bündeln haben eine distierende oder distendierende Wirkung, sie sind als Distatoren oder als Distentatoren zu bezeichnen. Von den Distatoren, z. B. den Abductoren des Oberschenkels, wird viel mehr Kraft gefordert als von den Adductoren. Die proximierenden schwachen Muskeln unterscheiden sich aber nicht nur in der Länge der Bündel, sondern auch in ihrem Äußern. Während nämlich die proximierenden Muskeln fast in ihrer ganzen Länge von Fleischbündeln eingenommen werden und an ihrem Ende nur kurze Sehnenstreifen aufweisen, wird an den distierenden Muskeln nur ein kleiner Teil der Oberfläche von kürzeren Bündeln eingenommen, in der Hauptsache besteht sie aus Sehnengewebe. Zum Beispiel proximiert der Biceps mit dem kurzen Kopf; dementsprechend haben die Bündel eine fleischige Oberfläche, während der lange Kopf mit kurzen Bündeln und gemischten Funktionen zum großen Teil aus Sehnengewebe besteht.

Die schwachen Bündel haben eine parallele Bündelanordnung und relativ spärliche Bündel, der Bau der Muskeln mit kurzen und zahlreichen Bündeln hat eine schräg an den Sehnenplatten einsetzende Verlaufsrichtung. So entsteht der Typus der gefiederten Muskeln, bei denen die Bündelzahl zu- und die Bündellänge abnimmt. Die drei Faktoren Kraft, Fiederung und Bündelverkürzung stehen in engem Zusammenhang, und zwar hat die Kraft unter bestimmten Bedingungen die Fiederung und Bündelverkürzung zur Folge.

Jansen bestimmte außer der Bündellänge auch die Verkürzungsmöglichkeit der einzelnen Muskeln, indem er von der maximalen Distanz der Ursprungs- und Insertionspunkte der Muskeln am Skelett die minimale Distanz subtrahierte. Dabei zeigte es sich, daß die größte relative Bündellänge (Quotient aus mittlerer Muskelbündellänge und Länge der Verkürzungsmöglichkeit) vorwiegend den proximierenden Muskeln zukam. Jansen versuchte nun weiter, die mittlere Stellung ausfindig zu machen, in der der Muskel sich in einer gewissen Ruhelage befindet, da ja die in der extremen Beuge- und Strecklage gefundene Muskelbündellänge je nach der Lage des Gliedes variiert. Derartige Untersuchungen wurden in der Weise ausgeführt, daß an einer mit Formalin gehärteten Leiche die Muskeln einmal in gestreckter, ein anderes Mal in Beugestellung bei starker Vergrößerung photographiert wurden. Durch die Lagedifferenz konnte die feinste Querstreifung in die gröbste umgekehrt werden, so daß der Unterschied in der Dicke der Querstreifung als Folge des Dehnungszustandes der Muskulatur aufzufassen ist. Es gibt nun eine Lage, in der die Querstreifung der Agonisten und Antagonisten ungefähr gleich ist. Dise Stellung entspricht der Ruhelage.

Das Ergebnis dieser Untersuchungen suchte Jansen nun auf die spastischen Contracturen zu übertragen. Die Fixation der spastischen Extremität findet nach Jansen gewöhnlich in **Flexion, Adduction, Einwärtsrotation, also in Proximationsstellung statt.** Diese Neigung ist stärker bei Kindern als bei Erwachsenen, stärker bei doppelseitiger als bei einseitiger Pyramidenerkrankung. Die Neigung zu den Proximationscontracturen ist besonders deutlich bei Kindern, wenn auch Ausnahmen hiervon vorkommen. Im ganzen glaubt sich aber Jansen doch zu dem Schluß berechtigt, daß hypertonische Extremitäten zu Proximationscontracturen und hypotonische zu Distraktionscontracturen neigen. Bei Erhöhung des Muskeltonus erstreben die proximierenden Muskeln eine größere Verkürzung, bei Verminderung des Muskeltonus eine größere Verlängerung an als die distierenden Muskeln. **Die Ursache der Proximationscontractur ist nach Jansen also gar nicht im zentralen Nervensystem zu suchen, sondern sie ist eine periphere,** indem sich die proximierenden Muskeln eher verkürzen als die distierenden, und sie verkürzen sich mehr, weil ihre Muskellänge eine größere ist. **Die Hypertonie hätte also ihre Ursache im zentralen Nervensystem, die Proximationscontractur ihre Ursache in der ungleichen Bündellänge.** Den Proximatorenbündeln wohnt bei gleicher Tonuserhöhung eine Neigung zur zwei- bis dreifachen Verkürzung inne. Wäre die Zahl der Proximatorenbündel derjenigen der Distatoren gleich, so ließe sich bei gleichem Hebel eine größere Verkürzung der Proximatoren annehmen. Indessen ist die Zahl der Distatoren größer als die der Proximatoren. Da dennoch bei Tonuserhöhung eine Verkürzung der Proximatoren eintritt, so ergibt sich daraus, daß die größere Zahl der kürzeren Bündel nicht imstande ist, der kleineren Zahl der längeren Bündel das Gleichgewicht zu halten, daß also bei Tonuserhöhung „die Verkürzungsneigung der Muskelbündel viel mehr mit ihrer Länge als mit ihrer Zahl zunimmt". Das einzige Gelenk, bei dem die langbündeligen Proximatoren den Distatoren überlegen sind, ist das Fußgelenk. Hier bekommen der Triceps, Tibialis posticus, Flexor digitorum communis und hallucis immer das Übergewicht über die proximierenden Muskeln (Tibialis anticus, Extensoren), obgleich die distierenden Bündel zwischen 3,5 und 5,5 cm messen, die proximierenden zwischen 6,8 und 7,9 cm. Hier aber ist das Übergewicht der distatorischen Bündelzahl ein ganz ungeheures wie sonst nirgends an der Extremität. Somit beweist der Spitzfuß nichts gegen die Annahme von Jansen, sondern nur, daß die größere Verkürzungsneigung der langbündeligen Proximatoren die der kurzbündeligen Antagonisten nur dann überwiegt, wenn das numerische Übergewicht der Distatoren innerhalb gewisser Schranken bleibt. Ist einmal die proximierende Verkürzung eingeleitet, so nimmt die Contractur immer zu, da die Verkürzungsneigung größer wird, wenn die Insertionspunkte genähert werden. Sobald die langbündeligen Muskeln sich verkürzt und die kurzen distierenden sich verlängert haben, befinden sich erstere unter günstigeren Bedingungen für die gleiche Verkürzung. So entwickeln sich allmählich Contracturen von großer Hartnäckigkeit. Im Laufe seiner Betrachtungen weist Jansen auch gegenüber Förster auf einen Unterschied in der typischen Stellung der spastischen Contractur und der Kletterbewegung der Affen hin. Der kletternde Affe macht gleich dem kletternden Singhalesen bei Beugung des Knies eine Abduction und Außenrotation der Hüfte im Gegensatz zur

Einwärtsrotation und Adduction der Proximationsstellung. Dieser Unterschied sei außerordentlich konstant und charakteristisch, und infolgedessen sei die Proximationscontractur weder eine fixierte Kletterbewegung, noch eine fixierte Beugesynergie oder fixierte Strecksynergie. Jansen kommt auf Grund seiner anatomischen Untersuchungen in einer Schlußbemerkung zu einer Ablehnung der Stoffelschen Operation, da durch sie die an und für sich schon schwächeren proximierenden Muskeln noch mehr geschwächt würden. Wir werden zu untersuchen haben, ob diese theoretischen Bedenken von Jansen begründet erscheinen oder nicht.

In diesem Zusammenhang sollen die interessanten Untersuchungen von Eversbusch nicht unerwähnt bleiben. Durch verschieden stark abgestufte elektrische Reize gelang es Eversbusch, die verschiedenen Contracturformen zu erzielen. Schwache Reize lösten an der oberen Extremität athetotische Bewegungen der Extensoren und Supinatoren aus und führten an der unteren Extremität zu Spasmen der Plantarflexoren und Kniebeuger. Starke Reize riefen an der oberen Extremität Spasmen der Flexoren und Beuger, an der unteren solche der Plantarflexoren und Kniestrecker hervor. Reize von schwankender Stärke lösten abwechselnd Beuger- und Streckerkrämpfe aus. Eversbusch glaubt, daß in der gleichen Weise zentrale motorische Impulse verschiedener Intensität bei Fortfall des physiologischen Regulationsmechanismus des Großhirns spastische Contractionszustände der Muskulatur von entsprechender Stärke hervorrufen. Sie erregen gemäß des Reizes die funktionell differenten Muskeleinheiten in einer bestimmten Reihenfolge, die sich aus der verschiedenen Erregbarkeit dieser Muskeln erklärt. Zur Erklärung der Muskeldifferenzen greift Eversbusch auf eine entwicklungsgeschichtliche Theorie Rothmanns zurück, wenn sie auch nicht in zufriedenstellender Weise erklärt, wieso auf schwächere und mittlere Stromimpulse gerade die funktionell schwächeren Muskeleinheiten ansprechen. Hier liegt ein Versuch vor, auf Grund neuer Gesichtspunkte die muskuläre und neurogene Anschauungsweise miteinander zu vereinigen.

2. Die mit spastischen Lähmungen einhergehenden Krankheitsbilder.

Die Zahl der Krankheitsbilder, die mit spastischen Lähmungen einhergehen, ist eine sehr große und der Symptomenkomplex ein so vielgestaltiger und reichhaltiger, daß ein kurzer Überblick gerechtfertigt erscheint, da durchaus nicht jede Erkrankung, auch wenn sie mit ein und demselben Namen bezeichnet wird, prognostisch und therapeutisch in gleicher Weise bewertet werden kann und weiterhin bei manchen in die gleiche Kategorie gehörenden Erkrankungsformen die Bedeutung der spastischen Komponente gegenüber der Prävalenz anderer Symptome ganz in den Hintergrund tritt. Je vielgestaltiger aber die Krankheitsbilder sind, desto schwieriger muß es sein, den Erfolg einer Operationsmethode abzuschätzen. Trotzdem müssen wir uns bemühen, das den einzelnen Erkrankungen Gemeinsame herauszuholen und die selteneren und weniger wichtigen Formen von den häufigeren zu sondern, denn letzten Endes ist ja unser Ziel, praktisch brauchbare Richtlinien für die einzuschlagende Therapie zu geben.

Eine Einteilung der mit spastischen Lähmungen einhergehenden Krankheiten könnte nach verschiedenen Gesichtspunkten erfolgen, und tatsächlich findet man in der Literatur teils Versuche einer klinischen, teils einer patho-logisch-anatomischen oder ätiologischen Einteilung.

Sachs unterscheidet bei den cerebralen Lähmungen angeborene, in der Geburt entstandene und erworbene Ursachen. Diese nur nach dem Zeit-punkt der Schädigung getroffene Einteilung ist jedoch wenig befriedigend, da sich in den einzelnen Gruppen gleiche ätiologische Momente wiederfinden. Deswegen stellt Vogt von anderen Gesichtspunkten ausgehend die entzünd-lichen Ursachen, besonders die infektiös bedingten den mechanischen gegen-über. Dazu kommt einerseits eine Gruppe, welche die primären Mißbildungen umfaßt, andererseits die rein vasculären Prozesse. 1. Primäre Mißbildungen und reine Entwicklungshemmungen der Großhirnrinde (Agenesie, Aplasie, Mikrogyrie) spielen gegenüber den anderen drei Gruppen nur eine untergeordnete Rolle. 2. Die entzündlichen Krankheiten, besonders die Syphilis, können schon den Foetus treffen. 4% aller Fälle von cerebraler Kinderlähmung führte König auf Lues zurück. Vaglio fand bei 45 Fällen 25 mal Lues. Unter den Infektions-krankheiten sind Scharlach, Masern, Keuchhusten, Influenza, Diphtherie und infektiöse Darmerkrankungen von Bedeutung. 3. Mechanische Momente finden wir in Form der Geburtstraumen (Zangengeburten, lange dauernde asphyk-tische Geburten u. a. m.), denen beim Zustandekommen der Diplegien eine ausschlaggebende Rolle zugesprochen wurde. Auch heute nimmt man noch an, daß durch schwere Geburten Traumen des Schädels, des Gehirns und seiner Häute verursacht werden können, die jedoch allein für gewöhnlich nicht zu späteren Komplikationen führen, wenn nicht bereits prädisponierende endogene Momente bestanden haben (Lues, Alkoholismus der Eltern, nervöse hereditäre Belastung). Im Laufe der späteren Jahre findet man in Form der verschiedensten Kopfverletzungen eine große Variabilität der mechanischen Ursachen. 4. Unter die vasculäre Ätiologie fallen die Prozesse, bei denen infolge Erkrankungen des Herzens oder der Gefäße Apoplexien, Hämorrhagien, Embolien oder throm-botische Gefäßverschlüsse entstehen.

Es muß jedoch betont werden, daß auch bei dieser Art der Rubrizierung Faktoren der verschiedensten Gruppen erst zusammenfallen müssen, um cerebrale Schädigungen mit ihren charakteristi-schen Folgezuständen hervorzurufen. Den meisten Ärzten ist die klinische Einteilung der cerebralen Lähmung in Hemiplegie und Paraplegie (Diplegie) am besten geläufig. Indessen wäre es von rein ätiologischem Stand-punkt aus ein großer Fehler, alle diplegischen Lähmungsformen ohne weiteres als Little zu bezeichnen.

Little selbst hatte als charakteristisches ätiologisches Moment die Früh-geburt angegeben und in zweiter Linie erst die natalen Komplikationen berück-sichtigt. Klinisch bezeichnet man als Littlesche Erkrankung im allgemeinen die Starre der sämtlichen Extremitäten, also die allgemeine Starre und die spastische Diplegie. Hoffa rechnete zwar zu den Littleschen Erkrankungen nur die mit einer spastischen Paraplegie der unteren Extremitäten einhergehende Form, bei der also die oberen Extremitäten frei sind, drang aber mit seiner Forderung nicht durch. Hoffa wollte diese Gruppe, die nur mit einer Starre der unteren Extremitäten einhergeht, deswegen von der allgemeinen Starre abtrennen, weil diese Fälle prognostisch günstiger sind als die im ganzen schwer beeinflußbare allgemeine Starre.

Ziehen faßt den Begriff der Littleschen Erkrankung sensu strictori noch enger und rechnet dazu nur diejenigen Fälle, bei denen es sich um eine Frühgeburt handelt. Nach ihm genügt schon die Verfrühung einer Geburt um zwei Wochen, um Entwicklungsstörungen der motorischen Regionen und der Pyramidenbahnen herbeizuführen. Die Fälle, bei denen die Frühgeburt nur eine zufällige Komplikation war und bei denen tatsächlich meningitische oder porencephalitische Gehirnveränderungen vorlagen, sind nach Ziehen den Pseudo-Littlefällen zuzurechnen.

Will man den Begriff der Littleschen Erkrankungen nicht so eng umschreiben, wie das Ziehen tut, so müßte man noch eine größere Reihe ätiologischer Momente mit einbegreifen, da der Symptomenkomplex des Little durchaus nicht allein bei Frühgeburt eintritt, sondern noch bei einer Reihe anderer Affektionen des Gehirns, und man noch nicht einmal weiß, ob überhaupt die Frühgeburt als solche zur Auslösung des Symptomenkomplexes hinreicht.

Die Littlesche Erkrankung nimmt, wenn wir sie im Ziehenschen Sinne definieren, unter den verschiedenen Gruppen der Hypoplasien, Aplasien und Dysplasien der motorischen Region insofern eine besondere Stellung ein, als die Frühgeburt die Entwicklung nur unterbricht und verzögert, aber nicht für die Dauer unmöglich macht. Dadurch kommt diesen Fällen eine Tendenz zur Rückbildung und Nachentwicklung zu, wie sie den sonstigen Aplasien und Hypoplasien fehlt. Trotz der vom neurologischen Standpunkte wohlberechtigten Forderung, die Littlesche Krankheit möglichst eng zu umgrenzen, zwingen uns bei der Unzulänglichkeit unserer ätiologischen und pathologisch-anatomischen Kenntnisse rein klinisch therapeutische Gesichtspunkte, den Little weiterzufassen; ungeachtet der Bedenken Ziehens wäre es deswegen vielleicht doch das Zweckmäßigste, unter einer Littleschen Erkrankung diejenigen Formen der Diplegie zu verstehen, die im Verlaufe des ersten Lebensjahres ohne nachweisliche postnatale Erkrankung in Erscheinung treten. Dabei darf aber nie vergessen werden, daß die verschiedenen Bedingungskomplexe auch die mannigfaltigsten klinischen Bilder und Kombinationen zu zeitigen vermögen und daß von ihnen Prognose und Therapie des Einzelfalles in hohem Maße abhängig ist.

In prinzipieller Weise unterscheiden sich die corticalen Aplasien, Hypoplasien und Dysplasien, die klinisch als Diplegien und Paraplegien in Erscheinung treten, von den cerebralen Hemiplegien dadurch, daß bei ihnen die durch die einzelnen ätiologischen Faktoren bedingten Entwicklungsstörungen gegenüber den Zerstörungsprozessen bei den Hemiplegien in den Vordergrund treten und daß es sich um Entwicklungsstörungen handelt, die vor wesentlicher Vollendung der Hirnentwicklung, also vor dem 4.—5. Lebensjahr entstehen.

So verschieden die Ursachen und klinischen Erscheinungsformen der erwähnten cerebralen Affektionen sind, so ähnlich ist, soweit es uns bekannt ist, der pathologisch-anatomische Endzustand. Über die Veränderungen bei reiner Aplasie und Dysplasie weiß man fast gar nichts; im übrigen findet man am häufigsten bindegewebige oder gliöse Narben, seltener porencephalitische Defekte, Cysten oder Mikrogyrie, nur geben die Ausdehnung der Veränderungen, der Sitz der Narben und der Umstand, daß diese bald mehr kontinuierlich, bald mehr disseminiert sind, den Ausschlag für das resultierende klinische Bild.

In hervorragender Weise unterscheiden sich aber die Hirnschädigungen des kindlichen Gehirns von denen des Erwachsenen dadurch, daß bei den Kindern ein werdendes Nervensystem befallen wird, wodurch die Entwicklung der Pyramidenbahn und ihre Markreifung beeinträchtigt wird.

Bei der Littleschen Erkrankung sind in der Regel die beiden unteren Extremitäten ergriffen, und wir haben in ausgesprochenen Fällen das Bild schwerster Hüftcontractur mit Innenrotation und Adduction, Beugung des Knies und Spitzfußstellung, an den oberen Extremitäten, falls sie befallen sind, Adduction und Innenrotation des Oberarms, Pronation und Beugung des Unterarms, Beugung des Handgelenks und der Finger. In den leichten Fällen sind die oberen Extremitäten ganz oder fast ganz frei, und es besteht in den unteren nur ein Adductionsspasmus oder eine isolierte Spitzfußstellung. Zwischen den Fällen von allgemeiner Starre, bei denen sich auf leichte Reize hin alle Muskeln des Körpers krampfhaft kontrahieren, und denjenigen, die nur spastische Zustände einer der Muskelgruppen in den unteren Extremitäten aufweisen, gibt es viele Übergänge. Charakteristisch für das Bild der Littleschen Starre sind die Kombinationen mit Strabismus, seltener mit Chorea, Athetose und Epilepsie. Die Intelligenz entwickelt sich häufig in normaler Weise, bei anderen Fällen findet man Debilität bis zu den schwersten Intelligenzstörungen, die nach Ziehen besonders den asphyktischen Fällen und denjengen mit schweren meningealen und cerebralen Störungen eigen sind; auch sieht man hier öfters Chorea und Athetose.

Prognostisch ist es, wie bereits erwähnt, von hervorragender Wichtigkeit, daß die Littlefälle (die Littlefälle s. s. oder Hysteroplasien Ziehens) nach zunächst stabilem Zustand entsprechend der nur frühzeitig unterbrochenen Rindenentwicklung eine große Besserungs-, ja Heilungstendenz zeigen, so daß es unter Umständen zu einer völligen oder doch fast völligen Restitution kommen kann. Diese Nachholung der Entwicklung kann sich bis in die Pubertät fortsetzen. So kann in Fällen, bei denen zunächst eine allgemeine Starre bestand, diese sich weitgehend an den oberen Extremitäten, zum Teil auch an den unteren Extremitäten zurückbilden, so daß sich aus der allgemeinen Starre eine diplegische entwickelt. Sehr bemerkenswert ist weiter die Tatsache, daß der Grad der Spasmen außerordentlich Schwankungen unterworfen ist, so daß innerhalb des gleichen Zeitraumes die spastische Komponente erheblich wechseln kann. Innerhalb weniger Tage können Spasmen verschwinden und wieder auftreten. Trotz schwerster Starre braucht jedoch keine Lähmung der Muskeln zu bestehen, nur sind die Muskeln in einem solchen kontrakten Zustand, daß sie zu einer Bewegung nicht fähig sind. Dadurch, daß die Glieder in bestimmten Stellungen fixiert werden und lange Zeit nicht bewegt werden können, schrumpfen nicht nur die Muskeln, sondern auch die Weichteile, die Bänder, Fascien, Gefäße und Nerven, so daß trotz Beseitigung des Spasmus die Contractur als solche nach wie vor weiter bestehen muß, wenn nicht diese sekundären Veränderungen behoben werden (Biesalski). Das sind die Fälle, in denen auch in tiefster Narkose ein Ausgleich der Contracturen nicht möglich ist.

Während für die vorwiegend auf Entwicklungshemmung beruhenden Diplegien die Starre charakteristisch ist, der gegenüber die Lähmung, wenn auch stets vorhanden, in den Hintergrund tritt, gewinnt bei den nicht zu diesen Gruppen hinzugehörenden erworbenen Monoplegien und bei den Hemiplegien die Lähmung mehr Bedeutung. Unter den Monoplegien und Hemiplegien hat man der cerebralen Kinderlähmung eine besondere Stelle einräumen wollen. Die cerebrale Kinderlähmung stellt aber keine Krankheit sui generis dar, sondern nur den Symptomenkomplex von Folgezuständen cerebraler Krankheitsprozesse, deren akute Stadien nur selten beobachtet werden und welche das motorische Rindengebiet und die Pyramidenbahnen zerstört haben. Die verschiedenen Ursachen der cerebralen Hemiplegien wurden bereits kurz erwähnt. Gibt es auch kongenitale Hemiplegien, so fällt die Erkrankung doch meist in die ersten Lebensjahre.

Die Diplegien unterscheiden sich lokalisatorisch von den Paraplegien im allgemeinen dadurch, daß die obere Extremität von der Lähmung bevorzugt wird. Auch sind die proximalen Extremitätensegmente meist weniger geschädigt als die distalen. Der Typus der Hemiplegie ist ein sehr verschiedener. Bei den Erwachsenen hat man den Typus der Wernicke-Mannschen Lähmungsdissoziation, die sogenannte Prädilektionslähmung.

Bekanntermaßen ist sie charakterisiert durch raschere Kräftigung der „Verlängerer" des Beins, so daß die Muskulatur des Quadriceps und die Wadenmuskulatur in erster Linie kontrahiert sind. Am Arm besteht Adduction des Oberarms, Beugung des Ellenbogengelenks und die Flexions-Pronationscontractur des Unterarms und der Hand bei eingekrallten Fingern. Von diesem Typus unterscheidet sich die residuale Lähmung der cerebralen Kinderlähmung, indem bei ihr meist die einen der Antagonisten und Agonisten paarweise funktionstüchtig, andere paarweise gelähmt zu sein scheinen. R. Stern konnte in einer Reihe von Fällen die Ausbreitung der Lähmung in diesem zuerst von Lewandowski angegebenen Sinne feststellen, indem z. B. besonders die Innen- und Außenrotatoren am Arm befallen waren. Jedoch pflegte bei der Beugung und Streckung der Finger und des Handgelenks, sowie bei der Dorsalextension und Plantarflexion im Sprunggelenk eine dieser Lähmungen zu überwiegen. Bei hemiplegischen Kindern im Säuglingsalter, etwa zu einer Zeit, wo diese aufrecht stehen, beobachtete Stern einen Lähmungstyp, der sich dadurch auszeichnete, daß er eine Umkehrung des Wernicke-Mannschen Typus darstellte, indem erstens das Bein stärker betroffen erschien als der Arm und ferner am Bein die Verkürzungsbewegungen gut, die Verlängerungsbewegungen schlechter ausführbar waren und indem am Arm Prädilektionsbewegungen im Sinne der Außenrotation und Supination stattfanden, welche bei der residuären Hemiplegie der Erwachsenen meist fehlen. Stern nennt diesen Lähmungstyp, der sich in dem Maße, wie die Kinder stehen und gehen lernen, wieder verwischt, „Typus Wernicke-Mann inversus".

Es ist wesentlich, daß bei der cerebralen Hemiplegie bzw. Monoplegie die Lähmung meist keine vollständige ist, weil in den Pyramidenseitenstrangbahnen neben gekreuzten auch ungekreuzte innervatorische Fasern absteigen. Auch bei Zerstörung der Pyramidenseitenstrangbahn braucht sie nicht total zu sein, da auch die Pyramidenvorderstränge motorische Fasern führen. Besonders können aber beim Fortfall corticospinaler Bahnen von subcorticalen Zentren Willkürbewegungen ausgelöst werden. Bei der Analyse der einzelnen Lähmungen ist man großen Täuschungen unterworfen, da die Spasmen durch Temperatur, besonders aber durch den Gemütszustand und andere Momente beeinflußt werden. Regen sich die Kranken auf, so verstärken sich gleich die Spasmen erheblich. Viel häufiger als bei den Paraplegien und bei den reinen Littlefällen finden sich bei ausgesprochener cerebraler infantiler Hemiplegie später Mitbewegungen (Hemiathetose und Hemichorea), Imbezillität und Epilepsie als Begleiterscheinungen. Die psychischen Störungen kommen bei der cerebralen Hemiplegie der Kinder nach Ziehen viel häufiger als in der Hälfte der Fälle vor. Natürlich hangt der Grad in hohem Maße ab von der Lokalisation und der Ausdehnung des pathologisch-anatomischen Prozesses und von dem Lebensalter der Kinder zur Zeit der Erkrankung.

Die Intelligenzdefekte zeigen alle Grade der Abstufung entsprechend der Zerstörungs- und Entwicklungshemmung der Großhirnrinde von der Debilität bis zur Imbezillität oder Idiotie. Eine Epilepsie kann in jedem Stadium der Erkrankung hinzutreten. Die athetotischen Bewegungen beziehen sich nach Stern meist auf die distalen Abschnitte der Extremitäten. Auch Finger und Zehen sind besonders an der Unruhe beteiligt. In 4 Fällen fand Stern auch im Schulter- und Ellenbogengelenk langsame Spontanbewegungen im Sinne von Beugung, Streckung, Rotation, Pro- und Supination und am Bein meist Zehenunruhe, vor allem Athetose der großen Zehe, nur selten Athetose im Sprunggelenk. Die athetotischen Bewegungen der Gesichtsmuskulatur interessieren uns hier weniger. Die athetotischen Bewegungen bestehen nur in seltenen Fällen ununterbrochen, meist wechseln sie in größeren oder kürzeren Pausen mit anhaltenden Muskelspasmen. Jede Bewegung, mag sie passiv oder aktiv sein, verstärkt die Muskelunruhe. Die Athetosen haben Neigung, in späteren Perioden in mehr anhaltende und weniger mobile Spasmen überzugehen. Sie können in gewisser Weise auch bei geistig regsamen Kindern zu einem Stillstand kommen durch Ausbildung eines teilweisen Hemmungsvermögens. Dieses hängt, wie Stern glaubt, mit einer Ausbildung der Einsicht und des Willensvermögens zusammen, Faktoren, wie sie nur möglich sind, wenn das Gehirn nicht so schwer geschädigt ist. In zwei Fällen schwerer Form andauernder Athetose bestand ein hoher Grad von Imbezillität. Neben der Athetose kommen auch Pseudo-Spontanbewegungen anderer Art in Form von Tremor, besonders bei Intentionsbewegungen und choreatischen Zuckungen zur Beobachtung. In einzelnen Fällen waren fibrilläre Zuckungen und Schütteltremor nachzuweisen.

Seltener als cerebrale Lähmungen und Spasmen sind spinal bedingte Spasmen der Gegenstand unserer Behandlung. Die Folgezustände fortschreitender Rückenmarkszerstörungen bei Tumoren, querer transversaler Myelitis, Spondylitis usw. scheiden ihrer progredienten Natur wegen für kompliziertere Eingriffe im allgemeinen ebenso aus wie die multiple Sklerose, die spastische Spinalparalyse und andere Formen der Systemerkrankungen, wenn auch bei ihnen in einzelnen Fällen periphere Nervenoperationen zur Ausführung gelangt sind. Mehr Interesse haben diejenigen Fälle, bei denen die spastischen Lähmungen das Endstadium eines abgelaufenen Prozesses bilden, vor allem die nach Schußverletzungen und anderweitigen Traumen entstehenden spastischen Paresen und Paraparesen.

Es konnte hier nicht der Ort sein, im einzelnen auf die ungemeine Variabilität der einzelnen Lähmungsbilder und ihre mannigfaltigen Kombinationen mit sekundären Bewegungsstörungen und geistigen Störungen einzugehen. Es sollte nur ein kurzer Überblick gegeben werden, um zu zeigen, wie die Klassifizierung der einzelnen Krankheitsbilder schwanken muß, da unsere Kenntnisse noch vielfach lückenhaft sind, wie es die verschiedensten Typen mit zahlreichen Übergängen gibt und wie besonders manche Lähmung spontaner Besserung fähig ist.

Eine solche Mannigfaltigkeit muß die Bewertung eines therapeutischen Erfolges im einzelnen Falle sehr erschweren, zumal auch die Nomenklatur noch nicht einheitlich ist.

3. Die verschiedenen Eingriffe am peripheren Nervensystem.

Aus der Feststellung, daß beim Zustandekommen der spastischen Fixations-stellungen immer der ungehemmte Zufluß zentripetaler Reize und die dadurch bedingte erhöhte Ladung der Vorderhornganglien eine Rolle spielt und dem-entsprechend andererseits ein efferenter Zustrom summierter motorischer Im-pulse mit dem daraus resultierenden Muskelhypertonus, entwickelten sich logischerweise zwei operative Prinzipien, um den ganzen Reflexmechanismus in normale Bahnen zu leiten.

Den einen Gedankengang griff, wie bereits erwähnt, Förster auf, indem er die hinteren Wurzeln durchtrennte. Es mag an dieser Stelle eingefügt werden, daß neuerdings Frank annahm, daß durch die hinteren Wurzeln nicht nur sensible Fasern verlaufen, sondern auch parasympathische, tonisierende Muskel-fasern. Es würde dann die Durchschneidung der hinteren Wurzeln nicht nur den Reflexbogen, bzw. die afferenten Bahnen unterbrechen, sondern vom Zentrum herkommende parasympathische Erregungen blockieren. Die Frank-schen Ergebnisse sind jedoch nicht unbestritten geblieben, und bis auf weiteres muß die Förstersche Operation als rein sensible Operation aufgefaßt werden.

Haben auch schon Lauenstein, Lorenz, Borchardt und Chipault in vereinzelten Fällen die Durchschneidung des Obturatorius bei Adductions-spasmen ausgeführt und empfohlen und hat auch bereits Spitzy durch Nerven-implantationen eine Besserung der bestehenden Lähmungen angestrebt, so ist es doch unstreitig in Deutschland das Verdienst Stoffels gewesen, die peri-pheren Nervenoperationen bei spastischen Lähmungen systematisch und plan-mäßig ausgebaut zu haben, und zwar besonders die partielle Nervenresek-tion, die unter dem Namen der Stoffelschen Operation geht. Im Gegensatz zur Försterschen Operation sucht die Stoffelsche Operation durch Trennung motorischer Bahnen die hypertonische Muskulatur zu schwächen. Stoffel will mit seiner Operation zwei Forderungen erfüllen: 1. die Beseitigung der spastischen Contractur, 2. die Wiederherstellung der Funktion.

Durch die Resektion des ganzen Nerven wäre die erste Forderung, soweit keine Schrumpfungscontractur vorliegt, leicht zu erfüllen, es wäre aber bei den gemischten Nerven, von sensiblen Störungen abgesehen, jede Wiederkehr einer aktiven Beweglichkeit ausgeschlossen oder doch zum mindesten, selbst im Falle einer direkt erfolgten Naht, unsicher. Freilich gibt es, wie wir sehen werden, rein oder doch überwiegend motorische Nerven, deren völlige Durchschneidung wir ausführen in dem vollen Bewußtsein, daß die betreffende Muskelgruppe nie wieder funktionieren wird. Im allgemeinen muß man aber die Durchschnei-dung der Nerven mit folgender Naht als eine in hohem Maße verstümmelnde und bei spastischen Lähmungen nicht berechtigte Operation ansehen, selbst wenn über einige scheinbare Erfolge berichtet wird. Bereits 1909 hatte der Amerikaner Nutt zur Bekämpfung der Spasmen empfohlen, die peripheren Nervenstämme zu durchschneiden und sie dann wieder zu vereinen, weil die lange Ruhepause, der die Nerven und Spasmen in der Folge unterworfen sein würden, die Reflexerregbarkeit vermindern würde und andererseits bei der Wiedervereinigung der Nervenstümpfe ein guter Teil der Nervenfasern verloren gehen würde. Nutt hat in zwei Fällen von spastischer Hemiplegie eine Neurotomie mit folgender Naht und angeblich gutem Resultat gemacht. Tinel schnitt in einem Fall von Spasmus die Ischiasnerven und Sapheni durch und nähte sie gleich darauf angeblich wieder mit gutem Resultat. Auch Galeazzi hat bei einer Pronations-Flexionscontractur den Medianus durchschnitten und sofort wieder genäht und glaubte, daß während der Zeit der Lähmung infolge der günstigeren Verhältnisse der Spasmus dann definitiv vorübergehen könne. Das Resultat sei gut gewesen. In einem anderen Fall schnitt er bei sehr starkem Spasmus des Vorderarms mit Andeutungen von athetotischen Bewegungen den Medianus und den Radialis durch und nähte sie, indem er sie kreuzte. Nach anfänglichem scheinbar gutem Resultat erschien aber nach einiger Zeit der Spasmus des betroffenen Muskels wieder, allerdings in geringerem Maße. Ähnliche Nervenkreuzungen sind auch bei Spasmen ausgeführt worden, bei denen die Athetose in dem Vordergrund des klinischen Bildes stand. Anzilotti glaubt, daß der Gedanke Galeazzis richtig ist, weil durch die Nervendurchschneidung die spastischen Muskeln gelähmt und während der Zeit der Regeneration die Antagonisten so gekräftigt werden, daß später, wenn die Regeneration des durchtrennten Nerven erfolgt ist, ein Muskelgleichgewicht besteht. Dem muß man aber die Unsicherheit der Nervennaht entgegenhalten. Ermutigend sind die Resultate keinesfalls, und es besteht die Gefahr, daß man den Teufel mit Beelzebub vertreibt. So kommt es, daß die Durchschneidung gemischter Nerven mit folgender Naht bei spastischen Lähmungen Nachahmung nicht gefunden hat.

Von der Erwägung ausgehend, daß die Zwangshaltung und Funktionsstörung bei spastischen Contracturen an der oberen Extremität in erster Linie auf ein Übergewicht motorischer Impulse im Medianus und Ulnaris über die des Radialis zurückgeführt werden kann, suchte in allerneuester Zeit Wreden die Querschnittsspannung in den ersteren herabzusetzen. Er legte deswegen in drei Fällen den Nervus medianus und ulnaris im mittleren Drittel des Vorderarmes frei, spaltete das Perineurium und exzidierte elliptische Stücke von 4—6 mm Länge und der Breite des halben Durchmessers aus dem Nervenstamm. Der Schlitz im Perineurium wurde wieder geschlossen. Unmittelbar nach der Operation nahm die Hand eine Mittelstellung ein, im Laufe der ersten Woche bildete sich eine Hyperextension aus, die aber schon in der zweiten Woche aktiven Beugungen wich; diese erreichten jedoch auch bei 6—10 monatlicher Beobachtung nicht die frühere Stärke wieder. Die Gebrauchsfähigkeit der Hand war wesentlich gebessert. Sensible Ausfallserscheinungen wurden nicht bemerkt, außer zeitweiligen Parästhesien der Handfläche und herabgesetzter Schmerzempfindung im Ulnarisgebiet. In der dem in der Pirogoffgesellschaft gehaltenen Vortrage folgenden Diskussion wandte sich Hesse gegen den Vorschlag Wredens, da motorische Fasern vernichtet würden. Grekoff fürchtet die Möglichkeit einer Neurombildung, und Rokitzki bemängelt die Resektion motorischer Fasern, da dadurch die paralytische Komponente vermehrt würde. Wreden wandte sich gegen den Einwand Girgolaffs, daß durch die elliptischen Excisionen schwer dosierbare Veränderungen gesetzt würden, die geschaffenen Defekte seien klein und der Eingriff harmlos; andererseits erfolge die Regeneration langsam genug, um eine funktionelle Stärkung der Antagonisten zu ermöglichen. Ebensowenig wie Hesse, Grekoff u. a. glaube auch ich nicht an die Zukunft der von Wreden angegebenen Methode.

Glücklicher war zweifellos die Idee der Amerikaner Allison und Schwab, durch Alkoholinjektion in die Nerven der spastisch gelähmten Muskeln eine Lähmung derselben hervorzurufen. Allison und Schwab bezeichnen ihre Methode als „Muskelgruppenisolierung". Sie meinen damit eine Isolierung in dem Sinne, daß der Muskel von seiner Verbindung mit dem zentralen Nervensystem, von dem die Reize ausgehen, abgeschlossen ist. Der Gedankengang ist also ein ähnlicher wie derjenige, den bereits deutsche Forscher hatten.

Da Perthes die Schwäche der peripheren Nervenresektionen, die bleibende Lähmung, wohl erkannte, suchte er einen Ausweg zu finden, indem er in einigen Fällen eine Vereisung des Nerven ausführte, die ja bekanntlich nur eine vorübergehende Nervenlähmung zur Folge hat. Der Erfolg danach war nicht befriedigend, wenn auch die spastische Contractur beseitigt war. Perthes versuchte deshalb weiterhin die Erzeugung genau dosierter Paresen durch Injektion von hypertonischer Kochsalzlösung in den Nerven. Eine Injektion von 3%iger Kochsalzlösung brachte nur geringe Herabsetzung der Spasmen zustande, keine wesentlichen Paresen und damit auch keine Besserung. Injektion von 1 ccm 10%iger Kochsalzlösung in den Medianus und Ulnaris bei spastischer Beugecontractur der Finger nach Kopfschuß ergab eine Lösung des spastischen Faustschlusses, aber nur für wenige Tage, dann stellte sich der alte Zustand wieder her. Injektion von 1 ccm 20%iger Lösung bei Spasmen in dem Gebiet des Nervus peronaeus nach Kopfschuß (dauernde spastische Dorsalflexion des Fußes) beseitigte zwar die Contracturen, setzte aber an ihre Stelle eine der Lähmung nahestehende Parese, die nach einem Monat noch vorhanden war.

Diese Verfahren sind demnach bisher ebensowenig über ein Versuchsstadium herausgekommen wie die Henkeloperation v. Baeyers. v. Baeyer setzte über dem Nervus medianus und ulnaris in dem Sulcus bicipitalis zwei etwa 8—10 cm lange parallele Hautschnitte, die so weit voneinander entfernt waren (etwa 5 cm je nach dem Fettgehalt), daß der Hautstreifen, zur Röhre umgebogen, die beiden Nerven ohne Spannung bequem beherbergen konnte. Nachdem der Hautstreifen um die inzwischen isolierten und herausgelagerten Nervi medianus und ulnaris als Röhre umgelegt worden war, wurde die Röhre durch Naht geschlossen. Sie trat jetzt henkelartig aus dem Arm hervor. Unter dem Henkel wurde der Defekt durch Heranziehen der Wundränder beseitigt, wozu meist ein langer Entspannungsschnitt auf der Rückseite des Oberarms erforderlich war. Um diesen letzten Akt zu erleichtern, empfahl v. Baeyer, die parallelen Hautschnitte an ihren Enden ein Stück weit nach außen ausbiegen zu lassen. Nach Biesalski schafft die durch die Vorlagerung bedingte Abkühlung und verschlechterte Ernährung eine bald vorübergehende schlaffe Lähmung und danach Herabsetzung der Spasmen infolge der Schädigung der Leitfähigkeit für motorische und sensible Reize. Außerdem kann man den Nerven unmittelbar durch Druck, Zug, Kälte, Wärme, Elektrisieren beeinflussen. Indessen gingen die meist guten Anfangserfolge bald erheblich zurück.

II. Die Stoffelsche und Seligsche Operation und ihre Erfolge.

1. Die innere Topographie der Nerven; besondere Betrachtungen über die Stoffelsche Operation.

Die bisher am meisten angewandte periphere Nervenoperation besteht in der Resektion der motorischen Äste, wobei wir entweder, falls die spezielle Muskelgruppe es erlaubt, einen ganzen motorischen Nerven resezieren oder in dem gemischten Nerven einen Teil der motorischen Bündel. Die Feststellungen Stoffels, daß die einzelnen Nervenbahnen im Nerven eine bestimmte Lage innehaben, schufen erst die Basis für seine Methode, denn wollte man elektiv die spastisch kontrahierten Muskeln schwächen, so setzte dies Vorgehen die Möglichkeit voraus, in einem Nerven bestimmte Bahnen zu isolieren und zu durchtrennen. Stoffel spricht direkt von einer Topographie des Nervenquerschnittes und hat in zahlreichen Arbeiten über die innere Topographie der einzelnen Nerven berichtet.

Während des Krieges stand diese innere Topographie der Nerven in verschiedenen Abhandlungen zur Diskussion; man verhielt sich ihr gegenüber im ganzen refraktär. Es muß aber hervorgehoben werden, daß die Verhältnisse am gesunden Nerven, auch in bezug auf die Topographie, unendlich viel einfacher liegen als bei den verletzten Nerven. Kam man bei den Nervennähten nach Nervenschußverletzungen in gewisser Weise zu einer Ablehnung der Stoffelschen Topographie, da es nicht möglich schien, bei größeren Nervendefekten die entsprechenden Bahnen zu finden und miteinander zu vernähen, so ist das noch kein Grund, daß man die innere Topographie des Nerven überhaupt leugnet. Die Verhältnisse bei der Stoffelschen Operation liegen auch insofern günstiger, als es vielfach möglich ist, die Nervenbahnen bei ihrem Austritt aus den Nerven in den Muskel aufzusuchen und zu resezieren, so daß hier Variationen eine viel geringere Rolle spielen, als wenn es gilt, eine Nervenbahn an einer höhergelegenen Stelle des Stammes zu identifizieren und zu isolieren. Die mühsamen Untersuchungen Borchardts, Anderles, Wjasmenskis, Heinemanns u. a. haben gezeigt, daß die Nervenquerschnitte in verschiedenen Höhen eines Nervenstammes vielfach ein durchaus voneinander abweichendes Bild ergeben. Trotz dieser Abweichungen sind wir berechtigt, von einer inneren Topographie des Nervenquerschnittes zu sprechen. Auch die aus dem Innsbrucker Anatomischen Institut hervorgegangenen wertvollen Beiträge Anderles bestätigen die Erfahrungen Stoffels, daß der Nervenstamm die Summation sämtlicher durch gemeinsame bindegewebige Umhüllung in gesetzmäßiger Weise vereinigten motorischen und sensiblen Äste darstellt. ,,Der Nervenstamm spiegelt gleichsam die räumliche Gruppierung der Muskeln wieder, so daß man eigentlich lediglich nach den Kenntnissen über die Lage der Muskeln die Lage der Nervenfasern im Stamme vorausbestimmen könnte." Ebenso glaubt Riquier im Gegensatz zu Dustin, daß trotz Varianten, die in der Zahl der Bündel vorkommen, eine gewisse innere Topographie vorhanden ist und daß trotz Änderung der Bündelzahl diese ihre Lage nicht fundamental verändern. Wenn man sich vorstellt, daß die Querschnittsfläche des Nerven in vier Quadranten geteilt wird, ventral, dorsal, medial, lateral, können die Bündel eines Quadranten in einem bestimmten Niveau die Zahl vermehren oder vermindern, je nachdem die Größe zu- oder abnimmt. Sie bleiben aber vorwiegend in jedem gegebenen Quadranten gelagert. Die Anastomosen zwischen Bündeln nebeneinander liegender Quadranten sind nach Riquier nicht sehr zahlreich. Es besteht auch eine gewisse Proportion zwischen Dicke des Nervenbündels und dem Querschnitt des zugehörigen Muskels. Die beiden Extremitäten des Individuums zeigen im allgemeinen eine ganz besondere Übereinstimmung, wenn auch hier Variationen vorkommen, um deren Feststellung sich besonders Borchardt, Wjasmenski und Anderle bemüht haben. Berücksichtigt man die Ergebnisse dieser Autoren, so kommt man zu dem Schluß, daß es in den einzelnen Stämmen immerhin zahlreiche Varianten im Verlauf der einzelnen Nervenbahnen gibt, und wir stimmen mit Anderle durchaus überein, wenn sie schreibt: „Ich glaube allerdings nicht, daß es auch bei genauesten anatomischen Kenntnissen auf diesem Gebiete möglich sein wird, mit vollkommener Sicherheit in der Operationswunde die in Frage kommenden Bündel zu bestimmen, eben wegen der Möglichkeit der Varietäten."

Eine wesentliche Erleichterung bei der Feststellung der einzelnen Bündel bildet daher die Reizung mit dem elektrischen Strom. Es ist also die Möglichkeit gegeben, diejenigen Nervenfasern, die zu den hypertonischen Muskeln verlaufen, isoliert zu lähmen, und eine solche Schädigung wird sich, wenn wir die herrschenden Theorien über die Contracturbildung anerkennen, in einer Erschlaffung der betreffenden und noch nicht sekundär geschrumpften Muskulatur äußern. Dadurch wird ein Ausgleich agonistischer und antagonistischer Kräfte geschaffen, und die paretischen und überdehnten Antagonisten können sich erholen. Die Operationen, die wir am peripheren Nervensystem ausführen, sind ebensowenig kausal-therapeutische Eingriffe wie die Förstersche Operation oder Sehnen- und Muskeloperationen. Es wird auch wahrscheinlich immer unmöglich bleiben, eine kausale Therapie zu betreiben, da uns ja der cerebrale Krankheitsherd nur in den seltensten Fällen zugänglich sein dürfte. Da freilich, wo er es ist, werden wir ihn freilegen. Man würde also bei einer spastischen Monoplegie, die im Anschluß an eine Schußverletzung des Gehirns entstanden ist und bei der wir eine Cyste annehmen, diese zunächst freilegen in der Annahme, daß unter günstigeren Bedingungen corticale Reize wegfallen und corticospinale Bahnen sich wieder herstellen können. Auch da, wo durch Kompression des Rückenmarks, durch Tumoren und durch Erkrankungen und Verletzungen der Knochen oder Rückenmarkshäute spastische Lähmungen entstanden sind, würde man natürlich zunächst ebenfalls kausal-therapeutisch vorgehen und das Rückenmark zu entlasten suchen. Aber bei der Mehrzahl der cerebralen Erkrankungen, die unsere Therapie erheischen, wird eine Lokalisation des Prozesses nicht möglich sein, ungeachtet der Tatsache, daß es sich meist um irreparable Hirnschädigungen handelt. Aber auch dann, wenn wir nur symptomatisch-therapeutisch vorgehen, indem wir eine Sehnenverlängerung ausführen oder die sensible oder die motorische Bahn schwächen, werden wir hoffen, daß sich nicht nur bestimmte Teilerscheinungen bessern, sondern daß sich das Krankheitsbild an sich zurückbildet. Dies scheint ja, abgesehen von dem Rückgang allgemeiner motorischer und reflektorischer Erscheinungen, insofern tatsächlich der Fall zu sein, als bei spastischen Lähmungen, besonders bei den Littlekindern, auch die Psyche eine bestimmte Änderung im Sinne einer Besserung erfährt, nicht als ob die Kinder direkt intelligenter würden, aber das Gefühl der Kranken, daß das somatische Befinden sich bessert, daß sie nicht mehr in dem Maße von ihrer Umgebung abhängig sind, übt einen günstigen Einfluß auf ihre geistige Verfassung aus. Das bestätigt auch Kofmann, der nach der Operation eine vollkommene Wesensänderung eines Patienten bemerkte. Das teilnahmslose Kind war munter und nahm am Getriebe des Krankensaales teil.

Bei jeder symptomatischen Behandlung wird der Erfolg um so besser sein, je mehr wir mit unserer Therapie das Hauptsymptom des jeweiligen Komplexes treffen. Von vornherein wird unsere Chance schlecht, wenn die spastische Komponente durch Athetose, durch Chorea oder durch Intelligenzdefekt in den Hintergrund gedrängt wird. Diese Tatsache geht aus allen Erfahrungen hervor. Unser Erfolg, einerlei welcher Therapie wir huldigen, ist proportional der Reinheit der spastischen Symptome und den noch vorhandenen motorischen Fähigkeiten, ebenso wie er proportional der Intelligenz der Patienten ist, denn durch unsere therapeutischen Eingriffe wird, wie Biesalski, Anzilotti, Gill u. a. mit vollem Recht betonen, erst die Grundlage für den endgültigen Erfolg geschaffen. Ist auch eine Sehne verlängert oder sind die zentripetalen Impulse ausgeschaltet oder die zentrifugalen abgeschwächt, so ist damit das Leiden noch nicht behoben, denn jetzt fängt erst der wichtigste Teil der Arbeit an, unter den geänderten günstigeren Bedingungen durch systematische, monate- ja oft jahrelang durchgeführte mühevolle Behandlung einen Dauererfolg herbeizuführen. Die besten Erfolge dürfen wir demnach bei allen Methoden da erwarten, wo die Spasmen das klinische Bild beherrschen und wo wir annehmen dürfen, daß nach Behebung der Spasmen die motorischen Zentren und Bahnen noch so weit intakt sind, daß wir die schlummernden Funktionen wieder erwecken können. Der Satz, daß dort, wo Spasmen sind, auch immer noch eine motorische Funktion vorhanden ist, ist nur cum grano salis zu nehmen, und eine genaue Feststellung der noch vorhandenen Fähigkeiten entzieht sich leicht unserer Beurteilung. Art und Ausdehnung der primären Erkrankung und Dauer ihres Bestehens spielen bei Beurteilung dieser Frage eine entscheidende Rolle. In bezug auf die Wiederkehr motorischer Funktionen nach Beseitigung der Spasmen scheinen die Littlefälle günstiger dazustehen als die cerebralen Hemiplegien. Das haben die Försterschen Fälle gezeigt, bei denen trotz scheinbar völliger Starre und klotzartiger Bewegungslosigkeit noch Bewegungen erzielt wurden. In dieser Hinsicht laufen wir besonders bei den cerebralen Hemiplegien mit den Nervenresektionen eine große Gefahr, denn resezieren wir einen motorischen Nerven oder Teile eines solchen, so ist die Schwächung, die wir hervorrufen, irreparabel. Diese Schwächung kann viel aggravierender sein als sensible Störungen. Da die Erfahrung lehrt, daß die spastischen Lähmungen in ihrer Intensität großen Schwankungen unterworfen sind, müssen wir uns hüten, Nervenoperationen vor einem Termin zu ergreifen, in dem noch Hoffnung auf spontane Besserung besteht. Diesen Termin wird uns im einzelnen Falle nur eine längerdauernde Beobachtung zeigen. Weiter ist es einleuchtend, daß Nervenoperationen bei denjenigen Nerven besonders berechtigt erscheinen, bei denen der Ausfall der betreffenden motorischen Funktion durch das Eintreten anderer Muskeln ausgeglichen wird. Insofern scheint der Nervus obturatorius einzigartig dazustehen, denn sein Ausfall kann verschmerzt werden, da noch andere adduzierende Muskeln vorhanden sind, deren Ausbildung und Stärkung möglich ist. Auch haben wir, wie die Erfahrung lehrt, hier den Vorteil, daß die Antagonisten kein zu starkes Übergewicht erlangen und die Adduction und Innenrotation in Abduction und Außenrotation umschlägt. Im Gegenteil: es kann sogar infolge Lähmung des nach außen rotierenden und vom Obturatorius versorgten Obturator externus und aus einer gewissen Gewohnheit heraus eine geringe Innenrotation noch bestehen bleiben.

Im Gegensatz zu Stoffel haben vielfache Erfahrungen gelehrt, daß nach Durchschneidung der Nerven die Contracturen nicht verschwanden, sondern daß diese erst nach plastischen Sehnenverlängerungen behoben wurden (Lorenz, Anzilotti, Vulpius u. a.), was uns ja an sich durchaus verständlich ist. Wir werden aber daraus die Konsequenz ziehen, in denjenigen Fällen, in denen wir glauben Schrumpfungscontracturen annehmen zu müssen, gleich die Sehnenverlängerung auszuführen und auf eine Nervenoperation zu verzichten, vorausgesetzt, daß das endgültige Resultat ein gleichwertiges ist, denn muß man etwa bei einem Spitzfuß außer einer Tibialisresektion noch später eine Achillessehnenverlängerung ausführen, so wird man sich ein zweimaliges Operieren wenn möglich ersparen.

Noch andere Punkte bedürfen der Betrachtung. Von der bei jeder cerebralen Lähmung in mehr oder weniger ausgedehntem Maße vorhandenen primären Muskelschwäche abgesehen, besteht bei der Nervenresektion die Gefahr einer weiteren Muskelschwächung, und hierin liegt, wie alle Autoren betonen, mit eine Hauptschwierigkeit der Stoffelschen Operation. Reseziert man zu viel, so bekommt man irreparable Paralysen, reseziert man zu wenig, so hat man Versager. Aus diesem Grunde reseziert Stoffel nie mehr als ein bis zwei Drittel der Bahnen, denn durch die Nervenresektion soll ja der spastische Muskel so weit geschädigt werden, bis das Muskelgleichgewicht erreicht ist, und Stoffel weist den Vorwurf, daß der Muskel durch die Operation eine bedeutende funktionelle Schädigung erleiden kann, zurück. Die Frage, ob man die Resektion so dosieren kann, daß man immer den gewünschten Grad von Energie erhält, beantwortet Stoffel mit ja; man müsse nur die Größe der spastischen Contractur, die Anatomie und Physiologie des spastischen Muskels, die Zahl und Stärke seiner Synergisten, die Kraft der Antagonisten in Betracht ziehen, um zu wissen, wie viele Teile man resezieren müsse. Es bedarf keines besonderen Hinweises, daß diese Forderungen ungeheuer schwer zu erfüllen sind. Trotz der Ausführungen Stoffels kann eine partielle Schwächung sicher dann, wenn sie sich zu einer primären Schwäche hinzusummiert, unter Umständen dem Kranken zum Schaden gereichen. Besonders an den oberen Extremitäten ist ja jede Bewegung nur durch ein kompliziertes Muskelspiel möglich, und eine falsche Dosierung bei bestehenden Spasmen kann mehr verderben als nützen. Diese Gefahr läuft man nicht in dem Maße bei Behandlung der Contracturen durch eine Sehnenverlängerung, wenn auch zugegeben werden muß, daß nach Sehnenverlängerung durch Überdosierung gerade die entgegengesetzte Deformität entstehen kann. Aus diesen Erwägungen heraus sind die Verhältnisse für die Neurektomie am klarsten in denjenigen Muskelgruppen, deren Ausfall entbehrlich ist. So zeigte es sich bald, daß bei den Adductionscontracturen der Hüfte eine partielle Obturatoriusresektion nicht den gewünschten Erfolg hatte. Erst die Durchschneidung des ganzen Stammes ist erfolgreich, sie verursacht jedoch dank des vikariierenden Eintretens anderer Muskelgruppen keinen motorischen Ausfall. Also hier widersprechen sich in offensichtlicher Weise Praxis und Theorie (s. Jansen).

Schon um über die hier angeschnittenen Fragen ins klare zu kommen, ist eine sehr gründliche Beobachtung der Kranken und eine genaue klinische und ätiologische Analyse des ganzen Krankheitsbildes erforderlich. Wir dürfen uns keinesfalls damit begnügen, auf Grund einer ein- oder zweimaligen Untersuchung einen Heilplan aufzustellen, denn hierzu bedarf es einer genauen Kenntnis über die Intensität der Spasmen und über deren Ausbreitung auf die einzelnen Muskelgruppen. Diese Aufgabe kann große Schwierigkeiten bereiten, besonders auch die Feststellung noch vorhandener willkürlicher Bewegungsmöglichkeiten, da sie von unwillkürlichen Bewegungen überlagert sind. So kann bei der spastischen Lähmung die willkürliche Flexion des einen Gelenks von einer unwillkürlichen Flexion des anderen begleitet werden. Bei Hemiplegikern entstehen bei willkürlicher Flexion im Ellenbogengelenk unwillkürliche Pronation der Hände und Abduction des Armes oder unfreiwillige Extension der Hand bei willkürlicher Flexion der Finger.

2. Die bisherige Stellungnahme zur Stoffelschen Operation und Urteile über ihren Wert.

Genauere Indikationen, in welchen Fällen wir nur Sehnenoperationen, in welchen Fällen wir die Förstersche Operation oder eine Nervenoperation ausführen sollen, gibt es nicht, und die theoretischen Möglichkeiten, Nervenoperationen an die Stelle der bisher üblichen zu setzen, stehen in Widerspruch zu den praktischen Vorschlägen und Richtlinien. Ein Überblick über die orthopädisch-chirurgische Literatur zeigt, daß hierin noch keinerlei Einigung erzielt worden ist. Das geht besonders deutlich hervor aus den Verhandlungen des 11. Orthopädenkongresses im Jahre 1912.

Die ausführlichste Arbeit über die Behandlung der spastischen Lähmungen mit den verschiedenen Methoden verdanken wir Anzilotti, der in einer größeren Monographie unter Berücksichtigung der Weltliteratur Pathogenese, Klinik und Therapie der spastischen Lähmungen bespricht. In bezug auf die Nervenoperation glaubt Anzilotti, daß die Resultate der Nervenpflanzung, wie sie von Spitzy inauguriert worden ist, denjenigen der Sehnenverpflanzung unterlegen sei. Er bezeichnet die Methode Stoffels als genial. Man habe bei den ersten Veröffentlichungen die Empfindung gehabt, daß sie, ohne mit Gefahr verbunden zu sein, doch fähig sei, eine Heilung der spastischen Lähmung herbeizuführen, eine Hoffnung, die sich jedoch nicht erfüllt habe. Trotz Fehlschlägen, die Anzilotti selbst erlebt hat, empfiehlt er die Stoffelsche Operation an den oberen Extremitäten für mittelschwere Fälle spastischer Lähmungen und zieht sie der Alkoholinjektion vor, da diese noch problematischer Natur sei. Nach seinen Ausführungen ergeben jedoch auch Sehnenverpflanzungen hier gute Resultate. Anzilotti erwägt, ob es nicht richtig sei, gleichzeitig mit der Sehnenoperation die Stoffelsche Operation zu verbinden, um ein definitives

Gleichgewicht der Muskeln zu erzielen. Ähnliche Ansichten, soweit sie sich auf die Kombination von Nerven- und Sehnenoperation beziehen, vertreten Deutschländer, Biesalski und Förster. Nach Deutschländer scheint die zur Zeit wirksamste Behandlungsmethode weder die Nervenoperation allein noch die Sehnenoperation zu sein, sondern die Kombination von Nerven- und Sehnenoperation, indem bei einzelnen Lähmungen die Nervenoperation, bei anderen die Sehnenoperation eine überwiegende Bedeutung hat. Förster hat von einer Kombination von Sehnen- und Nervenoperation, die er zu einem typischen Operationsplan ausbaute, günstige Erfolge gesehen.

Im Unterschied zu Förster glaubt Anzilotti, an den unteren Extremitäten im allgemeinen nur mit Sehnenplastiken und anderen Eingriffen an Sehnen und Muskeln auskommen zu können, während er für die schwersten Fälle die Förstersche Operation empfiehlt. Deutschländer behandelt leichte Fälle von Spasmen mit der Tenotomie (Achillessehne, Kniebeuger, Adductoren), schwerere mit der Stoffelschen Methode, die er jedoch in gewisser Weise modifiziert, indem er nach dem Vorgange von Erlacher am Arm die Pronatoräste in die Supinatoren verpflanzt. Spastische Fußdeformitäten werden im allgemeinen nicht durch Nervenresektion, sondern durch Tenotomie evtl. kombiniert mit Sehnenplastiken behandelt. Nach Köllicker sind die schweren Formen die eigentliche Domäne der Försterschen intraduralen Wurzelresektion, während die mittleren und leichten Formen durch die bisher geübten Operationen zu behandeln sind. Durch Tenotomie der Adductoren, der Unterschenkelbeuger, durch plastische Verlängerungen der Achillessehne erreicht man nach Köllicker einfacher die Beseitigung der Spasmen als durch die Stoffelsche Operation. Köllicker betrachtet die Pronations-Flexionsspasmen der Hand bei der zentralen Hemiplegie als das Feld für die Stoffelsche Operation, da Eingriffe an Sehnen und Muskeln hier weniger erfolgreich und weit eingreifender sind. Vulpius macht nach wie vor nur Sehneneingriffe. Er tenotomiert die Adductoren subcutan und hat in seiner ganzen Praxis niemals Rezidive gesehen. Er sieht deshalb keine Indikation zur Resektion des Obturatorius. Die Flexoren des Kniegelenks werden offen tenotomiert. Nach Vulpius wird der Quadricepsspasmus auf diesem Wege nicht gut bekämpft, jedoch hat er oft gesehen, daß dieser Spasmus nachläßt, wenn die anderen spastischen Muskeln des Beines tenotomiert werden. Der Spitzfuß wird von ihm durch plastische Verlängerung der Achillessehne behandelt, bei spastischem Plattfuß oder Klumpfuß wird bisweilen eine Sehnenverpflanzung hinzugefügt. Auch die Durchschneidung des Medianuszweiges für den Pronator teres, durch die der Muskel definitiv vernichtet wird, ohne daß der Spasmus sicher und auf die Dauer beseitigt wird, ist nach Vulpius der Tenotomie der Muskeln unterlegen. Gill hält nicht alle spastischen Contracturen für die Stoffelsche Operation geeignet, er wendet sie besonders gern an bei den Contracturen, die sich nur auf eine oder mehrere Muskelgruppen beziehen, und bei der Form der „milden" Contractur, die willkürlich ausgeglichen werden kann, die sich aber bei Aufregung des Patienten steigert.

Ettorre stellt in einer sehr ausführlichen Arbeit folgende Indikationen auf: Die unblutige Behandlung muß angewandt werden in allen Anfangsfällen spastischer Lähmung, denn wenn sie nicht zur Heilung führt, so schafft sie doch die Bedingungen für eine spontane Besserung und evtl. nachfolgende blutige Eingriffe. Die subcutane Tenotomie hat ihre klare Indikation bei den Adductorenspasmen der Hüfte. Die plastische Verlängerung oder Tenotomie nach Vulpius scheint in den Fällen gut, in denen eine schwere Schrumpfung besteht, die keine Korrektur erlaubt, und dann, wenn man wegen psychischer und familiärer Verhältnisse die Stoffelsche Methode nicht anwenden kann. Die Stoffelsche Operation ist geeignet, wenn die spastischen Komponenten überwiegen, ohne daß sich schwere Schrumpfungen gebildet haben, und die Spasmen wenigstens teilweise in Narkose zu beseitigen sind.

Als Kontraindikation für die Stoffelsche Operation gelten im allgemeinen: diffuse Spasmen, erhebliche Athetose, zu jugendliches Alter und Intelligenz-defekt stärkeren Grads, außerdem progrediente entzündliche und maligne Erkrankungen des Gehirns, des Rückenmarks und ihrer Hüllen.

So verschieden die einzelnen Urteile sind, so glaube ich doch, zunächst die Feststellung machen zu dürfen, daß Nervenoperationen nur für leichte bis mittelschwere Fälle spastischer Lähmungen in Frage kommen. Schwerste Fälle bleiben, falls Sehnenoperationen nicht zum Ziele führen, der Försterschen Operation vorbehalten.

Es fragt sich nun: Wie sind die Erfolge der Nervenoperationen im Vergleich zu denen der Sehnenoperationen? Sind sie ihnen überlegen? Sind sie ihnen ebenbürtig oder unterlegen? Und welches sind die Gefahren? Daß so manche Autoren den Sehnen- und Muskeloperationen den Vorzug geben, ist verständlich, wenn wir die Resultate betrachten, die bei diesen Methoden tatsächlich erzielt worden sind. Ich erinnere hier vor allem an die Erfolge Hoffas, Gaugeles, Biesalskis, Vulpius', Fränkels u. a., die ohne Nerven-operation und ohne Förstersche Operation dank einer wohldurchdachten und konsequenten, viele Monate dauernden Nachbehandlung zum Teil vorzügliche Resultate erzielt haben.

Die Ansichten über die Bewertung der Stoffelschen Operation im Vergleich zu den Sehnenoperationen fallen im allgemeinen zugunsten der letzteren aus. In seiner Arbeit über die Behandlung spastischer Lähmungen kommt Ghiron zu dem Ergebnis, daß die Chirurgie in der Entwicklung der Methoden von den alten einfachen zu den komplizierten modernen Methoden eigentlich keine wirklichen Fortschritte gemacht habe. Ghiron gibt zu, daß die Stoffelsche Operation, ebenso wie die Förstersche eines großen Reizes, einer gewissen Geniali-tät und Kühnheit nicht entbehre; wenn aber der operative Eingriff das aus-schließliche Wohlergehen des Patienten im Auge haben soll und dessen Krankheit mit größerer Einfachheit und Sicherheit der Mittel beseitigt werden kann, so müsse man den alten Methoden den Vorzug geben. Zum großen Teil sei der operative Ausgang bei der Stoffelschen Operation nicht besser als bei den älteren Methoden. Als Beweis hierfür führt Ghiron Fälle an, bei denen bei einer Littleschen Erkrankung auf der einen Seite tenotomiert, auf der anderen die Stoffelsche Operation ausgeführt worden war, ohne daß ein Unterschied in dem Enderfolg festzustellen war. Gleiche Beobachtungen machten Biesalski, Lange, Perthes und Verfasser. Die Tatsache, daß eine Reihe namhafter Orthopäden von den Nervenoperationen abgekommen sind und die spastischen Lähmungen wieder in der althergebrachten Weise behandeln, scheint auch dafür zu sprechen, daß keine besseren Erfolge mit der Stoffelschen Operation zu erzielen sind. So hat Lange die Nervenoperation wieder voll-

ständig verlassen, weil der anfängliche Erfolg wieder verloren ging. Er ist
wieder zu den Tenotomien zurückgekehrt, nur führt er dieselbe nicht mehr so
gründlich aus wie früher, weil er wiederholt Überkorrekturen erfahren hat,
legt aber größten Wert auf sorgfältige Behandlung mit Bandagen und Übungen,
die jahrelang ausgeführt werden müssen. Biesalski führte vor 10—12 Jahren
nach den ersten Veröffentlichungen von Spitzy Plastiken vom Medianus auf
den Radialis, und als dann Stoffel seine Erfolge bekannt gab, eine beträchtliche Zahl Stoffelscher Operationen aus. Da aber der Erfolg bei nicht genügender Nachbehandlung regelmäßig die Erwartungen täuschte und nicht besser
war als bei einfachen Sehnenverlängerungen, kam Biesalski davon ab und
hat seit vielen Jahren die Stoffelsche Operation nicht mehr ausgeführt. Auch
Vulpius ist wieder von ihr abgekommen.

3. Statistisches.

Aus dem vorliegenden Material scheint sogar hervorzugehen, daß die peripheren Nervenoperationen den Sehnenoperationen nicht nur nicht ebenbürtig
sind, sondern daß die Rezidivgefahr besonders groß ist. Um über die
bisher erzielten Erfolge ein Bild zu bekommen, war zunächst ein Überblick
über die bisherige Kasuistik notwendig. Da indessen die in der Literatur niedergelegten Erfahrungen recht spärlich waren, habe ich eine Reihe von Fragebogen
versandt und bin denjenigen Herren, die sie mir ausgefüllt zurückgesandt oder
mich sonst durch Mitteilung ihrer Ansichten unterstützt haben, zu besonderem
Dank verpflichtet [1]).

In summarischer Weise berichtet Biesalski über 7 Operationen, die er
am Medianus, Obturatorius und Tibialis ausgeführt hat. Direkt nach der Operation war eine auffallende Weichheit der Muskeln vorhanden. Bei einem Jungen,
der vorher eine Pronations-Flexionscontractur hatte, war die Hand in das Gegenteil übergegangen, und er konnte sie nur zusammenkriegen, wenn man einen
Finger oder einen Bleistift hineinlegte. Peltesohn hat in zwei Fällen eine
Schwächung des Obturatorius und Ischiadicus wegen Knieflexionscontractur
vorgenommen. Einen Erfolg hat er nicht gesehen. Schiller veröffentlichte
drei Fälle, zwei Fälle von Hemiplegie mit gleichzeitiger Contractur der gelähmten
Glieder, einen Fall von spastischer Diplegie. In allen Fällen war kein wesentlicher Erfolg zu verzeichnen.

Bülow-Hansen erstattete auf dem 10. orthopädisch-chirurgischen Kongreß
in Kopenhagen 1913 über 22 nach Stoffel operierte Fälle kurzen Bericht.
9mal lag ein Little vor, 11mal spastische Hemiplegie bei Kindern, 1mal bei
Erwachsenen, 1mal Torticollis spasticus. Die Resultate waren sehr gut, bei
der spastischen Hemiplegie bei Kindern und bei der Littleschen Krankheit
manchmal vorzüglich. Putti hat die Stoffelsche Operation 4mal angewandt,
3mal am Nervus tibialis mit Resultaten, die diejenigen der Tenotomie nicht
übertrafen und 1mal am Nervus medianus mit gutem Erfolg.

---

[1]) Es sind die Herren Anzilotti, Alessandri, v. Baeyer, Biesalski, Bonn (Schmieden), Brüning, Cramer, Deutschländer, Erlacher, Gaugele, Goebell, Kirsch,
Kirschner, Lange, Läwen, Magnus, Mau (Anschütz), Oehlecker, Perthes,
Putti, Schanz, Vulpius. Mehrere Kollegen verfügten über keine Erfahrungen, andere
blieben die Antwort schuldig.

Schon diese wenigen Resultate sind recht widersprechend. Leider war es mir trotz aller Bemühungen nicht möglich, über die größere Serie von Bülow-Hansen irgend etwas Näheres in Erfahrung zu bringen. Über diese hier angeführten Fälle hinaus gründen sich die nun folgenden Ausführungen auf insgesamt 134 weitere Fälle. Die nach Selig operierten Fälle sind dabei nicht mit einbezogen. Es sind folgende: Anzilotti 2 Fälle, Bundschuh 3, Cramer 3, Erlacher 2, Ettorre 19, Förster 12, Fründ 1, Gill 32, Goebell 6, Guradze 1, Haß 2, Hohmann 8, Kirsch 9, Kirschner 1, Kofmann 2, Kreuz 1, Lange 2, Läwen 1, Lohmann 2, Lubinus 1, Mau (Anschütz) 5, Mauclaire 1, Perthes 4, Schmieden 2, Stoffel 11, Tilmann 1.

Spastische Hemiplegien lagen in 54 Fällen vor, die Hemiplegie war verursacht worden 4 mal durch Diphtherie, 1 mal durch Keuchhusten, 1 mal durch Scharlach, 1 mal durch Encephalitis, 2 mal durch Schußverletzungen der Halswirbel, 9 mal durch Schuß- und anderweitige Verletzungen des Schädels, 1 mal durch Apoplexie auf der Basis luetischer Endarteriitis. In den übrigen Fällen finden sich keine Angaben über die ursprüngliche Hirnerkrankung. Die Littlesche Krankheit wird in 21 Fällen, Diplegien, Paraplegien, Paraparesen und spastische Paralysen werden in 27 Fällen angegeben. Diese waren je 1 mal bedingt durch multiple Sklerose, durch Schädelverletzung, durch amyotrophische Lateralsklerose, durch Encephalitis und durch spastische Spinalparalyse. Monoplegien finden sich 4 mal nach Schußverletzungen des Schädels, Tetraplegie 4 mal. In allen übrigen Fällen liegen keine genaueren diesbezüglichen Angaben vor.

An der oberen Extremität äußerten sich die Lähmungen meist in einer Pronations-Flexionscontractur des Unterarms, die 45 mal angegeben wird. Eine Adductionscontractur des Oberarms findet sich nur 1 mal besonders vermerkt. Der Ellenbogen war 5 mal in Flexionsstellung fixiert, die Finger 6 mal. Streckcontractur der Finger wird 2 mal erwähnt, 1 mal lag eine isolierte Contractur des Daumens vor. An der unteren Extremität überwiegen die Spitzfüße. Sie fanden sich doppelseitig 42 mal, darunter eine Anzahl Spitzklumpfüße, einseitig 38 mal, darunter 13 Spitzklumpfüße. An zweiter Stelle standen die Adductionscontracturen, die 48 mal vorhanden waren. Beugecontracturen der Knie bestanden 26 mal, während nur über 12 Streckcontracturen berichtet wird. Eine Flexionscontractur der Hüfte wird 4 mal, ein Hohlfuß 1 mal besonders hervorgehoben. Auf diese ganzen statistischen Angaben möchte ich in keiner Weise besonderen Wert legen, da die Krankengeschichten, die mir im allgemeinen zur Verfügung standen, sehr wenig ausführlich waren und häufig die Diagnose nur auf Adduktionscontractur gestellt war, während aus dem Operationsbericht hervorgeht, daß noch ein Spitzfuß oder eine Flexionscontractur im Kniegelenk vorgelegen haben muß. Auf jeden Fall geht aus den Berichten hervor, daß an der oberen Extremität die Flexions-Pronationscontractur die häufigste Indikation zur Nervenoperation abgegeben hat, der gegenüber die Adductionscontractur am Oberarm, die Flexionscontractur im Ellenbogengelenk und die Fingercontracturen in den Hintergrund treten. Tatsächlich macht ja auch der Pronationskrampf und die Beugung des Handgelenks die Extremität in besonders hohem Grade unbrauchbar. An der unteren Extremität waren die Adductionscontracturen und Spitzfüße die häufigste Veranlassung zu den Nerveneingriffen. Bisweilen fand sich die Adductions-

contractur in so ausgeprägtem Maße, daß die geringen Spitzfüße darüber vernachlässigt werden konnten, während in anderen Fällen wiederum bei hochgradigen Spitzfüßen nur leichte Spasmen in den Adductoren oder den Kniebeugern nachweisbar waren.

An der oberen Extremität wurden Eingriffe am Medianus 38 mal vorgenommen. Dabei handelte es sich im wesentlichen um die Schwächung der
Pronatoren und Handgelenksflexoren, die Bahnen für die Fingerbeuger wurden
12 mal reseziert, 1 mal die Bahn für den Flexor pollicis. Eingriffe an den übrigen
Nerven des Arms waren ungleich viel seltener; 5 Eingriffen am Nervus musculocutaneus stehen je 2 am Ulnaris bzw. Radialis gegenüber.

An der unteren Extremität scheinen Eingriffe am Tibialis in der Kniekehle bislang am häufigsten ausgeführt worden zu sein. Nach den vorliegenden
Notizen gelangte die partielle Resektion 35 mal doppelseitig und 31 mal einseitig zur Ausführung. War der Spitzfuß mit einer Varusstellung kombiniert,
so wurde außerdem der Tibialis posticus geschwächt (16 mal), bei gleichzeitiger
Flexionscontractur der Zehen, besonders der großen Zehe, der Flexor digitorum
hallucis, bzw. die Zehenflexoren. Entsprechend der Häufigkeit der Adductionscontracturen finden sich 34 extrapelvine doppelseitige Obturatoriusoperationen
gegenüber 6 einseitigen. Unter diesen einseitigen sind 4 Fälle, bei denen das
eine Bein mit Nervenoperation, das andere Bein mit Sehnenoperation behandelt
wurde. Wegen Kniecontracturen wurden die Fasern zu den Kniebeugern,
Semimembranosus, Semitendinosus und Biceps 16 mal partiell durchtrennt,
der Femoralis 11 mal wegen Streckcontracturen des Quadriceps geschwächt,
der Peroneus 2 mal bei Spasmen des Tibialis anticus. Dabei handelte es sich
fast nur um die typischen posthemiplegischen Streckcontracturen der Erwachsenen. 1 mal wurde von Hohmann durch einen Eingriff am Tibialis
hinter dem Malleolus die Besserung eines Hohlfußes angestrebt.

Tabelle I.

Alter	Zahl der beobachteten Fälle	Alter	Zahl der beobachteten Fälle
3 Jahre	6 Fälle	12 Jahre	8 Fälle
4 ,,	8 ,,	12—14 ,,	6 ,,
5 ,,	9 ,,	14—16 ,,	7 ,,
6 ,,	7 ,,	16—18 ,,	4 ,,
7 ,,	2 ,,	18—20 ,,	1 ,,
8 ,,	3 ,,	20—30 ,,	10 ,,
9 ,,	9 ,,	30—40 ,,	2 ,,
10 ,,	4 ,,	40—50 ,,	4 ,,
11 ,,	4 ,,		

Aus dieser Tabelle geht hervor, daß die meisten Fälle im 5. Lebensjahr
operiert wurden; ein zweiter Höhepunkt liegt um das 12. Lebensjahr herum.

4. Die Kombination von Muskel- und Sehnenoperationen mit Nervenoperationen.

In einer Reihe von Fällen waren die Patienten bereits vorher mit Sehnen-
operationen behandelt worden, jedoch stellte sich ein Rezidiv ein, so daß eine
Nervenoperation zur Ausführung gelangte. So berichtet Hohmann über einen
Fall von spastischem Spitzfuß, der schon 3 mal tenotomiert worden war, und
auch in seinen übrigen Fällen waren von anderen Seiten vorher Tenotomien,
Sehnenraffung und Sehnenverpflanzungen vorgenommen worden. Im übrigen

finden sich nur noch vereinzelte Angaben über frühere Sehnenoperationen bei den Patienten. Vielfach wurde gleichzeitig mit der Nervenoperation auch eine Sehnenoperation ausgeführt sowohl in dem Sinne, daß die eine Contractur durch Nervenoperation, die andere durch Sehnenoperation behandelt wurde als auch in dem Sinne, daß die gleichen Muskelgruppen erstens durch Nervenresektion, außerdem aber auch noch durch Sehnenverlängerung bzw. -verkürzung der Antagonisten geschwächt wurden. So hat Kirsch 1 mal bei einer Beugecontractur der Knie, die schon vorher durch Tenotomie und Etappenredressement beseitigt worden war, zur Verhütung eines Rezidivs die Fasern für die Schenkelbeuger und für den Adductor magnus auf beiden Seiten durchtrennt. Die Beugecontractur war daraufhin vollkommen beseitigt. Die gleichzeitige Durchtrennung des Nervus obturatorius und Tenotomie der Adductoren, die bereits von Lorenz versucht und wieder aufgegeben wurde, hat man auch heute im allgemeinen nicht wieder aufgenommen. Hingegen hat Goebell in mehreren Fällen von Pronations-Flexionscontractur sich nicht damit begnügt, den Medianus zu schwächen, sondern er hat außerdem noch einen Teil des Pronator teres exstirpiert und die geschwächten Antagonisten gerafft. Perthes hat bei einer spastischen Monoparese, die vorwiegend im Bereich der Fingerstrecker eine starke Hyperextension bedingt hatte, die Fasern für die Extensores digitorum communes reseziert und gleichzeitig die Sehne des Extensor digitorum communis durch Herabrutschenlassen des Sehnenursprungs am Muskel um 2 cm verlängert. Die Beobachtungsdauer betrug nur 1 Monat, aber der vorher unmögliche Faustschluß war jetzt möglich. In einem anderen Falle wurde bei einer Flexions-Pronationscontractur das Medianusbündel für den Pronator teres durchquetscht. Ferner erfolgte Verpflanzung des Flexor carpi ulnaris auf die Fingerstrecker und den Extensor pollicis longus und des Flexor carpi radialis auf den Abductor pollicis longus und den Extensor pollicis brevis. Nach 2 Monaten war die Pronationscontractur beseitigt, die Hand konnte etwas geöffnet werden und wurde aktiv bis zur Wagerechten erhoben. Das Halten und Greifen grober Gegenstände war, wenn auch mit geringer Kraft, möglich.

Anders wiederum liegen solche Fälle, bei denen man gleich nach der Nervenoperation sieht, daß durch sie nicht der gewünschte Ausgleich erzielt wird und man deswegen eine Sehnenoperation unmittelbar in der gleichen Sitzung anschließt. Häufiger wurde in der Weise verfahren, daß nicht die gleiche Muskelgruppe einerseits durch Sehnen-, andererseits durch Nervenoperation geschwächt wurde, sondern daß bei den einzelnen Patienten, deren Spasmen in verschiedenen Muskelgruppen lokalisiert waren, die einen durch Sehnenoperation, die anderen durch Nervenoperation behandelt wurden, etwa so, daß bei der sehr häufigen Kombination von Adductionscontractur der Hüfte mit einer Flexionscontractur der Knie und Spitzfüßen die Achillessehne verlängert wurde, während an den anderen Nerven partielle Resektionen erfolgten. Oder aber es wurde der Tibialis in der Kniekehle reduziert, während die Kniebeuger bzw. die Adductoren tenotomiert wurden. Am besten ist diese Kombinationsmethode für die untere Extremität von Förster ausgebaut worden. Er hat in einer größeren Zahl von Fällen den gleichen Operationsplan zur Anwendung gebracht mit scheinbar vorzüglichen Resultaten. Bei der Operation wurde die Achillessehne verlängert; fast vollkommene Resektion der Fasern für den Tibialis posticus und der Fasern für die Flexores digitorum; Freilegung der Sehne des Tibialis anticus, welche gespalten wurde. Die eine Hälfte der Sehne wurde auf den äußeren Fußrand verpflanzt. Außerdem partielle Resektion des Cruralis. Zur Illustration greife ich aus den Fällen einen heraus und zwar Fall 2.

Schwere rechtsseitige Hemiplegie nach Schrapnellverletzung des Schädels. Operation zwei Jahre später. Befund vor der Operation: Schwere spastische Armlähmung mit fast vollständiger Aufhebung der willkürlichen Beweglichkeit und schwerster Contractur. Rechts motorische Aphasie. Fuß in ausgesprochener Spitzfußstellung und Supination. Nicht zu überwindende Contractur des Quadriceps. Willkürliche Dorsalflexion und Plantarflexion des Fußes aufgehoben. Willkürliche Bewegung des rechten Beins in Rückenlage nur in ganz geringem Maße ausführbar. In Bauchlage ist die Flexion gar nicht möglich. Im Sitzen Streckung des Unterschenkels kräftig, aber unter starker Mitstreckung des Beins im Hüftgelenk, Plantarflexion des Fußes und Dorsalflexion der großen Zehe. Hebung des rechten Beins in Rückenlage vollkommen, dabei geringe Beugung im Knie und Dorsalflexion der großen Zehe. Abduction und Adduction gut. Rotation aufgehoben. Bei der Operation Verlängerung der Achillessehne, fast vollkommene Resektion der Fasern für den Tibialis posticus und der Fasern für den Flexor digitorum. Freilegung der Sehnen des Tibialis anticus. Spaltung derselben. Überpflanzung der einen Hälfte auf den äußeren Fußrand. Partielle Resektion des Cruralis. Nach 4¹/₂ Monaten ausgezeichnete Besserung der Funktion. Fuß in Mittelstellung. Nicht die geringste Neigung zur Supination. Große Zehe nicht mehr in Dorsalflexion. Dorsalflexion in vollem Maße ohne Widerstand der Plantarflexoren ausführbar. Kein Fußklonus. Nur noch geringer Widerstand des Quadriceps. Kein Patellarklonus. Knie läßt sich leicht einbiegen. Willkürliche Dorsalflexion in vollem Maße ohne jede Supinationsneigung. Plantarflexion des Fußes etwas eingeschränkt. Beugung des Knies in vollem Umfang möglich, nicht nur in Rückenlage, sondern auch in Bauchlage ohne Mitbewegung des Oberschenkels, aber unter Mitbeugung des Fußes. Streckung des Unterschenkels vollkommen ohne Mitstreckung der Hüfte und ohne Fußflexion, aber mit Dorsalflexion der Zehen. Gang ohne jede Stütze vollkommen frei und sicher. Der Fuß knickt beim Gehen nicht mehr in Supination um, die Zehen krallen sich nicht mehr ein. Die Abwicklung des Fußes ist normal.

An der oberen Extremität ging Förster in der Weise vor, daß er bei der Flexions-Pronationscontractur zu der partiellen Medianusresektion, welche die Fasern für den Pronator teres, den Flexor carpi radialis und die Fingerflexoren schädigte, noch die Sehnen des Flexor carpi radialis, palmaris longus und Flexor carpi ulnaris verlängerte, außerdem wurde der Adductionscontractur wegen die Sehne des Adductor pollicis durchschnitten.

Ist schon die Bewertung einer reinen Nervenoperation schwierig, so wird diese fast zur Unmöglichkeit, wenn zu den Nervenoperationen Sehnenoperationen hinzugefügt werden. Aber auch für den Operateur entsteht damit eine große Erschwerung der Dosierung, mit der, einerlei, ob wir am Muskel-Sehnenapparat oder am Nerven angreifen, der Erfolg unserer Therapie steht und fällt. Ist die Dosierung schon bei den einfachen Sehnenverlängerungen und bei der Stoffelschen Operation nicht einfach, so wächst diese Schwierigkeit, wenn an der gleichen spastisch kontrahierten Muskelgruppe zwei Methoden zur Anwendung gelangen. Aus diesem Grunde werden sich wohl Nerven- und Sehneneingriffe an demselben Muskel nicht einbürgern, während die Kombination von Sehnen- und Nervenoperation bei verschiedenen Muskelgruppen durchaus einleuchtend ist, zumal wenn wir die glänzenden Erfolge Försters lesen. So gut aber auch diese Resultate sind, so haben wir bezüglich der Dauerresultate gerade der Nervenoperation unsere Bedenken, und damit komme ich zu der Frage der bisher festgestellten Erfolge bei den peripheren Nervenoperationen.

5. Die unmittelbaren Erfolge der Stoffelschen Operation; Nervenschädigungen.

Die unmittelbaren Erfolge nach einer Nervenresektion äußern sich, falls keine Schrumpfungscontractur besteht, darin, daß der Spasmus verschwindet und die vorher rigiden und starr kontrahierten Muskeln sich weich anfühlen. In vielen Fällen ist nach der Operation eine Bewegungsmöglichkeit der vorher überdehnten und paretischen Antagonisten festzustellen. So war in einem Fall von Stoffel 3 Stunden nach der Operation Dorsalflexion des Fußes bis zum rechten Winkel bei Reizung mit Nadelstichen möglich. In einem weiteren Falle wurde der Knabe 4 Stunden nach der Operation auf die Füße gestellt. Er trat mit beiden Beinen auf die Fußsohle auf. 9 Tage nach der Operation stand er in einer Laufbank, 3 Wochen nach der Operation war freies Stehen, 4 Wochen danach freies Gehen möglich. Ähnlich verblüffende Resultate finden wir auch nach der Resektion der Nervi obturatorii, bei der schon nach wenigen Tagen aktive Adduction bis zum Schenkelschluß und Abduction in fast normalem Umfange nicht zu den Seltenheiten gehört. Fast alle Beobachter sind sich darin einig, daß die bald nach der Operation einsetzenden Resultate im allgemeinen ausgezeichnete sind. Selbstverständlich kommt es vor, daß die primäre Muskelschwäche so erheblich ist, daß auch nach der Operation die Bewegung trotz Behebung der Spasmen nur in sehr bescheidenem Maße möglich ist. Mitunter zeigte es sich schon während der Operation, daß nach der partiellen Nervenresektion ein Ausgleich der Contractur nicht zu erzielen war, so daß noch in der gleichen Sitzung eine Sehnenverlängerung hinzugefügt wurde. Ebenso wie an der unteren Extremität sind auch an der oberen die Erfolge zunächst sehr gute, wenn sie auch weniger imponierend sind als an der unteren Extremität, an der die Muskelbeziehungen ungleich viel einfacher liegen. Wird auch der Spasmus in den vom Medianus versorgten Muskeln behoben, so ist doch noch ein weiter Weg zu einer normalen Brauchbarkeit der Hand. Dieser Tatsache ist es wohl auch zuzuschreiben, daß die unmittelbaren praktischen Erfolge nicht so günstig sind, obwohl die Spasmen genau mit der gleichen Promptheit verschwinden wie an der unteren Extremität.

In einigen Fällen bestanden nach der Operation Lähmungserscheinungen, so in einem Falle Gills eine Parese der Unterarmstrecker, in einem anderen Falle Kirschs trat im Anschluß an eine Medianusoperation eine $1/2$ Jahr dauernde motorische Schwäche der Fingerbeuger auf. Auch wir haben einmal eine derartige motorische Schwäche nach der Operation beobachtet, die dann aber wieder zurückging. Ob in dem Falle Maus die nach der partiellen Tibialisresektion auffallende spätere Schwäche aller vom Tibialis versorgten Muskeln auf einer Nervenschwächung oder Überdosierung beruhte, möchte ich dahingestellt sein lassen. Auf jeden Fall sind motorische Schädigungen lange nicht so häufig, wie man zuerst annehmen könnte und wie sie auch von Quénu und Delbet im Anschluß an die Ausführungen von Mauclaire befürchtet wurden. Stoffel sowohl wie Anzilotti sind der Ansicht, daß bei richtig angewandter Technik die Gefahr ungewollter Lähmungen nicht besteht. Auch Reizerscheinungen sind nach der Stoffelschen Operation beobachtet worden. Läwen sah nach partieller Resektion am Tibialis einen Reizzustand der die Zehenflexoren versorgenden Bahnen, der sich in einer erst nach der Operation einsetzenden Contractur äußerte, so daß später noch eine Bahn reseziert werden mußte.

Hohmann beobachtete bei seinen 8 Fällen 2mal neuralgiforme Schmerzen, die einmal 2—5 Tage, einmal 2 Wochen nach der Operation eintraten, nach einigen Tagen aber wieder verschwanden. Hohmann läßt es unentschieden, ob es sich um Nervenstumpfschmerzen oder um Neuralgien handelte.

Erscheinen somit, von den eben erwähnten Komplikationen abgesehen, die Erfolge auf den ersten Blick sehr gut, so finden sich doch bereits innerhalb des 1. Jahres in einer Reihe von Fällen Rezidive. So berichtet Fründ über ein Kind mit Beugecontractur am Knie und Adductionsspasmen im Oberschenkel. Es bestand beiderseitiger Spitzfuß. In mehreren Eingriffen wurden die beiden Obturatorii, die beiden Tibialisnerven in der Kniekehle und die Nerven zur Beugemuskulatur der Knie geschwächt. Noch während der halbjährigen Beobachtung stellte sich auf der einen Seite ein Rezidiv der Adductoren ein, welches eine zweite Operation erforderte, außerdem ein Rezidiv der Beugespasmen. In einem Falle Gills machte sich bei einer spastischen Paraplegie nach Resektion der Äste zu den Gastrocnemiusköpfen und partieller Resektion der Soleusbahn nach $\frac{1}{2}$ Jahr wieder eine Spitzfußstellung bemerkbar. Bei einem anderen Fall von spastischer linksseitiger Hemiplegie waren von Gill bei der Nervenoperation neben den Gastrocnemiusästen auch die Bahnen für den Pronator teres, die Hand- und Fingerbeuger reseziert worden. Da aber die Pronations-Flexionscontractur nach der Operation noch sehr stark war, wurde nochmals am Medianus eingegangen und dieser noch mehr geschwächt. Nach 3 Monaten war eine geringe willkürliche Streckung der Hand möglich. Geringe Beugung. Die Hand wird zu nichts benutzt. Kirsch war in einem Fall von cerebraler Kinderlähmung, bei der ein spastischer Spitzklumpfuß bestand, schon nach einem Monat genötigt, der Gastrocnemius- und Soleusresektion, bei welcher alle Äste bis auf einen samt den Bahnen für die Zehenbeuger und den Tibialis posticus entfernt worden waren, die Achillotomie hinzuzufügen. In einem weiteren Fall mußte nach einiger Zeit, obwohl zunächst nach der Operation die Spitzklumpfußstellung beseitigt war, noch die Achillessehne verlängert werden. Auch in einem 3. Fall von Kirsch ergab die Nachuntersuchung ein Rezidiv des Spitzhohlfußes trotz der früher ausgeführten Achillessehnenverlängerung und Resektion der Fasern für den Tibialis posticus und die Gastrocnemiusköpfe. Es bestand noch eine Spitzfußstellung von 120°. Anzilotti sah nach Resektion von $\frac{2}{3}$ des inneren und äußeren Gastrocnemiusastes und $\frac{3}{4}$ des Soleusastes nach 3 Monaten ein Rezidiv (siehe auch Dauererfolg Fall 1). Auch wir beobachteten nach ausgiebiger Resektion des Medianus wegen Pronations-Flexionscontractur noch innerhalb des 1. Jahres ein Rezidiv. Bemerkenswert ist ein weiterer Fall Gills. Spastische Hemiplegie nach Kopfverletzung. 23 Jahre. Trepanation ohne Erfolg. Contraction der oberen Extremität, Flexionscontractur des Ellenbogens, Flexions-Pronationscontractur der Hand und der Finger, eingeschlagener Daumen. Resektion der Hälfte der zu den Handgelenks- und Fingerbeugern ziehenden Nerven. Nach der Operation gute aktive Beugung und Streckung der Hand. 3., 4., 5. Finger können fast vollkommen, Mittelfinger und Zeigefinger nur gering gebeugt werden. Gute Streckung des Daumens, Opposition möglich. Supination zur Hälfte ausführbar. Nach 8 Monaten Pneumonie. Im Laufe dieser Erkrankung Verschlechterung. Der ganze Erfolg der Operation ging wieder verloren, so daß die willkürliche Beweglichkeit nicht wiederkehrte.

Nun bin ich der Überzeugung, daß die Rezidive innerhalb des 1. Jahres noch viel häufiger sind, als aus diesen und den später noch zu beobachtenden Fällen ersichtlich ist, ja man kann bisweilen aus den Krankennotizen ein Rezidiv herauslesen, ohne daß der Autor selbst von einem solchen spricht. So ist es einem Patienten von Lubinus nach Resektion beider Gastrocnemiusäste und partieller Resektion der Soleusbahn möglich, nach 5 Wochen beide Fußsohlen auf den Boden aufzusetzen. Indessen ist dabei bemerkt „nur bei leichter Beugestellung der Knie". Da von einer Beugecontractur vorher nicht die Rede war, muß angenommen werden, daß noch eine leichte Spitzfußstellung bestand.

6. Dauerresultate.

Viel wichtiger als die unmittelbaren Erfolge sind die Dauerresultate, welche allein für die Beurteilung der Leistungsfähigkeit der Methode maßgebend sind. Von einem Dauererfolg kann frühestens 1 Jahr nach der Operation die Rede sein. Die Beobachtungszeit für sämtliche Fälle Stoffels, soweit er sie ausführlicher publiziert hat, liegt unter 8 Monaten, ja es wurden manche nur 2—3 Wochen beobachtet. Desto enttäuschender sind die Ergebnisse, die Vulpius bei der Nachuntersuchung der Stoffelschen Fälle hatte. Nach Vulpius zeigten die von Stoffel operierten Fälle, bei denen nur eine partielle Resektion vorgenommen worden war, fast ausnahmslos Rezidive. Bei den Fällen, bei denen der Spasmus anfänglich geschwunden war, trat er nachträglich wieder ein, so daß bei mehreren dieser Fälle später eine Sehnenoperation notwendig wurde. Die Angehörigen der Operierten waren zum Teil mit dem Erfolge wenig zufrieden, und ein Vater drohte sogar, wegen des Mißerfolges eine Klage anzustrengen. Stoffel glaubt drei dieser Rezidive der Nachbehandlung zuschreiben zu müssen, da die Nachtschiene nicht getragen wurde. Das eine Kind hatte Masern, es lag 8 Wochen darnieder, und dem Beine wurde während dieser Zeit nicht die geringste Beachtung geschenkt. Bei den übrigen Kindern, bei denen die Anordnungen durchgeführt wurden, zeigten sich nach Stoffel keine Rezidive, sondern recht zufriedenstellende Resultate, „wovon ich mich noch in jüngster Zeit überzeugen konnte". Zu diesen Äußerungen stehen diejenigen von Vulpius in scharfem Widerspruch, und von Stoffel selbst habe ich keine weitere Notiz in der Literatur gefunden oder schriftlich erhalten können, die die Vulpiusschen Behauptungen entkräften könnten. Vor einem allzu großen Enthusiasmus hatten ja trotz der vorzüglichen Anfangserfolge schon manche Autoren gewarnt und geraten, erst die Dauerresultate abzuwarten (Galeazzi, Putti und Anzilotti u. a.).

Gehen wir nun zu den Dauerresultaten im einzelnen über.

Es handelt sich im ganzen um 46 über 1 Jahr beobachtete Fälle, und zwar wurden beobachtet: 4 Fälle $1^1/_2$ Jahre, 8 Fälle $1^1/_2$—$2^1/_2$ Jahre, 10 Fälle $2^1/_2$ bis 4 Jahre, 6 Fälle 4—6 Jahre, 18 Fälle 6—10 Jahre. Diese Fälle sind in der folgenden Tabelle übersichtlich zusammengestellt.

Tabelle II.

Nr.	Autor	Lähmungstyp und Ursache	Alter in Jahr.	Contracturformen	Behandlung	Besondere Maßnahmen bei der Nachbehandlung	Beobachtungsdauer (Jahre)	Verlauf und Endresultat
1	Anzilotti	Spastische Hemiplegie nach fieberhafter Erkrankung im 1. Lebensjahr	32	Spitzfüße	$2/3$ der Gastrocnemius-, $3/4$ der Soleusäste	Bewegungsübungen, Massage, Elektrisieren	2	Nach 3 Mon. Rezidiv. Pat. kann nicht mehr aufrecht stehen, läßt sich im Wagen fahren
2	Anzilotti	Hemiplegie	11	Spastische Contractur des l. Armes, die jede Bewegung verhindert	Hälfte der Bahn zum Pronator, $2/3$ der Bahn zum Flexor carpi radialis. In einer 2. Sitzung Hälfte der Bahn zum Daumenbeuger, $1/4$ der übrig gebliebenen Pronatorfasern	Sorgfältige orthopädische Nachbehandlung. Nachtschiene, Massage, Elektrisieren, Bewegungsübungen	$1^1/_2$	Zunächst Besserung, Beugung und Streckung möglich. Nach 3 Monaten Spasmen. Zustand besser als vor, schlechter als nach der Operation
3	Bundschuh	Little	3	Spitzfüße. Adductionscontractur, Beugecontractur der Knie	Resektion der Obturatorii. $1/2$ der Gastrocnemiusbahnen, des ganzen dorsalen Soleusteils	8 Tage Gipsverband	7	Zunächst Besserung, aktive Hebung bis zum rechten Winkel. Endresultat: Beugespasmen beider unteren Extremitäten, der Hüften, Knie und Fußgelenke
4	Bundschuh	Encephalitis	3	Beiderseitige Spitzfüße	$2/3$ der Nerven zum Gastrocnemius	Massage, Bewegungsübungen, Nachtschiene	$1^1/_2$	Spitzfuß mäßigen Grades. Dorsalflexion nicht möglich. Plantarflexion um 20° ausführbar
5	Gill	Little	9	Adductionsspasmen der Hüfte. Spitzfußstellung	Partielle Resektion der vorderen Obturatoriusäste, der Tibialisäste zum Gastrocnemius und Soleus. In 2. Sitzung Resektion der übrig gebliebenen		4	Direkt nach der Operation tritt große Zehe zuerst auf; deswegen 2. Operation. Auch dann noch Adductions- und Kniebeugespasmen. Endresultat: Gutes Auf-

		Krankheit		Deformität	Operation		Resultat
6	Gill	Spastische Hemiplegie nach Keuchhusten	6	Pes equinovarus	Äste zu den beiden Gastrocnemiusköpfen und Tibialis post.	4½	setzen. Adductoren erschlafft, Knie gerade, gute Dorsalflexion. Neigung zu doppeltem Pes valgus. Nach 1 Monat Dorsalflexion bis fast zum rechten Winkel, aktive Beugung der Zehen möglich, Fuß fast immer im rechten Winkel. Nach 2½ J. Fuß beim Stehen in guter Stellung, beim Gehen Neigung zum Spitzfuß. Passive Dorsalflexion um 80°, aktive unvollständig. Endresultat: Nach Angaben der Mutter weiter Besserung. Gang ganz gut. Beim Aufsetzen berührt der Hacken den Boden. Ganz gute aktive Beugung und Streckung im Fußgelenk, Knie leicht gebeugt bei vollkommener Streckungsmöglichkeit
7	Gill	Amyotrophische Lateralsklerose	27	Adductionsspasmus	Ramus internus des Obturatorius	6	Spasmus nach der Operation geringer. Pat. arbeitet als Schuhmacher. Keine Adductionscontractur. Leichte aktive und passive Abduction der Hüften möglich
8	Gill	Spastische Paraplegie	5	Beiderseitiger Spitzfuß	Partielle Resektion der Gastrocnemiusäste	2	Nach der Operation geht Pat. mit aufgesetztem Fuß, Hacken auf den Boden. Endresultat: Leidlicher Gang allein, jedoch bei gebeugten Knien. Gute aktive und passive Dorsalflexion. Geringe Neigung zum Pes valgus.

Nr.	Autor	Lähmungstyp und Ursache	Alter in Jahr.	Contracturformen	Behandlung	Besondere Maßnahmen bei der Nachbehandlung	Beobachtungsdauer (Jahre)	Verlauf und Endresultat
9	Gill	Spastische Spinalparalyse	26	Spitzfüße, Adductionsspasmus	Partielle Resektion der Obturatoriusäste und des Tibialis in der Kniekehle		2	Die Patientin, die vor der Operation weder gehen noch arbeiten konnte, arbeitet jetzt und geht gut, außer wenn sie aufgeregt wird
10	Gill	Spastische Paraplegie	9	Spitzfüße, Adductionscontractur	Partielle Resektion der Obturatorii und der beiden Tibialisnerven in der Kniekehle		1½	Nach ½ J. kann die Patientin nur laufen, wenn sie gestützt wird. Endresultat: Pat. kann ohne Hilfe ½ Meile laufen. Mäßiger Erfolg.
11	Gill	Spastische Paraplegie	3	Adductionsspasmus. Rechts Pes equinovalgus, links Pes equinovarus	Partielle Resektion der Tibialisäste für den Gastrocnemius		3	Kein Adductionsspasmus mehr. Die Hacken kommen beim Gehen auf den Boden. Leichte Contractur der Achillessehne. Plastische Verlängerung der Achillessehne notwendig
12	Gill	Spastische Hemiplegie	5	Spastische Lähmung des rechten Armes und Beines	Tenotomie der Achillessehne. Partielle Medianusresektion		5	Gleich nach der Operation aktive Bewegung im Ellenbogengelenk von 55—140°, aktive Hebung der Hand bis 180°, Fingerstreckung normal, Beugung unmöglich, Daumen bleibt in die Hand eingeschlagen. Nach 2 J. halbe Supination möglich. Endresultat: Gute Greifmöglichkeit. Hand-

13	Gill	Spastische Paraplegie	7	Adductionscontractur der Hüften, Flexionscontractur im Kniegelenk, Spitzfüße	Links Tenotomie der Achillessehne, der Adductoren und Kniebeuger. Rechts Resektion des vorderen Astes des Obturatorius, der Äste zu den Kniebeugern, zum inneren Gastrocnemiuskopf und dem Soleus	2	Nach der Operation rechts guter Gang, Knie nicht mehr gebeugt. Nach 3 J. steht der rechte Fuß gut, die Zehen sind gestreckt, leichte Tendenz zum Spitzfuß. Der linke Fuß in ausgesprochener Calcaneovalgusstellung. Nach 4 J. wird der rechte Fuß gut bei gestrecktem Knie aufgesetzt, links keine Adductionscontractur, keine Contractur der Kniebeuger. Da noch ausgesprochene Calcaneovalgusstellung, Verkürzung der Achillessehne. Endresultat: Leidlicher Gang ohne Hilfe. Der linke Fuß wird gut aufgesetzt, ein paar Grad Beweglichkeit im Fußgelenk, das Knie gerade, keine Adductionscontractur. Im rechten Fuß Bewegungsmöglichkeit von ungefähr 90°. Bei gestrecktem Knie wird der ganze Fuß auf den Boden aufgesetzt. Beim Gehen streifen die Zehen erst den Boden, dann wird der Hacken aufgesetzt

gelenk, Finger und Daumen werden leicht gebeugt gehalten. Daumen eingeschlagen. Finger können ganz, Hand fast bis zur Horizontalen erhoben werden. Aussehen und Funktion der Hand bedeutend gebessert

Nr.	Autor	Lähmungstyp und Ursache	Alter in Jahr.	Contractur-formen	Behandlung	Besondere Maßnahmen bei der Nachbehandlung	Beobachtungsdauer (Jahre)	Verlauf und Endresultat
14	Lehmann	Spastische Paraplegie	15	Adductions-Flexionscontractur der Hüften, Flexionscontractur der Knie. Beiderseits Spitzfuß	Rechts partielle Resektion der Gastrocnemiusäste und der dorsalen Soleusbahn. Verlängerung der Achillessehne. Resektion der beiden Obturatoriusäste. Durchtrennung des Gracilis und der Adductoren. Links Verlängerung der Achillessehne. Durchtrennung des Gracilis und der Adductoren	Schienenschuhe. Jahrelanges Elektrisieren und Massage	5	Nach 6 Wochen am linken Bein wesentliche Besserung in bezug auf Bewegung, Auftreten mit der ganzen Fußsohle möglich. Rechts keine wesentliche Besserung. Endresultat: Patientin geht ohne große Ermüdung und kann die Nähmaschine treten, was vorher nicht möglich war. Beim Gang sind die Beine innenrotiert, im Hüftgelenk leicht adduciert, im Kniegelenk flektiert, im ganzen ist der Gang leidlich. Rechte Wade stark atrophisch, links weniger. Beiderseits Andeutung von Pes excavatus. Keine Spitzfußstellung; obwohl das linke Bein stärker spastisch ist, gibt dieses den Haupthalt
15	Kirsch	Spastische Hemiplegie nach Diphtherie	11	Spitzfuß, Pronations-Flexionscontractur der Hand bei gespreizten Fingern. Faustschluß nur bei Streckung des Ellenbogens	Resektion dreier Äste zum Gastrocnemius, eines Astes zum Tib. post., zweier Bahnen zu den Zehenbeugern. 5 Mon. darauf Resektion einer Bahn für den Pronator teres, der halben Bahn für die Handgelenks- und Fingerbeuger, am Radialis Resektion zweier Bahnen für den Triceps. Nach 2½ J. wegen der krampfhaften Fingerbeugung Freilegung		3	Nach der Operation am Radialis eine Zeitlang Lähmung der Unterarmstrecker, die aber dann verschwindet. Endresultat: Spitzfuß beseitigt, keine Krämpfe der Wadenmuskulatur. Aktive Dorsalflexion wegen Lähmung nicht möglich. Fußstellung gut. Volarcontractur der Hand beseitigt. Aktives Zufassen möglich; dabei wird noch der Unterarm gestreckt

Fortsetzung (Operation, von voriger Seite): ...legung des Ulnaris und partielle Resektion der Bahnen für die Fingerbeuger. Bei Reizung unterhalb der Resektionsstelle wird keine stärkere Handgelenksbeugung mehr ausgelöst. Resektion von zwei Pronator-teres-Bahnen des Medianus von demselben Schnitt aus

Nr.	Operateur	Diagnose	Zahl	Befund	Operation	Nachbehandlung	Dauer	Resultat
16	Kirsch	Spastische Hemiplegie	10	Spitzfuß	Resektion zweier Fäden zum Soleus, eines Astes zum Gastrocnemius	Längere medicomechanische Behandlung	4	Spasmus beseitigt. Normale Fußstellung. Neigung zum Plattfuß. Passiv sind alle Bewegungen, aktiv nur einige ausführbar
17	Kirsch	Little	4	Spastischer Spitzfuß beiderseits	Zunächst rechts Resektion der Äste für den lateralen und medialen Gastrocnemiuskopf und $\frac{1}{4}$ der Zehenbeugerbahnen. Links nach 2 Monaten Resektion der Fasern für den Gastrocnemius und die Zehenbeuger			Zunächst gehen gelernt. Etwas Spitzfußstellung soll noch da sein
18	Kirsch	Cerebrale Kinderlähmung	22	Pronations-Flexionscontractur der Hand	Resektion der Medianusfasern zum Pronator teres und Flexor carpi radialis (im ganzen $\frac{1}{4}$ des Querschnittes), vom Ulnaris Resektion der den Flexor carpi ulnaris versorgenden Fasern	2—3 Monate dauernde medicomechanische Behandlung	$2\frac{1}{2}$	Im Anschluß an die Operation motorische Schwäche der Fingerbeuger, die $\frac{1}{2}$ J. dauert. Endresultat: Handgelenk nicht mehr extrem flektiert, Pronationsstellung vermindert, Daumen hängt nicht mehr in die Hand hinein

Nr.	Autor	Lähmungstyp und Ursache	Alter in Jahr.	Contracturformen	Behandlung	Besondere Maßnahmen bei der Nachbehandlung	Beobachtungsdauer (Jahre)	Verlauf und Endresultat
19	Kirsch	Little	18	Beugecontractur der Knie	Behandlung durch Tenotomie und Etappenredressement. Zur Verhütung eines Rezidivs r. Resektion der Fasern für die Schenkelbeuger und einer Faser für den Adductor magnus, l. Resektion von 2 Asten für die Semimuskulatur und den Adductor magnus und eines Astes für den Biceps	Jahrelange medicomechanische Behandlung zur weiteren Dehnung der Kniecontractur, die zum Teil arthrogen war, und zur Kräftigung des Quadriceps	Mehrere Jahre	Beugecontractur völlig beseitigt
20	Kirsch	Cerebrale Kinderlähmung, Schwache geistige Fähigkeiten	10	Spitzhohlfuß	Früher bereits wegen Spitzhohlfuß Achillessehnenverlängerung. Resektion in der Kniekehle von einer Faser zum Tib. post. und 2 Fasern zum Gastrocnemius. Geschont werden alle Zehenbeuger	Mehrere Monate Massage und Gymnastik	2	Rezidiv. Passiv fehlen 30° zur Mittelstellung des Fußgelenkes
21	Goebell	Little	18	Adductionscontractur beider Oberschenkel, Flexionscontractur der Hüften und Knie	Vor 10 Jahren Tenotomie der Achillessehne. Resektion dreier Äste des Obturatorius beiderseits und der Gastrocnemiusfasern zur Hälfte sowie der die Peronei versorgenden Fasern. Tenotomie der Kniebeuger	6monatl. Nachbehandlung mit Gehversuchen im Gehstuhl, Pendelübungen. 3 Monate ambulante Behandlung	9	Es konnte eine Besserung insofern festgestellt werden, als Pat. in der Lage ist, an 2 Stöcken kleine Wege zu machen; im übrigen ist er an den Selbstfahrer gefesselt Spasmen sind noch nicht vorhanden
22	Goebell	Cerebrale Kinderlähmung	6	Spastische Contractur der unteren Extremitäten. Spitzfuß. Streckcontractur	Resektion der Femoralisäste, bis bei elektrischer Reizung der bleibenden Fasern gerade noch eine geringe Zuckung auftritt. Fasern des Gastrocnemius und 1/2 der dorsalen	Anfangs Schienenverband in mittlerer Abduction. Später: Gipsverband	6	Nach 2 J. beiderseits Tenotomie der Achillessehnen. Endresultat: Pat. geht am Gehstuhl. Spasmen noch vorhanden, wenn auch erheblich weniger als vorher

						bis 2 Jahre nach Operation	
23	Mau	Little	6	Soleusbahn. In 2. Sitzung Resektion der Obturatorii. Rechts totale Resektion der Bahnen zum lateralen Gastrocnemiuskopf und der dorsalen Soleusbahn, ½ der Bahn zum medialen Gastrocnemiuskopf. Links Resektion der beiden Gastrocnemiusbahnen und der Hälfte der dorsalen Soleusbahn	Gipsverbände für 4 Wochen	1½	Nach Aussage der Mutter nach der Operation wesentliche Besserung d. Spitzfußes rechts. Aktive Dorsalflexion nur bis 120°, passive bis zum rechten Winkel. Links aktive Dorsalflexion bis 90°. Beim Gehen noch starke Recurvierung des rechten Knies
		Beiderseits Spitzfüße					
24	Mau	Cerebrale Hemiplegie. Schwerer Fall. Geistig sehr zurückgeblieben	4	Resektion der Äste zum inneren Gastrocnemiuskopf und inneren Soleusteil	Gipsverband für ¼ Jahr	10	Am Arm aktive Supination zur Hälfte, vollkommene Streckung (im Handgelenk spontane Besserung ohne Operation!). Kein Spitzfuß mehr. Schleifenlassen der Fußspitze. Aktive Dorsal- und Plantarflexion eben angedeutet. Stehen auf den Zehenspitzen unmöglich. Tib. post., Flex. hallucis long., Flex. digit. long, schwach
		Pronationscontractur rechts. Schwäche der Fingerextensoren. Feinere exakte Bewegungen ausgeschlossen. Spitzfuß					
25	Mau	Cerebrale Hemiplegie rechts, mittelschwerer Fall	12	Medianusresektion der Äste zum Pronator teres, ½ der Bahnen zu den Handgelenksflexoren. Verlängerung der Achillessehne nach Bayer. Eröffnung des Talocruralgelenks, Abmeißlung der vorderen prominenten Teile der Talusrolle.	Schienenverband in Supinationsstellung für 3 Wochen	2	Am Arm bedeutende Besserung. Aktive Supination des r. Vorderarms bis auf einen Winkel von 30°. Streckung im Ellenbogengelenk nur bis 150° möglich. Pat. benutzt die r. Hand zum Essen und Schreiben. Am r. Fuß Versteifung des Talocruralgelenks, Valgusstellung, so daß Korrektionsosteotomie nötig wurde
		Gesamtmuskulatur spastisch. Flexionscontractur im Ellenbogen, Pronationscontractur in Vorderarm und Hand. Leidliche Bewegung von Hand und Fingern. Essen und Schreiben mit der linken Hand. Spitzfuß rechts					

Nr.	Autor	Lähmungstyp und Ursache	Alter in Jahr.	Contracturformen	Behandlung	Besondere Maßnahmen bei der Nachbehandlung	Beobachtungsdauer (Jahre)	Verlauf und Endresultat
26	Mau	Schwere rechtsseitige Hemiplegie nach Diphtherie	16	Pronations-Flexionscontractur d. rechten Arms. Aktive Streckung der Endphalange gut, der Grundphalange aufgehoben. Spitzfußstellung r. Aktive Dorsalextension des Fußes träge u. ohne Kraft	Medianusresektion. $1/3$—$1/2$ der Bahnen zum Pronator teres, den Handflexoren und dem Flex. digit. sublimis. Nach $3\frac{1}{2}$ Monaten partielle Resektion der Bahnen zu den Gastrocnemiusköpfen	Armschienen in Dorsalextension und Supination für 4 Wochen, dann Bewegungsübungen. Beingips für 3 Wochen	3	Am r. Arm aktive Supination bis zur Mittelstellung möglich, aber nur mit gleichzeitiger Ellenbogenbeugung. Aktive Streckung des Handgelenks unmöglich. Am r. Bein „ist der Krampf besser geworden". Jedoch noch Neigung zur Varusstellung. Auftreten mit der ganzen Sohlenfläche, Resultat sehr mäßig
27	Mau	Cerebrale Hemiplegie	8	Pronations-Flexionscontractur des r. Arms. Finger außer Daumen können aktiv leidlich gut gestreckt werden. Im Handgelenk aktive Streckung und Supination möglich. Hochgradiger Spitzfuß rechts	Medianusresektion. Totale Resektion der Bahnen zum Pronator teres und Resektion von etwa $1/3$ des Querschnittes der Flexorenbahnen. Tenotomie der Achillessehne nach Bayer.	Armschienenverband in Supination und Extension. Übungen und Massage für 4 Wochen in der Klinik	3	Nach Aussage der Mutter keine wesentliche Besserung. Supination bis fast 90° bei Beugestellung des Ellenbogengelenks, in Streckstellung bis 65° möglich. Hand in starker Ulnarflexion. Aktive Dorsalflexion nur um wenige Grade, Faustschluß völlig. Streckfähigkeit des Daumens wiederhergestellt. Aufsetzen des Fußes mit ganzer Sohlenfläche. Resultat objektiv zufriedenstellend, subjektiv gering
28	Ettorre	Spastische Hemiplegie	14	Flexions-Pronationscontractur. Spitzklumpfuß rechts	$2/3$ der Gastrocnemius-, $1/2$ der Soleusbahn	Gips für 45 Tage	9	Sofort nach der Operation Spitzfuß beseitigt. Endresultat: Spitzklumpfuß wie vorher

Nr.		Diagnose		Symptome	Operation	Nachbehandlung		Resultat
29	Ettorre	Linksseitige spastische Hemiplegie. Leichter Hydrocephalus	6	Pronations-Flexionscontractur des Arms, Flexionscontractur des Knies. Spitzklumpfuß. Parese im Vordergrund	Totale Resektion der Bahnen zum Semitendinosus, Semimembranosus, kurzen Bicepskopf, Resektion von 2/3 der Gastrocnemiusäste und 1/2 der dorsalen Soleusbahn	Gipsverband und Bewegungsübungen für 6 Monate	9	Sofortiges Resultat ausgezeichnet. Endresultat: Knie gut. Leichte Valgusstellung, ausgesprochener Spitzklumpfuß
30	Ettorre	Linksseitige spastische Hemiplegie	9	Spitzfuß links	2/3 der Äste zum Gastrocnemius und 1/2 der Soleusbahn, gleichzeitig Achillessehnenverlängerung	Gips für 2 Monate. Nachbehandlung 1 Monat	9	Kein Rezidiv. Beschränkte Beweglichkeit
31	Ettorre	Spastische Diplegie links	9	Adductions-Flexionscontractur der Hüfte, Flexionscontractur der Knie-Spitzfüße	Tenotomie der Adductoren. Resektion der Soleus- und Gastrocnemiusbahnen. Nach 2 1/2 Monaten partielle Resektion der Bahnen zu den Kniebeugern	Gipsverband. Orthopädischer Apparat	9	Nach 1 J. Tenotomie der Kniebeuger und der Achillessehne. Endresultat: Mäßig. Bewegung und Stellung der Hüfte leidlich, Kniebeugung bis 90°. Vorderfuß in Adduction. Steppergang. Aktive Beugung und Plantarflexion gut. Hebung möglich; dabei Neigung zu Varusstellung
32	Ettorre	Spastische Tetraplegie	8	Starke Spitzfüße, besonders links Kniebeugecontractur	Links 1/2 der Äste zu den Gastrocnemiusköpfen, Soleusbahn, Biceps, Semimuskeln, Adductor magnus. Rechts Tenotomie des Adductor magnus, des Triceps surae und der Kniebeuger	Gips für 6 Monate, Nachbehandlung für 1 Jahr	9	Links besser als rechts. Rechts Steifheit und Beschränkung der Kniebeugung
33	Ettorre	Spastische Hemiplegie rechts	7	Beugungs-Pronationscontractur. Athetose. Adduction der Hüfte. Beugung der Knie. Spitzklumpfuß	Sämtliche Bahnen zu den Flexoren, dem Soleus, 1/2 der Gastrocnemiusäste	Gips für 3 Monate	4	Neigung zu Spitzklumpfuß bleibt. Kein Rezidiv. Im übrigen Neigung zu Pes varus. Finger eingekrallt. Exitus an Lungenentzündung

Nr.	Autor	Lähmungstyp und Ursache	Alter in Jahr.	Contractur-formen	Behandlung	Besondere Maßnahmen bei der Nachbehandlung	Beobach-tungsdauer (Jahre)	Verlauf und Endresultat
34	Ettorre	Rechtsseitige spastische Hemiplegie nach Fall auf Kopf	12	Pronations-Flexionscontractur. Spitzfuß. Adductions-Flexionscontractur der Hüfte	$1/_2$ der Gastrocnemiusäste, $1/_3$ der Soleusbahn	Gips für 2 Monate. Nach Eintreten eines Rezidivs nochmals für 1 Monat	8	Überwiegen der paretischen Komponente. Pat. kann sich nicht aufrechthalten, muß liegen
35	Ettorre	Spastische Diplegie	4	Adductionscontractur. Spitzfüße	Tenotomie der Adductoren und Resektion von $1/_2$ der Gastrocnemiusäste und der Soleusbahn	Gips für 2 Monate	2	Genügende Beweglichkeit der Hüfte und Füße. Exitus an Meningitis
36	Ettorre	Rechtsseitige angeborene spastische Hemiplegie	6	Flexionscontractur des Ellenbogens, Pronations-Flexionscontractur der Hand und Finger. Spitzfuß	Gastrocnemiusäste und Soleusbahn	Gips für 2 Monate, Nachbehandlung 1 Monat	8	Rezidiv des Spitzfußes
37	Ettorre	Angeborene spastische Diplegie	6	Flexionscontractur der Knie. Spitzklumpfuß, besonders rechts	Plastische Verlängerung der Kniebeuger. Resektion d. Äste zu den beiden Triceps surae	Links plastische Verlängerung der Achillessehne. Gips für 6 Monate	8	Kein Rezidiv. Leichter Steppergang. Sonst ziemlich normale Beweglichkeit
38	Ettorre	Angeborene spastische Tetraplegie. Athetose	9	Spasmen der unteren Extremität vom Prädilektionstyp	Rechts Resektion der Tricepsbahnen	Gips für 5 Monate	8	Kein Rezidiv. Gute Funktion. Auf der nichtoperierten Seite ist die Deformität so stark, daß Aufrechtstehen nicht möglich ist. Paretische Komponente vermehrt. Umknicken des Fußes

39	Ettorre	Schwere angeborene Diplegie. Geistige Minderwertigkeit. Unmöglichkeit, sich aufrecht zu halten	4	Contractur vom Prädilektionstyp. Antagonisten paretisch	Links Resektion der Tricepsäste	6 Monate Immobilisation in Überkorrektur	6	Zustand verschlimmert. Spasmen allgemeiner geworden. Ausgesprochener Spitzklumpfuß. Chorea und Athetose. Auf der operierten Seite Kniecontractur beseitigt
40	Ettorre	Angeborene rechtsseitige Hemiplegie	4	Adductions-Flexionscontractur der Hüfte, Flexionscontractur des Knies. Spitzfuß	Resektion der Tricepsbahnen	Gips für 3 Monate. Nachbehandlung 4 Monate. Spitzfußzügel für 1 Jahr	7	Kein Spitzfuß. Freie Bewegungen. Atrophie von 2 cm am Oberschenkel, von 1 cm an der Wade. Paretische Komponente an der oberen Extremität vorhanden. Bewegungen möglich, wenn auch langsam
41	Ettorre	Rechtsseitige Hemiplegie. Geistiger Defekt	10	Obere Extremität: Pronations-Flexionscontractur. Adductionscontractur der Hüfte, Flexionscontractur des Knies. Spitzfuß	Resektion der Tricepsäste	Gips für 3 Monate, Nachbehandlung 2 Monate. Schienenhülsenapparat für 6 Monate, weil leichte Neigung zur Beugecontractur vorhanden ist	7	Zustand vorzüglich. Volle Beweglichkeit. Besserung der Psyche. Patient arbeitet als Tischler
42	Ettorre	Angeborene spastische Diplegie	9	Adductions-Flexionscontractur. Spitzfuß beiderseits	Rechts Tricepsäste. Tenotomie der Adductoren, links Verlängerung der Kniebeuger und Achillessehne. Nach 5 J.	3 Monate Gips in Überkorrektur	6	Nach 5 Jahren hat sich Deformität wieder eingestellt, deshalb Sehnenoperation. Endresultat: Funktion leidlich. Gang wegen der Hüftluxation unvollkommen
43	Ettorre	Spastische Hemiplegie	9	Starker Spitzfuß	½ der Gastrocnemiusäste	Gips für 2 Monate, Nachbehandlung 2 J.	7	Korrektur vollkommen, wie auf der gesunden Seite. Atrophie von 3 cm an der Wade

Nr.	Autor	Lähmungstyp und Ursache	Alter in Jahr.	Contracturformen	Behandlung	Besondere Maßnahmen bei der Nachbehandlung	Beobachtungsdauer (Jahre)	Verlauf und Endresultat
44	Ettorre	Angeborene spastische Diplegie	4	Leichte Contractur der oberen Extremität. Spitzfüße	Tricepsäste rechts	Gipsverband 4 Monate. Orthopädischer Apparat für 1 J.	7	Funktion wieder gut. Im Anschluß an Typhus Rezidiv, aber nur auf der operierten Seite. Nach 5 Jahren plastische Verlängerung der Achillessehne. Endresultat: Funktion beschränkt. Leidlicher Gang
45	Ettorre	Angeborene spastische Diplegie. Athetose	6	Untere Extremität: Contractur vom Prädilektionstyp. Adductionscontractur der Hüfte, Flexionscontractur der Knie. Spitzklumpfuß	Rechts Obturatoriusäste völlig, 2/3 der Bahnen zum Biceps und den Semimuskeln, 1/2 der Äste zu den Gastrocnemius-köpfen	Gipsverband für 6 Monate	5	An der nichtoperierten Seite Zustand verschlimmert, rechte Korrektur teilweise verloren gegangen. Aktive Bewegung im Knie- und Fußgelenk möglich
46	Ettorre	Spastische Tetraplegie. Athetose. Choreatische Bewegungen	9	Adductionscontractur der Hüfte, Flexionscontractur der Knie. Spitzfüße	1/2 der Tricepsäste. Tenotomie und Tendektomie der Semimuskeln und des Biceps	Gipsverband für 8 Monate	2	Korrektur 2 J. gehalten, Tendenz zu Rezidiv. Kranke kann sich nicht aufrecht halten. Adduction der Hüfte verschlimmert

Eine Gruppe von Rezidiven beruht auf ungenügender Faserresektion. Bei diesen Fällen ist auch direkt nach der Operation ein gewisser, schwer überwindbarer Spasmus vorhanden, der das Überführen der spastischen Extremität in überkorrigierte Stellung erschwert. Diese unzureichende Fortnahme von Nervenfasern glaubt z. B. Ettorre für einen Teil seiner Rezidive verantwortlich machen zu müssen, da er auch bei schwereren Spasmen nicht mehr als die Hälfte reseziert hatte. Dieses Moment scheint von besonderer Bedeutung für die spastischen Spitzfüße zu sein, die in schwereren Fällen eine ausgiebige Resektion der Gastrocnemius- bzw. der Soleusbahn erfordern, während z. B. am Obturatorius Gill fast stets mit der Resektion nur des vorderen Astes ausgekommen ist. Ein Teil der Rezidive ist aber auch bei ausgiebiger Resektion beobachtet. Hier spielen andere Faktoren eine Rolle.

So ist bei Wegnahme von nur 2—3 cm der Nervenbahn nach der Ansicht mancher Autoren die Möglichkeit gegeben, daß die Nervenstümpfe sich wieder vereinigen. Ob freilich dieses Zusammenwachsen bzw. eine erfolgreiche Nervenregeneration tatsächlich Schuld an manchen Rezidiven trägt, erscheint mir in hohem Maße fraglich, denn die Erfahrungen der Kriegszeit haben immer wieder bewiesen, daß ein Zusammenwachsen durchtrennter Fasern zu den allergrößten Seltenheiten gehört und eine Defektheilung, die wir erstrebten, leider fast immer ausblieb. Auch die Beobachtungen Ettorres können mich vom Gegenteil nicht überzeugen. Bei 4 wiedererschienenen und zur Behandlung der Rezidive aufgenommenen Kranken wurde der Tibialis in der Kniekehle wieder freigelegt. Die Identifizierung der neugebildeten Fasern war nicht leicht. Die Menge der zu dem Muskel ziehenden Bündel erschien normal, degenerierte Muskelelemente waren nicht nachweisbar und Spuren des Eingriffes nicht mehr vorhanden. Der aus diesen Beobachtungen gezogene Schluß, daß demnach im Verlauf eines Jahres die resezierte Nervenbahn vollkommen neugebildet sei, erscheint mir mangels exakter Beweise nicht gerechtfertigt. Eine eventuelle Wiedervereinigung der Nerven käme natürlich nur für Spätrezidive in Betracht, und es ist leicht, dieser Rezidivmöglichkeit durch ausgiebigere Resektion vorzubeugen. Für die innerhalb des ersten Jahres auftretenden Rezidive müssen wir, da zu diesem Zeitpunkt ja eine Regeneration noch nicht erfolgt sein kann, noch weitere Ursachen suchen.

Einmal kann die Parese der Antagonisten eine schwere sein, so daß selbst nach ausgedehnter Resektion die geschwächten Agonisten wieder allmählich das Übergewicht erlangen, auch wenn sie dazu imstande waren, sofort nach der Operation das Muskelgleichgewicht zu halten. Derartige Fälle kommen sicher vor. Von diesen Paresen abgesehen muß man auch den Nervenanastomen vielleicht eine größere Bedeutung beimessen, als dies bisher geschehen ist. Man könnte dann ähnlich der Kollateraltheorie von Makai annehmen, daß nach dem Ausfall von Nervenbahnen nicht nur auf den restierenden Bahnen, sondern auf bisher unbenutzten Nervenbahnen Impulse fast in bisheriger Totalität zu den Muskeln gelangen, die dann, einmal wieder in Spasmus geraten, das Anfangsstadium eines Rezidivs bilden. Diese Anastomosen sind durchaus nicht konstant, sondern sie schwanken nach Lage, Sitz und Zahl bei den verschiedenen Menschen. Nach Ettorre sind sie im allgemeinen proportional der Zahl der Muskelfasern und dem Kaliber der anderen Bahnen. Dieser Autor, der in seiner ausgezeichneten Arbeit auf diese Verhältnisse genau eingegangen ist, glaubt indessen nicht, daß ein Muskel, der zur Hälfte oder mehr seiner spastischen Muskelmasse beraubt ist und dessen Antagonisten durch genügende Nachbehandlung gekräftigt worden sind, allein durch Anastomosen in seinen vorherigen spastischen Zustand geraten könne, wenn auch für die Wirksamkeit der Anastomosen die Tatsache zu sprechen scheine, daß nach Nervenresektionen niemals die entgegengesetzte Deformität zur Beobachtung gelangt. Das kann man indessen durchaus nicht behaupten, ein Punkt, auf den ich noch zurück-kommen werde. Selbstverständlich ist es ohne genaue anatomisch-neurologische Kenntnisse des jeweiligen Rezidivfalles, die uns ja nie zur Verfügung stehen, schwer, über Vermutungen hinaus Sicheres über die Ursachen der Rezidive auszusagen. Auf jeden Fall geben die Anastomosen mit eine Erklärungsmög-lichkeit für die häufigen Rezidive. In einem Fall Ettorres, der im Anschluß an einen Typhus rezidivierte, und zwar bemerkenswerterweise nur auf der operierten Seite, haben wir ein Analogon zu dem bereits zitierten Falle Gills, bei dem sich nach einer Pneumonie ein schweres Rezidiv einstellte. Infektions-krankheiten dürften aber wohl nur in den seltensten Fällen das Rezidiv ver-ursachen.

Auch eine fehlerhafte und ungenügende Nachbehandlung hat man beschuldigt, und es ist gar keine Frage, daß bei unzureichender Nachbehand-lung die Aussichten auf ein gutes Resultat sehr gering sind. Sie muß sich eben auf viele Wochen und Monate erstrecken. Freilich gibt es auch dann Fehl-schläge. Die Art der Nachbehandlung ist auch nicht gleichgültig. Monatelange Gipsverbände, wie sie Ettorre in einer Reihe von Fällen angewandt hat, fördern die Muskelatrophie und sind in keiner Weise geeignet, Rezidiven vorzu-beugen. Der Wert einer Nachbehandlung wird illusorisch, wenn gering ent-wickelte geistige Fähigkeiten oder der mangelhafte Wille des Patienten ihr hemmend entgegenwirken. Auch die Tatsache, daß die Stoffelsche Operation bei 3jährigen Kindern besonders schlechte Resultate aufweist, ist zweifellos dem Umstand zuzuschreiben, daß man in diesem Alter in bezug auf aktives, energisches Mitarbeiten noch nichts verlangen kann.

Fassen wir die Ursachen der Rezidive zusammen, so können wir sicher eine Reihe verschiedener Bedingungen, die die Entstehung eines Rezidives begünstigen oder auch auslösen können, unterscheiden. Zum Teil sind es ver-meidbare, uns wohl bekannte Momente. Darüber hinaus finden wir aber auch Rezidive, für die wir vorderhand einer weiteren Erklärung entraten müssen. Stellen wir jedoch die Tatsache in den Vordergrund, daß gerade die Spitzfüße zu Rezidiven neigen, die einzigen Distatoren, so kommen wir auf Grund der Dauerresultate zu dem Schluß, daß sie zur Stoffelschen Operation besonders wenig geeignet sind. Eine durch die Nervenresektion bedingte Schwächung der Proximatoren bildet jedoch, falls keine primäre erheblichere Lähmung besteht oder durch die Operation verursacht wurde, durchaus keine Gegen-indikation im Sinne Murk Jansens.

Vielleicht hat Ettorre recht, wenn er der Ansicht Ausdruck verleiht, daß Murk Jansen, wenn er die Muskeln von Spastikern hätte prüfen können, bei den Distatoren eine Verminderung in der Zahl der Muskelfasern gefunden hätte gegenüber der bei normalen Individuen. Gewiß entwickelt sich ein mangel-haftes Muskelgleichgewicht im Anfang des spastischen Prozesses, welches die Vorherrschaft gewisser Muskelgruppen gemäß dem Murk Jansenschen Gesetze bedingt, während in der Folge die Proximatoren, abgesehen davon, daß sie wegen der größeren Faserlänge vorherrschen, sich indirekt durch die Hypertonie und die quantitative Verminderung der antagonistischen Fasern stärken (Ettorre).

Wie stellen sich nun die Spätresultate dar, wenn wir von den Rezidiven absehen? Bei den Sehnenverlängerungen ist ja, falls keine Rezidive auftreten,

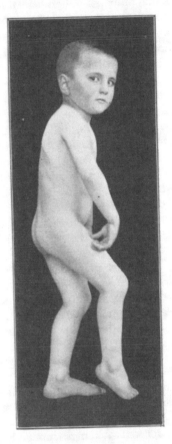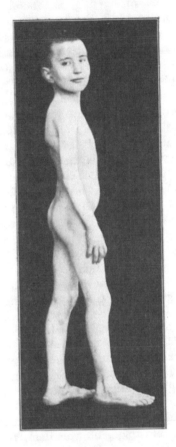

Abb. 1.   Abb. 2.

Abb. 1. 4jähriger Junge mit spastischer rechtsseitiger Hemiplegie. Resektion der Tricepsäste nach Ettorre. Fall 40 der Tabelle II. (Arch. di ortop. Vol. 37. 1922. Fig. 16.)
Abb. 2. Derselbe Patient 7 Jahre nach der Operation.

das Entstehen einer entgegengesetzten Deformität das Schreckgespenst des Arztes, am Fuße nach Sehnenoperationen an der Achillessehne der Pes calcaneus, an den Fingern und der Hand groteske Hyperextensionsstellungen, wie sie u. a. von Peltesohn beobachtet worden sind. Diese Deformitäten scheinen nicht in dem Maße nach Nervenresektionen beobachtet zu werden. Beim Spitzfuß finden sich freilich so häufig Rezidive, daß zum Zustandekommen der entgegengesetzten Deformität überhaupt nur eine beschränkte Anzahl von Fällen übrig bleibt. Immerhin ist es von Interesse, daß sich nach Schwächung des Gastrocnemius bzw. des Soleus in einer Reihe von Fällen eine deutliche Plattfußneigung bis zum ausgesprochenen Pes valgus und einmal Pes calcaneovalgus zeigte (Fall 5, 8, 16). An dieser Stelle sei ein Fall von Kreuz erwähnt, der bereits 6 Wochen nach der Operation hochgradige Hackenfüße sah, obwohl nur die Gastrocnemiusäste und die Soleusbahn zur Hälfte reseziert worden waren. Sind auch die Beobachtungen über sekundäre Deformitäten nicht allzuhäufig, so scheint doch aus den zitierten Fällen hervorzugehen, daß uns auch die Nervenoperation nicht vor diesen Enttäuschungen bewahrt.

Überblickt man die Dauerresulta e, so finden sich ohne Zweifel in mehreren Fällen recht zufriedenstellende Endresultate (u. a. Fall 5, 7, 25, 38, 40, 41, 43) in dem Sinne, daß die Kranken, die vorher ihrem Berufe nicht nachgehen konnten, wieder imstande waren, ihre Arbeit aufzunehmen. Aber die Autoren selber bezeichnen in diesen Fällen die Resultate auch nur als leidlich. Nur dreimal kann man von einem vorzüglichen Erfolg sprechen (Fall 40, 41, 43, Abb. 1 u. 2). In Fall 41 muß hervorgehoben werden, daß bei vorher bestehendem geistigem Defekt sich nach Aufnahme der Arbeit besonders auch die Psyche in erheblicher Weise besserte. In Fall 43, der eine vollkommene Korrektur der vorher bestehenden Spitzfüße aufwies, war freilich nach 7 Jahren eine Muskelatrophie von immerhin 3 cm vorhanden.

Bei weitem häufiger hat man den Eindruck eines mäßigen oder direkt schlechten Erfolges. Patienten, die vorher auf den Lauf- oder Fahrstuhl angewiesen waren, waren auch späterhin noch an den Selbstfahrer gefesselt und nicht imstande, sich selbst fortzubewegen, oder am Arm hatte sich wohl die eine oder andere Muskelfunktion gebessert, praktisch blieb aber die Hand nach wie vor unbrauchbar. Manche dieser Fälle sind für eine Stoffelsche Operation sicher nicht geeignet gewesen, so diejenigen, bei denen mehr diffuse Spasmen vorlagen, bei denen die geistigen Defekte stärker ausgeprägt waren und als Komplikation Chorea und Athetose bestanden. Auch halte ich es für wahrscheinlich, daß diejenigen Hemiplegien, die nach Diphtherie entstanden, wegen der Möglichkeit primärer Muskelparesen für die Stoffelsche Operation ungeeignet sind. Die ursprüngliche Erkrankung des Gehirns ist in dieser Hinsicht sicher nicht gleichgültig. Man muß ihr in Zukunft mehr Beachtung schenken als bisher. Paraplegien und Hemiplegien ließen in bezug auf das Endresultat keine sicheren Unterschiede erkennen.

Zu der Frage, ob von dem Verhältnis der entwicklungshemmenden Momente (Dys- und Hypoplasie) zu den destruktiven Faktoren die Erfolge in wesentlicher Weise abhängig sind, kann auf Grund unseres Materials keine Stellung genommen werden. Zu einer solchen Beurteilung wäre einmal eine viel genauere klinische Erfassung der Fälle notwendig, dann aber auch pathologisch-anatomische Grundlagen, die uns ja fast vollkommen fehlen.

Sehr bemerkenswert ist der von Mau beobachtete Fall, der eine auffallende spontane Besserung der vorher bestehenden Pronations-Flexionscontractur aufwies. Er bestätigt uns die Erfahrung, daß bestimmte Formen der Lähmungen spontaner Besserung fähig sind. Besonders instruktiv erscheinen diejenigen Fälle, bei denen auf der einen Seite Muskel- und Sehnen-, auf der anderen Nervenoperationen erfolgten. Es sind die Fälle 13, 14, 32. Bereits Lange hatte in seinem derartig operierten Fall keinen Unterschied zwischen beiden Seiten feststellen können. In dem Fall 13 war zwar infolge der Tenotomie der Achillessehne eine Überdosierung erfolgt, so daß später eine Raffung ausgeführt werden mußte, trotzdem erscheint mir nach einer 6jährigen Beobachtung der Befund an dem mit Sehnenverlängerung behandelten Bein eher besser zu sein als an dem anderen. In dem eigenen Fall war das nur mit Sehnenverlängerung behandelte Bein das kräftigere, an dem anderen, bei dem sich allerdings Sehnenverlängerung zur Nervenschwächung hinzusummierte, war eine geringe Atrophie nachweisbar, welche die Patientin in Form einer Schwäche wohl empfand. Bei Fall 32 war nach 9 Jahren auf keiner der beiden Seiten ein Rezidiv eingetreten; die Beweglichkeit des Fußgelenks war auf der gestoffelten Seite besser als auf der anderen, die eine bemerkenswerte Steifheit des Fußes und beschränkte Kniebeugung erkennen ließ. Hier sei noch ein Fall von Perthes erwähnt, der bei einer spastischen Parese beider unteren Extremitäten rechts den Obturatorius durchschnitt, links die Myotomie der Adductoren zur Ausführung brachte. War auch nach der Operation die Abductionsmöglichkeit rechts besser als links, so gab der Patient doch an, daß das rechte Bein wesentlich schlechter sei als das linke. Das Gehen war nur an 2 Stöcken möglich. Die Beobachtungsdauer war freilich nur 4 Monate. Keinesfalls glaube ich, daß diese Vergleichsfälle geeignet sind, die Überlegenheit der Stoffelschen Operation darzutun.

7. Erfolge der Seligschen Operation.

Bei den Adductionsspasmen wird in letzter Zeit mit besonderer Vorliebe die Seligsche Operation angewandt, die in einer intrapelvinen, extraperitonealen Resektion der Obtuartoriusäste besteht. Durch diesen Eingriff wird zwar der ganze Obturatorius ausgeschaltet, wie es aber scheint, nur zum Vorteil des Patienten. Gibt auch Gill an, daß er mit der Resektion des Ramus anterior immer ausgekommen sei, so besteht meines Erachtens diese Möglichkeit nur bei ganz leichten Fällen, da gerade die Adductoren sehr zu Rezidiven neigen. Über die Seligsche Operation liegen mir genauere Berichte von 21 Fällen vor (Henschen, Erlacher, Kreuz, Läwen, Mau, Verfasser). Die Zahl der Operationen ist aber zweifellos erheblich größer, denn auf dem Orthopädenkongreß 1922 konnte Gocht über 35 eigene Fälle berichten, bei denen die Fälle von Kreuz wohl mit einbegriffen sind. Die Indikationen zur Operation boten fast stets spastische Diplegien leichteren oder schwereren Grades. Im Fall Henschen lag eine spastische Spinalparalsye nach luetischer Infektion vor. Da die Seligsche Operation noch jüngeren Datums ist als die Stoffelsche, so sind dementsprechend die veröffentlichten Spätresultate noch spärlicher. Ich füge im folgenden einige Beobachtungen über 1 Jahr hinzu:

1. Erlacher: Schwerer Little. 6 Jahre. Beuge- und Pronationscontractur beider Arme, rechts stärker als links. Intentionstremor. Starke Adductionsspasmen beider Beine, Füße in Hackenfußstellung. Intrapelvine extraperitoneale Resektion nach Selig vom Medianschnitt aus. Sofortiges Nachlassen der Adductionsspasmen. Das Stehen ist beim rechten Fuß wegen Einknickung erschwert. Die Nachbehandlung besteht in Gipsschiene, Massage, Faradisation, später Schienenapparat für beide Beine. Nachuntersuchung nach 1½ Jahr ergibt, daß die Adductionsspasmen noch dauernd gelöst sind, das Gehvermögen im ganzen wenig gebessert.

2. Mau: Little, mittelschwerer Fall. 12jähriges Mädchen. Starke Adductions- und Rotationscontractur beider Beine. Kniebeugecontractur. Spitzklumpfuß rechts, Spitzfuß links. Durchtrennung beider Nervi obturatorii am Foramen obturatum nach Selig. Nach

1 Jahr Tenotomie der Achillessehne beiderseits. Nach einem weiteren Jahre Tenotomie der Adductoren, der Kniebeuger und Achillessehne links. Nach weiteren 5 Jahren Keilosteotomie am lateralen Fußrand. Verlängerung der Sehne des Tibialis posticus. Nach der Obturatoriusresektion Gips in Spreizstellung für 14 Tage. Keine Nachtschiene. Nachuntersuchung nach 7 Jahren. Gang verhältnismäßig gut. Kein Adductionskrampf mehr. Aktive Adduction vollständig möglich. Knie gerade. Aktive Beugung bis 90°. Rechts Klumpfußstellung. Auftreten nur mit dem Außenrand (daher Keilosteotomie). Am linken Fuß Auftreten mit der ganzen Sohlenfläche. Resultat gut.

     3. Lehmann: Spastische Diplegie bei 2¹/₂ jährigem Jungen (Abb. 3 u. 4).

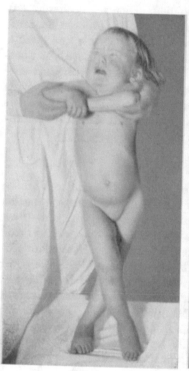 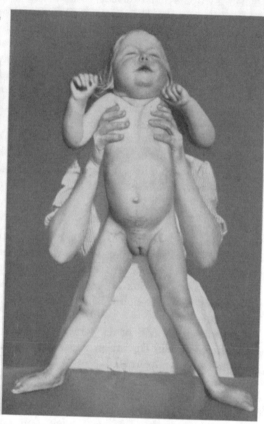

Abb. 3. 2¹/₂ jähriges Littlekind mit starker Adductionscontractur der unteren Extremitäten vor der Operation.

Abb. 4. Das gleiche Kind 10 Tage nach der intrapelvinen, extraperitonealen Obturatoriusresektion nach Selig.

Starke Adductionsspasmen beiderseits. Intrapelvine extraperitoneale Resektion nach Selig. Gipsverband in Abductionsstellung, der nach 18 Tagen entfernt wird. Nachbehandlung mit Massage und Bewegungsübungen. Nachtschiene. Das Kind geht zunächst gar nicht. Schwäche in den Kniegelenken. Langsame Fortschritte. Nachuntersuchung nach 1¹/₂ Jahren. Dem Jungen ist es die Zeit über gut gegangen, er läuft den ganzen Tag ohne Beschwerden herum. Die Beine sind im Liegen und besonders im Gehen nach innen rotiert, die Füße adduziert. Wenn man den Jungen daran erinnert, setzt er die Füße auswärts. Aktive Spreizung bis zu 24 cm Knieabstand. Aktive Adduction möglich. Bei dem Auseinanderspreizen fühlt man das Anspannen der Adductoren (Pectineus?). Narben gut verheilt. Bei Barfußlaufen werden die Füße etwas mehr parallel gestellt, während in Stiefeln eine starke Adduction bzw. Innenrotation vorhanden ist. Beim Gang leichte Beugung der Knie. Füße werden beiderseits beim Laufen gut aufgesetzt. Keine Spitzfußstellung. Aktive und passive Beweglichkeit in vollem Umfange möglich.

Selbstverständlich ist die Zahl der Fälle zu klein, um bindende Schlüsse zu ziehen. Im Fall Maus wurden 2 Jahre nach der Seligschen Operation die Adductoren durchtrennt. Ob eine Schrumpfungscontractur vorgelegen hat oder ein Rezidiv, ist nicht zu entscheiden. Im ganzen sind Rezidive nach der Seligschen Operation nicht wahrscheinlich, aber auch hier können uns nur Dauererfolge belehren. Der Ausfall der vom Obturatorius versorgten Muskeln hindert das spätere Adductionsvermögen in keiner Weise. Auf die leichte Innenrotation, die als Folge der Gewöhnung noch bestehen bleiben kann, habe ich schon hingewiesen. Das zeigt besonders unser einer Fall, bei dem der Junge, wenn er daran erinnert wurde, die Beine auswärts rotierte und die Fußspitze nach außen aufsetzte, während er sonst mit adduzierten und innenrotierten Beinen ging. Ob auf die Dauer der Jahre der Ausfall der vom Obturatorius versorgten Muskeln doch noch unangenehme Folgen nach sich ziehen kann, läßt sich auf Grund der wenigen Fälle nicht beurteilen, ist aber nicht anzunehmen.

Wir betrachten die Seligsche Operation bei stärkeren Adductionsspasmen als Methode der Wahl, da sie sich bedeutend einfacher gestaltet als das Aufsuchen des Nerven nach dem Austritt aus dem Foramen obturatorium.

III. Andere Nervenoperationen und ihre Erfolge.

1. Alkoholinjektion.

Allison und Schwab berichteten 1909 in einer amerikanischen neurologischen Gesellschaft zum erstenmal über die chirurgische Behandlung spastischer Lähmungen mit Alkoholinjektion. Sie behandelten in dieser Weise 5 Fälle von Diplegie, 2 von Tetraplegie, 2 von Hemiplegie mit Athetosis bzw. leichtem kongenitalen Hydrocephalus. Je nach den vorhandenen Spasmen wurden die Nerven der spastischen Muskelgruppe freigelegt und mit 2 ccm 50%igem Alkohol injiziert. Die Methode wurde ausgearbeitet für die Adductionsspasmen, für die Spasmen der Kniebeuger, für die der Gastrocnemiusgruppe und die des Tibialis anticus. Die Technik besteht darin, daß die zu diesen Muskeln führenden Nerven freigelegt werden und in die Nervenscheide 1—2 ccm 50%/igen Alkohols injiziert werden. Allison und Schwab sind also von dem gleichen Gedankengange geleitet wie Stoffel — auch die Schnittführung ist die gleiche —, nur daß sie anstatt partiell zu resezieren, Alkohol einspritzen. Die längste Beobachtungszeit betrug, von den beiden folgenden Fällen abgesehen, 1/2 Jahr.

Fall 1. Little. Injektion der Nervi obturatorii mit Alkohol. Nachuntersuchung nach 3 Jahren. Erfolg ein scheinbar günstiger. Kind kann allein stehen und mit einiger Hilfe gehen. Einige Übungen wie Dreiradfahren und Hanteln sind willkürlich ausführbar. Über den Grad der aktiven Adduction und Abduction ist nichts mitgeteilt.

2. Spastische Lähmung der Adductoren und Kniebeuger im Anschluß an eine Scharlacherkrankung. Injektion in beide Obturatorii und in die Ischiadicusäste, die zum Biceps semimembranosus, semitendinosus und zum Adductor magnus führen. Sofort nach den einzelnen Eingriffen sind die spastischen Muskeln vollkommen gelähmt. Nachuntersuchung nach 2 Jahren läßt von der früheren Steifigkeit kaum mehr etwas erkennen.

Zwei Fälle starben an Pneumonie. In der Diskussion zu dem Vortrage Allisons berichtet d'Orsay Hecht über einen Adductionsspasmus bei einem Littlekind, der durch Injektion von 80%igem Alkohol in den Obturatoriús behandelt wurde. Es trat sofort eine schlaffe Lähmung der Adductoren ein. In einem zweiten Falle handelte es sich um eine Hemiplegie nach Encephalitis. Es wurde eine Alkoholinjektion in den Ulnaris gemacht, der sofort motorisch und sensibel gelähmt war. Diese Lähmung blieb bestehen. Pollock hält die Methode in den Fällen, bei denen noch keine Schrumpfungscontractur besteht, für gut. Endlich teilt Harris 2 Fälle mit, die mit Alkoholinjektion behandelt worden sind. Über das Dauerresultat war nichts bekannt. Auch Erlacher hat bei einem Littlekind mit starken Adductionsspasmen, Kniebeugecontractur und Spitzklumpfußstellung den Nervus suralis auf 5 cm reseziert und in die tieferen Äste des Tibialis nach Isolierung der motorischen Äste für den Triceps 70%igen Alkohol injiziert. Auf der anderen Seite nahm er nach Abpräparieren des Nervus peronaeus eine Injektion von 1 ccm 70%igem Alkohol in den Tibialis oberhalb des Abganges der Äste für den Triceps surae vor. Es wurde also links eine Blockierung der sensiblen Leitung, rechts eine motorische Lähmung angestrebt. Nach der Operation war keine auffallende Änderung der Sensibilität vorhanden. Der Anfangserfolg war gut, eine Nachuntersuchung liegt nicht vor.

Im allgemeinen habe ich aus dem Studium der Arbeiten von Allison und Schwab nicht den Eindruck gewonnen, daß die Methode irgendwie mehr leistet als etwa die bisher bekannten Methoden. Auch die der Arbeit beigegebenen Bilder haben mich nicht von ihrem Wert überzeugen können. Gegenüber der Stoffelschen Operation hat die Alkoholinjektion noch den Nachteil, daß neben der motorischen Lähmung bei manchen Nerven noch eine sensible hinzukommt. Auch Lange glaubt, obwohl er selbst kein Anhänger der peripheren Nervenoperationen ist, daß die Alkoholinjektion der Resektion unterlegen sei, da eine genaue Dosierung nicht möglich sei. Indessen ist diese, wie wir gesehen haben, auch bei der Stoffelschen Methode außerordentlich schwierig. Auf jeden Fall hat sich die Methode von Allison und Schwab in Deutschland keine Freunde erwerben können.

2. Die Nervenplastik nach Spitzy.

Die zuerst von Spitzy bei Pronations-Flexionscontracturen angegebene Operation besteht in einer partiellen zentralen Implantation des Medianus in einen Längsschlitz des Radialis, und zwar wird der Radialis nicht durch Querschnitt angefrischt. In den ersten Fällen hat Spitzy den inneren Aufbau des Nerven nicht berücksichtigt, späterhin hat er jedoch durch elektrische Reizung den Ast zum Supinator longus bestimmt und ebenso den zum Pronator teres ziehenden. Von Spitzy und Erlacher sind in dieser Weise 12 Fälle operiert. Dazu kommt ein Fall von Stein. Die Anfangserfolge waren genau wie bei der Stoffelschen Operation in einer Reihe von Fällen günstig. So wird bei einer Nachuntersuchung nach 2 Monaten berichtet, daß die Hand aktiv pro- und supiniert werden kann, daß die Finger gebeugt und gestreckt werden und nur der eine oder andere Finger zurückbleibt. In einem anderen Falle war nach 2 Monaten die Streckung der Hand und der Finger tadellos, während die Abduction des Daumens noch erhebliche Schwierigkeiten bereitete. Nach 6 Monaten war jedoch eine fast normale Bewegung des Armes vorhanden.

Keinerlei Ausfallserscheinungen waren feststellbar und alle Bewegungen möglich, wenn auch die Abduction des Daumens noch etwas träge und unkoordiniert war.

In Anbetracht dieser günstigen Anfangsresultate erscheinen die Späterfolge von besonderem Interesse. Erlacher teilt 5 Fälle mit.

1. Cerebrale Hemiplegie. 9jähriger Junge. Adductions-Flexionscontractur des linken Oberschenkels mit hochgradigem Spitzfuß. Pronations-Flexionscontractur des linken Arms mit teilweiser Überstreckung der Finger. Der Spitzfuß wurde durch Tenotomie behandelt erst subcutan, nach 1 Jahr wegen Rezidivs offen mit sehr gutem Dauererfolg. Dann Freilegung des Nervus medianus und radialis. Die zum Pronator teres ziehenden Fasern werden durch Kneifen festgestellt, abgespalten, unter der Haut zum Radialis geführt und in diesen in einen Längsspalt eingepflanzt. Nachuntersuchung nach 11 Jahren: Linke Hand im Handgelenk rechtwinklig gebeugt und kann aus dieser Stellung auch teilweise supiniert werden. Die Finger und der Daumen können in den Endgliedern gestreckt, Zeige- und Mittelfinger sogar überstreckt werden. Die Daumenmuskulatur ist kräftig. Patient kann mit der Hand nichts anfassen oder halten. Der praktische Erfolg am Arm wird gleich 0 gewertet, der am Bein ist gut.

2. Lähmung im Anschluß an Meningitis. 7jähriges Mädchen. Pronations-Flexionscontractur der linken Hand und der Finger. Daumen ist eingeschlagen. Aktiv nur eine stärkere Beugung des Handgelenks ulnarwärts und Beugung in den Phalangealgelenken möglich, aktive Bewegung nicht möglich. Freilegung des Medianus und Radialis. Vom Medianus wird etwas oberhalb des Abgangs der Äste für den Pronator teres und Flexor carpi radialis etwa $^1/_3$ abgespalten, unter dem Biceps durchgeführt und der Radialis in einen Längsschnitt implantiert. Gleichzeitige Tenotomie des Adductor pollicis und 9 Jahre darauf Tenotomie des Pronator quadratus. Nachbehandlung mit Supinationsschiene und in Dorsalflexion 3 Wochen lange Massage und Bewegungen. Nachuntersuchung nach 10 Jahren. Zustand der Hand völlig unverändert. Hand proniert, im Handgelenk extrem gebeugt, Daumen eingeschlagen. Finger in Mittel- und Endgelenk ebenfalls gebeugt. Keine aktive Bewegung möglich. Bei der direkten Nadelprüfung nach Erlacher ist der Nerv, der percutan nicht erregbar war, faradisch normal erregbar.

3. Spastische Hemiparese. 4jähriges Mädchen. Spastische Pronations-Flexionscontractur des linken Unterarms, eingeschlagener Daumen, spastische Parese des linken Quadriceps und des Extensor digitorum longus, Spitzfuß. Aktiv funktionieren der Supinator, Extensor digitorum communis, Extensor carpi radialis und ulnaris, sowie Extensor pollicis nicht, ebensowenig der Adductor pollicis infolge Contractur des Adductor. Auch Quadriceps und Extensor digitorum pedis sind funktionsuntüchtig, wenn auch faradisch herabgesetzt erregbar. Operation: Abspaltung, typische Radialis-Medianusplastik. Nachuntersuchung nach 12 Jahren. Bewegung im Ellenbogengelenk gut. Supinationsmöglichkeit gebessert, aber die Beugung und Streckung der Finger und das Erfassen von Gegenständen ist noch sehr schwach. Es können nur Gegenstände durch Einklemmen zwischen die Finger gehalten werden. Beugecontractur im Handgelenk.

4. Cerebrale Hemiplegie. 6jähriger Junge. Beuge- und Pronationscontractur des Arms. Handgelenk gebeugt. Aktive Supination unmöglich. Bewegung der Finger eingeschränkt. Freilegung des Nervus medianus. Die Äste zum Pronator teres werden, da eine Störung im elektrischen Apparat vorliegt, grob anatomisch durch Kneifen festgestellt, abgespalten und direkt in den Muskel des Supinator longus eingepflanzt. Gipsschiene in Supination und Dorsalflexion. Bei der Entlassung konnte das Kind zwar noch nicht aktiv supinieren, aber den supinierten Arm in dieser Stellung halten. Nachuntersuchung nach 2 Jahren 9 Monaten. Hand steht in leichter ulnarer Ablenkung. Die Finger können in geringem Ausmaß gebeugt und gestreckt werden. Keine aktive Supination. Die passiven Bewegungen sind ziemlich frei. Nachlassen der Pronationsspasmen sicher vorhanden.

5. Linksseitige spastische Hemiplegie seit Geburt. 4jähriges Mädchen. Geistig nicht wesentlich zurückgeblieben. Rechts leichte Beuge- und Adductionscontractur, die aber keinen Eingriff erfordert. Flexionscontractur im rechten Ellenbogengelenk und Handgelenk. Schiefhalsoperation im 1. Lebensjahr, später Tenotomie des Adductor pollicis. Freilegung des Nervus medianus und radialis. Die Äste für den Pronator teres werden aufgesucht, abgespalten und unter der Haut zum Nervus radialis geleitet und mit diesem vernäht. Gipsschiene in Supination und gestrecktem Handgelenk, später aktive und passive Übungen.

Nachuntersuchung nach 13 Jahren. Hand in Pronationsstellung, sie kann nicht wesentlich über die Horizontale gehoben werden. Endglied des Daumens meist eingeschlagen. Abduction behindert, Beugung und Streckung frei. Der Pronationsspasmus wesentlich gebessert, die Gebrauchsfähigkeit der Hand aber immer noch ungenügend. Faustschluß unvollständig. Hebung des Handgelenks möglich. Die praktische Gebrauchsfähigkeit der Hand ist so gering, daß Patientin fast alles mit der rechten Hand ausübt.

Diese Erfolge sind wenig ermutigend. Erlacher glaubte zwar (1914) auf Grund seiner experimentellen Arbeiten über die motorischen Nervenendigungen, die Nervenplastik empfehlen zu können, und führte aus, daß man zu dem Versuch wohl berechtigt sei, bei Pronationsspasmen bzw. Spitzfuß den vom Medianus bzw. Tibialis abgespaltenen Nerven, anstatt zu vernichten, zu erhalten und seine zentrifugalen motorischen Impulse dem Radialis bzw. Peroneus zuzuführen. Auch Förster setzte sich warm für die Spitzysche Methode ein. Sie sei nicht nur nicht unlogisch, sondern werde im Gegenteil dem Wesen der spastischen Lähmung außerordentlich gerecht. Trotzdem ist die Methode, wenn sie auch theoretisch wohl begründet erscheint, in der Praxis bisher meiner Ansicht nach an der Unmöglichkeit einer richtigen Dosierung gescheitert.

3. Anhang.

Behandlung der Athetose.

Bei der spastischen Form der Hemiplegie können pseudospontane Bewegungen, Chorea und Athetose so stark überwiegen, daß die Spasmen in den Hintergrund gedrängt werden. Da diese Form der Athetose mit zu dem Bilde der spastischen Lähmungen gehört und man ihre Besserung durch periphere Nervenoperationen angestrebt hat, so möchte ich einige diesbezügliche Fälle wiedergeben.

1. Frazier: Athetose. 19jähriger Patient, der seit 12 Jahren erkrankt ist. Übergewicht der Flexoren über die Extensoren. Heftige, fortdauernde Bewegungen. Durchschneidung des Medianus und Ulnaris, Implantation der peripheren Stümpfe in den Radialis. Nach der Operation komplette Lähmung des Medianus und Ulnaris, die allmählich ausheilte. Die athetotischen Bewegungen verschwinden.

2. Spiller: Athetose nach Fall auf den Rücken im Alter von 8 Monaten. Athetose besteht seit dem ersten Lebensjahr, erst im Alter von 2 Jahren fielen die Krankheitserscheinungen in Form von athetotischen Bewegungen in Händen und Armen auf. Mit zunehmendem Alter wurden die Bewegungen unkoordinierter und heftiger. Der Junge lernte erst mit 12 Jahren gehen. 1. Operation: Freilegung der zentralen Windungen für die linke Extremität und Excision derselben. Während der Rekonvaleszenz mehrere epileptische Anfälle. Der linke Arm ist seit der Operation steifer, die Schmerzen im rechten Arm haben zugenommen, die athetotischen Bewegungen beginnen wieder. Patient hat keine Gewalt über seine Glieder. Jeder Versuch, eine willkürliche Bewegung zu machen, endet immer in heftigen athetotischen Bewegungen. Die unteren Extremitäten sind auch spastisch, aber nicht so stark, daß sie beim Gehen gehindert hätten. 2. Operation: Freilegung des Medianus und Ulnaris im Sulcus bicipitalis, Einpflanzung des zentralen, sowie des peripheren Ulnarisendes und des zentralen Medianusendes in den Radialis, des peripheren Medianusendes in das periphere Ulnarisende. Nach der Operation sind die athetotischen Bewegungen nicht mehr so stark wie früher, es treten jedoch Sensibilitätsstörungen im Medianus ein. Streckung der Finger und der Hand möglich. Die unwillkürlichen Bewegungen bleiben auf Deltoideus und Biceps beschränkt. In einer zweiten Sitzung wird ein etwa 10 cm langer Schnitt im oberen Teil des Sulcus bicipitalis gemacht, der Pectoralis zum Teil eingetrennt, der Axillaris und Musculocutaneus freigelegt und eine wechselseitige Endnaht zwischen dem zentralen Ende des einen Nerven und dem jeweiligen peripheren Ende des

anderen Nerven ausgeführt. Gleiche Operation rechts. Spasmen und Bewegungen der Schultermuskeln hören danach auf, Sensibilitätsstörungen gehen mit der Zeit zurück. Nach 9 Monaten ist eine gewisse Steifheit des linken Arms, aber nicht immer, vorhanden. Wenn Patient sich wirklich Mühe gibt, den Arm ruhig zu halten, keine athetotischen Bewegungen. Streckung des Handgelenks und der Finger, ebenso teilweise Beugung der Finger und des Handgelenks bis fast zum rechten Winkel möglich. Die Kraft ist auf der ulnaren Seite größer. Beugung des Vorderarms und Streckung desselben in normalem Umfange ausführbar. Daumen kann nicht opponiert werden. Muskelatrophie gering. Berührungs- und Schmerzempfindung in allen Teilen normal außer an der Hand, an der noch auf der ulnaren Seite eine sensibel gelähmte Stelle besteht. Rechts bestehen noch athetoide Bewegungen in der Schulter, hauptsächlich im Latissimus dorsi und den Schulterblattmuskeln. Fingerflexoren schwach, Extensoren kräftig. Vorderarm kann gebeugt und seitlich gehoben werden. Berührungs- und Schmerzempfindung normal außer an der Innenseite des Vorderarms und dem Versorgungsgebiet des Ulnaris und Medianus an der Hand.

3. Allison und Schwab: Tic, besonders auf der linken Seite des Oberarms und der Schulterblattmuskulatur. Die Krämpfe fangen an mit einer Streckung der Finger und des Daumens, dann Beugung des Handgelenks, Streckung des Arms im Ellenbogen. Jetzt ergreift die gesunde rechte Hand die linke und streckt sie mit Gewalt. Der ganze linke Arm wird nun steif und wird von der rechten Hand in Adductionsstellung vom Körper weggeworfen. Der Krampf geht auf die Schulter- und Oberarmmuskeln über. Schließlich kommt der Arm, adduziert und in Hand- und Ellenbogen gebeugt, zur Ruhe. Der Krampf spielt sich immer in derselben Weise äußerst rasch in etwa 30—90 Sekunden ab. Schulter-, Nackenmuskulatur und Kopfnicker sind erst seit kurzem am Krampf beteiligt, so daß es zu Verdrehungen des Kopfes (Kinn nach links) kommt. Zunächst Gipsverband. Injektion des Medianus, Radialis und Ulnaris mit 80%igem Alkohol. Die Zuckungen verschwinden. Trotz der ausgedehnten Sensibilitätsstörungen treten keinerlei trophische Störungen auf. Nach 3 Jahren zeigte der Ulnaris wie Medianus auf galvanischen und faradischen Strom prompte Reaktion, wenn sie auch kräftigeren Strom benötigen als normalerweise. Die Radialisäste reagierten sehr schwer auf galvanischen Strom. Aktive Beugung und Streckung im Handgelenk und Beugung der Finger und des Daumens ausführbar, während die vom Radialis versorgten Hand- und Fingerstrecker nur wenig Contractilität zeigen. Der Daumen kann willkürlich gestreckt, aber nicht adduziert werden. Der Daumenballen ist abgeflacht und atrophisch. Kein Tic des Armes. Die Muskelfunktion bessert sich langsam, aber konstant.

4. Alessandri: Athetose. Betroffen sind die Muskeln des Vorderarms, welche von dem tiefen Ast des Nervus radialis und dem palmaren Teil des Nervus ulnaris versorgt werden. Resektion des tiefen Astes des Radialis und des palmaren Anteils des Ulnaris. Überpflanzung des peripheren Stumpfes des radialen Teils auf den Nervus medianus. Das Resultat ist ungünstig, da eine völlige Lähmung der vorher athetotischen Muskeln eingetreten ist.

5. Kirsch: Angeborene Hemiplegie. Geistige Beschränktheit. 19 jähriges Mädchen. Athetoide Bewegungen der Hand und der Finger. Aktive Streckung nicht möglich. Partielle Resektion der Handgelenksbeuger, der Fingerbeuger und der Pronatoren. Nach 1¼ Jahren wird wegen der störenden Daumenopposition der Medianus oberhalb des Handgelenks freigelegt. Resektion der als motorisch anzusprechenden Fasern. Mehrere Wochen medicomechanische Behandlung. Nach der ersten Operation bemerkenswerte Verminderung der Athetose. Zugreifen gelingt aktiv. Nach 4 Jahren weitere Verminderung der Athetose, besseres Zugreifen, so daß Patientin eine Tätigkeit aufnehmen kann. Aber noch störende Opposition des Daumens.

In diesen Fällen wurden die verschiedensten Nervenoperationen vorgenommen, sowohl Alkoholinjektion, partielle Resektion und endlich Durchtrennung der Nerven mit folgender Naht oder kreuzweiser Naht. Die Erfolge sind im allgemeinen als sehr mäßig zu beurteilen. In Anbetracht des schweren, prognostisch ungünstigen und schwer beeinflußbaren Leidens erscheint es aber immerhin gerechtfertigt, in diesem oder jenem Falle den Versuch einer Nervenoperation zu wagen.

IV. Operative Technik und Nachbehandlung.

Die Stoffelsche Operation wird am besten in Narkose und ohne Blutleere ausgeführt, da eine exakte Blutstillung und das Fassen eines jeden Blutpunktes so am besten möglich wird. Stoffel operierte zwar meist in Blutleere. Zur Freilegung der einzelnen Nerven genügen im allgemeinen kleine Schnitte, da es sich ja um normale Verhältnisse am Nerven handelt. Ist der Nerv freigelegt, so erfolgt die Zerlegung des Nerven in seine einzelnen Bahnen und die Bestimmung derselben. Stoffel beschreibt die Technik folgendermaßen: Man faßt mit der Pinzette das Neurilemm dieser Bahn und zieht damit die Bahn von dem übrigen Nerven etwas ab. Dadurch wird das Interstitium sichtbar, welches die Bahn von den übrigen trennt. In diesem Interstitium trennt man mit einem kleinen Nervenmesser das Bindegewebe in vorsichtiger Weise durch Unterminieren der Bahn und löst sie in ihrer ganzen Zirkumferenz los. Hat man dieses erreicht, so ist es leicht, die Bahn proximal- und distalwärts eine Strecke weit zu isolieren. Man spannt die Bahn, deren Neurilemm man gefaßt hat, leicht an und trennt schrittweise das harte Bindegewebe, das die Bahn mit den Nachbarbahnen verbindet, durch. Freilich wird es nicht immer möglich sein, die Bahn auf längere Strecken zu isolieren, da feinere Anastomosen zwischen den einzelnen Bahnen verlaufen, die man natürlich nicht durchtrennen kann. Die sichere Feststellung der einzelnen Bahnen erfolgt mit Hilfe schwacher faradischer Ströme oder nach Stoffel mit schwachem galvanischem Strom und einer Nadelelektrode. Zur elektrischen Untersuchung hat Stoffel einen besonderen elektrischen Untersuchungsapparat gebaut, bei dem die Leitungsschnüre über Rollenbänder, die an einem Galgen befestigt sind, verlaufen, so daß während der Operation die Elektroden über dem Operationsfeld schweben. Indessen ist diese Apparatur nicht notwendig.

Sind die Bahnen identifiziert, so werden die zu zerstörenden Bahnen in Ausdehnung von 2—5 cm reseziert. Bei einer derartig ausgedehnten Resektion braucht man eine Wiedervereinigung der Bahnen nicht zu befürchten. Um indessen eine solche vollkommen auszuschließen, haben manche Autoren, wie Anzilotti, Biesalski u. a. empfohlen, die Enden der Bahnen umzuschlagen und in die Muskulatur bzw. in das subcutane Fettgewebe zu versenken. Die Zahl der zu resezierenden Bahnen schwankt je nach dem Grade des Spasmus zwischen $1/3$ und $2/3$. In Stoffels 1. Fall, bei dem es sich um einen Spitzfuß handelte, wurden $2/3$ der medialen Gastrocnemiusbahn und die ganze Soleusbahn erhalten, alle übrigen Äste für den Triceps vernichtet. Später änderte Stoffel jedoch sein Verfahren dahin, daß er keine Muskelgruppe total vernichtete, sondern alle in gleicher Weise zu schädigen suchte. Gill geht noch in der ursprünglichen Form Stoffels vor. So reseziert er z. B. bei schweren Beugecontracturen des Knies auch die Äste für den Semimembranosus und Biceps und noch $1/3$ der Äste zum Semitendinosus, so daß er lediglich die nervöse Versorgung des kurzen Bicepskopfes intakt fand. In ähnlich radikaler Weise verfährt er am Medianus. Es bedarf kaum einer besonderen Erwähnung, daß alle Manipulationen am Nerven mit größter Sorgfalt und Zartheit ausgeführt werden müssen, um jede unnütze Schädigung zu vermeiden. Besonders störend kann jede Blutung sein und die Trennung der einzelnen Bahnen außerordentlich erschweren, ganz abgesehen davon, daß die Folgen in Form sensibler und motorischer Paresen nicht ausbleiben werden, wie ich sie in einem Falle gesehen habe. Auch Gill hat bei seinen ersten Operationen die Nerven mit großer Zartheit behandelt, glaubt aber, daß das gar nicht so notwendig sei. Wenn der Nerv auch nicht gerade rauh angefaßt werden dürfe, so brauche man die Operation doch nicht durch übertriebene Sorgfalt zu verzögern. Wenn wirklich durch Unvorsichtigkeit sensible Äste im Nerven verletzt würden, so klage schlimmstenfalls der Kranke für einige Tage nach der Operation über Taubheit und Parästhesien. Diese kommen am häufigsten vor beim Medianus. Gill hat beim Tibialis nie derartige Sensibilitätsstörungen gesehen, einmal beim Medianus eine Lähmung. Im Gegensatz zu dieser Auffassung erscheint mir doch eine sehr subtile Behandlung der Nerven nicht nur ratsam, sondern direkt erforderlich.

Nachbehandlung. Stoffel bringt 3—5 Tage nach der Operation das Glied durch Lagerung und Schienenverbände in günstige Spannungsverhältnisse. Der Spitzfuß wird in einem rechten Winkel auf Nachtschiene einbandagiert. Zweimal am Tage werden aktive Muskelübungen ausgeführt. 12 bis 14 Tage nach der Operation werden die Antagonisten zweimal täglich massiert und elektrisiert. Zugleich beginnen die Gehübungen. Da der Spastiker aber leicht ermüdet, so warnt Stoffel davor, ihn durch zu viel Übungen zu überanstrengen. Um die erschlafften antagonistischen Muskeln zu kräftigen und die Erstarkung möglichst zu beschleunigen, legt Stoffel auch nach dem Eingriff die Nerven, die zu den antagonistischen Muskeln führen, frei; also nach dem Eingriff am Tibialis den Nervus peronaeus, bei Pronations-Flexionscontractur den Radialis. An die Seite des Nerven wird ein dünner Silberdraht gelegt, der im Fett befestigt wird und der aus der Wunde heraussieht. Bereits am nächsten Tage wird mit Elektrisieren begonnen. Sobald der Draht berührt wird, wird der Fuß bzw. die Hand maximal dorsalflektiert. Mußte der Nerveneine Sehnenoperation hinzugefügt werden, so empfiehlt sich zunächst ein Gipsverband in überkorrigierter Stellung, der 14 Tage liegen bleibt. Auch Kreuz gibt einen Spreizgipsverband nach der intrapelvinen extraperitonealen Durchschneidung der Obturatorii. Der Gips bleibt 14—16 Tage liegen. Nach Abnahme des Gipsverbandes sofort Beginn mit Gehübungen, aktiven und passiven Adductions- und Abductionsbewegungen. Bleibt der Gipsverband länger liegen, so entsteht eine unangenehme Abductionscontractur, die sich allerdings beseitigen läßt. Auch wir haben nach unserer ersten Seligschen Operation einen Gipsverband gegeben, in späteren Fällen aber keinen mehr. Ettorre legte bei seinen Fällen Gipsverbände an, die er bis zu 6 Monaten liegen ließ. Da er jedoch erkannte, daß die lange Untätigkeit einen schädlichen Einfluß auf das Wiedereintreten der Funktion ausübte, kam er von dieser Behandlungsmethode verständlicherweise wieder ab und begann frühzeitig mit Bewegungsübungen. Ihm hat sich die Anwendung von Zügeln zur Erhaltung der Korrektion als sehr nützlich erwiesen. Sie trugen dazu bei, die beseitigte Klumpfuß- oder Spitzfußstellung aufrecht zu erhalten. Gill verzichtet bei der Nachbehandlung der Neurektomierten auf jeden fixierenden Verband außer in den Fällen, bei denen eine Sehnenoperation notwendig war, und beginnt nach 14 Tagen mit der orthopädischen Nachbehandlung. Diese wird möglichst 6 Monate lang durchgeführt. Macht sich jedoch die Tendenz zu Rezidiven bemerkbar, so sind Nachtschienen zu empfehlen. Außerdem erweist es sich bisweilen als notwendig, bei stärkeren Paresen leichte Schienenhülsenapparate zu geben. Bei der großen Neigung besonders der Spitzfüße zu Rezidiven wird es auf jeden Fall ratsam sein, auf Jahre hinaus Schienenschuhe tragen zu lassen, während sonstige fixierende Verbände auf möglichst kurze Zeit zu beschränken sind, da ja zweifellos der Hauptvorteil der Nervenoperationen darin liegt, daß sie eine sehr frühzeitige Nachbehandlung gestatten.

Sicher ist die Nachbehandlung für das Resultat von großer Bedeutung, aber auch nicht allein ausschlaggebend. Das geht u. a. aus den Fällen Anzilottis hervor, die trotz der sehr sorgfältigen und energischen Nachbehandlung, die er ihnen angedeihen ließ, kein günstiges Resultat zeitigten. Deswegen darf man einen Mißerfolg nicht ohne weiteres der Nachbehandlung in die Schuhe schieben. Sie scheint für das Endresultat nicht die gleiche Bedeutung zu haben wie etwa für die Förstersche Operation, bei der es offenbar in ganz besonderem Maße auf die Kunst des nachbehandelnden Arztes ankommt.

V. Die Behandlung der einzelnen spastischen Contracturen.

A. Contracturen der oberen Extremität.

Beugecontracturen im Ellenbogengelenk.

Zur Behebung der Beugecontractur, die seltener ist als die Pronationscontractur, bedarf es einer Schwächung der vom Musculocutaneus versorgten Muskeln. Der Musculocutaneus wird im Sulcus bicipitalis freigelegt und in seine einzelnen Fasern aufgespalten.

Nach Anderle (siehe Abb. 5) ist gewöhnlich ein radiales Bündel zu unterscheiden, das den Biceps versorgt, und ein mediales, das den Cutaneus antebrachii lateralis und die Fasern für den Brachialis enthält. Der Zweig für den Coracobrachialis trennt sich schon dort ab, wo der Musculocutaneus sich aus dem Plexus loslöst. Der Ast für den Biceps ist im allgemeinen deutlich zu erkennen und leicht vom Stamm zu trennen. Eine Trennung der Fasern für den kurzen und langen Kopf gelingt nicht immer. Der Zweig für den Musculus brachialis verläuft ulnodorsal, manchmal ulnar oder dorsal.

Mitunter ist der Ramus brachialis inniger mit dem Bicepsast verbunden als mit dem Nervus cutaneus antebrachii lateralis. Er ist dann im ganzen radial verzogen und schwer zu erkennen. Man kann eine solche Varietät nur dann feststellen, wenn der Ast für den Biceps abnorm dick erscheint und die sonst den Stamm in eine radiale und eine ulnare Partie teilende Furche nicht über die Mitte der volaren Fläche, sondern etwas mehr ulnar verläuft. Gewöhnlich ist jedoch der Ramus brachialis und der Nervus cutaneus antebrachii lateralis vom Bicepsast gut abgegrenzt. Die Trennung des sensiblen Astes von dem motorischen ist bisweilen schwierig, der sensorische Teil liegt ulnovolar, der motorische ulnodorsal.

Man reseziert $^1/_3$—$^2/_3$ der Bahnen zum Biceps, Brachialis und Coracobrachialis in einer Ausdehnung von mehreren Zentimetern je nach dem Grade der spastischen Contractur.

Streckcontractur im Ellenbogengelenk.

Streckcontracturen im Ellenbogengelenk kommen fast nie zur Beobachtung. Unter den erwähnten Fällen war nur eine vorhanden. Ist eine Schwächung der Tricepsmuskulatur einmal nötig, so wird der Radialis in der Achselhöhle freigelegt und von den zu den drei Tricepsköpfen verlaufenden Bahnen je $\frac{1}{3}$ reseziert. Die Darstellung der Äste für den Tricepskopf kann allerdings, wie in einem Fall von Kirsch, Schwierigkeiten bereiten, so daß er sich einmal innerhalb des Stammes, der völlige Auffaserung verlangte, orientieren mußte.

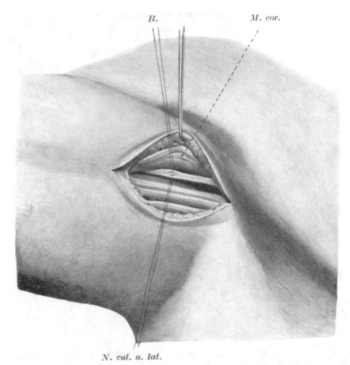

Abb. 5. Nervus musculocutaneus. Proximal von der Perforation des M. coracobrachialis (nach Anderle). *B.* = Zweig für den Biceps. *N. cut. a. lat.* = Nervus cutaneus antebrachii lateralis. *M. cor.* = Musc. coracobrachialis.

Die innere Topographie ist nach Anderle folgende (Abb. 6): Die Bündel für die drei Köpfe des Triceps laufen, gut voneinander trennbar, an der ulnaren Seite des Radialis. Innerhalb dieses Tricepsbündels liegt der Zweig für das Caput laterale dorsal — in bezug auf den Stamm also ulnodorsal —, der Zweig für das Caput mediale und den Anconaeus volar — d. i. im Stamm ulnovolar, der Zweig für das Caput longum vollständig ulnar. Mit diesem verläuft auch der Ramus cutaneus dorsalis, der sensible Zweig liegt lateral vom motorischen, also im Zentrum der drei Tricepsäste. In der ulnaren Lage des Tricepsbündels im Stamm war eine Anomalie nicht vorhanden, hingegen manchmal in der Lage der drei einzelnen Zweige zueinander.

Anderle gibt folgende Varietäten an: 1. Varietät: Ast zum medialen Kopf: dorsal, Ast zum lateralen Kopf: ulnar, Ast zum langen Kopf: volar. 2. Varietät: Ast zum medialen Kopf: ulnar, Ast zum lateralen Kopf: radial, Ast zum langen Kopf: ulnovolar. 3. Varietät: Ast zum medialen Kopf: radial, Ast zum lateralen Kopf: ulnar, während der Ast zum langen Kopf isoliert volar über die Zweige zog.

Der Zweig für den Brachioradialis ist starken Schwankungen unterworfen. Er liegt ebensooft radiovolar wie radiodorsal oder rein dorsal. Dort, wo er zwischen Brachialis und Brachioradialis eingebettet ist, hat er folgende Topographie: Der Nerv ist hier in zwei Teile gespalten, in ein ulnovolares und

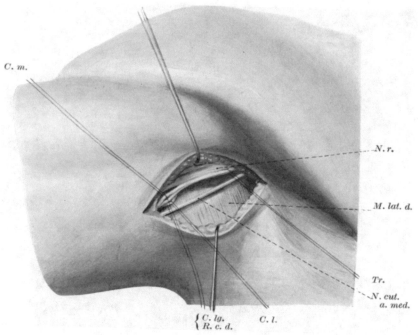

Abb. 6. Topographie des Nervus radialis in der Achselhöhle (nach Anderle). *N. r.* = Nervus radialis. *Tr.* = Zweig für den Triceps. *C. lg.* = Zweig für das Caput longum tricipitis. *C. m.* = Zweig für das Caput mediale tricipitis. *C. l.* = Zweig für das Caput laterale tricipitis. *R. c. d.* = Ramus cutaneus dorsalis. *N. cut. a. med.* = Nervus cutaneus antebrachii medialis. *M. lat. d.* = Musc. latissimus dorsi.

ein radiovolares Bündel. Diese Bündel sind nur ganz locker miteinander verbunden. Das ulnovolare Bündel besteht aus dem Ramus superficialis und dem Zweig für die Extensores carpi radiales, das dorsale Bündel aus dem Ramus profundus und dem Zweig für den Supinator. Der Ramus superficialis und profundus sind ungefähr gleich stark, der sensorische Zweig etwas stärker. Der Ast für den Extensor carpi radialis hat den halben Querschnitt, der für den Supinator ist gewöhnlich noch dünner. Die meisten Varietäten zeigt der Ramus musculi supinatoris, der sich in einem, zwei oder drei Bündeln von dem Stamm lösen kann (Abb. 7 bis 9).

Ist nur eines vorhanden, so zieht es ulnar oder ulnodorsal vom Ramus profundus, häufiger kommt die rein ulnare Lage vor. Einmal lag es dorsal. Bei Zweiteilung zog in einem

Falle das eine Bündel ulnar, das andere radial an den Ramus profundus. In einem weiteren Falle lag das eine Bündel ulnar, zog dann im weiteren Verlauf auf die volare Seite, während das mehr distale Bündel an der Aufsuchungsstelle dorsal an das erstere angeschlossen, im Stamm also ulnodorsal lag und im weiteren Verlauf ulnar blieb. Auch die Art der Aufspaltung ist verschieden. Manchmal ist das Bündel am Tricepsschlitz noch ein einheitlicher Strang, manchmal ist es hier schon aufgespalten. Die Zweige für den Extensor carpi radialis lassen sich nur schwer in Radialis longus und Radialis brevis trennen. Der Ramus superficialis kann in zwei Bündel zerteilt sein.

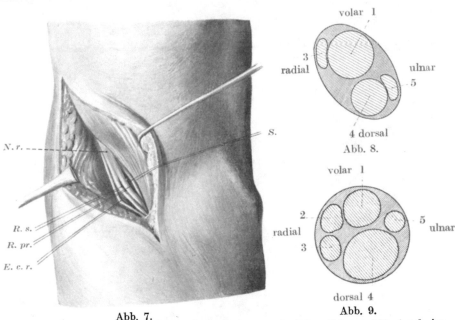

Abb. 7.

Abb. 8.

Abb. 9.

Abb. 7. Topographie des Nervus radialis beim Austritt aus dem Tricepsschlitz (nach Anderle). $N.r.$ = Nervus radialis. $R.pr.$ = Ramus profundus. $S.$ = Zweig für den Supinator. $E.c.r.$ = Zweig für die Extensores carpi radialis. $R.s.$ = Ramussuperficialis.

Abb. 8. Querschnittstopographie des rechten Nervus radialis beim Austritt aus dem Tricepsschlitz (nach Anderle). 1. Bahnen für den Ramus superficialis. 3. Bahnen für den Musc. extens. carpi radialis. 4. Bahnen für den Ramus profundus. 5. Bahnen für den Musc. supinator.

Abb. 9. Querschnittstopographie des Radialis unter Benutzung einer Abbildung von Stoffel. 1. Bahnen für den Ramus superficialis. 2. Bahnen für den Musc. brachioradialis. 3. Bahnen für den Musc. extensor carpi radialis. 4. Bahnen für den Ramus profundus. 5. Bahnen für den Musc. supinator.

Die Flexions-Pronationscontractur.

Die Pronationscontractur im Zusammenhang mit einer Flexionscontractur des Handgelenks, der Finger und des Daumens ist mit diejenige Contracturform, die am häufigsten unser Eingreifen erfordert. In typischen Fällen ist der Unterarm stark proniert, die Hand maximal flektiert, die Finger gebeugt, der Daumen eingeschlagen (Abb. 10).

Der Nervus medianus wird durch einen Schnitt am Innenrande des Biceps, der etwas schräg nach der Ellenbeuge zu verläuft, aufgesucht (Abb. 11). Nach Freilegung des Nerven findet man nach Stoffel gewöhnlich an der dem Biceps zugekehrten Seite eine weiße, von den übrigen Nerven sich gut abhebende

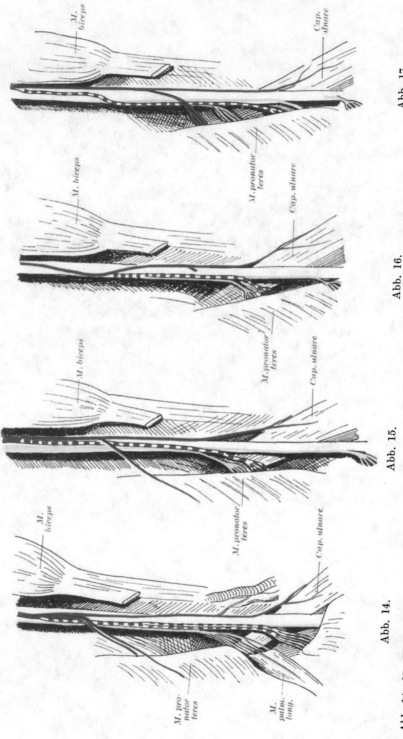

Abb. 14.

Abb. 15.

Abb. 16.

Abb. 17.

Abb. 14—17. Hauptvariationen in der Topographie des Nervus medianus nach Borchardt. Roter Strich: Bahn für die beiden Köpfe des Pronator teres. Rotschraffierter Strich: Flexor carpi radialis. Grüner Strich: Flexor digitorum sublimis. Gelber Strich: Die gemeinsame Bahn für die tiefen Flexoren. Violetter Strich: Die Bahn für den Palmaris longus.

ulnarwärts am Stamm, 3 mal lag er ulnovolar, 2 mal ulnodorsal (was Anderle noch nicht als Varietät bezeichnet), 2 mal lag der Ramus superior dorsal, 1 mal lag er zwischen beiden Pronator-teres-Bahnen. Der Ramus medianus hat eine sehr inkonstante Lage, 2 mal vereinigte er sich in halber Oberarmhöhe mit dem Ramus superior, von dem er zentralwärts verdrängt wurde. In 4 weiteren Fällen zog er volar, um am Beginn der Ellenbeuge ebenfalls im Zentrum zu verschwinden. 2 mal lag er ulnodorsal, 3 mal dorsal, 1 mal ulnar. Der Ramus inferior läßt sich in der Ellenbeuge nicht mehr genau isolieren.

Der Ramus profundus (Vereinigung des Nervus interosseus volaris, der Nerven für den Flexor digitorum communis profundus und Flexor pollicis longus) hat einen Querschnitt, der doppelt so groß ist wie der des Ramus superior. Der Nerv liegt normalerweise ulnodorsal, 3 mal lag er ausgesprochen dorsal, 2 mal ulnar.

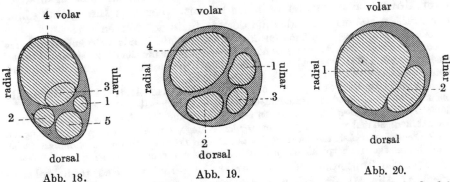

Abb. 18.   Abb. 19.   Abb. 20.

Abb. 18. Querschnittstopographie des Nervus ulnaris im Sulcus ulnaris (nach Anderle). 1. Bahnen für den Musc. flexor carpi ulnaris. 2. Bahnen für den Flexor digitorum profundus. 3. Ramus profundus. 4. Ramus superficialis (sensible Bahnen). 5. Ramus cutaneus dorsalis.

Abb. 19. Querschnittstopographie des Nervus ulnaris (unter Benutzung einer Abbildung von Stoffel). 1. Bahnen für den Musc. flexor carpi ulnaris. 2. Bahnen für den Musc. flexor digitorum profundus. 3. Bahnen für den Ramus profundus (Kleinfingerballenmuskeln, Musc. interossei, lumbricales 3 u. 4. Adductor pollicis und tiefer Kopf des Flexor pollicis brevis). 4. Sensible Bahnen.

Abb. 20. Nervus ulnaris über dem Handgelenk (nach Anderle). 1. Ramus superficialis. 2. Ramus profundus.

Erläuterungen zu den Abbildungen 14 bis 17 auf nebenstehender Seite.

Abb. 14 zeigt, wie die Bahn für den Palmaris longus in die Bahn für den Flex. digit. subl. übergeht. Die Sublimisbahn und Flexor-carpi-radialis-Bahn laufen im ganzen unteren Drittel des Oberarmes gemeinsam ulnar. Die beiden Bahnen für die beiden Köpfe des Pronator vereinigen sich oberhalb der Ellbogenbeuge. Die Vereinigung zwischen der Flexor.carpi-radialis-Bahn und der Pronator-Bahn findet verhältnismäßig hoch über der Ellbogenbeuge statt.

Abb. 15 zeigt den schrägen Verlauf der Bahn des Flexor carpi radialis, der außerordentlich häufig ist. Ferner die Lagerung der oberen Sublimis-Bahn volar und fast in der Mitte des Stammes. An ihrer Seite legt sich die Profundus-Bahn.

Abb. 16. Die gemeinsame Bahn für den Flexor carpi radialis und den Pronator verläuft eine Strecke weit an der ulnaren Seite des Nervenstammes. Die obere Sublimis-Bahn scheint in der Bahn des Flexor carpi radialis zu enden.

Abb. 17. Getrennter Verlauf der Bahn des Flexor carpi radialis und des Pronator bis über die Mitte des Oberarmes. Während in den 3 anderen Fällenr nur 2 Sublimis-Bahnen sichtbar sind, finden sich hier 3 Sublimis-Bahnen. — 3 Sublimis-Bahnen finden sich immer; häufig findet sich noch eine 4. Bahn für den unteren Bauch des Flexor indicis. Die 2. Sublimis-Bahn läßt sich in der Regel gar nicht oder nur wenig oberhalb der Ellbogenbeuge verfolgen.

Die Nerven für die Daumenmuskulatur und die Musculi lumbricales laufen mit dem sensiblen Medianusast zusammen.

Oberhalb des Ligamentum carpi volare ist der Ast für den Thenar gewöhnlich an der radialen Seite des sensorischen Astes zu finden, während er am distalen Ende des Ligamentum carpi transversum mehr radiovolar liegt.

Der Ulnaris, der zur Ausführung der Stoffelschen Operation durch einen bogenförmigen Schnitt am Epicondylus medialis festgelegt wird, zeigt folgende innere Topographie (Abb. 18 u. 19): Die Bahn für den Flexor carpi ulnaris liegt ulnar, die für den Flexor digitorum profundus ulnodorsal, während der Ramus profundus, der vor allem die Fasern für die Musculi interossei birgt, dorsal im Nerven zu verlaufen scheint. Über dem Handgelenk nimmt der kräftige Ramus profundus die dorsale Seite des Nerven ein:

Nach Anderle liegt die Bahn für den Flexor carpi ulnaris nicht immer rein ulnar (Stoffel, Pietri und Riquier), sondern bisweilen mehr ulnodorsal. Zweimal lief er auch ausgesprochen volar, zweimal ulnovolar, zweimal war das Bündel in 2 Äste gespalten, von denen der eine ulnar, der andere dorsal verlief.

Der Ast zum Flexor digitorum profundus liegt nach Anderle nicht, wie Stoffel meint, ulnodorsal, sondern radiodorsal, bisweilen rein dorsal oder radial. Einen radiodorsalen Verlauf dieses Bündels fanden auch Pietri und Riquier. Es fanden sich 3mal Ausnahmen: einmal volare Lage, einmal ulnare Lage, einmal eine enge Verbindung der beiden motorischen Äste und zwar so, daß der Ramus flexoris digitorum profundus zwischen dem Ramus flexoris carpi ulnaris und dem Ramus cutaneus dorsalis lag.

Über die Topographie der Ulnarisäste oberhalb des Handgelenks orientiert Abb. 20. Danach liegt der Ramus profundus nicht rein dorsal, sondern mehr ulnodorsal.

Bei starker Pronationscontractur reseziert man nach Stoffel die Bahnen für den Pronator teres, Flexor carpi radialis, Palmaris longus auf 5—7 cm, bei leichteren Fällen die Bahn für den Flexor carpi radialis nur zur Hälfte, während man den Pronator quadratus im allgemeinen stehen lassen kann. In schweren Fällen sucht man den Nervus interosseus antebrachii volaris am Unterarm auf, ehe er in den Muskel eintritt, und reseziert den Nerven. Auch Gill vernichtet bei schweren Pronationscontracturen die Äste für den Pronator, Flexor carpi radialis und Palmaris longus vollkommen, in leichteren Fällen zu $^{1}/_{2}$—$^{2}/_{3}$.

Neben der Schwächung des Flexor carpi radialis wird auch bei den Flexionscontracturen der Flexor carpi ulnaris dadurch reduziert, daß von der betreffenden Bahn die Hälfte bis $^{1}/_{4}$ reseziert werden (Stoffel, Köllicker).

Finden sich auch, wie das häufig der Fall ist, Contracturen der Finger, so werden ebenfalls die entsprechenden Bahnen reseziert, so daß dann unter Umständen vom Medianus nur noch der sensible Teil mit den motorischen Ästen für die Hand bestehen bleibt.

Zur Behebung der spastischen Contractur der Daumenballenmuskulatur reseziert Stoffel von einem kleinen Schnitt oberhalb des Handgelenks vom Medianus die Hälfte oder $^{2}/_{3}$—$^{4}/_{5}$ der in Betracht kommenden Nervenfasern.

B. Contracturen der unteren Extremität.

Streckcontractur des Quadriceps.

Streckcontracturen des Quadriceps kommen nur selten für eine Nervenoperation in Frage. Nach Stoffel (Abb. 21) nehmen die motorischen Zweige in der Hauptsache ihren Ursprung aus dem Endbündel des Femoralis. An der lateralen Seite, manchmal auch an der volaren liegt die Bahn für den Musculus sartorius, die sich aber in 4—5 Äste aufsplittert, um dann einige Zentimeter distalwärts vom Leistenbande in die mediale Kante und die dorsale Seite des Muskels einzudringen. Die Bahn für den Quadriceps femoris löst sich meist in drei Hauptportionen auf. Lateral findet man die Fasern für den Rectus femoris, in der Mitte die Fasern für den Musculus vastus intermedius und medial die für die Musculi vasti intermedius und medialis. Den letzteren

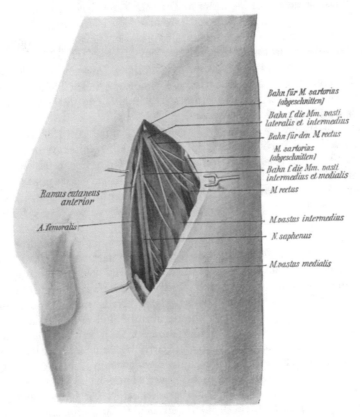

Abb. 21. Topographie des Nervus femoralis (nach Stoffel).

liegen nach medial der Nervus saphenus und der Ast für den Musculus pectineus an.

Bei mittelschweren Spasmen reseziert Stoffel einen Ast für den Musculus rectus femoris, einen Ast für den Musculus vastus lateralis, etwa $^2/_3$ der Nerven-bahnen für den Musculus vastus intermedius und einen Ast für den Musculus vastus medialis. In schweren Fällen werden etwa $^2/_3$ aller Bahnen, in leichten etwas weniger reseziert.

Adductionscontractur.

Die Behandlung der Adductionscontractur an der unteren Extremität durch die Resektion der Nervi obturatorii gehört mit zu den dankbarsten und erfolgreichsten peripheren Eingriffen bei spastischen Lähmungen. Der Erfolg der Obturatoriusresektion liegt in den eigenartigen anatomischen Verhältnissen.

Der vordere Ast des Obturatorius versorgt den Gracilis, den Adductor longus und einen Teil des Adductor brevis. Der hintere Ast versorgt den Obturator externus, den Adductor magnus und manchmal den Adductor brevis. Außer diesen Muskeln bewirkt aber auch der Pectineus, welcher von einem Ast des Femoralis versorgt wird, eine Adductionsbewegung, ebenso wie ein Teil der Kniebeuger, welche durch Tibialisäste versorgt werden. Endlich adduziert der Glutaeus maximus im unteren Drittel. Auch bekommt die hintere Portion des Adductor magnus meist noch Äste aus dem Ischiadicus. Werden die beiden Äste des Obturatorius durchtrennt, so hat der Patient trotzdem die Möglichkeit der Adduction durch die restierenden Muskeln. Infolge Lähmung des Obturator externus und der gewohnheitsmäßigen Innenrotation kann unter Umständen eine leichte Innenrotation des Beines bestehen bleiben, wohl besonders auch dann, wenn die Außenrotatoren (Gemelli, Obturator internus und pyriformis) primär geschwächt waren.

Die Resektion der Nervi obturatorii wurde im Jahre 1892 von Lauenstein inauguriert und veröffentlicht; im gleichen Jahre hat Lorenz die Obturatorii wegen Spasmen reseziert. Später ist diese Operation auch von Borchardt ausgeführt worden und wird von Oppenheim in seinem Lehrbuch erwähnt. In Frankreich hat nach Lorrain Chipault im Jahre 1898 bei einem Fall von Adductorenspasmen die Nervi obturatorii bei einem jungen Mädchen reseziert.

Lauenstein geht von einem Längsschnitt an der vorderen Fläche des Oberschenkels aus, welcher in etwa Fingerlänge nach abwärts reicht und parallel nach innen vom Stamm der Saphena verläuft. Nach Durchschneidung von Haut und subcutanem Fett und Spaltung der Fascia lata führt der Schnitt auf den Außenrand des Adductor longus. Nach außen vom Adductor verläuft der Pectineus. Teilt man diesen stumpf und erweitert man den Muskelschlitz durch eingesetzte Haken, so kommt man in den Obturator externus, unter dessen Fascie man die etwa rechtwinklig zum Faserverlauf des Pectineus gerichteten Obturatoriusäste erkennt. Der Stamm läßt sich dann leicht freilegen, die begleitenden Gefäße unschwer schonen. Stoffel geht von einem gleichen Schnitt aus, er verzieht aber den Adductor longus nach medial, den Pectineus nach lateral. Zwischen den beiden Muskeln findet man Äste des Ramus anterior, die man verfolgt, um auch zur Abgangsstelle des Ramus posterior zu gelangen. Durchbohrt der Ramus posterior den Obturatorius externus, so muß man ihn tiefer aufsuchen. Nach Stoffel ist die Freilegung der Nervi obturatorii leicht, jedoch müsse man sich vor Blutungen hüten und sorgfältig präparieren. Gill hält sich genau an die Stoffelsche Technik (Abb. 22).

Daß jedoch die Freilegung durchaus nicht immer einfach ist, betonten Lorenz, Lange, Bundschuh, Selig u. a. Lorenz hat infolge der tiefen Wundverhältnisse unangenehme Blutungen aus dem tiefen Plexus der Vena profunda femoris erlebt. Auch Lange hält die Freilegung des Obturatorius für eine „wenig angenehme Operation" und erachtet die Gefahr der Infektion für groß. Er war froh, als seine Fälle glatt geheilt waren. Bundschuh fand in einem seiner Fälle den Adductor longus mit dem Pectineus verwachsen, so daß das Interstitium zwischen beiden Muskeln nur schwer zu finden war. Außerdem fand sich eine Verwachsung zwischen Adductor brevis, dem Adductor longus und dem Pectineus.

In Anbetracht der sicher nicht immer leichten Zugänglichkeit des Obturatorius, besonders aber des Hinterastes, dessen Durchschneidung in schweren Fällen notwendig ist, war es ein Fortschritt, als man den Obturatorius nicht an seinen peripheren Verzweigungsstellen, sondern im Becken vor dem Durchtritt durch den Canalis obturatorii aufsuchte. Henschen hat diese Operation 1913 zuerst ausgeführt, während die Methode von anatomischer Seite, von Selig, nach dem dieser Eingriff benannt wird, ausgearbeitet wurde. Ohne Kenntnis der Arbeiten von Selig und Henschen hat kurz darauf Öhlecker die intrapelvine Resektion der Obturatorii, wie er mir schriftlich mitteilte, vorgenommen, ohne jedoch den Fall zu publizieren.

Selig legte zur Freilegung ursprünglich zwei Schnitte an, die parallel zum äußeren Rectusrande verliefen. Die Fascia transversa mit dem Peritoneum wird weggeschoben, und man arbeitet sich stumpf vor und tastet sich an der lateralen Bauchwand entlang bis zum Foramen obturatorum, welches man als deutliche tiefe Grube fühlt. Ist das Peritoneum bis zum unteren Schambeinast abgeschoben, so fühlt man und sieht man bereits den Nervenstamm. Man kann ihn dann leicht isolieren und resezieren. Für die doppelseitige Resektion empfahl Selig später den Medianschnitt. Der Schnitt beginnt dicht oberhalb der Symphyse und reicht bis etwa $^2/_3$ der Nabelhöhe. Nach der Durchschneidung von Haut und Fettgewebe und der Fascienblätter in der Linea alba werden die Wundränder auseinander gezogen, die Blase wird nun zurückgeschoben und lateral auf den betreffenden Schambeinast vorgegangen. Henschen wählte

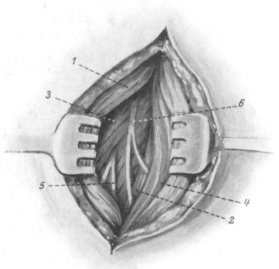

Abb. 22. Topographie des rechten Nervus obturatorius unterhalb des Leistenbandes. *1.* Musc. pectineus. *2.* Musc. adductor brevis. *3.* Musc. obturatorius externus. *4.* Musc. adductor longus. *5.* Nervus obturatorius, Ramus posterior. *6.* Nervus obturatorius, Ramus anterior.

zur Freilegung des Obturatorius einen ähnlichen Schnitt wie zur Freilegung der Arteria iliaca externa. Auch Läwen ging in seinem Fall von einem Schnitt parallel dem Leistenbande aus. Kreuz (Gocht) operierte vom suprasymphysären Querschnitt aus, dessen gute Orientierungsmöglichkeit er rühmt. Wir sind in unseren Fällen mit dem Längsschnitt immer gut zum Resultat gekommen und haben keine Veranlassung gehabt, von ihm abzugehen.

Kreuz führt die Operationen in Beckenhochlagerung aus, die Beine bleiben in Suspension und werden durch Mullbinden an Schlingen über Flaschenzügen gezogen, welche an der Operationssaaldecke befestigt sind. Die Schlingen werden um die Malleolen der Unterschenkel gelegt. Dadurch ist es nach Kreuz möglich, später bei Reizung des Nerven jede Adductionsbewegung festzustellen. Vom Nerven werden einige Zentimeter reseziert.

Die Vorteile der Obturatoriusfreilegung unterhalb des Leistenbandes bestehen darin, daß man eine bessere Dosierungsmöglichkeit hat, indem man nur den Ramus anterior oder beide Äste reseziert. Gill kam z. B. immer mit der Resektion nur des vorderen Astes aus. Meines Erachtens wird jedoch dieser Vorteil vollkommen aufgewogen durch die bedeutend leichtere Technik der

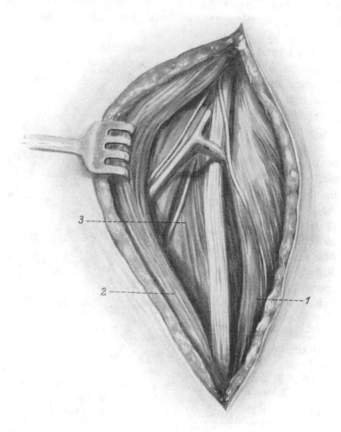

Abb. 23. Topographie des rechten Nervus ischiadicus und seiner Äste unterhalb der Glutäalfalte. *1*. Musc. biceps, Caput longum. *2*. Musc. semitendinosus. *3*. Musc. semimembranosus.

intrapelvinen Resektion, die wir als Methode der Wahl bei Behandlung der spastischen Adductionscontracturen betrachten.

Beugecontracturen des Kniegelenks.

Bei Flexionscontracturen der Knie wird der Ischiadicus an der hinteren Seite des Oberschenkels freigelegt (Abb. 23). Am medialen Rande findet man die Bahnen für den Biceps, Semitendinosus und Semimembranosus, am lateralen Rande den Ast zum kurzen Bicepskopf. Diese drei Bahnen bilden unterhalb des Glutäus nach Stoffel ein mediovolar ziehendes Bündel. Die Bahn für den langen Bicepskopf und den Semimembranosus wird nach Stoffel ganz und von der Bahn für den Semitendinosus etwa ¹/₃ reseziert.

Spastischer Spitzfuß.

Neben der Resektion der Obturatorii wird beim spastischen Spitzfuß die partielle Resektion der Tibialisäste besonders häufig ausgeführt.

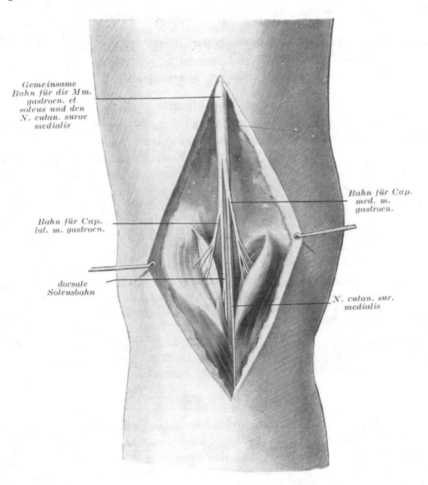

Abb. 24. Topographie des Nervus tibialis in der Kniekehle (nach Stoffel).

Bei Freilegung des Tibialis in der Kniekehle findet man zunächst einen oberflächlichen Ast, der in der Mitte verlaufend deutlich zu verfolgen ist. Das ist der sensible Nervus suralis. Die nächsten Nerven, welche den Hauptstamm verlassen, sind die Nerven für den äußeren und inneren Gastrocnemiuskopf, die sich vor ihrem Eintritt in den Muskel in mehrere Ästchen auffasern (Abb. 24). Neben diesen Ästen verläuft auf der hinteren Seite der Nerv für die dorsale Soleusbahn, während die vordere Portion des Soleus durch einen besonderen

Nerven versorgt wird, welcher auf der vorderen und äußeren Seite des Tibialis liegt (Gill).

Bei starkem spastischem Spitzfuß reseziert Stoffel $^2/_3$ der Äste, die in die beiden Gastrocnemiusköpfe eindringen und die ganze dorsale Soleusbahn. Gill reseziert sämtliche Gastrocnemiusäste und die Hälfte der dorsalen Soleusbahn, in leichteren Fällen vernichtet Stoffel die Hälfte der Nervenäste für die Musculi gastrocnemii und die ganze dorsale Soleusbahn, Gill nur die Äste zum Gastrocnemiuskopf. In denjenigen Fällen, bei denen auch ein Pes varus und eine Beugecontractur der Zehen besteht, soll auch die Bahn für die Zehenbeuger und den Tibialis posticus geschädigt werden. Die Bahnen für die Zehenbeuger liegen auf der hinteren und Innenseite, die für den Tibialis posticus auf der hinteren und äußeren Seite des Nerven (Gill).

Spastischer Pes calcaneo-valgus.

Bei Spasmen der Peronealmuskulatur oder des Tibialis anticus kann unter Umständen eine Schwächung der entsprechenden Nerven in Frage kommen. Nach Putti ist die innere Topographie des Peroneus folgende: Die äußersten $^3/_5$ der Fasern sind für den Tibialis anticus, den Extensor hallucis longus und die Extensores digitorum bestimmt, die inneren $^2/_5$ für die Peronealmuskulatur. Indessen ist dies nur die Topographie des Nerven am Oberschenkel, während am Unterschenkel oberhalb des Fibulaköpfchens die Fasern für die Peronealmuskulatur und Peroneus superficialis in den äußeren Teil des Nerven eingehen. Diese Lagerung der Bündel, wie sie sowohl von Stoffel als auch von Tanfani und Perrone festgestellt worden ist, geht aus der Abbildung 25 hervor.

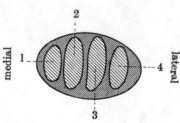

Abb. 25. Querschnittstopographie des Nervus peronaeus. 1 und 2. Peronaeus superficialis (sensible Bahnen und Bahnen für die Musc. peronaei). 3 und 4. Peronaeus profundus (Bündel für den Tibialis anticus, Extensor digitorum longus, Extensor digitorum brevis).

Schlußsätze.

1. Die bei spastischen Lähmungen bisher angewandten Nervenoperationen wollen durch Schwächung der spastischen Muskeln einen Ausgleich der Muskelkräfte herbeiführen. Der Nerv kann durchtrennt und wieder genäht werden (Nutt). Er kann bei geeigneten Muskelgruppen einfach durchschnitten bzw. reseziert werden, oder die Nervenresektion kann eine partielle sein (Stoffelsche Operation). Eine andere Methode besteht in der zentralen partiellen Implantation des den spastischen Muskel versorgenden Nerven in den Nerven des gelähmten Muskels (Spitzy, Erlacher). Die Alkoholinjektion in den Nerven (Allison und Schwab) verfolgt den gleichen Zweck wie die Resektion. Die bisher am häufigsten ausgeführte Operation ist die Stoffelsche.

2. Periphere Nervenoperationen kommen in Betracht für mittelschwere Fälle spastischer Monoplegien, Hemiplegien und Diplegien; schwerste Fälle bleiben der Försterschen Operation vorbehalten, leichte Fälle den Sehnenoperationen. Gegenindikationen sind: diffuse Spasmen, geistige Defekte

stärkeren Grades, ausgesprochene Pseudo-Spontanbewegungen (Athetose, Chorea), endlich progrediente Erkrankungen des Gehirns und des Rückenmarks. Es ist nicht ratsam, die Nervenoperation vor dem 5. Jahr auszuführen.

3. Da die Schwächung eines Nerven, zumal dann, wenn infolge des cerebralen oder spinalen Leidens bereits eine motorische Schwäche besteht, durchaus nicht gleichgültig ist, darf die Nervenoperation nur nach sorgfältigster Analyse des ganzen Krankheitskomplexes ausgeführt werden, wobei auf die Kraft der Agonisten und Antagonisten besonderer Wert zu legen ist.

4. Da die durch den Eingriff bedingte motorische Schwäche eine irreparable ist, darf er nur vorgenommen werden, wenn der Krankheitsprozeß als solcher abgeschlossen ist. Hier sind besonders spontane Heilungen und Remissionen im Krankheitsverlauf der Paraplegien und Hemiplegien zu berücksichtigen.

5. Durch die Nervenresektion können nur Spasmen, nie Schrumpfungscontracturen beseitigt werden. Deswegen verspricht eine Nervenoperation nur dann Erfolg, wenn letztere nicht vorhanden sind. Die Annahme Stoffels, daß bei spastischen Lähmungen keine Schrumpfungscontracturen vorkommen, besteht in dieser Form sicher nicht zu Recht.

6. Die peripheren Nervenoperationen erfordern sehr sorgfältige Technik, da einerseits die Gefahren der Rezidive, andererseits die der Überdosierung oder sensibler Schädigungen drohen. Die richtige Dosierung stößt auf große Schwierigkeiten. Genau wie nach der Tenotomie besteht auch nach einer Tibialisresektion die Gefahr eines Pes calcaneus. Häufiger findet sich ein Pes valgus.

7. Die innere Topographie ist im großen und ganzen konstant. Infolge der vorkommenden Varianten erfordert jedoch eine Nervenresektion eine genaue Kenntnis der möglichen Varietäten und Kontrolle durch Reizung der einzelnen Bahnen mit der Nadelelektrode.

8. Für die Nervenresektion sind diejenigen Nerven besonders geeignet, bei denen die Gefahren der Überdosierung auf ein Minimum herabgesetzt oder überhaupt kaum vorhanden ist, d. h. bei den Nerven, die gefahrlos vollkommen durchtrennt werden können. Deswegen gibt die Resektion des Obturatorius bei Adductionsspasmen die besten Resultate.

9. Nach gelungener Operation sind die unmittelbaren Erfolge ausgezeichnet. Jedoch treten bald Rezidive auf. Die Rezidivgefahr wird verringert, wenn auch keineswegs verhindert durch eine lange und exakt durchgeführte, konservative Behandlungsmethode. Die periphere Nervenoperation bildet nur die Grundlage der späteren Therapie.

10. Von insgesamt 134 Fällen sind 46 länger als 1 Jahr beobachtet worden, der längste 10 Jahre. Besonders häufig stellte sich ein Spitzfußrezidiv ein (40%), so daß sekundär noch Sehnenverlängerungen in einem Teil der Fälle notwendig wurden. In geringerem Maße neigen die Pronationscontracturen, noch weniger die Adductionscontracturen der Hüfte zu Rezidiven, wenn auch hier Nachoperationen erforderlich waren.

11. Bisher ist der Beweis noch nicht erbracht, daß die peripheren Nervenoperationen auf die Dauer den bisher üblichen Methoden überlegen sind. Dafür scheinen besonders die Fälle zu sprechen, bei denen auf der einen Seite Sehnenoperationen, auf der anderen Nervenresektionen zur Ausführung gelangten. Hier muß jedoch betont werden, daß das bisher beobachtete Material im ganzen noch klein ist. Wie schwer aber selbst bei großen

Vergleichszahlen die Entscheidung über den Wert eines therapeutischen Erfolges ist, das zeigt beispielsweise die bis heute noch nicht definitiv entschiedene Streitfrage, ob bei einem Magenulcus die Resektion oder die Gastroenterostomie vorzuziehen ist. Die partielle Resektion am Nerven ist gefahrvoller als die einfache Sehnenoperation. Dafür mag in manchen Fällen ein momentaner eklatanter Erfolg festzustellen sein. Auch wird die primäre Behandlungsdauer sicher dadurch abgekürzt werden können, daß man gleich mit Bewegungsübungen beginnt, ohne vorher Gipsverbände angelegt zu haben. Es wäre jedoch durchaus falsch zu glauben, daß die Stoffelsche Operation die Sehnen und Muskeloperationen verdrängen könnte.

·12. Bei Paraplegien der unteren Extremitäten vom Prädilektionstypus besteht eine wohlbegründete Therapie in einer Kombination von Nerven- und Sehneneingriffen. 1. Resektion der Obturatorii zur Behebung der Adductionsspasmen, wobei wir der intrapelvinen extraperitonealen Methode nach Selig den Vorzug geben. 2. Durchtrennung bzw. Verlängerung der Kniegelenksbeuger. 3. Plastische Verlängerung der Achillessehne. Die Kombinationsoperation Försters muß weiterhin erprobt werden.

13. Bei spastischen Lähmungen der oberen Extremitäten wird die Flexionscontractur des Ellenbogens durch Schwächung des Musculocutaneus scheinbar günstig beeinflußt, während die Pronations-Flexionscontractur der Hand und der Finger zu Rezidiven neigt. Auch hier muß die weitere Erfahrung zeigen, ob die Kombination von Nerven- und Sehnenoperation bessere Erfolge zeitigt.

14. Führen Sehnenoperationen besonders an der Achillessehne und den Kniegelenksbeugern wiederholt zu Rezidiven und Spasmen, so ist der Versuch einer Nervenoperation angezeigt. Indessen ist die Dosierung schwierig, wenn in der gleichen Muskelgruppe zwei verschiedene Verfahren zu gleicher Zeit zur Anwendung gelangen.

15. So wohlbegründet der Gedanke der zentralen partiellen Nervenimplantation bei spastischen Lähmungen ist, so sind die Dauererfolge wenig zufriedenstellend. Auch bei zunächst günstigem Verlauf sind die Dauerresultate schlecht. Ob Alkoholinjektionen in den Nerven erfolgreicher sind als die Nervenresektion, muß auf Grund der amerikanischen Erfahrungen bezweifelt werden. Andere Nervenoperationen (Vereisung, Kochsalzinjektion, Henkeloperation von Baeyer) sind noch in keiner Weise spruchreif. Bei Fällen von Athetose kann man den Versuch einer Nervenoperation machen, wenn die Eingriffe am Zentralnervensystem erfolglos gewesen sind.

XI. Das Panaritium.

Von

M. zur Verth - Hamburg.

Mit 27 Abbildungen.

Inhalt.

Literatur.

1. **Albert, Ed.:** Zur Klinik der Krankheiten der Sehnenscheiden und Schleimbeutel. Wien. med. Wochenschr. 1870. Nr. 52.
2. **Auvray:** Essay sur les panaris. 1865.

3. Bardenheuer: Die Verletzungen der oberen Extremitäten. Teil II. Kapitel XXIII. Stuttgart: Enke 1888.

4. — Verhandl. d. Ges. dtsch. Naturforsch. u. Ärzte. 1900. Abt. Chirurg. (Diskussion.)

5. — Stauungshyperämie bei akuten Entzündungen. (Diskussion.) 35. Kongr. d. dtsch. Ges. f. Chirurg. 1906. I, S. 231.

6. — Behandlung der Versteifung nach postinfektiösen Phlegmonen, besonders Phlegmonen der Sehnenscheiden des Vorderarmes und nach traumatischer Verletzung der Sehnen. Dtsch. Zeitschr. f. Chirurg. Bd. 96, S. 153. Dez. 1908.

7. Bardenheuer-Bliesener: Enzyklopädie der gesamten Chirurgie. Bd. 2, S. 256. 1903.

8. Baruch: Über Stauungsbehandlung bei Sehnenscheidenphlegmonen. Berl. klin. Wochenschr. 1909. Nr. 33. Ref. über einen Vortrag in der schles. Ges. f. vaterländ. Kultur, 15. Juli 1910.

9. — Der heutige Stand der Bierschen Stauungshyperämie-Behandlung. Ergebn. d. Chirurg. u. Orthop. Bd. 2, S. 87. 1911.

10. Beck: Regeneration bei Knochenpanaritien. Arch. f. klin. Chirurg. Bd. 118, S. 748. 1921.

11. v. Bergmann: Die Behandlung der akut progredienten Phlegmone. Arb. a. d. v. Bergmannschen Klinik. Bd. 15, S. 274. 1901.

12. Bergmann, E. v.: Die Behandlung des Panaritiums, Zeitschr. f. ärztl. Fortbild. 1904. Nr. 1, S. 4.

13. Beye, L.: Deep palmar infections. Ann. of surg. 1918. Nr. 2. Febr.

14. Bieler: Wundheilung bei Lepra. Dtsch. Zeitschr. f. Chirurg. Bd. 124, S. 47. 1913.

15. Bier: Hyperämie als Heilmittel. Leipzig: Vogel.

16. — Das Verfahren der Stauungshyperämie bei akut entzündlichen Krankheiten. Verhandl. d. dtsch. Ges. f. Chirurg. 1905. II, S. 107; 1906. I, S. 259.

17. — Behandlung akuter Eiterungen mit Stauungshyperämie. Münch. med. Wochenschrift 1905. Nr. 5, 6 u. 7.

18. — Die Behandlung der von den Händen ausgehenden Wundinfektionen der Ärzte. Münch. med. Wochenschr. 1921. S. 1087, H. 34.

19. Billroth, Th.: Über die Verbreitungswege der entzündlichen Prozesse. Volkmanns Samml. klin. Vortr. Nr. 4. Chirurg. Nr. 2. 1870. S. 23—36.

20. Blecher: Über die Behandlung akut entzündlicher Erkrankungen mit künstlicher Hyperämie. Dtsch. Zeitschr. f. Chirurg. Bd. 93, H. 4—5, S. 402. Juni 1908. Panaritium S. 409.

21. Borchard: Die Knochen- und Gelenkerkrankungen bei Syringomyelie. Dtsch. Zeitschr. f. Chirurg. Bd. 72. 1904.

22. Borchardt: Bedeutung und Technik der Lokalanästhesie. Jahresk. f. ärztl. Fortbild. 1910. H. 12, S. 34.

23. Boutiron: Hygiène du Marin-Pêcheur. Paris: Baillière et fils 1910. Blessures p. 146.

24. Braatz: Über das Offenerhalten von operierten Abscessen durch Drahthaken. Zentralbl. f. Chirurg. 1897. S. 461.

25. Braun: Die akuten Eiterungen an Hand und Fingern. Zwickauer med. Ges. 6. Dez. 1921. Klin. Wochenschr. 1922. S. 451.

26. Breslauer: Die intravenöse Methode der lokalen Behandlung entzündlicher Prozesse. Zentralbl. f. Chirurg. 1918. S. 277.

27. — Die Pathogenese der trophischen Gewebsschädigung nach der Nervenverletzung. Dtsch. Zeitschr. f. Chirurg. Bd. 150, S. 50. 1919.

28. Breslauer, Fr.: Zur Beeinflussung der Entzündung durch Anästhesie. Zentralbl. f. Chirurg. 1920. S. 1104, Nr. 36.

29. Brix: Kleinigkeiten über Finger- und Fußnägel. Zeitschr. f. ärztl. Fortbild. 1917. Nr. 10.

30. v. Brunn: Über die Stauungsbehandlung bei akuten Entzündungen nach den bisherigen Erfahrungen der v. Brunsschen Klinik. Beitr. z. klin. Therap. Bd. 46, H. 3, S. 845.

31. Burckhardt, H.: Über endständigen Brand am Finger bei Panaritien. Zentralbl. f. Chirurg. 1920. Nr. 29, S. 882.

32. Campbell: Surgery of the hand. Long Island med. journ. Vol. 15, Nr. 10, p. 346. 1921.

33. Chiari: Zur Einschränkung der Tamponade bei Incisionswunden. Zentralbl. f. Chirurg. 1912. S. 1281.

34. Cohn, E.: Gliederschwund nach Nervenschuß. Berlin. klin. Wochenschr. 1920. Nr. 29.

35. Coughlin: Acute infections of the hand and their surgical treatment. New York med. journ. Vol. 112, p. 18. 30. Okt. 1920.

36. Danielsen: Über die Bedeutung der Bierschen Stauungsbehandlung für die chirurgische Poliklinik und den praktischen Arzt. Münch. med. Wochenschr. 1905. Nr. 48. S. 2315.

37. Darier: Grundriß der Dermatologie. Übersetzung von Zwick. Berlin: Julius Springer 1913.

38. Dechange: Du panaris, de ses complications et de son traitement. Arch. belges de méd.-milit. T. 8, p. 414.

39. Deelemann, M.: Gewehröl und Panaritium. Dtsch. militärärztl. Zeitschr. Bd. 30, S. 93. 1901.

40. Delbanco: Zur Ätiologie der Fingerkuppenimpetigo (Tourniole Sabouraud) und des Pemphigus neonatorum. Dermatol. Wochenschr. Bd. 72, S. 362. 1921.

41. Doose, H.: Leitungs- und Lokalanästhesie bei volaren Phlegmonen der Hand. Inaug.-Diss. Kiel 1913.

42. Düms: Panaritien. Handbuch der Militärkrankheiten. Bd. 1, S. 196. Leipzig: Bezold 1896.

43. Düttmann: Schweinerotlauf und Erysipeloid. Bruns' Beitr. z. klin. Chirurg. Bd. 123, H. 2, S. 461. 1921.

44. Eckstein: Phalangenresektion zur Beseitigung von Fingercontractur. Zentralbl. f. Chirurg. 1922. H. 16, S. 547.

45. Faur: Die chirurgischen Krankheiten der Haut und des Unterhautzellgewebes. Übersetzt von W. Goebel. Stuttgart: F. Enke 1903.

46. Feßler: Über die Behandlung der Lymphangitis und Lymphadenitis mit septischer Allgemeininfektion. Dtsch. med. Wochenschr. 1919. Nr. 4 u. 5.

47. Findel: Staphylocokken- und Streptocokkenerkrankungen in Bischoff, Hoffmann, Schwiening, Lehrbuch der Militärhygiene. Bd. 4. Berlin: Hirschwald 1912.

48. Forssell, W.: Klinische Beiträge zur Kenntnis der akut septischen Eiterungen der Sehnenscheiden der Hohlhand, besonders mit Rücksicht auf die Therapie. Nord. med. Ark. Bd. 36, Abt. 1, Nr. 14 u. 19. 1903. Ref.: Zentralbl. f. Chirurg. 1904. S. 964.

49. Franke: Eine einfache Fingerschiene. Münch. med. Wochenschr. 1922. H. 13.

50. Friedrich: Die Behandlung infektionsverdächtiger und infizierter Wunden, einschließlich der panaritiellen, phlegmonösen, furunkulösen Entzündungen. Dtsch. med. Wochenschr. 1905. Nr. 26.

51. — Akut entzündliche Prozesse an Hand und Fingern. Handb. d. prakt. Chirurg. Bd. 4, 2. Aufl., S. 352. Stuttgart: F. Enke 1903.

52. Gazeau: Les pêcheurs de Terre-Neuve. Arch. de méd. navale. Tom. 68, p. 18—40 et 81—109. 1897.

53. Gebele: Über die Behandlung mittels Hyperämie nach Bier. Münch. med. Wochenschrift 1908. Nr. 3 u. 4, S. 114 u. 181.

54. Glässer: Die Krankheiten des Schweines. 1912.

55. Goebel: Der Einfluß der Ruhe auf Infektionen. Südostdtsch. Chirurg.-Vereinig. Breslau, 25. Febr. 1922. Zentralbl. f. Chirurg. 1922. S. 986.

56. Günther: Schweinerotlauf beim Menschen. Zugleich ein Beitrag zur Erysipeloidfrage. Wien. klin. Wochenschr. 1912. Nr. 35.

57. Gundermann: Über Fingereiterungen und ihre Behandlung. Münch. med. Wochenschrift 1919. S. 656.

58. Habs: Erfahrungen mit der Bierschen Stauungshyperämie bei akuten Eiterungen. Wien. klin. Rundschau 1905, Nr. 46, S. 813.

59. Hanusa: Über endständigen Brand an Fingern bei Panaritium. Zentralbl. f. Chirurg. 1921. H. 13, S. 445.

60. **Hartwig:** Wesen und Behandlung der Sehnenscheidenphlegmone. Inaug.-Diss. Berlin 1909.

61. **Härtel:** Entstehung und Behandlung der Eiterungen an Fingern und Hand. Zeitschr. f. ärztl. Fortbild. 1921. H. 2 u. 3.

62. — Geschlossene Behandlung akuter Eiterungen. Vortrag, 23. Tagung nordwestdtsch. Chirurg., 13.—14. Jan. 1922 in Hamburg. Zentralbl. f. Chirurg. 1922. S. 621.

63. **Härtel, Fr.:** Richtlinien in der Behandlung der Fingereiterungen. Klin. Wochenschr. 1922. S. 484.

64. **Heidenhain, L.:** Finger- und Handinfektion bei Ärzten. Eine dringende Warnung. Münch. med. Wochenschr. 1915. Nr. 43, Feldärztl. Beil. S. (707) 1483.

65. **Heineke:** Die Anatomie und Pathologie der Schleimbeutel und Sehnenscheiden. Erlangen: Deichert 1868.

66. — Über die Nekrose der Knochen. Volkmanns Samml. klin. Vortr.

67. **Helferich:** Über die Behandlung schwerer Phlegmonen. Berl. klin. Wochenschr. 1892. Nr. 4, S. 61.

68. **Herrlen:** Zur Behandlung des Panaritiums. Münch. med. Wochenschr. 1922. Nr. 34, S. 1255.

69. **Hill, C. D.:** The etiology and treatment of hand infections. New York med. journ. Vol. 114, 10, p. 575. 16. Nov. 1921.

70. **Hintze:** Teilexcision des Nagels bei Paronychie am Nagelgrund. Dtsch. med. Wochenschrift 1921. Nr. 49, S. 1494.

71. **Honigmann:** Die Behandlung der von den Händen ausgehenden Wundinfektionen der Ärzte. Münch. med. Wochenschr. 1922. H. 5.

72. **Honsell:** Über Carbolgangrän. Bruns' Beitr. z. klin. Chirurg. Bd. 19, S. 623. 1897.

73. **Hosemann:** Ostitis tuberculosa multiplex cystica. Mittelrhein. Chirurgentag, 30. Juli 1921. Zentralbl. f. Chirurg. 1921. S. 1875.

74. — Zur Ostitis tuberculosa multiplex cystica. Zentralbl. f. Chirurg. 1922. S. 1535.

75. **Hüter:** Über das Panaritium, seine Folgen und seine Behandlung. Volkmanns Samml. klin. Vortr. Nr. 9. Chirurg. Nr. 4, 1869. S. 51—68.

76. **Hultgen:** Partial gangrene of the left index-finger. Journ. of the Americ. med. assoc. Vol. 55, Nr. 10. 1910.

77. **Jackson:** Infections of the hand. Journ. of the Indiana State med. assoc. Vol. 14, Nr. 6. 1921.

78. **Jakobi und Goldmann:** Tendovaginitis suppurativa gonorrhoica. Bruns' Beitr. z. klin. Chirurg. Bd. 12, S. 827. 1894.

79. **Joseph, Eugen:** Lehrbuch der Hyperämiebehandlung akuter chirurgischer Infektionen. Leipzig: Werner Klinkhardt 1911.

80. **Iselin, H.:** Die Erfolge der Heißluftbehandlung bei akut eitrigen Entzündungen der Hand. Münch. med. Wochenschr. 1909. H. 16, S. 799.

81. **Jüngling:** Ostitis tuberculosa multiplex cystica (eine eigenartige Form der Knochentuberkulose). Fortschr. a. d. Geb. d. Röntgenstr. Bd. 27, H. 4.

82. **Kaiser, J.:** Nochmals: Über endständigen Brand am Finger bei Panaritium. Zentralbl. f. Chirurg. 1921. H. 13, S. 447.

83. **Kanavel:** Eitrige Infektionsprozesse der Hand und des Unterarmes. Zentralbl. f. Chirurg. 1907. S. 1001.

84. — Infections of the hand. Philadelphia and New York: Lea and Fiebiger 1914.

85. **Kaufmann:** Wunden an Hand und Finger. Handb. d. Unfallmed. Bd. 1, S. 543, 4. Aufl. Stuttgart: Ferd. Enke 1919.

86. **Keppler:** Zur Klinik der Sehnenscheidenphlegmone unter besonderer Berücksichtigung der Stauungsbehandlung. Dtsch. Zeitschr. f. Chirurg. Bd. 115, H. 1—2, S. 63. Mai 1912.

87. — Die intravenöse Methode der lokalen Behandlung entzündlicher Prozesse. Zentralbl. f. Chirurg. 1918. S. 399.

88. — und **Hofmann:** Über Erfahrungen mit Vucin und dessen Anwendung bei der Behandlung eitriger Prozesse. Arch. f. klin. Chirurg. Bd. 113, H. 4, S. 848. Mai 1920.

89. **Kissinger:** Über Hautgangrän nach Carbol- und Lysolwasserumschlägen. Monatsschrift f. Unfallheilk. Bd. 10, S. 304. 1903.

90. Klapp: Über die Behandlung entzündlicher Erkrankungen mittels Saugapparates. Münch. med. Wochenschr. 1905. Nr. 16.

91. — Die Behandlung der Sehnenscheidenphlegmone. Berlin. klin. Wochenschr. 1908. Nr. 15.

92. — Primäre Exstirpation der Nekrose bei der Behandlung subcutaner Panaritien. Zentralbl. f. Chirurg. 1919. Nr. 24, S. 449.

93. — Die Krankheiten der Weichteile im Bereich der Extremitäten. Im Lehrbuch der Chirurgie von Wullstein und Wilms.

94. Klehmet: Panaritium aus Villaret und Paalzow: Sanitätsdienst und Gesundheitspflege im deutschen Heere. Stuttgart: Ferd. Enke 1909. S. 938.

95. Krecke: Die Diagnose des Panaritiums. Münch. med. Wochenschr. 1921. H. 49, S. 1591.

96. — Die Behandlung des Panaritiums. Münch. med. Wochenschr. 1922. H. 26, S. 973.

97. König, F.: Über die Bedeutung der Spalträume des Bindegewebes für die Ausbreitung entzündlicher Prozesse. Volkmanns Samml. klin. Vortr. Nr. 57. Chirurg. Nr. 18, S. 359—372.

98. — Nagelpanaritium. Lehrbuch der speziellen Chirurgie. Bd. 3, S. 235. Berlin: Hirschwald 1886.

99. Körbl, H.: Manikureinfektionen. Wien. klin. Wochenschr. 1920. Nr. 6, S. 127.

100. Kofmann: Die Behandlung des Panaritiums. Med. Klinik. 1909. Nr. 44.

101. Küttner: Schonende Nachbehandlung septischer Operationen. Bruns' Beitr. z. klin. Chirurg. Bd. 35, S. 559. 1902.

102. Kummer: Über eine Form der chronischen Paronychie. Mitt. a. d. Grenzgeb. d. Med. u. Chirurg. Bd. 33, Heft 1/2, S. 160. 1921.

103. Lang: Über innere Desinfektionsversuche mit Vucin bei schweren chirurgischen Infektionen. Dtsch. Zeitschr. f. Chirurg. Bd. 158, H. 5—6, S. 390. 1920.

104. Van Leent: Über die Krankheiten der Hochseefischer. Arch. f. Schiffs- u. Tropenhyg. Bd. 8, S. 237. 1904.

105. Lenhartz: Erysipelas und Erysipeloid. Nothnagels spez. Pathol. u. Therap. Wien 1899.

106. Lewandowsky: Über Impetigo contagiosa s. vulgaris. Arch. f. Dermatol. u. Syphilis, Bd. 94, H. 2, S. 163. 1909.

107. — Zur Impetigofrage. Arch. f. Dermatol. u. Syphilis, Bd. 138, S. 438. 1922.

108. Lexer: Zur Behandlung akuter Entzündung mittels Stauungshyperämie. Münch. med. Wochenschr. 1906. H. 14, S. 633.

109. — Zur Stauungshyperämie bei akuten Entzündungen. Zentralbl. f. Chirurg. 1906. S. 497.

110. Lindenstein: Erfahrungen mit der Bierschen Stauung. Münch. med. Wochenschr. 1906. Nr. 38, S. 1845.

111. Lisco: Notes sur les pêcheurs d'Islande. Arch. de méd. navale. Tom. 69, p. 81—106 u. 193—209. Paris 1898.

112. Lossen: Biersche Stauungsbehandlung bei Sehnenscheidenphlegmonen und anderen akuten Entzündungen. Münch. med. Wochenschr. 1906. S. 1494 und Med. Klinik. 1906. Nr. 25.

113. Lossen, W.: Über Behandlung akuter Entzündungen mit Bierscher Stauungshyperämie. Dtsch. Zeitschr. f. Chirurg. Bd. 97, H. 3—4, S. 259. 1909.

114. Madelung: Die Chirurgie des Abdominaltyphus. Neue Dtsch. Chirurg. I. Teil. Stuttgart 1923. Kap. III: Über Veränderungen der Knochen beim Typhus.

115. Manninger: Zur intravenösen Methode der lokalen Behandlung entzündlicher Prozesse. Zentralbl. f. Chirurg. 1918. S. 402.

116. Molesworth: A clinical study of infections of the hand. Lancet. Vol. 198, Nr. 20, p. 1055. 1920.

117. Moncany: De l'emploi de la lampe électrique de poche dans l'examen de certains panaris. Presse méd. 1921. p. 76. 21. Sept.

118. Melchior: Über Panaritien und ihre Behandlung. Therap. Halbmonatsh. 1921. H. 2, S. 33.

119. — Wann soll der erste Verbandwechsel nach der Incision von Phlegmonen erfolgen? Zeitschr. f. ärztl. Fortbild. 1919. S. 39.

120. **Meyer, Fritz:** Gonorrhoisches Panaritium. Verein f. inn. Med. in Berlin, Sitzg. vom 8. Juni 1903. Dtsch. med. Wochenschr. 1903. Nr. 29, Ver.-Beil. S. 226.

121. **Meyer, Fritz M.:** Ein durch Quarzlicht geheilter Fall von schwerer Nageleiterung. Dtsch. med. Wochenschr. 1918. Nr. 18, S. 490.

122. **Meyer, A. W.:** Über den Einfluß der Anästhesie auf den Verlauf von Entzündungen, besonders beim Erysipel. Zentralbl. f. Chirurg. 1920. Nr. 32, S. 974.

123. **Müller:** Die moderne Behandlung eitriger Entzündungen der Beugesehnenscheiden der Finger. Dtsch. militärärztl. Zeitschr. Bd. 38, H. 6, S. 237. 1909.

124. **v. Nußbaum:** Über Panaritium und dessen Behandlung. Wien. med. Presse. 1882. XXIII, S. 1611.

125. **Ohm:** Über Knochenpanaritien. Dtsch. Zeitschr. f. Chirurg. Bd. 99, S. 171. 1909.

126. **Peiser, A.:** Über das Panaritium der „Melker". Zentralbl. f. Chirurg. 1908. S. 841.

127. **v. Pitha:** Verletzungen und Erkrankungen der Extremitäten. Pitha-Billroth: Handbuch. Bd. 4, 2. Abt., Abschn. 10, S. 127. 1868.

128. **Poirier et Charpy:** Traité d'anatomie humaine. p. 189.

129. **Porzelt:** Über Schienung von Panaritien. Münch. med. Wochenschr. 1919. S. 18.

130. **Prinzing:** Krankheitsstatistik (spezielle). Handwörterbuch der sozialen Hygiene. Bd. 1, S. 688. 1912.

131. — Erkrankungshäufigkeit nach Beruf und Alter. Zeitschr. f. d. ges. Staatswiss. 1902. S. 432.

132. **Rahm:** Die Morestinsche Plastik bei Fingercontracturen. Bruns' Beitr. z. klin. Chirurg. Bd. 127, H. 1, S. 214. 1922.

133. — Zur Diagnose des Schweinerotlaufs. Med. Klinik. 1922. Nr. 38, S. 1217.

134. **Rehn:** Gegen den uneingeschränkten Gebrauch der scharfen Haken. Zentralbl. f. Chirurg. 1922. H. 49, S. 1817.

135. **Rickmann:** Zur Frage der Identität des Erregers des Schweinerotlaufs, des Erysipeloids und der Mäuseseptikämie. Zeitschr. f. Hyg. u. Infektionskrankh. Bd. 64, S. 362. 1904.

136. **Riedel:** Über die Behandlung des Panaritiums. Dtsch. med. Wochenschr. 1905. Nr. 1, S. 8.

137. **Riedinger:** Über Wertigkeit der Finger in bezug auf Defekt und Verbildung. Samml. klin. Vortr. Neue Folge. Nr. 23. Leipzig 1899.

138. **Riesenfeld, F.:** Die Entwicklung der Panaritiumbehandlung mit Einschluß eines neuen Verfahrens des subcutanen Panaritiums. Inaug.-Diss. Berlin 1919.

139. **Rosenbach:** Experimentelle, morphologische und klinische Studien über Schweinerotlauf, Erysipeloid u. a. Zeitschr. f. Hyg. u. Infektionskrankh. Bd. 63, S. 343. 1909.

140. **Rosenberger:** Über konservative Behandlung eiternder Fingergelenke. Verhandl. d. dtsch. Ges. f. Chirurg. 1906. I. S. 193.

141. **v. Rosthorn:** Die Synovialsäcke und Sehnenscheiden in der Hohlhand. Arch. f. klin. Chirurg. Bd. 34, S. 813. 1887.

142. **v. Saar und Schwamberger:** Der ulnare Längsschnitt, eine Schnittführung für Operationen im Bereiche der Vorderfläche des Handgelenks und der Hohlhand. Zentralbl. f. Chirurg. 1913. S. 993.

143. **Salzwedel:** Weitere Mitteilungen über dauernde Spiritusverbände. Berlin. klin. Wochenschr. 1896. S. 1021 u. 1048.

144. **Sachs:** Demonstration eines enukleierten Fingers einer Frau, die sich mit schwarzem Zwirn aus Italien verletzt hatte. Münch. med. Wochenschr. 1920. S. 889, Nr. 30.

145. **Sachs, Otto:** Über eine eigenartige Verletzung mit schwarzem italienischen Zwirn. Wien. klin. Wochenschr. Jg. 33, Nr. 34, S. 752. 1920.

146. **Saurel:** Du Panaris. Traité de chirurg. navale. Paris: Baillière et fils. 1861. p. 182.

147. **Schiele:** Hochprozentige Carbol-Campherspiritusinjektionen gegen Phlegmonen in Gelenken und Sehnenscheiden. Zentralbl. f. Chirurg. 1914. S. 1610.

148. **Schleich:** Neue Methoden der Wundheilung. Berlin 1899.

149. **Schlesinger, A.:** Zur Behandlung der Paronychie. Zentralbl. f. Chirurg. 1921. S. 656.

150. **Schmerz, H.:** Über offene Wundbehandlung, gleichzeitig ein Beitrag zur Behandlung der Sehnenscheidenphlegmone. Bruns' Beitr. z. klin. Chirurg. Bd. 104, H. 2, S. 364. 1917.

151. Schmidt: Der Schweinerotlauf beim Menschen. Bruns' Beitr. z. klin. Chirurg. Bd. 123, H. 2, S. 471. 1921.

152. Schuchard: Die Krankheiten der Knochen und Gelenke. Stuttgart: Ferd. Enke, 1899.

153. Schüller: Chirurgisch-anatomische Studien über die Sehnenscheiden der Hand. Dtsch. med. Wochenschr. 1878. S. 389.

154. Schwiening: Militärsanitätsstatistik. Panaritium. S. 527. Bd. 5 des Lehrbuchs der Militärhygiene von Bischoff, Hoffmann, Schwiening. Berlin: Aug. Hirschwald 1913.

155. Seitz, E.: Über keimschädigende Eigenschaften des Novocains. Zentralbl. f. Chirurg. 1921. H. 15, S. 514.

156. Severeanu: Die Topographie der Lymphgefäße der Finger nebst Bemerkungen zur Technik der Lymphgefäßinjektionen mit polychromen Massen. Anat. Anz. Bd. 29, S. 275, Suppl. 1906.

157. Sick: Stauungshyperämie bei akuten Entzündungen. (Diskussion.) Verhandl. d. dtsch. Ges. f. Chirurg. 1906. I, S. 225 ff.

158. Singer, O.: Schweinerotlauf beim Menschen. Med. Klinik. Jg. 18, Nr. 4, S. 113. 1922.

159. Spieß: Die Bedeutung der Anästhesie in der Entzündungstherapie. Münch. med. Wochenschr. 1906. N. 8, S. 345.

160. Ssokoloff: Über die Einschränkung der Tamponade bei der Behandlung eitriger Prozesse. Verhandl. d. russ. Pirogow-Ges. St. Petersburg, 4. Jan. 1922.

161. Stich: Zur Behandlung akuter Entzündungen mittels Stauungshyperämie. Berlin. klin. Wochenschr. 1905 und Chirurg.-Kongr. 1906.

162. Strauß: Die Nagelentzündung der Konditoren eine Berufskrankheit. Dtsch. med. Wochenschr. 1912. Nr. 18, S. 854.

163. Tavel: Das Erysipeloid. Dtsch. Zeitschr. f. Chirurg. Bd. 61, S. 528.

164. Tiegel: Über die Verwendung von Spreizfedern bei der Behandlung eitriger Prozesse. Zentralbl. f. Chirurg. 1913. H. 29, S. 1137.

165. — Über Behandlung von Handphlegmonen. Bruns' Beitr. z. klin. Chirurg. Bd. 91, H. 3, S. 435. 1914.

166. Thies, A.: Weitere Mitteilungen über die Saugbehandlung infizierter und infektionsverdächtiger Wunden im Sandbade. Dtsch. Zeitschr. f. Chirurg. Bd. 115, S. 151. 1912.

167. Tornier: Beiträge zur Kenntnis schwerer Phlegmonen. Inaug.-Diss. Greifswald 1891.

168. Unna, P. G.: Histologischer Atlas zur Pathologie der Haut. Leopold Voß. 1899. H. 3. Impetigo.

169. Veilchenblau: Zur Übertragung des Schweinerotlaufs auf den Menschen. Dtsch. med. Wochenschr. 1921. Nr. 35, S. 1030.

170. Vidfelt: Über die akuten Tendovaginitiden. Zeitschr. f. orthop. Chirurg. Bd. 43, S. 104. 1922.

171. zur Verth: Erkennung und Behandlung des Panaritiums. Fortschr. d. Med. 35. Jg. 1917/18. H. 31, S. 201.

172. — Lepra in Ruge - zur Verth: Tropenhygiene und Tropenkrankheiten. Leipzig: Werner Klinkhardt 1912. S. 214.

173. zur Verth: Über die Dosierung der Stauungshyperämie. Münch. med. Wochenschrift 1910. Nr. 14.

174. Volkmann, J.: Behandlung chronischer Paronychie mit grauer Salbe. Zentralbl. f. Chirurg. 1922. S. 83, Ziffer 10.

175. Volkmann, R.: Entzündung der Sehnen. Pitta-Billroth, Handbuch der allg. u. spez. Chirurg. Bd. 2, Abt. 2, Abschn. V, 1882. 2. Verletzungen und Erkrankungen der Bewegungsorgane. S. 860.

176. — Über die vertikale Suspension des Armes als Antiphlogisticum und Hämostaticum. Berl. klin. Wochenschr. 1866. Nr. 37, S. 383.

177. Walleczek: Ist der Schweinerotlauf auf den Menschen übertragbar? Med. Klinik. Jg. 17, Nr. 38, S. 1146. 1921.

178. Weinert: Der heutige Stand der Wunddiphtherie. Zentralbl. f. Chirurg. 1921. H. 16, S. 330.

179. Welzel: Ein Fall von Schweinerotlauf beim Menschen und dessen Heilung durch Schweinerotlaufserum. Münch. med. Wochenschr. 1907. S. 2482.

180. Wieland: Spontangangrän zweier Fingerphalangen bei einem zwei Monate alten Brustkind nach nekrotisierendem Nabelgeschwür und Paronychia streptomycotica. Dtsch. Zeitschr. f. Chirurg. Bd. 116, S. 783.

181. Winiwarter, A. v.: Die chirurgischen Krankheiten der Haut und des Zellgewebes. Dtsch. Chirurg. Bd. 23.

182. Winkler: Über eine eigenartige benigne Streptomycosis bullosa. Korrespbl. f. Schweiz. Ärzte. 1903. Nr. 17.

183. Witzel, O.: Über eitrige Entzündungen nach Verletzungen der Hand. III. Intern. med. Unfallkongr. 1912. Verhandl. S. 214.

184. Wrede: Die Stauungsbehandlung akuter eitriger Infektionen. Arch. f. klin. Chirurg. Bd. 84, S. 138, H. 2 u. 3.

185. Wulf: Drainage durch Wegnähen von Wundrändern. Zentralbl. f. Chirurg. 1912. S. 879.

186. Zambaco Pacha: Des rapports qui existent entre la maladie de Morvan, la Syringomyélie, la Sclérodermie, la Sclérodactylie, la maladie de Raynaud, la morphée des contemporains, l'Ainhum, l'atrophie musculaire progressive Aran-Duchenne et la Lèpre. Mitt. u. Verhandl. d. intern. Leprakonferenz Berlin 1897. III. Abt., S. 21.

Vorbemerkungen.

Die deutsche Chirurgie ist Führerin geblieben in der Behandlung des Panaritiums, in der Heilung des Leidens, das die meisten Tage der Arbeitsversäumnis, unendlich viel Elend, Schmerzen und Armut und nicht selten auch Todesfälle im besten werktätigen Alter verschuldet, das auf der anderen Seite wie kein anderes chirurgisches Leiden der chirurgischen Therapie zugänglich ist. Fast unübersehbar sind die Behandlungsverfahren, die in rastlosem Eifer ausgearbeitet, versucht, modifiziert, in das Rüstzeug des Chirurgen aufgenommen oder wieder verworfen wurden. Sie gruppieren sich fast alle um die kleinen Schnitte und die Hyperämiebehandlung Biers, die sich die Welt erobert haben. Auf ihnen beruht der größte Fortschritt der Panaritiumbehandlung. Soweit sie dauernden Einfluß gewonnen haben, sollen auch die umrankenden Verfahren im folgenden besprochen werden. Alle zu erwähnen, ging über den Rahmen des Möglichen.

In der Erforschung der Ausbreitungswege haben uns die Amerikaner überflügelt. Kanavel hat es verstanden, der Hand, dem scheinbar so einfachen und durchsichtigen Organ, neue Geheimnisse abzulauschen. Sie sind in Deutschland zu wenig Allgemeingut geworden.

Durch die Bierschen Gedanken und die Kanavelschen Forschungsergebnisse das alte Gebäude der Lehre vom Panaritium zu ergänzen, ist der Zweck der nachfolgenden Zeilen. Wem darin hier und da Alltägliches wiederholt zu sein scheint, möge bedenken, daß die alten Wahrheiten dieselben geblieben sind und nur die Träger sind neuer Zusammenhänge und neuer Erkenntnisse.

A. Allgemeines.

1. Begriffsbestimmung und Name.

Unter Panaritium (Fingerwurm, Umlauf, Akelei) versteht man die eitrige Entzündung an Fingern und Zehen. Die eitrigen Entzündungen der Hohlhand, die in der Mehrzahl im Gefolge der Fingererkrankung auftreten, werden dem Panaritium vielfach zugerechnet.

Die Bezeichnung Panaritium kommt nach Albert bei Celsus nicht vor, doch findet sie sich bei Apulejus (5. Jahrhundert), ferner bei den Arabern und bei den mittelalterlichen Schriftstellern.

Das Wort Panaritium wird gewöhnlich abgeleitet von Paronychium (von παρά und ὄνυξ). In die medizinische Literatur ist diese Ableitung von den alten Lexikographen übernommen. Diese Ableitung ist mir von sachverständiger Seite als ganz unmöglich bezeichnet worden. Panaritium (italienisch panareccio, altitalienisch panaracciolo) ist vielmehr nach der Erklärung von Prof. Dr. W. Koch (Münster i. W.), der sich auf meine Bitte der mühevollen Quellenarbeit für die Worterklärung unterzog, entstanden aus panus (Nebenform pannus), πῆνος, dorisch πᾶνος = Drüse, Geschwulst, herabhängendes Gewächs, und ῥέω fließen, sich herumlegen. Der Name ist wie andere medizinische Bezeichnungen griechisch-lateinisch gebildet und bedeutet eine um den Finger laufende, sich legende Geschwulst, was mit Umlauf vortrefflich übereinstimmt.

Fingerwurm: Die sich abstoßende Sehne sieht einem Wurm ähnlich. Akelei = Aquileya vulgaris hat dunkelblaue, hängende, glockenförmige Blüten. Die Übertragung des Namens Akelei auf die gleichnamige Krankheit rührt vielleicht von der Ähnlichkeit der Blütenform mit dem erkrankten Finger her, zumal Länge und Dicke der Blüte mit dem erkrankten Fingergliede übereinstimmen können. Die Übernahme des Namens würde der Bezeichnung Rose für Erysipel — augenscheinlich von der Farbe der Blume hergenommen — analog erfolgt sein (W. Koch).

2. Entstehung und Bösartigkeit des Panaritiums.

Finger- und Zehenentzündungen wurden von den Phlegmonen des übrigen Körpers geschieden und besonders benannt, weil im Panaritium eine „spezifische Entzündung" gesehen wurde, „die sich aus der meist unbedeutenden äußeren Veranlassung allein nicht erklären ließ, zu deren Zustandekommen vielmehr noch anderweitige besondere Verhältnisse vorausgesetzt wurden" (v. Pitha).

v. Pitha fährt fort: „Noch mehr ergibt sich aus der Betrachtung, daß Panaritien häufig ganz spontan und dann selbst gruppenweise — an mehreren Fingern zugleich — auftreten, zu manchen Zeiten überhaupt häufiger beobachtet werden, und daß endlich die Fingerspitzen so exponiert sind, daß die oben gedachten kleinen Verletzungen, zumal bei der arbeitenden Klasse tagtäglich und häufig viel schlimmere Traumen notwendigerweise unterlaufen, und dennoch, trotz aller Unachtsamkeit, folgenlos und unbemerkt vorübergehen. Es müssen daher noch andere Kausalmomente angenommen werden, eine unbekannte innere Disposition oder ein von außen hinzutretendes schädliches Agens. Das letztere ist bisweilen offenkundig, wie z. B. die Verwundung mit einem vergifteten Instrumente, die Einimpfung eines faulenden Stoffes, des Leichengiftes u. dgl.; in den meisten Fällen bleibt uns aber alles unbekannt und wir stehen ratlos da, wenn wir einen gesunden kräftigen Mann, der sich beim Brotschneiden den Daumen ritzt, binnen fünf Tagen an Gangrän des Daumens oder der ganzen Hand sterben sehen."

Das Panaritium ist also eine den Fingern (der Hand) und den Zehen eigentümliche Erscheinungsform der Phlegmone, die auf eine infizierte Verletzung oft geringster Ausdehnung zurückgeht.

Die erste Voraussetzung für die Entstehung des Panaritiums ist die Verletzung, meist die Wunde. Sie öffnet dem Eitererreger den Weg zum Ort seines Wirkens.

Der Grifffläche der Finger wie der Hohlhand fehlen Talgdrüsen, so daß bei ihr eine Einwanderung von Eitererregern wie beim Furunkel nicht stattfinden kann.

Die Grifffläche von Hand und Fingern zählt besonders zahlreiche Schweißdrüsen — 373 auf 1 qcm gegen 155 an Brust und Bauch und 57 an Nacken, Rücken und Gesäß. — Schweißdrüsen kommen als Eingangspforten für Eitererreger in der Achselhöhle in Betracht, wo sie sich durch besondere Größe auszeichnen — Durchmesser des Drüsenkörpers im Durchschnitt 0,17—0,35, in der Achselhöhle 0,75—1,23—3,9 (Krause). Die Möglichkeit, daß die Schweißdrüse an Finger und Hand bei unverletzter Haut in der Lage ist, die Infektion zu vermitteln, liegt vor (Kanavel, Melchior). Indes versperren die Schwielen bei der Hand des werktätigen Menschen den Eingang. Es kann daher mit diesem Weg nur als mit einem Ausnahmeweg gerechnet werden.

Erst die Erkenntnisse der letzten Jahrzehnte haben uns das Verständnis für die Bösartigkeit des Panaritiums erschlossen.

Im weitesten Maßstabe beruht sie auf den eigentümlichen anatomischen und biologischen Verhältnissen von Fingern und Zehen, die dem Eindringen und Fortschreiten von Eitererregern an diesen Organen Vorschub leisten und den Kampf gegen sie erschweren. Auch die Art und die spezifischen Eigenschaften dieser Eindringlinge sind in manchen Fällen für die Bösartigkeit des Panaritiums verantwortlich.

Anatomisch-biologische Verhältnisse an Hand und Fingern.

Die Hand ist wie kein anderes Organ des menschlichen Körpers Verletzungen jeder Art ausgesetzt.

Die Hand vermittelt als Tast- und Greiforgan dem Menschen den unmittelbaren Zusammenhang mit der Außenwelt. Sie stellt neben dem Gesicht den einzigen Teil des Körpers dar, der gemeinhin unbekleidet und unbeschützt mit der Außenwelt in Verbindung steht.

Die große Oberfläche im Verhältnis zum Inhalt bietet dabei an der Hand und besonders am Finger eine relativ große Angriffsfläche für Einwirkungen von außen.

An die relativ große Hand- und Fingeroberfläche, die mehr als jede andere Hautstelle mit den Gegenständen der Außenwelt in unmittelbare Berührung kommt, greifen nun die verschiedensten mechanischen, chemischen und thermischen Einflüsse an, denen die meist ungeschützte und unbekleidete, oft nicht einmal schwielenbewehrte Hand bei den verschiedensten Berufsarten ausgesetzt ist.

Von den mechanischen Ursachen sind nicht größere Schnitte oder Quetschwunden am gefährlichsten, wennschon sich auch an sie eine panaritielle Infektion anschließen kann. Weit folgenschwerer sind kleine Stich-, Riß- und Bißwunden. In der Tiefe dieser Verletzungen finden Eitererreger die günstigsten Ansiedlungsbedingungen. Besonders die Bisse von Mensch und Tier erzeugen nicht nur häufig, sondern auch überwiegend bösartige Panaritien. Bei ihnen wird eben meist das Trauma und die Infektion in einem Akt vereinigt, so daß dem infektiösen — in diesen Fällen häufig noch besonders virulenten — Virus noch kein Schutzwall entgegenwirkt. Häufig bilden sich um kleine Fremdkörper, Holzsplitter, Pflanzendornen, Metallteilchen subcutane Panaritien. Besonders bösartig sind sie nicht.

In vielen Fällen ist die Verletzung schon völlig geheilt, wenn der Panaritiumträger ärztliche Hilfe sucht. In anderen Fällen ist die vernarbte oder vernarbende Wunde noch sichtbar.

Von chemischen Schädigungen werden besonders die ranzigen Fettsubstanzen angeklagt, als Bahnbrecher und Quartiermacher der Eitererreger zu wirken (Schleich bei den Arbeitern der Gewehrfabriken, Dedemann bei Soldaten, s. später). Giftige Farben können Nekroseherde setzen; so beobachtete

Sachs in München eine Fingernekrose bei einer Frau, die sich beim Arbeiten mit schwarzem Zwirn aus Italien verletzt hatte. Der Zwirn war mit „Eisschwarz" gefärbt. Tierversuche ergaben, daß „Eisschwarz" Nekrosen erzeugt. Das Panaritium der Zuckerbäcker und Bierbrauer, das später erwähnt wird, ist die Reaktion des Fingers auf thermische und chemische Schädigungen.

Den natürlichen Schutz der Finger gegen die Verletzung stellt die Schwielenbildung dar. Während die Epidermis des übrigen Körpers zwei Schichten aufweist, die Keimschicht und die Hornschicht, unterscheiden die Anatomen an den Beugeflächen von Hand und Fuß 4 deutlich ausgesprochene Schichten: Keimschicht, Körnerzellenschicht, helle Schicht und Hornschicht. Von der Hornschicht werden die oberflächlichen Schüppchen dauernd abgestoßen. Bei starker und vor allem bei wechselnder Beanspruchung der Haut nun erfolgt eine Schweißung der verhornten Epithelzellen, die ihre zellige Struktur größtenteils einbüßen. Es entstehen Verdickungen und Verdichtungen der Hornschicht: Schwielen, die auf der einen Seite kraft ihrer zähen Derbheit einen Schutz der unterliegenden Gewebe gegen Druck und Verletzung darstellen, auf der anderen Seite aber kraft ihrer Trockenheit und Brüchigkeit, die zu Rissen und Spalten führen, dem Einwandern von Eitererregern Vorschub leisten. An der Schwiele ist die Abstoßung der Epidermiszellen vermindert. Die Ausschaltung oberflächlicher Bakteriennester wird dadurch verzögert. Der Maceration in den Lücken in und unter den Schwielen wird Vorschub geleistet.

Dazu kommen noch einige weitere Eigentümlichkeiten der Finger und Zehen, die auf Infektionen dieser Teile Einfluß nehmen müssen.

Die Blutversorgung der Finger und Zehen ist relativ schlecht. Sie ist abhängig von der Reichhaltigkeit und Weite der Gefäße und der Schnelligkeit des Blutstroms. Die Gefäßausstattung der Finger nun ist entsprechend dem Fehlen aller blutreichen Organe (Muskel, Drüsenorgane) dürftig. Die vorhandenen Gefäße befinden sich dabei häufig entsprechend der niedrigen Eigenwärme der Finger noch in kontrahiertem Zustand. Endlich ist die Kreislaufgeschwindigkeit bei der großen Entfernung vom Herzen gering.

Die Körperwärme der Finger liegt schon in normalem Zustande um mehrere Grade — Kunkel maß am Ohrläppchen 22 bis 24° C — unter der Durchschnittskörperwärme, geht unter besonderen Verhältnissen, die für werktätige Menschen zur Norm werden können, noch weiter zurück und kann sich bei besonderen Berufsarten für lange Zeit dem Nullpunkt bedenklich nähern (z. B. Fischer). Normal erwärmte Körperteile sind aber zum Kampf gegen Eitererreger besser befähigt als kalte.

Die relative Kürze der Fingerglieder und das ununterbrochene Spiel der Finger bringt dabei eine sehr reichliche und häufige Verschiebung der einzelnen Gewebsteile des Fingers gegeneinander. Sie beschränkt sich — davon kann der Augenschein leicht überzeugen — nicht auf die Sehnen, sondern greift auch auf die Haut und das unterliegende Gewebe über.

Die wesentlichste Eigentümlichkeit der rein anatomischen Anordnung an Fingern und Zehen für das Panaritium besteht in der Faserzugrichtung des Unterhautgewebes, die senkrecht von der Haut in die Tiefe führt und dort auf die parallel der Oberfläche angeordneten Spalträume der Sehnenscheide stößt (s. Abb. 1).

„Das Unterhautbindegewebe an der Volarfläche der Finger und der Hand
zeichnet sich vor dem Unterhautbindegewebe der Dorsalfläche und der ganzen übrigen
oberen Extremität durch seine bedeutende Dickenentwicklung, durch seine
Komposition aus kurzen, starren Bindegewebsfasern aus, welche nicht, wie
an fast allen übrigen Teilen der Extremität, parallel der Längsachse der Extremität verlaufen und unter sehr spitzem Winkel die Haut mit der Fascie verbinden, sondern vielmehr senkrecht in kurzem Verlauf vom Papillarkörper in
die Tiefe ziehen. Sie bedingen durch diesen Verlauf die fast absolute Unverschieblichkeit der Haut auf den tieferliegenden Teilen,
während an der Dorsalfläche der Hand und Finger, am Vorderarm
und Unterarm die Haut ohne Schwierigkeiten um mehrere Linien
auf ihrer Unterlage verschoben werden kann. In dieser eigentümlichen Konstruktion des Unterhautbindegewebes an der Volarfläche
liegt so ziemlich das ganze Geheimnis des Panaritiums aufgeschlossen
vor uns" (C. Hüter).

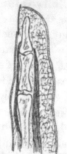

Abb. 1. Schema
der Gewebsanord-
nung am Finger.

Die Eitererreger

des Panaritiums unterscheiden sich nicht grundsätzlich von
den Erregern anderer Eiterungen. Zumeist sind es Staphylocokken.

Findel, der die panaritiellen Erkrankungen im Lehrbuch der
Militärhygiene von Bischoff, Hoffmann, Schwiening bearbeitet,
rechnet sie kurzerhand zu den Staphylocokkenkrankheiten. Das ist nun fraglos nicht
richtig. Streptocokken-Panaritien sind — anscheinend nach der Gegend verschieden —
gar nicht so selten.

Keppler fand bei 89 mikroskopisch oder bakteriologisch untersuchten Fällen des
Materials der Berliner chirurgischen Universitätsklinik 43mal Streptocokken (fast 50%),
31mal Staphylocokken, 7mal Diplocokken, 3mal Cokken und Bakterien gemischt, 5mal
keine Erreger. Ein so starkes Überwiegen der Streptocokkeninfektionen geht fraglos auf
das ausgesucht schwere Material der erwähnten Klinik zurück.

Im allgemeinen wird man nicht fehlgehen, wenn man auf 3 Staphylocokken-
panaritien etwa 1—2 Streptocokkenfälle rechnet, das sind ungefähr $33^1/_3$%
Streptocokkeninfektionen.

Die Streptocokkeninfektionen zeichnen sich durch besondere Bösartigkeit
aus. Ihr Charakteristikum ist die Grenzen und Schranken nichtachtende trüb-
seröse Exsudation, während Staphylocokken durch Bildung echten Eiters charakterisiert sind und sich durch ihre eigenen Produkte Schranken bauen können.

Nach Fraenkel beruhen im übrigen von den eitrigen Prozessen im Durchschnitt 80%
auf Staphylocokken. Die größere Häufigkeit der Streptocokken ist neben den schon er-
läuterten anatomisch-biologischen Verhältnissen der erste bakteriologische Grund für die
Bösartigkeit des Panaritiums, dem sich als zweiter die hochgezüchtete Virulenz der Erreger beim Panaritium zugesellt. Ich werde noch zu betonen haben, daß die Entstehung
des gefährlichsten Panaritiums nicht selten auf unmittelbare Einimpfung von hochvirulenten Erregern aus menschlichen und tierischen Krankheitsherden zurückgeht. Diese
Andeutung möge hier genügen.

Wie bei Eiterungen an anderer Stelle können dem Panaritium außer den
aufgezählten in selteneren Fällen die verschiedensten Erreger zugrunde liegen.

Brunner stellte Diphtheriebacillen fest. Weinert bestätigte das Panaritium
diphthericum. Auf die gonorrhoische Tendovaginitis an Hand und Fingern und auf das
gonorrhoische Panaritium cutaneum komme ich zurück. Syphilis, Milzbrand, Hundswut,
Tetanus können Hand und Finger zur ersten örtlichen Niederlassung und zur Eingangspforte
wählen. Die Vaccineinfektion kann sich in Finger- und Handverletzungen lokalisieren.
Der akute Rotz sowie die Maul- und Klauenseuche benutzen Finger und Hand als beliebte Eingangspforten.

Mischinfektionen sind nicht selten. Zu den Streptocokken können sich Staphylocokken gesellen, zu beiden Bacterium coli, Proteus, Pyocyaneus u. a.

Zusammenfassend muß also der Abtrennung der Finger- (und Hand-)Eiterungen unter einem besonderen Namen von den eitrigen Entzündungen der übrigen Körperteile die innere Berechtigung zugesprochen werden. Die Vulnerabilität der Finger (und Hand) macht Eiterungen besonders häufig, die Ungunst der anatomischen und biologischen Verhältnisse an Fingern und Hand, die durch Einflüsse von außen noch weiter geschädigte Resistenz und in vielen Fällen die Virulenz der Erreger verschulden ihre oft überraschend große Bösartigkeit.

3. Einheitlichkeit und Einteilung.

Gegen die althergebrachte Einteilung des Panaritiums nach seinem Sitz in vier Arten, Nagelpanaritium, Unterhautpanaritium, Sehnenpanaritium und Knochenpanaritium, machte sich zur Zeit des chirurgischen Aufschwungs in der zweiten Hälfte des 19. Jahrhunderts Widerspruch geltend. Hüter tritt in seiner klassischen Darstellung des Panaritiums für die Einheitlichkeit des Krankheitsbildes ein. „Jedes Panaritium ist zunächst ein subcutanes. . . . . Beginnt aber die Entzündung als eitrige Sehnenscheidenentzündung, dann ist sie nach meiner Überzeugung keine panaritielle Entzündung." Ähnlich von Bergmann: „Die Unterscheidung ist eine verwirrende, da stets das Panaritium als eine Phlegmone des subcutanen Bindegewebes beginnt und erst im weiteren Verlauf bald in den Sehnenscheiden, bald am Knochen und an den Gelenken sich weiter spielt, mit anderen Worten: von der primären Erkrankung des Unterhautbindegewebes erst die

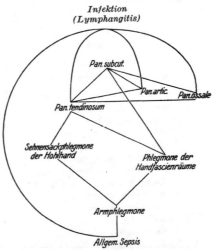

Abb. 2. Entstehung und Zusammenhänge der Panaritiumarten (das P. ossale und articulare kann sowohl Vorläufer wie Folge des Sehnenscheidenpanaritiums sein).

sekundären Affektionen der Sehnenscheiden, Knochen und Gelenke ausgehen."

Die Auffassung von der Einheitlichkeit der panaritiellen Vorgänge, die der vorzüglichen Krankheitsbeobachtung unserer Altmeister entstammt, besteht größtenteils zu Recht. Das nebenstehende Schema, modifiziert nach Härtel, zeigt die Zusammenhänge, auf die ich im einzelnen noch zurückkomme. Indes tritt in manchen Fällen das Vorstadium der subcutanen Affektion so zurück, daß es klinisch gar nicht zum Vorschein kommt und auch aufmerksamer Beobachtung entgeht. Fortgeschrittene Erkenntnis brachte zum subcutanen auch noch das cutane Panaritium, das nicht im, sondern nur neben dem Bild des

einheitlichen Panaritiums Platz findet. Endlich verlangt das praktische Bedürfnis die Zerlegung komplizierter Zustände in einfachere Bilder.

Die alte Vierteilung des Panaritiums ist daher bis auf die neueste Zeit bestehen geblieben, in der neue Erkenntnisse ihre Erweiterung ratsam oder notwendig machten.

Der durch die anatomische Anordnung begründete so verschiedenartige Krankheitsverlauf veranlaßte E. Joseph im Jahre 1911, das Sehnenscheidenpanaritium von der
Sehnenscheidenphlegmone zu trennen. Als echtes Panaritium läßt er nur die Sehnenscheidenentzündung des zweiten, dritten und vierten Fingers gelten und sondert die Entzündung des Daumens und kleinen Fingers wegen ihres Zusammenhanges mit der Hohlhand als Sehnenscheidenphlegmone ab. In der Folge wurde die Bezeichnung Sehnenpanaritium oder Sehnenscheidenpanaritium und Sehnenscheidenphlegmone vielfach wieder
gleichwertig gebraucht.

Erst die Arbeiten Härtels bringen in der deutschen Literatur eine scharfe
Scheidung. Er teilt die Panaritien in oberflächliche, zu denen er das Nagelpanaritium, das subcutane Panaritium und den Schwielenabszeß rechnet, und
tiefe, denen er Knochenpanaritium, Gelenkpanaritium, Sehnenscheidenpanaritium der Finger, Sehnenscheidenphlegmone und Hohlhandphlegmone zu-
rechnet. Unter Panaritium der Finger faßt er dabei die Sehnenscheideneite-
rungen aller Finger zusammen, unter Sehnenscheidenphlegmone versteht er
die Eiterung der Scheidensäcke in der Hohlhand und unter Hohlhandphlegmonen die Eiterungen außerhalb ihrer Scheidensäcke.

Ich folge im allgemeinen der Einteilung Härtels, ersetze nur zur größeren
Deutlichkeit den Namen Sehnenscheidenphlegmone durch den bezeichnenderen
Sehnensackphlegmone. Ich unterscheide also:

   I. Oberflächliche Panaritien:
     1. Hautpanaritium,
     2. Unterhautpanaritium,
     3. Nagelpanaritium,
     4. Schwielenphlegmone.
  II. Tiefe Panaritien der Finger:
     5. Sehnenscheidenpanaritium,
     6. Knochenpanaritium,
     7. Gelenkpanaritium.
 III. Tiefe Panaritien der Hand:
     8. Sehnensackphlegmone,
     9. Phlegmone der Hohlhandfascienräume.

Wenn ich die Eiterungen der Hohlhand entgegen dem überkommenen
Brauch früherer Jahrzehnte auch dem Panaritium zuzähle, so sind dafür die
engen anatomischen, physiologischen und klinischen Zusammenhänge zwischen
Finger- und Handeiterungen maßgebend. Die wesentlichste Hohlhandeiterung,
die Sehnensackphlegmone, nimmt fast stets vom Finger ihren Ursprung. Es
muß entweder der Begriff „Panaritium" aufgegeben werden, und das wäre
verfehlt angesichts der im vorigen Kapitel gebrachten Auseinandersetzungen,
oder die Hohlhandeiterungen müssen einbezogen werden.

In neuester Zeit — 1921 — sucht Melchior der Einheitlichkeit gewisser Panaritium-
formen und dem Nebeneinander anderer Bilder durch die Art seiner Einteilung Ausdruck
zu geben. Er unterscheidet:

  A. Digitale Panaritien:
     1. Paronychie,
     2. die übrigen Panaritien der Endglieder,
     3. Panaritium tendovaginale (Panaritium articulare, Pandaktylitis).

B. Panaritien der Hand:
    4. Panaritium sub clavo und die Interdigitalphlegmone,
    5. die Hohlhandphlegmone,
    6. die Phlegmone des Spatium thenar.

Aber auch gegen Melchiors Einteilung lassen sich Einwendungen machen. So selten ist das primär traumatische Gelenkpanaritium nicht, daß es zweckmäßig erscheint, es unter den anderen Hauptarten, in deren Gefolge seine sekundäre Form gewiß häufig auftritt, verschwinden zu lassen. Auch an Mittel- und Grundgliedknochen kommen Hautpanaritien vor. Darüber hinaus ist die Übersicht über die so wesentliche therapeutische Darstellung für den Hilfesuchenden, wenn man der Einteilung Melchiors folgt, allzusehr erschwert. Wenn daher der Einteilung Melchiors das Verdienst zugeschrieben werden muß, die klinischen Zusammenhänge in neuerer Zeit wieder treffend verdeutlicht zu haben, so soll für diese Darstellung nicht zum mindesten aus didaktischen Gründen die weitergehende angegebene Einteilung maßgebend bleiben.

Von anderen, z. B. Tillmann, wird nach seiner Bösartigkeit noch ein septisches Panaritium unterschieden, das in wenigen Tagen zu ausgedehnten Zerstörungen oder auch zum Tode führen kann. Es empfiehlt sich mehr, diese Fälle aus dem auf anatomischer Grundlage aufgebauten Schema des Panaritiums abzutrennen. Es handelt sich bei ihnen um eine auf dem Lymphwege zustande gekommene Pandaktylie mit ihren schweren Folgeerscheinungen. Sie werden beschrieben unter der Bezeichnung „eitrige lymphangitische Infektion an Finger und Hand" („Ärzte-Panaritium").

4. Vorkommen und Zahlenübersichten.

Die zahlenmäßige Feststellung der Häufigkeit des Panaritiums leidet unter der Ungleichmäßigkeit der Benennung. Zwar ist für die eitrige Entzündung des Fingers von den meisten Chirurgen der Name Panaritium beibehalten worden, doch findet man besonders bei werdenden Chirurgen und praktischen Ärzten, denen häufig die Behandlung des Panaritiums zufällt, das Leiden nicht zu selten als Zellgewebsentzündung bezeichnet, so daß es für die Statistik verloren geht.

Das Panaritium kommt bei allen Berufsschichten, Altersklassen und bei beiden Geschlechtern vor. Zurück tritt es an Häufigkeit bei den Berufsarten, die ihre Hände nicht zur werktätigen Arbeit benutzen.

Sein Auftreten ist durchaus sporadisch. Doch verdient Hüter Zustimmung, wenn er auf das epidemieartige Anschwellen der Panaritien unter gewissen, durch gemeinsame Lebensweise unter gleichartige Bedingungen gestellte Menschengruppen hinweist. Unmittelbare oder mittelbare Übertragung spielt bei ihnen zweifellos eine Rolle.

Nach einer Statistik Hills gehen $7-9\%$ völliger Erwerbsunfähigkeit infolge Unfalls auf Handinfektionen zurück.

Von 1000 Personen werden im Jahr im Durchschnitt 3—7 vom Panaritium befallen (Prinzing).

Die große Sammelstatistik der preußischen Armee ergibt für das Vorkommen des Panaritiums Zahlen zwischen 6,6 und 27,1 auf Tausend der Kopfstärke, und zwar zeigen die Zahlen abfallende Tendenz. Sie betrugen:

1882—1887	$= 27,1\%_{00}$	1897—1902	$= 12,9\%_{00}$
1887—1892	$= 25,2\%_{00}$	1902—1907	$= 9,0\%_{00}$
1892—1897	$= 18,7\%_{00}$	1907—1910	$= 6,6\%_{00}$

Die Zahlen vor 1882 sind nicht vergleichbar, da bis dahin „Schonungskranke" bestanden, die die Zugangszahlen beim Panaritium wesentlich beeinflußten. Die Statistik der bayrischen Armee ergibt ähnliche, etwas niedrigere Zahlen, 22,7—5,1. Die Abnahme der Panaritien geht mit einer Abnahme der Furunkelzahlen Hand in Hand. Dagegen haben die Zellgewebsentzündungen im selben Zeitraum — wenn auch in geringerem Grade —

zugenommen (50,7—59,5⁰/₀₀). Gewiß kann zur Erklärung dieser Zahlenkurven die schon erwähnte Ungleichmäßigkeit in der Benennung herangezogen werden; doch gleichen sich die Kurven nicht aus, so daß eine tatsächliche Abnahme des Panaritiums in der Armee nicht von der Hand zu weisen ist. Auch in der österreichisch-ungarischen Armee hat der „Fingerwurm" von 18,6⁰/₀₀ in den Jahren 1894/97 bis zu 14,3⁰/₀₀ für die Jahre 1908/10 abgenommen. Diese Abnahme ist ein schöner Beweis für die Wirksamkeit vorbeugender Maßnahmen (s. allgemeine Prophylaxe).

Der eigentümliche Gipfel der Monatszugangskurve der Panaritien, der sich in den verschiedenen Armeen im November findet, geht wohl zum Teil auf jahreszeitliche Einflüsse zurück. Zum Teil ist als Ursache dafür die Rekruteneinstellung im Herbst anzunehmen. Die Rekrutenausbildung bringt zahlreiche Gelegenheiten zu kleineren Verletzungen, die besonders im Beginn der Gewehr- und Geschützübungen oder beim Reiten- und Putzenlernen erworben werden.

Nach Hüter bringt die kältere Jahreszeit mehr Panaritien als der Sommer. Sie begünstigt die Bildung von Hautrissen und Schrunden, die die Gelegenheitsursache der Panaritien darstellen. „Die Wundinfektionen an Fingern und Händen sind im Winter viel häufiger und schwerer als im Sommer, weil die Haut durch die Kälte und Nässe besonders an den Gelenkfalten springt und reißt und so entstandene Schrunden nicht beachtet werden, bis eine Eiterung eintritt" (Kaufmann).

Eine gewisse Rolle für die Erwerbung des Panaritiums spielt das Lebensalter. Die Häufigkeit panaritieller Erkrankungen nimmt ab mit zunehmendem Alter.

Nach Prinzing kamen auf 1000 ein Jahr unter Beobachtung stehende Personen männlichen Geschlechts im Alter von 15—34 Jahren 7,0 Panaritiumfälle, im Alter von 35 bis 54 Jahren 4,2, im Alter von 55—74 Jahren 3,4 und auf 1000 Personen weiblichen Geschlechts im selben Zeitraum 6,5, 6,2 und 4,7 Panaritien. Keppler sah im Alter von 0 bis zu 10 Jahren keinen Fall, von 10—20 Jahren 13 Fälle, von 20—30 Jahren 41 Fälle, von 30—40 Jahren 25 Fälle, von 40—50 Jahren 22 Fälle, von 50—60 Jahren 13 Fälle, von 60—70 Jahren 10 Fälle und von 70—80 Jahren 3 Fälle.

Auch vor dem 10. Lebensjahre kommt das Panaritium vor. Der jüngste mir aus der Literatur bekannt gewordene Fall war ein Säugling von drei Monaten, der eine schwere Sehnensackphlegmone der Hohlhand durchmachte.

Das Überwiegen des Panaritiums im jugendlichen Mannesalter ist bei der Art seiner Entstehung nicht besonders verwunderlich. Die Jugend gebraucht die Finger mehr und vor allem auch ungeschickter als das mittlere Alter. Darüber hinaus scheint aber dem jugendlichen Alter ein geringeres Widerstandsvermögen gegen die Ansiedlung von Eiterungen mancherlei Art eigen zu sein, so daß sein Gewebe eitrigen Infektionen eher erliegt (Hüter). Endlich ist auch die im höheren Alter sich vermindernde Zahl der Lebenden überhaupt zu berücksichtigen.

Die Prinzingschen Zahlen zeigen zugleich, daß im jugendlichen Alter häufiger Männer, im gesetzten und höheren Alter häufiger Frauen vom Panaritium befallen werden. Diese eigentümlichen Verhältnisse werden eher der Art der Beschäftigung als dem Geschlechtsunterschiede zur Last fallen. Keppler fand bei seinen 127 Fällen 87 mal das männliche, 40 mal das weibliche Geschlecht vertreten.

Für die Häufigkeit des Panaritiums spielt der Beruf die größte Rolle. Panaritien müssen bei den Berufsarten am häufigsten sein, die Fingerverletzungen am meisten ausgesetzt sind und bei denen diese Verletzungen am sichersten mit virulenten Eiterkeimen in Berührung kommen.

Besonders verbreitet sind Panaritien im Heere. Statistische Mitteilungen darüber wurden oben schon gebracht.

Klehm et schreibt darüber: „Die hauptsächlichste Entstehungsursache der Panaritien ist in kleinen Fingerverletzungen zu suchen, die leicht Anlaß zu Infektionen geben. Gerade die Handhabung der Waffe, vornehmlich das Üben der Gewehrgriffe und das Gewehrreinigen, bieten dem Soldaten die häufigste Veranlassung zu Hautverletzungen an den Fingern. Dies trifft besonders auf die in der Ausbildungsperiode befindlichen Mannschaften zu, da sie noch nicht die genügende Geschicklichkeit im Gebrauch der Waffe erlangt haben. Hieraus erklärt sich das Überwiegen des ersten Jahrgangs beim Zugang der Panaritien gegenüber dem zweiten. Von 2110 Panaritien, bei denen dies in den letzten 6 Sanitätsberichten angegeben ist, betrafen 1505 den ersten und nur 605 den zweiten Jahrgang. Das Verhältnis beider ist also 5 zu 2. Das alte Magazingewehr sollte besonders oft die Veranlassung zu Panaritien am rechten Daumen geben, da dieser beim Laden die Patronen einzeln in das Magazin hineindrücken mußte und daher leicht einer Verletzung ausgesetzt war. Aber auch bei den übrigen Verrichtungen der Mannschaften, wie Scheuern, Flicken, Holzspalten usw. entstehen leicht kleine Riß-, Stich- oder Schnittwunden."

Nicht nur die Eingangspforte in Gestalt kleiner Verletzungen ist beim Soldaten oft vorhanden, sondern auch die Erreger pflanzen sich in Furunkeln und Ohreiterungen in der Truppe ständig fort. Dedemann glaubt, daß das Gewehröl wie das an den Einlassungen am Schaft eingeriebene Waffenfett unter Umständen eine stärkere Zersetzung zu erleiden vermag und die freiwerdenden Fettsäurespuren zur Bildung eines Ferments mit beitragen, welches dann die Ansiedlung der Entzündungserreger bei gelegentlicher Verletzung erleichtert. Es fällt ihm auf, daß gerade bei den Berufsarten das Panaritium häufiger beobachtet wird, bei denen die Hände oft und intensiv mit fettigen Substanzen in Berührung kommen. Er stützt sich dabei auf Beobachtungen von Schleich bei Handverletzungen von Arbeitern in der Löweschen Gewehrfabrik. Schleich sah Fettnekrosen und Phlegmonen dadurch bedingt, daß Verletzung und Infektion vor sich gingen unter gleichzeitiger Berührung mit zersetztem ranzigen Fett. Dedemann wies im Bodensatz des in Gebrauch befindlichen Gewehröls Staphylococcus aureus und albus nach.

Schlosser, Mechaniker und Tischler stellen in allen Polikliniken einen großen Prozentsatz der Panaritiumkranken. Die zahlreichen kleinen Berufsverletzungen sind dafür die einleuchtende Erklärung.

Demnächst folgen in der Häufigkeitskurve Köchinnen, Hausmädchen und werktätige Hausfrauen. „Das Schrubben und Scheuern der Fußböden am Sonnabend macht, daß am Montag das Panaritium in unserer Poliklinik nicht ausgeht. Der kleine mit Staphylocokken beladene Holzsplitter, den sich das Dienstmädchen beim Reinigen des Fußbodens in den Finger stieß, ist die Ursache der Entzündung, welche sie 2 Tage später zum Arzt treibt" (E. v. Bergmann). Der Köchin werden weiter Verletzungen beim Ausnehmen von Wild, Geflügel und Fisch und beim Zubereiten von Fleisch gefährlich. Auch hier wird, wie so oft, wieder beobachtet, daß die selten zugreifende Hausfrau, wenn sie derartige Verletzungen erleidet, öfter und schwerer erkrankt als die stets in Küche und Keller tätige Frau, bei der sich anscheinend mit der Zeit eine gewisse — nicht allzu umfassende — Immunität gegen die Folgen derartiger Verletzungen einstellen kann.

Fleischer werden häufig von schweren Panaritien befallen.

Bei Tierpflegern, Kutschern und Schweizern sind Bisse der ihnen anvertrauten Tiere, kleine Fingerwunden, die sie beim Versorgen eiternder Verletzungen der Tiere nicht beachten, Stichwunden und Risse mit dem Putzgerät, besonders der Pferde, gefürchtete Infektionsgelegenheiten.

In der Armee wird neben dem Pionier und dem Train der Kavallerist am häufigsten vom Panaritium heimgesucht. (Preußen 1904—1909 Infanterie 6,7, Kavallerie 11,2, Pioniere

9,3, Train 12,3. Bayern 1904—1909 Infanterie 5,1, Kavallerie 9,3, Pioniere 9,4, Train 10,7. Österreich-Ungarn 1905—1909 Infanterie 14,2, Kavallerie 17,9, Pioniere 19,5, Train 13,9.)

Berüchtigt ist das Panaritium der Fischer, bei denen häufig mechanische, chemische und thermische Schädigungen zusammen der bakteriellen Infektion die Wege ebnen. Stiche mit Angelhaken und Verletzungen beim Gleiten der Netzleinen durch die Hände werden an Gefährlichkeit übertroffen von den Einwirkungen der scharfen Stacheln, die als Stützapparate an den Flossen, am Kiemendeckel der Fische oder als Ausläufer des Schwanzes dienen.

Die schweren Folgen dieser Verletzungen haben manchem Fische den Ruf der Giftigkeit eingebracht, der zwar nicht bei allen, aber doch bei vielen exakter Untersuchung standgehalten hat. Das Gift wird von großen Epithelzellen der Haut bereitet. Der Giftapparat kann völlig offen zutage liegen, von der Außenwelt gänzlich abgeschlossen oder zum Teil geschlossen sein. In unseren Meeren sind die Queisen (Petermännchen) die bekanntesten Vertreter; dazu kommen in den tropischen Meeren vor allem die Synanceia- und Plotosusarten, ferner die Scorpänaarten (Drachenkopf, Meereber, Seeteufel) und die Stechrochen, zwei Gruppen, deren Giftigkeit angezweifelt wird. Bei den Muränen und bei Tetrodon fluviatilis kommt der Biß als giftig in Betracht. Der Giftapparat ist ungefähr dem der Giftschlangen entsprechend angeordnet. Über das Gift, das toxische und digestive Eigenschaften hat, ist wenig bekannt.

Nielly hat behauptet, daß das Panaritium der Fischer kaum jemals Folge einer Verletzung oder eines Stiches sei. Gazeau hält dem mit Recht entgegen, daß es gewiß recht schwer ist, die Eingangsverletzung herauszufinden, nicht weil keine da ist, sondern weil die Hände und Finger der Fischer mit Verletzungen übersät sind.

Die Lebensverhältnisse an Bord der Hochseefischereifahrzeuge verschlechtern den Ausgang der an sich häufig schon schweren Verletzungen. Wochenlang auf sich angewiesen, ohne Arzt, kann die kleine Besatzung bei der Ausübung ihres Berufs keinen Mann entbehren. Immer von neuem treffen mechanische Reize den zunächst vielleicht noch harmlosen Herd. Die dauernde Benetzung mit Seewasser führt zur Maceration der Schwielen und Haut in der Umgebung. Faulende Fischteile an den Handwerkszeugen oder auch als Köder benutzt führen zu weiteren Schädigungen, so daß an sich noch harmlose Verletzungen schließlich zu den bösartigsten Eiterungen führen können.

Üertragung von einem zum anderen ist bei dem engen Zusammenleben auf kleinen Fischerfahrzeugen nicht selten.

Fingerversteifungen und Verluste oder noch schlimmere Ausgänge sind die nicht so seltene Folge dieser Fischerpanaritien.

Besonders in Frankreich ist über das Fischerpanaritium eine große Literatur entstanden, die meist aus dem letzten Jahrzehnt des vorigen Jahrhunderts stammt. Die Bösartigkeit dieses Panaritiums hat wesentlich zur Einführung von Krankenschiffen oder Lazarettschiffen für die Hochseefischer beigetragen.

Besonders gefährdet ist der Arzt. Chirurgen, Gynäkologen und Anatomen marschieren an der Spitze. Von kleinen Verletzungen an den Fingern vermag er sich ebensowenig freizuhalten wie jeder andere. Sein Beruf setzt ihn dieser Verletzungsgefahr in verstärktem Maße aus. Vor allem aber bringt ihm sein Beruf die Infektionsgelegenheit mit hochvirulentem Material.

Die Zahl der Ärzte, darunter viele Namen mit gutem Klang, die dem Panaritium und seinen Folgen erlagen, ist groß. Es ist mir daher eine Ehrenpflicht, angeregt durch Bier, dem Ärztepanaritium ein besonderes Kapitel zu widmen (s. S. 746).

Besonders zahlreich waren die Panaritien bei den Ärzten zur Zeit nach Lister, als ihre Hände infolge des Carbolsprays beständig wund und rissig waren.

Auch das ärztliche Hilfspersonal, Schwestern, Hebammen, Pfleger, Leichendiener, ist denselben Gefahren ausgesetzt, die zu noch übleren Folgen führen, da ihnen die vorausschauende Kenntnis des oft verhängnisvollen Ausgangs nicht in gleicher Weise eigen ist.

Auf die Berufspanaritien der Zuckerbäcker, Bierbrauer, Melker und der kindlichen Fingerlutscher komme ich beim Haut- und Nagelpanaritium zurück.

50 Panaritien, von denen ich genügend Aufzeichnungen besitze, verteilen sich auf folgende Berufe: 10 waren Arbeiter, 9 Hausfrauen, 6 Schlosser, 4 Kutscher oder Schweizer, 3 Köche und Köchinnen, je 2 Krankenwärter, Dienstmädchen, Schlächter, Restaurateure, Schuhmacher und Arbeiterinnen, je 1 Konditor, Maurer, Gärtner, Hausdiener, Blumenbinderin und Schneiderin.

Der Sitz des Panaritiums ist am häufigsten der rechte Daumen. Der Daumen arbeitet den 4 Fingern der Hand gegenüber, wird daher am meisten beansprucht und Verletzungen ausgesetzt. Beim Rechtshänder ist das Überwiegen der rechten Seite ohne weiteres erklärt.

„Von 300 Panaritien an der rechten Hand, die wir in den letzten sieben Jahren beobachteten, entfielen 132 auf den rechten Daumen und 168 auf die übrigen Finger; von 191 Panaritien der linken Hand gehörten 77 dem Daumen und 114 den übrigen Fingern an" (Düms). Nach einer Statistik Villarets über 18 009 Panaritiumfälle, die Klehmet veröffentlicht, ergibt sich nach der Häufigkeit des Befallenwerdens folgende Reihenfolge der Finger:

rechter Daumen	21%
„ Zeigefinger	19,6%
„ Mittelfinger	14,3%
linker Daumen	12,9%
„ Zeigefinger	10,3%
„ Mittelfinger	7,3%
rechter Ringfinger	5,7%
linker Ringfinger	3,4%
rechter kleiner Finger	3,0%
linker kleiner Finger	2,4%
zusammen	100%

Von dem Sitz des Sehnenscheidenpanaritiums, der sich mit dem der größeren Gruppe des Panaritiums nicht deckt, soll beim Sehnenscheidenpanaritium die Rede sein.

5. Panaritium und Unfall.

Zum Zustandekommen eines Panaritiums gehört die Verletzung — die Zusammenhangstrennung der Haut — und ihre Infektion. Ist eine dieser beiden Voraussetzungen durch einen Unfall, das heißt durch ein plötzliches, in einen verhältnismäßig kurzen Zeitraum eingeschlossenes, die Gesundheit und damit die Erwerbsfähigkeit schädigendes Ereignis (nach der Rechtsprechung des Reichsversicherungsamts) hervorgerufen, so liegt die Entschädigungspflicht des berufsgenossenschaftlichen Versicherungsträgers vor.

Zum Nachweis eines ursächlichen Zusammenhangs eines Panaritiums mit einer bestimmten Verletzung gehört vor allem — neben dem Nachweis des Tatbestandes — die zeitliche Verknüpfung. Gemeinhin folgt die Entzündung der Verletzung unmittelbar, so daß die Erscheinungen des Panaritiums in wenigen Tagen sich zeigen. Bei sehr virulenten Infektionen genügen 24 Stunden und weniger zur Entstehung einer schweren Entzündung. In anderen Fällen kann aber fraglos eine verschleppte subakute Infektion in einer Unfallwunde wochenlang bestehen und dann plötzlich beim Hinzutreten einer neuen Schädigung, eines akuten oder chronischen Traumas, zu schweren Folgen führen. Thiem verlangt, daß zwischen Unfall und Phlegmone höchstens 3—4 Wochen

verstreichen dürfen, wenn der Unfall als Ursache gelten soll. Im allgemeinen
kann dem zugestimmt werden. Daß aber in Ausnahmefällen noch größere
Zeitzwischenräume nicht unbedingt gegen den ursächlichen Zusammenhang
sprechen, ist gewiß zuzugeben.

Eine große Zahl von Panaritien entsteht nicht auf dem Boden einer akuten
Verletzung, sondern einer Schwiele, einer Blase, Warze oder Schrunde. Die
Zusammenhangstrennung der Haut ist bei diesen Leiden fraglos nicht Unfallfolge, weil die Plötzlichkeit des Ereignisses fehlt. Bei dieser Entstehungsart
tritt die Frage nach der Infektion für die Beurteilung der Entschädigungspflicht in den Vordergrund. In Anbetracht der Eigenart des Infektionsvor-
ganges hat die Rechtsprechung des Reichsversicherungsamtes einen Beweis
für die Infektionsart und Infektionsquelle bei der Werksarbeit nicht gefordert.
Es genügt der Nachweis der Wahrscheinlichkeit der Infektion im Betriebe
(Kaufmann). Da in den meisten Betrieben die Gefahr einer Infektion außerordentlich groß ist — Voraussetzung ist, daß Finger und Hand tatsächlich
im Betriebe gebraucht werden — neigt das Reichsversicherungsamt bei Hand-
arbeitern auch in diesen Fällen zur Anerkennung der Wahrscheinlichkeit eines
entschädigungspflichtigen Unfalls, wenn die äußeren (zeitlichen und örtlichen)
Verhältnisse nur einigermaßen gegeben sind.

Man wird sich dieser Stellungnahme des Reichsversicherungsamtes gern anschließen,
obschon sie durch wissenschaftliche Erkenntnis an Folgerichtigkeit verloren hat. Das
Eindringen von Bakterien in eine Wunde ermangelt gewiß nicht der Plötzlichkeit, aber
nicht das Eindringen der Erreger setzt die Eiterung, sondern das Bodenfassen. Ihrer Ansiedlung bereiten gewiß eher dieselben chronischen Traumen den Boden, die die Schwiele,
die Schrunde, die Blase haben entstehen lassen. Aber das Reichsversicherungsamt hat
auch schon an anderen Stellen auf die absolute Plötzlichkeit des Ereignisses verzichtet.
„Ein Zeitraum von einigen Stunden, höchstens aber eine — durch nicht zu lange Pausen
unterbrochene — Arbeitsschicht, kann noch als ein dem Erfordernis der Plötzlichkeit
genügender, verhältnismäßig kurzer Zeitraum aufgefaßt werden" (Handbuch der Unfallversicherung, 3. Aufl., I, S. 69, 70. 1909).

6. Das Panaritium bei Allgemeinerkrankungen und bei Nervenkrankheiten.

In gewissen Fällen sind Panaritien oder panaritielle Erkrankungen Begleiterscheinungen von Allgemeinerkrankungen.

Zuckerharnruhr.

Die Zuckerkrankheit leistet der Entstehung von chirurgischen Infektionen
jeder Art Vorschub. Ob die Hyperglykämie den Eitererregern einen günstigeren
Nährboden bereitet oder die Widerstandslosigkeit des zuckerkranken Gewebes
ihnen das Überwuchern leicht macht, mag hier unerörtert bleiben; jedenfalls
häufen sich neben Furunkeln und Phlegmonen auch Panaritien beim Zuckerkranken. Mehrfache Panaritien, die sich ohne genügende berufliche oder sonstige Gelegenheitsursache nach der Reihe bei demselben Kranken einstellten,
sind geeignet, Verdacht auf Diabetes zu erwecken. Auch schwerer Verlauf
eines Panaritiums, bei dem rascher Zerfall die eitrige Infektion kompliziert,
soll zur Harnuntersuchung auf Zucker Veranlassung geben.

Die Behandlung des Panaritiums bei Diabetes zeichnet sich durch größte
Vorsicht und schnelle Anwendung radikaler Verfahren aus.

Neben Allgemeinerkrankungen können Störungen der Gewebsinnervation den geschwürigen und Zerfallsprozessen an Hand und Fingern den Boden ebnen. Der Sitz der Störung kann sein im Rückenmark selbst, in den Rückenmarkswurzeln oder in den Außennerven. Gemeinsam ist diesen Krankheiten die Beteiligung der Gefühlsnerven, die sich einmal im gänzlichen Ausfall der Schmerzempfindung, das andere Mal in exzessiver Schmerzhaftigkeit äußert.

Wird bei gehäuften Panaritien eine auffallende Schmerzlosigkeit beobachtet, so ist der Verdacht auf

Syringomyelie

begründet. Er wird zur Gewißheit, wenn als drittes Zeichen Muskelatrophie an den oberen Gliedmaßen die partiellen Empfindungslähmungen und die durch die Panaritien angezeigten trophischen Störungen zur Trias charakteristisch ergänzen. Außer der Schmerzlosigkeit, die die Beobachtung, Schonung und Behandlung kleiner Verletzungen verhindert, kommt die trophische Störung der Gewebe, die ihrer Nekrose und Abstoßung Vorschub leisten, als Ursache der häufigen Panaritien bei Syringomyelie in Betracht. Sie befallen Nägel, Haut, Sehnen und Knochen. Eine zielbewußte Behandlung wird durch die Schmerzlosigkeit wiederum erschwert, so daß die Fingernägel, das Nagelglied oder auch mehrere Glieder zum Opfer fallen und gänzlich zur Abstoßung kommen können.

Die gehäuften schmerzlosen Panaritien sind so eigenartig, daß sie vor Durchforschung der Syringomyelie als eine eigene Krankheit „Parésie analgésique à panaris des extremités supérieures" (Morvan) aufgefaßt wurden.

Der symmetrischen Gangrän

(Raynaudschen Krankheit) gehen meist anfallsweise recht lebhafte Schmerzen voraus. An beiden Händen wird derselbe Finger blaß und blutleer, so daß auf Einstich kein Blut hervortritt. Der Zustand kann sich in diesem Stadium halten, kann sich bessern oder sich ausdehnen und unter Zunahme der Schmerzen über die lokale Asphyxie zur Gangrän übergehen. Zur Abstoßung kommen meist Teile des Endgliedes, doch können auch ganze Finger verloren gehen.

Die Behandlung ist konservativ. Sie muß versuchen, die Mortifikation in die trockene Gangrän überzuführen oder als trockene Gangrän zu erhalten. Zu dem Zweck werden eitrige Blasen abgehoben, entzündliche Unterhautherde durch Einschnitte eröffnet und austrocknende Wundpulver in häufigem Verbandwechsel über die absterbenden Teile gestreut.

Die Sclerodermie

kann zu einem ausgesprochenen Krankheitsbilde an den Händen führen. Oppenheim schreibt: „Ergreift der Prozeß die Hände, so kann sich eine Versteifung und Verkrüppelung der Finger (Sclerodactylie), eine Verdünnung der Knochen — eine Art von Akromikrie — eine Induration, Schrumpfung und Atrophie der Muskeln entwickeln." Seltener wurden ringförmige Abschnürungen und Mutilationen (Spontanamputation) der Finger beobachtet, Zustände, die von Düring als Sclerodactylia annularis ainhumoidis bezeichnet werden. Die Sclerodactylie kann die einzige Veränderung bilden oder sich mit anderen sclerodermatischen Prozessen verbinden. Auch Ulcerationen und Gangräneszenz sind in den späteren Stadien keine ungewöhnliche Erscheinung." Von anderen werden Krallenstellung der Finger, hervorgerufen durch die sclerotischen Hautstreifen, Verkürzungen, Verdickungen der Finger und Abstoßung der Nägel, berichtet. Voraus gehen meist vasomotorische Störungen in Gestalt von Cyanose und Asphyxie. Das Wesen der Krankheit besteht in vasomotorisch-trophischen Vorgängen an den peripheren Nerven. Über ihre Ursache ist nichts bekannt.

Das Bild der Sclerodactylie kann den Veränderungen bei Syringomyelie ähnlich sein, doch fehlen bei der Sklerodermie Anästhesien und Muskelatrophien.

Die Fingerverstümmelungen bei der

Lepra

gehen je nach der Art des Aussatzes verschiedene Wege. Bei der Knotenlepra entstehen an den Gelenkenden oder am Knochenschaft im Periost unter Schmerzattacken Lepraknötchen. Es kann sich das Bild der Spina ventosa entwickeln. Nicht selten unter lebhaften Schmerzen erfolgt der Zerfall der Knoten. Meist sind die scharfrandigen Geschwüre mit schlaffen Granulationen und wenig schmierigem Eiter bedeckt, in dem sich ungeheuer reichliche Bacillenmengen finden. Die Knochen können ausgestoßen werden, so daß ganze Fingerglieder verschwinden. Stillstände und Besserungen können jederzeit eintreten. Auffallend ist die glänzende Heiltendenz der Geschwüre bei Knotenlepra, wie der Einschnitte bei phlegmonösen oder gangränösen leprösen Entzündungen. Sie steht in scharfem Gegensatz zu der gänzlich mangelnden Reaktion der noch zu beschreibenden Geschwüre der Nervenlepra. Sobald der tuberöse Kranke in das Übergangsstadium zur Nervenform tritt, läßt das Heilvermögen nach.

Beim Nervenaussatz führen trophische Störungen unmittelbar oder mittelbar durch Geschwürsprozesse zu Mutilationen. Atrophie der Interossei und der Daumen- und Kleinfingerballen, Krallenstellung der Finger, Kontrakturen der vierten und fünften Finger, erhöhte mechanische Erregbarkeit der Extremitätenmuskeln, deren motorische Kraft abnimmt oder ganz verschwindet, zeugen davon, daß auch die motorischen Fasern befallen sind. Während die Haut am übrigen Körper dünn, trocken, faltig wird, bildet sich an den Fingern Glanzhaut. Die Talgdrüsen der Streckseiten schwinden, die Haare fallen aus. Die Nägel verkrüppeln oder schwinden, werden dünn und gehen verloren. Es entstehen namentlich an den Fingern schmerzlose Geschwüre mit harten, callösen Rändern und schmierigem, atonischem Grund. In dem geringen oft stinkenden Eiter zeigen sich keine Bacillen. Sie können lange unverändert bestehen oder in die Tiefe greifen und durch Zerstörung der Gelenke zur Abstoßung einzelner Finger- und Zehenglieder oder auch ganzer Finger und Zehen führen. Auch Zwischenphalangen können ausgestoßen werden, so daß nach Vernarbung das Nagelglied unmittelbar am Metatarsus oder Metacarpus sitzt. In anderen Fällen gehen Finger- und Zehenglieder durch einfache Gewebsresorption verloren. Sie beginnt an den Knochendiaphysen, häufig am Grundglied. Im Laufe der Jahre können die Nagelglieder an die Hand herantreten oder, wenn auch die Nagelglieder absorbiert uhd die Nägel ausgefallen sind, kann der Finger spurlos verschwinden. Nur der Mangel einer Narbe zeugt davon, daß er nicht im Grundgelenk exartikuliert ist. Auch trockener Brand und ainhumähnliche Furchenbildung und Abschnürung kommt vor. Osteomalacische und gelenkrheumatische Prozesse können das Bild komplizieren. Auch die Nervenlepra kann in jedem Stadium, besonders oft im Anfangsstadium stehen bleiben. Rückbildungen sind nicht selten, auch Heilungen kommen vor.

Die Behandlung der leprösen Fingererscheinungen erfolgt nach allgemeinchirurgischen Grundsätzen. Bei der Nervenlepra macht die Anästhesie eine Schmerzbetäubung überflüssig.

Furcht vor Ansteckung ist ebensowenig begründet wie bei chirurgischer Tuberkulose. Die Infektion mit Lepra setzt längeres inniges Zusammenleben mit Leprakranken voraus. Ärzte und Wärter werden nur in Ausnahmefällen infiziert.

7. Die Erkennung des Panaritiums im allgemeinen.

Wenn man unter Panaritium, wie eingangs erläutert, jegliche nicht spezifische Eiterung an Fingern, Zehen und Hand versteht, so ist die Diagnose Panaritium im allgemeinen ohne weiteres gegeben.

Ein großer Teil der anatomischen Eigentümlichkeiten, die zur Absonderung des Panaritiums von anderen Eiterungen geführt haben, findet sich nur an der Beugeseite von Finger und Hand. Es ist daher allgemeiner Brauch, die Furunkel an der Streckseite der Grund- und Mittelglieder und der Hand nicht zu den Panaritien zu rechnen. Es handelt sich um typische Haarbalg-Furunkel, mit kleinen Nekrosen, deren Verlauf sich vom Verlauf eines Furunkels an anderer Stelle nicht wesentlich unterscheidet.

Weit schwieriger ist die Unterscheidung der verschiedenen Arten des Panaritiums und — vielleicht weniger schwierig, aber selten erfolgreich — die Absonderung der spezifischen Entzündungen.

Von den geläufigen Entzündungszeichen steht bei der Diagnose des Panaritiums der Schmerz im Vordergrund.

Leider ist der Schmerz ein subjektives Zeichen. Es haften ihm daher alle Nachteile subjektiver Angaben an. Es ist Sache ärztlicher Erfahrung, die subjektive Einstellung des Untersuchten, besonders auch der Untersuchten bei seiner Diagnosenstellung in Rechnung zu ziehen.

Der spontane Schmerz des beginnenden Panaritiums kann ganz gewaltig sein. Besonders bei schweren lymphatischen Infektionen eilt er als drohendes Warnungszeichen allen anderen voraus. Er raubt den Schlaf, wird als bohrend und klopfend, sich steigernd mit dem Pulsschlag angegeben, drückt bleiern auf die Umgebung, zieht die Hand, den Arm herauf und lähmt ihre Bewegung.

Der spontane Schmerz wird häufig durchaus richtig lokalisiert, so daß aus seiner Beschreibung allein die Diagnose des Sitzes der Entzündung geschlossen werden kann. Mit dem Eintritt des Ödems läßt der Schmerz nach. Diese Schmerzminderung darf keine Besserung des Befundes vortäuschen.

In Fällen schwerster Infektion zeigt sich früh der Gliederschmerz der septischen Allgemeininfektion. Dem Rheumatismus ähnliche, reißende Schmerzen ziehen fliegend und von Tag zu Tag an Sitz und Ausdehnung wechselnd über Glieder und Gelenke. Druck auf die schmerzende Stelle ist höchst empfindlich. Der Wechsel des Schmerzes unterscheidet ihn von der frühen Metastase.

Exaktere Angaben über Sitz und Ausbreitung der Entzündung bringt die Prüfung des Druckschmerzes. Sie wird vorgenommen durch zarten Druck mit breitknopfiger Sonde oder mit einem anderen stumpfen Instrument. Der Erwachsene gibt den Druckschmerz meist ohne weiteres richtig an. Das Kind und der Ängstliche hingegen melden zunächst immer Schmerz, sobald nur die weitere Umgebung des Herdes getastet wird. Indes ruhige Worte, Belehrung über den Zweck der Untersuchung und die aus den Angaben gewonnenen Schluß- folgerungen, etwas Ausdauer und Geschick, probeweiser Druck auch in ent- fernteren Gegenden bringen auch Ängstliche, schließlich auch Kinder zu ver- läßlichen Angaben.

Was ich 1917 schrieb, sei hier erneut betont. „Notwendig ist, daß die Druck- schmerzuntersuchung nicht en passant vorgenommen wird. Zum mindesten soll der Kranke sitzen und die kranke Hand auf einen Tisch vor

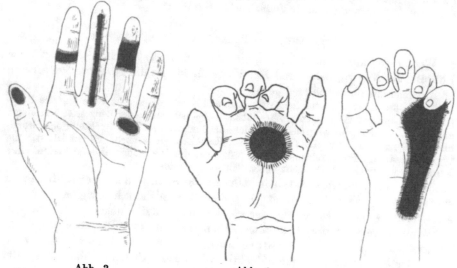

Abb. 3.   Abb. 4.   Abb. 5.

Abb. 3. Schmerzzonen bei den verschiedenen Panaritium-Arten (Daumen P. subcutaneum, Zeigefinger P. articulare, Mittelfinger P. tendinosum, Ringfinger ossale, Hand Schwielen- absceß) (modifiziert nach Joseph).
Abb. 4. Schmerzzone beim Mittelhohlhandraum-Panaritium (modifiziert nach Joseph).
Abb. 5. Schmerzzone beim ulnaren Hohlhand-Sehnensackpanaritium (modifiziert nach Joseph).

sich legen. Am besten setzt sich auch der Arzt. Es kommt dadurch mehr Ruhe in die Untersuchung und mehr Zuverlässigkeit in das Ergebnis." Krecke hat ähnliche Forderungen eindringlich wiederholt.

Die Ausdehnung des Druckschmerzes richtet sich nach dem anatomischen Gebilde, das von der Entzündung befallen ist. Abb. 3, 4, 5 zeigen übersichtlich die Druckschmerzzonen der einzelnen Panaritienarten.

Spontaner Schmerz und Druckschmerz können fehlen bei den neurogenen Finger- und Handaffektionen, die eben kurz besprochen wurden. Sie sind wenig ausgeprägt bei den spezifischen Entzündungen (Syphilis und Tuberkulose).

In seltenen Fällen stören beim schwersten Panaritium septische Gifte die Perzeption des Schmerzes. Ein Kranker Josephs bewegte ausgiebig Hand und Unterarm, ballte die Hand zur Faust, gebrauchte das kranke Glied zur Stütze des Körpers und zum Aufrichten im Bett, obwohl es als Sitz einer schweren Fascienphlegmone bis in alle Interstitien hinein vereitert war. Er ging einige Tage später an einer stürmischen Blutvergiftung zugrunde. Die septische Euphorie als Zeichen cerebraler Intoxikation deutete auf die Schwere der Infektion.

Folge des Schmerzes ist die ängstliche Ruhigstellung des befallenen Gliedes. Aktive Bewegungen werden je nach Sitz und Ausdehnung der Entzündung vermieden. Passiven Bewegungen wird Widerstand entgegengesetzt. Die Haltung ist typisch für die verschiedenen Arten des Panaritiums.

Druckschmerz und Haltung sind die Grundlagen der Diagnose beim Panaritium. In gewissen Fällen können auch die anderen Zeichen der Entzündung wertvoll sein, vielfach jedoch lassen sie im Stich.

Die Rötung kann an dem mit undurchsichtigen Schwielen, oft gefärbt von der Werksarbeit oder vom Zigarettenrauch, bedeckten Finger völlig fehlen. In anderen Fällen umschreibt sie scharf die befallene Gegend. Besonders beim Nagelpanaritium wird sie kaum vermißt.

Die Schwellung wird in ihren Anfängen nur schwer erkannt. Ausgeprägt ist sie erst auf der Höhe der Erkrankung, zu spät für den, der auf sie gewartet hat mit der Einleitung der Behandlung.

Die Schwellung ist trügerisch für die Diagnose des Sitzes der Eiterung. Die größte Schwellung entspricht dem lockersten, am meisten ausdehnungsfähigen Gewebe an der Streckseite der Hand und Finger. Dieser Ort kann mit dem Sitz der Infektion übereinstimmen. Da jedoch in der weitaus größten Mehrzahl der Fälle die Infektion an der Griffseite sitzt, ist die Schwellung ungeeignet zur typischen Diagnostik.

Wer sich indes der Vorliebe der Schwellung bewußt ist für die Streckseite, kann aus dem Sitz der Schwellung allein in vielen Fällen die Art des Panaritiums diagnostizieren. Voraussetzung dazu ist der Vergleich mit der gesunden Seite, der, so leicht er ausführbar, so oft außer acht gelassen wird. Krecke legt auf ihn besonderen Wert. Die sorgfältige Untersuchung mit dem Auge, das besonders die Schwellung beachtet, soll der Tastuntersuchung stets vorausgehen. Indes der Mangel sichtbarer Erscheinungen darf über die Diagnose allein nicht entscheiden. Auf solche Erscheinungen bezogen, gilt fraglos der Satz Herrlens: „Schmerz, Gefährlichkeit und Tieflage stehen im umgekehrten Verhältnis zum sichtbaren objektiven Befund".

Fluktuation endlich ist ein Spätzeichen, das der Schwellung chronologisch nachfolgt. Sie ist nur zu erwarten bei gutartigen Entzündungen, wenn die Reaktion des umgebenden Gewebes geschwunden ist und die Eiterbildung zugenommen hat. Bei schweren Infektionen ist mit ihrem Erscheinen nicht zu rechnen. Bevor sie sich zeigt, beendet bei unbehandelten schweren Infektionen die allgemeine Blutinfektion das Krankheitsbild.

Viele weitere Aufschlüsse wird die Durchleuchtung der Finger vor einer hellen Lichtquelle im Dunkelraum (Moncany) nicht geben. Sie mag als neues Verfahren zur Bestätigung gewonnener Ansichten dem diagnostischen Rüstzeug einverleibt werden.

Ähnliche Schatten wird auch das weiche Röntgenbild ergeben können, das im übrigen beim Knochen- und Gelenkpanaritium die zuverlässigsten Auskünfte über den Stand der Zerstörungen und Regenerationen bringt.

8. Verhütung des Panaritiums im allgemeinen.

Vermeidung der Verletzung und Vermeidung ihrer Infektion sind die Handhaben zur Verhütung des Panaritiums.

Die Medizinalabteilung des Preußischen Kriegsministeriums drückt das in ihrem Erlaß vom 4. Februar 1890 aus, wie folgt. „In der Regel werden als Ursache zur Entstehung der Fingergeschwüre (Panaritien) die bei den mannigfachen Verrichtungen in und außer

Dienst vorkommenden, oft unscheinbaren Verletzungen angesprochen werden können, welche bei Mangel geeigneter Sauberkeit und Pflege dem Eindringen von Schmutz und Verunreinigungen ausgesetzt sind. Zur Verhütung der Fingergeschwüre ist daher die Reinhaltung der Hände der Mannschaften und Aufmerksamkeit auf Abschürfungen, kleine Wunden usw. an den Händen erforderlich. Sache der Sanitätsoffiziere wird es sein, auf Grund dieser Erkenntnis der Einwirkung ihrer Truppenkommandos sich zu versichern, damit durch Belehrungen der Mannschaften, durch Besichtigung der Hände bei den regelmäßigen Untersuchungen und beim Revierdienst und durch sonstige geeignete Maßnahmen die gesundheitsmäßige Pflege der Hände und Nägel und die sachgemäße Behandlung bei den Mannschaften durchgeführt werden kann.

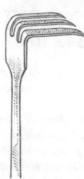

Auch hat die Erfahrung gelehrt, daß bei einem entstehenden Fingergeschwür um so eher auf völlige Wiederherstellung gerechnet werden kann, je früher dasselbe in ärztliche Behandlung kommt. Wenn es auch vom militärischen Standpunkte aus gefordert werden muß, daß die Mannschaften sich nicht schon bei geringer Schmerzhaftigkeit sofort krank melden, so liegt es doch auch — zur Vermeidung der nach Fingergeschwüren sonst so häufigen Dienstunbrauchbarkeit und Invalidität — im allgemeinen dienstlichen Interesse, daß eine rechtzeitige ärztliche Untersuchung und Behandlung eines erkrankten Mannes herbeizuführen erstrebt wird. Bei den meisten Erkrankungen von Fingergeschwüren wird eine sofortige Behandlung im Lazarett die beste Gewähr für Wiederherstellung und Heilung bieten".

Abb. 6. Haken ohne Spitzen (nach Klapp).

Zur Vermeidung der Verletzungen in industriellen Betrieben tragen außer den mancherlei Schutzmitteln systematische, langsam und schonend beginnende Übung und Abhärtung der Haut bei. Allzu zarte, verweichlichte Fingerhaut kann durch mäßigen Stoß oder Schlag schon verletzt werden. Stellt eine Tätigkeit, ohne daß vorsichtiges Einarbeiten erfolgt, zu große Anforderungen an die Haut, so stellen sich Blasen oder Quetschungen ein statt schützender Schwielen.

Unter den gewerblichen Schutzmitteln spielt überall, wo es angängig ist, der Ersatz von Spitzen und Schärfen durch Abrundungen eine große Rolle. Besonders verdienstlich ist daher das Bestreben von Klapp, den chirurgischen scharfen Haken bei eitrigen Eingriffen durch abgestumpfte Formen (s. Abb. 6) zu ersetzen, ein Bestreben, dem Rehn durch ein anderes Modell (s. Abb. 7) gefolgt ist.

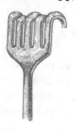

Abb. 7. Haken ohne Spitzen (nach Rehn).

Auf die mancherlei gewerblichen Schutzmittel, die das Bedienungspersonal von Maschinen vor Verletzungen bewahren, muß ich mir versagen einzugehen.

Die Behandlung auch der kleinsten Wunde schützt vor ihrer Infektion. „Es wird mit scharfem Messer oder mit scharfer Schere die Epidermis rings um die kleine Schnitt- oder Stichverletzung (Nadel, Dorn usw.) abgetragen," empfiehlt Riedel, „damit die Wunde freiliegt, nicht von der Epidermis überragt wird. Bei Schrägschnitten in die Finger muß der spitz zulaufende Hautepidermislappen abgetragen werden, um die tiefste Stelle der Wunde freizulegen," Riedel nennt das „Planieren", „dann kommt ein Läppchen mit Borsalbe dick bestrichen auf die kleine Wunde. Ist sie 12—24 Stunden vernachlässigt, so daß sich in ihr ein Tröpfchen Eiter entwickelt hat, so genügt immer noch Planieren der Wunde mit nachfolgendem Salbenverband."

Wesentlichere Verletzungen werden nach chirurgischen Gesichtspunkten behandelt.

Zu den prophylaktischen Maßnahmen muß auch die Bestimmung des § 1513 der Reichsversicherungsordnung gerechnet werden. § 1513 gibt den Trägern der Unfallversicherung das Recht, bei Unfallkrankheiten das Heilverfahren von den Krankenkassen zu übernehmen. Die Leitsätze des Reichsversicherungsamts für die Übernahme des Heilverfahrens während der Wartezeit vom 14. Dezember 1911 führen unter Ziffer 5, unter der die Leiden aufgezählt werden, bei denen eine Übernahme des Heilverfahrens geboten ist, an, „alle schweren infektiösen Vorgänge besonders an Hand und Fingern" und unter Ziffer 6 als Fürsorgemaßregel „Beteiligung eines erfahrenen Facharztes an der Behandlung" und weiter „Überweisung in eine geeignete Heilanstalt".

Siehe dazu ferner das Urteil des Reichsgerichts unter „Sehnensackphlegmone" Krankheitsverhütung (S. 730).

B. Die einzelnen Formen des Panaritium.

I. Oberflächliche Panariten.

1. Hautpanaritium.

Das Panaritium cutaneum (Panaritium subepidermoidale, Streptomycosis oder Staphylomycosis bullosa superficialis, Streptodermia oder Staphylodermia bullosa manuum) spielt sich, wie der Name sagt, in der Haut ab. Ein im Beginn trübseröses Exsudat hebt die schlaffe Epidermis flach blasenförmig von der Unterhaut ab. Die gerötete Unterhaut schimmert durch. Im Verlauf wird das Exsudat eitrig. Die dicke Hornschicht an der Beugeseite der Finger verhindert das Bersten der Blase und die nach dem Bersten an anderen Stellen gewohnte Verkrustung. Die Abhebung schreitet schnell an einer Seite fort, während die Blasen an anderen Stellen eintrocknen. An der aktiven Seite der Blase geht ihr ein geröteter Saum voraus.

Das Panaritium cutaneum ist nichts anderes als eine streptogene Impetigoblase, die von einer Schrunde oder von einem Neidnagel ausgeht (Darier). Sie entsteht durch oberflächliche Inokulation von Streptocokken in das Epithel.

Lewandowsky wies 1909 in 100 bakteriologisch untersuchten Fällen von Impetigo vulgaris (contagiosa) immer Streptocokken nach, teils in Reinkultur, teils mit gelben Staphylocokken zusammen, diese aber an Zahl meist weit übertreffend. Auch in den großen Blasen der Fingerkuppen fand er die Streptocokken teils rein, teils mit Staphylocokken vermischt.

Die Streptocokken sind als Erreger des Hautpanaritiums und der Impetigo vulgaris in weiten Kreisen anerkannt. Die Staphylocokken galten meist als sekundäre Eindringlinge. Lewandowsky hat später (1922) dargetan, daß der Staphylococcus eine dem Streptococcus ebenbürtige Rolle spielt. Andere (Delbanco u. a.) sind ihm darin gefolgt, so daß die Lehre von der Alleinherrschaft des Streptococcus bei der Impetigo nicht mehr aufrecht zu erhalten ist.

Mit der Impetigo hat das Panaritium cutaneum vor allem die Übertragbarkeit gemein. Man findet das Panaritium cutaneum besonders bei unreinlichen Kranken, die an anderen Eiterungen leiden und mit dem Eiter ihre Hände besudeln. Nicht selten tritt es neben Panaritien anderer Art als unbequeme, aber harmlose Nebenerkrankung auf.

Auch als Komplikation von Gonocokkeneiterungen kommt ein cutanes Panaritium vor (Meyer). In dem gelbeitrigen Blaseninhalt findet sich eine Reinkultur von Gonocokken. Der Verbreitung der Gonorrhöe kann dieses Panaritium in besonders unheilvoller Art Vorschub leisten.

Die Behandlung des Hautpanaritiums ist einfach und dankbar. Es empfiehlt sich, die Blasen zu eröffnen, ihr Sekret abzutupfen und sie mit Jodtinktur zu bepinseln. Ein Verband über die erkrankte Stelle verhindert die Verstreuung des Eiters.

Daneben tut das ganze Heer der antibakteriellen Salben, Lösungen, Schüttelmixturen usw. seine Dienste. Feuchte Verbände mit essigsaurer Tonerde. Borwasser, 1%iges Resorcin, weiße Präcipitatsalbe, Bor-Resorcin sowie die Zinnober-Schwefelsalben werden empfohlen.

2. Das Unterhautpanaritium.

Das Panaritium subcutaneum ist die häufigste panaritielle Erkrankung, die richtig behandelt meist harmlos in wenigen Tagen vorübergeht, in nicht seltenen Fällen aber die Folge der panaritiellen Erkrankungen mit ihren schweren Zerstörungen einleitet (s. Schema Abb. 2). Die Geringschätzung und Vernachlässigung des Unterhautpanaritiums kann daher einen schweren Fehler bedeuten.

Krankheitserscheinungen und Verlauf.

An einer umschriebenen Stelle der Fingerbeugeseite, meist am Nagelglied oder am Mittelglied, oft unter einer kleinen vernarbenden Wunde bildet sich eine ausgeprägte Schmerzhaftigkeit, die lebhaft klopft. Der Schmerzhaftigkeit entsprechend zeigt sich eine leichte Schwellung des Fingers, deren Zunahme zunächst durch die straff gespannte Haut verhindert wird. An zarten Fingern wird die Hautrötung nicht vermißt, während sie am schwieligen Finger des werktätigen Menschen durch den nicht durchscheinenden, schmutzig grau oder nach der Berufsart andersartig gefärbten Schwielenüberzug verdeckt wird.

Die Lebhaftigkeit der Schmerzen erklärt sich aus dem Reichtum der Fingerbeugeseite an Gefühlsnerven und Nervenendigungen und aus der Straffheit des Unterhautzellgewebes der Fingerbeugeseite. Sie hat eine Strangulation und allmähliche Nekrose der zarten Nervenästchen durch den nach allen Seiten am Ausweichen verhinderten Eiter zur Folge.

Der geringen Schwellung der Beugeseite am Sitz des Panaritiums entspricht im weiteren Verlauf ein lebhaftes Ödem der Streckseite, an der weniger Hindernisse für das Auftreten entzündlicher Ausschwitzung vorhanden sind.

Die Körperwärme kann gesteigert sein. Frösteln kann das Panaritium einleiten. Auch in diesen für den Umfang der Eiterung ungewöhnlichen Allgemeinerscheinungen zeigt sich die Wirkung der unter hohem Druck eingeschlossenen Infektion.

Eröffnet in diesem Stadium das wohltätige Messer noch nicht den Herd, so bahnt er sich selbst den Weg. Im günstigen Falle durchbricht er den Papillarkörper an umschriebener Stelle und hebt die schwielige Epidermis ab. Es entsteht ein zwerchsackähnliches Gebilde. Die eine Sackhälte ist der Nekroseherd des Panaritiums; die andere Sackhälfte liegt flach gedrückt zwischen Papillarkörper und Epidermis. Die verbindende Sackenge ist die oft recht feine Öffnung im Papillarkörper. Recht viele Unterhautpanaritien kommen in diesem Zustand in die Hände des Arztes. Werden mit flachen Zügen eines scharfen Messers parallel der Haut die Schwielen abgehoben, so dringt aus der feinen Öffnung der unter Druck stehende Eiter tropfenweise nach.

Zu größerer Ausdehnung in der Fläche neigt das subcutane Panaritium nicht, das verhindert die oben geschilderte Anordnung des Fingergewebes (s. Abb. 1). Gelingt dem Eiter nicht der Durchbruch nach außen, so kann er in die Räume der Tiefe, Sehnenscheide und Gelenk, erfolgen oder auch den Knochen einbeziehen.

Pathologisch-anatomisch ist das Unterhautpanaritium eine Phlegmone der Fingerbeugeseite, bei der die Neigung der Phlegmone zu flächenhafter Ausbreitung zwischen Haut und Fascie durch die Tendenz zur Ausbreitung in die Tiefe entsprechend der Gewebsanordnung an der Fingerbeugeseite ersetzt ist. Die eitrige Einschmelzung erfolgt beim Panaritium oft auffallend spät; vielfach herrscht ein trockener Gewebszerfall vor. Findet eine bakterielle Invasion durch die Schweißdrüsen wirklich statt, wie Kanavel das anzunehmen Veranlassung zu haben glaubt, so kommt dadurch das Panaritium in eine gewisse Parallele zum Furunkel.

Diagnose.

Die Diagnose des subcutanen Panaritiums stützt sich auf Klagen über spontane Schmerzen und auf den Druckschmerz an umschriebener Stelle entsprechend dem Nekroseherd (s. Abb. 3, Daumen). Bewegungen des benachbarten Fingergelenks oder beim Sitz zwischen zwei Gelenken der benachbarten Fingergelenke werden möglichst vermieden, erfolgen aber meist auf Zureden. Passive Bewegungen dieser Gelenke werden nur in ihren extremsten Graden als wesentlich empfindlich bezeichnet. Die Umgebung des Herdes läßt oft eine seichte Auftreibung erkennen. Bei zarter Haut ist auch Rötung wahrzunehmen.

Schon früh zeigen sich entsprechend der Infektion bei durchfallendem Licht zarte Schatten. Man sieht sie, wenn die geschlossenen Finger gegen die Sonne gehalten werden, oder auch nach Moncany bei Durchleuchtung mit der elektrischen Taschenlampe, bei der im verdunkelten Raum in dem klar durchscheinenden Gewebe an der Stelle des Panaritiums Schattenbildung zu erkennen ist.

Behandlung.

Die Behandlung des Unterhautpanaritiums erfordert den frühzeitigen Einschnitt. Besonders bei der Operation des Unterhautpanaritiums muß vor einer Unterschätzung der Wichtigkeit des Eingriffs gewarnt werden.

Ich wiederhole, was ich an anderer Stelle gesagt habe. „Jeder Einschnitt in das Panaritium ist ein chirurgischer Eingriff..... Die Vorbereitungen vor dem Eingriff sind durchaus der vor jeder größeren Operation gleich. Es ist ein nicht genug zu betonender Fehler, in das subcutane Panaritium schnell, gewissermaßen im Vorbeigehen, ohne technische Vorbereitungen und ohne Schmerzbetäubung einzuschneiden. Nur ausnahmsweise erfüllt der so angelegte Einschnitt seinen Zweck. Sicher aber hält er den Kranken und seine Umgebung, soweit er sie beeinflußt, beim nächsten Panaritium dem Arzte fern, bis es zu spät ist, oder wenigstens diesem Arzte fern. Nur der unter Schmerzbetäubung mit allen erreichbaren technischen Hilfsmitteln gemachte Schnitt kann seinem Zweck völlig angepaßt werden."

Zunächst soll der Panaritiumkranke vor dem Eingriff liegen. Nur wenn jede technische Möglichkeit zum Hinlegen fehlt, mag vor dem Einschnitt ins subcutane Panaritium der Stuhl mit Lehne genügen.

Schmerzbetäubung ist vor jedem Eingriff beim Panaritium erforderlich. Für das subcutane Panaritium ist die unmittelbare Umspritzung

des Herdes die Fingernervenanästhesie nach Oberst, wie der Äther- oder Chloräthylrausch verwendbar. Auch gegen Leitungsanästhesie höher oben liegen
Einwendungen nicht vor. Kältebetäubung, wie sie noch Riedel 1905 empfahl,
ist als ungenügend immer mehr verlassen.

Die Art der Anästhesie ist für den Verlauf des Panaritiums nicht gleichgültig. Nachdem
Spieß 1906 auf die Bedeutung der Anästhesie überhaupt für den Ablauf entzündlicher
Vorgänge hinwies, haben Nachprüfungen seiner Beobachtungen und weitere Versuche
(Bruce, Breslauer u. a.) erwiesen, daß nur die periphere Lokalanästhesie — im Gegensatz
zur Narkose, Lumbal- und Leitungsanästhesie — entzündungshemmend wirkt. Es empfiehlt
sich, auf diesen Vorteil, dessen Erklärung allerdings noch dem Streit der Meinungen
unterliegt, nicht zu verzichten.

Die unmittelbare Umspritzung des Entzündungsherdes hat für Anhänger der Vucin-
und Rivanolbehandlung noch den weiteren Vorteil, daß sie sich mit der Heranführung
dieser Mittel an den Herd kombinieren läßt. Ich komme darauf zurück.

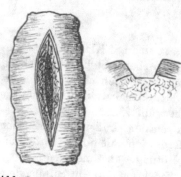

Abb. 8 und 9. Ovalärschnitt (nach
zur Verth).

Grundsätzlich wird unter Abschluß
der Blutzufuhr operiert.

Ein Assistent zum Hakenhalten ist dringend erforderlich.

Diese allgemeinen Vorbereitungen
sind so wichtig und werden so oft zum
Schaden des Kranken vernachlässigt,
daß die Notwendigkeit ihrer peinlichen
Innehaltung immer wieder betont werden muß. Nur wenn alles vorbereitet ist,
verläuft der Eingriff ruhig und nur der ruhige
Eingriff erfüllt seinen Zweck.

Wenn nicht die alte Verletzung als Eingangspforte der Infektion oder eine Eiterbil-
dung den Ort des Herdes verrät, wird beim Unterhautpanaritium der Einschnitt am Ort des stärksten Druckschmerzes meist in der Längsrichtung
des Fingers angelegt. An der Fingerbeere empfiehlt sich der querverlaufende
Einschnitt. Seine Narbe stört die Tastfläche weniger als der Längsschnitt.
Es genügt nicht, daß nach dem Schnitt Eiter hervorquillt. Der Herd
muß ausgiebig freigelegt werden. Doch braucht der Schnitt nicht über
den Granulationswall hinaus ins Gesunde zu reichen. Die Eiterhöhle wird nach
Beiseiteziehung der Haut mittels zweier kleiner Haken besichtigt. Sanfter
Druck mittels Tupfer seitwärts des Schnittes fördert die gelöste Nekrose und
Eiter zutage.

Tamponiert wird nicht. Der vollgesogene, getrocknete Mull des Tampons
wirkt wie ein Kork auf der Flasche. Verhaltung wird durch die ovaläre Anlage des Schnittes nach zur Verth verhindert. Braun nannte einen ähnlichen
Schnitt später Fischmaulschnitt.

Der nach zur Verth angelegte Schnitt spaltet nicht nur die Hautbedeckung des Herdes,
sondern entfernt einen schmalen Teil dieser Bedeckung. Aus dem Spalt wird ein ovales
Fenster, wie etwa beim Ausschneiden einer kleinen Geschwulst. Das Messer wird schief
gehalten, die Schneide zum Mittelpunkt des Herdes hin, so daß der entfernte Hautteil
keilförmige Gestalt hat. Die Basis des Keils liegt an der Hautoberfläche. Er verschmälert
sich zur Tiefe hin (siehe Abb. 8 und 9).

Abgestorbene Haut und Schwielen werden in der Umgebung des Einschnitts
stumpf oder scharf abgetragen. Wird der Einschnitt so angelegt, so liegt keine

Gefahr vor, daß er vorzeitig verklebt, sich schließt und zur Verhaltung Veranlassung gibt.

Beim einfachen Spalt empfiehlt es sich, den Schnitt durch Wundsperren oder Wegnähen der Wundränder offenzuhalten. Auf die Wundsperren (Braatz und Tiegel) sowie auf das Wegnähen (Wolf, Chiari) komme ich beim Sehnenpanaritium zurück.

Der von Riedel für das subcutane Panaritium empfohlene Kreuzschnitt setzt ungünstige Narben und geht meist über den Bedarf hinaus. Er wird daher kaum mehr angewendet.

Ist die Nekrose nicht gelöst oder liegt eine trockene Streptocokkennekrose vor, so kürzt die Exstirpation der Nekrose nach Klapp den Heilverlauf wesentlich ab. Klapp trägt die gewöhnlich vorgetriebene Kuppe über dem Infektionsherd tangential ab. Er erweitert also den beschriebenen ovalären Schnitt zu einem runden Topfdeckelschnitt. „Während der Vertikalschnitt dem Schlitz einer Sparbüchse gleicht, ähnelt der Herd nach tangentialer Abtragung einem Topf, dem man den Deckel abgenommen hat. Dieser Schnitt gewährt eine vorzügliche Übersicht über die Ausbreitung der Nekrose in der Fläche und nimmt schon die Kuppe der trockenen Nekrose mit fort. Unter Hautsparung wird dann der Rest der Nekrose möglichst scharf an ihrer Grenze herauspräpariert."

Das „Reifenlassen" der Nekrose — in vielen Fällen gewiß der beste Weg zu ihrer Entfernung — hat beim Unterhautpanaritium seine Gefahren. Die Entfernung der Nekrose schaltet die Gefährdung von Knochen- und Sehnenscheide aus, an die die Basis der Nekrose häufig heranreicht. Besonders die Erfahrung, daß die Nekrose an der Oberfläche noch tage- bis wochenlang trocken bleiben kann, während sie sich an der Basis verflüssigt, so daß Eiterretention in der Tiefe eintritt, spricht für die primäre Excision der Nekrose, die bei allen schweren und stürmischen subcutanen Panaritien (besonders Infektionen des Heilpersonals) das Normalverfahren bilden sollte. Je früher die tangentiale Abtragung vorgenommen wird, desto häufiger werden trockene Nekrosen, kenntlich an der opaken hellgraugelben Färbung des Gewebes, aufgedeckt.

Die Umspritzung des Herdes mit Gewebsantiseptica (Vucin-Rivanol) hat wesentliche Erfolge nicht gezeitigt (Braun u. a.).

Nachbehandlung.

Die Nachbehandlung richtet sich nach dem Befund. Haftet die Nekrose noch, so sind hyperämisierende Mittel zu ihrer Verflüssigung und Ausstoßung am Platze. Stauung 20 bis 22 von 24 Stunden, täglich wiederholte Heißluftbäder oder heiße Wasserbäder, feuchte Verbände oder Alkoholverbände haben sich bewährt. Der Stauung wurden gute Erfolge, vor allem eine Verkürzung der Behandlungsdauer zugeschrieben. Auf die Technik der Stauung und des Heißluftbades gehe ich bei der Behandlung des Sehnenpanaritiums ein. Klapp empfiehlt auch die Reizbehandlung mit Terpentinemulsion nach Dönitz (Terebinthinae rectific. 10,0, Pulv. gummi arabic. 5,0, Aqua dest. ad 100,0), die die Gewebe zur Exsudation reizt und die Abstoßung der Nekrosen beschleunigt. Der Einschnitt wird mit Mull, der in Terpentinemulsion getaucht ist, locker gefüllt und dann ohne wasserdichten Verbandstoff steril verbunden.

Der einleuchtende Gedanke Klapps, durch Luftverdünnung die Abstoßung der Nekrose und die Absaugung des Eiters zu beschleunigen, ist schließlich wegen einiger technischer

Mißlichkeiten meist aufgegeben. Das Überstreifen der am Saugglas befestigten Gummimanschette gefährdete die Asepsis und setzte die entzündete Stelle schmerzhafter Quetschung aus.

Ist die Nekrose entfernt, so tritt unter zunächst täglichen trockenen Verbänden mit sterilem Mull, nach Versiegen der Eiterung unter Verklebung mit Protektivsilk nach Bier oder unter mehrtägigen Verbänden mit Wundpasten schnelle Heilung ein. Alle hyperämisierenden Maßnahmen sind dann überflüssig. Die Narbe wird auch nach dem Ovalärschnitt nicht breiter, als wenn nur eine Spaltung der Haut vorgenommen wäre. Die Schnelligkeit der Heilung macht sie weicher und besser zur Arbeit brauchbar als die Spaltungsnarbe, bei der oft längeres Fisteln in den Kauf genommen werden muß.

Nach der Excision der trockenen Nekrose nach Klapp bedeckt sich die Wunde gewöhnlich rasch mit guten Granulationen und kommt schnell zur Überhäutung. In anderen Fällen kommen noch kleine Gewebsfetzen zur Abstoßung. Die Heilung ist meist in 1 bis 2 Wochen beendet (F. Riesenfeld).

Prognose.

Die Prognose des subcutanen Panaritiums ist gut. Kaum jemals führt es zum Tode oder zu Funktionsstörungen. Seine Gefahr liegt im Übergang zu einer der schweren Formen, wenn es vernachlässigt, gar nicht oder unzureichend geöffnet wird.

Die schwere Streptocokkeninfektion der Ärzte — Lymphangitis — wird an anderer Stelle besprochen.

Melker-Panaritium.

Ein Unterhaut-Panaritium eigener Art wird bei Melkern und Melkerinnen beobachtet (Peiser). Die Hände und Finger der Melker sind gewöhnlich von dicken Schwielen bedeckt, in denen sich tiefe Risse bilden. In diese Risse werden beim Melken feine 2—3 mm lange, hellfarbige Härchen vom Euter der Kühe hereingerieben. Es entstehen chronische Entzündungsherde, die mehr oder weniger tief in das Unterhautgewebe eindringen und sich mit schmierigen Granulationen bedecken. Zur Heilung kommen sie nur nach sorgfältiger Entfernung der eingedrungenen Härchen, die auf der Höhe der Krankheit am besten durch Auskratzen mit dem scharfen Löffel erreicht wird (Peiser).

3. Nagelpanaritium.

Das Nagelpanaritium (Paronychie) ist ein Unterhautpanaritium, das durch die eigentümliche anatomische Organanordnung an seinem Sitz charakteristische Züge erhält. Die Eingangspforte des Nagelpanaritiums kann jede Verletzung am Nagelwall und Nagelbett sein.

Die häufigste ohne bemerkbares Trauma gegebene Eingangspforte ist der Niednagel, jenes kleine lästige, zum Jucken und Abreißen reizende, vom Rande des Nagelwalls an der Seite des Fingers sich ablösende, an der Basis festhaftende Hautsplitterchen, das bei jeder zufälligen Berührung an seine Gegenwart erinnert. Der Versuch, den Niednagel abzureißen, führt gewöhnlich zu einer weiteren Ablösung, bis eine kleine leicht blutende Wunde entsteht.

Der Name Neidnagel oder Niednagel entstammt nach Grimm (Deutsches Wörterbuch 1889) dem niederdeutschen nydnagel. Die Ansicht, daß das Wort mit Nieten (drücken, schmerzen) zusammenhängt, ist irrtümlich, die Schreibweise Nietnagel daher unrichtig.

Die Bezeichnung Neidnagel (französisch envie) erklärt sich aus dem Volksglauben, nach welchem derjenige, dessen Nagelhaut sich ablöst, von jemanden mit Neid angesehen wird (Grimm). Der englische Ausdruck ist agnail oder hangnail.

Besonders Chirurgen und chirurgisches Pflegepersonal sind der Infektion solcher kleinen Verletzungen ihrer Hautdecke ausgesetzt.

Die Paronychie der Säuglinge geht auf die Bevorzugung eines bestimmten Fingers zum Lutschen zurück. Auf die Paronychie im Gärungsgewerbe usw. gehe ich später ein.

Schwere Nagelpanaritien setzt die von sogenannten Manikuren ausgeübte Nagelpflege. Körbl (Wien) hat aus seinem Wirkungskreis in wenigen Jahren 32 solcher Manikurinfektionen sammeln können, die zum Teil zu typischen Nagelpanaritien, teils zu schweren Panaritien anderer Art führten.

Beim Manikuren ist nach Körbl der Nagelwall jener Teil des Nagelbetts, der als Hautsaum die Ränder des Nagels überlagert, am meisten einer Verletzung ausgesetzt. Er legt sich mit einem feinen Häutchen innig dem Nagel an. Das Häutchen hat den Zweck, die sehr empfindliche Hauttasche des Nagelbetts abzuschließen und das Bett gegen Verletzungen und Infektionen zu schützen. Das Häutchen gilt als unschön, wird daher künstlich mit Instrumenten vom Nagel abgedrängt und mit feinen Scheren abgetragen, so daß die früher abgeschlossene Hauttasche des Nagelbetts unterminiert ist und klafft. Erzielt wird dadurch eine längere und schmälere Form des Nagels. Bei diesem Eingriff werden zahlreiche kleinste Verletzungen des Nagelwalls gesetzt. Es folgt die Polierung des Nagels unter Auflegung von Paste und Puder. Die erwähnten kleinen Läsionen werden hierdurch künstlich verschlossen und zum Verkleben gebracht. Sind nun mit der Verletzung Eitererreger in das Gewebe eingedrungen, so findet der Eiter den Weg zur Oberfläche erschwert und dringt in die Tiefe vor. Während sich außen langsam das Bild des Nagelpanaritiums entwickelt, kann die Infektion in der Tiefe die Strecksehne und das mit ihr in innigem Zusammenhang stehende Periost erreichen oder auch in ungünstigen Fällen die Ausläufer der Sehnenscheide. Begünstigt wird das Vordringen in der Tiefe durch den Druck des Polierpolsters, das am Ende der Prozedur ausgiebig über Nägel und benachbarte Weichteile fährt und die Erreger in die Gewebsspalten und Lymphbahnen hineinpreßt. Körbl sah als Folge der Manikurinfektion 8 Nagelpanaritien, 7 Sehnenpanaritien, 5 Knochenpanaritien, 4 Gelenkpanaritien, 2 Handphlegmonen, ausgehend von Sehnenpanaritien, 2 Armphlegmonen, ebenfalls ausgehend von Sehnenpanaritien, davon eine mit septischer Thrombophlebitis, 1 Erysipeloid, 3 Erysipele.

Die zahlreichen Folgekrankheiten zeugen von der Schwere der Infektion. Es kann ja kaum ein günstigerer Weg für die künstliche Infektion gefunden werden. Die Mehrzahl dieser Fälle wies ein Bakteriengemisch meist mit Vorwiegen von Streptocokken auf, neben denen sich anaerobe Bacillen, Bacterium coli, Influenzabacillen fanden. In vier Fällen, darunter die 3 Erysipele, lagen reine Streptocokkeninfektionen vor.

Diese Manikurinfektionen sind recht geeignet, das epidemische Auftreten der Panaritien zu klären. In Körbls Behandlung stand eine Familie von vier Personen, bei denen gleichzeitig an verschiedenen Fingern Panaritien entstanden waren.

Sie hatten dieselben Manikurinstrumente benutzt. Bei dieser wie bei einer zweiten Familie mit gehäuften Infektionen konnte Körbl von den gebrauchten Instrumenten eine reichliche Bakterienflora zum Aufkeimen bringen. Auf Selbstmanikuren beruhten 9 von den 32 Infektionen. Meist waren die Infektionen bei berufsmäßigen Manikuren erworben, so die drei Erysipelfälle, die sich nacheinander von derselben Künstlerin hatten maniküren lassen. Die Impfung von den Instrumenten blieb hier negativ. Sie wurden nach dem Gebrauch angeblich mit Alkohol gereinigt. Hingegen ergab die Nagelsalbe eine Reinkultur von Streptocokken. Bei vier weiteren Gruppeninfektionen war zweimal das Impfergebnis der Instrumente positiv. Bei einer 70jährigen Frau trat kurz nach Ausheilung der ersten Erkrankung eine zweite Infektion an einem anderen Finger auf. Sie hatte den Weg der ersten Infektion nicht anerkennen wollen und sich wieder von derselben Nagelkünstlerin behandeln lassen. Auch hier war das Untersuchungsergebnis positiv.

Nagelpanaritien können sich an Fremdkörper anschließen, die unter dem Nagel eindringen. Bevorzugt sind Kegelschieber und Scheuerfrauen. Holzsplitter sind bei weitem die häufigsten Fremdkörper. Fischgräten, Metallsplitter, Ährenteile, Steinchen mit Erde vermischt kommen vor.

Nicht selten wird ein Finger nach dem anderen befallen.

Es liegen mancherlei Einteilungsversuche des Nagelpanaritiums vor, ohne daß in der Namengebung Einheitlichkeit erzielt ist. Bardenheuer unterscheidet zwischen Onychie gleich Entzündung des Nagelbetts und Paronychie gleich Entzündung in der Umgebung des Nagelbetts. Andere nennen Paronychie die Entzündung des Nagelwalls, geben ihr den Namen parunguales Panaritium, wenn sie sich auf die Umgebung ausdehnt, und bezeichnen sie als subunguales Panaritium, wenn sie unter dem Nagel sitzt. Noch andere unterscheiden die Entzündungen des Nagelwalls und die Umspülung der ganzen Wurzel mit Eiter.

Pathologisch - anatomisch handelt es sich um drei verschiedene Prozesse oder auch um drei Stadien eines Prozesses, für die eine möglichst treffende, zum allgemeinen Gebrauch geeignete Bezeichnung gefunden werden müßte.

Der häufigste ist die Entzündung des Nagelwalls, die eigentliche Paronychie, da sie sich oft dem Nagel entlang von einer Seite zur andern ausdehnt, treffend mit dem Namen „Umlauf" bezeichnet. Aus ihr kann sich die Eiterung unter dem Nagel, das subunguale Panaritium entwickeln. Indessen kann das subunguale Panaritium auch primär entstehen.

Beide Arten können übergehen in die Vereiterung des den Nagel umgebenden Gewebes, das parunguale Panaritium, das seinerseits bei entsprechender Infektion auch wieder primär entstehen kann.

Auf der einen Seite bezeichnen diese Namen also selbständige Prozesse ohne Neigung, sich auszudehnen, oder durch therapeutische Maßnahmen eingedämmt. Auf der anderen Seite können sie Stadien einer fortschreitenden Entzündung sein. Bei bösartigen Infektionen folgt dem parungualen Panaritium wieder die Eiterung der Strecksehnen, das Gelenkpanaritium, das Knochenpanaritium oder das Panaritium der Beugesehnen, sämtlich Leiden, die ihrerseits wieder zu den bei ihnen zu erwähnenden fortschreitenden, auf Hand und Arm übergehenden Entzündungen führen können.

Die **Paronychie,** die häufige Folge des Niednagels, der Manikure-Verletzungen und der kleinen Verletzungen der Chirurgen, besonders an eitrigen Knochenzacken, macht gewöhnlich weder Fieber noch wesentliche Schmerzen. Geringe Schwellung und Rötung des Nagelwalls oder seiner unmittelbaren Nachbarschaft oft auf einer Seite, hin und wieder langsam oder schnell auf die andere Seite übergehend, sind die objektiven Zeichen. Jucken und Brennen des entzündeten Walls verleitet den Träger häufig, durch Kratzen oder Druck auf die entzündete Stelle die störende Sensation zu übertäuben. Nicht selten bahnt sich der Eiter durch die zarte Haut zu dem unter dem Nagelwall verborgenen Teil der Nagelwurzel seinen Weg, tritt am Rande des Nagelwalls zutage und trocknet dort zu einer Kruste ein.

Behandlung.

Das Nagelpanaritium ist ein sehr hartnäckiges Leiden. Die Dauer des Leidens, die Belästigung des Trägers, die Gefahr der Verstreuung des Eiters über die Umgebung sind bei Nagelpanaritien so groß, daß im Beginn des Panaritiums unter jeder Bedingung eine Abortivbehandlung versucht werden muß. Dazu stehen eine Anzahl brauchbarer Verfahren zur Verfügung. Die Grundlage ihres Einflusses liegt in der Hyperämiewirkung.

In seltenen Fällen heilt das im Beginn stehende Panaritium, nachdem sich einige Tropfen trüben Sekrets oder Eiter entleert haben, von selbst. Meist schreitet es fort, trotz der an umschriebener Stelle erfolgten Entleerung des Eiters. Feuchte Verbände, besonders heiße feuchte Verbände (essigsaure Tonerde, Borwasser, cave Carbolwasser!) können die Entzündung im ersten Beginn zum Verschwinden bringen. Besser wirken 50—80%. Alkoholverbände unter wasserdichtem Verbandstoff, die zweimal täglich erneuert werden und zur Verhinderung von Hautschädigungen nachts durch Salbenverband ersetzt werden.

Dauer-Alkoholverbände unter wasserdichtem Verbandstoff können anscheinend dem Finger gefährlich werden. Sie sollen Nekrosen erzeugen können, ähnlich der Carbolgangrän an den Fingern.

Nicht selten versagen jedoch diese Versuche. Ein Verfahren, das sich auch in späteren Stadien noch bewährt hat, ist der Okklusivverband mit grauer Salbe (Denks, Härtel). Der Nagel und seine Umgebung werden mit einer dicken Schicht grauer Salbe bedeckt. Sie wird mittels einiger Rundtouren eines Heftpflasterstreifens und einer Längstour über die Fingerkuppe vom Luftzutritt abgeschlossen. Der Finger wird dann in Mittelstellung ruhiggestellt. Der Verband bleibt lange liegen, bis 8 Tage, und wird hartnäckig fortgesetzt, selbst wenn sich das Panaritium zunächst fortentwickelt. J. Volkmann teilt bei der chronischen Paronychie überraschende Erfolge mit. Ich habe mit diesem Verfahren ebenfalls gute Erfolge erzielt. Läßt sich von der Seite kein Eiter mehr neben dem Nagel oder neben den Granulationen vordrücken, so muß der graue Salbenverband durch den trockenen oder durch den Streupulververband ersetzt werden. Während unter dem reizenden Quecksilberverband die Granulationen sich vergrößern und ständig absondern, trocknen sie unter austrocknenden Verbänden schnell ein.

Andere rufen die Hyperämie durch Dauerstauung hervor. Schmale Gummistreifen oder Heftpflasterstreifen werden an der Basis fest um den Finger geschlungen und bleiben liegen bis zur Wirkung. Mehrmals täglich wiederholte heiße Handbäder unterstützen die Hyperämisierung. Vom Fingerverband grundsätzlich abzusehen, wie Gundermann das empfiehlt, scheint nicht zweckmäßig, da der verbandlose Finger mit absonderndem Nagelpanaritium die Eitererreger allzusehr verstreut.

Lang glaubt von der Umspritzung mit Vucinlösung (1 zu 2500 bis 5000) günstige Einwirkungen gesehen zu haben.

Bringen die beschriebenen Verfahren die Entzündung nicht zum Verschwinden, so kann die Abhebung des Nagelwalls von der Nagelwurzel durch einen vorsichtig einige Millimeter weit eingeführten Mullzipfel an der Stelle der Erkrankung Heilung bringen.

Meist läßt sich die Paronychie durch die erwähnten Mittel, besonders durch den Okklusivverband mit grauer Salbe beseitigen. Gelingt das nicht, so bleibt nur die teilweise oder gänzliche Entfernung des Nagels. Es mag sein, daß Einschnitte radiär zum Nagel oder auch parallel zum Rande des Walles manchmal Erfolg bringen. In der Regel indes sind diese Schnitte vergebens. Nachdem durch Zuwarten und erneute Schnitte abermals Zeit verloren ist, muß nach Wochen der Nagel ganz oder teilweise entfernt werden.

Die Entfernung des Nagels oder seiner Teile ist ein sehr schmerzhafter Eingriff, der ohne Schmerzbetäubung nicht gemacht werden soll. Die Vereisung mittels Chloräthyl ergibt keine genügende Schmerzbetäubung. Leitungsanästhesie der Fingernerven (Oberst) und der Äther- oder Chloräthylrausch sind die geeigneten Verfahren.

Beschränkt sich die Paronychie auf die eine Seite, so genügt die Entfernung der Nagelwurzel an dieser Seite. Sie wird zugänglich gemacht von einem Schnitt aus, der den Nagelwall in der Längsrichtung des Fingers entsprechend dem Rande der Nagelwurzel bis zu seinem zentralen Ende durchtrennt. Die Pinzette hebt den Zipfel des Nagelwalles hoch. Ein Arm der Schere dringt unter die Nagelwurzel und trennt sie ab, soweit die Paronychie reicht. Sind beide Seiten ergriffen, so müssen zwei Schnitte, jederseits einer, die Nagelwurzel freilegen (s. Abb. 10 und 11). Der proximal gelegene Teil des Nagelwalls wird wie eine Schürze bis zum proximalen Rande der Nagelwurzel hochgehoben und die ganze Nagelwurzel abgetragen (s. Abb. 12). Der freie Teil des Nagels kann

  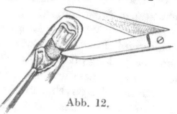

Abb. 10.   Abb. 11.

Einschnitte zur Entfernung der Nagelwurzel (nach Kanavel).

Abb. 12.

Entfernung der Nagelwurzel
(nach Kanavel).

ungestört in seinem Bett bleiben. An die Stelle des entfernten Nagels wird für 24 Stunden ein salbengetränktes Mulläppchen gelegt und dann der emporgehobene Teil des Walles an seine alte Stelle zurückgelagert.

Die Erhaltung des Nagelkörpers erspart dem Finger die lästige und stoßempfindliche Wundfläche an der Dorsalseite des Fingerendes. Die distale Schutzplatte des Nagelkörpers schiebt sich vor bis über das halbe Nagelbett, verharrt dann noch etwa 3 Wochen an ihrem Platz, bis sie sich eines Tages leicht von der Unterlage abheben läßt (Hintze).

Der Schnitt muß weit genug nach außen geführt werden. Trifft er auf den Nagel selbst nach der Mitte hin vom Seitenrande und verletzt das Nagelbett, so besteht die Gefahr, daß der Nagel sich als dauernder Spleißnagel wiederbildet.

Die Entfernung der Nagelwurzel bringt den Prozeß fast stets zur schnellen Ausheilung, so daß die Wegnahme des ganzen Nagels auf Ausnahmefälle beschränkt ist.

Zur völligen Entfernung des Nagels wird zunächst die Längsspaltung des Nagels in der Mitte vorgenommen, die vom freien Nagelende bis zum proximalen Rande der unter dem Nagelwall verborgenen Nagelwurzel durchgeführt wird. Es dringt dann eine Kornzange oder eine Gefäßklemme oder die Nagelextraktionszange nach Trendelenburg mit einem Blatt unter die eine Nagelhälfte, die unter Aufrollung des Nagels mittels der um die Längsachse gedrehten Zange entfernt wird. Ebenso wird mit der zweiten Hälfte verfahren. Die Nagelwurzel, die bei der Entfernung des eingewachsenen Nagels leicht abreißt und besonders geholt werden muß, folgt bei der Paronychie meist leicht und ohne einzureißen.

Um beim Verbandwechsel das sehr schmerzhafte Ablösen des auf der Wundfläche dem Nagelbett fest anhaftenden Mulls zu vermeiden, empfiehlt es sich, salbengetränkten Mull zur Bedeckung der Wunde zu verwenden.

Die Wundfläche reinigt und überhäutet sich schnell. Die Bildung eines neuen Nagels, dessen erste Anfänge sich an der Basis des Nagelbetts in Form einer konvex vorspringenden, anfangs weichen, in wenig Wochen härter werdenden, zunächst etwas unregelmäßigen Nagelplatte zeigen, bedarf etwa drei bis vier Monate. Das tägliche Wachstum des Nagels beträgt rund 0,1 mm. Die Unregelmäßigkeit des Nagels macht erst regelmäßigeren Formen Platz, wenn der neugebildete Nagel wieder ersetzt ist, also nach einem halben Jahr. Der Rat der alten Chirurgen, den Nagel, auch wenn er ganz gelockert ist, möglichst zu konservieren, um dem nachwachsenden Nagel eine Schiene zu gewähren, muß zurücktreten hinter das Bedürfnis nach glatten einfachen Wundverhältnissen.

Bei der Paronychie wie bei den folgenden Abarten des Nagelpanaritiums empfiehlt es sich nicht, allzulange mit der radikalen Therapie zu zögern. Geht durch Eiterung schließlich die Nagelmatrix, das Stratum germinativum der Nagelwurzel, teilweise oder ganz zugrunde, so bilden sich unschöne, krüppelhafte Nägel wieder; oder es zeigen nach Verödung des Nagelfalz, so daß die Fingerhaut unmittelbar in die neue Bildung übergeht, etwas derbere längsgestreifte Hornschichten den Platz an, an dem früher der Nagel gesessen hat.

Im Gegensatz zur Paronychie ist das **subunguale Panaritium** meist ausgesprochen schmerzhaft. Der klopfende, bohrende Schmerz kann dem Kranken die Nachtruhe rauben und führt ihn meist schnell zum Arzt. Nicht selten bestehen Fieberbewegungen. Oft läßt sich durch den Nagel der Fremdkörper als Ursache des Panaritiums noch nachweisen. In anderen Fällen sieht man an umschriebenen Stellen den gelben Eiter unter dem Nagel durchschimmern. Auch ein vereiterter Bluterguß nach Nagelquetschung kann die Ursache des subungualen Panaritiums sein. Er führt gewöhnlich zur Abhebung der ganzen Nagelplatte.

Die Abtragung des Nagelteils, soweit er von seinem Bett abgehoben ist, vom Rande her oder mitten aus seiner Fläche durch trepanationsähnliche Fensterung kann die Entzündung beendigen. Gelingt das nicht, so bleibt auch hier nur die Entfernung des ganzen Nagels übrig.

Das **parunguale Panaritium** leitet den Übergang der lokalisierten Formen auf das übrige Fingergewebe ein. Das dem Nagel benachbarte Unterhautgewebe samt Periost, ferner die Ausläufer der Strecksehnen werden beteiligt. Die Haut in der Umgebung des Nagels ist geschwollen und gerötet, oftmals mit Eiterblasen bedeckt. Die Schwellung ist auch auf der Griffffläche angedeutet. Die Schmerzen können sehr lebhaft sein.

Die Behandlung besteht in der Entfernung des ganzen Nagels oder seines Wurzelteiles, der in Fällen ausgedehnter Vereiterung noch Schnitte entsprechend den beiden seitlichen Nagelrändern bis zu den Falten des Nagelgelenks zu Hilfe kommen müssen. Besonders bei parungualen Panaritien besteht die schon oben erwähnte Gefahr der eitrigen Einschmelzung der Nagelmatrix, die dazu mahnt, den radikalen Eingriff nicht allzusehr zu verzögern.

Bleibt das Panaritium unbehandelt, so kann sich ein Bild entwickeln, das dem eingewachsenen Nagel der großen Zehe ähnelt. Absondernde Granu-

44

lationen am Nagelfalz, durch Eiter und Serum abgehobene Epidermisblasen der umgebenden Haut, eingetrocknete Eiterkrusten an den Rändern, Rötung und Schwellung der Umgebung kennzeichnen das Bild der chronischen Paronychie. Die einzig mögliche Behandlung besteht in der Entfernung des Nagels oder seines Wurzelteiles.

Das Bild der chronischen Paronychie leitet über zur Onychia maligna der alten Chirurgen, die Bardenheuer besonders bei Anatomiedienern fand. Es bilden sich Nagelwallgeschwüre mit fungösem oder nekrotischem Grunde und harten speckigen Rändern. Sie sondern stinkenden Eiter ab. Das Nagelglied kann kolbig anschwellen. Schmerzen bestehen an sich nicht oder wenig, doch ist der Finger gegen mechanische, thermische und chemische Schäden sehr empfindlich. Der Nagel wirkt als reizender Fremdkörper und unterhält den Prozeß.

Die Behandlung besteht in Entfernung des ganzen Nagels und der Granulationen.

Differentialdiagnostisch kommt der syphilitische Primäraffekt des Fingers in Betracht. Besonders Ärzte haben Gelegenheit, ihn zu erwerben. Da der Niednagel sowie sonstige kleinere Verletzungen am Nagelwall seine Eingangspforte darstellen, stimmt sein Sitz mit dem der Paronychie und des parungualen Panaritiums überein. Doch sieht er anders aus. Er stellt eine Auftreibung der Haut an sich dar, auf dessen Höhe sich im Verlauf ein Geschwür zeigen kann. Entzündungserscheinungen fehlen oder sind gering. Bei einiger Kritik führt das abweichende Aussehen sofort zum Verdacht auf einen Primäraffekt, der durch die gewaltigen relativ schmerzfreien Drüsenschwellungen in der Achselhöhle und am Ellenbogen bestätigt wird.

Fast kein syphilitischer Primäraffekt am Finger entgeht dem Einschnitt, der dem vermeintlichen Panaritium gilt, und doch ist seine Erkennung leicht, wenn nur an ihn gedacht wird.

Berufliche Paronychie durch Gärungsstoffe (Zuckerbäckerparonychie, Konditorparonychie).

Für die Entstehung chronischer Paronychien ist der Beruf von besonderer Bedeutung. Französischen Ärzten war in den großen Konfiserien Südfrankreichs, in denen die Glacierung von Früchten mit stets wiederholten chemischen, mechanischen und thermischen Reizen für die Finger der Arbeiter dieser Betriebe verbunden ist, zuerst Gelegenheit gegeben, auf eine „berufliche Paronychie durch Gärungsstoffe", das Zuckerbäckerpanaritium, aufmerksam zu machen (Poncet 1879, Villebun 1803, Albertin, Chaussende). Auch bei Bierbrauern, Köchinnen und anderen Berufsarten, deren Finger in dauernde Berührung kommen mit Gärungsstoffen, wurden ähnliche panaritielle Erkrankungen beobachtet. Die Symptomatologie zeigt nach Strauß alle Übergänge von der einfachen chronisch-entzündlichen Reizung des Nagelsaumes bis zur eitrigen Entzündung des Nagelbetts und zur langsamen Nekrose des Nagels. Der Verlauf ist durchaus chronisch. Wesentliche Schmerzerscheinungen, von mäßigem bis zuletzt lebhaftem Brennen und Jucken abgesehen, treten nicht auf. Die Erkrankung befällt meist mehrere Finger zugleich oder kurz hintereinander. Sie beginnt mit kleinen Erosionen am Nagelsaume, in denen sich Zuckerstaub oder gärungsfähiger Saft festsetzt und zu weiteren Entzündungen und zu Granulationsbildung Veranlassung gibt. Der Nagel verliert seinen Glanz, verfärbt sich schwarz, wird flach, spatelähnlich und löst sich schließlich langsam aus dem seitlichen Nagelsaum und vom Vorderrand der Matrix ab, bis seine Abstoßung erfolgt.

Prophylaktisch wirken Reinlichkeit und Ersatz der Finger bei der Arbeit durch geeignete Apparate.

Therapeutisch ist in den Anfängen Fernhaltung von dem schädigenden Berufe und Behandlung mit Salbenverbänden, wenn nötig Entfernung des Nagels von sicherer Wirkung. Ist erst durch längere chronische Eiterung die Matrix zerstört, so ist je nach dem Grade der Zerstörung mit einer mehr oder minder ungünstigen Ausheilung zu rechnen.

Bei Wäscherinnen kann durch eine Kombination von chemischen und mechanischen Reizen eine Onycholysis partialis zustande kommen.

4. Der Schwielenabsceß.

Unter den Schwielen an der Fingerbasis spielt sich nicht selten eine besondere eitrige Affektion ab, die nach der Lokalisation des Eiters von den Engländern collarbutton abscess (Kragenknopfabsceß) oder auch dumb bell abscess (hantelförmiger Absceß) genannt wird, während der deutsche Sprachgebrauch sie mit ätiologischer Beziehung als Schwielenabsceß oder nach dem Ort seiner Ausbreitung als Interdigitalphlegmone bezeichnet.

Die Entstehung geht auf eine Infektion in den Schrunden oder durch die Schrunden der Schwielen oder auch einer durch ungewohnten Gebrauch erworbenen Blase zurück. Der primäre Herd kann also zwischen Epidermis und Cutis oder unter der Cutis sitzen. Das letzte scheint das häufigste zu sein.

Für den Schwielenabsceß charakteristisch ist, daß der Eiter sich unter der Cutis und zwischen Cutis und Epidermis zu einer flachen Ansammlung ausbreitet und daß diese Ansammlungen durch eine recht oft feine fistelartige Öffnung in der Cutis miteinander in Verbindung stehen. Dem Eiter gelingt es zwar, die Cutis an umschriebener Stelle zu durchbohren, nicht aber, sich durch die verhornte Epidermis einen Weg nach außen zu bahnen. Dringt er durch das dichte fibröse Gewebe neben den M. lumbricales und den Basen der Grundgliedknochen nach rückwärts unter die Streckseitenhaut der Schwimmfalten, so bildet sich eine dritte Eiteransammlung. Es entsteht eine Kette von Eiterseen (Kanavel).

Erfolgt keine operative Eiterentleerung, so tritt der Eiter unter Druck. Aus dem harmlosen Schwielenabsceß wird eine schwere Handeiterung.

Härtel schildert ihre Entstehung wie folgt:

„Die Ausbreitungswege in diesem Teile der Hand sind gegeben durch das Verhalten der Aponeurosis palmaris und durch die tieferen Gebilde. Die Längsfasern der Aponeurose setzen sich in der Beugefalte des Fingers an die Haut an, teilweise gehen sie auch durch den Zwischenfingerraum zur Dorsalseite. Die Querfasern setzen sich im Gebiet der Sehnen fort auf die fibröse Decke der Fingersehnenscheide. In dem Zwischenraum bilden sich besondere Züge in der Schwimmhaut und lassen dabei in jedem Zwischenfingerraum einen Kanal frei, der für die Ausbreitung von Eiterungen von großer Wichtigkeit ist. Hier treten von proximal kommend die Fingerzweige des oberflächlichen und tiefen Hohlhandbogens zur gemeinsamen Fingerarterie zusammen, sie kommen aus den Räumen unter der Palmarfascie und unter den tiefen Beugesehnen. Dazu gesellen sich die unter den Gefäßen des oberflächlichen Hohlhandbogens verlaufenden Fingernerven. Die Verzweigung nach distalwärts erfolgt so, daß die Gefäße sich in anderen Ebenen wieder teilen und an die Seiten der Finger gehen, begleitet von den Nerven. In demselben Raume ziehen aber noch die Sehnen der von den tiefen Beugesehnen entspringenden Lumbrical-muskeln zwischen den Fingern zur Streckseite. So treffen sich hier die Zell-gewebsräume der verschiedensten Schichten der Hand in einem gemeinsamen Sammelpunkt, und Schwielenabscesse, welche in diese interdigitale Nische hineingeraten, können zur Streckseite der Finger und Hand, sowie zu den tiefen mittleren und oberflächlichen Zell-gewebsräumen der Hohlhand weiterwandern."

Behandlung.

Die Behandlung des Schwielenabscesses besteht in seiner Eröffnung. Mittels scharfen Messers entfernen flachgeführte Züge die dicken Schwielen und legen den plattgedrückten rundlichen Herd unter der Epidermis schmerzlos frei. Leichter Druck entleert dann durch eine kleine Öffnung in der hochroten Cutis aus der Tiefe weiteren Eiter. Im Rausch oder unter Leitungsbetäubung erfolgt der Einschnitt in ovalärer Form (Fischmaulschnitt), wie er beim subcutanen Panaritium beschrieben wurde. Die tiefe Eiterhöhle wird mit Haken auseinander gehalten und sorgfältiger, leicht streichender Druck auf die Umgebung aus-geübt, ob sich noch weiterer Eiter aus einem Gang oder aus einer dritten Höhle entleert. Hat sich unter der Haut der Rückseite der Schwimmfalte noch Eiter gesammelt, so kann von der Rückseite ein besonderer Einschnitt angelegt werden (s. Abb. 27), oder das Messer spaltet, ohne Schaden nach der Vernarbung zu hinterlassen, die Schwimmfalte in voller Dicke bis zum freien Rande. Melchior empfiehlt die Schwimmhautfalte möglichst zu schonen, da ihre Schnitte langer Zeit zur Heilung bedürfen.

5. Furunkel an der Hand.

Furunkel sind im allgemeinen an Haarbalgdrüsen gebunden. Sie kommen daher im Bereich der Hand nur an der Streckseite vor. Ihr häufigster Sitz ist die Rückseite der Fingergrundglieder, die ulnare Seite des Handrückens sowie die Streckseite über dem Handgelenk. Sie neigen ausgesprochen zu multiplem Auftreten.

Die Reibung des Taschenrandes oder des Ärmels begünstigt die Einwande-rung der Erreger und ihre Verbreitung auf benachbarte Talgdrüsen.

Besonders an der Streckseite der Finger machen sie lebhafte Beschwerden. Im übrigen unterscheiden sie sich nicht von Furunkeln an anderen Körper-stellen.

Behandlung.

Ihre Behandlung besteht in einem Einschnitt, der über das Gebiet der Nekrose hinaus auch die Zone der Infiltration spaltet. Die Bestrebungen, ohne jeden Einschnitt auszukommen und die Selbstentleerung der Nekrose abzuwarten, ihr vielleicht durch Abheben der bei beginnender Eiterbildung dünn sich vorbuchtenden Haut mittels Pinzette zur Hilfe zu kommen, stoßen an Hand und Fingern oft auf den ausgesprochenen Widerstand des Furunkel-trägers. Er drängt häufig, von den sehr lästigen Beschwerden des Furunkels durch Einschnitt befreit zu werden.

Auf der anderen Seite geht auch der Rat derer über das Ziel hinaus, die grundsätzlich einen Kreuzschnitt bis ins Gesunde anlegen (Kanavel). In schweren fortschreitenden Fällen, besonders bei widerstandslosen Individuen (Diabetes!), ist dieser Kreuzschnitt, der noch über die Zone der Infiltration hinausgeht, primär erforderlich.

Die durch den Kreuzschnitt gebildeten Lappen werden parallel zur Hautoberfläche von der Unterlage in Ausdehnung der Schnitte abgelöst und nach den Schnitten zu für 24 Stunden mit salbengetränktem Mull tamponiert. Spritzende Gefäße müssen gefaßt werden. Bei stärkerer venöser Blutung wird trockener oder wenig angefeuchteter Mull bevorzugt.

Zur Anlegung dieser Schnitte ist der Äther- oder Chloräthylrausch erforderlich.

Die primäre Exstirpation des Furunkels nach Analogie der Ausschneidung einer kleinen Geschwulst unter Vernähung der Ränder kann zu einem Erfolg führen, hat in anderen Fällen zu den schwersten Folgen mit tödlichem Ausgang Veranlassung gegeben. Sie ist daher zu verwerfen.

Besonders auch an den Fingern empfiehlt sich die Frühbehandlung des werdenden Furunkels. Dafür gibt es viele Verfahren. Nur eins sei angeführt, das sich vielfach bewährt hat. Die erste sichtbare Reaktion auf die Einwanderung der Eitererreger in die Haarbalgdrüse ist eine juckende, flohstichähnliche Rötung, in deren Mitte meist ein Haar sichtbar ist. Dieses Haar wird mit der anatomischen Pinzette ausgerissen. Dann wird die rote Stelle mit wenig Jodtinktur betupft und nach Abtrocknung mit einem kleinen runden Stückchen Leukoplast bedeckt. Jedes Kratzen und Scheuern wird verboten. Die Hand darf nicht in der Tasche getragen werden, so daß der Rand der Tasche zum Scheuern Veranlassung geben kann. Das Leukoplast ist zunächst ein mechanischer Schutz, leistet aber zugleich der Erweichung der Decke über der beginnenden Nekrose Vorschub, so daß der kleine Pfropf nicht selten nach einem bis zwei Tagen bei der Abnahme dieser Decke an dem Pflaster haftet und mit ihm entfernt wird. Die Lücke schließt sich dann schnell unter dem erneuerten Pflaster. Meist aber ist die ganze Rötung bei Entfernung des ersten Pflasters restlos verschwunden.

II. Die tiefen Panaritien der Finger.

6. Sehnenscheidenpanaritium.

Das Sehnenscheidenpanaritium (Panaritium tendinosum) entsteht am häufigsten durch Infektion auf dem Lymphwege. Einer kleinen Verletzung meist am Nagelglied oder Mittelglied, die vielleicht schon abgeheilt und vergessen ist, folgt nach 24—36 Stunden oder seltener nach einigen Tagen die Sehnenscheideninfektion. In anderen Fällen leiten Unterhautpanaritien die Entzündung auf die Sehnenscheide fort. Jede der Sehnenscheide benachbarte Eiterung kann zum Sehnenpanaritium führen. Nicht selten begleitet es das vernachlässigte Knochen- oder Gelenkpanaritium. Endlich unterliegt die eröffnete Sehnenscheide unmittelbarer Infektion. Aus kleinen, besonders aus tiefen Verletzungen oder breiten Eröffnungen des Lumens wie bei Fingerabquetschungen können Scheideneiterungen entstehen.

Auch rückläufig bei Eiterungen der Hohlhand kann die Fingersehnenscheide infiziert werden.

Am bekanntesten ist dieser Vorgang am Daumen und kleinen Finger von der gekreuzten oder U-Phlegmone her auf dem Wege über die Hohlhandsäcke. Aber auch die Sehnenscheiden der mittleren Finger unterliegen der rückläufigen Infektion: die Ringfingerscheide ausschließlich, die Mittelfingerscheide meist vom Mittelhohlhandraum her, die Zeigefinger-

scheide ausschließlich, die Mittelfingerscheide selten vom Daumenballenraum her. Das
verbindende Glied von den Fascienräumen sind die M. lumbricales. Von der rückläufigen
Infektion wird bei der tiefen Hohlhandphlegmone noch die Rede sein.

Für die Entstehung der Sehnenscheidenphlegmone ist also das Eindringen der Verletzung in die Scheide nicht Voraussetzung. Nicht selten entsteht sie nach oberflächlichen
infizierten Verletzungen, bei denen eine Schädigung der Sehnenscheide ausgeschlossen ist.

Anatomische Anordnung.

Zum Verständnis des Krankheitsbildes des Sehnenscheidenpanaritiums ist
die Kenntnis der anatomischen Anordnung der Sehnenscheiden erforderlich.
Bei ihrer Darstellung halte ich mich im wesentlichen an die Schilderungen
Forssells und Kepplers, die ausführliche Bearbeitungen der Sehnenscheiden-
eiterungen gegeben haben. .

Vom Flexor pollicis brevis abgesehen sind die Sehnen sämtlicher Fingerbeuger teils auf kürzere, teils auf längere Strecken von Synovial- oder Sehnenscheiden umschlossen. Es sind das dünne, schlaffe, allseitig geschlossene Hüllen,
an denen wie beim Bauchfell ein äußeres parietales und ein inneres viscerales,
die Sehne bekleidendes Blatt unterschieden werden. Zwischen diesen beiden
Blättern findet sich etwas schleimige, der Synovia der Gelenkhöhlen verwandte
Flüssigkeit, die das reibungslose Gleiten der Sehnen vermittelt. In diesen
langgestreckten Hohlräumen spielt sich das Sehnenpanaritium ab. Damit ist
die Eigenart des Sehnenpanaritiums bestimmt. Im Gegensatz zu der bei geringster Flächenausdehnung in die Tiefe sich fortpflanzenden subcutanen Entzündung des Fingers zeigt das Sehnenpanaritium ausgeprägte Neigung, sich
innerhalb der einmal ergriffenen Umhüllung, also dem Verlauf der Sehne entsprechend auszudehnen. Dieser Neigung vermögen nur festere Gewebsbarrièren
und diese häufiger auch nur für kurze Zeit wirksam entgegenzutreten. Die
Ausbreitung der Entzündung ist somit im großen und ganzen durch die Anordnung der jeweils ergriffenen Scheide bestimmt.

Die Sehnenscheiden der Finger werden durch besondere Fascienapparate,
die Ligamenta vaginalia, gestützt. In die Ligamenta vaginalia sind Verstärkungs-
züge eingewebt, welche über den Gelenken quer zur Fingerachse gerichtet
sind (Fibrae annulares) und zwischen den Gelenken schräg oder gekreuzt
verlaufen (Ligamenta obliqua oder Fibrae cruciatae).

Die die oberflächlichen und tiefen Fingerbeuger gemeinschaftlich um-
hüllenden Scheiden nehmen an den vier letzten Fingern den Bereich des Grund-
und Mittelgliedes ein. Sie reichen also von den Metacarpo-Phalangealgelenken
bis zur Basis der Endphalangen oder, auf äußerliche Merkzeichen projiziert,
von einem Punkte 2 cm zentralwärts der Grundgelenkbeugefalten bis zu den
Nagelgliedbeugefalten.

Corning läßt die Sehnenscheiden proximalwärts bis zu den Köpfchen der Metakarpalknochen reichen, distalwärts bis zur Mitte der Endphalangen, Braus bis zur Grenze zwischen
erstem und zweitem Drittel der Endphalangen. Nach Kanavel beginnen sie unmittelbar
distal des distalen Interphalangealgelenkes und reichen daumenbreit proximal des Schwimm-
hautrandes.

An den drei mittleren Fingern bildet den Abschluß handwärts ein etwas
derberer widerstandsfähiger Blindsack.

Am Daumen bleibt die nur die lange Fingerbeugersehne umschließende
Scheide im wesentlichen auf das Gebiet des Grundgliedes beschränkt. Distal

reicht sie auch hier bis zur Basis des Nagelgliedes. Zentralwärts geht sie meist als ununterbrochener, nur in der Lichtung wechselnder Kanal durch die Mittelhand bis zum Vorderarm hinauf, wo sie daumenbreit zentral die Lig. carpi transversum endet. An Ausdehnung gewinnend stellt sie in der Hohlhand und an der Handwurzel den radialen, für sich gesonderten Teil des großen karpalen Scheidensacks, die Bursa radialis, dar.

Nicht so konstant sind die Verhältnisse am kleinen Finger. Geht auch die Sehnenscheide des kleinen Fingers in der Mehrzahl der Fälle in den gemeinsamen ulnaren Handscheidensack über, der im Bereich des Handgelenks die Beugesehnen der 4 letzten Finger umschließt, so kommt nicht gar so selten ein blindsackförmiger Abschluß der Kleinfingerscheide entsprechend den Verhältnissen an den mittleren Fingern vor. Aber auch in diesen Fällen reicht meist eine Ausstülpung des ulnaren Hohlhandscheidensacks bis an die Umschlagstelle der Kleinfingerscheide heran, so daß nur eine leicht zu durchbrechende Gewebsschranke zwischen beiden besteht. Auf die Anordnung der großen karpalen Scheidensäcke komme ich ausführlicher bei Schilderung der tiefen Hohlhandphlegmonen zurück.

Die Sehnen der drei mittleren Finger verlaufen handwurzelwärts ihres Austritts aus den Fingerscheiden, also von der Gegend des Grundgelenks ab an bis zum Eintritt in die gemeinsame ulnare Bursa an der Handwurzel auf eine Länge von 0,75 bis 1,25 cm scheidenlos frei in das lockere Zellgewebe unter der Hohlhandfascie eingebettet. In dieser Höhe übergehend auf die Gegend der palmaren Scheidensäcke dienen die Sehnen der tiefen Beuger den Lumbricales zum Ursprung, mit denen sie zusammen den Mittelhohlhandraum und den Thenarraum überlagern.

Die Fingersehnenscheiden sind mit dem periostalen Überzug der Phalangenknochen und mit der vorderen Kapselwand der Fingergelenke überall eng verbunden. Am dünnsten ist die Scheidewand nach Kanavel über dem Grundgliedknochen und über der Basis des Mittelgliedknochens etwa in der Höhe der Epiphysenlinie. Dieses Verhältnis macht einerseits das Übergreifen der Eiterung von der Sehnenscheide auf die benachbarten Knochen und Gelenke verständlich, erklärt andererseits die Gefährdung der benachbarten Sehnenscheide bei Gelenk- und Knochenpanaritien.

Krankheitserscheinungen des Sehnenpanaritiums.

Am oft anscheinend unverletzten, in manchen Fällen eine kleine, tiefgehende Stich-, Schnitt- oder Quetschwunde aufweisenden Finger tritt in seiner ganzen Länge ein Druckgefühl auf, dem bald ausgesprochener, spannender, spontaner Schmerz folgt. Der Schmerz kann sehr heftig sein, so daß er die Nachtruhe raubt und zu nicht endendem Jammern Veranlassung gibt, in anderen Fällen ist er gering. Die Beugeseite des ganzen Fingers ist in ganzer Länge zunächst leicht geschwollen. Die Streckseite ist an der Schwellung zunächst weniger, später ausgiebiger beteiligt. Alle Gelenke der Finger werden in leichter Beugestellung aktiv fixiert gehalten. Aktive und passive Bewegungen schmerzen. Der Versuch, die Finger passiv zu strecken, wird als überwältigender Schmerz besonders am Fingergrunde empfunden. Rötung tritt zunächst noch mehr zurück, als beim Unterhautpanaritium, kann sich im Gefolge in verschiedenem Grade ausbilden. Ausgesprochen ist der Druckschmerz über dem ganzen Bereich der Scheide (siehe

Abb. 3, Mittelfinger). Die Körperwärme ist gesteigert, oft — in etwa zwei Drittel der Fälle — geht der Steigerung ein Schüttelfrost voraus. In manchen Fällen besteht lebhaftes Krankheitsgefühl.

Setzt keine zweckentsprechende Behandlung ein, so nehmen alle Erscheinungen zu. Insbesondere wird der Schmerz lebhafter, bald unerträglich. An der Beugeseite des Fingers stellt sich eine düstere Rötung ein, die bis in die Hohlhand reicht. Das Ödem an der blaßgefärbten Fingerstreckseite nimmt zu und geht auf den Handrücken über.

Dem überaus schmerzhaften Stadium folgt nach Ausbildung starken Ödems gewöhnlich ein Nachlassen der Schmerzen, das häufig gleichzeitig mit dem Durchbruch des Eiters aus dem geschlossenen Scheideraum eintritt oder ihm vorausgeht.

Am zentralen Ende erfolgt der Durchbruch unter die Palmarfascie in die Hohlhand. Der Eiter folgt dem Spulwurmmuskel und füllt die Fascienräume der Hohlhand, vom Ringfinger und meist auch Mittelfinger aus den Mittelhohlhandraum, vom Zeigefinger aus den Thenarraum. Beim Sehnenpanaritium des Daumens und kleinen Fingers leiten die präformierten Scheiden die Eiterung in die Scheidensäcke der Hohlhand über. Es entsteht das Bild der tiefen Hohlhandphlegmone und aller seiner Gefahren, das unten besonders geschildert wird.

Kanavel unterscheidet zwei Infektionstypen. Die örtliche Infektion mit unmittelbarer Eröffnung der Scheide, die meist auf Staphylokokken beruht, verläuft langsam und gutartig. Plastische Verklebungen hemmen ihre Ausdehnung. Bei starken örtlichen Symptomen ist die Allgemeininfektion gering. Die nach geringer Verletzung auf dem Lymphwege zur Scheide geleitete, meist auf Streptokokken beruhende Infektion führt in wenigen Stunden zu ausgeprägtem Schmerz mit diffuser Schwellung. Die Infektion breitet sich ohne Aufenthalt über das ganze erreichbare Scheidensystem aus und neigt zum Durchbruch in die Umgebung. Die Allgemeinerscheinungen sind schwer.

Pathologisch-anatomisch findet sich zunächst ein eitriges Exsudat als Produkt der Scheide. Die eitrige Entzündung ergreift auch die bindegewebige gefäßtragende Umhüllung der Sehne sowie das gefäßtragende Zwischenbindegewebe, das sich zellig infiltriert. Die Sehne verliert ihren perlmutterähnlichen Glanz, nimmt zunächst an ihrer Oberfläche eine trübgelbliche Färbung an, die mit der Strohfarbe Ähnlichkeit hat, wird später matschig und brüchig. Die Sehnenfaszikel fasern sich auf, nekrotisieren und stoßen sich ab. Hat das eitrige Exsudat in der Sehne zu Ernährungsstörungen geführt, so heilt sie stets, falls sie nicht ganz der Nekrose anheimfällt, mit Adhäsionen gegen die Scheide aus.

Erkennung.

Der Erkennung des Sehnenscheidenpanaritiums liegt zugrunde vor allem die Druckschmerzhaftigkeit, die auf die Sehnenscheide beschränkt ist und die sich schnell über die ganze Scheide ausdehnt (s. Abb. 3, Mittelfinger). Sie ist am stärksten am proximalen Scheidenende. Der Fingerrücken bleibt unempfindlich. Der erkrankte Finger und auch seine Nachbarn werden in leichter Beugestellung festgehalten. Der kranke Finger wird auf Aufforderung kaum weiter gebeugt, unter keiner Bedingung aber gestreckt. Der Versuch passiver Streckung löst starke Schmerzäußerung aus. Auch Bewegungen der Nachbarfinger werden zur Vermeidung des schmerzhaften Mitgehens des kranken

Fingers möglichst vermieden. Vorsichtiger Druck in der Längsrichtung der Finger (Stauchung), sowie Zug am Finger sind nicht besonders empfindlich.

Druckschmerz im Bereiche der Scheide, aktive fixierte Beugestellung der Finger und überwältigender Schmerz bei passivem Streckungsversuch sind die Grundlagen der Diagnose.

Behandlung des Sehnenpanaritiums.

Die ausgedehnte, ausgiebige Spaltung der Sehnenscheide, die die Sehne ohne Rücksicht auf ihre Bedeckung freilegt (v. Bergmann u. a.), ist verlassen (Abb. 13 u. 25). Die Sehne stieß sich ab, in anderen Fällen verwuchs sie in ganzer Ausdehnung rettungslos mit der Umgebung. Der ausgedehnte Einschnitt beseitigte die Eiterung, gab aber die Sehne und damit das von der erkrankten Sehne versorgte Glied bis auf seltene Ausnahmefälle gänzlicher Gebrauchsunfähigkeit preis.

Der Fortschritt in der Behandlung der Sehnenscheidenphlegmone knüpft sich an den Namen Biers. Im Jahre 1905 gab er sein Verfahren der Behandlung akuter eitriger Entzündungen bekannt. Es besteht im wesentlichen in dem Ersatz der langen Schnitte durch mehrfache kleine Einschnitte in einer bestimmten Anordnung (Abb. 13, Zeigefinger) und in der Zufügung einer 20- bis 22stündigen Dauerstauung. Die Erhaltung der vollen Gebrauchsfähigkeit stieg von einzelnen Fällen (etwa 10 von 100) auf zwei Drittel aller Sehnenscheidenpanaritien an; ja unkomplizierte Frühfälle gelang es durch das Biersche Verfahren fast ausnahmslos mit voller Gebrauchsfähigkeit zu heilen. „Wahrhaft glänzend sind die Erfolge bei den Sehnenscheidenphlegmonen, und wenn die Methode nicht mehr leistet als dieses, so würde sie verdienen, nicht vergessen zu werden"

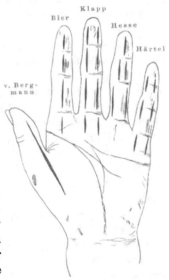

Abb. 13. Schnittanordnung beim Sehnenscheiden-Panaritium; historische Übersicht. (Am Ringfingergrundglied liegen die beiden Schnitte nach Hesse rein seitlich.)

(Bardenheuer).

Gewiß wurden auch vor Bier „wesentliche Fixationsteile tunlichst geschont" (Müller u. a.), aber das typische Verfahren vielfacher kleiner Schnitte unter bewußter Aussparung von Brücken, in denen alle Fixationsmittel im Zusammenhang mit ihren bedeckenden Weichteilen erhalten wurden, ist der von Bier unter zunächst vielfachem Widerspruch mit um so allgemeinerem späterem Erfolge angebahnte Fortschritt.

Die Sehnenscheidenphlegmone soll früh eingeschnitten werden, sobald sie sicher erkannt ist. Eine Berechtigung, mit dem Einschnitt zu warten, lag früher vor, als das Behandlungsverfahren an sich eine schwere, fast stets verderbenbringende Gefahr für die Sehne bedeutete. Das Biersche Verfahren ist sicher gefahrlos. Die Erhaltung der Sehne gelingt um so leichter, je früher das Verfahren einsetzt. Wenn es auch Bier gelungen ist, durch Stauung allein ohne Einschnitt Frühfälle zu heilen, so müssen diese Glanzerfolge zurücktreten vor der schweren Verschlechterung der Prognose, die eine Verzögerung der Eröffnung mit sich bringen kann.

Der frühe Einschnitt ist nicht wesensgleich mit dem prophylaktischen Einschnitt. Ohne sichere Diagnose, nur unter dem Druck ausgeprägter Schmerzen im verletzten infizierten Finger und beginnender Allgemeinerscheinungen, vielleicht gedrängt von dem dem ärztlichen Beruf angehörigen Kranken, das Messer in die Hand zu nehmen, ist ein Fehler, der sich schwer rächen kann. Darauf komme ich zurück bei der lymphangitischen Infektion.

Die Einschnitte legen grundsätzlich die Scheide in ihrer ganzen Ausdehnung unter Erhaltung aller physiologisch wichtigen Teile ihrer Bedeckung frei. Über ihre Anordnung im einzelnen ist weder in Beziehung zur Fingerlängsausdehnung noch zur Breitenausdehnung Einheitlichkeit erzielt.

Nach mechanischen Gesetzen muß die wesentliche Fixierung der Beugesehnen unmittelbar über den Gelenken erfolgen. Sie würden sonst bei Beugung der Gelenke, den kürzeren Weg wählend, ihre Bedeckungen vorwölben. Die Schnitte müssen also die Gegend der Gelenke, die Ligamenta annularia, aussparen. Darüber herrschte Einigkeit, bis Härtel neuerlich einen anderen Weg einschlug. Er nimmt an, daß die fibröse Verstärkungshülle der Scheiden gerade über den Phalangen am stärksten ausgebildet ist, „während sie über den Gelenken sehr schwach ist und ihr Gefüge gelockert. Ergüsse der Sehnenscheiden wölben diese in der Gegend der Gelenke vor, während sie über den Phalangen nicht zur Entfaltung kommen können." Härtel bezeichnet daher die bisher befolgte Regel, zur Vermeidung der Luxation der Sehne aus der Hülle über den Phalangen einzuschneiden, als unrichtig und empfiehlt die Einschnitte in die Gegend der Gelenke zu verlegen (Abb. 13, kleiner Finger). Ich glaube mich dieser Empfehlung nicht anschließen zu sollen. Selbst wenn die Verstärkungshüllen der Sehnenscheiden über den Gelenken schwächer sind als über den Phalangen, bleibt bestehen, daß sie dort aus mechanischen Gründen wichtiger sind.

Daß die Scheide proximal der Grundgliedbeugefalte an der Hohlhand der Eröffnung bedarf, wird allgemein anerkannt. Ob dagegen die Eröffnung auch über dem Nagelglied erforderlich ist, darüber gehen die Ansichten ebenso auseinander, wie über die Ausdehnung der Scheide peripherwärts (s. oben: Anatomische Anordnung). Klapp glaubt Eröffnung auch über dem Nagelglied nicht entbehren zu können, Kanavel lehnt sie ab. Ich habe sie nie gemacht und aus ihrem Fehlen keinen Schaden erlebt. Ich halte den Schnitt über dem Nagelglied also für überflüssig.

Die zweckmäßige Längsverteilung der Schnitte verlegt also einen Schnitt über das Mittelglied, einen Schnitt über das Grundglied und einen Schnitt in die Hohlhand in unmittelbarem Anschluß an die Beugefalte des Grundgliedes. Da die Sehnenscheide in ganzer Ausdehnung eröffnet werden muß, sind alle diese Schnitte erforderlich (s. Abb. 14, kleiner Finger).

Besonders nach den langen Schnitten der früheren Zeit machte sich die Lage der Narbe mitten auf der Grifffläche störend bemerkbar. Schon damals wurde erstrebt, durch seitliche Anlagen der Schnitte eine günstigere Vernarbung zu erzielen (Bardenheuer-Bliesener). Klapp hat die seitliche Anordnung der Schnitte für den unterbrochenen Schnitt zum Verfahren erhoben (s. Abb. 13,

Mittelfinger). Die Sehne wurde niemals von der Beugeseite, sondern stets von der seitlichen Fläche des Fingers eröffnet. „Der Hautschnitt hatte nicht ganz die volle Länge der Phalange. Im Bereich jeder Phalange wurde das Sehnenscheidenfach lang eingeschnitten, so daß die Sehne stets gut und soweit, wie der Hautschnitt reichte, sichtbar war. War an der einen Seite geöffnet, so wurde eine Hohlsonde durch die Sehnenscheide gegen die andere Seite des Fingers geführt und von außen mit gleich langem Schnitt eingeschnitten oder auch ein schmales Spalpell vor der Sehne vorbeigeführt und nach der anderen Seite durchgestoßen." Auch über dem Köpfchen der Mittelhandknochen in der Hohlhand und zentral des Lig. volare am Unterarm wurden die Scheiden und Säcke durch paarige Schnitte freigelegt.

Ein besonderer Vorteil des seitlichen Schnittes im Bereiche des Grundgliedes ist die Eröffnung des Lumbrikalkanals. Schon oben war von den Eiterungen die Rede, die dem Spulwurmmuskel folgen. Bei Beschreibung der tiefen Hohlhandphlegmonen muß seine Bedeutung erneut hervorgehoben werden.

Die Durchschneidung der Fingergefäße und Nerven sucht Klapp durch tangentiale Anordnung der Schnitte zu umgehen. Man wird indes zugeben müssen, daß dieser Weg die Vermeidung der Gefäße nicht immer gewährleistet. Hesse hat daher nach einer Mitteilung Ssokoloffs eine pyramidenförmige Anordnung der seitlichen Schnitte gewählt. In Anbetracht der Lage des Gefäßstranges werden die Schnitte im Bereich des Grundgliedes in der Mitte der Seitenfläche am Mittelglied näher zur Mittellinie und am Endglied als ein Schnitt mitten auf der Beugefläche des Nagelgliedes angeordnet (s. Abb. 13, Ringfinger).

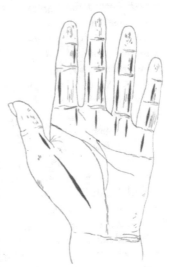

Abb. 14. Schnittführung beim Sehnenscheiden-Panaritium in ihrer meist verwendeten Anordnung.

Die klar zutage liegenden Vorzüge der seitlichen, paarig angeordneten, unterbrochenen Schnitte haben ihr viele Freunde erworben. Krecke empfiehlt sie für alle beginnenden Fälle. Gundermann berichtet ihre Anwendung in der Gießener Klinik, Melchior in der Breslauer und Härtel in der Hallenser Klinik. Auch an vielen anderen Orten sind sie im Gebrauch. Abb. 14 zeigt die Schnittführung in ihrer meist verwendeten Anordnung. Aber Melchior sieht nur dann einen Vorteil von ihnen, wenn die Sehne tatsächlich noch lebensfähig ist. Bei vorgeschrittenen Eiterungen, wenn schon Perforation nach außen erfolgt ist oder nekrotische Sehnenfetzen sich loslösen, ist es besser, durch ausgiebigen Längsschnitt ausgedehnt die Scheide zu spalten, um freien Abfluß herbeizuführen. Ähnlich ist der Standpunkt Kreckes, der bei schweren Fällen ebenfalls die Sehnen von der Fingerkuppe bis zum Ende der Sehnenscheide in der Hohlhand freilegt.

In der Individualisierung der Schnittanordnung je nach der Virulenz und dem Stadium der Erkrankung liegt die beste Lösung der chirurgischen Sehnenpanaritium-Behandlung.

Der Satz bedeutet nicht, daß die Scheide nur in einem Teil ihrer Länge eröffnet werden soll. Das wäre ein Rückschritt. Er wendet sich nur gegen die schematische Anwendung eines der beschriebenen Verfahren für alle Fälle.

Der Seitenschnitt empfiehlt sich für jedes Sehnenscheidenpanaritium. Er bevorzugt die Seite der größeren Schmerzhaftigkeit. Läßt die Prüfung des Druckschmerzes beide Seiten gleichwertig erscheinen, so wird am Grundglied die radiale Seite als Seite des Spulwurmmuskelansatzes gewählt. Am Mittelglied und in der Hohlhand wird der Schnitt an die ulnare Seite verlegt (s. Abb. 14, Zeigefinger). Decken die Schnitte reichliche eitrige Sekretion auf, so werden sie durch Schnitte an der gegenüberliegenden Seite ergänzt (s. Abb. 14, Mittelfinger oder Ringfinger). Läßt der Zustand der Sehnen ihre Erhaltung ausgeschlossen erscheinen, ist das begleitende Ödem sehr groß, so daß die Entleerung aus dem kurzen Einschnitte gefährdet ist, oder macht der schwere Allgemeinzustand schnelle und gründliche Entlastung unter jeder Bedingung notwendig, so werden die kurzen Schnitte zu einem langen, seitlich angeordneten Schnitte verbunden. Die andere Seite bleibt frei.

Bei aufgefaserter, stark veränderter Sehne, deren Erhaltung ausgeschlossen ist, haben die kurzen Schnitte ihre Berechtigung verloren. In solchen Fällen ist auch meist das bedeckende Gewebe mürbe, so daß es unter Einwirkung der Wundhaken zu Einrissen bis in den Nachbarschnitt kommt. Werden trotzdem die kurzen Schnitte bevorzugt, so empfiehlt es sich, sie in solchen Fällen einseitig und alternierend anzulegen (s. Abb. 14, Zeigefinger).

Läßt der Zustand der Sehne ihre Erhaltung und Erholung ausgeschlossen erscheinen, so beschleunigt ihre primäre Entfernung den späteren Verlauf.

Am kleinen Finger wird verfahren wie an den übrigen Fingern. Der proximale Schnitt über dem Köpfchen des Mittelhandknochens wird mit Haken auseinander gezogen. Vorsichtig und sorgsam wird dann geprüft, ob sich Eiter von der Hohlhand hervorstreifen läßt. Findet sich übereinstimmend mit dem klinischen Befund von der Hohlhand kein Eiter, so hat es damit sein Bewenden. Tritt Eiter aus oder trübes Sekret und spricht der klinische Befund für die Erkrankung des ulnaren Scheidensackes, so müssen weitere Schnitte folgen, wie sie später für die Erkrankung des ulnaren Scheidensackes angegeben werden.

Die Erkrankung der Daumensehnenscheide hat für die Erhaltung der Sehne die beste Prognose. Es liegt daher kein Grund vor, die schonende Anordnung kurzer Seitenschnitte am Grundglied des Daumens zu verlassen. Anders proximal der Grundgliedbeugefalte über dem Köpfchen des Mittelhandknochens: Der Verlauf der Sehne beginnt hier nach ulnarwärts vom Daumenmittelhandknochen abzuweichen und sich weiter von der Haut zwischen die Muskeln des Daumens zu entfernen, so daß hier ein etwas längerer Schnitt vorzuziehen ist (s. Abb. 14). Wie beim kleinen Finger wird vom proximalen Schnitt aus unter Berücksichtigung des klinischen Befundes durch sorgsames Streichen und Drücken die Beteiligung des radialen Hohlhandsackes geprüft. Die Behandlung der Phlegmone des Hohlhandsackes wird später erörtert.

Als Wundhaken für die Eröffnung der Sehnenscheide hat Klapp ein dreizinkiges Häkchen angegeben (s. Abb. 6). Die rechtwinklig abgebogenen Zacken sind unten stumpf und gefährden dadurch weniger die Gewebe des Kranken wie die Hand des operierenden Arztes und seiner Gehilfen. Ein etwas andersartiger Haken, ebenfalls ohne Spitzen, wurde von Rehn vorgeschlagen (Abb. 7).

Nach ausgiebiger Öffnung der Scheide kann es sich bei großer Eiterfülle empfehlen, den Eiter mit physiologischer Kochsalzlösung wegzuspülen. Härtel benutzt zu diesem Zwecke eine gebogene, stumpfe Kanüle und hat sich mehrfach mit Erfolg einer Vucinlösung 1 : 1000 und einer Rivanollösung bedient. Schmerz gebraucht $1/2 \%$ige Dispargen-Lösung. Die Spülung muß mit großer Vorsicht geschehen und paravaginale Quetschungen und Blutungen vermeiden. Fehlt die geeignete Kanüle oder die sichere Hand zu ihrer Handhabung, so wird der Eiter durch mäßigen beidseitigen Druck aus der ganzen Scheide vorsichtig entfernt.

Die tiefe Tamponade der Einschnitte bis auf die Sehne, sowie die Drainage ist wieder unter der Einwirkung Biers als schädlich für die Sehne erkannt und verlassen. Doch muß die Verklebung der Hautränder verhütet werden. Härtel legt zu diesem Zweck feuchte Streifen bis an die Sehnenscheide. Melchior hält die Wunde klaffend durch locker eingeführte Salbenstreifen und verhindert dadurch gleichzeitig das Austrocknen der Sehnen. Keppler und Gundermann verzichten auf alle künstlichen Mittel zur Verhinderung der Verklebung. Auch Kanavel verwirft die Tamponade und legt nur, wenn er aus besonderen Gründen Verklebung der Wundränder fürchtet, etwas mit Vaselin getränkten Mull ein; auch Guttaperchastreifen haben sich ihm bewährt.

Die Drahthaken zum Offenhalten des Einschnitts nach Braatz und die Spreizfedern nach Tiegel scheinen der unbeabsichtigten Verschiebung ausgesetzt, die sie beim Eindringen in die Tiefe für die Sehnen verderblich werden lassen, beim Herausrutschen nach außen unwirksam machen. Überdies dürfen sie nicht zu lange liegen.

Schmerz schlingt die Wundränder mit Draht an, fixiert die Hand in korbartigen Gestellen und befestigt den Draht an dem Korb, so daß er die Schnitte klaffend erhält. Das Verfahren ist reichlich umständlich, zumal sich dasselbe mit einfacheren Mitteln erreichen läßt. Es eignet sich nur für die Behandlung im Krankenhaus. Den Vorzug der Einfachheit hat Chiaris Vorgehen. Ähnlich wie Wolf bei aseptischen Eingriffen näht er die Schnittränder weg, indem er sie durch einige Nähte an die benachbarte Haut fixiert. Bei den parallel verlaufenden Einschnitten an den Fingern faßt er die benachbarten inneren Wundränder mit einer Naht zusammen und zieht sie so von den äußeren Wundrändern ab.

Als sicherstes und einfachstes Mittel zur Vermeidung der Verklebung empfehle ich auch beim Sehnenscheidenpanaritium die beim subcutanen Panaritium geschilderte Fensterdrainage durch ovaläre Ausschneidung schmaler Hautstücke statt der Spaltung (Fischmaulschnitt, Abb. 8 u. 9). Sie verhindert die Verklebung besser als alle künstlichen Mittel, ohne daß ihre Narben sich unvorteilhaft von den Narben einfacher Spaltungen unterscheiden. Stets ist es notwendig, die Hautschwielen im Bereich der Einschnitte zu entfernen. Einige Scherenschläge tragen sie an den scharf vorspringenden Schnittecken ab, oder das tangential geführte Messer schält sie vor dem Einschnitt an ihrer Grenze gegen die gesunde Haut fort.

Es folgt der lockere, trockene, sterile Verband, der für Schwellung — besonders wenn Stauung beabsichtigt ist — Platz lassen muß. Kanavel verspricht sich auch nach dem Einschnitt von feuchter Hitze Erfolg. Er legt nach amerikanischer Sitte möglichst heiße, mit gesättigter Borsäurelösung getränkte Verbände für einige Tage an. Die Verbände werden mit wasserundurchlässigem Stoff bedeckt. In diesem Stoff müssen einige Löcher vorhanden sein, durch die heiße Borsäurelösung alle zwei Stunden nachgegossen wird.

Schienung erübrigt sich während des akuten Verlaufs. Sie verhindert die Bewegung, wirkt daher eher schädlich als nützlich. Der erkrankte Finger wird in natürlicher Streckstellung mit ganz leichter Beugung belassen. Stößt sich im späteren Verlauf die Sehne ab, so ist zwar mittlere Beugestellung vorzuziehen, doch bringt die mit der Verheilung erfolgende Narbenkontraktur den Finger von selbst in diese Stellung. Eine frühzeitige Fixierung in mittlerer Beugestellung würde zur Beugekontraktur nach der Vernarbung führen.

Will man eine Schiene anwenden, was bei ambulanter Behandlung nicht immer zu umgehen ist, so muß die fixierte Streckstellung auf dem gebräuchlichen Holzspatel oder Handbrett vermieden werden. Durch Polsterung lassen sich Spatel und Handbrett zu brauchbaren Schienen für die Mittelstellung umgestalten. Eine geeignete, besonders konstruierte Schiene ist von Porzelt angegeben.

Für die Operationen der Sehnenscheidenphlegmonen ist es weniger wesentlich als für die des Unterhautpanaritiums, besonders auf die Notwendigkeit ordnungsmäßiger Operationsvorbereitung und der Bereitstellung von Assistenz zu drängen. Die Operation gilt als nicht ganz einfach. Operationsvorbereitungen werden daher als selbstverständlich getroffen.

Blutleere erleichtert die Übersicht. Es empfiehlt sich daher, auf sie nicht zu verzichten.

Zur Schmerzbetäubung eignet sich der Chloräthyl- oder Ätherrausch, wenn nicht die Plexus-Anästhesie bevorzugt wird. Auch die Biersche Venenanästhesie ist am Platze.

Die Vucinbehandlung der Sehnenscheidenphlegmone hat keinen wesentlichen Erfolg zu erzielen vermocht (Lang u. a.). Keppler und Hoffmann haben die verschiedensten Wege beschritten, um das Vucin mit dem infizierten Gewebe in innige Berührung zu bringen (Einspritzungen ins Nachbargewebe mit und ohne Biersche Stauung, Tamponade mit vucingetränktem Mull, Vucin-Dauerbäder usw.): alle ohne wesentlichen Erfolg. Vor der Einverleibung des Vucins auf dem Wege über die Venen entsprechend der Venenanästhesie Biers, die von anderer Seite (Breslauer, Manninger) empfohlen wurde, warnen sie dringend. Sie führte zu Ernährungsstörungen, in deren Gefolge einmal der betroffene Finger wegen Gangrän exartikuliert werden mußte, einmal aufsteigende eitrige Thrombose der Vena cephalica auftrat, an die sich eine tödlich endende Pyämie anschloß.

Die kleinen Schnitte Biers sind für die Behandlung der Sehnenscheidenphlegmonen überall anerkannt. Nicht so unbestritten ist die Wirkung der Stauung. Anfangs von vielen Seiten begeistert gepriesen oder doch freudig begrüßt (Lossen, Brunn, Gebele, Danielsen, Habs, Sick, Stich u. a.), von anderen abgelehnt (Lexer, Lindenstein u. a.). — Verfahren zu schwierig, an Krankenhausbehandlung gebunden, bei Streptokokkeninfektion ungünstige Wirkung, kann Erysipel, ferner durch schubweise Überschwemmung des Blutes mit Toxinen hohes Fieber erzeugen, kann unter dem starken Ödem, Abscesse verstecken; das Ödem kann chronisch werden und wochenlanger Behandlung trotzen, kann zu metastatischen Abscessen, allgemeiner Drüsenschwellung und Fingergangrän Veranlassung geben —, wurde die Hyperämiebehandlung der Sehnenscheidenphlegmone immer mehr auf besondere Fälle beschränkt. Nur an wenigen Stellen wird sie noch grundsätzlich geübt.

Auch die amerikanischen Chirurgen haben von der Hyperämiebehandlung nicht die erwarteten Erfolge gesehen. Kanavel empfiehlt sie unter besonderen Bedingungen: 1. gegen die rapide Resorption von Toxinen ins frei zirkulierende Blut, z. B. bei akuter Lymphangitis, oder unmittelbar nach dem Einschnitte in virulente Abscesse zur Umkehrung des Lymphstromes und Auswaschung der Wunde, 2. bei semichronischen Eiterungen, 3. bei schlecht drainierten örtlichen Abscessen (Saugglocke). Er pflegt nach allen Einschnitten virulenter Prozesse die Stauungsbinde für 12—18 Stunden anzulegen.

Der eigenen Schule Biers sind Zweifel an der wesentlichen Mitwirkung der Stauung für die Besserung der Ergebnisse aufgestiegen. Klapp hat sie bei seiner Reihe von Fällen zur Erprobung der seitlichen Schnitte außer acht gelassen. Keppler schreibt, daß er sie „nicht einmal für die Hauptsache in der Bekämpfung des fraglichen Leidens — Sehnenscheidenphlegmone — halte".

Zahlreiche eigene Erfahrungen haben mich von der überragenden Wichtigkeit der Stauung für den Ausgang des typischen Sehnenpanaritiums nicht überzeugen können. Ich habe sie daher beim akuten unkomplizierten Sehnenscheidenpanaritium nicht mehr angewendet. Ihr Einfluß erscheint mir dagegen in besonderen Fällen um so wohltätiger. Zunächst ist es die perakute panaritielle Infektion besonders der Ärzte (s. diese), bei der in dem durch heftigste Schmerzen charakterisierten Anfangsstadium die Stauungsbinde Milderung schafft und dazu beiträgt, die Infektion zu lokalisieren, sowie der Überschwemmung des Körpers mit Toxinen vorzubeugen. Ferner ist die Binde in den atonischen Fällen chronischer Eiterungen, in denen die Sequestrierung der Sehne oder von Teilen der Sehne sich ohne Fortschritte zu machen über Wochen hinzieht, zur Anregung und zur Beschleunigung des Prozesses von Bedeutung.

Technik der Stauung. Zur Erzielung einer heißen Stauung nach Bier wird die dünne, 1,2 m lange Martinsche Gummibinde in 5—6 sich zum Teil deckenden Runden glatt und faltenlos um den fleischigsten Teil des Oberarmschaftes gelegt. Bei empfindlicher Haut, die zur Schweißfrieselbildung unter der Gummibinde neigt, wird die Haut gepudert und zunächst glatt mit einer Mullbinde oder Flanellbinde bedeckt. Für die richtige Lage der Binde sprechen objektive und subjektive Zeichen. Objektiv muß der Puls in voller Höhe jenseits der Binde fühlbar sein. Ein vorzügliches Zeichen für die zu starke Zuschnürung der Binde ist das mittels Membranstethoskop über der Arterie hörbare, mit der Pulsation synchrone Geräusch. Korotkow hat es zur Blutdruckbestimmung benutzt. Ist es vorhanden, so liegt der Druck, mit dem die Gummibinde abschnürt, oberhalb des diastolischen Blutdrucks, die optimale Stauung ist überschritten (zur Verth). Fehlt es, so kann die Stauung richtig dosiert sein oder zu locker liegen. Zu große Lose der Stauung wird angezeigt durch das Ausbleiben der unmittelbaren Stauungswirkung. Die Hand muß sich röten, die oberflächlichen Venen müssen sich füllen, langsam muß sich ein ausgeprägtes Ödem einstellen. Umschriebene rote Flecke in der Haut sprechen für zu feste Schnürung. Von den subjektiven Zeichen ist die bald nach Anlage der Stauungsbinde eintretende Schmerzlosigkeit der Phlegmone das wesentlichste. Die Binde selbst darf nicht störend drücken.

Die Stauung soll 20—22 Stunden am Tage wirken. Die Hand wird dabei möglichst bequem auf Kissen gelagert oder im Tuch getragen. In den restlichen 2 bis 4 Stunden des Tages wird die Hand hochgelagert, damit das oft gewaltige Ödem abläuft.

Die Stauung wird nach Ablauf der akuten Entzündung nicht plötzlich ausgeschaltet, sondern ihre Dauer wird von Tag zu Tag mehr verkürzt, bis sie schließlich unterbleibt.

Die Warnung Biers vor der Verwendung der aktiven Hyperämie zur Behandlung akuter Entzündungen hat Iselin nicht abgehalten, die Sehnenscheidenphlegmone im Heißluftkasten zu behandeln. Die Sehnenscheide wird nach Bier eröffnet und noch am Tage der Operation, nachdem sich der Kranke von dem Eingriff erholt hat, nach Entfernung des Verbandes zwei Stunden lang dem Heißluftbad ausgesetzt. Zu Beginn der Behandlung wird zweimal im Tage geheizt, später nur einmal. Für die Zwischenzeit wird ein Alkoholverband (90%) oder ein durchlässiger Essigsaure-Tonerde-Verband angelegt oder nur steril verbunden.

Zum Heißluftbad wird der einfache Biersche Holzheizkasten gebraucht. Als Hitze-quelle zieht Bier die Spiritusflamme den elektrischen Lampen vor. Die Temperatur be-trägt in halber Höhe des Kastens 90—110°. Die Haut zeigt nach Iselin bei der erwähnten Lufttemperatur eine Wärme von 44 bis 47°.

Die Heißluftbehandlung ist ebenso nützlich wie die Stauung. Da sie ein-facher ist als die Stauung, eignet sie sich für den poliklinischen Betrieb und für die Sprechstunde. Die durch die heiße Luft gesetzte arterielle Hyperämie vermag die Sehne vor der Nekrose zu schützen und bewirkt eine schnellere Wiederherstellung des normalen Zustandes. Sie erzeugt ähnlich der Stauungs-hyperämie Ödem und vermehrte Exsudation. Sie ist somit eine zweckmäßige Unterstützung der natürlichen Schutzeinrichtungen des Organismus.

Die Saugbehandlung der Sehnenscheidenphlegmone nach Klapp kommt aus den beim Panaritium subcutaneum angeführten Gründen weniger in Betracht.

Heißwasserbäder sind im akuten Stadium überflüssig. Im großen poli-klinischen Betrieb sind sie zu umständlich, wenn nicht besondere kostspielige Anlagen für solche Reihenbäder eingerichtet werden. Sichtbaren Nutzen bringen sie nicht. Subjektiv werden sie meist angenehm empfunden, daher mögen sie im Einzelfall angewendet werden.

Auch die Dauersandbäder nach Thies, deren absaugende Wirkung fraglos vorzüglich ist, sind nicht einfach genug und nur im Krankenhaus anwendbar.

Der Verband wird zunächst täglich gewechselt. Die vorsichtige Eiter-entfernung wird bei jedem Verbandwechsel wiederholt. Schon am Tage nach dem Eingriff erfolgt bei Gelegenheit des Verbandwechsels die Aufforderung zu aktiver Bewegung des erkrankten Fingers. Der erste erfolgreiche Versuch ermuntert gewöhnlich den Kranken zur Wiederholung. Passive Bewegungen erfolgen erst später. Je eher der Kranke Nachbarfinger, Handgelenk und besonders Schultergelenk bewegt, desto geringer sind die Ausfälle an diesen Gelenken und die Mühen, an ihnen nach Abheilung des Panaritiums volle Funktion wieder zu erzielen. Bei nicht mehr jugendlichen Kranken sind frühe Bewegungen dieser Gelenke das einzige Mittel zur Vermeidung schwerer Aus-fälle. Allzu häufiger Verbandwechsel schädigt das erkrankte Ge-webe und den Allgemeinzustand (Küttner, Melchior). Zweimaliger Verbandwechsel am Tage ist daher nicht nur überflüssig, sondern sogar schädlich. Sobald die Eitermenge spärlicher wird, bleibt der Verband mehrere Tage liegen.

Der Kranke mit akuter Sehnenscheidenphlegmone gehört ins Bett. Die Hand wird bequem auf ein untergeschobenes Kissen seitlich der Brust ge-lagert. Die früher beliebte vertikale Suspension der erkrankten Hand nach Volkmann ist dem Kranken lästig und bringt die Gefahr der Bindeneinschnü-rung. Ihre Vorteile stehen in keinem Verhältnis zu ihren Gefahren.

Geht die Entzündung in das Heilungsstadium über, läßt die Schmerzhaftig-keit nach, verlieren sich Rötung und Schwellung, macht die Eiterung der Wund-sekretion Platz, so setzen die von vornherein nicht aus dem Auge gelassenen Maßnahmen zur Wiederherstellung der Funktion ein. Zu den vorsichtigen aktiven Bewegungsübungen, die nunmehr nicht auf die Zeit des Verbandwechsels beschränkt werden, gesellen sich passive Übungen. Alle Gelenke der Hand, besonders auch Schulter- und Ellenbogengelenk, werden geübt. Aktive Hyper-ämie wird durch täglich wiederholte Bäder in heißer Luft hervorgerufen. Sie wirken objektiv, besonders aber subjektiv günstig. Dem Heißluftbad folgen jedesmal durch die Hyperämisierung in ihrem Ausmaß vermehrte Übungen. Bäder in heißem Wasser, denen Zusätze mancherlei Art (Seife, Kamillen, Adstringenzien) gegeben werden können, und im Stadium der Vernarbung heiße Sandbäder bringen nach einigen Wochen Abwechslung und neue Anregung für die auf den gewohnten Hyperämiereiz wenig mehr antwortenden Gewebe.

Die Krankheitsdauer beträgt in günstig verlaufenden frühoperierten Fällen nur einige Wochen, kann sich aber bei Eintritt von Komplikationen auf Monate ausdehnen.

Stößt sich die Sehne ab oder bilden sich Fisteln über der Sehnennekrose, so beherrscht die Sorge für die spätere Fingerstellung den Behandlungsplan. Neben hyperämisierenden Maßnahmen, die die Abstoßung der nekrotischen Anteile der Sehne beschleunigen, tritt zunächst die Schienung des Fingers mittels wenig gebogener Schiene (s. oben). Die schrumpfende Narbe, aus der die nekrotische Sehne abgestoßen ist, sucht den Finger in äußerster Beugestellung zu stellen. In dieser Stellung ist er vielleicht weniger hinderlich, aber ebenso unbrauchbar als in versteifter Streckstellung. Am günstigsten ist die Fixierung in mittlerer Beugestellung für alle Gelenke. Sie wird durch die Narbenschrumpfung von selbst hervorgerufen, wenn der Finger zunächst durch Schienenverbände gegen allzu starke Beugung geschützt wurde.

Komplikationen des Sehnenscheidenpanaritiums.

Das komplikationslose, früh erkannte Sehnenscheidenpanaritium darf nicht als harmlose Krankheit bezeichnet werden, verläuft jedoch, richtig behandelt, in einer großen Anzahl von Fällen ohne akute Gefahren zu bringen oder dauernde Folgen zu hinterlassen. Viel weittragender sind seine Komplikationen. Zum Teil lassen sie sich durch frühzeitige zweckentsprechende Behandlung vermeiden, zum Teil treten sie hinzu trotz aller Sorgen und Mühen.

Eine altbekannte, in der Literatur des Jahres 1920 wieder betonte Komplikation des Sehnenscheidenpanaritiums ist der trockene Brand des Fingerendes infolge zeitweiser Absperrung des Kreislaufs. Er scheint am häufigsten bei vernachlässigten oder hochvirulenten Infektionen vorzukommen. Der Brand befällt meist das Nagelglied, den Endteil des Nagelgliedes oder auch noch einen Teil des Mittelgliedes. Er reicht auf der Beugeseite etwas weiter zentralwärts als auf der Streckseite. Er kann sich verschieden weit in die Tiefe erstrecken, sich auf die Epidermis beschränken, die ganze Dicke der Haut ergreifen oder den Knochen mit einbeziehen. Die Farbe des abgestorbenen Nagelgliedes ist schwarz. Das benachbarte lebensfähige Gewebe grenzt den Brand mit einem typischen, schmalen, demarkierenden Entzündungswall ab (Kaiser). Die Ursache des Brandes ist wohl meist in einer Gefäßkompression in der Nähe des Entzündungsherdes zu suchen (Burckhardt, Kaiser). In anderen Fällen scheint eine Thrombose unter der Einwirkung des Entzündungsherdes vorzuliegen (Burckhardt, Hanusa).

Die Behandlung des Entzündungsherdes ist das beste Mittel zur Ausschaltung der Kompression. Besonders bei Thrombose werden frontale oder hufeisenförmige Einschnitte an der Fingerkuppe nach Noesske im Beginn Nutzen bringen.

45

Soweit die Komplikationen auf Durchbruch oder Weiterwanderung des Eiters beruhen, sind sie je nach dem befallenen Finger verschieden. Für den Daumen und den kleinen Finger sind die Hohlhandsäcke die Vermittler einer oft rapiden Ausbreitung, für Zeigefinger, Mittel- und Ringfinger sind die Fascienräume der Hohlhand die nächsten Etappen. An allen Fingern können besonders in vernachlässigten Fällen Knochen und Gelenke befallen werden (Abb. 2).

Für den Weg, den die Infektion von den verschiedenen Fingern aus nimmt, gehen neben klinischen Beobachtungen Kanavels experimentelle Ergebnisse die brauchbarsten Aufschlüsse.

Das Sehnenscheidenpanaritium des Daumens kann sich auf die Fingerscheide beschränken, ohne den radialen Hohlhandsack zu befallen. Entweder hält die nur in spärlichen Fällen (5% Poirier) vorhandene Scheidewand stand, oder es bilden sich an der Stelle der meist statt der Scheidewand vorhandenen Verengerung plastische Verklebungen. Beides ist die Veranlassung, daß das Sehnenpanaritium des Daumens — abgesehen von den schweren schnell verlaufenden Streptokokken-Infektionen — meist für die ersten Tage auf die eigentliche Scheide begrenzt bleibt, bevor es den Weg in den radialen Hohlhandsack findet. Von hier aus weiterschreitend dringt der Eiter in der größten Mehrzahl der Fälle, etwa 80—90% (23 von 27 Fällen Forssells), in die ulnare Bursa vor oder geht auf den Unterarm über. Seltener wird der Thenarraum befallen (s. Abb. 15).

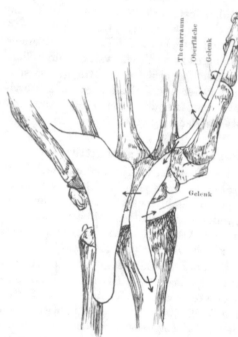

Abb. 15. Ausbreitungswege des Sehnenscheidenpanaritiums des Daumens (nach Kanavel).

Auch am kleinen Finger kann das Sehnenscheidenpanaritium lokalisiert bleiben. Wäre die Angabe von Poirier richtig, daß in nahezu der Hälfte der Fälle eine Scheidewand zwischen Fingerscheide und ulnarem Hohlhandsack vorhanden ist, so müßte sich die Lokalisierung leichter erzielen lassen. Indes wird in den meisten Fällen die ulnare Bursa nicht verschont. Von hier aus kann die Infektion übergehen auf die radiale Bursa in etwa einem Viertel der Fälle (Forssell 6 von 39) und auf den Vorderarm, seltener auf den Mittelhohlhandraum (s. Abb. 16).

Die Eiterung der ulnaren Bursa geht also weit seltener auf die radiale Seite über als umgekehrt. Mit Recht gilt darum die radiale Bursitis als gefährlicher. Bei der Erläuterung der tiefen Hohlhandphlegmone komme ich darauf zurück.

Das Sehnenscheidenpanaritium des Zeigefingers bricht durch, wenn keine Entlastung erfolgt in das lockere Bindegewebe um das zentrale Scheidenende. Hier findet der sich in wenigen Tagen vermehrende und unter neuem Druck

stehende Eiter den Spulwurmmuskel des Zeigefingers, dem er nach beiden
Seiten folgt. Er kommt peripherwärts an der radialen Seite der Fingerbasis
zum Vorschein, wo seiner weiteren Ausbreitung durch die anatomischen Verhältnisse Halt geboten wird. Zentral durchbricht er die dünne Fascie und tritt
ein in den Thenarraum. Hier setzt er die typische Entzündung mit allen ihren
möglichen Ausgängen, die in der Folge noch besprochen wird (s. Abb. 17).

Von der Sehnenscheide des Mittelfingers aus geht der Eiter zunächst
denselben Weg. Der Durchbruch erfolgt indes meist in den Mittelhohlhand-

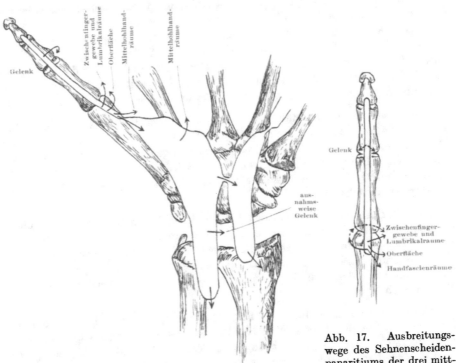

Abb. 16. Ausbreitungswege des Sehnenscheidenpanaritiums
des kleinen Fingers (nach Kanavel).

Abb. 17. Ausbreitungs-
wege des Sehnenscheiden-
panaritiums der drei mittleren Finger
(nach Kanavel).

raum. Der Spulwurmmuskel des Mittelfingers ist aber auf der anderen Seite
dem Thenarraum benachbart, so daß der Eiter auch in ihn durchbrechen kann,
was in seltenen Fällen klinisch beobachtet wird.

Auch vom Ringfinger aus folgt der durchgebrochene Eiter dem
Spulwurmmuskel, der ihn bei genügendem Druck in den Mittelhohlhandraum leitet.

An allen Fingern kann das vernachlässigte Sehnenscheidenpanaritium
Knochen und Gelenke befallen, und zwar wird das Mittelgelenk und die Mittel-
gliedphalanx bevorzugt. Kanavel macht dafür die besonders dünne Binde-
gewebslage zwischen Sehnenscheide einerseits und Mittelgelenk und Basis des
Mittelgliedknochens andererseits verantwortlich. In der Tat wird gerade die

Basis der Mittelgliedknochens meist zuerst und am ausgiebigsten zerstört. Der Grundgliedknochen bleibt meist verschont. Das Grundgelenk wird selten befallen (s. Abb. 15, 16, 17).

Prognose.

Die Prognose des Sehnenscheidenpanaritiums für die Erhaltung des Lebens wird vielfach zu günstig eingeschätzt. Es sterben an den Folgen des Panaritiums verhältnismäßig ebensoviel Menschen, wie an den Folgen der Appendicitis. Das früh sachgemäß behandelte Panaritium der drei mittleren Finger zwar wird nur selten zur tödlichen Erkrankung. Verderblicher sind die foudroyanten Streptokokkeninfektionen der Randfinger, gegen deren Vorschreiten keine Barriere schützt. Aber auch an den mittleren Fingern kommen derartige Fälle vor. Besonders gefährlich sind die Ärztepanaritien, von denen unter „Lymphangitische Infektionen" die Rede sein wird, ferner die Panaritien nach Biß von Tieren und Menschen. Diabetiker, Nephritiker und höhere Lebensalter oberhalb des 40. Lebensjahres etwa sind am meisten gefährdet.

Klapp sah einen Todesfall auf 19 Panaritien, also mehr als 5%, Keppler 4 Todesfälle auf 127 Fälle, somit 3,1%. Ich erlebte auf 60 Sehnenpanaritien 2 Todesfälle, das sind 3,3%. Alle drei Beobachtungen stammen aus der Berliner Chirurgischen Universitäts-Klinik, wo sich fraglos ein über dem Durchschnitt schweres Material sammelt. Die Mortalität ist mit 2—5% ungefähr richtig eingeschätzt.

Auch Verluste des Armes an den Folgen des Sehnenpanaritiums sind nicht so ungewöhnlich. Ich sah mich bei 60 Fällen einmal zur Armamputation genötigt. Ich schätze die Prozentzahlen etwa auf die Hälfte der Mortalitätsziffer. Sie sind nach der Stellungnahme des Chirurgen zur Amputation überhaupt und nach dem ihm im besonderen zugehenden Material im weitesten Maße verschieden.

Was die Wiederherstellung der Funktion anlangt, so ist die Prognose für früh und zweckmäßig behandelte Frühfälle fraglos nicht ungünstig. Während der früheren etwas heroischen Behandlung konnte Billroth behaupten, daß in der Regel die befallenen Sehnen nekrotisch werden. Ergebnissen wie die von Krecke, der nach einer Veröffentlichung 1921 nur im allerfrühesten Anfang in der Erhaltung der Sehne erfolgreich war — „so sehr ich mich bemüht habe, mit denselben (ergänze mit den kleinen Schnitten) auszukommen, so habe ich in der Mehrzahl der Fälle später die vollkommene Freilegung der Sehnenscheide anschließen müssen" —, stehen gegenüber Zahlen wie die von Klapp, der bei früh behandelten unkomplizierten Fällen Heilungsziffern von 90% ohne Sehnennekrose erzielte (erste Gruppe von Klapp) und von Bardenheuer, der die Erfolge der durch Bier angebahnten Fortschritte begeistert preist. Die Durchschnittsheilungsziffer mit guter Funktion von Klapp aus seinem ganzen Material beträgt 60%. Ich konnte von 50 Sehnenscheidenoperationen, von denen ich genügende Aufzeichnungen besitze, 28 mit guter Funktion entlassen (56%).

Die günstigste Prognose für die Erhaltung der Sehne bietet das Panaritium der Daumensehne, die ja am einfachsten angeordnet ist (Keppler).

Ausgang.

Das unbehandelte oder unzweckmäßig behandelte Sehnenpanaritium führt stets zur nekrotischen Abstoßung der Sehne und damit zur aktiven Versteifung des Fingers.

Die Frage, ob der Träger eines aktiv oder völlig versteiften Fingers nicht durch die Amputation des Fingers in eine für das Erwerbsleben günstigere Lage versetzt wird, ist nur nach sozialen Gesichtspunkten zu beantworten. Der Kopfarbeiter lernt es schnell, den nur aktiv bewegungsunfähigen Finger durch die Nachbarn mitzunehmen. Auch die völlige Versteifung eines in günstiger Beugestellung befindlichen Fingers ist für den Kopfarbeiter an sich keine Indikation zur Fortnahme des Fingers. Den Feinarbeiter stört auch der passiv noch bewegliche, aktiv versteifte Finger in den meisten Fällen so sehr, daß er in seiner Entfernung eine Besserung sieht. Bei dem Grobarbeiter entscheiden neben der Stellung des Fingers individuelle Gesichtspunkte.

Handelt es sich um den versteiften Daumen, so ist er als alleiniges Glied der einen Zangenseite unter jeder Bedingung zu erhalten.

Bei einer werktätigen Hand muß bei Exartikulation des Fingers im Grundgelenk das zugehörige Köpfchen des Mittelhandknochens erhalten werden.

Über den Zustand eines Fingers nach einer Sehnennekrose infolge Panaritiums möge folgender Untersuchungsbefund als Typ vieler ähnlicher Aufklärung bringen. Er stammt von einem Manne, der ein Jahr vorher ein Sehnenpanaritium am rechten Zeigefinger infolge Holzsplitterverletzung durchgemacht hatte.

Der rechte Zeigefinger steht in leichter Beugestellung; das Endgelenk ist versteift; im Mittelgelenk ist eine weitere Beugung aktiv nicht zu erzielen, passiv um einige Grade möglich; völlige Streckung ist im Mittelgelenk aktiv wie passiv ausgeschlossen. Die Beweglichkeit des Grundgelenks ist nicht eingeschränkt.

Das Nagelglied ist verschmälert, abgemagert und auf der Streckseite mit faltenloser Haut bedeckt.

Über der Mitte der Beugeseite zieht vom Nagelglied bis in die Hohlhand eine starre, vorspringende, gegen die Unterlage wenig verschiebliche Narbe, die über das Knochengerüst des Zeigefingers wie die Sehne über dem Bogen gespannt ist. Druck auf den Hohlhandanteil der Narbe, der über das Köpfchen des Mittelhandknochens hinwegzieht, daher bei der Arbeit belastet wird, ist schmerzhaft.

Beim Versuch des Faustschlusses bleibt der Zeigefinger zurück, so daß seine Kuppe 6 cm von der Handwurzel absteht. Die Schwielenbildung an beiden Händen ist nahezu gleich. Nur der versteifte Zeigefinger nimmt daran nicht teil.

Die Muskulatur beider Arme ist gleich kräftig; sie läßt das gewöhnlich vorhandene Überwiegen der rechten Seite vermissen (Oberarmumfang links 31, rechts 31, Unterarmumfang links 29, rechts 29, Handumfang links 23, rechts 23 cm).

Bis zur völligen Gewöhnung, die gegebenenfalls durch eine weitere Untersuchung nach einem Jahre festzustellen wäre, wird in Anbetracht der Behinderung durch den versteift in leichter Beugestellung abstehenden Zeigefinger eine Rentenentschädigung von 10% für angemessen gehalten.

Der Ersatz durch Eiterung verlorengegangener Fingersehnen ist vielfach versucht worden. Es ist hier nicht der Ort, auf diese Bestrebungen im einzelnen einzugehen. Im allgemeinen aber sind alle Bemühungen vergebens gewesen. So glänzend die Erfolge der Sehnenplastik im ursprünglich aseptischen, narbenfreien Gebiet sind, so wenig erfolgreich waren sie nach Sehnenscheidenpanaritien. Ebenso schlecht ist die Aussicht der Verwachsungen bei erhaltener Sehne nach Sehnenpanaritium auf blutigem Wege Herr zu werden. Was hyperämisierende

Verfahren, Pepsin, Pepsin-Jod-Pregl-Lösung usw. nicht erreichen, ist endgültig verloren.

Für Fingercontracturen hat sich an der Klinik Küttners die Plastik nach Morestin bewährt (Melchior, Rahm). Sie verzichtet auf aktive Bewegung, führt aber den contracten Finger in den passiv beweglichen Finger über. Die Narbenmasse der Beugesehne übernahm die Funktion, fast als ob eine normale Sehne vorhanden wäre.

Eckstein hat bei Contracturen durch Resektion eines 1—2 cm langen Stückes aus dem Schafte der Grundphalanx ausgezeichnete Erfolge erzielt.

Infektionen der dorsalen Sehnensäcke.

Die seltenen Infektionen der dorsalen Sehenensäcke — Kanavel sah im ganzen nur 4 derartige Fälle — heilen meist ohne Folgen aus, wenn die Säcke frühzeitig gespalten werden. Sie werden erkannt an der Schwellung des Handrückens und dem Schmerz, der mit der Bewegung der den befallenen Sack passierenden Sehne verbunden ist.

Der wesentliche Unterschied

der gonorrhöischen Sehnenscheidenentzündung

gegen das eitrige Sehnenpanaritium besteht in seiner relativen Gutartigkeit. Oft sind mehrfache Sehnenscheiden zum Teil mit den benachbarten Gelenken befallen. Schwere Zerstörungen treten nicht auf (Jakobi und Goldmann). Die Behandlung ist konservativ. Die Stauungsbinde sieht in den gonorrhöischen Gelenk- und Sehnenscheiden-Entzündungen ihre Domäne. Daneben kommt die intravenöse Zuführung von Silberpräparaten, spezifischen und unspezifischen Seren in Betracht.

7. Knochenpanaritium.

Das primäre Knochenpanaritium ist insbesondere eine Erkrankung der Handarbeiter. Köchinnen und Hausmädchen werden vom Knochenpanaritium noch mehr heimgesucht als von den anderen Panaritienarten.

Das primäre Knochenpanaritium befällt meist das Nagelglied, das sekundäre mit Vorliebe das Mittelglied, in selteneren Fällen auch das Grundglied und die Mittelhand.

Die Entstehung des primären Knochenpanaritiums geht, wie die jedes Panaritiums mit seltenen Ausnahmefällen auf eine traumatische Infektion zurück. Sie kann den Knochen unmittelbar treffen oder kann ihm auf dem Lymphwege aus den deckenden Weichteilen zugeführt werden. Ein kleiner Fremdkörper ist oft der Vermittler der Infektion. Kanavel nimmt an, daß auch die Schweißdrüsen der Griffseite, die bis nahe an das Periost reichen, in der Lage sind, die Infektion an den Knochen zu führen. Mediane, ventrodorsale Längsschnitte haben ihm für das Nagelglied eine sackförmige Abschnürung der Weichteile gegen das Mittelglied ergeben. Die mit der Infektion der Weichteile verbundene Schwellung komprimiert die ernährenden Gefäße und begünstigt daher die Nekrose der Nagelgliedknochendiaphyse, während die Epiphyse aus höherliegenden Abschnitten mit Gefäßen versorgt wird.

Das sekundäre Knochenpanaritium ist die typische Nachkrankheit des Unterhautpanaritiums, der Sehnenscheideneiterung und des parungualen

Panaritiums. Das vom Unterhautgewebe auf den Knochen übergehende Panaritium sitzt meist am Nagelglied. Das Knochenpanaritium nach Sehnenscheideneiterung wird vielfach mit dem Gelenkpanaritium kombiniert gefunden. Ergriffen sind mit Vorliebe der Mittelgliedknochen und das benachbarte Mittelgelenk.

Während beim primären Knochenpanaritium des Nagelgliedes die Zerstörung an der Diaphyse vorwiegt, findet sich beim sekundären Panaritium besonders die Basis des Mittelgliedknochens ergriffen. In verringertem Maßstabe geht die Erkrankung auf den Schaft über. Oft ist schwer zu entscheiden, ob zuerst der Knochen oder das Gelenk befallen wurde.

Weit seltener sind metastatische Knochenentzündungen an den Phalangen. Sie werden beobachtet nach Typhus, Masern, Scharlach und anderen Infektionskrankheiten.

Klein hat bei 103 Fällen von Knochenentzündung nach Typhus die Handknochen nie ergriffen gefunden. Madelung fand die Lokalisation an den Händen dagegen nicht so selten, und zwar war die Handostitis fast stets mit Entzündungen an anderen Knochen kombiniert. Die ostitischen Herde saßen dabei nach Scholz gleich häufig in der Mitte wie an den Enden der Knochen.

Pathologisch-anatomisch stellt sich das Knochenpanaritium bei Infektion von außen (ektogen und lymphogen) zunächst als Periostitis infectiosa dar. „In der äußeren lockeren Bindegewebsschicht des Periostes breitet sich die Eiterung rasch um die Phalanx aus; die Gefäße der inneren Periostschicht thrombosieren und die Phalanx wird ganz oder teilweise aus der Zirkulation ausgeschaltet, d. h. sie verfällt dem Gewebstod" (Beck). Die eitrige Entzündung kann sich auf den Knochen und das Mark ausdehnen und schließlich zur Panostitis werden. Bei zweckmäßiger Behandlung kann sie sich auf Teile des Periosts und Knochens beschränken. Die hämatogene Form des Knochenpanaritiums tritt als typische Osteomyelitis in Erscheinung entweder lokalisiert oder mit dem Bestreben, die ganze Phalanx einschließlich Periost zu ergreifen. Abweichend von dem Verlauf an anderen Knochen bildet das Periost der Phalangen beim Knochenpanaritium keine Totenlade.

Klinisches Bild.

Im klinischen Bild des akuten Knochenpanaritiums stehen zunächst die ungemein starken Schmerzen im Vordergrund. Sie sind bohrend, stechend, klopfend, steigern sich oft nachts, so daß sie die Nachtruhe verhindern und empfindsame Naturen zur Erschöpfung treiben können. Jeder Druck, sogar geringe Berührungen werden als äußerst schmerzhaft empfunden. Der Druckschmerz dehnt sich aus auf den ganzen Umfang des befallenen Gliedes (s. Abb. **3**, Ringfinger). Dabei ist das dem erkrankten Knochen entsprechende Glied im ganzen Umfange nach allen Seiten gleichmäßig geschwollen. Die Schwellung hört mit den benachbarten Gelenken auf, unterscheidet sich also typisch von der Art der Schwellung bei anderen Panaritien. Sie kann sich steigern bis zur prallen Spannung der den Knochen bedeckenden Weichteile. Jede Rötung kann fehlen. Fieber kann vorhanden sein und hohe Grade erreichen. Eine leichte Beugestellung in den benachbarten Gelenken stellt sich auch hier meist ein. Bereitet der tiefe Einschnitt auf den Knochen dem Eiter keinen Ausweg, so bahnt er sich selbst den Weg ins Freie. Am Nagelglied bricht er meist an der Fingerkuppe durch nicht weit vom freien Rande des Nagels entfernt. Mit dem Durchbruch des Eiters pflegen die Schmerzen nachzulassen. Aus der Fistel, die gelblichen, oft übelriechenden Eiter absondert, ragen charakteristische blaßrote bis graue wulstige Granulationen hervor, die der Fistel ein krater-ähnliches Aussehen geben. Die Sonde weist in der Tiefe der Fistel rauhen Knochen nach.

Am Knochen hat sich inzwischen die Demarkation vorbereitet. Oft geht der ganze Schaft des Knochens verloren, so daß am Nagelglied nur die Basis erhalten bleibt. Es ist besonders das Verdienst Klapps, immer wieder darauf hingewiesen zu haben, daß eine scheinbar den ganzen Knochen bedrohende Nekrose bei geeigneter Behandlung in zahlreichen Fällen nur zur Teilsequestrie-rung führt. Der größte Teil des Knochens wird erhalten. Das zugrunde ge-gangene Stück kann sich später ersetzen. Das nekrotische Stück löst sich nach Verlauf von 4—6 Wochen an der Demarkationslinie ab, schwimmt im Eiter, der sich innerhalb der Periosthülle ansammelt, und wird zuletzt mit dem Eiter herausgeschwemmt, wenn die Pinzette des Arztes es nicht hervorzieht.

Nach Beck entstehen an den Grund- und Mittelgliedknochen meist längs-gerichtete Sequester. Am Nagelgliedknochen unterscheidet er drei Typen, denen sich alle Fälle mit wenigen Ausnahmen einreihen lassen.

,,In einem Fall kommt es zur Ausbildung eines Randsequesters, der flach, etwa linsen-groß oder etwas größer ist und sich vom Phalanxköpfchen abstößt.

Bei der zweiten Form kommt es infolge ausgedehnter subcutaner Nekrose, die auch auf die Streckseite übergreifen kann, bald zum Einbruch des Eiters in die Gelenkkapsel, zur Zerstörung des Gelenks und zum Verlust der ganzen Phalanx.

Die dritte Art endlich umfaßt die Fälle, bei denen im Röntgenbild bald nahe am Gelenk von allen Seiten beginnende Abbauvorgänge festgestellt werden. Die Phalanx sieht an dieser Stelle am Rande wie angenagt aus, während in ihr selbst meist kreisrunde Aufhellungen sichtbar werden. Diese Resorptionsvorgänge — ihr Fortschreiten läßt sich in Serienaufnahmen von Röntgenbildern genau beobachten — lösen bald den größten Teil der Phalanx von einer schmalen, im Röntgenbild oft nur als wenige Millimeter breiter Saum sichtbaren Zone ab. Beim kindlichen Knochen ist es die Metaphysenlinie, an der die Trennung vom Gesunden und Kranken vor sich geht, beim Erwachsenen entspricht sie etwa dem Ansatz der Gelenkkapsel, nicht, wie Riedel meint, der Insertion der Beuge-sehne . . . . . .

Während es sich bei der ersten Gruppe meist um beginnende Fälle handelt, bei denen das Periost in beschränktem Maße infiziert ist und die Eiterung nach dem Eingriff bald versiegt, spielt bei den anderen beiden Gruppen die Blutversorgung eine ausschlaggebende Rolle. Beim jugendlichen Individuum besitzen Diaphyse und Epiphyse eine getrennte arterielle Versorgung. Das gleiche müssen wir auch für den Erwachsenen annehmen in der Art, daß die Diaphyse, also Schaft und Köpfchen der Phalanx, eine gemeinsame Gefäß-versorgung haben, die von der der Phalanxbasis getrennt ist. So läßt sich vielleicht die so häufig beobachtete Sequesterbildung an der Grenze zwischen Basis und Schaft erklären. Daß es in der Mitte der Phalanx zur Abstoßung eines Sequesters kommt, ist hier auch an großen Röntgenserien nicht beobachtet worden.

Diese drei Sequestertypen zeigen ein ganz charakteristisches Verhalten bei der Re-generation. Die nach Randsequestern entstehenden Defekte sind meist klein und für die Funktion fast ohne Bedeutung; sie zeigen aber auch häufig eine sehr geringe Tendenz, sich in der typischen alten Form zu regenerieren. Von großer Wichtigkeit für den Ge-brauch des Gliedes ist aber die Frage, in welchem Maße sich die großen Sequester der zweiten und dritten Gruppe zu regenerieren vermögen. Dabei stoßen wir nun auf einen bedeut-samen Unterschied zwischen diesen beiden Formen. Hat sich nämlich die Phalanx als Ganzes, d. h. einschließlich ihres Gelenkanteils, ausgestoßen, so bleibt die Regeneration aus! Wohl sehen wir auch hier in einzelnen Fällen Knochenneubildung auftreten; es kommt aber nur zur Bildung ganz unregelmäßiger Knocheninseln, nie aber zu einem der ursprünglichen Phalanx in Form oder Größe auch nur entfernt ähnlichen Regenerat. Ganz anders bei der letzten Gruppe. Hier sehen wir von dem erhaltenen Phalanxrest rasch eine Neubildung ausgehen, die in kurzer Zeit — günstige Heilungsbedingungen vorausgesetzt — die alte Form auch in anatomischer Hinsicht wiederherstellt, so daß man beim Vergleich der zu Beginn und am Ende der Behandlung aufgenommenen Röntgenbilder nicht an ein Regenerat glauben würde, wenn man nicht die sequestrierte Phalanx als Beweis daneben halten könnte. Diese Regeneration ist in jedem Fall nachzuweisen, in dem es zu der als dritte Form bezeichneten Sequesterbildung gekommen ist. Die Ausdehnung des Regenerates ist allerdings von mancherlei Bedingungen abhängig. Langdauernde Eiterungen, Liegenbleiben der sequestrierten Phalanx und starke Narbenbildung, die den Hautschlauch zum Schrumpfen bringt und den Nagel haubenförmig über den Fingerstumpf zieht, mögen als Haupthindernisse genannt sein."

Die Ursache der verschiedenen Regeneration sieht Beck darin, daß zur wahren Regeneration Mark und Periost erforderlich ist. Im ersten Falle wirkt nur Periost, im zweiten ist das Mark völlig, das Periost in verschiedenem Umfang zerstört, im dritten endlich wirken Mark, Periost und auch Knochenrest zum Aufbau des fraglichen Regenerats zusammen.

Wird der erkrankte Teil der Phalanx amputiert oder stoßen sich Längssequester ab, so bleibt nach Beck jede Regeneration aus.

Meist beschränkt sich die Infektion auf einen Knochen. Doch kann in sehr seltenen Fällen die Eiterung auf den Nachbarknochen übergehen. Gleß beschreibt nach Beck einen Fall von Panaritium ossale des Daumens, bei dem es zum Verlust beider Phalangen kam; Israel sah nach einer Stichverletzung die Abstoßung aller drei Phalangen des Zeigefingers. Beck beschreibt einen ähnlichen Fall.

Beim chronischen Knochenpanaritium fallen die beschriebenen akuten Erscheinungen fort. Fisteln liegen am Finger meist an der seitlichen Fläche des erkrankten Knochens. An der Hand münden die Fisteln meist auf der Rückseite entfernt von dem erkrankten Knochen, oft an den seitlichen Rändern des Handrückens oder am distalen Rand nahe an den Schwimmhautfalten (siehe darüber unter Phlegmonen des subfascialen Handrückenraumes).

Das Röntgenbild zeigt früh Aufhellung des der Nekrose verfallenen Knochens. Eine fortlaufende Reihe von Röntgenbildern läßt die Wirkung der therapeutischen Maßnahmen, die Demarkierung und Regeneration bezwecken, auf das beste verfolgen.

Erkennung.

Die Erkennung des Knochenpanaritiums beruht in erster Linie auf der Beschränkung der für das Panaritium charakteristischen Zeichen, besonders Druckschmerz und Schwellung, auf die Ausdehnung, eines Phalangenknochens (s. Abb. 3, Ringfinger). Auch Druck von der Streckseite ruft Schmerzen hervor. Der Bericht über überaus starke, besonders nächtliche Schmerzen vermag von vornherein den Verdacht auf Knochenpanaritium wachzurufen. Die eben bei der Beschreibung des klinischen Bildes niedergelegten weiteren Züge bestätigen die durch die Tastempfindlichkeit und Schwellung gestellte Diagnose. Insbesondere ist die Eiter absondernde, mit trüben Granulationen besetzte Fistel an der Fingerkuppe für das unbehandelte Panaritium ossale des Nagelgliedknochens so charakteristisch, daß sie allein die Diagnose sichert.

Auf das sekundäre Knochenpanaritium wird die Aufmerksamkeit meist gelenkt durch chronische anhaltende Eiterabsonderung nach Sehnenscheidenpanaritien. Die Trias: Sehnennekrose, Panaritium ossale und articulare ist nicht selten die Ursache.

Behandlung.

Das erste Ziel der Behandlung ist die Linderung des Schmerzes, dem sich als weiteres Ziel die Erhaltung oder möglichste Wiederherstellung des Knochens anschließt. Die radikalen Verfahren der Exartikulation oder Amputation, wie sie früher in hartnäckigen Fällen von König, Tillmann u. a. empfohlen wurden, werden diesen Zielen nicht gerecht. Sie bergen außerdem die Gefahr einer Übertragung des Eiters auf die eröffneten Sehnenscheiden oder auf den benachbarten Knochen. Sie können als verlassen gelten. Der fraglos richtige Gedanke, das der Nekrose verfallene Stück frühzeitig zu entfernen und dadurch den Verlauf abzukürzen, scheitert an der Schwierigkeit, das Kranke vom Gesunden abzugrenzen, an der geringen Regenerations-neigung nach Amputation des nekrotischen Teiles und an der Möglichkeit, anscheinend der Nekrose verfallene Knochenteile zu erhalten. **Die konservative Behandlung unter früh-zeitiger genügender Eröffnung des Eiterherdes unter Entfernung nekrotischen parostalen Gewebes und unter andauernder Hyperämisierung hat die besten Erfolge gezeigt.**

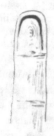

Jeder Einschnitt in die Fingerbeere ist fehlerhaft. Die Folge dieses Einschnitts beim Knochenpanaritium ist die mit dem unterliegenden Knochen verwachsene Narbe, die das Tastgefühl behindert und bei Belastung zum Aufreißen neigt. Der typische Schnitt für das Knochenpanaritium des Nagelgliedes war der Huf-eisenschnitt, der seitlich vom Ende der Nagelgliedbeugefalte aus-geht, an der Seite zum Ende des Gliedes geführt wird, nahe dem freien Nagelrande die Kuppe umkreist und an der anderen Finger-seite wieder nahe dem freien Rande der Nagelgliedbeugefalte endet (Abb. 18). Die ganze Fingerbeere läßt sich nach Durchführung dieses Schnittes vom Knochen herunterklappen. Härtel hat nicht so unrecht, wenn er diesen Schnitt für unnötig verletzend hält. Es genügen durchaus die beiden seitlichen Teile dieses Schnittes ohne die Umkreisung der Fingerbeere. Damit wird die Schnittführung an allen Fingergliedern gleich. Sie besteht also in **zwei seitlichen, auf den Knochen reichenden Schnitten in ganzer Ausdehnung der befallenen Kno-chen.** Bringen diese beiden Seitenschnitte am Nagelglied nicht genug Über-sicht, so empfiehlt Härtel, den Nagel zu entfernen. Unmittelbar unter dem Nagelbett liegt der größte Teil des Nagelgliedknochenschaftes offener Einsicht frei.

Schließt sich die Knochenerkrankung an ein Unterhautpanaritium, so be-nutzt der Zugang zum Knochen den durch die Gewebsnekrose bezeichneten Weg. Klapp und seine Schule legen den größten Wert auf die frühzeitige Exstirpation der den Knochen bedeckenden Weichteilnekrose.

„Nicht jede partielle Periostnekrose führt zur Sequesterbildung. Wir sahen vielmehr oft, daß bei der Exstirpation der Weichteilnekrose . . . . . das Periost der Beugeseite der Phalanx mißfarben aussehen und der Knochen sich rauh anfühlen kann; trotzdem braucht es nicht zur Sequesterbildung zu kommen. Die subcutane Nekrose und damit die Ursache der Periostinfektion ist entfernt und nun genügen die Abwehrvorgänge des Körpers, um mit der geringen im Periost lokalisierten Eiterung fertig zu werden. Es kommt zum raschen Ersatz des Periosts von der gesunden Nachbarschaft aus, während der Defekt des Unter-hautbindegewebes sich ersetzt" (Beck).

Der Knochensequester soll entfernt werden, sobald seine Lösung klinisch oder röntgenologisch nachweisbar ist. „Die nekrotische Phalanx wirkt in zweifacher Beziehung störend auf den Regenerationsverlauf ein; sie versperrt die Lücke und unterhält die Eiterung, zwei Faktoren, die für die Regeneration schädlich sind" (Beck).

„Ein Vergleich mit der Osteomyelitis der langen Röhrenknochen ist nicht möglich. Bei der Osteomyelitis kommt es zur Ausbildung der Totenlade, während die Sequestrierung noch nicht beendet ist; beim Knochenpanaritium beobachtet man aber nichts dergleichen. Der Unterschied zwischen der Osteomyelitis und dem Panaritium ossale ist in der Hauptsache gegeben durch den Ausgangspunkt der Eiterung. Während bei der Osteomyelitis die Eiterung in der Markhöhle beginnt und, von da nach außen durchbrechend, das noch intakte Periost durch stärkste Reizung zur Knochenbildung (Totenlade) anregt, sehen wir beim Knochenpanaritium den umgekehrten Verlauf. Hier ist die Periostschädigung das Primäre; durch sie werden Compacta und Mark aus der Zirkulation ausgeschaltet und jede Knochenneubildung unmöglich, solange die Sequesterbildung nicht vollendet ist" (Beck).

Zur Erhaltung und Wiederherstellung des Knochens hat sich nach Ohm die Dauerstauung bewährt. Sie lindert zunächst den Schmerz, eine Wirkung, die auch von ihren Gegnern anerkannt wird. Unter ihrer Einwirkung scheint sich die Nekrotisierung schnell zu begrenzen und anscheinend Verlorenes zu erhalten, scheint sich ferner die Regeneration zu beschleunigen und zu vervollkommnen. Ohm bringt zahlreiche Röntgenbilder, die diese Wirkung dartun.

Die überwiegende Mehrzahl der Autoren ist mit der Stauung beim Knochenpanaritium nicht zufrieden. Auch Beck ist nicht mehr voll von der Wirksamkeit der Stauung überzeugt: „Die Ansichten über die Wirkung der Stauungsbehandlung hierbei gingen weit auseinander. Wieweit sie imstande ist, auf die Sequesterbildung günstig einzuwirken, ist schwer zu beurteilen . . . . ."

Die Stauungsbinde ist aus technischen Gründen dem Fingersaugglas im allgemeinen vorzuziehen. Darüber wurde schon beim Unterhautpanaritium gesprochen.

Beim sekundären Knochenpanaritium ist die Behandlung ebenso konservativ. Eröffnung des Herdes durch Seitenschnitt und Dauerstauung unterstützen die Wiederherstellung nekrotisierender Phalangen.

Auch etwa begleitende Sehnenscheiden- und Gelenkeiterungen werden durch die Dauerstauung günstig beeinflußt. Nur bei vorgeschrittenen Prozessen kann die Teilresektion einer Phalanx oder ihre gänzliche Entfernung empfehlenswert sein. Unter Berücksichtigung der sozialen Lage kann in solchen Fällen der Trias von Fingerpanaritien, wenn die Beweglichkeit des Fingers als endgültig verloren gelten muß, die Fingeramputation dem Leiden ein schnelles Ende bereiten.

Die Knochen an der Mittelhand sind dem Messer am besten von der Rückseite aus zugänglich. Auch beim Sitz der Eiterung an den Mittelhandknochen sind konservative Gesichtspunkte maßgebend.

Ausgang.

Der Ausgang des Knochenpanaritiums zeigt häufig ein mehr oder minder verunstaltetes und verkürztes Fingerglied. Nur in Frühfällen und in zweckmäßig behandelten Fällen der ersten und dritten Beckschen Nekrosenform gelingt es, jeden Knochenverlust zu vermeiden und Knochen und Glied anatomisch und funktionell in idealer Weise wieder herzustellen. Die Verunstaltung richtet sich nach der Anordnung der Einschnitte der Größe des verlorenen Knochenstückes und nach der Vollkommenheit des Regenerats. Das Nagelglied bleibt oft verkürzt, verbreitert, der Nagel mißgestaltet, rauh, oft seitlich verschoben und krallenförmig abgebogen, der Knochen unregelmäßig, höckerig, oft mit großen Defekten. Ist der Mittelglied- oder Grundgliedknochen befallen, so kann das erkrankte Glied ganz oder nahezu ausfallen. Die benachbarten Gelenke erleiden oft hochgradige Bewegungseinschränkungen, nicht so selten kombiniert mit unvollständigen Schlottergelenken.

8. Gelenkpanaritium.

Von den drei Fingergelenken fällt am häufigsten das Mittelgelenk, am seltensten das Grundgelenk der Vereiterung anheim.

Auch das Gelenkpanaritium ist in vielen Fällen eine sekundäre Erkrankung, die besonders im Verlaufe des Sehnen- und Knochenpanaritiums auftritt. Das sekundäre Gelenkpanaritium befällt fast stets das Mittelgelenk. Nicht gar so selten ist indes die Gelenkvereiterung unmittelbare Folge eines Traumas.

Als Traumen kommen wieder in erster Linie kleine Stichverletzungen in Betracht. Sie können beim Ausbruch des Panaritiums schon verheilt sein. Angelhaken, Stahlfedern, Packnadeln, Messerklingen sind häufiger beschuldigte Ursachen. Doch auch die grobe Verletzung mit breiter Gelenkeröffnung, der offene Bruch wie die offene Verrenkung können Ursache des Gelenkpanaritiums sein.

Erscheinungen.

Unter den Erscheinungen des primären Gelenkpanaritiums steht wie beim Knochenpanaritium der Schmerz obenan. Er wird spontan meist zunächst als klopfender dumpfer Schmerz gefühlt. Er wird unerträglich beim Versuch aktiver wie passiver Bewegung. Das Gelenk wird in Mittelstellung fixiert. Betastung des Gelenks und seiner unmittelbaren Umgebung, sowie Längsstauchung oder Zug am Finger werden als sehr schmerzhaft empfunden.

Neben dem Schmerz ist die Schwellung rings um das Gelenk das auffallendste Krankheitszeichen. Sie umkreist den Finger entsprechend der Gelenkkapsel. Infolge der anatomischen Anordnung der Fingergebilde ist sie an der Streckseite am deutlichsten ausgeprägt.

Schon in frühen Stadien sind oft, allerdings unter lebhaften Schmerzen, seitliche Wackelbewegungen in dem erkrankten Gelenk möglich. Später nimmt die Auflockerung der Seitenbänder so zu, daß sich die Gelenkflächen gegeneinander verschieben lassen. Das bei dieser Verschiebung entstehende weiche Crepitieren zeugt von dem Zerfall des Knorpelüberzugs der Gelenkfläche. Es ist ein sicheres Zeichen eines vorgeschrittenen Gelenkpanaritiums.

Das sekundäre Gelenkpanaritium des Mittelgelenks, die häufigste Komplikation des chronischen Sehnenscheidenpanaritiums, ist vielfach von einem Knochenpanaritium des Mittelgliedes begleitet. Ob die Infektion des Knochens oder des Gelenks zuerst erfolgte, ist oft schwer zu entscheiden. Fast stets ist die Basis des Mittelhandknochens weit schwerer verändert als das Köpfchen des Grundgliedknochens.

Das Grundgelenk zeigt bei allen chronischen Eiterungen der Finger und der Hand, mag das knöcherne Gerüst oder das Kanalsystem mit seinen Hohlräumen befallen sein, eine bemerkenswerte Widerstandsfähigkeit gegen Infektionen.

Nicht immer setzt das Gelenkpanaritium mit so deutlichen Zeichen ein. Die Infektion des Gelenks bei einer offenen Gelenkverletzung, wie als Sekundärerkrankung bei einer parartikulären Eiterung, erfolgt oft schleichend, so daß die Frage nach der Beteiligung des Gelenks zunächst oft schwer zu beantworten ist.

Erkennung.

Die Erkennung des Gelenkpanaritiums beruht im wesentlichen auf der Druckschmerzhaftigkeit des Gelenks von allen Seiten (s. Abb. 3, Zeigefinger), auf der Zwangshaltung der das Gelenk zusammensetzenden Glieder in Mittelstellung und auf der besonders an der Streckseite ausgeprägten Schwellung. Zug am Finger sowie Stauchung (Druck in der Längsrichtung) schmerzen. Die typische weiche Crepitation findet sich erst im Spätstadium. Das Röntgenbild zeigt erst nach Wochen die durch den Verlust der Knorpeldecke hervorgerufene Verschmälerung der Gelenklinie. Wie bei allen Gelenkeiterungen kann in vorgeschrittenen Fällen wenig durch Punktion angesaugter trüber Eiter die Diagnose bestätigen.

Behandlung.

Die Behandlung des Gelenkpanaritiums sucht durch geeignete Schnitte dem Eiter Abfluß zu verschaffen und die Abwehrkraft des Organismus durch Hyperämie zu erhöhen. Die am Finger einfachen und übersichtlichen anatomischen Gelenkverhältnisse gewähren dabei eine relativ günstige Heilungsaussicht. Besonders im Anfang, solange der Gelenkinhalt noch nicht rein eitrig ist, ist der Versuch einer konservativen Behandlung geboten. Zum Abfluß läßt sich häufig die infizierende Gelenkwunde benutzen; genügt sie nicht oder liegt sie ungünstig, so wird dorsal beiderseits der Strecksehne unter vorsichtiger Schonung der Kapsel und des Bandapparates je ein etwa $1-1^1/_2$ cm langer Schnitt ins Gelenk angelegt, der die Kapsel in ganzer Länge eröffnet. Jede Drainage oder Tamponade schädigt Knorpel und Kapsel. Sie verschlechtert die Prognose ohne zu nutzen, ist daher unbedingt zu vermeiden. Um die frühzeitige Verklebung zu verhindern, empfiehlt sich auch hier die Anlage der Einschnitte als ovale Fensterschnitte (Fischmaulschnitte), wie sie bei der Behandlung des Unterhautpanaritiums beschrieben sind. Hyperämie wird durch heiße, feuchte Verbände, Breiumschläge, Alkoholverbände oder durch Binden-Dauerstauung nach Bier erzielt. Ist einem Verfahren der Erfolg versagt, so empfiehlt sich die Anwendung eines anderen. In einer großen Anzahl von Fällen gelingt es bei unbeirrter Fortsetzung dieser Behandlung durch Tage und Wochen, Ausheilung mit voller oder wenig gestörter Beweglichkeit zu erzielen.

Die permanente Extension, auf die Bardenheuer großen Wert legt, hat sich bei der Behandlung des akuten Gelenkpanaritiums bewährt; sobald das Panaritium in das chronische Stadium tritt, hat sie sich jedoch nicht zu behaupten vermocht. Sie erfordert für die Dauer einen zu großen Apparat und zu viel Aufmerksamkeit.

Das Schicksal des Gelenks ist im wesentlichen abhängig von dem Zustande seiner beiden Knorpelflächen. Ist die Zerstörung zu weit vorgeschritten, so erfolgt Versteifung, deren Beseitigung späterer operativer Behandlung vorbehalten bleibt.

Keppler und Hofmann haben mit der Umspritzung des Gelenks mit Vucinlösung und gleichzeitiger Einspritzung einiger Tropfen dieser Lösung ins Gelenk in einem Falle von Gelenkpanaritium des linken Ringfingers in 8 Tagen vollkommene Heilung mit normaler Beweglichkeit erzielt. „Die Hauptsache ist hierbei, nicht zuviel Flüssigkeit zu nehmen und keinen zu starken Druck anzuwenden, um Ernährungsstörungen zu vermeiden. Die Injektionen sind allerdings ziemlich schmerzhaft. Die Oberhaut hebt sich später in Blasen ab.“

Zeigt sich keine Heilungstendenz, treten aus den Einschnitten oder Wunden trübe, glasige, schmierige Granulationen hervor, lockert sich der Bandapparat des Gelenks immer mehr, so ist eine Änderung des Vorgehens am Platz. Fingerextension mit regelmäßig täglich wiederholter Durchspritzung des Gelenks mit Kochsalzlösung, Vucin oder Karbollösung stellt einen noch aussichtsvollen Versuch dar, die radikaleren Verfahren der Resektion beider oder eines Gelenkendes und die Amputation zu vermeiden. Ob schließlich, wenn auch dieser Versuch fehlschlägt, die Basis oder das Köpfchen des Nachbarknochens oder beides, je nach dem Befunde, mit breiter Eröffnung des Gelenks reseziert wird und dadurch günstigere Wundverhältnisse geschaffen werden, oder ob Amputation des Fingers erfolgt, ist eine Frage der sozialen Stellung des Kranken, seiner ökonomischen Lage und des Geschmacks. Vorzuziehen ist die Verlegung der Amputation auf spätere Zeiten nach Abheilung des eitrigen Prozesses, da die floride Eiterung die Amputationswunde gefährdet.

III. Die tiefen Handpanaritien.

Die Streitfrage der französischen chirurgischen Literatur um das Jahrzehnt 1870 bis 1880 über den Sitz der tiefen Hohlhandphlegmone — in den großen Sehnenscheidensäcken der Hohlhand (Gosselin und Schwartz) oder im umgebenden Bindegewebe (Dolbeau und Chevalet) — ist durch die Aufschlüsse besonders der Arbeiten des Amerikaners Kanavel dahin entschieden, daß beides vorkommt. Kanavel suchte über die Lehren der Anatomie hinaus durch eine Reihe von Querschnitten, in denen die Fascienverhältnisse durch Auszupfen dargestellt wurden, durch experimentelle, mit wechselndem Druck vorgenommene Injektionen in die Hohlräume und Kanäle der Hand und durch Untersuchung seiner Ergebnisse mittels Sektion und Röntgenbild, durch embryologische Vergleichsstudien und endlich durch die Heranziehung klinischer Beobachtungen die verschlungenen anatomischen Verhältnisse der Hohlräume der Hand zu ergründen. Seine Beweisführung ist in sich so geschlossen, seine Ergebnisse sind für die Erkennung und Behandlung der tiefen Hohlhandphlegmone und ihrer Komplikationen so wesentlich, daß eine kurze Darstellung der chirurgischen Anatomie unter vorzugsweiser Benutzung Kanavelscher Ergebnisse nicht zu umgehen ist.

Anatomische Grundlagen.

Die Mittelhandknochen, die Pfeiler des Handknochensystems, sind auf der Handflächenseite und auf der Rückseite durch eine „dünne aber resistente“ Fascie miteinander verbunden, die Fascia interossea interna (anterior) und externa (posterior). Die Fascien sind an den Mittelhandknochen befestigt und schließen die M. interossei zwischen sich ein. Sie bilden also eine feste

Scheidewand, die zu durchdringen etwaigen Eiteransammlungen nur in Ausnahmefällen gelingen wird.

An der Rückseite der Fascia interossea posterior liegen in lockerem Bindegewebe die abgeplatteten Fingerstrecksehnen. Ihnen dorsal übergelagert ist die Fascia dorsalis superficialis, die von der Haut der Rückseite wiederum durch einen flachen, mit lockerem Bindegewebe gefüllten Raum, den dorsalen Subcutanraum, getrennt wird.

Ventral der Fascia interossea anterior folgen in der Mitte der Hand zunächst die tiefen Gefäße, denen das rückwärtige Blatt des mittleren Hohlhandraumes aufliegt. Es schließt sich an der flache Mittelhohlhandraum, nach Kanavel vielleicht der wichtigste Raum der Hand, der nach vorn von dem vorderen Fascienblatt dieses Raumes bedeckt ist. Über diesem Blatt liegen die Fingerbeugesehnen mit den Sehnensäcken, den M. lumbricales und mit Gefäßen. Diese längsziehenden Stränge werden bedeckt von der Palmaraponeurose, die durch straffes Bindegewebe mit der Hohlhandhaut verbunden ist. Die seitliche Ausdehnung des Mittelhohlhandraumes reicht ulnarwärts bis zum Hypothenar, radialwärts bis zum dritten Mittelhandknochen (s. Abb. 26).

Vom Handinnern nach außen gerechnet folgen also:

1. Epidermis,
2. Dermis,
3. straffes Bindegewebe,
4. Hohlhandaponeurose,
5. lockeres Gewebe mit Gefäßen, Sehnen, Sehnenscheiden, Lumbrikalmuskeln,
6. vordere Mittelhohlhandraumfascie,
7. Mittelhohlhandraum,
8. hintere Mittelhohlhandraumfascie,
9. Gefäße,
10. vordere Handzwischenknochenfascie,
11. Knochen- und Zwischenknochenmuskeln,
12. hintere Handzwischenknochenfascie,
13. hinterer subfascialer Bindegewebsraum mit Sehnen,
14. dorsale oberflächliche Fascie,
15. dorsaler Subcutanraum,
16. Dermis,
17. Epidermis.

Am Daumenballen und am Kleinfingerballen werden durch die diesen Randgebieten eigentümliche Anordnung der Muskulatur die Verhältnisse verschoben. An beiden Seiten haben sich besondere Fascienräume gebildet, von denen der Daumenballenraum (Thenarraum) eine besondere Bedeutung beansprucht. Der zu den Fingern hin sich verbreiternde Daumenballenraum ist von der Fascia interossea anterior durch die Muskelmasse des Adductor pollicis getrennt; er ist dem Mittelhohlhandraum benachbart, aber überall von ihm durch feste Fascienlagen geschieden. Er wird bedeckt von der langen Zeigefingersehne und dem zugehörigen Lumbricalmuskel, in der Mitte seines Verlaufs etwa auch von dem radialen Hohlhandsack, während er zur Handwurzel hin neben dem Mittelhohlhandraum, den langen Fingerbeugersehnen und ihrem gemeinsamen Sacke anliegt. In seiner seitlichen Ausdehnung beginnt der Thenarraum am Mittelfingermetakarpalknochen und reicht etwa bis zur Mitte des Daumenballens.

Der Kleinfingerballenraum (Hypothenarraum) ist chirurgisch unwichtig. Ich werde daher auf ihn nicht weiter eingehen.

Die Fascienräume Kanavels sind nicht identisch mit den Fascienlogen der Anatomen in der deutschen Literatur. Kanavel versteht darunter ideelle Räume, die erst Ausdehnung und Gestalt erlangen durch die Füllung mit Eiter. Aus den Beschreibungen der Anatomen bringe ich die Worte Cornings: „In der Karpal- wie in der Metakarpalgegend wird durch senkrecht in die Tiefe gehende, von der Aponeurosis palmaris bis zur Fascia interossea volaris reichende Septa eine Einteilung des volaren subfascialen Raumes in einzelne Fascienlogen bewirkt; wir unterscheiden eine mittlere Loge als direkte Fortsetzung der Logen Mm. flexores digitorum sublimis et profundus des Vorderarmes von seitlichen, Thenar- und die Hypothenarmuskulatur enthaltenden Logen (Spatia palmaria ulnare et radiale). Die beiden letzteren beschränken sich auf die Karpal- und Metakarpalgegend, während sich die mittlere Loge mit den Sehnen der Beuger auf die Volarseite der Finger weiter erstreckt." Die Anatomen bezeichnen also als Fascienlogen von Fascien umgrenzte wirkliche Räume, die von Muskeln und Sehnen, zum Teil auch Gefäßen und Nerven ausgefüllt sind.

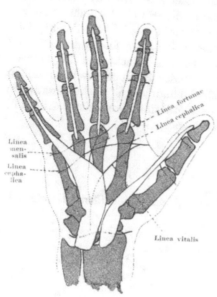

Am Vorderarm fand sich vor allem ein großer freier Fascienraum, der in Verbindung steht mit dem Mittelhohlhandraum und in nachbarlichen Beziehungen zu den auf den Unterarm übergreifenden Sehnensäcken der Hohlhand, die ihn nahe dem Handgelenk von oben vorne bedecken. Nach hinten (innen) reicht er an die Knochen, die Zwischenknochenfascie und den M. pronator quadratus. Seitlich trennt ihn von der Haut nur die Anheftung der Muskelfascie an die (seitlichen) Außenflächen der Knochen. Nahe dem Handgelenk beansprucht er hauptsächlich die radiale Seite, weiter herauf mehr die ulnare Seite. 9 cm oberhalb des Griffelfortsatzes der Speiche oder etwas distal der Mitte des Unterarms verläßt der Raum die Membrana interossea und geht auf die radiale Seite und die Vorderseite des tiefen Fingerbeugers über. Ihm benachbart ist hier der N. medianus und die A. ulnaris mit dem zu ihr tretenden N. ulnaris (s. Abb. 21). Diesen Gebilden können Eiteransammlungen rückwärts zur Hand hin oder auch aufwärts zum Ellenbogen hin folgen. Die Beziehungen dieses Raumes zu den Gefäßen erklären auch die klinisch beobachteten ulcerativen Hämorrhagien. Höher herauf am Unterarm, also in der zentralen Hälfte des Unterarmes, läßt sich der Raum nicht mehr darstellen.

Abb. 19. Übersicht über die Anordnung der Sehnenscheiden und der Handlinien.

Neben diesen Fascienräumen spielen für die Hohlhandeiterungen die Sehnenscheidensäcke [1]) die größte Rolle. Bei ihrer Schilderung folge ich außer

_____
[1]) Ich nenne die Hohlhandscheiden stets Sehnenscheidensäcke oder kurz Sehnensäcke. Eine Verschiedenheit in der Bezeichnung gegen die Fingerscheiden erleichtert die Darstellung.

Kanavel den auf klinischen Grundlagen beruhenden Darstellungen Forssells und Kepplers, ferner den anatomischen Lehren von Braus.

Die Sehnen der neun langen Fingerbeuger durchziehen an zwei Stellen Synovialscheiden, an den Fingern und an der Handwurzel (s. Abb. 19). Die Anatomie der Fingersehnenscheiden wurde beim Sehnenscheidenpanaritium besprochen und auch die Anatomie der Hohlhandscheidensäcke berührt.

Den fünf Scheiden an den Fingern stehen zwei sackförmige, meist gänzlich voneinander geschiedene Bursae in der Hohlhand gegenüber. Die radiale Bursa dient allein der langen Daumenbeugersehne, während die ulnare die 8 Sehnen der Fingerbeuger aufnimmt.

Die radiale Bursa beginnt proximal etwa 3 cm oberhalb einer Linie, welche die Griffelfortsätze von Elle und Speiche miteinander verbindet; sie kann somit noch durch einen Schnitt oberhalb des Lig. carpi transversum eröffnet werden. Unter dem Lig. carpi transversum erleidet sie eine gewisse Einschnürung. Von einem peripheren Ende der Bursa kann meist nicht die Rede sein. In einigen Fällen jedoch findet es sich durch eine Einschnürung angedeutet; bei 5 von 100 der Erwachsenen und bei 20 von 100 der Neugeborenen (Poirier) ist sogar eine dünne, feine, leicht zu sprengende Scheidewand gegen die Daumenscheide etwas zentralwärts des Metacarpo-Phalangealgelenks des Daumens vorhanden. Die Länge der Bursa mit Einschluß der Fingerscheide beträgt 12—14 cm. In ihrem Fingeranteil liegt die Scheide unmittelbar unter der Haut und ist chirurgischen Maßnahmen unschwer zugänglich. Während ihres Verlaufs am Daumenballen und an der Hohlhand tritt sie zu den verschiedensten Organen in bedeutungsvolle Nachbarschaft. Am wesentlichsten sind ihre Beziehungen zu der kleinen Scheide des Flexor carpi radialis, die ihrerseits unmittelbar an das Handgelenk angrenzt. Diese Beziehungen geht sie ein etwas versteckt zwischen Adductor und Flexor pollicis brevis im Bereich des Thenar und weiter aufwärts im Karpalkanal. Gleich unterhalb des Karpalkanals, am peripheren Rande des Lig. transversum, wird die Bursa gekreuzt von dem motorischen Medianusast, der den größeren und wichtigeren Teil der Daumenballenmuskulatur versorgt. Er entspringt von dem an der ulnaren Seite der Bursa parallel mit ihrem ulnaren Rande verlaufenden Stamme des N. medianus. Unmittelbar hinter der Bursa liegt das Handgelenk. Radialwärts laufen die Speichengefäße und ulnarwärts stößt sie an die ulnare Bursa, mit der sie in nicht seltenen Fällen (Poirier 50%, Lindström 4—5%) eine offene Verbindung eingeht. Auch wenn diese offene Verbindung fehlt, ist immerhin die Nachbarschaft so intim und die Scheidewand so zart, daß eine Infektion der einen jederzeit auf die andere übergehen kann.

Die größere ulnare Bursa nimmt als gemeinsamer Sack sämtliche Sehnen des Flexor digitorum sublimis und profundus auf. Während aber die Kleinfingersehnenscheide in vielen Fällen (Schwartz 95%, Poirier 55%) eine unmittelbare Verbindung mit dem ulnaren Sehnensack eingeht, in den übrigen Fällen aber nur durch eine zarte, leicht zu durchbrechende Gewebsschranke von der ulnaren Bursa geschieden ist, tauchen die Sehnen der 3 Mittelfinger erst nach kurzem, scheidenlosem Vorlauf durch die Hohlhand in ihn ein. Seine Länge beträgt 13—14 cm ähnlich der des radialen Schleimbeutels, den er an Breitenausdehnung wesentlich übertrifft (s. Abb. 18). Der Durchtritt unter das Lig. transversum im Bereich des Karpalkanals hat ausgesprochener als an

46

der radialen Bursa eine Verengerung des Sehnensacks zur Folge, so daß er aufgebläht die Gestalt eines Doppelsacks (Zwerchsacks) annimmt. Der im Bereich des Vorderarmes liegende obere Sackteil endigt wenige Zentimeter oberhalb der Handgelenkslinie in Gestalt eines abgerundeten Blindsackes. Ein Zipfel begleitet oft noch die Kleinfingersehne etwas höher hinauf. Der distale palmare Abschnitt pflegt nicht in einer Höhe zu endigen, sondern greift in Form zipfelförmiger Ausstülpungen noch eine kleine Strecke weit auf die austretenden Sehnenpaare der vier letzten Finger über. Reicht diese Ausstülpung am kleinen Finger, wie oben gezeigt, zumeist bis an die eigentliche Fingerscheide heran, um in vielen Fällen ohne Unterbrechung in sie überzuleiten, so nimmt dieser Abstand an den benachbarten mittleren drei Fingern immer mehr zu, so daß er am Zeigefinger am größten ist. Die Sehnen verlaufen in diesem Zwischengebiet völlig scheidenlos im lockeren Zellgewebe zwischen Palmarfascie und Mittelhohlhandraum oder Daumenballenraum.

Über die vordere Wand des ulnaren Sacks läuft vor allem der oberflächliche Hohlhandbogen. Einige Medianusäste zum Kleingfingerballen können vernachlässigt werden. Die hintere Wand grenzt, durch eine Fascienlage von ihm geschieden, an den mittleren Hohlhandraum, der den Scheidensack von den beiden letzten Interossei trennt.

Die ulnare Bursa ist nicht nur in bezug auf Ausdehnung, Größe und Gestalt, sondern noch mehr bezüglich ihres inneren Ausbaues und ihrer Beziehungen zu den Nachbarorganen von großer Unbeständigkeit. Besonders ergeben sich die weitgehendsten Unterschiede in dem Verhalten der intrasynovialen Falten, die als sog. Mesotena zu jedem Sehnenstrange hinziehen und bei stärkerer Entwicklung in Form ausgesprochener Scheidewände dem gemeinsamen Synovialsack in eine Anzahl kleinerer Säcke zerlegen können. Die stärkste Ausbildung wird am häufigsten an der zum Flexor dig. V. gehenden septale Synovialfalte beobachtet. Aber auch entsprechend dem Mittelfinger und Ringfinger ist der gemeinsame Sehnenscheidenbeutel mitunter durch ein deutlich entwickeltes Septum getrennt (Schüller), so daß man von eigenen Scheiden des Ringfingers und des Mittelfingers sprechen kann.

Diese toten anatomischen Angaben erhalten Leben und Wert durch die experimentellen Injektionsversuche Kanavels und durch klinische Beobachtungen.

Injektionen der Sehnenscheiden des Ringfingers und des Mittelfingers unter Durchbohrung ihres zentralen Blindendes gelangten in den **Mittelhohlhandraum** (s. Abb. 17). Auch die Kleinfingersehnenscheide führte zum Mittelhandraum, wenn ein Verschluß zwischen Kleinfingersehnenscheide und ulnarem Handsehnensack vorhanden war. Barst der ulnare Handsehnensack, so entleerte sich auch sein Inhalt in den Mittelhandraum.

Die Füllungsmasse breitete sich stets im ganzen Mittelhohlhandraum aus. Fast stets schickte sie Fortsätze mit den Lumbrikalmuskeln zum Finger hin, meist zwischen die Basen des Mittel- und Ringfingers, bisweilen zwischen Ring- und kleinen Finger, selten zwischen Mittel- und Zeigefinger. Bei starkem Druck trat die Füllmasse von den Lumbrikalkanälen aus in das lockere Schwimmhautgewebe. Nach der anderen Seite drang die Masse unterhalb der langen Sehnen in das Gebiet des Unterarmes, wo sie sich, liegend zwischen dem Knochen, dem Lig. interosseum und dem Pronator quadratus auf der einen Seite und den tiefen Muskeln auf der anderen Seite, ohne Widerstand bis zum Ellenbogen ausdehnte.

Auf den Daumenballenraum oder auf die radiale Seite des Mittelhandknochens trat sie nicht über (mit Ausnahme eines Versuchs, bei dem um das Handgelenk ein Faden geschnürt war, der den Ausgang zum Vorderarm versperrte). Auch zur Rückseite der Hand zwischen den Knochen durch fand die Masse nicht den Weg.

Unmittelbare Füllung des **Daumenballenraumes** gelang anfangs nicht, weil der Raum zu oberflächlich gesucht wurde. Von der Zeigefingersehnenscheide aus ließ sich nach Durchbrechung ihres zentralen Abschlusses der ganze Thenarraum füllen. Die Masse schickte Fortsätze entsprechend dem Lumbrikalmuskel des Zeigefingers. Nach der ulnaren Seite überschritt sie nicht die Höhe des Mittelfingers.

Unter Druck eingespritzt wich die Masse am häufigsten zur Rückseite aus, und zwar mit Vorliebe durch den Zwischenraum zwischen dem queren und schrägen Bauch des Adductor pollicis; seltener peripher um den queren Bauch des Adductor, so daß sie zwischen dem Adductor und ersten dorsalen Interosseus lag. In einem Drittel der Versuche drang sie in den Mittelhohlhandraum ein. Niemals trat sie zwischen den zweiten und dritten Mittelhandknochen auf den Handrücken über; niemals drang sie zum Unterarm vor, obschon die anatomische Möglichkeit dafür vorhanden schien.

Bei Füllungsversuchen des **ulnaren Handsehnensackes** gelangte, wie eben schon erwähnt, die Masse in einem Fall mit einer Scheidewand zwischen Kleinfingerscheide und ulnaren Scheidensack in den Mittelhohlhandraum. In einem weiteren, ebenfalls erwähnten Fall füllte sie den ulnaren Sack, der schließlich in der Mitte barst und seinen Inhalt in den Mittelhohlhandraum übertreten ließ, von wo sie entlang dem Lumbrikalmuskel des Ringfingers wieder einen Fortsatz peripherwärts schickte. Der gewöhnliche Weg der Füllungsmasse geht indes unter das Lig. carpi transversum durch, und zwar unterhalb der tiefen Fingerbeuger auf den Vorderarm, wo sie auf dem Knochen, dem Lig. interosseum und dem Pronator quadratus ruht (s. Abb. 16 und 20).

Füllungen der Scheide des Flexor pollicis longus traten ohne weiteres auf den **radialen Scheidensack** der Hohlhand und unter den Fingerbeugesehnen auf den Vorderarm über. In einigen Fällen barst der radiale Handsack und entleerte die Füllungsmasse in den Daumenballenraum oder in den Mittelhohlhandraum. Einmal — augenscheinlich bestand in diesem Falle eine freie Verbindung — füllte die Masse auch den ulnaren Hohlhandsack. Sie kann auch vordringen zwischen die Muskulatur, die den Daumenmittelhandknochen umgibt (s. Abb. 15).

Auch die Bahnen der Füllungsmasse im Vorderarm seien kurz erläutert. Bei Druckeinspritzungen des radialen Handsehnensacks trat die Füllungsmasse meist ohne weiteres auf den Vorderarm über. Fast stets überschritt sie das zentrale Ende des radialen Scheidensacks, das dem Druck nicht widerstand. Die Hauptfüllungsmasse lag unter dem

Flexor digitorum profundus und füllte den Raum zwischen Flexor carpi ulnaris an der Ellenseite, Flexor pollicis longus an der Speichenseite, dem Knochen mit der Zwischenknochenfascie und dem Pronator quadratus an der Rückseite (s. Abb. 20). Sie reichte vom Handgelenk bis 3 Querfinger distal vom Ellenbogengelenk. Die Masse zeigte das Bestreben, sich an der radialen Seite des Unterarms zu halten. Am Lig. transversum carpi hatte sie sich um die Sehnen unmittelbar unter das Band ausgebreitet. Auch zwischen den langen Daumenbeuger und den oberflächlichen Fingerbeuger hatte sie ihren Weg gefunden.

Ähnlich war die Ausbreitung bei Einspritzung vom ulnaren Sehnenscheidensack aus. Die Masse zeigte Vorliebe für die ulnare Seite des

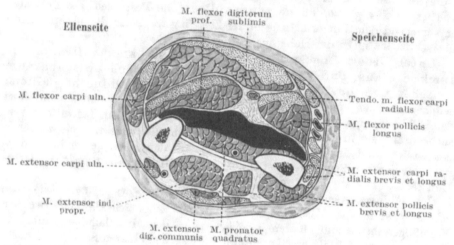

Abb. 20. Unterarmquerschnitt in Höhe des M. pronator quadratus, wenige Querfinger oberhalb des Handgelenks. Injektionsmasse schwarz. (Nach Kanavel.)

Unterarms. Ferner neigte sie dazu, neben der Ellenschlagader auch wohl der Speichenschlagader und dem Mittelnerven nach der Hand zurückzukehren.

Einspritzungen vom Mittelhohlhandraum aus füllten dasselbe Unterarmgebiet. Daß vom Thenarraum aus die Masse bei experimentellen Versuchen nicht zur Ausbreitung auf den Unterarm neigt, wurde schon erwähnt.

Die Masse dringt, wenn sie den Unterarm 3 Querfinger hinaufgewandert ist, in die Muskelsepta, umgibt den N. medianus, dem sie besonders zentralwärts zum Ellenbogengelenk folgt, umgibt ferner die A. ulnaris und den N. ulnaris zwischen M. flexor carpi ulnaris und M. flexor digitorum profundus, den Gefäßen besonders peripherwärts zurück zur Hand folgend. Seltener benutzt sie den Weg der A. radialis (s. Abb. 21). Die Hauptfüllungsmasse findet sich stets 2 Querfinger oberhalb des Handgelenks, wo sie unmittelbar volar von Speiche und Elle beiderseits nahezu bis an die Haut vordringt.

Die klare Vorstellung dieser Räume und die Kenntnis der experimentellen Injektionsergebnisse sind so wesentlich, daß es nur mit ihrer Hilfe möglich ist, die Wege schwerer Eiterungen zu verstehen. Schon die Füllungsversuche folgten nicht immer anatomischen Bahnen — auffällig ist besonders die fehlende Neigung des Thenarraums zur Abgabe der Füllungsmasse in den Vorderarm; erst recht wird das biologische Geschehen bei Eiterungen nicht immer den anatomisch präformierten Wegen und den grobmechanischen Bahnen folgen, die die unter Druck stehende Füllungsmasse einschlägt; aber die klinische Beobachtung hat eine so weitgehende Analogie zu den experimentellen Vorgängen gezeigt, daß ihr Wert nicht hoch genug eingeschätzt werden kann.

Die Erforschung dieser Räume und Bahnen ist, wie erwähnt, fast ausschließlich das Werk Kanavels.

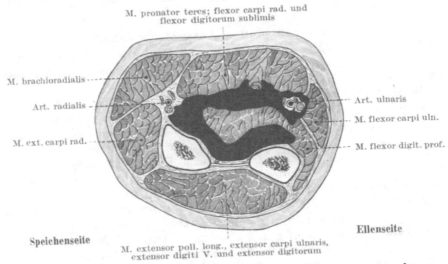

Abb. 21. Unterarmquerschnitt, Mitte des Unterarms. Injektionsmasse schwarz. (Nach Kanavel.)

9. Sehnensackphlegmone der Hohlhand (Bursitis carpalis purulenta).

Die großen Hohlräume der Handsehnensäcke, die Verbreitung der Infektion innerhalb ihrer Höhlungen, die innigen Verbindungen der Hohlräume miteinander, ihre nahen Beziehungen zu Gelenken und zu den großen, von lockerem Bindegewebe durchzogenen Fascienräumen der Hand und des Armes, die hier mehr als anderswo dürftige Ernährung des Sehnengewebes — sind doch nach Jobert de Lamballe die in einer serösen Scheide verlaufenden Sehnen im ganzen weniger gefäßreich als die scheidenlosen — und endlich die Unnachgiebigkeit der Wände des Karpalkanals (auf der einen Seite der Carpus, auf der anderen Seite das feste Lig. carpi volare) sind ebenso viele Faktoren für die der Sehnensackphlegmone der Hohlhand innewohnenden Gefahren (Forssell). Ganz dürfen freilich neben diesen rein anatomischen Momenten auch die oben für die Bösartigkeit des Panaritiums angeführten biologischen Ursachen, insbesondere die besondere Virulenz der Erreger bei vielen dieser Eiterungen, weiter auch die Schwierigkeit und das späte Einsetzen zweckmäßiger Behandlung nicht außer acht gelassen werden.

Ätiologie.

Den Eiterungen der Hohlhandscheidensäcke liegen dieselben Erreger zugrunde wie den Sehnenscheidenpanaritien. Gerade bei den Hohlhandphlegmonen spielen die spezifischen Lebensäußerungen der Erreger die größte Rolle. Der Staphylococcus setzt heftige örtliche Erscheinungen, erzeugt reichliche Eiterung, läßt sich aber Zeit im Fortschreiten und achtet die natürlichen und die durch plastische Ausschwitzungen und Granulationswälle selbst geschaffenen Schranken. Der Streptococcus geht aufs Ganze. Örtlich nur trübes Exsudat erzeugend, durchwandert er im Fluge die präformierten Hohlräume, durchbricht ihre Grenzen und kann die schwersten Allgemeinerscheinungen setzen, wenn er kaum begonnen hat, am Orte seines Eindringens die Hilfskräfte des Organismus zu wecken.

Infektionswege und Ausbreitungsbahnen.

Die Hohlhandscheidensäcke sind unmittelbarer Infektion zugänglich. Häufiger werden sie eröffnet und infiziert von tiefen stichartigen Wunden, als von großen offenen Handverletzungen.

In der bei weitem größten Mehrzahl der Fälle ist die karpale Bursitis eine sekundäre Erkrankung, fortgeleitet aus den Sehnenscheiden des Daumens oder des kleinen Fingers. Sie beginnt als Sehnenpanaritium, das sich zunächst auf Daumen oder kleinen Finger beschränkt und an der Verengerung oder an der Scheide gegen die Hohlhandbursa haltmacht. Bringen ausgiebige Einschnitte keine frühe Entlastung, leider auch hin und wieder trotz ausgiebiger Einschnitte, setzt die eitrige Hohlhandbursitis plötzlich ein.

Die Beschränkung des Sehnenscheidenpanaritiums auf den Ursprungsfinger scheint übereinstimmend mit der Häufigkeit einer anatomischen präformierten Scheidewand am kleinen Finger häufiger zu sein als am Daumen.

In seltenen Ausnahmefällen können Sehnenscheidenpanaritien der drei mittleren Finger zur karpalen Bursitis führen, der anatomischen Anordnung nach am leichtesten am Ringfinger. Auch umgekehrt kann die karpale Bursitis in seltenen Fällen Sehnenscheidenentzündungen der mittleren Finger verursachen.

Indes ist die Fingersehnenscheidenentzündung kein notwendiges Zwischenglied zwischen eitriger Fingerverletzung und carpaler Bursitis. Durch eine fortschreitende Phlegmone oder durch lymphangitische Entzündung kann die Verletzung am Finger, die oft unbedeutend ist, unmittelbar zur Vereiterung der Handscheiden führen.

Auch Verletzungen der Hand können eitrige Bursitis zur Folge haben, sei es, daß sie die Sehnenbeutel treffen oder in ihre Nachbarschaft reichen. Ebenso können Verletzungen und Eiterungen an der Beugeseite des Unterarms nahe am Handgelenk die Hohlhandsäcke infizieren. Auch daß Handgelenkeiterung auf die Hohlhandsäcke übergeht, wurde beobachtet.

Die Scheide oder Grenze zwischen radialem und ulnarem Beutel bedeutet eine Barriere, die erst nach gewissem Widerstreben überwunden wird. Alle Beobachtungen stimmen darin überein, daß der radiale Sack seine Eiterung weit häufiger ulnarwärts weitergibt als umgekehrt. Während der Übergang der radialen Hohlhandsackeiterung auf die ulnare Seite die Regel ist (Forssell 23 von 27 Fällen, also etwa 85%), geht die Eiterung des ulnaren

Sacks nur etwa in einem Viertel der Fälle auf die radiale Seite über. Vielleicht liegt die geringe Ausdehnung des Radialsacks, die eher zur Stauung führt, und sein einfacherer Bau ohne Septa und Unterabteilungen, der Verklebungen nicht Vorschub leistet, dieser unwillkommenen Eigenschaft des Radialsacks zugrunde.

Der neu ergriffene Hohlhandsack kann die Eiterung wieder peripherwärts zur Scheide des zugehörigen Kleinfingers oder Daumens leiten und vollendet dadurch die Kreuzung oder U-Form der Phlegmone.

Sehr selten und erst nach langem Bestand der Eiterung wird der durch zweifache Fascienlage und Muskulatur versperrte Zwischenknochenraum zum Handrücken hin durchsetzt.

Meist erkranken alle Teile des Sehnenscheidenweges gleichmäßig an eitriger Entzündung; doch hat Forssell beobachtet, daß die Infektion, die von einer Affektion am Daumen ausgegangen war, mit rasch vorübergehenden Zeichen einer Tendovaginitis daselbst und in der radialen Bursa, nur im ulnaren Beutel und in der Sehnenscheide des kleinen Fingers Eiterung hervorrief. Der Prozeß umgekehrt wurde nicht festgestellt. Möglicherweise ist auch hier der größere Umfang und der kompliziertere Bau der ulnaren Bursa die Ursache, daß sie eine Infektion weniger leicht überwindet.

Die nächste Etappe auf der fortschreitenden Bahn der Phlegmone ist der tiefe Fascienraum des Unterarms. Besonders für die Ausbreitung des Eiters am Unterarm — und für seine Behandlung — haben die Füllungsversuche Kanavels (s. oben unter „Die tiefen Handpanaritien. Anatomische Grundlagen") neue Erkenntnisse gebracht. Es läßt sich auf Grund dieser Ergebnisse, die klinisch voll bestätigt sind, vor der operativen Autopsie die Lage des Eiters am Unterarm bestimmen.

Wie die Füllungsmasse im Experiment liegt der Eiter, wenn er die proximale Grenze der Hohlhandsäcke durchbrochen hat, unmittelbar auf dem Pronator teres, dem Ligamentum interosseum und den beiden Unterarmknochen, bedeckt von den Sehnen und vom Muskelfleisch des Flexor digitorum profundus (s. Abb. 20). Etwa 4 Querfinger oberhalb des Handgelenks wird der Eiter durch die Muskelansätze von der Elle abgedrängt. Handbreit oberhalb des Handgelenkes weicht er aus um die Bäuche des tiefen Fingerbeugers herum, bis er auf den ulnaren Handbeuger trifft (s. Abb. 21). Auf diesem Wege stößt er auf den N. medianus und weiter die ulnaren Gefäße. Beiden folgt er zunächst rückwärts zur Hand hin, mit den ulnaren Gefäßen etwa 4 Querfinger oberhalb des Handgelenks unter der Haut zum Vorschein kommend, dann aber auch zum Ellenbogengelenk herauf. In spärlichen Fällen nur umschwemmt der Eiter die radialen Gefäße. Einen solchen Fall bildet Friedrich ab im Handbuch der Chirurgie (IV. Aufl., 1914). Meist bleiben die radialen Gefäße etwas zur Seite gedrängt vom Eiter unbeeinflußt (s. Abb. 21).

Selten bricht der Eiter in das Handgelenk durch, eine sehr ernste Komplikation, die anscheinend meist im höheren Alter vorkommt — von 9 Fällen Kanavels standen 8 im 45. oder höherem Lebensalter. Die Beteiligung des Handgelenks scheint nur vom radialen Hohlhandsack aus zu erfolgen. Die kurze Scheide des Flexor carpi radialis, die unmittelbar an das Handgelenk grenzt und in inniger Verbindung steht mit der radialen Bursa, wird als gefürchteter Leitweg beschuldigt.

Am schnellsten zerstört wird das Os capitatum. Das distale Radioulnar-Gelenk wird fast stets in Mitleidenschaft gezogen. Das Handgelenk kann den Prozeß überleiten auf die Sehnenscheiden der Streckseite.

Pathologische Anatomie.

Die pathologisch-anatomischen Befunde schließen sich den beim Sehnenpanaritium geschilderten Veränderungen an. Neben den Befunden am synovialen Inhalt der Bursa, an den Wänden und in der Nachbarschaft sind die Erscheinungen an den Sehnen und am N. medianus besonders bedeutungsvoll. Die Stelle der größten Gefahr für diese Gebilde liegt nach Forssell unter dem Lig. carpi transversum. Der beim Sehnenpanaritium geschilderte Werdegang der Sehnennekrose spielt sich vorzüglich im Bereich dieses Bandes ab. Die an anderen Stellen gequollenen, später mit Granulationen bedeckten Sehnen bleiben unter dem Lig. transversum bleich, nehmen matte, strohgelbe Farbe an, fasern sich auf, werden graugrün und nekrotisieren. Der N. medianus pflegt diesem Prozeß meist zu widerstehen, fällt indes in Einzelfällen trotz Durchschneidung des Lig. dem von drei Seiten noch unnachgiebigen Druck zum Opfer.

Erscheinungen und Erkennung.

Der Übergang der Infektion auf den Handsack bei einem Sehnenpanaritium des Daumens oder kleinen Fingers verrät sich meist schon durch die augenfällige Veränderung im Allgemeinzustand. Die bei zunehmendem Ödem oder nach dem Einschnitt in den Finger weichenden spontanen Schmerzen werden wieder lebhafter. Sie können sich bis ins Unerträgliche steigern. Der Kranke ist mitgenommen, übernächtigt. Die Körperwärme hebt sich wieder und kann zu hochfieberhaften Graden ansteigen, doch kann sie auch jede Veränderung vermissen lassen. Bei der ulnaren Bursitis stehen die drei mittleren Finger, die bis dahin schmerzlos gebeugt werden konnten, unbeweglich in mittlerer Beugestellung. Jeder aktive und passive Bewegungsversuch, besonders im Sinne der Streckung, bereitet lebhafte Schmerzen. Auch die Hand wird gewöhnlich ganz leicht gebeugt fixiert gehalten; doch ist die Handhaltung weniger konstant. Die Hand ist sichtlich geschwollen. Indes bleibt die Höhlung der Handfläche erhalten. Die Schwellung ist nicht begrenzt auf den befallenen Sack. Sie wird mehr hervorgerufen durch das begleitende Ödem als durch den sich sammelnden Eiter. Besonders deutlich ist die Schwellung am Unterarm zentral des Lig. volare. Sie kann über beiden Hohlhandsäcken im Beginn ihrer Infektion völlig fehlen.

Am stärksten kennzeichnet sich schon in den frühesten Stadien die Schwellung des Handrückens. Doch ist meist auch in der Handfläche die teigige Auftreibung nicht zu verkennen.

Zur Diagnose ist auch hier neben der typischen Fingerhaltung und Schwellung der Druckschmerz das brauchbarste Kennzeichen. Hat der Kranke die erste Furcht überwunden, in der er vielfach jede Berührung an der erkrankten Hand als schmerzhaft bezeichnet, so gelingt es durch leisen Druck mittels Sondenknopfes, die Ausdehnung des Entzündungsherdes sicher zu umgrenzen (s. Abb. 5 für den ulnaren Sack). Der Grad der durch passive Streckungsversuche an den verschiedenen Fingern erzeugten Schmerzen bestätigt die durch den Druck gewonnene Diagnose. Für die Beurteilung der Schwellung ist auch hier der Vergleich mit der gesunden Hand immer wieder heranzuziehen.

Schon früh kann sich ausgesprochene Rötung der Hohlhand einstellen. Sie kann indes gänzlich fehlen oder durch fahlblaue Blässe ersetzt sein. Fluktuation wird als Früherscheinung stets vermißt; da durch den Versuch, Fluktuation hervorzurufen, der Eiter in seinen natürlichen Ausbreitungswegen weiter fortgetrieben werden kann, empfiehlt es sich nicht, auf Fluktuation zu prüfen. Wer den Nachweis der Fluktuation abwarten will, hat den Zeitpunkt zum Eingriff versäumt.

Erfolgt kein entlastender Einschnitt, so unterscheidet sich der weitere Verlauf je nach der Virulenz des Prozesses und der Widerstandsfähigkeit des Erkrankten. In günstigen Fällen oder auch bei unzureichenden Eingriffen tritt im Allgemeinzustand eine gewisse Beruhigung ein. Die Lebhaftigkeit der Schmerzen läßt nach oder macht infolge Drucks auf den N. medianus einer gewissen Ertaubung mit Kribbeln in den Fingern Platz. Die Schwellung, oft auch die düstere Röte der Hohlhand nimmt zu; das blasse Ödem des Handrückens steigert sich. Dringt der Eiter, der die bedeckende Hohlhandfascie nicht durchbohren kann, unter das Lig. transversum hindurch auf den Unterarm vor, oder in den Hohlhandfascienraum, und von hier aus mit den Spulwurmmuskeln ins Interdigitalgewebe (s. oben Infektionswege und Ausbreitungsbahnen), so zeigen in vielen Fällen neue Verschlechterungen des Allgemeinbefindens stets neue Schmerzpunkte mit umschriebenen Schwellungen und auch wohl Rötungen, endlich an den Seiten der Fingergrundglieder auch Fluktuation unter verdünnter Haut den sich anbahnenden Durchbruch nach außen an. Schlägt der Eiter den sehr seltenen Weg durch die Zwischenknochenräume zum Handrücken ein, so entsteht unter Zunahme der diffusen Schwellung des Handrückens auch am Handrücken umschriebener Druckschmerz. Die Dorsalfascie lenkt den Eiter zu den Seitenteilen des Handrückens ab, bis schließlich die Handrückenhaut sich an umschriebener Stelle verdünnt, rötet und den bevorstehenden Durchbruch erkennen läßt.

Mit der Zeit schmilzt der Eiter auch Stücke der Hohlhandfascie ein; er entleert sich außer nach den anderen bevorzugten Stellen durch Fisteln in der Hohlhand, die meist nahe der Basis des Daumens und kleinen Fingers sich bilden. Nekrotische Sehnen- und Fascienteile, selten Nerven (s. o.) stoßen sich ab. Der Prozeß kann nach Monaten zur Ausheilung kommen mit versteiften Fingern und versteiftem Handgelenk.

In ungünstigen Fällen zeigen Schwellung, Rötung und Schmerz das Fortschreiten des Prozesses bald schleichend, bald mit stürmischer Schnelligkeit auf dem Unterarm an. Der zentrale Blindsack der Scheidenbeutel am Unterarm wird durchbrochen; oder auch das Bindegewebe außerhalb des Beutels nimmt ohne Durchbruch an der Entzündung teil, die nunmehr unter Schwellung, Rötung und Funktionsausschaltung der Beugemuskulatur ohne Schranken ihren Weg im lockeren Zwischenmuskelgewebe nach oben fortsetzt. Primär in der Tiefe auf dem Lig. interosseum, am M. flexor digitorum profundus und Flexor pollicis longus, meist sekundär und rückkehrend zwischen den oberflächlichen Muskeln, Flexor carpi radialis oder Flexor carpi ulnaris und Flexor digitorum sublimis, sammeln sich Eitermassen an. Sie können zu Blutungen meist aus der angenagten Art. ulnaris führen. Der Eiter kann zur

Streckseite hin durch das Lig. interosseum durchbrechen, auf den Oberarm übergehen oder endlich zur allgemeinen Sepsis und zum Tode führen.

Andere Komplikationen sind multiple Eiterungen im Zellgewebe der Hand, dem ergriffenen Scheidensack benachbart. Sie können in die Lumbrikal- und Interdigitalräume sich entleeren oder in den Zwischenmuskelräumen des Daumen- oder Kleinfingerballens sich ausbreiten. Die schwere Komplikation der Vereiterung des Handgelenks, die ausschließlich bei radialer Bursitis beobachtet wird, verrät sich durch schwere Schmerzsteigerung im ganzen Handgelenk, zunehmende Schwellung und Rötung rings um das Handgelenk, Ruhigstellung der Hand und Verschlechterung des Allgemeinbefindens.

Zusammenfassend sind für die Erkennung die wichtigsten Zeichen die mit lebhaften Schmerzen in der Hand einhergehende Verschlechterung des Allgemeinzustandes, die leichte Beugestellung und lebhafte Streckungsschmerzhaftigkeit der Finger, soweit ihre Sehnen den betroffenen Scheidensack durchziehen, und die auf das Gebiet der erkrankten Bursa beschränkte Druckschmerzhaftigkeit.

Unter voller Würdigung dieser Zeichen wird es meist gelingen, auch den Übergang der Eiterung von einem Sack auf den anderen festzustellen. Im allgemeinen ist die Diagnose der Beteiligung des ulnaren Scheidensacks nach Kleinfingerpanaritium einfacher als die des radialen nach der Daumenphlegmone. Sie beruht am radialen Sack im wesentlichen nur auf der Ausdehnung des Tastschmerzes auf den Bereich des Hohlhandsackes, während an der ulnaren Seite die Ruhehaltung der mittleren Finger, besonders des Ringfingers, bedeutungsvolle Anhaltspunkte gibt.

Krankheitsverhütung.

Die sachgemäße Behandlung jeder Hand- und Fingerverletzung und ihrer Folgen, besonders wenn sie in Sehnenscheidenpanaritien des Daumens oder kleinen Fingers bestehen, ist das beste Mittel zur Verhütung der eitrigen Bursitis carpalis. Die Bursitis carpalis ist eine für die Funktion der Hand, oft auch für das Leben so schwerwiegende Gefahr, daß es als Frevel angerechnet werden muß, die erwähnten Leiden ohne genügende Sachkenntnis oder ohne genügende Sorgfalt zu behandeln.

Die ärztliche Sachverständigen-Zeitung, Jahrgang 1916, teilt S. 191 die Verurteilung eines Arztes mit wegen fahrlässiger Behandlung einer Sehnenscheidenentzündung, die zur Amputation des Armes führte. Das Urteil, das vom Reichsgericht am 4. Juli 1916 bestätigt wurde, wird im wesentlichen begründet mit der Versäumnis der Zuziehung eines Chirurgen.

Behandlung.

Die eitrige Karpalbursitis kann nur ausheilen, wenn die ihr zugrunde liegende Erkrankung zweckentsprechend behandelt wird. Wie die ätiologisch wirksamen Entzündungsherde an den Fingern eröffnet werden, wurde oben besprochen. Die Eröffnung dieser Herde ist also der erste Akt der Behandlung der Karpalbursitis — ob auch zeitlich der erste, darauf komme ich in der Folge zurück.

Bei der Entzündung des Hohlhandsehnensacks ist wie bei der Fingerscheide oberste Regel die Freilegung der erkrankten Scheide in ganzer Länge durch mehrfache Schnitte, deren Lage so gewählt wird, daß physiologisch wichtige Teile in den Bedeckungen erhalten bleiben. Die Schnitte dürfen länger sein als am Finger, da die tiefere Lage der Sehnen sie vor der gefürchteten Austrocknung schützt. Die frühe Entlastung der Scheide ist dabei zur Erhaltung der Sehnen und ihrer Bewegung so wesentlich, daß alle Maßnahmen auf schnellste Diagnose und frühe Operation gerichtet sein müssen. Der sicher begründete Verdacht einer eitrigen Bursitis carpalis indiziert schon ihre Operation. Eröffnet wird nur der Teil des Scheidensystems, der erkrankt ist, dieser aber in ganzer Ausdehnung.

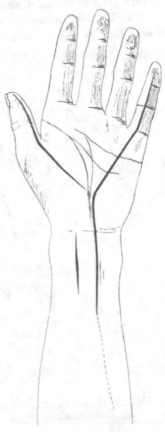

Für die Lage der Sehnensäcke in der Hohlhand sind leicht zugängliche Anhaltspunkte nur an ihrem peripheren und nahe ihrem zentralen Ende gegeben. Einschnitte in die Sehnensäcke beginnen daher meist an ihrem peripheren Ende, wo die eitergefüllte Fingerscheide den Weg zum mit ihr verbundenen oder ihr benachbarten Hohlhandsack weist.

Schnitte, die von der Fingerspitze bis zum Ellenbogen reichen (s. Abb. 22), gehören der Geschichte an.

Zur Eröffnung des radialen Scheidensacks sind zwei Einschnitte in Gebrauch, der längere in der Hohlhand, die kürzere Fortsetzung am Unterarm. Sie lassen eine Brücke zwischen sich, in der das Lig. carpi volare liegt, und dicht an seinem peripheren Rande der Medianusast für den Daumenballen. Seine Verletzung ist sorgfältig zu vermeiden. „Man würde damit einen Nervenast opfern, an den als wichtigste Funktion diejenige des M. opponens geknüpft ist und der somit für die Bewegungen des Daumens womöglich von noch größerer Bedeutung ist als der in seiner Funktion bedrohte M. flexor pollicis longus selbst" (Keppler).

Die Bursa radialis liegt in ihrem Handanteil tief versteckt in der Muskulatur des Daumenballens an seinem ulnaren Rande. Während die

Abb. 22. Schnitte bei Sehnensackpanaritien (nach Forssell).

Scheide in ihrem fingernahen Anteil auch im Bereich des Ballens, wo die Sehne auf dem Adductor verläuft, noch leicht zu finden ist, wird die Orientierung in der Mitte und an der Basis des Ballens, wo die Sehne und die sie umhüllende Bursa zwischen den beiden Bäuchen des kurzen Daumenbeugers sich versteckt, wesentlich schwerer. Der Höcker des Os multangulum majus, von dem das Lig. carpi transversum entspringt, gibt für das zentrale Schnittende einen guten Anhaltspunkt. Die Schnittrichtung läßt ihn radialwärts liegen, so daß sie nahezu auf die Mitte der Handwurzel zielt. Die Masse des Daumenballens bleibt also an der radialen Seite des Schnittes, der nahe dem radialen Hohlhandrande verläuft. Das zentrale Schnittende darf die Höhe des Fortsatzes des Os multangulum majus nicht erreichen, da in seiner Höhe

der erwähnte motorische Medianusast um den Rand des Lig. transversum zieht. Der Schnitt endet also fingerbreit distal des erwähnten Höckers.
Die Orientierung gelingt unschwer, wenn von einem Einschnitt in die Scheide
über dem Daumengrundglied aus (Abb. 23 und 24) eine Sonde in die Scheide
zentralwärts vorgeschoben wird, die für den tastenden Finger des Operateurs
leicht zu fühlen ist. Der schwächere radiale Anteil des oberflächlichen Hohlhandbogens muß dabei unterbunden werden.

    Der Unterarmanteil des radialen Schleimbeutels wurde bislang meist durch
einen Schnitt etwas radialwärts der Sehne des M. palmaris longus eröffnet
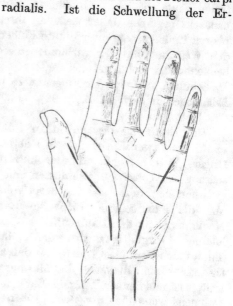
(s. Abb. 23 und 24). Seine Lage ent-
spricht ungefähr der Mitte zwischen den
Sehnen des Palmaris und des Flexor carpi
radialis. Ist die Schwellung der Er-

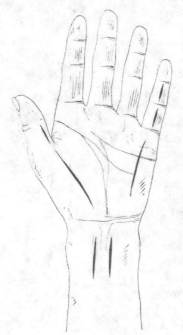

Abb. 23. Schnitte zur Eröffnung der   Abb. 24. Schnitte zur Eröffnung der Seh-
Sehnensackpanaritien.   nensackpanaritien (Handtellerschnitte nach
                                           Keppler.)

kennung der Sehnen im Wege, so dient der Höcker des Multangulum majus
und des Naviculare als Anhaltspunkt, auf dessen ulnaren Rand zu der Einschnitt führt. Er liegt dann etwa $1/2$ cm radialwärts der Mittellinie des Unterarms. Der Schnitt darf gefahrlos den zentralen Rand des Lig. transversum
einkerben. Auch hier kann wieder eine mit der Sehne des Daumenbeugers
vom Hohlhandschnitt her unter dem Querband zum Unterarm heraufgeführte
Sonde das Vorgehen erleichtern.

    Es fallen bei dem Schnitt, wie ihn Abb. 23 wiedergibt, also die Einschnitte
in das zentrale Ende der Daumenscheide und in den radialen Hohlhandsack
zusammen. Vorzügliche Kenner der Sehnenphlegmonen wie Keppler halten
auch hier daran fest, die Schnitte durch Weichteilbrücken zu unterbrechen
(s. Abb. 24).

Forssell legt großen Wert auf die Entlastung der Sehnen unter dem Lig. carpi transversum, das er von seinem zentralen Rande aus — zur Schonung des Medianusastes — durchschneidet.

Zeigt die Sehne des langen Daumenbeugers sichere Zeichen des Gewebstodes, so wird sie am besten entfernt. Ihre Fortnahme begünstigt die Eiterentleerung, so daß sie die Gefahr weiteren Umsichgreifens der Infektion besonders in das Handgelenk vermindert. Ihre Entfernung kommt besonders bei Kranken mit höherem Lebensalter in Betracht.

Kanavels Forschungen zeigten indes, daß der Eiter der Haut viel näher liegt an der Seite des Unterarms unmittelbar auf der Speiche (Abb. 20). Er geht demgemäß unmittelbar an der Speiche ein zwischen dem Knochen einerseits und den Gefäßen und dem Flexor carpi radialis andererseits (s. Abb. 25). Als Wegweiser benutzt er eine vom Handeinschnitt aus eingeführte Sonde oder Zange, die unter den Sehnen liegend unter dem Lig. carpi transversum durchgeht. Der Seitenschnitt ist dem Schnitt an der volaren Seite an Wirksamkeit weit überlegen, besonders wenn er bei Durchbruch des Eiters aus dem Scheidensack durchgeführt wird bis zum entsprechenden Schnitt an der Ulnarseite, von dem noch die Rede sein wird. Er kämpft nicht mit der Anzahl der Sehnen, die mit ihrem beginnenden Muskelfleisch beim Schnitt von der Beugeseite aus die wirksame Drainage immer wieder verlegen.

Es kann sich auch subcutan am Unterarm unmittelbar über dem Lig. transversum Eiter ansammeln. Er steht nicht in Verbindung mit dem Scheidensack. Zu seiner Entleerung genügt ein kurzer Einschnitt durch die Haut. Kanavel warnt besonders davor, über die Entleerung dieses Eiters den Herd in der Tiefe zu vergessen. Der Schnitt an der Speichenkante ist stets erforderlich.

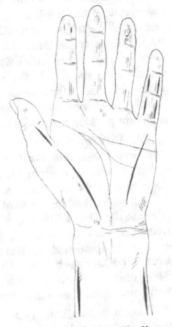

Abb. 25. Schnitte zur Eröffnung der Sehnensackpanaritien (Unterarmschnitt nach Kanavel).

Die Länge des Seitenschnitts am Unterarm muß die Regel beherzigen: Je höher herauf zum Rumpf, desto länger muß der Schnitt werden zur wirksamen Drainage. Die Sicherstellung der Eiterentleerung ist der leitende Gesichtspunkt. Die Gefahr der Sehnenaustrocknung liegt hier kaum vor.

Drainage ist meist nicht erforderlich. Doch kann eine leichte Drainage mit Guttaperchapapier oder mit schmalen, salbegetränkten Mullstreifen den Eiterabfluß sicherstellen.

Gummi- oder Glasdrains, mit den Sehnen unter dem Lig. carpi transversum durchgeleitet, sind verhängnisvoll für die Sehnen. Sie schaden mehr als sie nützen.

Geht die Infektion nicht vom Daumen aus, sondern vom ulnaren Scheidensack oder aus einer anderen Quelle auf den radialen Scheidensack über, kann zunächst nur der radiale Handscheidensack eröffnet werden, während die Scheide im Bereich des Daumens unberührt bleibt, bis etwa auch an ihr Zeichen der Infektion nachgewiesen werden. Der Schnitt am Daumenballen endet also proximal des Daumengrundgelenks. Da indes die Infektion als Regel auf die Scheide im Bereich des Daumens übergeht, eröffnen manche auch in diesen Fällen die Daumenscheide nach der oben geschilderten Art.

Anhaltspunkt für die Richtung des Schnitts in die Bursa ulnaris gibt die leicht zu bestimmende Lage der Beugesehne an der Basis des kleinen Fingers und der Haken des Os hamatum, auf dessen radialem Rand die Schnittrichtung führt (Abb. 23). Forssell empfiehlt, den Schnitt möglichst ulnar zu legen, um nicht die Ringfingersehne unnütz mit freizulegen. Auch in der ulnaren Bursa gelingt die Öffnung am peripheren Ende am leichtesten. Eine Sonde von hier aus zur Handwurzel hin eingeführt, kann den Einschnitt im Bereich des Kleinfingerballens erleichtern. Eine Beschränkung der Länge dieses Schnittes oder eine Teilung in zwei Schnitte (Keppler, s. Abb. 24) ist nicht unbedingt erforderlich, da die Dicke der übergelagerten Weichteile, hauptsächlich die Fettschicht des Hypothenar, die Austrocknung verhindert. Ein allzu kurzer Schnitt erschwert hier wie am Daumenballen die Orientierung und die Eiterentleerung. Der oberflächliche Hohlhandbogen muß unterbunden werden.

Zur Festlegung der Schnittrichtung des Unterarmschnitts dient das Erbsenbein, um dessen radialen Rand der Sehnensack herumzieht. Über ihm und zugleich etwas mehr ulnarwärts liegen die ulnaren Nerven und Gefäße. Der Schnitt muß daher wenig radialwärts vom Erbsenbein vorbeiweisen. Ist die A. ulnaris zu tasten, so wird der Einschnitt etwa 1 cm radialwärts angelegt (Forssell). Der richtig angelegte Schnitt liegt zwischen mittlerem und ulnarem Drittel der Handgelenkslinie (Keppler). Er liegt etwas ulnarwärts von dem ulnaren Längsschnitt v. Saars und Schwambergers. Nach Durchschneidung der Fascie gelingt am Unterarm unter Zuhilfenahme vorsichtiger passiver Bewegungen des kleinen Fingers die Auffindung des Ellenhandscheidensacks meist unschwer, besonders wenn er mit Eiter gefüllt ist.

Wie an der radialen Seite, ist auch ulnar der Kanavelsche Seitenschnitt dem Schnitt von der Beugeseite aus vorzuziehen. Kanavel geht etwa 2 Querfinger oberhalb des Griffelfortsatzes der Elle in einer Länge von 2 Querfingern oder etwas mehr unmittelbar auf den Rand der Elle ein und dringt nach Durchschneidung der Fascie stumpf zwischen Knochen und Weichteilen vor (s. Abb. 25). Von dem Schnitt aus fühlt der eingeführte Finger den eitergefüllten Scheidensack, der sich nun leicht eröffnen läßt. Meist — mit Ausnahme der Frühfälle — hat der Eiter ihn schon durchbrochen und sich in den Fascienraum des Unterarms gedrängt. Macht die Auffindung des Scheidensacks Schwierigkeiten, so weist eine Sonde, von dem Schnitt in der Hohlhand unter das quere Hohlhandband eingeführt, den Weg.

Ist auch die radiale Bursa beteiligt, so wird eine Zange auf der Elle unter den Weichteilen durch bis gegen die Haut an der Speichenseite vorgeschoben und die Haut über der Speiche gegen die Zange durchschnitten. Durch Öffnen der Zange werden die Weichteile auf die Länge des Hautschnitts von den Knochen (und Pronator teres) getrennt. Der Schnitt darf besonders an der Radialseite nicht zur Beugeseite abweichen, da er sonst die Speichenschlagader gefährdet. Auch wenn der Schnitt allzunahe am Handgelenk angelegt wird, gerät die Speichenschlagader in Gefahr.

Ebenso wie an der radialen Seite kann sich über der Elle an der Beugeseite subcutan Eiter ansammeln und einen oberflächlichen Schnitt durch die Haut auf den Herd notwendig machen. Er überhebt nicht des beschriebenen ulnaren Seitenschnittes in den Unterarmanteil des ulnaren Scheidensacks.

An der ulnaren Bursa bedingt die beginnende gekreuzte Phlegmone sowie die Infektion der ulnaren Bursa allein nur Schnitte in die ulnare Bursa unter Freilassung der Fingerscheide. Bei vorsichtiger Eröffnung gelingt es eher als beim radialen Sack, den Fingeranteil freizuhalten. In besonderen Fällen kann auch die Infektion des radialen Anteils der ulnaren Bursa, durch den die Sehnen der drei Mittelfinger ziehen, eine mehr radiale Lage des Einschnitts am Kleinfingerballen oder einen weiteren Schnitt erforderlich machen.

Bei der Eröffnung des ulnaren Scheidensackes rät Forssell, stets das Lig. carpi in einiger Entfernung vom Uncus hamati zu durchschneiden. Die an der radialen Seite erforderliche Vorsicht und Schonung von Nervenästen ist hier überflüssig.

Sind beide Bursae vereitert, so erachtet er die Spaltung des Ligamentum carpi an der ulnaren Seite für hinreichend, schädlichen Druck auch innerhalb der radialen Bursa zu verhindern.

Bei der Vereiterung beider Handsäcke empfiehlt Ackerblom, von der bereits geöffneten ulnaren Bursa aus die Sehnen aus der Wunde abzuziehen und die Scheidewand der beiden Säcke in großer Ausdehnung einzuschneiden. Er macht dadurch einen besonderen Einschnitt im zentralen Teil des radialen Hohlhandsackes überflüssig. Für die Sehne des Daumenbeugers bringt dieses Vorgehen keine Gefahren. Ackerblom und Forssell sahen von ihm gute Erfolge.

Die Reihenfolge der Schnitte führt meist von dem am wenigsten septischen in das am meisten infizierte Gebiet. Nur anatomisch schwierige Verhältnisse lassen es geraten erscheinen, von dieser Regel abzuweichen. Forssell hält sich streng an diesen Grundsatz. Helferich hingegen beginnt im sicher infizierten Gebiet. Der sehr erfahrene Kanavel schließt sich diesem Verfahren an. Er rät, zum Einschnitt, der im infizierten Teilen des Höhlensystems erfolgte, vorsichtig aus der Nachbarschaft hinzustreichen. Kommt Eiter zum Vorschein, so wird der nächste Schnitt angelegt.

Es bleibt oberster Grundsatz, stets nur den Teil des Schleimbeutelsystems zu eröffnen, der infiziert ist, diesen Teil aber in ganzer Ausdehnung durch mehrfache Schnitte anzugehen, die in Weichteilbrücken funktionswichtige Organe unberührt lassen.

Eiterungen der Lumbrikalfächer der Hand oder zwischen den Muskeln des Daumen- oder Kleinfingerballens werden ausgiebig freigelegt. Schwierigkeiten können die Herde zwischen den tiefen Muskeln des Daumenballens machen. Die radikale Eröffnung des Daumenballens durch einen Schnitt, der die Beugeseite mit der Rückseite verbindet, empfiehlt sich nicht, da sie ungünstige Narben setzt, die später die Adduction und Abspreizung verhindern oder beschränken. Der tiefe Herd, der besonders gern hinter der Beugesehne vor dem M. adductor pollicis liegt, wird am besten durch einen Schnitt am ulnaren Rand des Daumenballens eröffnet, dem am peripheren Ende bei Bedarf senkrechte Seitenschnitte zur Hohlhand hin aufgesetzt werden können.

Schreitet die Eiterung am Unterarm vor — progrediente Unterarmphlegmone — so eröffnen nunmehr mit der Annäherung an den Stamm immer längerwerdende Einschnitte den Eiter, wo er sich findet. Die Kenntnis des dem Eiter durch die Gewebslücken zwischen den Muskeln vorgeschriebenen Weges erleichtert seine Auffindung. Die Einschnitte bleiben zunächst der Richtung der Bursaeinschnitte am Unterarm treu.

Nach Durchtrennung der Fascia antebrachii gelingt es leicht, höher am Unterarm stumpf den oberflächlichen Herd, der bei radialer Erkrankung zwischen Flexor digit. und Flexor carpi radialis liegt, bei ulnarer zwischen den Fingerbeugern und Flexor carpi ulnaris (s. Abb. 21), ausgiebig freizulegen. Schwieriger sind die tiefen Herde auf dem Lig. interosseum anzugehen.

Auch für die Eiterungen höher am Arm empfiehlt Kanavel auf Grund seiner Experimente und Querschnittsstudien Schnitte von der Seitenfläche des Armes aus. Ungefähr in der Mitte des Unterarmes liegt der Eiter zwischen M. flexor carpi ulnaris und Flexor sublimis um den ulnaren Gefäßstrang. Der Einschnitt erfolgt in einer Länge von etwa 5 cm einen Querfinger vor dem fühlbaren Rande der Elle und dringt stumpf in den bezeichneten Zwischenraum vor (s. Abb. 21) oder geht unmittelbar auf die Elle ein und löst die anhaftenden Muskelbündel des Flexor carpi ulnaris ab.

Forssell geht zwischen dem M. flexor carpi radialis und M. palmaris longus in die Tiefe. Der im Wege befindliche kleine radiale Ursprungskopf des M. flexor digitorum sublimis wird durchschnitten. Der M. flexor pollicis longus wird stumpf vom M. flexor digitorum profundus getrennt. Die Membrana interossea liegt dann in großem Umfange bloß. Reicht der Eiter sehr hoch am Unterarm herauf bis in unmittelbare Nähe des Ellenbogengelenks, so kann ein weiterer Einschnitt an der Radialseite des M. flexor carpi radialis notwendig werden, wenn man nicht vorzieht, den ganzen Schnitt nach dort zu verlegen.

Der Schnitt nach Kanavel hat auch in der Mitte des Unterarmes so viel Vorteile, daß er als bester Weg zur Behandlung der vordringenden Armphlegmone bezeichnet werden muß.

Wenn schon für die Panaritiumoperation Betäubung und Herrichtung des ganzen operativen Apparates verlangt wurde, so hat diese Forderung erst recht Gültigkeit für die tiefe Hohlhandphlegmone. Der Chloräthyl- oder Ätherrausch streitet mit der Leitungsanästhesie (Plexusanästhesie usw.) um den Vorrang.

Zur Erhaltung der Übersicht, zur Blutsparung und Beschleunigung des Eingriffes ist Blutleere erforderlich.

Die Nachbehandlung gestaltet sich entsprechend der Nachbehandlung des Sehnenpanaritiums. Auch bei der tiefen Hohlhandphlegmone ist die Stauung nach Bier in den chronisch atonischen Fällen zur Beschleunigung der Abstoßung nekrotischer Gewebsteile und bei perakuten Infektionen von großer Bedeutung. Die Finger werden wie beim Sehnenpanaritium zunächst in leichter Beugestellung verbunden. Flachen Handbrettern muß durch Polsterung eine leichte Krümmung gegeben werden. Übungen setzen ein, sobald die akute Lebensgefahr vorbei ist, beim ersten Verbandwechsel. Nur bei Teilinfektionen des Scheidenapparats einer Sehne werden sie verzögert, bis Granulationsbildung die Ausbreitung der Infektion durch Bewegungen ausschließt. Der Übergang der Finger in mittlere Beugestellung erfolgt im Falle der Abstoßung oder Verwachsung der Sehne durch Narbenschrumpfung von selbst.

Prognose und Ausgang.

Die Prognose der tiefen Hohlhandphlegmone ist stets ernst. Nur ausnahmsweise wird sie ohne jede Schädigung der Hand- und Fingerfunktion überstanden; nur zu oft mit völligem Verlust jeder Gebrauchsfähigkeit der Hand und Finger bezahlt; nicht gar so selten führt sie zur Amputation oder zu tödlichem Ausgang.

Der Ausgang ist in großem Maßstabe von der Widerstandsfähigkeit des Trägers und von der Behandlung abhängig. Rechtzeitige und zweckmäßige Behandlung vermag besonders bei der Sehnensackphlegmone lebensrettend zu wirken. Aber nicht in allen Fällen vermag sie den verhängnisvollen Lauf besonders bei der hochvirulenten Streptocokkeninfektion des Ärztepanaritiums und der auf Tier- oder Menschenbisse folgenden Sehnensackinfektion zu ändern. Ältere Personen über das 40. Lebensjahr hinaus, Diabetiker, Nephritiker und Alkoholiker haben besonders geringe Widerstandskraft.

Die einzige statistische Zusammenstellung der Ergebnisse der Sehnensackpanaritien der Literatur stammt von Forssell. Er unterscheidet für seine Fälle zwei Zeiträume, 1887 bis 1896 mit 29 Fällen und 1897 bis 1902 mit 60 Fällen. In dem zweiten wurde seine oben geschilderte Behandlungstechnik (Durchtrennung des Lig. volare) angewandt.

	I. Zeitraum 29 Fälle	II. Zeitraum 60 Fälle
Gestorben	$1 = 3,4\%$	$5 = 8,3\%$
Amputiert	$4 = 13,8\%$	$1 = 1,7\%$
Schlechte Funktion	$14 = 48,3\%$	$16 = 26,7\%$
Gute Funktion	$9 = 31,1\%$	$33 = 55\%$
Unbekannt	$1 = 3,4\%$	$5 = 8,3\%$
Kein Sehnenverlust in	$4 = 13,8\%$ Fällen	$6 = 10\%$ Fällen.

Ich hatte unter 20 Fällen 2 Todesfälle $= 10\%$, 1 Amputation $= 5\%$, 8 schlechte $= 40\%$ und 9 gute Heilungsergebnisse $= 45\%$.

Die Mortalität muß also auf 3—10% angenommen werden, Ausgänge mit schlechter Funktion, eingeschlossen Amputation, auf etwa 45%, mit guter Funktion ebenfalls auf etwa 45%. Besonders zerstörend wirkt der Druck, welchem die Sehnen unter dem Lig. carpi volare ausgesetzt sind. Das Ganze gibt ein nicht unwesentlich ernsteres Bild als das einfache Sehnenpanaritium.

Am günstigsten ist die Prognose nach Forssell bei der ulnaren Bursitis ohne Tendovaginitis des kleinen Fingers. Ist der ulnaren Bursitis eine Tendovaginitis in einem der vier ulnaren Finger vorausgegangen oder gefolgt, so gestalten sich die Aussichten ungünstiger. Je mehr radial der Finger liegt, der zur Ulnarbursitis Veranlassung gibt, desto größer ist die Gefahr für das Zurückbleiben ausgedehnter Verwüstungen. Die Daumensehne fällt bei ihrem mangelhaften Mesotenon leicht der Nekrose anheim. Bleibt sie jedoch erhalten, so ist die Aussicht, ihre Funktion wieder herzustellen, größer als bei der Kleinfingersehne.

Daß bei primärer Infektion der ulnaren Bursa die Infektion in drei Vierteln der Fälle auf die ulnare Bursa beschränkt blieb, in einem Viertel Ausbreitung auf die radiale Bursa stattfand, bei primärer Infektion der radialen Bursa in einem Sechstel nur eine Beschränkung auf sie statthatte, in fünf Sechsteln aber Übergang auf die ulnare erfolgte, wurde bei den Ausbreitungswegen erläutert.

47

Da außerdem Handgelenkinfektionen anscheinend ausschließlich vom radialen Sehnensack aus erfolgen, verdient die radiale Bursitis das Attribut größerer Gefährlichkeit.

Die Prognose der Handgelenkinfektion ist besonders ernst. Verhaltungen in den zahlreichen Buchten des Handgelenks, Knochennekrosen und Eiterungen in den kurzen Scheiden der Rückseite sind die häufigste Veranlassung zur Amputation.

Vorderarmeiterungen als solche hinterlassen, solange sie sich auf die Beugeseite beschränken, bei sachgemäßer Behandlung selten wesentliche Funktionsstörungen.

Die Behandlungsdauer beträgt in günstig verlaufenden Fällen etwa 3—4 Wochen, in ungünstigen Fällen ebenso viele Monate und länger.

Ich glaube den Ausgang der Sehnenscheidenphlegmone an der Hand nicht besser verdeutlichen zu können als durch die wörtliche Anführung eines Befundes, wie er jedem gutachtlich tätigen Arzt vorkommt.

Der 48jährige Bäckereigehilfe Gr. erlitt am 3. März 1920 dadurch einen Unfall, daß ihm die Kuppe des linken Daumens in der Teigmaschine abgequetscht wurde. Die Wunde infizierte sich. Es trat eine Sehnenscheidenphlegmone des Daumens und eine Sehnensackphlegmone der linken Hohlhand hinzu. Gr. wurde 4 Monate im Krankenhaus, im ganzen 6 Monate behandelt. Am 24. September 1920 wird eine Rente von 60% für ihn ärztlich vorgeschlagen. Die Nachuntersuchung am 17. Februar 1921 ergibt folgenden Befund:

Sämtliche dreigliedrigen Finger der linken Hand stehen im Mittel- und Endgelenk in Streckstellung völlig versteift, im Grundgelenk leicht gebeugt, wie die Orgelpfeifen nebeneinander (Handbrett!). Im Grundgelenk können sie aktiv und passiv um etwa 20° weiter gebeugt werden. Völlige Streckung im Grundgelenk ist nicht möglich. (Die Finger standen früher auch im Grundgelenk in Streckstellung; die Beugung ist in den letzten Monaten eingetreten und nimmt etwas zu.) Von einem Versuch des Faustschlusses kann nicht gesprochen werden. Spreizung der Finger ist aufgehoben. Der Daumen ist in der Mitte des Grundgliedes abgesetzt. Der im Grundgelenk versteifte Stumpf wird auf Aufforderung mit seinem Mittelhandknochen der Handfläche wenig genähert. Opposition ist nicht möglich. Das linke Handgelenk ist völlig versteift. Jede Drehbewegung des Vorderarms ist aufgehoben. Die Hand steht in der Richtung der Unterarmachse etwas speichenwärts abgewichen. Die dreigliedrigen Finger hingegen weichen im Grundgelenk etwas ellenwärts ab, so daß die Richtung der Hand von der Fläche gesehen eine leichte S-Form bildet.

Unter den zahlreichen Narben an der Hand und am Vorderarm sind besonders auffallend kurze, tief eingezogene, nicht verschiebliche Narben mitten in der Hohlhand, zwei ähnliche am Daumenballen und zwei ebensolche über der Handbeugefalte am Unterarm. Die Haut der linken Hand und Finger ist im übrigen zart und glatt. Die normalen Hautfalten an Hand und Fingern sind nicht mehr erkennbar, statt dessen ist eine feine Längsfältelung an den Fingern angedeutet. Spitz und stumpf wird an der Daumenseite der Hand und an den ersten 3 Fingern nicht unterschieden. (Medianus und Radialisäste beschädigt.) Auf dem Mittelglied des Mittelfingers sitzt eine längliche fünfzigpfennigstückgroße Blase mit eitrigem Inhalt, über deren Entstehung der Verletzte keine Angaben machen kann (trophische Störung). Oberarmumfang links 26, rechts 28 cm; Unterarmumfang links 26, rechts 27½ cm.

Die Hand ist in diesem Zustand gänzlich unbrauchbar. Vielleicht wäre der Verlust der Hand günstiger für den Träger als der jetzige Zustand.

Rentenvorschlag 60%.

10. Die Phlegmone der volaren Handfascienräume.

Die Beziehungen der Handfascienräume zu ihrer Umgebung wurden bei Darstellung der anatomischen Grundlagen der tiefen Handpanaritien erörtert. Ihre Kenntnis ist zum Verständnis der Phlegmone dieser Räume erforderlich.

Von klinischer Bedeutung sind im wesentlichen nur der Mittelhohlhandfascienraum und der Daumenballenfascienraum. Ich beschränke mich daher
auf die Darstellung ihrer Eiterungen.

Die Erforschung der Anordnung der Hohlhandfascienräume und ihrer
Eiterungen ist vor allem Kanavels Werk. Meine Darstellung baut sich größtenteils auf seinen Untersuchungen auf.

Infektionswege und Ausbreitungsbahnen.

Unmittelbare Infektionen der Handfascienräume, besonders des Mittelhohlhandraumes, sind möglich. Auch hier geben wieder eher stichartige Verletzungen
Veranlassung zur Infektion, als offene große Wunden. Da die Handfascienräume
indes sehr tief liegen — hinter den Sehnen der Hohlhand — sind das seltene
Fälle. Von den großen Handverletzungen leiten vor allem infizierte offene
Knochenbrüche, deren Wunden meist am Handrücken liegen, ihre Infektion
auf die Fascienräume weiter. Für den Mittelhohlhandraum kommen die Brüche
des dritten und vierten Mittelhandknochens in Betracht, für den Thenarraum
im wesentlichen die des Zeigefinger-Mittelhandknochens. Querverlaufende Wunden klaffen gewöhnlich, neigen daher weniger zur Infektion als längsverlau-
fende Wunden, deren Ränder sich zusammenlegen.

Tiefe Verletzungen, die die Hohlhandfascienräume selbst nicht eröffnen,
können ihr infektiöses Material auch auf dem Lymphwege den Handfascienräumen zuführen.

Häufiger werden die Handfscienräume mittelbar infiziert. Das Ursprungs-
gebiet ihrer Infektion liegt in den bei weitem häufigsten Fällen in den Lumbrikalkanälen, in den Sehnenscheiden der Finger oder in den Sehnensäcken der Hand.

Der Mittelhohlhandraum bezieht seine Infektion vom Mittel-, Ring- oder
kleinen Finger, der Daumenballenraum meist vom Zeigefinger, seltener vom
Mittelfinger.

Schwielenabscesse (Hemdenknopfabscesse), die meist an der Basis des
Mittelfingers oder Ringfingers sich entwickeln (s. oben), sind von den Lumbrikalkanälen nur durch die distal sehr dünne und gefensterte Palmarfascie getrennt.
Steht der Eiter unter Spannung, so findet er einen Ausweg in die Lumbrikal-
kanäle, die ihn den Hohlhandfascienräumen zuleiten.

Auch der aus der Fingersehnenscheide am zentralen Ende durchgebrochene
Eiter folgt dem Spulwurmmuskel und gelangt mit ihm in den Fascienraum.
Am Mittel- und Ringfinger können die Lumbrikales an beiden Seiten leiten
(M. lumbricalis II, III und IV). Beim Durchbruch am kleinen Finger erfolgt
die Fortleitung nur an der radialen Seite (Lumbricalis IV).

Der Zeigefinger gibt seine Infektion meist auf dem Wege des an der ulnaren
Seite gelegenen Spulwurmmuskels (Lumbricalis II) an den Thenarraum weiter.
Sie kann jedoch auch vermittelt werden von dem ihm zugehörigen Spulwurm-
muskel der radialen Seite (Lumbricalis I).

Selten geht die Infektion der Daumenscheide oder Mittelfingerscheide auf den Thenar-
raum über, die Infektion der Mittelfingerscheide nur, wenn sie dem dem Mittelfinger eigenen
Spulwurmmuskel (Lumbricalis II) folgt. Aber selbst wenn dieser Spulwurmmuskel den
Weg bahnt, wird meist der Mittelhohlhandraum befallen.

Experimentell und klinisch belegt ist der Durchbruch des Eiters aus den
Scheidensäcken in die Fascienräume, von wo aus rückkehrend den Spulwurm-

muskeln folgend wieder Fingersehnenscheiden der drei mittleren Finger befallen werden können, die nicht in unmittelbarer Verbindung stehen mit den Scheidensäcken der Hohlhand, der Quelle des Eiters. Der ulnare Scheidensack bricht etwa in der Mitte der Hohlhand in den Mittelhohlhandfascienraum durch, der radiale Scheidensack neigt weniger zur Beteiligung des Thenarraumes, doch kommt auch von hier aus seine sowie des Mittelhohlhandraumes Infektion zustande.

Die Ausbreitungsbahnen für den Eiter des Mittelhohlhandraumes führen entweder peripherwärts dem lockeren Gewebe um die Spulwurmmuskeln folgend zum Finger oder zentralwärts unter den Sehnensäcken unmittelbar über dem Handgelenk zum Unterarm. Beides kommt vor, indes ist der Übergang zum Unterarm selten. Die Schwellung der Gewebe mit einer plastischen, durch die Entzündung gesetzten Exsudation scheint der Ausbreitung nach oben unter dem Lig. transversum in den meisten Fällen Einhalt zu gebieten. Durchbruch in das Handgelenk ist ein seltener, fataler Weg. Viel häufiger bricht der Eiter nahe der Handwurzel durch in den Daumenballenfascienraum. Auch auf dem Wege über dem Mittelfinger (Spulwurmkanäle) kann in Ausnahmefällen der Thenarraum infiziert werden. Seltener findet die Ausbreitung in den ulnaren Scheidensack statt, eine schwere, unerwünschte Komplikation. Die Fascien- und Muskellagen zwischen den Mittelhandknochen werden nur in äußerst vernachlässigten Fällen durchbohrt, so daß mit dem Austritt des Eiters zur Rückseite nur selten zu rechnen ist.

Ganz anders sind die Ausbreitungsbahnen vom Thenarraum. Er entbehrt an der Rückseite des festen, von den Knochen und Interossei mit ihren Fascien gegebenen Widerlagers. Die Infektion beschränkt sich meist längere Zeit auf den Thenarraum. Wird der Eiterdruck immer größer, so schafft er sich mit Vorliebe einen Ausweg zum Handrücken. Distal oder proximal des queren Bauches des Adductor transversus bricht er in das lockere Gewebe durch zwischen Daumen und Zeigefinger-Mittelhandknochen und kommt unter der Haut an der Rückseite zum Vorschein. Auch eine Ausbreitung dem Lumbrikalmuskel entlang zum Zeigefinger kann vorkommen. Endlich kann der Eiter in den Mittelhohlhandraum übergehen. Ausbreitung des Eiters auf den Unterarm scheint nicht vorzukommen.

Den Weg zum Unterarm findet der Eiter der Handfascienräume meist erst über die Hohlhandscheidensäcke, wenn man absieht von den immerhin spärlichen Fällen lymphangitischer Eiteransammlung in der Nachbarschaft der Gefäßbahnen.

Erscheinungen und Erkennung.

Die Allgemeinerscheinungen der Handfascienraum-Eiterungen unterscheiden sich nicht von den Allgemeinerscheinungen anderer Eiteransammlungen in geschlossenen Räumen. Hohes Fieber, schweres Krankheitsgefühl, schlaflose Nächte geben Aufschluß über die schwere Störung des Wohlbefindens.

Auf den Sitz des Eiters weist oft schon der Ort der primären Infektion hin. Die Infektionswege wurden für die Scheidensackeiterungen wie für die Fascienräume im einzelnen besprochen. Machen erneuter Fieberanstieg, Schwellung und Schmerzhaftigkeit der Hand eine Komplikation in der Hand wahrscheinlich, so darf ihr Sitz vermutet werden beim Sehnenpanaritium des Daumens im radialen Hohlhandsack, bei der Affektion des Zeigefingers im Thenarraum, des Mittel- und Ringfingers im Mittelhohlhandraum, des kleinen Fingers im ulnaren Scheidensack, bei Osteomyelitis des Daumenmittelhandknochens zwischen den Muskeln des Ballens oder seltener im Thenarraum, des zweiten Mittelhandknochens im Thenarraum, des dritten und vierten Mittelhandknochens im Mittelhohlhandraum, des fünften Mittelhandknochens zwischen den Muskeln des Kleinfingerballens, seltener im Hypothenarraum.

Bestätigt wird die Diagnose durch den Druckschmerz (Abb. 4). Immerhin ist bei der tiefen Lage der Hohlhandfascienräume die Umschreibung des Druckschmerzes nicht so sicher. Auch das zunehmende Ödem und der sich steigernde Druck auf die Nerven kann die Lokalisierung des Druckschmerzes verwischen. Es sei daran erinnert, daß die Höhe des dritten Mittelhandknochens den Thenarraum vom Mittelhohlhandraum scheidet, ferner daß die Fascienräume der Hohlhand sich distal verbreitern, während die Scheidensäcke sich distal verschmälern.

Die Schwellung ist bei der Mittelhohlhandraum-Phlegmone zunächst gering. Die straffe Palmarfascie läßt wohl eine Ausfüllung der Handhöhlung zu, verhindert aber zunächst jede Vorbuchtung. Sehr ausgeprägt wird die Schwellung bei der Thenarraumphlegmone. Die Schwimmhaut zwischen Daumenballen und Zeigefinger-Mittelhandknochen wird ballonartig aufgetrieben. Der Daumenmittelhandknochen muß Platz machen und stellt sich in weiteste Abduction. Sein Nagelglied geht dabei in mittlere Beugestellung über. Übrigens begleitet mäßige Schwellung über dem Thenarraum auch die Phlegmonen des Hohlhandfascienraumes und umgekehrt, so daß die Abstufung der Schwellung wohl beachtet werden muß.

Sind beide Fascienräume vereitert, so kann die Schwellung der Hand hohe Grade annehmen. Kanavel vergleicht ihre Form in solchen Fällen mit der einer Schildkröte.

Die stärkere Auftreibung der radialen Handseite bei der Thenarraumphlegmone führt sie eher ärztlicher Behandlung zu und erleichtert ihre Diagnose. Zweckmäßige Eröffnung schafft dem Eiter eher Ausweg als bei der Mittelhohlhandraum-Phlegmone. Der Übergang der Eiterung vom Thenarraum auf den Mittelhohlhandraum wird daher seltener beobachtet als umgekehrt.

Die Haltung der Finger ist weniger charakteristisch. Sie stehen in leichter Beugestellung, besonders soweit ihre tieferen Beugesehnen dem befallenen Raum benachbart sind. Indes aktive Bewegungen werden nicht so sorgsam vermieden und passive Bewegungen erregen nicht soviel Schmerzen und lassen sich gegen geringeren Widerstand erzielen wie bei den Eiterungen der Sehnenscheidensäcke.

Zusammenfassend sind für die Lokalisierung des Eiters in den Handfascienräumen die sichersten Zeichen der Sitz des primären Herdes, der Druckschmerz und die Schwellung.

Gegen die Sehnensackeiterungen unterscheidet sie vor allem die geringe Rigidität der meist leicht gebeugten Finger und die besonders beim Thenarraum ausgeprägte Schwellung.

Behandlung.

Der Mittelhohlhandraum ist wegen seiner tiefen Lage schwer zu erreichen. Er ist überlagert von den Sehnen der Fingerbeuger und zum Teil vom ulnaren Scheidensack. An der ulnaren Handseite bedeckt ihn ebenfalls der Scheidensack. Eine Verletzung der Scheidensäcke muß aber bei seiner Eröffnung vermieden werden. Am besten wird er eröffnet von distal her entlang den Lumbrikalkanälen. Ist die Infektion auf dem Wege eines Lumbrikalkanals erfolgt, oder ist der Eiter in einen dieser Kanäle vom Fascienraum her eingebrochen, so gibt dieser Kanal den Weg an. Steht die Wahl des Weges frei, so empfiehlt sich am meisten,

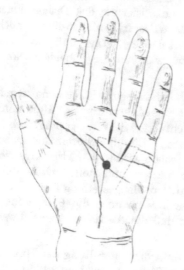

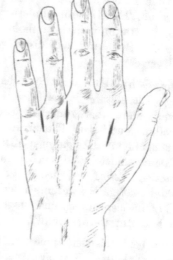

Abb. 26. Einschnitte in den Mittelhohlhandraum. (Gestrichelt: Ausdehnung des Mittelhohlhandraumes; runder Punkt: Stelle für die Drainage durch die ganze Handdicke.)

Abb. 27. Schnitt in den Thenarraum (zwischen Daumen- und Zeigefingermittelhandknochen). Einschnitte beim Schwielenabsceß (Hemdenknopfabsceß): die beiden Schnitte an der ulnaren Handseite.

zwischen dem Mittel- und Ringfinger-Mittelhandknochen einzugehen und dem Spulwurmmuskel proximal zu folgen.

Der Schnitt beginnt an der Schwimmhaut zwischen Mittel- und Ringfinger und folgt der Richtung der Mittelhandknochen in einer Länge von etwa $1\frac{1}{2}$ Querfinger. Das zentrale Ende erreicht fast die Höhe der Linea mensalis (distale Handfalte) (s. Abb. 26). Die Palmarfascie wird durchschnitten, das Fett beiseite gedrängt und eine Kornzange unter die tiefen Fingerbeugesehnen nach proximal geführt. Ihre gespreizten Arme eröffnen weit den Hohlhandraum, in den nach Eiterentleerung ein dünner vaselingetränkter Mullstreifen oder ein schmaler Guttaperchastreifen eingeführt wird.

Zum Thenarraum führt der beste Zugang von der Rückseite zwischen Daumen und Zeigefinger-Mittelhandknochen. Der Schnitt liegt nahe am Zeigefinger-Mittelhandknochen, ungefähr in der Mitte seines Schaftes (s. Abb. 27) und dringt ein von der Haut der Rückseite nach ulnarwärts auf die volare Fläche des II. Metacarpus. Es genügt eine Schnittlänge von 1—2 Querfingern.

Eine Kornzange wird nach ulnarwärts über die Beugeseite des zweiten Mittelhandknochens vorgeschoben, ohne die Höhe des III. Mittelhandknochens,
die ulnare Grenze des Thenarraumes, zu überschreiten. Der Schnitt drainiert
den Raum vor und hinter dem queren Bauch des Adductor pollicis.

Sind die beiden Handfascienräume vereitert, so empfiehlt es sich, wie
eben mitgeteilt, zwischen Mittel- und Ringfinger durch den Lumbrikalkanal
in den Mittelhohlhandraum einzudringen und die Kornzange durchzuführen,
bis sie zwischen Daumen- und Zeigefinger-Mittelhandknochen in der Gegend
des für den Thenarraum angegebenen Schnittes die Haut der Rückseite erreicht.
Gegen die Kornzange wird der Thenarraumschnitt angebracht. Die Zange
zieht dann zur Drainage fettgetränkte Mullstreifen oder Guttaperchastreifen
durch die ganze Breite beider Räume.

Kombiniert sich die Vereiterung des Hohlhandraumes mit einer Vereiterung
des Handrücken-Fascienraumes, ein seltenes Ereignis, das besonders bei infizierten Mittelhandknochenbrüchen eintreten kann, so ist die Indikation gegeben
zur Drainage durch die ganze Handdicke. Die Drainagestelle muß die beiden
infizierten Fascienräume eröffnen und die Sehnensäcke sowie die Gefäßbögen
vermeiden. Die beste Stelle hierfür liegt zwischen III. und IV. (Mittelhandknochen, dort, wo die Linea cephalica diesen Zwischenraum kreuzt (s. Abb. 26
runder Punkt). In vielen Fällen treffen sich an dieser Stelle die Linea cephalica
und die Linea fortunae.

Für die Nachbehandlung gilt dasselbe, was oben von der Nachbehandlung
der Sehnenscheidenphlegmone gesagt wurde.

Auf Schienung wird verzichtet. Optimale Dauerstauung ist angezeigt für
perakute und für torpide chronische Fälle. Verbandwechsel werden möglichst
spärlich vorgenommen. Aktive Bewegungen der Finger beginnen, sobald der
Prozeß nicht mehr vorschreitet.

Prognose.

In der Bösartigkeit ihres Verlaufes steht die Phlegmone der Hohlhandfascienräume den Eiterungen der Handscheidensäcke nach, so daß bei zweckmäßiger Behandlung im allgemeinen mit Erhaltung des Lebens zu rechnen ist.
Nur das höhere Alter über das 40. Lebensjahr hinaus und schwächende Allge-
meinkrankheiten bewirken eine bemerkenswerte Abnahme der Widerstandskraft.

Auch die Bewegungen der Finger sind durch die Fascienabscesse der Hohlhand weniger bedroht als durch die Scheidensackphlegmonen. Der Gleit-
apparat selbst ist eben von der Eiterung nicht betroffen. Die Sehnen werden
in ihrer Ernährung nicht gestört. Ausfälle im Bewegungsapparat beruhen
auf Verwachsungen. Die Bewegungsfähigkeit stellt sich auch bei vernachlässigten Fällen leichter wieder her, wenn zweckmäßige Einschnitte nicht allzu-
spät gesetzt werden und die Nachbehandlung zielbewußt geleitet wird.

11. Die Phlegmonen des subfascialen Handrückenraumes [1]).

Klarheit über die ja einfachen anatomischen Verhältnisse des subfascialen
Raumes am Handrücken gibt ohne weiteres Aufschluß über Pathogenese, über
Verlauf wie über Behandlung seiner Phlegmonen.

---

[1]) Als Anhang zu den Infektionen der Hohlhandfasciäräume soll die Phlegmone des
subfascialen Handrückenraumes hier Platz finden, wennschon sie nicht zu den tiefen
Hohlhandphlegmonen gehört.

Die vornehmste Quelle seiner Infektion ist das Gebiet des Mittel- und Ring-finger-Mittelhandknochens, seltener des Zeigefinger- und Kleinfinger-Mittel-handknochens. Auch Eiterungen des Fingerrückens oder seines Seitengebietes können den tiefen Gefäßen folgend ihren Weg zum subfascialen Handrücken-raum finden.

Für die unmittelbare Infektion kommen die Wunden des Handrückens in Betracht. Am gefährlichsten sind Wunden kleineren Umfangs, größere Wunden im wesentlichen nur, wenn sie in der Längsrichtung der Sehnen ver-laufen. Quer verlaufende Wunden drainieren sich meist zur Genüge, so daß sie nicht zur Vereiterung neigen.

Eiterungen unter der Handrückenfascie breiten sich flächenförmig unter ihr aus. Sie können seitlich unter der Haut oder distal an den Schwimmhäuten zum Vorschein kommen, wo die Fascie dünner wird.

Die Diagnose benutzt die Quelle der Eiterung als Hinweis auf ihren Sitz. Ist das subcutane Ödem noch unbedeutend, so treten die Strecksehnen besonders deutlich hervor, während sie später im subcutanen Ödem verschwinden. Der ganze Handrücken ist empfindlich und besonders in seinen seitlichen Teilen aufgetrieben.

Immerhin sind diese Erscheinungen wenig charakteristisch. Der Hand-rücken ist bei fast allen Eiterungen der Hohlhand mit ausgesprochenem Ödem beteiligt. Eiterungen des Handrückens werden eher zu häufig diagnostiziert als zu selten, Schnitte am Handrücken daher eher zu oft angelegt als zu selten.

Die zur Eröffnung des subfascialen Handrückenabscesses angelegten Schnitte müssen die Fascie durchdringen und zur Schonung der Sehnen längs-verlaufen. Sie sind deswegen schwer klaffend zu halten, so daß man auf eine Tamponade mit vaselingetränktem Mullstreifen oder schmalem Guttapercha-streifen nicht immer wird verzichten können. Die Fensterdrainage durch Haut und Fascie erleichtert auch hier die Offenhaltung.

Kombiniert sich ein subfascialer Handrückenabsceß mit einer Phlegmone des Mittelhohlhandraumes, wie das besonders bei Eiterungen an den Mittel-handknochen der Fall sein kann, so ist die früher auch bei tieferen Hand-phlegmonen jeder Art beliebte Drainage zwischen den Mittelhandknochen durch von der Hohlhand zum Handrücken indiziert. Kanavel legt sie an zwischen dem III. und IV. Mittelhandknochen ungefähr zwei Querfinger vom freien Schwimmhautrande entfernt, dort wo die Linea cephalica den Zwischen-raum zwischen den beiden Knochen kreuzt (s. Abb. 26). Die Öffnung an dieser Stelle drainiert den Mittelhandraum, umgeht die Hohlhandscheibensäcke, ver-meidet die arteriellen Gefäßbögen und drainiert auf der Rückseite den sub-fascialen Raum.

IV. Die lymphangitischen Infektionen an Finger und Hand.

12. Die eitrigen lymphangitischen Infektionen.

Im vorstehenden wurden die Panaritienarten mit Einschluß der typischen Handinfektionen behandelt. Es bedarf noch einer Besprechung ihrer akuten Vorstadien, soweit es sich nicht um offene Verletzungen handelt. Kanavel hat sie unter dem Sammelnamen lymphangitische Infektionen zusammen-gefaßt.

Er unterscheidet 4 Gruppen:

I. einfache akute Lymphangitis,

II. akute Lymphangitis mit geringen Erscheinungen am Orte der Infektion,

III. akute Lymphangitis mit schweren Erscheinungen am Orte der Infektion,

IV. akute Lymphangitis mit schweren Allgemeinerscheinungen.

Ich möchte hinzufügen:

V. lymphangitische Infektion ohne alle Erscheinungen am Orte der Infektion.

Wenn auch die Übergänge zwischen den einzelnen Gruppen fließend sind, so gibt die Einteilung fraglos eine zweckmäßige Übersicht. Die ersten beiden Gruppen bieten an Hand und Fingern keine Abweichungen gegen Lokalisationen an anderen Stellen. Ich lasse sie daher hier außer acht und bespreche die beiden letzten Gruppen Kanavels unter gemeinsamen Gesichtspunkten mit gelegentlichem Hinweis auf die Gruppe V.

Lymphangitische Infektionen werden am häufigsten beobachtet im Herbst und im Winter. Darüber wurde oben bei der Statistik der Panaritien schon gesprochen.

Aus der anatomischen Anordnung der Lymphgefäße an Hand und Fingern und ihrer Einwirkung auf die Pathologie seien nur wenige Punkte hervorgehoben. Die Lymphbahnen der Hohlhand verfolgen den kürzesten Weg zum Handrücken. Infektionen in der peripheren Hohlhandhälfte nehmen daher ihren Weg durch das Interdigitalgewebe zum Handrücken. Bei allen Infektionen der Hohlhand ist die Schwellung des Handrückens meist größer als die der Hohlhand.

In die Lymphbahnen des kleinen Fingers und Ringfingers sind die Cubitaldrüsen eingeschaltet, während die Bahnen vom Daumen und Zeigefinger unmittelbar zu den Achseldrüsen führen. Indes ziehen auch Gefäße aus dem ulnaren Teil der Hand an den Cubitaldrüsen vorbei, so daß Infektionen dieses Handteiles die Achseldrüsen unmittelbar befallen können (Most). Vom Mittelfinger aus können beide Wege beschritten werden. Auch kommt vom Mittelfinger aus eine unmittelbare Infektion der Unterschlüsselbeindrüsen vor.

Am Finger haben sich besondere Lymphbahnen von der Beugeseite der Nagelglieder zu den Sehnenscheiden nicht erweisen lassen, doch muß mit ihnen auf Grund der klinischen Vorgänge gerechnet werden.

Oft ist die Quelle der Infektion nicht aufzudecken. Ohne daß sich der Erkrankte bewußt ist, mit hochvirulentem Infektionsmaterial in Berührung gekommen zu sein, ja ohne daß er sich überhaupt einer Verletzung bewußt ist, erkrankt er plötzlich mit sehr lebhaften Schmerzen am Infektionsort, am Finger oft zuerst mit Allgemeinerscheinungen, bei denen erst sekundär die Quelle am Finger entdeckt wird.

Befallen werden am häufigsten die Berufsarten, die mit hochvirulentem Material arbeiten — Ärzte, besonders Chirurgen und Gynäkologen, Tierärzte, Operationswärter, Krankenhilfspersonal, anatomisches und pathologisches Hilfspersonal, Tierpfleger, Schlächter, Fischer, daneben sporadische Fälle anderer Berufsarten.

Ich habe den Eindruck, daß das jugendliche Alter z. B. der Assistenten, ebenso das hohe Alter weniger widerstandsfähig ist gegen lymphangitische Infektionen als das gereifte Mannesalter, kann allerdings diese Annahme nicht zahlenmäßig erweisen. Keinesfalls ist das reifere Alter gegen diese Infektionen immun. Man hört nicht so selten besonders aus dem Munde ergrauter pathologischer Anatomen oder Anatomiediener, daß sie sich für immun halten gegen traumatische Infektionen an Fingern und Händen in ihrem Beruf. Ob eine solche Immunität erworben werden kann, mag hier nicht erörtert werden. In recht vielen Fällen ist bei ihnen wie bei operativen Verletzungen der Chirurgen die Keimfreiheit des infizierenden Eiters die Ursache für den aseptischen Verlauf. In anderen Fällen erinnern gelegentliche schwerste Infektionen des vermeintlichen Besitzers der Immunität an die Relativität biologischer Anschauuungen.

Ich fasse im folgenden die schwere akute lymphangitische Infektion der Finger unter dem Namen „Ärztepanaritium" zusammen — Nominatio fit a potiori.

Die Einteilungsgrundlage wird dabei bewußt gewechselt. Während im übrigen anatomische Unterlagen der Einteilung dienten, wurde hier eine bevorzugt befallene Berufsart unter gänzlicher Vernachlässigung des anatomischen Sitzes der Infektion als Unterscheidungsmerkmal herangezogen. Die klinische Einheitlichkeit des Panaritiums, von der eingangs gesprochen wurde, ist nirgends so ausgeprägt als bei diesem schweren Ärztepanaritium auf Grund perakuter lymphangitischer Infektionen. Sie tritt hier so in den Vordergrund, daß wenigstens in den Frühstadien eine sichere anatomische Benennung ausgeschlossen ist. Das ist insofern kein besonderer Schaden, als, wie noch zu zeigen, die Behandlung auch zunächst von örtlichen Maßnahmen absieht.

Ärztepanaritien.

Das Ärztepanaritium deckt sich im allgemeinen mit dem Begriff der foudroyant verlaufenden, zunächst in den Lymphbahnen sich abspielenden eitrigen Infektion an Finger und Hand und ihrer häufigen Folge des lokalisierten Panaritiums. Wenn ich hier den Ärzteberuf als Prototyp der dieser Infektion ausgesetzten Berufsarten hervorhebe, so ist die gewaltige Zahl dieser Panaritien unter den Ärzten und die Schwere ihrer Folgen dafür die Veranlassung. Man kann das Ärztepanaritium geradezu den Würgengel der Chirurgen und Gynäkologen nennen. In keiner Versammlung sieht man soviel Männer mit amputierten oder versteiften Fingern wie in den Chirurgen- oder Gynäkologen-Versammlungen. In keiner Versammlung entstehen aber auch stets von neuem soviel Lücken infolge schwerer Hand- und Fingerinfektionen (Ärztepanaritium) wie in den Versammlungen der Chirurgen und Gynäkologen. Diese Verluste werden anscheinend als Fatum hingenommen. Die zahlenmäßig genau bekannten Fälle der an Fleckfieber im Beruf gestorbenen Ärzte sind in aller Mund. Sie sind die Ursache intensiver Prophylaxearbeit und Prophylaxevorschrift. Die viel größere Zahl der immer und immer wieder — nicht epidemisch, sondern endemisch — aus der Vollkraft des Schaffens an panaritiellen Infektionen abgerufenen Operateure hat die Ärztewelt nicht erregt. Über gelegentliche Warnungen (Schleich, Bier, Heidenhain, Honigmann) heraus verlautet nichts. Es bedarf der Aufrüttelung aus diesem Gleichmut und bindender Anweisungen zur Einengung dieser unnützen Opfer. In folgendem werden unter „Prophylaxe" Anweisungen aufgestellt. Nicht apodiktisch — sie sollen verbessert werden, das unterliegt der Diskussion —, sondern damit sie beachtet werden. Es ist weit besser, sie werden hundertmal unnötig befolgt, als einmal, wo sie nötig waren, außer acht gelassen.

Ursache.

Die Ursache des schweren Verlaufs des Ärztepanaritiums ist die durch Menschenpassage hochgezüchtete Virulenz der Erreger, besonders der Strepto-

cokken. Auch die bei der infizierenden Wunde — Wundhaken, Knochen-
zacke — häufig sehr intensive Verreibung der Erreger in die Gewebslücken
und die unmittelbare Übertragung ohne Zwischenkultur oder Konservierung
in der Außenwelt kommen in Betracht. Daneben spielen die eingangs erwähnten
ungünstigen anatomischen und physiologischen Verhältnisse der Finger eine
wesentliche Rolle.

Infektion.

Die Infektion erfolgt gewöhnlich von einer bei Gelegenheit der Operation
gesetzten Verletzung. Seltener wird eine schon vorhandene Wunde, z. B.
Niednagel, bei der eitrigen Operation infiziert. Die Verletzungen bei der Operation sind meist geringfügig: Stichwunden oder Rißwunden am scharfen Haken,
an Knochenzacken oder mittels Nadeln, seltener Schnittwunden stellen die
Eingangspforte dar, von der aus die Lymphbahnen, man möchte fast sagen,
begierig das Virus aufnehmen.

Prognose.

Die Prognose ist sehr zweifelhaft. Viele Gelegenheitswunden, auch bei
eitrigen Operationen, führen nicht zur Infektion. In anderen Fällen tritt in
akutestem Verlauf oder nach langem Krankenlager der Tod ein. Während
besonders das Assistentenalter zur Infektion neigt (s. oben), ist das höhere
Alter über 35 Jahre dem schweren Ansturm wenig gewachsen. Der Mangel
zweckmäßiger Behandlung, nicht gar so selten unzweckmäßige Behandlung,
ist mitverantwortlich für die vielen Verluste am Ärztepanaritium.

Verlauf.

Der Verlauf des Ärztepanaritiums läßt zwei verschiedene Typen erkennen.
Bei dem ersten nicht seltenen Typ — Gruppe V der obigen Einteilung — bleibt
der Befund am Ort der Verletzung gering, zum Teil so verschwindend gering,
daß die Verletzung vergessen wird. Ein plötzlicher Schüttelfrost kann den
Infizierten überraschen. Die Diagnose lautet Grippe oder ähnlich. Erst am
nächsten oder einem der nächsten Tage lenken Schmerzen in der Achselhöhle
den Verdacht auf die kleine unbeachtet gebliebene Verletzung und die von
ihr ausgegangene Infektion. Hohes Fieber und stark gestörtes Allgemeinbefinden zeugen von der Schwere des Zustandes, dem schnell die Allgemeininfektion und das Erliegen folgen kann. In anderen Fällen lokalisiert sich der
Prozeß in der Achselhöhle. Nach wenigen Tagen erfolgt die Einschmelzung.
Auch das Gewebe unter dem M. latissimus dorsi, dem M. pectoralis major und
unter dem Serratus anterior kann zur Einschmelzung kommen.

In noch anderen Fällen zeigen lymphangitische Stränge den Weg. Zweckmäßig behandelt gehen sie meist zurück. Sie können trotz Behandlung die
Infektion der Achselhöhle oder des ganzen Körpers vermitteln.

Bei dem zweiten Typ — Gruppe III und IV der obigen Einteilung — kommt
es zur Ausbildung der örtlichen Infektion des eigentlichen Ärztepanaritiums.
Die Erscheinungen können ungeheuer schnell sich entwickeln. Wenige Stunden
nach der Verletzung fühlt sich der infizierte Arzt schon schwerkrank. Neben
dem frühzeitig einsetzenden Schüttelfrost und dem gestörten Allgemeinbefinden
fällt der wütende Schmerz an der Infektionsstelle auf, der am stärksten zu
sein pflegt, ehe die Entzündungserscheinungen ausgeprägt sind; so ungefähr

schildert Bier die Frühsymptome. Es folgt das Bild des subcutanen Panaritiums, an das sich schnell die Formen des tiefen Panaritiums anschließen können. Wenn irgendwo, dann ist hier die Einteilung Melchiors (s. oben) angebracht. Die Formen des Panaritiums verwischen sich. Es entsteht die Pandaktylitis, als deren Höhepunkt die Gangräneszierung erfolgen kann. Der Übergang auf die Hand und den Arm kann die Allgemeininfektion vermitteln. Nicht alle Ärztepanaritien verlaufen so schwer. Die Zufallsverletzung auch bei der eitrigen Operation kann anstandslos heilen. Sie kann sich in die von Schleich geschilderte, mit schlaffen, torpiden Granulationen bedeckte Geschwürsfläche ohne Heilungstendenz umbilden, von der am Arm harte kettenförmige, in manchen Fällen zur Einschmelzung neigende Lymphstränge ausgehen. Das Ärztepanaritium kann den Verlauf des vulgären Panaritiums nehmen. Es muß das ärztliche Bestreben sein, jede ärztliche Infektion diesem blanden Verlauf zuzuführen.

Prophylaxe.

Die Prophylaxe der operativen Chirurgenverletzung und ihrer Infektion ist so überragend wichtig, daß sie mit als Richtschnur für die Verrichtungen des täglichen Lebens dienen muß.

Der Chirurg muß heile Hände haben. Die Gelegenheit zu kleineren Verletzungen muß er vermeiden. Der Niednagel muß durch Nagelpflege hintangehalten oder zu schneller Heilung gebracht werden. Die rationelle Nagelpflege übt der Chirurg am besten selbst; die Manikure-Anstalten setzen zuviel infektiöse Paronychien (s. diese). Übermäßiges Bürsten mit heißem Wasser und Übermaß im Gebrauch von Desinfizientien macht manche Chirurgenhand rissig. Es gibt so viele verschiedene, nahezu gleichwertige Arten der präoperativen Händedesinfektion, daß es leicht ist, für jeden Chirurgen die für seine Haut brauchbare herauszufinden. Allzu weiche, allzu verletzliche Haut ist ebensowenig erwünscht. Daher soll die Handhaut abgehärtet werden. Nach jeder längeren operativen Tätigkeit folgt der letzten Reinigung Einreibung der Hand mit Glycerin-Alkohol.

Die Operationstechnik muß auf die Vermeidung von Verletzungen Rücksicht nehmen. Daß der linke Zeigefinger die durch infizierte Gebiete geführte Nadelspitze in tiefen Höhlen fühlt, ist nicht angängig. Wie im übrigen die Handgriffe zu modifizieren sind zur Vermeidung von Verletzungen des Operateurs und der Assistenten, bedarf einzelner Ausarbeitung und Einübung.

Die Instrumente selbst sind entsprechend zu bauen. Es ist ein Verdienst Klapps, bei septischen Operationen die scharfen Haken durch Haken mit rechtwinklig abgebogenen Zinken ersetzt zu haben. Rehn ist ihm darin gefolgt (s. Abb. 6 und 7).

Auch die Anästhesie muß genügend tief sein. Ruhige Operationen sind nur möglich bei völliger Schmerzlosigkeit. Verletzungen ereignen sich am ersten, wenn der Kranke zappelt oder der Operateur hastig arbeiten muß, zumal wenn Menschenkraft den zappelnden Kranken festhält.

Ist in infiziertem Gebiet eine Operationsverletzung erfolgt, so treten feste Regeln ein, die zu umgehen keinem Chirurgen gestattet sein sollte. Das Verantwortungsgefühl der Chirurgen muß geweckt werden, so daß sich jeder Chirurg an diese Regeln hält. Genügend autoritativ lassen sie sich nur formulieren, wenn die Gesamtheit daran mitarbeitet. Dazu sollen die folgenden Sätze die Unterlage bilden.

I. Der in infiziertem Gebiet Verletzte scheidet aus, sobald er der Verletzung inne wird.

Es gibt Verhältnisse, unter denen er nicht ausscheiden kann; diese Verhältnisse sind aber seltener, als der Operateur anzunehmen geneigt ist.

II. Die Wunde muß ausbluten.

III. Die Wunde wird unter fließendem Wasser abgespült und mit Jodtinktur bestrichen.

Die Abspülung ist erforderlich zur Entfernung des meist makroskopisch in der Umgebung anhaftenden Eiters oder Blutes. Ob die Bestreichung mit Jodtinktur nutzt, wage ich nicht zu entscheiden. Jedenfalls kann sie dazu dienen, Erreger in der Umgebung abzutöten. Ich ziehe Jodtinktur der flüssigen Carbolsäure vor, da die Carbolsäure in der Wunde gangräneszierend wirkt.

IV. Die Wunde wird feucht verbunden.

Das zum feuchten Verband gewählte Mittel darf nicht schädigen. Bier verwendet nur warmes Wasser oder warme Kamillenaufgüsse. Er warnt am Finger wie vor Carbolwasser, so auch vor Alkohol und essigsaurer Tonerde. Trotzdem wird der Alkohol viel gebraucht. Damit er nicht schädigt, empfiehlt es sich, ihn nicht mit wasserdichtem Verbandstoff zu bedecken. Der feuchte Verband verhindert die schnelle Verheilung und wirkt als heißes Kataplasma.

V. Die verletzte Hand wird für ein bis zwei Tage ruhig gestellt. Sie kommt zu diesem Zweck, in bequemer Mittelstellung verbunden, in ein Armtragetuch.

Heidenhain legt darauf den allergrößten Wert, fußend auf der Lehre Billroths, daß bei Wundinfektionen das Gift durch Bewegungen der Glieder von der Infektionsstelle weiterbefördert wird. Er sagt: „Meine gesamten Erfahrungen zwingen mich zu glauben, daß sich der größte Teil der schweren Phlegmonen und der Todesfälle nach operativen Verletzungen bei Ärzten vermeiden ließe, wenn der Grundsatz der unbedingten Feststellung des verletzten Gliedes für 48 Stunden festgehalten wird. Der Verletzte soll die Tätigkeit aufgeben, sich beim An- und Auskleiden helfen lassen, sich die Nahrung von anderen Personen vorlegen lassen."

Schienung halte ich für überflüssig. Die Hand ruht besser und unter günstigeren physiologischen Verhältnissen in Mittelstellung. Der Verband darf nicht drücken. Der gebräuchliche, nur über dem Handrücken gelegte Verband ist daher nach den Vorschriften Härtels durch Gänge auch über die Hohlhand so zu modifizieren, daß er den verbundenen Finger nicht überstreckt.

Soweit die wesentlichsten Vorschriften.

Weniger allgemeiner Anerkennung erfreut sich die Umschneidung der Verletzung. Sie hat sich in der Praxis nicht ständig bewährt. Bier führt einige Belegfälle an. Sie vergrößert außerdem die Verletzung, so daß der Chirurg sicher für einige Tage bis Wochen ausfällt. Sie ist nicht ohne Gefahr, da die Gewebslagen am Finger sehr geringen Umfang haben, so daß etwaigen trotzdem auftretenden Infektionen der Weg zu den tieferen, gefährlicheren Teilen gebahnt wird.

Über Umspritzungen und Unterspritzungen mit Vucin und Rivanol 1 zu 1000 liegen genügende Erfahrungen nicht vor. Hier findet sich ein aussichtsvolles Gebiet ihrer Betätigung.

Der Kern dieser Vorschriften, modifiziert nach dem wissenschaftlichen und praktischen Standpunkt des einzelnen, sollte an sichtbarer Stelle etwa in der Nähe der Waschvorrichtung in allen Operationsräumen

oder Vorbereitungsräumen angeschlagen und für verbindlich erklärt werden. Die so planmäßig geleitete Vorbeugung führt, wenn trotzdem
die Infektion zum Ausbruch kommt, in die

Behandlung

über. Das erste Zeichen der ausbrechenden Infektion ist gewöhnlich der
„wütende" Schmerz, das schwere Krankheitsgefühl, der Schüttelfrost und die
steigende Körperwärme. Der bestürzte Chirurg, der die Schwere des ihm
drohenden Schicksals ahnt oder kennt, drängt zum Entspannungsschnitt.

Hier setzt die erste Warnung Biers ein. Er bezeichnet den Frühschnitt,
der die Gewebe durchtrennt, ehe Eiter vorhanden ist, ja sogar ehe sich ein
Entzündungswall um die entzündete Stelle gebildet hat, für das Weiterschreiten
der Infektion geradezu als verhängnisvoll. Die unglücklichen Ausgänge nach
diesem Einschnitt sind nach Bier weniger trotz desselben als durch denselben
erfolgt. Der frühe Schnitt verschlimmert den Zustand. Er öffnet dem hoch-
gezüchteten Erreger neue Poren. Das Allgemeinbefinden verschlechtert sich;
das Fieber steigt; der Kranke wird benommen. Die Wunde wird trocken, miß-
farbig, bisweilen gangränös oder erysipelatös. Eine sofortige Absetzung des
infizierten Gliedes hält jetzt den letalen Ausgang nicht mehr auf und führt
meist zu keinem anderen Ergebnis, als kurz vor dem Tode noch zu einer septisch
infizierten Amputationswunde (Joseph).

Die ausbrechende Infektion zwingt den Infizierten ins Bett. Die Bettruhe
gibt ihm die besten Bedingungen im Kampf gegen den Erreger. Statt des
feuchten Verbandes setzt die optimale Stauung ein.

An der Stauung ist viel gearbeitet worden. Man gestaltete sie rhythmisch und führte
zu ihrer Erzielung Apparate ein. Der Begriff der optimalen Stauung wurde fast vergessen;
und doch würde dieser Begriff dazu beitragen, die Stauung in die Hand jedes Arztes zu
legen. Die optimale Stauung arbeitet mit einem Stauungsdruck nahe dem jedesmaligen
minimalen Blutdruck. Hört man im Verlauf der Schlagader peripher der Stauungsbinde
synchron mit dem Pulsschlag ein Geräusch, so ist der Minimaldruck überschritten. Die
Binde liegt zu fest. (Näheres darüber findet sich beim Sehnenpanaritium und in meiner
Arbeit „Über die Dosierung der Stauungshyperämie", Münch. med. Wochenschr. 1910.
Nr. 14.)

Daß es mit Hilfe der Stauungsbehandlung nicht selten gelingt, die Bakterien
in ihrem schnellen Vordringen aufzuhalten und sie peripherwärts im Stau-
gebiet anzusiedeln, zeigt der Abfall des Fiebers und die heftige lymphangitische
Rötung, welche sich allmählich im Stauungsgebiet ausbildet. Bisweilen kommt
es an einer besonders geröteten Stelle zu einem lymphangitischen Abszeß, der
durch Einschnitt entleert wird. Gewöhnlich ist dann aber das Ärgste überstanden (Joseph).

Bleibt der Infizierte nicht unter ständiger Beobachtung oder erscheint die
Stauung nicht tunlich, so folge ich durchaus Bier in der Empfehlung feuchter
Wärme. Dazu erscheinen heiße Breiumschläge etwa aus Leinsamenmehl am
besten. Die Amerikaner nehmen heißes Borwasser. Der wohltätige Einfluß
der erwähnten Behandlung mit Stauungs- oder Wärmehyperämie äußert sich
vor allem im Schwinden oder in der Verminderung der Schmerzen. Ein großer
Teil sogar der sehr bedrohlich aussehenden Fälle heilt allein durch diese Behandlung, die übrigen gehen in Eiterung über.

Erst wenn die Schmerzen sich lokalisieren, der Druckschmerz an einem
bestimmten Punkte einen Herd anzeigt und in vielen Fällen Schwellung und

Rötung ihn hier bestätigen, erfolgt der Einschnitt. Er muß ausgiebig sein und der Nachbehandlung vorarbeiten. Ob man ihn Ovalärschnitt nennt (zur Verth 1917) oder Topfdeckelschnitt (Klapp 1919), oder Fischmaulschnitt (Braun 1921), oder Fensterschnitt (Schubert 1923), ist belanglos, wenn er nur über die lineäre Spaltung hinaus ohne Zuhilfenahme künstlicher Mittel für längere Zeit eine breite Kommunikation zwischen Herd und Außenwelt sichert. Darüber wurde bei den einzelnen Arten der Panaritien gesprochen.

Der richtig angelegte Schnitt macht die Tamponade überflüssig. Der Unfug der Tamponade ist auch bei ärztlichen Infektionen noch nicht ausgestorben (Bier). Die Tamponade schädigt die empfindlichen Gewebe, insbesondere Sehnen und Knochen, und macht dem Kranken den Verbandwechsel zur Qual.

Der Schnitt läßt sich nur ausgiebig und zweckentsprechend anlegen, wenn er in guter Anästhesie vorgenommen wird.

Der Erfolg des Einschnittes ist meist nicht so augenfällig wie beim typischen Panaritium. Die Herdbildung ist eben nur ein Teil des lymphangitischen Prozesses. Eine Erleichterung tritt zwar ein, aber die allgemeinen Krankheitszeichen bestehen, wenn auch in vermindertem Maßstabe, fort. Oder in anderen Fällen werden die Allgemeinerscheinungen zunächst noch bedrohlicher.

Für diese Zeit trifft die zweite Warnung Biers zu: Sie verurteilt die Polypragmasie. Hat sich der örtliche und allgemeine Zustand verschlimmert, „dann geht die Schnippelei los. Hier und dort werden Einschnitte in die Gewebe gemacht in der Ansicht, daß dort schon Eiter vorhanden sei, oder daß auch Entspannungsschnitte Luft schaffen und Bakterien und Toxine herausschwemmen."

Das örtlich konservative Verhalten ändert sich nicht oder nur auf bestimmte Indikationen hin. Um so eifriger wird der Allgemeinzustand behandelt. Jegliches Mittel zu seiner Hebung muß angewendet werden. Bildet sich eine der klassischen Formen des Panaritiums heraus, so erfolgt ihre Behandlung nach den feststehenden Regeln, die zu wiederholen sich erübrigt.

Der Verband wird nicht wie der Prophylaxeverband in typischer Art angelegt. Die Umgebung der Wunde wird reichlich eingefettet, um das Ankleben der Verbandstoffe zu verhüten. Krüllmull feucht oder trocken bedeckt den Einschnitt. Ein Tuch locker um die Hand geschlungen hält das Ganze zusammen und gibt der Hand Platz zu Ausdehnung für etwaige Stauung und Schwellung.

Die Suspension vermeide ich. Jeder Suspensionsverband schnürt. Schnürung aber bringt dem geschnürten Teil unübersehbare Gefahren. Die infizierte Hand wird bequem auf ein Kissen gelagert. Täglich erfolgt der schmerzlose Verbandwechsel. Er dient der schonenden Entfernung angesammelten Sekrets und leichter aktiver Bewegung. „Diese Bewegungen dürfen keine Schmerzen verursachen. Unter der Hyperämie, die Stauungsbinde oder Wärme erzeugen, lassen sie sich ohne Schmerzen und auch ohne Bedenken ausführen mit folgender Ausnahme: Es gibt Sehnenscheidenphlegmonen des 1. und 5. Fingers, die auf Teile der Sehnenscheide beschränkt bleiben. Hier warte man ab, bis die Wunde durch Granulation gut abgegrenzt ist, und fange dann erst mit Bewegungen" an (Bier).

Läßt das Fieber nach und bessert sich der Allgemeinzustand, so werden die Verbände seltener. Die Bewegungen erfolgen in lockerem Tuchverband.

Wieder warnt Bier: „Schmerzhafte und rohe Verbandwechsel sind häufig die Ursache des Fortschreitens oder des Wiederaufflackerns der Infektion. Jeder Verband, dessen Wechsel Schmerzen oder Fieber erzeugt, ist fehlerhaft." Daher muß die Anlage des Einschnitts der Nachbehandlung vorarbeiten.

Tritt die erhoffte Besserung nicht ein, bildet sich kein lokalisierter Herd, erfolgt der Übergang der Infektion auf Arm und Körper, so ist wiederum die örtliche Polypragmasie, wie Bier sie oben gegeißelt, der folgenschwerste Fehler. Die örtliche Behandlung muß konservativ bleiben, bis auf Grund sicherer Zeichen eine Indikation zum Eingreifen sich ergibt. Für den Allgemeinzustand gelten die Behandlungsregeln der Sepsis, die außerhalb der hier zu erörternden Fragen liegen.

13. Erysipeloid und Schweinerotlauf.

Die Identität von Erysipeloid und Schweinerotlauf beim Menschen ist in den letzten Jahren so wahrscheinlich geworden, daß ich sie unter einer Überschrift zusammenfasse. Rosenbach, dem wir die ersten ausgiebigen Untersuchungen und die Namengebung des Erysipeloids verdanken, hielt besonders auf Grund klinischer Daten an der Wesensverschiedenheit der beiden Krankheiten fest (1909). Auch die Erreger hielt er für prinzipiell verschieden, trotzdem Schweinerotlaufantitoxin auch gegen Erysipeloidinfektion schützt [1]). Riekmann (1909) und nach ihm Günther (1912) haben in erster Linie auf experimentellem Wege am Versuchstier und in ätiologisch-biologischer Forschung Unterschiede zwischen den beiden Erkrankungen nicht finden können. Die auch von anderen Forschern als wahrscheinlich hingestellte Identität ist besonders auf Grund der klinischen Arbeiten nach dem Kriege — genannt seien Düttmann und Schmidt — nahezu zur Gewißheit geworden.

Die letzten Kriegsjahre und die Nachkriegszeit, die aus mancherlei Ursachen die Zahl der geheimen und Notschlachtungen von Schweinen vermehrten, brachten eine starke Anschwellung der Erysipeloid- und Schweinerotlauffälle beim Menschen und der über sie erscheinenden wissenschaftlichen Untersuchungen. Fast bei allen untersuchten Fällen wurde als gemeinsame Noxe beider Erkrankungen der 1882 von Löffler entdeckte Schweinerotlaufbacillus festgestellt, ein unbewegliches, schmales, kurzes, $1—1,5\ \mu$, selten bis zu $5\ \mu$ langes, $0,2—0,4\ \mu$ breites, sehr resistentes grampositives Stäbchen. Der Rotlaufbacillus findet sich nicht nur bei rotlaufkranken Schweinen, sondern ist bei über 50% aller gesunden Schweine, und zwar besonders im Darm und in den Tonsillen als Schmarotzer nachweisbar. Der Fäulnis gegenüber ist der Erreger unempfindlich, so daß er in feuchtem Boden und auf Wiesen, auf die er mit dem Stalldünger oder in Kadavern gelangte, noch lange Zeit nachzuweisen ist. Die Verbreitung des Rotlaufbacillus ist daher sehr groß.

Die Erkrankung befällt dementsprechend am meisten Menschen, die mit rotlaufkranken Tieren oder Fleisch zu tun haben. Bevorzugt sind Tierärzte, Schweinezüchter, Metzger, Köche und Köchinnen, Gerber. Auch Berufs-

---

[1]) Der Liebenswürdigkeit von Geh. Rat Rosenbach danke ich folgende Mitteilung vom 24. Januar 1923: „Die neueren Arbeiten über diese Erkrankungen stellen charakteristische Eigentümlichkeiten der nosogenen Noxe fest, namentlich betreffs der Widerstandsfähigkeit und der Verbreitungsweise, daß ich nunmehr die Identität der das Erysipeloid und den Schweinerotlauf veranlassenden Mikroben für sehr wahrscheinlich halte."

zweige werden befallen, die Gelegenheit haben, sich an Fischen, Krebsarten und Austern zu infizieren, von denen allen ja bekannt ist, daß sie mit Vorliebe von tierischer Nahrung leben. An Rotlauf gestorbene Schweine werden an großen Wassern ganz oder in ihren nicht verwertbaren Teilen mit Vorliebe in dieses große Reservoir für alle Abfallstoffe versenkt und dienen den erwähnten Wasser- und Küstenbewohnern zur Nahrung.

Den Eingang in den Körper findet die Erkrankung stets durch eine kleine Verletzung, mag sie bei der Berührung mit den infizierten Stoffen vorhanden sein oder bei der Beschäftigung mit ihnen entstehen.

Die Inkubation beträgt im Mittel 3 Tage, sie kann sich auf wenige Stunden verkürzen oder auch auf 5—6 Tage verlängern.

Die längere Inkubationszeit beim Schwein (bis 8 Tage) erklärt sich dadurch, daß die Infektion beim Schwein im allgemeinen durch den Darmkanal auf dem Blutwege erfolgt, während beim Menschen die unmittelbare Einimpfung am Orte der Wirkung die Regel ist.

Nach Schmidt tritt Rotlauf beim Schwein in drei Formen auf, nämlich unter dem Bilde des lokalen Rotlaufs, des chronischen Rotlaufs und der Rotlaufseptikämie. Die mildeste Art des Rotlaufs sind die Backsteinblattern, die in roten, beetförmigen, mit Juckreiz verbundenen Quaddelbildungen bestehen. Nicht selten geht diese Rotlaufart in die chronische Form über, die mit Hautnekrosen, Arthritiden und Endokarditiden verbunden ist.

Beim Menschen kommt fast ausschließlich die lokale Art zur Beobachtung.

Die Krankheit beginnt mit Jucken und Brennen an der Verletzungsstelle. Dazu gesellt sich unter Zunahme des Juckens und Auftreten von Spannungsgefühl blaurötliche Verfärbung und Schwellung der Haut, die langsam weiterwandert und stets gegen die Umgebung scharf, oft zackig abgesetzt ist. Das Jucken kann unerträgliche Grade annehmen. An der Fingerwurzel macht die Krankheit häufig einen kurzen Halt, um dann auf den Nachbarfinger oder auf den Handrücken überzugehen. Der Handrücken wird oft nur einseitig befallen.

Eine wirksamere Barriere als die Fingerbasis ist die Handwurzel. Sie wird nur selten zum Unterarm hin überschritten. Fast stets wird die Hohlhand verschont. In dieser verfärbten und leicht geschwollenen Zone nun zeigen sich oft blaurote bis braunrote urticariaähnliche bis zu pfennigstückgroße Erhabenheiten oder seltener Blasen mit rotem Hofe und klarem serösem Inhalt, ein Bild, das lebhaft an die Backsteinblattern beim Schwein erinnert. Das Allgemeinbefinden ist nicht gestört; Fieber besteht nicht.

Ich habe den Primäraffekt des Leidens, wenn ich ihn so nennen darf, auch in Form einer Paronychie gesehen, die unter Behandlung mit grauer Salbe schließlich abheilte, jedoch einem Erysipeloid zum Ausgangspunkt diente.

Rosenbach glaubt in einem schweren Verlauf eine charakteristische Eigenschaft des Schweinerotlaufs sehen zu müssen, während ihm der leichtere Verlauf für Erysipeloid sprach (1909). Düttmann und Schmidt fanden bei bakteriologisch sichergestelltem Schweinerotlauf überaus leichten wie schwereren Verlauf.

Der Sitz der Krankheit ist nicht nur die Haut und Unterhaut, sondern der ganze Querschnitt des Gliedes. Der Fall Düttmann, bei dem die Fingergelenke besonders nachts sehr schmerzhaft waren, läßt eine Beteiligung der Gelenkkapsel als sicher erscheinen.

In seltenen Fällen, wohl besonders bei Mischinfektion, zeigt sich Lymphangitis und Lymphadenitis. Zur Vereiterung kommt es nicht, wenn sie nicht durch eine Sekundärinfektion hervorgerufen wird. Sehr selten kommen beim Menschen Formen zur Beobachtung, die dem chronischen und septikämischen Typus beim Schwein entsprechen. Jedenfalls können die Erreger in den Kreislauf gelangen. In einem Falle von Düttmann wurden außer an der infizierten linken Hand auch an der rechten Hand und an beiden Fußrücken die typischen Hauterscheinungen im Laufe der Krankheit beobachtet. Viel zitiert wird der Fall des Tierarztes, der am vierten Tage nach einer Verletzung mit einem Kulturröhrchen von Schweinerotlauferregern auf dem Transport ins Krankenhaus starb (Nevermann: Jahres-Veterinär-Bericht der beamteten Tierärzte Preußens 1905). Schmidt bereichert die Literatur um einen Fall von Rotlaufseptikämie, der an der Breslauer Universitäts-kinderklinik 1919 für kurze Zeit zur Beobachtung kam und später an allgemeiner Sepsis zugrunde ging.

Wird die befallene Hand geschont, so erfolgt meist unter geringem, feinem Schuppen innerhalb 3—4 Wochen Zurückgehen oder Abheilung. In verkümmerter, noch leicht juckender Form kann der Prozeß an irgendeiner Stelle des Fingers weiterleben.

Nach Anstrengungen oder Traumen, wie einem Schlag mit der flachen Hand auf den Tisch, kommt die Krankheit von neuem zum Vorschein.

Feststellende Salbenverbände, Jodtinkturpinselungen und Ruhigstellung, sowie feuchte Verbände mit milden, antiseptischen Lösungen können die Heilung beschleunigen. Das Wirksame bei diesen Maßnahmen ist wohl die Ruhig-stellung.

Die sichere und schnelle Wirkung des Rotlaufserums auf alle Fälle dieser Erkrankung vollendet den Beweis für die schon klinisch gegebene Identität von Erysipeloid und menschlichem Schweinerotlauf. Schmidt gibt nach Günther intraglutäal oder intra-venös 2 ccm des Rotlaufimmunserums (Susserin) auf je 10 kg Körpergewicht, Düttmann 1—2 ccm auf 10 kg. Nur in seltenen Fällen waren wiederholte Injektionen nötig. Die Heilung erfolgt meist nach zwei, spätestens nach drei Tagen.

Die Gefahr der Anaphylaxie bedarf beim Rotlaufserum der Beachtung.

XII. Die Pyelographie.

Von

W. Baensch - Leipzig [1]).

Mit 26 Abbildungen.

Inhalt.

Literatur.

1. Abbé: Renal calculi. Ann. of surg. 1899.
2. Adenot und Arcelin: Sur un cas de lithiase rénale tardive, secondaire á la nephrotomie et revelée par la radiographie. Lyon méd. 1906. p. 879.
3. Adler: Verhandl. d. dtsch. Ges. f. Urol. 1907. S. 373.
4. Ahreiner: Über Steine im Ureter. Münch. med. Wochenschr. 1910. Nr. 32, S. 1716.
5. Ahrens: Hufeisenniere. Zeitschr. f. urol. Chirurg. 3.
6. Albarran et Contramoulins: Calcules multiples du rein gauche. Cpt. rend. hebdom. des séances de l'acad. des sciences 1899. p. 254.
7. Albers-Schönberg: Zur Technik. Fortschr. a. d. Geb. d. Röntgenstr. Bd. 3,
   S. 30.
8. — Zur Technik der Nierenaufnahmen. Fortschr. a. d. Geb. d. Röntgenstr. Bd. 3,
   S. 210.
9. — Über den Nachweis von kleinen Nierensteinen mittels Röntgenstrahlen. Fortschritte a. d. Geb. d. Röntgenstr. Bd. 4, S. 118.
10. — Eine Kompressionsblende zum Nachweis von Nierensteinen. Fortschr. a. d. Geb.
    d. Röntgenstr. Bd. 5, S. 301.

---

[1]) Aus der Chirurgischen Universitäts-Klinik Leipzig. Dir.: Geh. Rat Prof. Dr. E. Payr.

11. Albers-Schönberg: Über den Nachweis von Nierensteinen mittels Röntgen-strahlen. Zentralbl. f. Chirurg. 1901. Nr. 5.
12. — Radiographie der Nierensteine. Moderne ärztl. Bibliothek 1904.
13. — Zeitschr. f. ärztl. Fortbild. 1904. Nr. 2.
14. — Zur Differentialdiagnose der Harnleitersteine und der sogenannten Beckenflecken. Fortschr. a. d. Geb. d. Röntgenstr. Bd. 9, S. 255.
15. — Verhandl. d. dtsch. Röntg.-Ges. 1906. S. 46.
16. — Nachweis von Jodipin innerhalb der Muskulatur. Fortschr. a. d. Geb. d. Röntgen-strahlen 1903. S. 233.
17. — Verhandl. d. dtsch. Röntgen-Ges. 1905. S. 91 (Beckenflecken).
18. — Röntgentechnik 1919.
19. Albrecht: Münch. med. Wochenschr. 1914.
20. Alexander, B.: Über Verkalkungen im Becken, die mit Ureterkonkrementen zu verwechseln sind. Folia urol. Vol. 4.
21. — Über Nierenbilder. Arch. f. phys. Med. u. med. Technik Bd. 6, S. 99.
22. — Wanderniere. Folia urol. 1913. S. 5.
23. — Die Röntgenologie der Harnwege. 1912.
24. Allard: Arch. f. exp. Pathol. u. Pharmakol. Bd. 57.
25. Alsberg: Diagnose der Nierensteine mittels Röntgenphotographie. V. Ber. d. dtsch. med. Wochenschr. 1899. Nr. 1, S. 2.
26. André: Les calculs de l'enfance etc. Rev. de chirurg. 1909. p. 638.
27. André et Grandineau: Le reflux urétéral. Journ. d'urol. Tom. 12, Nr. 1.
28. Arcelin: Lyon méd. 1910. p. 1072.
29. — Lyon chirurg. 1911. p. 583.
30. — Assoc. franc. d'urol. 1909.
31. — Ann. de malad. gén.-urin. 1907.
32. Aubourg: Bull. de la soc. de radiol. de Paris 1910.
33. Babcock, W.: Mult. and consec. operations upon the kidneys for calculi. Ann. of surg. 1908.
34. Ball: The diagnosis of imp. calc. in the ureter. Brit. med. journ. 1908.
35. Baensch, Boeminghaus: Zeitschr. f. urol. Chirurg. Bd. 7, S. 48.
36. Baetjer: The X-ray diagnosis of renal calculi. Americ. quart. of roentgenol. Vol. 1, p. 17—27. 1906/7.
37. — Americ. quart. of roentgenol. Vol. 2, 1907.
38. Barreau: Zentralbl. f. Chirurg. 1921. S. 1567.
39. Barjou: Un cas de pseudo-calcul. Congrès de Clermont-Terrang 1908.
40. Barjou et Tixier: Calculose bilatérale des reins etc. Congrès de l'assoc. franc. A. S. Lyon 1906.
41. Bassi: Calcolosi renali. Gaz. d. osp. e d. chirurg. 1911. Nr. 91.
42. Bazy: Radiogr. de calculs rénaux. Soc. de chirurg. de Paris 1910.
43. Beck: The Röntgenmethode in lithiasis of the urinary tract. Ann. of surg. 1905. p. 865.
44. — Moderne ärztl. Bibliothek 1905. Nr. 18 u. 19.
45. — On the dedection of calculi in the liver gall bladder. La radiographie 1900. Nr. 38.
46. — New York med. journ. Vol. 16, p. 3. 1901.
47. — Über die Darstellung von Gallensteinen mittels Röntgenstrahlen. Berl. klin. Wochenschr. 1901. Nr. 19, S. 513.
48. — Renal calculi. Americ. journ. of cut. and gen. diseases 1899.
49. Beck, Emil: The value of roentg. method in cholelithiasis. Journ. of the physical. therap. Vol. 1, p. 8.
50. Beckett: Phleboliths and the roentg. rays. Brit. med. journ. 1907.
51. Béclère: La radiographie stereoscopique, des calculs urinaires. Presse méd. 1903. p. 171.
52. — Le radionostic differentiel des calculs biliaires et des calc. urin. Acad. de méd. 1910. p. 663.
53. — Bull. de soc. de radiologie de Paris Vol. 1, Nr. 5 u. 2, Nr. 1.
54. Belot: Bull. de soc. de radiologie de Paris 1911. Nr. 22; 1912. Nr. 1 und 1911. Nr. 227 (Beckenflecken, Blasensteine, Schnellaufnahmen).

55. v. Bergmann: Röntgenbilder von Nierenbecken. Fortschr. a. d. Geb. d. Röntgenstrahlen Bd. 14, S. 144.

56. Bevan: Kidney and ureteral stone. Journ. of the Americ. med. assoc. 1910.

57. Bierhoff: Med. News Vol. 676. 1902.

58. Bittorf: Dtsch. med. Wochenschr. 1911. Nr. 7, S. 290.

59. Blatt: Bericht über 20 Hydronrephosen. Zeitschr. f. urol. Chirurg. 1922. S. 93.

60. Blum: Die Röntgenstrahlen im Dienste der Urologie. Zeitschr. f. Heilk. Bd. 26, S. 342. 1905.

61. Blum: Wien. med. Wochenschr. 1912. Nr. 19.

62. — Arch. f. klin. Chirurg. Bd. 103, H. 3.

63. — Diagnostik kleiner Konkremente. Zeitschr. f. urol. Chirurg. Bd. 10, 528.

64. Blum und Ultzmann: Indikationen zur chirurgischen Behandlung der Nephrolithiasis, speziell über Pyelotomie. Zeitschr. f. Urol. Bd. 3, Nr. 2.

65. — Wien. klin. Wochenschr. 1914. Nr. 24.

66. Boggs: Technic of calculs diagnosis. Med. News 1905.

67. Boggs and Pittsburg: Roentgendiagnosis of calculi. Med. rec. Vol. 27.

68. Boeminghaus: Zeitschr. f. urol. Chirurg. Bd. 21, S. 6. 1892.

69. Bourget: La radiographie dans le diagnostic des calculs du rein. Thèse de Paris 1903

70. Botez: Ann. de malad. gén.-urin. 1911.

71. Braasch: Deformities of the renal pelvis. Ann. of surg. 1910, p. 534.

72. Braatz: Zentralbl. f. Chirurg. Nr. 27, S. 145.

73. Braasch: Zentralbl. f. Chirurg. 1913. — Cystenniere, Zentralbl. f. Chirurg. 1922. S. 33.

74. — Hildebrands Jahresber. 1911.

75. Brewer: Med. News 1905.

76. Brongersma: Verhandl. d. dtsch. Ges. f. Urol. Wien 1907.

77. — Ann. de malad. gén. urin. 1910.

78. Breuer: The X-ray in the diagn. of renal calculi. Americ. journ. of the med. sciences 1908.

79. Brown: Americ. Roentgen-ray soc. 1911.

80. — Med. News 1905.

81. Bruce: The extendet use of the R-Ray in the diagnosis of diseases. Med. lect. and radiol. 1906.

82. — Pyelographie. Brit. med. journ. 1911.

83. — Radiographie du bassinet de l'enfant de 5 ans. Soc. de chirurg. 1908.

84. Brun: Radiographie du bassinet d'un enfant de 5 ans. Soc. de chirurg. 1908.

85. Brütt: Üble Zufälle bei Pyelographie. Zeitschr. f. urol. Chirurg. Bd. 10, S. 295.

86. — Zottengeschwülste. Zeitschr. f. urol. Chirurg. Bd. 10, S. 500.

87. Buchmann: Blocking stones in the lover and of the ureter. Med. rec. 1909.

88. Buguet et Casgard: Presse méd. 1897.

89. Bullit: Laisville month 1900. p. 170.

90. Burckhardt und Polano: Die Füllung der Blase mit Sauerstoff usw. Münch. med. Wochenschr. 1907. S. 20.

91. — — Die Untersuchungsmethoden bei Erkrankungen der männlichen und weiblichen Harnorgane. Wiesbaden 1908.

92. Buxbaum: Mit Röntgenstrahlen kosntatierte Konkremente. Münch. med. Wochenschrift 1897. Nr. 48, S. 1368.

93. Bythell: The radiographie of renal a. ureteral calculi. Med. chronicle 1909.

94. Cabot and Donn: The diagnosis of stone in the pelvic portion of the ureter. Boston med. and surg. journ. 1910.

95. Calgvell: Differential diagnosis of calculous shadows. New York acad. of med. 1905.

96. — Amer. Roentgen.-ray soc. 1911.

97. — The value of the R.-ray in the diagn. of ur. calc. Boston med. and surg. journ. 1908.

98. Casper: Handb. d Cystoskopie 1911.

99. — Zur Diagnose der Uretersteine. Wien. med. Wochenschr. 1911. Nr. 37.

100. — Indikation und Grenzen der Pyelographie. Berl. klin. Wochenschr. Bd. 27, 1917.

101. Cathelin: Des erreurs radiogr. dans le diagnostic. des calculs de l'uretère pelvien. Assoc. fraxç. d'urol. 1907.
102. Contremoulins et Bebains: Les calculs du rein et de l'uretère. Presse méd. 1906.
103. Chapuis et Chauvel: Acad. de méd. 1896.
104. Chrysospathes: Grèce médicale 1905. Nr. 13 u. 14.
105. Chudovsky, E.: Ber. d. dtsch. Wochenschr. 1901. Nr. 2, S. 10.
106. Cole: Med. News 1905.
107. — New York med. journ. 1908. p. 774.
108. — Zeitschr. f. Röntgenk. 1909. S. 175.
109. Cohn, Tr.: Verhandl. d. dtsch. Ges. f. Urol. 1907.
110. Coen: La radiographia nella calc. biliari policlinico 1902.
111. Comas y Prio: Fortschr. a. d. Geb. d. Röntgenstr. Bd. 5, S. 116—117; Bd. 2, 3, S. 157.
112. — — Institutio medico farmaceutico de Barcelona 1902; Revista de med. y cirurgia 1905; Academia y labarotorio de ciencias medicasédicas de Catalona 1908.
113. — — L'employ de X-rayon. Referat auf dem internat. Röntgenkongr. 1911.
114. Conrad: Pyélonéphrite calculeuse bilatérale. Journ. de radiol. 1910. p. 192.
115. Contremoulins: Ann. d'electrobiol. et de radiol. 1906.
116. Crawford: X-ray diagnosis of urol. crl. New Orleans med. a. surg. journ. 1910.
117. Cowl: Über die Abbildung von Harnsäure und anderen Steinen in feuchtem Medium. Verhandl. d. dtsch. Röntgenges. 1905. S. 88.
118. Cuthbertson: Journ. d'urol. 1913. p. 84.
119. Dahlhaus: Durch Jodipininjektion veranlaßte Verkalkungen. Zeitschr. f. Röntgenkunde u. Radiumf. 1911. S. 54.
120. Dietlen: Fortschritte in der röntgenologischen Nierendiagnostik. Zeitschr. f. Röntgenkunde u. Radiumforsch. 1911.
121. — Münch. med. Wochenschr. 1910. S. 720.
122. Desnos: Über Nierensteine. Jahresber. f. Urol. 1909. S. 78.
123. — Bull. de la soc. de radiol. de Paris 1910.
124. — Ann. de malad. gén.-urin. 1910.
125. Dohrn: Dtsch. Zeitschr. f. Chir. Bd. 62, S. 184. 1902.
126. Eastmond: Americ. Roentgen-ray soc. 1908.
127. Ebstein, W.: Pathologie der Urolithiase. Dtsch. med. Wochenschr. 1908. Nr. 32.
128. Edlefsen: Dtsch. med. Wochenschr. 1902. S. 56.
129. Eid: Radiographie de la limite inférieure du vice et des calculs du rein. Congrès de la radiol. internat. 1900.
130. Engelbrecht: Uretersteine. Zeitschr. f. urol. Chirurg. Bd. 10, S. 265.
131. Eppinger: Radiographie der Nierensteine. Fortschr. a. d. Geb. d. Röntgenstr. Bd. 7, S. 28.
132. Ertzbischoff: Ann. de malad. gén.-urin. Tom. 1, 1910.
133. Estor et Jeanbrau: Calcul de l'uretère pelvien chez un enfant. Bull. et mém. de la soc. de chirurg. de Paris Tom. 35, p. 921.
134. Fabian: Phlebolithen. Fortschr. a. d. Geb. d. Röntgenstr. Bd. 27, S. 3.
135. Fahr: Nebenwirkungen bei Pyelographie. Dtsch. med. Wochenschr. 1916.
136. Fantins: Beitrag zum Studium der Harn- und Gallensteine. Arch. f. klin. Chirurg. Bd. 75, S. 192 u. 353.
137. Fedoroff: Zur Kasuistik der Uretersteine. Zeitschr. f. Urol. Bd. 3.
138. Fenwick: Brit. med. journ. 1897. p. 1075.
139. — The value of the use of shadograph ureteric bugie in the surgery of the ren. calc. Brit. med. journ. 1905.
140. — Brit. med. journ. Vol. 2, p. 674. 1907.
141. — The value of radiographie in the diagnosis and treatment of urinary stones. London 1908.
142. Fittig: Fortschr. a. d. Geb. d. Röntgenstr. Bd. 2, S. 356.
143. Feurich: Zitiert nach Ball.
144. Forssell: Beckenflecken. Fortschr. a. d. Geb. d. Röntgenstr. Bd. 13, S. 51.
145. Forssell und Josephson: Zitiert nach Söderlund 1908.
146. Fraenkel: Verhandl. d. dtsch. Röntgenges. Bd. 3, S. 156.

147. Fraenkel: Fortschr. a. d. Geb. d. Röntgenstr. Bd. 14, S. 87.

148. — Hufeisenniere im Röntgenbild. Zentralbl. f. Chirurg. Bd. 33, 1914.

149. François: Re in mobile et Pyel. Sealpel Tom. 74, Nr. 25. 1921.

150. Freudenberg: Zeitschr. f. Urol. Bd. 14, 1920.

151. Fritsch: Jodipin im Röntgenbilde. Bruns. Beitr. z. klin. Chirurg. Bd. 75, Nr. 1/2.

152. Frank, Kurt: Glas Hydronephrose. Zeitschr. f. urol. Chirurg. Bd. 9, H. 475.

153. Gage and Beal: Fibrinous calculi in the kidney. Ann. of surg. 1908.

154. Gardini: Radiographia et radioscopia par le diagnosi di calcole renale. Morgagni
Tom. 2, Nr. 27. 1908.

155. Garrè und Ehrhardt: Nierenchirurg. 1907.

156. Gauß: Fortschr. a. d. Geb. d. Röntgenstr. Bd. 20.

157. v. Gaza: Hydronephrose. Zeitschr. f. urol. Chirurg. Bd. 10, S. 318.

158. Gocht: Handb. d. Röntgenl. 1911.

159. Gorset: Soc. de chirurg. 1913.

160. Goldammer: Beiträge zur Frage der Beckenflecken. Fortschr. a. d. Geb. d. Röntgenstrahlen Bd. 12.

161. Guilani et Arcelin: Lyon méd. 1912. Nr. 4.

162. Gilmer: Harnleitersteine. Münch. med. Wochenschr. 1910. Nr. 35.

163. van der Goot: Nierensteine. Internat. Kongr. f. Radiol. 1908.

164. Gorl: Med. Ges. Nürnberg 1897. Münch. med. Wochenschr. 1898. Nr. 14, S. 438.

165. Goetze: Münch. med. Wochenschr. 1918. Nr. 46.

166. — Münch. med. Wochenschr. 1921. Nr. 8.

167. Garach: 37. Sitzung der urologischen Gesellschaft. St. Petersburg.

168. Gottlieb und Magnus: Arch. f. exp. Pathol. u. Pharmakol. Bd. 45.

169. Gottschalk: Gallensteinaufnahmen. Fortschr. a. d. Geb. d. Röntgenstr. Bd. 14,
S. 276.

170. Graff: Steinniere. Niederrhein. Ges. 1902.

171. Granger: Sauerstoff bei Cysto- und Pyelographie. Americ. journ. of roentgenol.
1916.

172. Goldstein: Americ. journ. of surg. Vol. 35, p. 89—92. 1921.

173. Gottfried: Zeitschr. f. urol. Chirurg. Bd. 5. 1920.

174. Granhan: Über das Verhalten des anat. z. pyel. Bef. Zeitschr. f. urol. Chirurg.
Bd. 10, S. 343.

175. Gray: Americ. Roentgen-ray. soc. 1909.

176. Green, Hall and Edwards: Arch. of roentgenol. Nr. 70.

177. Groedel: Gleichzeitige Aufnahme beider Nieren. Fortschr. a. d. Geb. d. Röntgenstr.
Bd. 14, S. 25.

178. Grosglik: Monatsber. f. Urol. 1906. Nr. 8.

179. Graessner: Zeitschr. f. Röntgenk. u. Radiumf. 1910. S. 376.

180. Guibal: Un cas d'uretère surnuméraire. Journ. d'urol. Tom. 11, p. 307. 1921.

181. Guyon: Ann. de malad. gén.-urin. 1896.

182. Guilloz: Sur la rad. de calculs biliaires. Rev. méd. de l'est. 1901.

183. Haberern: Zentralbl. f. Krankh. d. Harn- u. Sexualorg. Bd. 15. 1905.

184. Hall: Arch. of the Roentgen-ray 1903. p. 26.

185. Harris: London, Röntgensoc. 1904.

186. — Phleboliths and the Roentgen-rays. Brit. med. journ. 1907.

187. Haenisch: Verhandl. d. dtsch. Röntgenges. 1908. S. 143.

188. — Hydronephrose infolge Ureterknickung (Pyelographie). Zeitschr. f. Röntgenk.
u. Radiumf. Bd. 12. 1910.

189. — Münch. med. Wochenschr. 1908. S. 254.

190. — Beiträge zur Röntgendiagnostik des uropoetischen Systems. Fortschr. a. d. Geb.
d. Röntgenstr. Bd. 14, S. 7.

191. — Radiographie of kidney. Arch. of the Roentgen-ray. 1908. p. 88.

192. — Nierencyste im Röntgenogramm. Fortschr. a. d. Geb. d. Röntgenstr. Bd. 15,
S. 300.

193. — Röntgendiagnostik des uropoetischen Systems. Atl. 1908.

194. Hale, Nathan and E. v. Geldern: California State journ. of med. 1917.

195. Hammesfahr: Eichung der Nierenbecken. Zeitschr. f. Urol. 1919. Nr. 6.

196. Hannecad: Journ. de chirurg. et ann. de la soc. belge de chirurg. 1900.
197. Hartung: Die Röntgendiagnostik der Nephrolithiasis. Zeitschr. f. Urol. 1911.
198. Hauchamp: Journ. méd. de Bruxelles 1905. p. 797.
199. Haudek: Verhandl. d. dtsch. Röntgenges. 1910. S. 76.
200. Hagan: The diagnosis value of the X-ray in cholelithiasis. New York med. journ. 1899. p. 901.
201. Hermann: Wien. klin. Wochenschr. 1899. S. 190.
202. Hesse: Fortschr. a. d. Geb. d. Röntgenstr. Bd. 15, S. 181.
203. Hirsch: Dtsch. Zeitschr. f. Chirurg. Bd. 70, S. 45.
204. Hoberg: Münch. med. Wochenschr. 1913, H. 26.
205. Hoffmann: Die Bedeutung der Röntgenstrahlen für die Urologie. Zentralbl. f. Röntgenstr. usw. 1911. S. 1.
206. v. Hofmann: Gefahren der Pyelographie. Fol. urol. Tom. 8, 1914.
207. Holland: Some difficulties in the X-ray diagnosis of ren. calc. Arch. of the Roentgen-ray 1907.
208. — Exposure in the X-ray examination of the kidney region. Arch. of the Roentgen-ray 1911. Nr. 134.
209. — Zeitschr. f. Röntgenk. u. Radiumf. 1911. S. 278.
210. — Brit. med. journ. 1904. p. 147.
211. — Lancet Vol. 1, p. 432. 1905.
212. — Pelvin blotches and the Roentgen-ray. Brit. med. journ. 1908.
213. Holzknecht: Verhandl. d. dtsch. Ges. f. Urol. 1907.
214. Holzknecht und Kienböck: Radiologische Diagnostik der Nephrolithiasis. Zeitschrift f. Urol. 1908. S. 393.
215. Hürter: Röntgendiagnostik der Nierentuberkulose. Zeitschr. f. Röntgenk. u. Radiumforschung 1910. Nr. 11.
216. Hutchson: Brit. med. assoc. 1901 (Lancet Vol. 2, p. 332. 1901).
217. Hyman: Renal calculus. Zentralbl. d. ges. Chirurg. Bd. 11.
218. Illyés: Fibröse Perinephritis bei harnsaurer Diathese. Folia urol. Vol. 6, p. 691.
219. Immelmann: Fortschr. a. d. Geb. d. Röntgenstr. Bd. 7, S. 287.
220. — Bericht über 1161 Nieren- und Ureteruntersuchungen. Verhandl. d. franz. Ver. d. Berl. Chirurg. 1908.
221. — Dtsch. med. Wochenschr. 1909. Nr. 48.
222. — Bericht über 2800 Nieren- und Ureteruntersuchungen. 8. Röntgenkongreß.
223. — Berl. klin. Wochenschr. 1906. Nr. 24.
224. — Das Röntgenverfahren bei Erkrankungen der Harnorgane. Berlin 1914.
225. Israel: Verhandl. d. dtsch. Ges. f. Chirurg. 1908. S. 273.
226. — Uretersteine. Folia urol. 1912.
227. Jacob: Lancet Vol. 1, p. 948.
228. Jaches et Piernis: Journ. de radiol. et d'électrol. 1910.
229. Jaksch: Fortschr. a. d. Geb. d. Röntgenstr. Bd. 10, S. 374.
230. Jaksch und Rotky: Nierenstein. Prager med. Wochenschr. 1908. Nr. 15.
231. Jeanbrau: Calculs de l'uretaire. Assoc. franç. d'urol. Tom. 13. 1909.
232. Jeglicka: Roentgen-ray. Americ. soc. 1901.
233. Jervell: Zentralbl. f. Chirurg. 1911. S. 40.
234. Jolly: Ureterenkompression beim Weibe. Samml. klin. Vortr. 547/548.
235. Joseph: Diagnose kleiner Nierensteine. Hufeland-Ges. Berlin 1910.
236. — Technik der Pyelographie. Zentralbl. f. Chirurg. Bd. 27. 1914.
237. — Verbesserung der röntgenologischen Nierensteindiagnose. Med. Klin. 1919.
238. — Berl. klin. Wochenschr. Bd. 27 1914.
239. — Zentralbl. f. Chirurg. 1921.
240. — Zeitschr. f. urol. Chirurg. Bd. ·10.
241. Johnson: New York med. journ. 1905.
242. Israel: Med. Diagn. u. Diff. der Nieren- und Harnleitersteine. Ergebn. d. Chirurg. u. Orthop. Bd. 15.
243. Keen: Ureterstein. Journ. of the Americ. med. assoc. 1901. p. 567.
244. Key: Dtsch. med. Wochenschr. 1911. S. 706.
245. Kienboeck: Dtsch. Ges. f. Urol. 1907.

246. Kienboeck: Wien. klin. Wochenschr. 1902. Nr. 50, S. 1324.
247. — Folia urol. Vol. 1, Nr. 6.
248. Kindt: Pyelographie. Hospitalstidende Vol. 63, p. 3.
249. Klika: Zeitschr. f. Urol. 1922. S. 11.
250. — Gefahren der Pyelographie. Zeitschr. d. ges. Chirurg. Bd. 11.
251. Klose: Ureterenverdoppelung. Dtsch. Zeitschr. f. Chirurg. Bd. 72, 1904.
252. Kneise: Ureterblasenstein. Münch. med. Wochenschr. 1909. Nr. 18.
253. Koehler: Technisches. Zeitschr. f. Röntgenk. u. Radiumf. 1906. S. 213.
254. — Enterrlithen des Processus fermiformis, Exostose des Darmbeins. Fortschr. a. d. Geb. d. Röntgenstr. Bd. 10, S. 295.
255. — Zeitschr. f. Röntgenk. u. Radiumf. 1907. Nr. 9.
256. — Röntgendiagnostik der Nierentuberkulose. Fortschr. a. d. Geb. d. Röntgenstr. Bd. 21.
257. Kraft: Nierenstein. Ärzteverein Straßburg 1906. Dezember. Fortschr. a. d. Geb. d. Röntgenstr. Bd. 11. S. 299.
258. Krause: Dtsch. med. Wochenschr. 1907. Nr. 23, S. 1325.
259. Kotzenberg: Beitr. z. klin. Chirurg. Bd. 55. 1907.
260. Kropeit: Uretersteine. Dtsch. med. Wochenschr. 1911. S. 1053.
261. Kroiß: Traumatische Hydronephrose. Wien. urol. Ges. 1920.
262. Krotoszyner: Transaction of Americ. urol. assoc. 1908.
263. Kümmel: Dtsch. Chirurg.-Kongr. 1908. S. 276.
264. — Handb. d. prakt. Chirurg. 1907.
265. — Zeitschr. f. urol. Chirurg. Bd. 10, S. 92.
266. Küster: Dtsch. Chirurg.-Kongr. 1908. S. 276.
267. Kolischer and Schmidt: Skiagraphic diagnosis of renal and ureteral surgery. Journ. of the Americ. med. assoc. 1901.
268. Köhler: Lexikon der Grenzen des Normalen 1910.
269. Knester: Dtsch. Chirurg. Bd. 52, S. 6.
270. Lacaille et Meyer: Bull. et mém. de la soc. de radiol. méd. de Paris (Fortschr. a. d. Geb. d. Röntgenstr. Bd. 18, S. 312).
271. Lange: Diagnostik of floating kidney by the X-ray. Journ. of the Americ. med. assoc. Vol. 53 (Fortschr. a. d. Geb. d. Röntgenstr. Bd. 14, S. 270 und Bd. 15, S. 179).
272. Lauenstein: Fortschr. a. d. Geb. d. Röntgenstr. Bd. 2, S. 211.
273. — Dtsch. Zeitschr. f. Chirurg. Bd. 50, S. 195. 1898.
274. Laurie et Leon: Lancet Vol. 1, p. 169. 1897.
275. — — Lancet Vol. 2, p. 1621. 1896.
276. Lehmann: Gefahren der Pyelographie. Zeitschr. f. urol. Chirurg. Bd. 10.
277. Lejeune: Journ. de radiol. belge Tom. 1, p. 79.
278. — Journ. de radiol. et d'électrol Tom. 6, 1911 (Peritonealsteine).
279. — Journ. de radiol. belge 1910 (Röntgenoskopie bei Nierensteinen).
280. Lembke: Fortschr. a. d. Geb. d. Röntgenstr. Bd. 25.
281. Leon: Relative opacity of calculi. Brit. med. Journ. 1896.
282. Lewis Cole: Zentralbl. f. Röntgenstr. 1911. S. 140.
283. Leonard: Zentralbl. f. Chirurg. 1899. S. 230.
284. — Philad. med. journ. 1900.
285. — Fortschr. a. d. Geb. d. Röntgenstr. Bd. 7, S. 192.
286. — Arch. of the Roentgen-ray 1902.
287. — Verhandl. d. dtsch. Röntgenges. Bd. 1, S. 78.
288. — Uretersteine. Lancet Vol. 1, p. 1632. 1905.
289. — Journ. of the Americ. med. assoc. 1907. p. 1094.
290. — Americ. Roentgen-ray soc. 1911.
291. Levy: Fortschr. a. d. Geb. d. Röntgenstr. Bd. 3, S. 216.
292. Levy-Dorn: Fortschr. a. d. Geb. d. Röntgenstr. Bd. 3, S. 215.
293. — Verhandl. d. dtsch. Röntgenges. 1910. S. 76.
294. v. Lichtenberg: Nierentuberkulose. Verhandl. d. dtsch. Röntgenges. 1911. S. 183.
295. — Münch. med. Wochenschr. 1911. Nr. 25.
296. — Deutscher Chirurg.-Kongr. Bd. 1, S. 67. 1910.

297. v. Lichtenberg und Dietlen: Nierentuberkulose. Mitt. a. d. Grenzgeb. d. Med. u. Chirurg. Bd. 23, H. 5.
298. — — Internat. med. Kongr., Budapest. Wien. med. Wochenschr. Bd. 28, 1910.
299. — — und Runge: Biocystosgraphie. Münch. med. Wochenschrift Bd. 29, 1909.
300. — Pyelographie. Verhandl. d. dtsch. Röntgenges. 1910. S. 71.
301. — Zur Technik der Pyelographie. Zentralbl. f. Chirurg. Bd. 33. 1914.
302. — Zentralbl. f. Chirurg. 1921. S. 1716.
303. Loewenhardt: Hydronephrose-Pyeloskopie. Deutscher Chirurg.-Kongr. 1908. S.269.
304. — Ureterverlauf. Zentralbl. f. Harn- u. Sexualorg. Bd. 12, S. 442. 1901.
305. Lomon: Radiographie der Uretergegend. Fortschr. a. d. Geb. d. Röntgenstr. Bd. 15, S. 315.
306. — Nierensteine. Fortschr. a. d. Geb. d. Röntgenstr. Bd. 16, S. 407.
307. Longard: Dtsch. med. Wochenschr. 1898. Nr. 41.
308. Lotsi: Fortschr. a. d. Geb. d. Röntgenstr. Bd. 17, S. 371.
309. Lucas: Renal calculi. Brit. med. journ. Vol. 2, p. 820. 1904.
310. Lavaux: Acad. de méd. 1896.
311. Lemoine: Presse méd. 1911. Nr. 28.
312. Leonard, A.: Radioskopie der Nierensteine. Brit. med. journ. 1910.
313. Lichtenstein: Das Wasser als Feind der Röntgenaufnahme. Münch. med. Wochen-schrift 1906. Nr. 10 u. 12.
314. Lick: Gallensteine. Fortschr. a. d. Geb. d. Röntgenstr. Bd. 13, S. 51.
315. Macintyre: Lancet Vol. 2, p. 118. 1896.
316. Machado: Arch. of the Roentgen-ray 1905.
317. Madelung: Dtsch. med. Wochenschr.
318. Manasse: Echinocokken in den Harnwegen. Zentralbl. f. Harn- u. Sexualorg. 1898. S. 597.
319. Mankiewicz: Münch. med. Wochenschr. 1908. S. 1363.
320. Manowry: Soc. de chirurg. de Paris. 1902.
321. Marion: Nierentuberkulose. Journ. d'urol. 1912. S. 655.
322. Mirabau: Zeitschr. f. gynäkol. Urol. Bd. 1.
323. Mörner: Cystinstein. Zeitschr. d. ges. Chirurg. 1921. S. 11.
324. Morris: Lancet Vol. 2, p. 141. 1906.
325. Moschkowitz: Ureteral calculi. Med. rec. Vol. 1, 1909.
326. Moullin: Lancet Vol. 1, p. 172. 1909.
327. Myles: Lancet Vol. 1, p. 888. 1897.
328. — Bladder. Med. chronicle 1905.
329. Morgan: Bladder. Arch. of the Roentgen.-ray 1907. p. 217.
330. Maragliano: Gallensteine. Fortschr. a. d. Geb. d. Röntgenstr. Bd. 17, S. 253.
331. Marzynski: Zur Diagnostik der Hufeisenniere. Dtsch. Zeitschr. f. Chirurg. 1915.
332. Maingot: Gallensteine. Thèse de Paris 1909. Steinheil.
333. Mattras und Fett: Gallensteine. Fortschritte a. d. Geb. d. Röntgenstr. Bd. 10, S. 199.
304. Machadol: Großer Nierenstein. Fortschr. a. d. Geb. d. Rontgenstr. Bd. 16, S. 159.
335. Mittler: Jodopininjektionen. Ges. d. Ärzte Wien 1903.
336. v. Neergard: Gefahren der Pyelographie. Mitt. a. d. Grenzgeb. d. Med. u. Chirurg. Bd. 35, H. 1 u. 2.
337. Necker: Artifizielle Pyelitis. Zeitschr. f. urol. Chirurg. 1921. S. 69.
338. — Uretersteine. Dtsch. med. Wochenschr. 1908. Nr. 42.
339. Necker und Paschkis: Wien. klin. Wochenschr. 1911. Nr. 36.
340. Nemenow: Fortschr. a. d. Geb. d. Röntgenstr. Bd. 15, S. 181.
341. — Fortschr. a. d. Geb. d. Röntgenstr. Bd. 18, Nr. 3.
342. — Fortschr. a. d. Geb. d. Röntgenstr. Bd. 16, S. 2.
343. Neuhäuser: Folia urologica. Bd. 4, Nr. 5.
344. Nogier: Radiographie de précision. Paris 1911.
345. — La radioscopie rénale. Rev. prat. des malad. g·nito-urinaires. 1913.
346. Nogier et Reynard: Lyon méd. 1911. p. 418.
347. — — Journ. d'urolog. 1913.
348. Noeßke: Fortschr. a. d. Geb. d. Röntgenstr. Bd. 17, S. 332.

349. Oehlecker: Übersichtsaufnahmen vom uropoetischen System. Fortschr. a. d. Geb. d. Röntgenstr. Bd. 17.

350. — Hufeisenniere. Zeitschr. f. urol. Chirurg. Bd. 10.

351. Orton: Fortschr. a. d. Geb. d. Röntgenstr. Bd. 13, S. 170.

352. Ord: Brit. med. journ. 1910. p. 429.

353. Osgood: Fortschr. a. d. Geb. d. Röntgenstr. Bd. 14, S. 448.

354. Orhan und Rey: Bruns Beitr. z. klin. Chirurg. Bd. 94. 1914.

355. Ossig: Berl. klin. Wochenschr. 1905. Nr. 14, S. 142.

356. Orton: Lancet. Vol. 2, p. 535. 1908.

357. Ostermann: Berl. klin. Wochenschr. 1911. S. 46.

358. Pages: Großer Nierenstein. Lyon. méd. 1908.

359. Pancoast: Med. news. 1905.

360. Papin et Iglesias: Ann. de malad. gen-urin. 1909. Nr. 6.

361. Pappa: Thèse de Paris. 1902.

362. Paschkis: Wien. klin. Wochenschr. 1907. Nr. 40, S. 1220.

363. Pasteau et Belot: Valeur de la radiographie pour le diagnostic des affections rénales. Paris chirurg. 1910.

364. Pasteau: Assoc. franç. d'urol. 1903. p. 661.

365. Payr: Mitt. d. Ver. d. Ärzte in Steiermark. II. 1898.

366. — Beitrag zur Kenntnis der Nierenschüsse. Dtsch. Zeitschr. f. Chirurg. Bd. 48.

367. Petersen: Zentralbl. f. Röntgenstr. 1911. S. 374.

368. Pereschkiwkin: Russischer Chirurgenkongreß 1909. Fortschr. a. d. Geb. d. Röntgenstr. Bd. 18, S. 438.

369. Pech: Pyelographie. Arch. of the Röntgen-ray. 1909.

370. Polaumer: Zentralbl. f. Chirurg. Bd. 48. 1921.

371. Pfister, E.: Über Röntgenbilder der männlichen Harnröhre. Zeitschr. f. Urol. Bd. 14, H. 7.

372. Pichler: Verkalkte Parasiten. Wien. klin. Wochenschr. 1911. Nr. 10.

373. Pirie: Edinburgh med. journ. 1911. Nr. 1.

374. Pedersen and Darling: New York med. journ.

385. Pleschner: Wien. klin. Wochenschr. 1914. Nr. 7.

376. Ponfick: Beitr. z. pathol. Anat. u. z. allg. Pathol. Bd. 49.

377. Praetorius: Pyelographie mit kolloidalem Jodsilber. Zeitschr. f. Urol. 1919.

378. Prio y Comas: Verhandl. d. dtsch. Röntgen-Ges. 1905. S. 81.

379. Price: Journ. d'urol. 1912. (Pyelographie.)

380. Postant and Belot: Bull. Americ. de la soc. de radiol. de Paris. 1913/14.

381. Porges und Hock: Prager med. Wochenschr. 1911. Nr. 11.

382. Proust et Infroy: Presse méd. 1909.

383. Rafin te Arcelin: Calculs du rein et de l'uretère. Paris 1911.

884. Rautenberg: Berl. klin. Wochenschr. 1919.

385. Rehn: Zentralbl. f. Chirurg. 1914.

386. Reichmann: Schatten in Röntgennegativen. Fortschr. a. d. Geb. d. Röntgenstr. Bd. 9, S. 254.

387. Reid: Verhandl. d. dtsch. Röntgen-Ges. 1905. S. 73.

388. — Brit. med. journ. Vol. 2, p. 650. 1907.

389. Ransohoff: Med. news 1904.

390. Rochet, Gayet, Arcelin: Irrtümer der Nierensteinradiographie. Arch. d'electr. méd. Nr. 340. (Fortschr. a. d. Geb. d. Röntgenstr. Bd. 19. 1904.)

391. Rocher und Speder: Fortschr. a. d. Geb. d. Röntgenstr. Bd. 18, S. 82.

392. Riddel: Münch. med. Wochenschr. 1906. Nr. 22, S. 1078.

393. Ringel: Arch. f. klin. Chirurg. Bd. 59, S. 167.

394. Roeßle: Münch. med. Wochenschr. 1911.

395. Rowden: Radioskopie bei Nierensteinen. Brit. med. journ. 1910.

396. Robinsohn: Wien. klin. Wochenschr. 1908. Nr. 7.

397. Robson: Lancet 1898.

398. Rochard: Irrtümer bei Uretersteinen. Soc. de chirurg. Paris. 1908. p. 135.

399. Rosenblatt: Röntgenkongreß 1913.

400. Roth: Ungewöhnliche Blasen- und Nierensteine. Berl. klin. Wochenschr. 1911. Nr. 2.
401. — Med. Klinik 1911. Nr. 10.
402. Rotky: Prager med. Wochenschr. 1907. Nr. 32, S. 366.
403. Rotschild: Berl. klin. Wochenschr. 1906. Nr. 50.
404. — Lehrbuch der Urologie. 1912.
405. Routier et Chaput: Société chirurgicale. Paris 1912.
406. Rowden: Lancet. Vol. 2, p. 1882. 1909.
407. Rowland: Brit. med. journ. 1897. p. 202.
408. Rubaschow, S.: Röntgenologie im Dienst der urologischen Chirurgie. Zeitschr. f. urol. Chirurg. Bd. 11. 1913.
409. Rubritius: Jodkali als Kontrastmittel in der Röntgenologie der Harnwege. Zeitschr. f. Urol. Bd. 14. 1920.
410. Rumpel: Cystoskopie im Dienste der Chirurgie. 1909.
411. — Die Diagnose des Nierensteines usw. 1903.
412. Schade: Münch. med. Wochenschr. 1909. Nr. 1—2.
413. Schachnow: Zeitschr. f. urol. Chirurg. Bd. 2.
414. Sachs: Röntgenbefunde bei plastischer Induration des Corpus cavernosus penis. Dtsch. Urologenkongreß 1911.
415. Schede: Handbuch der praktischen Chirurgie. 1903.
416. Scheele: Fortschr. a. d. Geb. d. Röntgenstr. Bd. 28, H. 3.
417. Schmidt: Verhandl. d. dtsch. Röntgen-Ges. 1906. S. 56.
418. Schmidt and Kretzschmer: Topography of ureter etc. Fortschr. a. d. Geb. d. Röntgenstr. Bd. 18, 1.
419. Schramm: Fortschr. a. d. Geb. d. Röntgenstr. Bd. 20.
420. Schürmayer: Röntgenologie des Abdomens. Fortschr. a. d. Geb. d. Röntgenstr. Bd. 10, S. 353.
431. — Fortschr. a. d. Geb. d. Röntgenstr. Bd. 15, S. 317.
422. Schüßler: Pyelonephrose. Münch. med. Wochenschr. Bd. 67. 1920.
423. Schmidt (Bonn): Dtsch. med. Wochenschr. 1919.
424. Schwarzwald: Gefährlichkeit der Pyelographie. Bruns. Beitr. z. klin. Chirurg. Bd. 88, H. 2, S. 287.
425. Scott: Diskussion der kgl. med. Ges. 1913. Lancet 1913/15. S. 1390.
426. Seelig: Zeitschr. f. Urol. Bd. 6.
427. Selby: Americ. Röntgen-ray Congress 1911.
428. Shenton: Lancet Vol. 2, p. 719. 1906.
429. Siben: Prostatasteine. Wien. med. Wochenschr. 1913. Nr. 24.
430. Simmonds: Dtsch. med. Wochenschr. 1902. S. 56.
431. Simon: Bruns. Beitr. z. klin. Chirurg. Bd. 95, H. 2, S. 297.
432. Siredey: Semaine méd.
433. Smart: Brit. med. journ. 1905. p. 617.
434. Smith: Ann. of surg. 1904.
435. Söderlund: Tuberculosis renis. Fol. urol. 1912.
436. Stein: Fortschr. a. d. Geb. d. Röntgenstr. Bd. 7, S. 282.
437. Stieda: Verkalkte Parasiten. Beitr. z. klin. Chirurg. Bd. 42, S. 245.
438. Straeter: Röntgenkongreß 1907.
439. — Zeitschr. f. Röntgenk. u. Radiumforsch. 1908. S. 41.
440. Straßmann: Zeitschr. f. urol. Chirurg. Bd. 1, H. 2, S. 126.
441. Strauß: Verhandl. d. dtsch. Ges. f. Urol. 1909.
452. Stover: Americ. Röntgen-ray soc. 1911.
443. Swain: Lancet 1897.
444. Taylor: Brit. med. journ. 1902.
445. Taylor and Tripp: Lancet Vol. 1, p. 1189. 1898.
446. Telemann: Dtsch. med. Wochenschr. 1911. Nr. 21.
447. Thomas: Brit. med. journ. 1907. S. 1423.
448. Thomsen: Zeitschr. f. Urol. Bd. 11, S. 9.
449. Tilden: Med. news. 1905.
450. Treplin: Fortschr. a. d. Geb. d. Röntgenstr. Bd. 7, S. 40.

451. Trembur, F.: Med. Klinik 1913. Nr. 37.
452. Troell, A.: Zeitschr. f. Urol. Bd. 9.
453. Voelcker: Arch. f. klin. Chirurg. Bd. 90, S. 558.
454. — Fortschr. a. d. Geb. d. Röntgenstr. Bd. 13, S. 394.
455. Voelcker und v. Lichtenberg: Pyelographie. Münch. med. Wochenschr. 1906. Nr. 3.
456. — — Cystographie und Pyelographie. Bruns. Beitr. z. klin. Chirurg. Bd. 52, S. 1.
457. Vreese: Journ. d. radiol. et d'electrol. Tom. 2, Nr. 12.
458. Uhle, Pfahler, Mackinney, Miller: Ann. of surg. 1910. p. 546.
459. Wagner: Zentralbl. f. Chirurg. 1899. Nr. 8.
160. — Fortschr. a. d. Geb. d. Röntgenstr. Bd. 3, S. 214.
461. Weisflog: Fortschr. a. d. Geb. d. Röntgenstr. Bd. 10, S. 217.
462. Weicz: Zentralbl. f. Chirurg. 1905. S. 916.
463. Williams: Boston med. and surg. journ. 1905. p. 205.
464. Winternitz: Zeitschr. f. Urol. S. 933.
465. Wittek: Fortschr. a. d. Geb. d. Röntgenstr. Bd. 7, S. 26.
466. Wossidlo: Zeitschr. f. Urol. 1917. H. 10.
467. — Arch. f. klin. Chirurg. Bd. 103, H. 1, S. 44.
468. — Verhandl. d. dtsch. Ges. f. Urol. Bd. 4, 1913.
469. Wuest: Lancet. Vol. 1, p. 503. 1900.
470. Wulff: Blasendifformitäten. Fortschr. a. d. Geb. d. Röntgenstr. Bd. 8, S. 193.
471. Zabel: Zeitschr. f. Urol. 1907. S. 885.
472. Zacharias: Hildebrands Jahresbeitr. 1911.
473. Zindel: Zeitschr. f. urol. Chirurg. Bd. 3, H. 5.
474. Zondek: Nierenkalkulose. Berl. klin. Wochenschr. 1911. Nr. 26.
475. — Zur Diagnose der Hufeisenniere. Arch. f. klin. Chirurg. Bd. 94. 1914.
476. — Diagnose des Nieren- und Uretersteines. Dtsch. med. Wochenschr. 1919. Nr. 37.
477. — Ureterstein. Zeitschr. f. urol. Chirurg. Bd. 10, S. 125.
478. v. Zeissl und Holzknecht: Wien. med. Wochenschr. 1902.
479. Zuckerkandl: Nierensteine. Arch. f. klin. Chirurg. Bd. 87.
480. — Deutscher Chirurgenkongreß 1908.

Einleitung.

Nachdem im Jahre 1904 durch die grundlegende Arbeit Rieders die Röntgendiagnostik des Magendarmtractus ihren Anfang genommen hatte, lag der Wunsch nahe, das uropoetische System in analoger Weise durch Auffüllung mit einem Kontrastmittel röntgenographisch zur Darstellung zu bringen. Während die Kontrastfüllung des Magens keine wesentlichen Schwierigkeiten in sich schloß, stellten sich bei der des Harnapparates zunächst unüberwindliche Schwierigkeiten in den Weg. Erst nach Erfindung einer einwandfreien Technik der Cystoskopie und des Ureterenkatheterismus (Nitze, Casper) rückt das Problem der Pyelographie in die Grenzen des Erreichbaren. Voelcker und v. Lichtenberg haben das Verdienst, durch ihre Arbeiten aus den Jahren 1906 und 1907 die Grundlagen zur Pyelographie gelegt zu haben. Sie waren es auch, die als erste aus dem reichen Schatze ihrer Erfahrung zeigen konnten, welche Rückschlüsse der formale Befund auf die Ätiologie, das Wesen und die Prognose der Erkrankung zuläßt. Während die Röntgendiagnostik der Magendarmkrankheiten eine außerordentlich schnelle Verbreitung fand und wohl heute zur absoluten Selbstverständlichkeit geworden ist, stieß die Pyelographie auf erhebliche Widerstände, und auch heute ist sie nicht in annähernd so hohem Maße Allgemeingut der Diagnostik geworden, wie es bei der Magenradiologie der Fall ist. Die tiefere Ursache hierfür liegt klar auf der Hand. Während die Einführung des Kontrastmittels in den Magendarmkanal ein leichtes ist und keiner besonderen Apparaturen bedarf, erfordert die Pyelographie ein immerhin recht subtiles Instrument, wie wir es im Cystoskop vor uns haben; außerdem setzt sie eine gute Technik im Ureterenkatheterismus voraus und endlich stellt sie einige Ansprüche an das röntgenologische Können. Zudem wurden Stimmen laut, die vor der Anwendung der Pyelographie warnten und unliebsame Zufälle bei ihrer Ausführung mitteilten. — Aus folgendem mag sich ergeben, erstens, daß das Pyelogramm einen außerordentlich wertvollen Baustein in der Diagnostik der Erkrankungen des Harn- apparates darstellt, ja daß es in zahlreichen Fällen für die operative Indi- kation ausschlaggebend ist, zweitens daß die Pyelographie durchaus nicht unüberwindliche Schwierigkeiten in sich birgt, und drittens daß sich die Schädigungen, die infolge der Pyelographie auftraten, in sehr niedrigen Grenzen halten lassen. Vorbedingung zu letzterem ist, daß man die präzise Indikationsstellung kennt und zahlreiche Vorsichts- maßregeln zur Anwendung bringt, die sich aus der jahrelangen reichen Erfah- rung zahlreicher Autoren (Voelcker, v. Lichtenberg, Joseph, Kümmel, Zondek u. a.) ergeben haben.

I. Indikation und Kontraindikation.

Was die Indikationsstellung zur Pyelographie betrifft, so ist es von vorn- herein klar, daß wir von dieser Methode nur da einen befriedigenden Aufschluß über den Charakter der Erkrankung verlangen können, wo es sich um makro- skopisch-anatomische Veränderungen des Harnapparates handelt. Es kommen hier also in erster Linie die sogenannten chirurgischen Erkrankungen des uro- poetischen Systems in Frage, als da sind: kongenitale Anomalien, Dystopien, Steinleiden, Hydro- und Pyonephrosen, Tuberkulose, Tumoren.

Hegen wir den Verdacht, daß eine sogenannte „interne" Nierenerkrankung, eine Nephritis, Nephrose oder Sklerose im Volhardschen Sinne vorliegt, daß also eine grobanatomische Veränderung des Organs fehlt, so werden wir uns ein Pyelogramm ersparen und uns den übrigen klinischen Untersuchungs- methoden (Eiweißbestimmung, Reststickstoff, Blutdruck, Konzentrations- versuch usw.) zuwenden.

Als Gegenindikation mag nach den Erfahrungen zahlreicher Autoren (Voelcker, Dietlen, v. Lichtenberg, Lehmann u. a.) gelten:

Bei Patienten in hohem Lebensalter, bei denen das Gewebe die normale Elastizität eingebüßt hat, besteht erhöhte Gefahr, daß es schon bei geringen Drucksteigerungen im Nierenbecken zu Wandbrüchen oder zum Eindringen der Kontrastflüssigkeit in die Sammelkanäle kommt. Die gleiche Gefahr dürfte sich bei vorgeschrittener Arteriosklerose ergeben. Fernerhin ist die Pyelo- graphie bei hochfieberhaften Patienten zu unterlassen. Der fiebernde Orga- nismus verträgt jede, auch die geringste Alteration schlecht. — Haben kurz vor dem Eintritt in die Behandlung Blutungen stattgehabt, so schiebt man die Pyelographie am besten auf einige Zeit hinaus, sofern dies der Allgemein- zustand des Patienten zuläßt. Ist dies nicht der Fall, so verzichtet man über- haupt auf ihre Anwendung. Es dürfte sonst leicht zu einer neuerlichen Läsion der Schleimhaut oder zur Abstoßung des Schorfes durch den Ureterkatheter kommen. — Endlich stellt eine akute, eitrige Cystitis eine Gegenanzeige zur Pyelographie dar. Wir würden in diesem Falle das hochinfektiöse Material aus der Blase durch die Harnleiter in die Nierenbecken mit dem Ureterkatheter hinauftragen und eine Infektion des ganzen uropoetischen Systems herbeiführen. Die gleiche Gefahr besteht bei Blasentuberkulose, bei der wir mit einer noch gesunden Niere rechnen. — Schließlich ist bei schweren Niereninsuffizienzen mit Urämie vor der Anwendung der Pyelographie zu warnen. Bei diesen Patienten, bei denen die normale Harnabsonderung schwer darniederliegt, darf die schon hochgradig geschädigte Nierenfunktion unter gar keinen Umständen durch irgendwelche Manipulationen ungünstig beeinflußt werden.

II. Technik.

Um technisch einwandfreie Aufnahmen zu erzielen, müssen wir von vornherein bestrebt sein, jeden ungünstigen Faktor auszuschließen. Dies gilt für die Nierenradiologie um so mehr, als es sich hier immer nur um geringe Dichtigkeitsunterschiede und kleinkalibrige Kontrastkomplexe handelt. — Als ersten wichtigen Faktor sehen wir eine geeignete Vorbereitung, d. h. eine gründliche Darmentleerung an. Die Güte der Aufnahme ist proportional der Gründlichkeit der Darmentleerung! — Wir lassen an der Payrschen Klinik den Patienten zwei Tage vor der Aufnahme abführen; er bekommt während dieser Zeit breiige, wenig voluminöse Kost. Am Abend vorher und am Morgen desselben Tages wird ein Reinigungseinlauf verabfolgt.

Es ist von zahlreichen Autoren darauf hingewiesen und es kann nicht dringend genug davor gewarnt werden, dem Kranken vor der Pyelographie Scopolamin oder Morphium zu geben, oder gar die Prozedur im Chloräthylrausch vorzunehmen. Gerade die geringste Druck- oder Schmerzempfindung, die der Kranke äußert, ist für uns ein Gradmesser für die Richtigkeit unseres technischen Handelns. Wird dieser durch Narkotica oder Hypnotica ausgeschaltet, so tappen wir im Dunkeln und es kann unübersehbarer Schaden angerichtet werden. Es wäre möglich, daß auf diese Fehlerquelle einige Schädigungen, auf die weiter unten ausführlich eingegangen werden soll, zurückzuführen sind. Gegen die übliche Anästhesierung der Harnröhre soll natürlich hier nichts eingewendet werden.

Ich komme zur Technik der Pyelographie selbst. Als oberstes Gesetz mag gelten: Die Pyelographie muß frei von der geringsten Gewaltanwendung ausgeführt werden. Die technische Handhabung soll sich spielend leicht gestalten. Jeder Aufwand von Gewalt bringt den Patienten in Gefahr und produziert artifiziell pathologische Röntgenogramme! — Ein weiteres wichtiges Postulat ist ein einwandfrei funktionierendes Instrumentarium. Dies wird am leichtesten erzielt, wenn die Reinigung und Pflege desselben stets der gleichen Person (Schwester oder Wärter) übertragen wird. Diese wird dann bald die Schwächepunkte des Cystoskops kennen und sich manchen kleinen Kniff zu seiner sachgemäßen Behandlung aneignen.

Die Durchführung der Pyelographie beginnt mit dem Ureterenkatheterismus. Daß dieser unter Beobachtung der Asepsis, wie sie aus jedem Lehrbuch der Cystoskopie ersichtlich ist, gehandhabt werden muß, ist selbstverständlich.

Die Einführung des Ureterkatheters soll bereits im Röntgenzimmer auf dem Röntgentisch vorgenommen werden (Lehmann, Baensch und Boeminghaus). Die Umlagerung oder der Transport auf einem Fahrbett mit eingeführtem Cystoskop und Ureterkatheter führt nur zu leicht zu Läsionen der Harnwege. Ist im Röntgenzimmer ein Anschluß für den Pantostaten oder einen sonstigen Hilfsapparat des Cystoskops nicht vorhanden, so kann die Cystoskopie sehr gut mit einer gewöhnlichen Taschenlampenbatterie durchgeführt werden; ja es ist diese Technik sogar vorzuziehen, da man sich hierdurch unabhängig von schlecht beweglichen, komplizierten Apparaturen macht. — Die Einführung des Ureterkatheters geschieht in leichter Beckenhochlagerung (Schramm). Der Katheter soll von mittlerer Stärke sein (4—5 Charrière), damit er jederzeit neben sich den Rückfluß des Kontrastmittels aus den Ureteren in die Blase zuläßt und es nicht zu Drucksteigerungen im Nierenbecken kommt. Es ist darauf zu achten, daß der Katheter gut im Nierenbecken liegt, d. h. weder zu weit vorgeschoben wird, so daß er sich abknickt oder in den Kelchen verliert, noch daß er unten im Ureter liegen bleibt und gar nicht bis zum Becken vordringt. Dies ist wichtig, da es darauf ankommt, den Residualharn abzulassen. Findet das nicht statt, so wird das eingespritzte Kontrastmittel, das in seiner Konzentration eben eine gute Aufnahme gewährleistet, eine Verdünnung von 100 und mehr Prozent erfahren und das Bild wird unscharf werden. Hat man den Restharn, den man übrigens gleich zur Untersuchung auf Formelemente benutzen kann, ablaufen lassen, so beginnt die Eichung des Nierenbeckens (Voelcker, Hammesfahr). Man füllt zu diesem Zwecke unter gelindem Druck das Nierenbecken mit einem gefärbten Kontrastmittel auf und beobachtet dabei im Cystoskop, nach welcher Menge die eingefüllte Flüssigkeit in der Blase erscheint. Auf diese Weise kann man sich ein annäherndes Bild von der Kapazität des Nierenbeckens machen und hat die Gewißheit, daß es hier nicht zu unerwünschten Drucksteigerungen kommt. — Die ersten Pyelogramme wurden so gemacht, daß man das Kontrastmittel mit Hilfe einer Rekordspritze in das Nierenbecken hinaufführte. Es ist klar, daß diese Methode zu erheblichem Überdruck führen konnte und Veranlassung zu üblen Folgeerscheinungen geben mußte. Aus diesem Grunde wurde von Oehlecker und Schramm empfohlen, das Kontrastmittel aus kleinen Irrigatoren einlaufen zu lassen; von amerikanischer Seite werden zu diesem Zwecke Büretten angegeben, die im Prinzip die gleichen Vorzüge anstreben. Was die Druckhöhe der Kontrastflüssigkeit betrifft, so liegt nach den experimentellen Arbeiten Lehmanns das Optimum an der Grenze von 40—50 cm. Bei einem Druck von 50 cm und höher konnte er bereits das Eindringen des Kollargols in die Papillen nachweisen.

III. Kontrastmittel.

Wir kämen nunmehr zur Erörterung der Frage, welches Kontrastmittel bei der Nierenbeckenfüllung zur Anwendung kommen soll. Die klassischen ersten Pyelogramme wurden von Voelcker und v. Lichtenberg mit Kollargol in 10%iger Lösung vorgenommen. Die Furcht vor einer ungünstigen Kollargolwirkung war die tiefere Veranlassung dafür, daß man sich nach anderen unschädlichen Kontrastmitteln umsah. So benutzten Kell und Lewis zu ihren

Pyelogrammen Jodsilber. Später kam Praetorius auf Basis eigener Versuche ebenfalls auf ein kolloidales Jodsilber, das gegenwärtig unter dem Namen Pyelon in den Handel kommt und in einer 10%igen Lösung von Hydrarg. oxycyanat. Anwendung findet. Die immer wieder beobachteten Schädigungen durch Silberpräparate und die ungünstige wirtschaftliche Lage brachten den Wunsch mit sich, die sehr teuren Silberverbindungen durch billigere Kontrastmittel zu ersetzen. Man suchte sich hier die schattengebende Eigenschaft der Halogene nutzbar zu machen. Rubritius gibt Jodkali in 5%iger Lösung zur Darstellung der Blase, in 10%iger Lösung zur Pyelographie an. Jodkali und Jodnatrium wird auch von Cameron empfohlen. Joseph schlägt eine Jodlithiumlösung von 25%, Goldstein eine 15%ige Thoriumnitrat- oder $13,5\%$ige Jodnatriumlösung vor. Endlich empfiehlt Braasch das Natriumbromid in 25%iger Konzentration. Auf die Vor- und Nachteile der einzelnen Kontrastmittel werde ich später im Kapitel der Schädigungen noch ausführlicher einzugehen haben. Wir benutzen an der Payrschen Klinik ausschließlich das Natriumbromid in einer 25%igen Lösung auf Körpertemperatur angewärmt und sind mit seiner guten Kontrastwirkung, verbunden mit angenehmer Sauberkeit, außerordentlich zufrieden. Wir haben weder Nierenschädigungen noch Störungen des Allgemeinbefindens gesehen.

Es lag nahe, wie in der übrigen Röntgendiagnostik auch auf dem Gebiete der Pyelographie Kontrastmittel mit niedrigem Atomgewicht (Gase) zur Anwendung zu bringen. v. Lichtenberg und Dietlen haben als erste Luft- und Sauerstoffinsufflationen des Nierenbeckens ausgeführt. Dies kann entweder mit dem Pneumothoraxapparat, der an den Ureterkatheter angeschlossen wird, geschehen, oder aber mit Spezialapparaturen, wie sie von Burkhard, Polano, Wollenberg-Dräger, v. Lichtenberg und Dietlen angegeben wurden. Nach unseren Erfahrungen ist das Indikationsfeld für diese Methode ein kleines. Wir halten die Sauerstoffinsufflation nur für geeignet zum Nachweis kleinster Steine oder solcher von geringer Kontrastwirkung (Cystin, Xanthin, Urat). In diesen Fällen kann man die Gasfüllung des Nierenbeckens mit Erfolg mit der Anlegung eines Pneumoperitoneums (Rautenberg, Goetze) kombinieren. Ein Vorteil dieser kombinierten Technik ist der, daß man besonders bei korpulenten Patienten den Stein, wenn er auch noch so klein ist, in der Niere gut lokalisieren kann und somit die totale Nephrotomie durch eine kleine Incision an der betreffenden Stelle ersetzen kann. Soviel über die Auswahl der Kontrastmittel! — Wir kämen nunmehr zur Röntgentechnik.

IV. Aufnahmetechnik.

Nachdem also dem Kranken auf dem Röntgentische in leichter Beckenhochlagerung (wobei man bemüht ist, die Lordose der Lendenwirbelsäule möglichts auszugleichen) der Ureterkatheter eingeführt ist, wird noch vor Einfüllung des Kontrastmittels das Röntgenrohr fix und fertig eingestellt. Die Platte (24 × 30) wird unter den Rücken des Kranken geschoben, so daß die 12. Rippe etwa auf der Grenze des mittleren und oberen Drittels verläuft. Den Verstärkungsschirm suchen wir, wenn irgend möglich, zu meiden; dies gelingt bei Frauen und nicht allzu korpulenten Patienten meist ganz gut. Die Einstellung der Röhre erfolgt in gleicher Weise wie bei der normalen Nierenaufnahme, nur muß man von der dort geübten Kompression absehen. Sie kann zur Verlegung der Ureterpassage führen und auch sonst unliebsame Komplikationen mit sich bringen. Aus diesem Grunde muß man besondere Vorsicht walten lassen bei der Anwendung der Albers-Schönbergschen Kompressionsblende. So ausgezeichnet sich diese in der übrigen Röntgentechnik bewährt, so erheblichen Schaden kann sie in diesem speziellen Falle durch ihre große Hebelwirkung anrichten. — Was die Belichtungszeit betrifft, so sind kurzfristige Aufnahmen den Zeitaufnahmen vorzuziehen; letztere büßen durch die respiratorische Verschiebung der Nieren viel an Schärfe ein.

V. Schädigungen durch die Pyelographie.

Es erscheint mir angebracht, den Gefahren und Schädigungen durch die Pyelographie im Rahmen dieses Referats einen größeren Platz einzuräumen. Die Unkenntnis der Unglücksfälle und der Fehlerquellen, die sich auf Grund experimenteller Untersuchungen ergaben, ist geeignet, die bereits gemachten Fehler zu wiederholen und damit die recht gute Methode der Pyelographie zu diskreditieren. Die erste größere Zusammenstellung auf diesem Gebiete stammt von Zindel, der 35 Unfälle veröffentlichte, unter denen sich 11 Todesfälle befanden. Später wird aus Odessa ein weiterer Todesfall mitgeteilt. Über schwerere und leichtere Erscheinungen im Anschluß an die Pyelographie berichteten seither Albrecht, Barreau, Brütt, Granhan, v. Hoffmann, Klika, Lehmann, v. Neergaard, Pflaumer, Rößle, Schüßler, Seidel, Schmid, Simmonds. Prüfen wir in den vorerwähnten Arbeiten sorgfältig die tieferen Ursachen der Schädigungen und ziehen die Resultate der im Anschluß daran gemachten Tierexperimente, so kommen wir zu der Erkenntnis, daß die Schädigungen auf dreifacher Basis beruhen können, und zwar erstens auf mechanischer, zweitens auf chemischer (und toxischer) und drittens endlich auf infektiöser Grundlage!

Ich wende mich zunächst den mechanischen Ursachen zu. Denn sie sind es, die den Löwenanteil der Gefahr in sich schließen. Die Höhe des Druckes, unter dem wir den Kontraststrom einfließen lassen, ist das Entscheidende zur Vermeidung der Gefahr!! Bei einiger Überlegung muß es durchaus logisch erscheinen, wenn es zur Sprengung eines immerhin zarten Hohlorganes kommt, wie wir es im Nierenbecken vor uns haben, sofern der Zufluß unter hohem Druck (Spritze!) steht und der Abfluß quantitativ hinter dem Zustrom zurückbleibt. Bei Anwendung der Rekordspritze sind wir wohl in der Lage, den Druck nach unserem Empfinden zu regulieren, aber wir können ihn nicht präzis der Widerstandskraft des dünnwandigen Nierenbeckens anpassen. Wir müssen doch annehmen, daß alle jene Autoren, die Unfälle infolge Überdruckes erlebt haben, die Beckenfüllung vornahmen im festen guten Glauben, das Höchstmaß des Druckes nicht überschritten zu haben. Und trotzdem war es der Fall gewesen. Das Gefühl für Spannung in einem geschlossenen System, wie wir es in der Rekordspritze vor uns haben, ist in engen Grenzen relativ! Aus diesem Grunde muß die Technik unter Anwendung einer Spritze, wie sie immer noch von einigen Autoren empfohlen wird, abgelehnt werden. Bei derartigen Überdruckunfällen konnte das Kollargol von den verschiedenen Autoren in sämtlichen Schichten der Niere gefunden werden.

Wossidlo hat durch sorgfältige, experimentelle Arbeiten nachgewiesen, daß im intertubulären Bindegewebe kolloidales Silber nach Pyelographie vorhanden war. Pflaumer, Lehmann und Klika wiesen das Kollargol sowohl in den Kanälchen und Glomeruli, als auch unter der Kapsel nach. — Wie sich die Fehlerquelle des Überdruckes umgehen läßt, habe ich im technischen Teil ausführlich besprochen und es erübrigt sich, hier nochmals darauf einzugehen.

Ein zweiter, mechanisch (physikalisch) bedingter Schädigungsfaktor scheint sich speziell an das Kollargol als Kontrastmittel zu knüpfen. Und zwar wird er scheinbar durch die kolloidale Beschaffenheit desselben bedingt. Schade zeigt in seiner Arbeit, daß das Kollargol als Kolloid nicht absolut stabil ist, d. h. die einzelnen, schwebenden Silberkügelchen konfluieren bei Erschütterung, der Dispersitätsgrad geht zurück. Die Folge ist eine geringe Oberflächenspannung und eine gute Benetzungsfähigkeit. Das Kollargol steigt aus diesem Grunde leichter in dem Capillarsystem der Ductus papillares empor und kann hier zu Verstopfungen führen.

Als zweiter Schädigungsfaktor kommt der chemische (und toxische) in Frage. Wossidlo und Straßmann konnten bei ihren experimentellen Arbeiten eine chemische Reizwirkung des Kollargols auf das Nierenbeckenepithel nicht beobachten. Das gleiche Resultat ergaben die Untersuchungen von Key, Rößle und Oehlecker. Lehmann vertritt die Ansicht, daß eine tiefgreifende Epithelschädigung nicht eintritt, sofern die Kollargoleinwirkung nur eine kurzdauernde ist. Den gegenteiligen Standpunkt finden wir in den Arbeiten von Blum; er stellte in seinen Versuchen eine nekrotisierende und ätzende Wirkung bei Anwendung des Kollargols fest. In gleicher Richtung bewegen sich die Anschauungen von Schachnow und Rehn; auch sie fanden in ihrem Versuchsmaterial Nekrosen im Bereich des Kollargoldepots vor. Barreau will nach Pyelographie mit 10% Kollargol toxische Schädigungen, echte Argyrie gesehen haben und setzt die pyelographische Silberfüllung der intravenösen gleich. Praetorius ist der Ansicht, daß es durch die Reizwirkung des Kollargols zu einer stürmischen Kontraktion des Nierenbeckens kommt und sich somit der chemischen Schädigung eine mechanische hinzugesellt. Aus diesem Grunde empfahl er das Jodsilber („Pyelon"), das die ebenerwähnten Nachteile nicht aufweisen soll. Aber auch gegen das Pyelon erhoben sich in letzter Zeit warnende Stimmen. Pflaumer und Schüßler erlebten unliebsame Zufälle bei seiner Verwendung. v. Neergaard veröffentlicht einen Unglücksfall nach Nierenbeckenfüllung mit Jodkali. — Wieviel bei den vorerwähnten Schädigungen auf Konto des speziellen Kontrastmittels und wieviel auf Konto der sonstigen ungünstigen mechanischen Einflüsse zu setzen ist, läßt sich nicht ohne weiteres entscheiden. Nach den Erfahrungen, die wir an der Payrschen Klinik machten, sind wir zur dauernden Verwendung des Natriumbromid in 25%iger Lösung gekommen. Es wird auch von v. Lichtenberg in seinem Übersichtsreferat über die Giftigkeit der verschiedenen Kontrastmittel am günstigsten beurteilt und warm empfohlen. Wir haben bei der Verwendung des Natriumbromid noch nicht einen einzigen Unfall oder auch nur vorübergehende Störungen erlebt!

Endlich verdient die Infektionsgefahr bei Ausübung der Pyelographie Erwähnung. Wie ich im Kapitel der Indikationsstellung schon darauf hinwies, besteht die Möglichkeit, daß durch den Ureterkatheter infektiöses Material aus der Blase in das Nierenbecken verschleppt wird und bei Läsion desselben in die Blutbahn übertreten kann. So konnte Simmonds einen Unfall im Anschluß an eine Pyelographie durch Blutaussaat im Sinne einer Streptokokkensepsis klären.

Die gleiche Infektionsgefahr besteht beim Vorhandensein einer Blasentuberkulose. Auch in diesem Falle kann es zu einer Verschleppung und Verimpfung des tuberkulösen Virus in einem bisher gesunden Nierenbecken kommen. Diese Gefahren lassen sich ohne Schwierigkeiten umgehen, wenn man die Indikation und Kontraindikation, wie ich sie oben niedergelegt habe, kennt und präzis einhält.

VI. Das Pyelogramm der normalen Niere.

Nachdem ich Indikation, Technik und Schädigungen der Pyelographie unter Berücksichtigung aller auf diesem Gebiete gemachten Erfahrungen skizziert habe, komme ich zur Besprechung der Pyelogramme, wie sie für die normale Niere auf der einen Seite und ihre pathologischen Veränderungen andererseits typisch sind.

Normaler Befund. Die normale Niere findet sich in der Regel zwischen dem 12. Brust- und 3. Lendenwirbel (die rechte etwas tiefer als die linke); die 12. Rippe verläuft auf der Grenze ihres mittleren und oberen Drittels. Die einfache, direkte Nierenaufnahme ohne Anwendung eines Kontrastmittels läßt uns wohl in einem hohen Prozentsatze der Fälle die Konturen des unteren Nierenpoles erkennen, sie gibt uns jedoch keinen hinreichenden Aufschluß über den anatomischen Befund des Nierenbeckens. Hier setzt mit Erfolg das Pyelogramm ein, das uns die Umrisse des normalen Nierenbeckens auf Höhe des 1. bis 3. Lendenwirbels zeigt (Abb. 1). Es besteht einmal aus einer mehr oder weniger großen Erweiterung des Ureters, dem anatomischen Nierenbecken, das sich nach den Angaben der einen Autoren meist in zwei Calyces majores teilt, dadurch bedingt, daß sich im Embryonalstadium die Ureterknospe, die sich in das Blastem der lebenden Niere einstülpt, früh in eine obere und untere Ausbuchtung sondert, die später zu den bleibenden Calices majores werden. Andere Autoren, wie Bonnet, Hyrtl u. a. konnten bisweilen außer dem oberen und unteren Calix major noch Kelche erster Ordnung in der Mitte gegenüber der Uretermündung feststellen. Bei der Durchsicht unserer Pyelogramme ergab sich, daß die Teilung in drei Calices majores vorherrscht (Abb. 2). An die großen Kelche schließen sich dann die Kelche zweiter Ordnung an, die in den Fornices enden. — Die Achse des normalen Nierenbeckens, d. h. die Verbindungslinie der Spitze des oberen Hauptkelches mit der des unteren verläuft von kranial-medial nach caudal-lateral. — Die Teilung der ersten Ureteranlage kann außerdem weiter caudalwärts erfolgen, so daß der Begriff des anatomischen Nierenbeckens fortfällt und wir das sogenannte dychotomische Nierenbecken (Hyrtl) vor uns haben. Auch das Gegenteil dieses Befundes ist bisweilen beobachtet, daß nämlich das anatomische Nierenbecken an Ausdehnung vorherrscht und die mehr oder weniger zahlreichen Kelche in ihrer Größe zurücktreten. Alle diese Varianten sind möglich und gehören noch in die Grenzen des Normalen. Was die Kapazität des normalen Nierenbeckens

betrifft, so muß sie logischerweise analog den verschiedenen Teilungsmöglich-
keiten schwanken; sie bewegt sich zwischen 2—6 ccm.

Wir wenden uns nunmehr den pathologischen Nierenbeckenbefunden zu,
und zwar zunächst den kongenitalen Anomalien. Als erste mag die einseitige angeborene Nierenaplasie Erwähnung finden. So merkwürdig

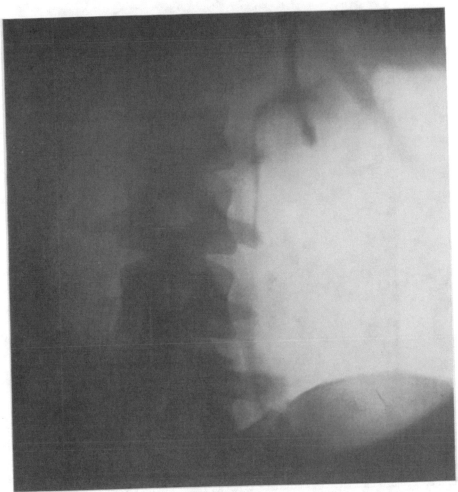

Abb. 1. Pyelogramm der normalen Niere.

es klingen mag, aber es ist dennoch nicht immer ganz leicht nachzuweisen,
daß eine Niere fehlt und der Befund der Solitärniere vorliegt. Und doch ist
diese genaue Feststellung von eminenter Wichtigkeit für die operative Indikationsstellung. Es sind in der Literatur wiederholt Fälle beschrieben, bei
denen es infolge einer unzureichenden Diagnostik zur Exstirpation einer Solitärniere kam. Die Variationen und Mißbildungen sind im Bereiche des Harnapparates auffallend hoch. Dies scheint seine Ursache darin zu haben, daß

seine Entwicklung auf drei verschiedenen Anlagen, der Vorniere, Urniere und bleibenden Niere zurückzuführen ist. In allen diesen Stadien mit ihren jeweiligen Übergängen zueinander kann eine Bildungshemmung eintreten, und so werden die relativ hohen Prozentzahlen der Nierenanomalien verständlich. Bei 5% aller Menschen sollen sich Anomalien im Verlauf des Harnapparates finden.

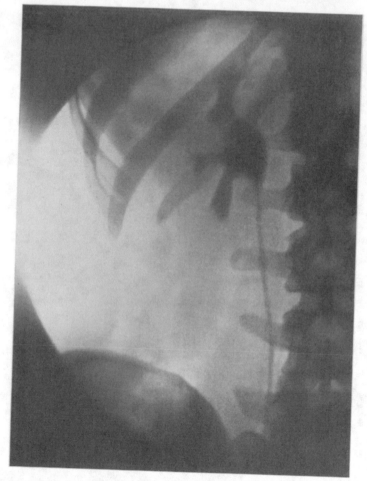

Abb. 2. Pyelogramm der normalen Niere (typische Teilung in drei Kelche erster Ordnung).

Nach Bostroem kommen auf 100 Obduktionen 6 teilweise Spaltungen des Ureters und 3 totale Doppelanlagen des Ureters auf der einen Seite. Die einseitige Nierenaplasie gehört zu den größeren Seltenheiten. Nach neueren Statistiken kommt auf 2500 Sektionen ein derartiger Fall. Die Diagnose der echten Nierenaplasie, bei der sowohl die eine Niere als auch ihr dazugehöriger Ureter fehlt, muß bereits durch die Cystoskopie gestellt werden. Aber nicht immer ist die Diagnosestellung so einfach, denn es kann wohl die eine Niere fehlen, aber beide Ureteren vorhanden sein, wobei dann der eine Ureter zu einem rudimentären Nierenrest führt, oder aber beide Ureteren ziehen gekreuzt oder ungekreuzt zur Solitärniere, in der sich zwei getrennte oder ein geschlossenes Nierenbecken bilden. Beifolgende Skizzen mögen den pyelographischen Befund bei dieser Entwicklungsstörung illustrieren (Abb. 3 und 4).

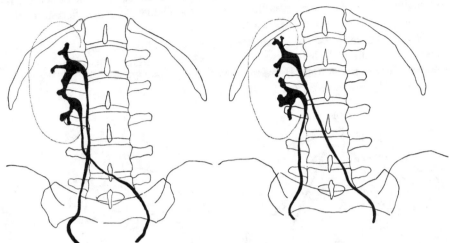

Abb. 3. Solitärniere mit gekreuzten Ureteren.

Abb. 4. Solitärniere mit ungekreuzten Ureteren.

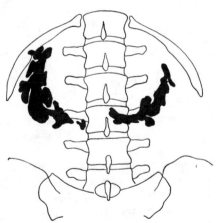

Abb. 5. Hufeisenniere (Schramm).

Eine verwandte Bildungsanomalie haben wir in der Hufeisenniere vor uns. Aus diesem Gebiete liegen Pyelogramme nur sehr vereinzelt vor. Das beste dürfte das aus dem Material von Schramm sein (Abb. 5). Nach den Arbeiten von Zondek, Fraenkel und Oehlecker mag folgender Befund als typisch für das Bild der Hufeisenniere gelten. Während die normalen Nierenbeckenachsen kranialwärts konvergieren und sich im Bereiche der unteren Brustwirbelsäule schneiden, wie ich es oben schon kurz angedeutet habe, laufen die Achsen der Hufeisennierenbecken caudalwärts zusammen und würden über der unteren Lendenwirbelsäule zusammentreffen (Abb. 6 und 7).

Fernerhin finden wir das Nierenbecken bei der Hufeisenniere auffallend tiefstehend, d. h. die Ureteren sind dementsprechend kurz! Stoßen die beiden Nierenbecken in der Mitte dicht aneinander, so daß sie ein geschlossenes Ganzes bilden, so dürfte die Diagnosestellung keine erheblichen Schwierigkeiten machen, dies ist jedoch nur selten der Fall.

Es ist bekannt, daß jede Anomalie der Niere eine Prädisposition zu ihrer Erkrankung mit sich bringt. So finden wir auch nicht selten das eine oder andere Nierenbecken der Hufeisenniere schwer verändert, am häufigsten im Sinne der Hydronephrose (v. Lichtenberg, Adrian). Ahrens veröffentlicht

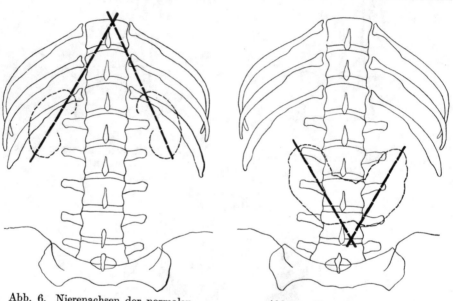

Abb. 6. Nierenachsen der normalen Nieren.

Abb. 7. Nierenachsen bei Hufeisennieren (Zondek).

eine Kasuistik von 17 Fällen; hierzu kommt ein Fall von Rumpel, 3 Fälle aus der Mayoschen Klinik von Braasch und endlich 1 Fall von Oehlecker. Das Pyelogramm des letzteren bringe ich in einer Skizze, da es recht gut die Kürze des Ureters und die von kranial lateral nach caudal-medial verlaufende Nierenachse demonstriert (Abb. 8).

Eine weitere kongenitale Nierenanomalie, deren rechtzeitige Erkennung für den Operateur von eminenter Wichtigkeit ist, haben wir in der Cystenniere vor uns. Da sie erfahrungsgemäß in fast allen Fällen doppelseitig ist, stellt sie für den Chirurgen ein „Noli me tangere" dar. Aus diesem Grunde ist es wertvoll, die Diagnose frühzeitig zu stellen, um eine unnötige Freilegung zu ersparen. Da sich nun die Cystenbildung zunächst hauptsächlich an der Peripherie des Organs im Bereiche der Glomeruli abspielt, ist besonders in den Anfangsstadien eine wesentliche Veränderung des Nierenbeckens nicht zu erwarten und infolgedessen die Klarstellung durch das Pyelogramm nicht sehr aussichtsreich. Erst in späteren Stadien, wenn die Cysten an Größe zunehmen und sich gegen das Nierenzentrum vorschieben, kommt es bisweilen zu einer Kompression und bizarren Verziehung des Nierenbeckens (Braasch, v. Lichtenberg). Im allgemeinen ist jedoch bei Verdacht auf Cystenniere das Pneumoperitoneum als Diagnosticum vorzuziehen.

Häufiger als die vorerwähnten Entwicklungsstörungen findet sich die kongenitale Nierenektopie oder Senkniere (angeborene). Im Embryonalstadium kann die Nierenanlage bei ihrer Wanderung von caudal- nach kranialwärts ein

unüberwindliches Hindernis antreffen, das sie an einer beliebigen pathologischen Stelle fixiert; diese ist außerordentlich variabel. Die dystope Niere kann sowohl im Becken als sogenannte Beckenniere liegen bleiben, als auch bis dicht zum normalen Sitz emporsteigen. Es besteht nun die Möglichkeit, daß die gesenkte Niere je nach ihrer Lage die verschiedensten Krankheitsbilder (Abdominaltumoren, Adnextumoren, Abscesse usw.) vortäuscht, und in diesen Fällen gibt uns das Pyelogramm differential-diagnostisch einen wertvollen Aufschluß. Voelcker berichtet über zwei Fälle, die er mit Hilfe der Pyelographie als Senknieren charakterisieren konnte, von denen der eine als Abdominaltumor, der andere als Appendicitis angesprochen wurde. — Typisch

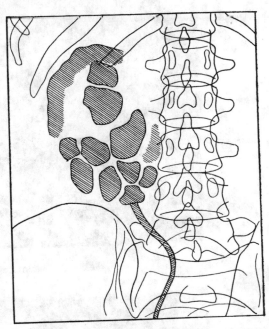

Abb. 8. Hydronephrose bei Hufeisenniere (Oehlecker).

für das Pyelogramm der kongenital dystopen Niere ist der straffe, auffallend kurze Ureter. Dieser Befund ist ausschlaggebend zur differentialdiagnostischen Abgrenzung gegen die erworbene Wanderniere.

Erworbene Wanderniere. Das Gebiet der erworbenen Wanderniere ist für die Pyelographie ein sehr dankbares; hier ist sie die einzige Untersuchungsmethode, die im Frühstadium auf das Leiden hinweist und so den Kranken durch einen frühzeitigen Eingriff vor der Hydronephrose bewahrt, die sich gar nicht so selten auf Basis der Senkniere durch intermittierende Ureterabknickung bildet (Joseph). In diesem Falle wird von Voelcker und Lehmann die Röntgenaufnahme im Stehen anzufertigen empfohlen, da in Rückenlage die gesenkte Niere leicht an ihren normalen Platz zurücksinkt und sich so ihrer Manifestation entzieht. Ich habe gefunden, daß die im Stehen ausgeführten Pyelogramme viel an Schärfe einbüßen, da das Organ der Platte nicht nahe genug gebracht werden kann. Andererseits trat in Rückenlage die Senkniere bei mäßiger Beckentieflagerung deutlich in Erscheinung (Abb. 9).

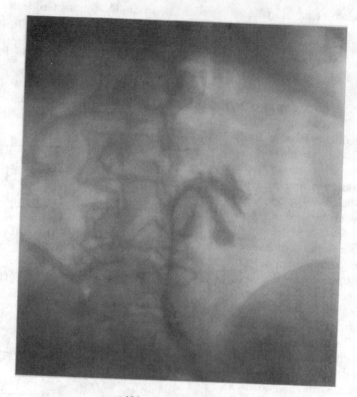

Abb. 9. Senkniere.

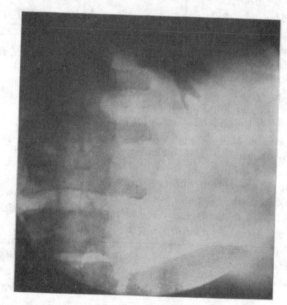

Abb. 10. Ren mobilis mit Torsion um die Vertikale.

Daß beim Verdacht auf Wanderniere die Anwendung der Kompressionsblende mit Pelotte ganz besonders zu meiden ist, braucht nicht besonders
betont zu werden, sie würde wie eine Bandage wirken und das gesenkte Organ
in sein normales Bett zurückdrängen. — Das Bild der Wanderniere muß von
zwei Gesichtspunkten aus aufgefaßt werden. Einmal verläßt das Organ seine

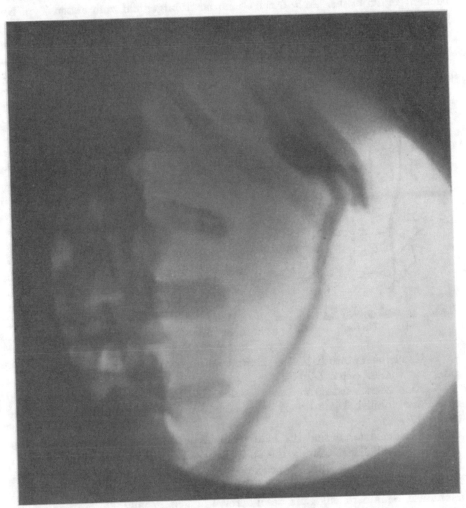

Abb. 11. Verdrängung der Niere durch Senkungsabsceß.

normale Lage und kann im wahrsten Sinne des Wortes im ganzen Abdomen
herumwandern. Als Ursache kommt erstens die vererbbare angeborene Binde-
gewebsschwäche der Hypoplastiker (Stillerscher Habitus) mit Schwund der
Nierenfettkapsel und fernerhin ein Trauma (Payr) in Frage. Payr gibt als
traumatische Ursachen an 1. einen Stoß in der Längsachse des Körpers (Sturz
auf die Füße, Stauchung usw.), 2. Stoß oder Fall auf die Lendengegend und

3. gewaltsame Kompression des Brustkorbes. — Bei der zweiten Form von Ren mobilis braucht es nicht zu einer wesentlichen Platzveränderung des Organs zu kommen, sondern es findet nur eine Drehung der Niere um die Vertikalachse statt. Als Prototyp für letzteres mag das Pyelogramm (Abb. 10) gelten; in diesen Fällen läuft der Ureter bisweilen leer, während das Nierenbecken infolge Torsion des Harnleiters dicht vor seiner Einmündung in das Nierenbecken gefüllt bleibt. Abb. 9 zeigt uns das Röntgenbild vom ersten Typ, bei dem es zu einer wesentlichen Lageveränderung des Organs gekommen ist.

An dieser Stelle sollen auch kurz die topischen Veränderungen der Niere durch Verdrängungsprozesse, die sich in der Nachbarschaft des Organs abspielen, Erwähnung finden. Es wird sich hier hauptsächlich um Tumoren und Senkungsabscesse handeln. Bei diesen Erkrankungsprozessen, die wir ja selbst röntgenographisch nicht darstellen können, gibt uns das Pyelogramm bisweilen über Größe und Ausdehnung recht guten Aufschluß. Auf Abb. 11 sehen wir das Pyelogramm einer Niere, die durch einen großen Senkungsabsceß verlagert und torquiert wurde.

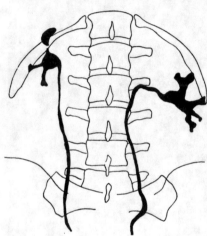

Abb. 12. Senkniere bei fixiertem Ureter.

Auch der Ureter der dystopen Niere verdient einige Aufmerksamkeit Voelcker und v. Lichtenberg konnten drei Arten von Ureterverlauf bei Senkniere feststellen.

1. Der Ureter senkt sich im ganzen mit der Niere, sein Verlauf ist geschlängelt, aber zeigt keine ausgesprochene Abknickung (Abb. 9).

2. Er bleibt in toto fixiert, es kommt zu einer Abknickung an seinem Übergang ins Nierenbecken (Abb. 12).

3. Eine Zwischenstufe zwischen beiden: Es findet sich eine Pars fixa und eine Pars mobilis. Diese bringt meist eine Knickung des Harnleiters mit sich (Abb. 13).

Die beiden letzten sind die häufigsten Arten und verursachen durch eine intermittierende Harnstauung die spezifischen Beschwerden. Wie die beiden Pyelogramme 12 und 13 demonstrieren, kann die Ausführung des Ureterenkatheterismus in diesen Fällen auf Schwierigkeiten stoßen und muß beim Verdacht auf Senkniere mit ganz besonderer Vorsicht gehandhabt werden. Man kann unter Umständen durch Beckenhochlagerung versuchen, die Ureterabknickung vorübergehend auszugleichen, um nach erfolgtem Ureterenkatheterismus die Niere zur Röntgenaufnahme durch Beckentieflagerung herabgleiten zu lassen.

Es bleibt noch zu erörtern, ob durch die respiratorische Verschiebung der Niere eine Ptose vorgetäuscht werden kann oder nicht? Küttner und einige französische Autoren lehnten die respiratorische Verschiebung der Niere ab, während sie von anderen Autoren (Alexander, Haenisch u. a.) mit 2—3 cm als normal angegeben wird. Wie man sich auch bei der operativen Freilegung des Organs überzeugen kann, ist die respiratorische Verschiebung der Niere eine viel zu geringe, um aus ihr eine Senkniere konstruieren zu können.

Hydro- und Pyonephrose. Ich wende mich nunmehr der großen Gruppe von Krankheitsbildern zu, die allgemein unter dem Sammelnamen „Hydro- und Pyonephrose" vereinigt werden. Auf diesem Gebiete sind es vor allem die grundlegenden Arbeiten von Voelckers, die an Hand eines großen Materials

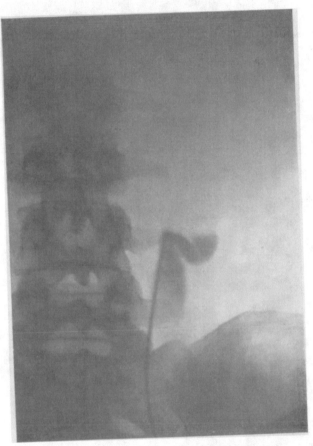

Abb. 13. Senkniere mit zum Teil gesenktem Ureter.

zeigten, welche Rückschlüsse der formale Befund auf die Ätiologie und das Wesen der Erkrankung zulassen. Voelcker unterscheidet bei der Nieren-beckenerweiterung erstens die primäre Dilatation und zweitens die primäre Infektion. Die primäre Dilatation ist bedingt durch eine chronische Harn-stauung infolge Abflußbehinderung (Ureterstenose, -abknickung und Stein-einklemmung usw.). Sie kommt zum Ausdruck in der Erweiterung jenes Nieren-beckenabschnittes, den wir eingangs als anatomisches Nierenbecken kennen lernten (Abb. 14). Erst allmählich greift die Überdehnung auf die Kelche erster und zweiter Ordnung über und bringt die dazwischen liegenden Pyra-

miden zur Atrophie (Abb. 15). Bei Fortbestand der Harnstauung ist die Sackniere (Abb. 16 u. 17) das Endresultat dieses Krankheitsprozesses.

Bei der primären Infektion nimmt die Erkrankung gerade den umgekehrten
Weg, von der Peripherie der Niere zu ihrem Zentrum. In diesem Falle ist der
initiale Infektionsherd meist in den Fornices lokalisiert; es kommt hier zu

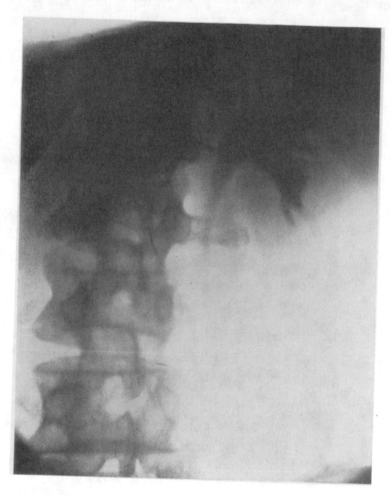

Abb. 14. Beginnende Dilatationshydronephrose.

Einschmelzungen, die sich dann weiter auf die Kelche kleineren und größeren
Kalibers ausdehnen und das dazwischenliegende Gewebe zerstören. Bei der
Gelegenheit kann es zu peripheren Perforationen von einem Kelche in einen
Nachbarkelch kommen. Dieser Befund spricht für eine primäre Infektion.
v. Gaza betont in seiner Arbeit über die Hydronephrose des dreigeteilten
Nierenbeckens, daß es bei der Dilatationshydronephrose niemals zu einer
Kommunikation der Kelche im Parenchym kommt!

Auch bei der Infektionspyonephrose kann schließlich nur ein bindegewebiger Sack übrig bleiben, an dem nur noch kleine Gewebsreste an den
chemalig parenchymatösen Charakter des Organs erinnern.

Daß es bei der primären Dilatationshydronephrose unter Umständen
zu einer sekundären Infektion führt, ist bekannt: Voelcker unterscheidet
in diesem Falle zwischen einer chronischen Dilatationspyonephrose

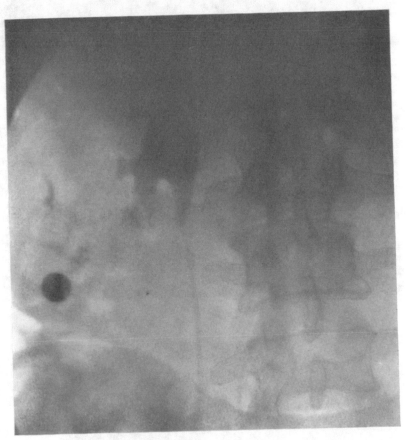

Abb. 15. Dilatationshydronephrose. (Vorgeschrittenes Stadium.)

und einer akuten Kombinationspyonephrose. Die Dilatationshydronephrose basiert auf der verschiedensten Ätiologie. Einmal nimmt sie ihren
Ausgang von einer kongenitalen Anomalie. Diese ist entweder in einer angeborenen Ureterstenose oder in einem Ventilklappenverschluß der Uretermündung zu suchen. Fernerhin ist das Bild der traumatischen Hydronephrose
durch die Arbeiten von Payr, Delbet, Wagner, Wildbolz u. a. bekannt
geworden. Man versteht unter der echten traumatischen Hydronephrose die
völlige Harnretention infolge eines Traumas (Hämatom) oder einer resultierenden
Narbenstenose im Verlaufe des Ureters. Endlich ist eines der häufigsten mechanischen Momente die temporäre Steineinklemmung, die zur Dilatationshydro-

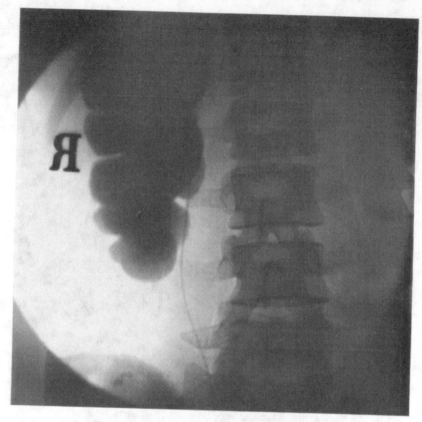

Abb. 16. Hydronephrose (schwersten Grades).

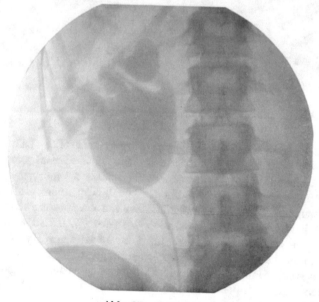

Abb. 17. Sackniere.

nephrose führt. Die Nierenbeckenerweiterung kann lange Zeit latent bleiben und zu keinen alarmierenden Symptomen Veranlassung geben (Orth u. a.). Als Beispiel mag der seinerzeit von Boeminghaus und mir mitgeteilte Fall gelten:

Patient Dr. H. E., 56 Jahre, kommt mit Schüttelfrost und hoher Temperatur zur Aufnahme. Nach gründlicher Untersuchung wird die Diagnose auf Pyonephrose gestellt und durch Operation bestätigt. Die interessante Ätiologie dieser Erkrankung war folgende: Patient hatte vor 27 Jahren anläßlich eines Duells einen Bauchschuß bekommen. Dieser

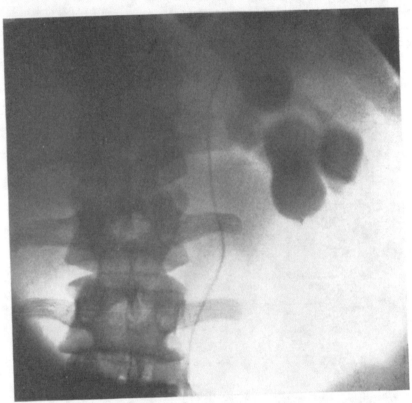

Abb. 18. Hydronephrose mit Stein (im untersten Kelch).

war ohne Operation und Komplikation verheilt. Die Pistolenkugel war seinerzeit jedoch in der rechten Ureterwand steckengeblieben und hat durch Kompression des Harnleiters im Verlaufe von 27 Jahren Veranlassung zu einer chronischen Dilatationshydronephrose gegeben. Der Kranke hatte bis zum Tage seiner jetzigen Erscheinungen weder eine Ahnung noch Beschwerden von seinem Leiden. Er kam unter dem Bilde einer allgemeinen Sepsis ad exitum und unterlag so noch nach 27 Jahren seinem Duellgegner.

Die lange Latenzzeit der Dilatationshydronephrose spricht ferner aus dem Verlaufe eines anderen Falles, dessen Pyelogramm ich hier zur Wiedergabe bringe (Abb. 18). Bei diesem Kranken handelt es sich um eine weit fortgeschrittene Dilatationshydronephrose infolge temporärer Steineinklemmung; man sieht die kleinen Steinsplitter auf dem Boden der unteren Kelche liegen.

Auch hier lag zwischen den ersten Erscheinungen und dem jetzigen Befunde eine lange Latenzzeit.

Nierentuberkulose. Als eine besondere Form der Infektionspyonephrose können wir die Nierentuberkulose auffassen. Leider ist sie erst in diesem vorgeschrittenen Stadium der Röntgendiagnostik zugänglich. Die disseminierte,

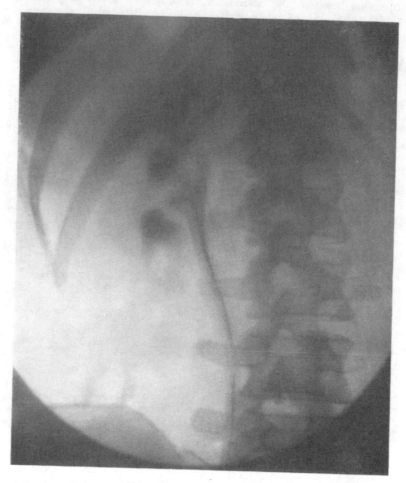

Abb. 19. Nierentuberkulose.

tuberöse Knotenform entzieht sich naturgemäßerweise vollkommen der röntgenographischen Darstellung. Dieses Krankheitsstadium ist ja selbst bei der operativen Freilegung nicht immer mit Sicherheit nachzuweisen (Wossidlo, Steinthal). Auch die tuberkulösen Ulcerationen im Nierenbecken, die sich besonders an den Papillen lokalisiert finden, sind nur in Ausnahmefällen auf technisch einwandfreien Aufnahmen zu erkennen. In der großen Mehrzahl der Fälle bedarf die Diagnosestellung einer Erhärtung durch den positiven Bacillennachweis im Tierversuch. Erst das Stadium, in dem es zur käsigen

Einschmelzung und zur Kavernenbildung gekommen ist, ist für die radiographische Darstellung ein günstiges Gebiet. Nach den Arbeiten von v. Lichtenberg und Dietlen spielen sich die tuberkulösen Krankheitsprozesse hauptsächlich in den Fornices und Kelchen zweiter Ordnung ab. Hier kommt es zunächst zu Ulcerationen, denen sich ein ausgedehnter, käsiger Einschmelzungsprozeß anschließt. Es resultieren schließlich mehr oder weniger große Kavernen, die bis dicht unter die Nierenkapsel vordringen können.

In gleicher Weise wie bei der echten Infektionspyonephrose bleibt das anatomische Nierenbecken oft lange Zeit von dem Krankheitsprozeß verschont. Wir finden also auf dem Pyelogramm ein relativ kleines, wenig verändertes anatomisches Nierenbecken, dem an der Peripherie weintraubenähnlich die kontrastgefüllten Kavernen aufsitzen (Abb. 19). Nach der Beobachtung von Joseph ist die tuberkulöse Pyonephrose besonders daran kenntlich, „daß der perinephritische, schwielige Prozeß die Nierenbeckenachse aus der schrägen Linie in eine fast völlig vertikale stellt und den normalerweise leicht gekrümmten Ureter in einen geraden, breiten, starren Strang verwandelt." Bei Vorhandensein eines derartigen Pyelogramms warnt Joseph davor, die Operation in Lokalanästhesie ausführen zu wollen, da sich der Eingriff infolge der schwieligen Adhäsionsprozesse im Bereich der Kapsel nicht leicht gestalten dürfte. Wenn der Verdacht einer beiderseitigen Nierentuberkulose besteht, so gibt uns die doppelseitige Nierenbeckenfüllung einen willkommenen Aufschluß über die jeweilige Ausdehnung des Prozesses in jeder der beiden Nieren und wird somit bestimmend für die operative Indikationsstellung.

Es mag endlich noch darauf hingewiesen werden, daß sich die Technik der Pyelographie bei der Nierentuberkulose nicht immer ganz leicht gestaltet. Einmal kann das Bestehen einer tuberkulösen Schrumpfblase sowie tuberkulöse Ureterstrikturen den Ureterenkatheterismus unmöglich machen. Oder aber der rahmige Eiter mit seiner bröckligen Käsebeimischung führt zur Verlegung des Katheterlumens und verhindert so eine ausreichende Füllung des Nierenbeckens. Im letzteren Falle versucht man das Nierenbecken mit warmer Kochsalzlösung auszuwaschen. Erscheint dies aussichtslos, so kann man nach der Angabe einiger Autoren das Kontrastmittel trotzdem vorsichtig einlaufen lassen, und es kommt zu einer Imprägnation des Eiters mit immerhin leidlicher Kontrastwirkung.

Nierensteinerkrankung. Eine ganz hervorragende Stelle nimmt die Pyelographie in der Diagnostik der Nierensteinerkrankung ein. Welche Schwierigkeiten auf diesem Gebiete der Röntgendiagnostik von jeher erwachsen sind, geht aus der außerordentlich umfangreichen Literatur über dieses Thema hervor. Während in den Anfängen die Steindiagnostik des Röntgenverfahrens eine unsicher tastende war, ist es den Arbeiten von Voelcker, Kümmell, v. Lichtenberg, Joseph, Blum u. a. zu danken, daß sich die Zahl der unsicheren und Fehldiagnosen nur noch auf 2—5% aller untersuchten Fälle beläuft. Und man darf wohl annehmen, daß sich diese Zahlenverhältnisse nach Ausbau der neueren Untersuchungsmethoden noch weiter gebessert haben. Die Schwierigkeit einer exakten Diagnosestellung war vornehmlich in zwei Ursachen begründet. Einmal kennen wir Nierensteine, die für Röntgenlicht durchlässig sind und infolgedessen auf der Platte nicht zur Darstellung kommen; es sind dies besonders die Urat-, Xanthin- und Cystinsteine, außerdem zeigte

Joseph, daß auch Steine aus an sich schattengebendem Material wie Oxal-säure, phosphorsaurem Kalk und phosphorsaurem Ammoniakmagnesia auf der Platte verborgen bleiben können. Es scheint dies darin seinen Grund zu haben, daß die Steine in einem dichten, wasserreichen Medium eingebettet liegen (Blum).

Die andere Schwierigkeit der Steindiagnose liegt in der Fülle der differential-diagnostischen Möglichkeiten. Es sind in der Literatur allmählich bis über 40 Differentialdiagnosen zusammengetragen. Es erübrigt sich, alle diese Fehler-möglichkeiten hier nochmals eingehend zu erörtern; als wichtigste will ich nur folgende hervorheben: Gallensteine, verkalkte Mesenterialdrüsen, Kalk-herde in Tumoren und Darminhalte verschiedenster Art.

Gegen diese diagnostischen Schwierigkeiten leistet uns die Pyelographie ganz hervorragende Dienste. Ich wende mich zunächst ihrer Anwendung bei den kontrastreichen Konkrementbildungen zu. Wie ich früher darauf hin-gewiesen habe, ist es dringend zu empfehlen, beim Verdacht auf Steinerkrankung zunächst eine doppelseitige Nierenaufnahme ohne jede Kontrastfüllung zu machen. Unterläßt man dies, so kann durch Kontrastmittelreste, die oft Tage und Wochen in einem Kelche oder Recessus liegen bleiben, ein Steinschatten vorgetäuscht werden, wo in Wirklichkeit ein solcher nicht vorliegt. — Finden wir dagegen auf einer einfachen Nierenaufnahme einen verdächtigen Schatten, der auf einen Stein hinzuweisen scheint, so schließen wir die Pyelographie an, um ihn einerseits als wirklichen Nierenstein zu charakterisieren und ihn andererseits genau zu lokalisieren. Auf diese Weise können wir dem Operateur präzisere Angaben über die Lokalisation machen, und manche Nephrotomie kann durch den viel leichteren Eingriff der Pyelotomie ersetzt werden. Handelt es sich wirklich um ein Konkrement, das dem Nierenbecken angehört, so findet man meistenteils eine dem Stein entsprechende Aussparung, Füllungsdefekt in den Konturen des Nierenbeckens (Joseph). Ganz besonders wertvoll ist solcher Befund, wenn der vermeintliche Steinschatten weit außer dem Be-reiche der Niere liegt und somit hinreichende Unklarheit über seine Herkunft besteht. Als Beispiel bringe ich die beiden Aufnahmen (Abb. 18 und 20). Beim ersten fanden sich zwei feine Schatten, die weit außerhalb der Nieren-region zu liegen schienen und somit über ihren Charakter Zweifel aufkommen ließen, die zweite Aufnahme mit Kontrastfüllung läßt die Steinschatten am Boden einer Hydronephrose erkennen.

Wenn uns die Pyelographie, wie wir eben sahen, schon auf dem Gebiete der kontrastreichen Steinbildungen wertvolle Fingerzeige über Lage und Charakter derselben gibt, so haben wir in ihr ein ganz besonders günstiges Hilfsmittel in der Diagnostik kontrastarmer Konkremente. Wie ich eben schon andeuten konnte, sind uns eine Reihe von Steinbildungen in der Niere bekannt, die das Röntgenlicht entweder glatt durchlassen, oder doch wenigstens in der Fülle der Weichteile keinen hinreichenden Schatten auswirken. Es handelt sich in der Hauptsache um die Urat-, Cystin- und Xanthinsteine und unter besonderen Umständen (Hydronephrose, Lipomatose usw.) auch um die Oxalatsteine. Die Feststellung dieser Steinarten ist für den Diagnostiker natür-lich von gleich großer Wichtigkeit, wie die der schattengebenden Nephrolithen, zumal sie gar nicht allzuselten sind. Nach den letzten Statistiken werden sie in 8—10% angetroffen.

Liegt der Verdacht auf einen kontrastarmen Nierenstein vor, d. h. ist auf der einfachen Nierenplatte (ohne Kontrastfüllung) ein Steinschatten nicht festzustellen, obgleich der klinische Befund dafür zu sprechen scheint, so füllt man das betreffende Nierenbecken mit Kollargol und läßt dieses nach einiger Zeit wieder ab. Es ist inzwischen zu einer Silberimprägnation der porösen Steinoberfläche gekommen, und diese hebt sich nunmehr in ganzer Ausdehnung auf dem Röntgenbilde ab (Kümmell, Joseph, v. Mezö). Ich möchte bei dieser Methode empfehlen, zwischen der Nierenbeckenfüllung und der Auf-

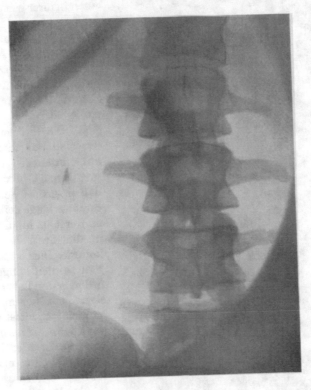

Abb. 20. Nierenstein.

nahme mindestens einen Tag verstreichen zu lassen. Die Gefahr liegt zu nahe, daß sonst in einem der Kelche Kollargolreste liegen bleiben, die zu Mißverständnissen führen können. Eine vergebliche Nierenfreilegung wäre die Folge. Kümmell jun. hat in neuerer Zeit an Stelle des Kollargols eine 2%ige Arg. nitr.-Lösung empfohlen und ist mit seiner guten Imprägnationswirkung, verbunden mit Gefahrlosigkeit, zufrieden.

Endlich käme beim Verdacht auf kontrastarme Konkremente noch die Nierenbecken-Füllung mit gasförmigem Kontrastmittel in Frage (v. Lichtenberg, Dietlen). Wie ich im technischen Teile schon ausführlich erwähnt habe, sind zur Ausführung dieser Manipulation die zahlreichsten Apparate konstruiert worden. Ich glaube, daß man mit dem einfachen Pneumothoraxapparate, wie er wohl in jedem klinischen Betriebe findet, voll und ganz auskommt.

Bei derartigen Pyelogrammen sehen wir dann den eventuellen Stein in dem aufgehellten (Gas) Nierenbecken liegen. Es sei hier nochmals darauf hingewiesen, daß diese Methode mit gutem Erfolge mit der Anlegung eines Pneumoperitoneums ohne Gefahr kombiniert werden kann (Rautenberg, Goetze).

Abb. 21. Hypernephrom (Pneumoperitoneum).

Wie überhaupt nach unserer Beobachtung das Pneumoperitoneum sowohl in der Feststellung kleinster Steine als auch in ihrer genaueren Lokalisation recht Gutes leistet. Dies dürfte jedoch außerhalb des Rahmens dieser Arbeit liegen.

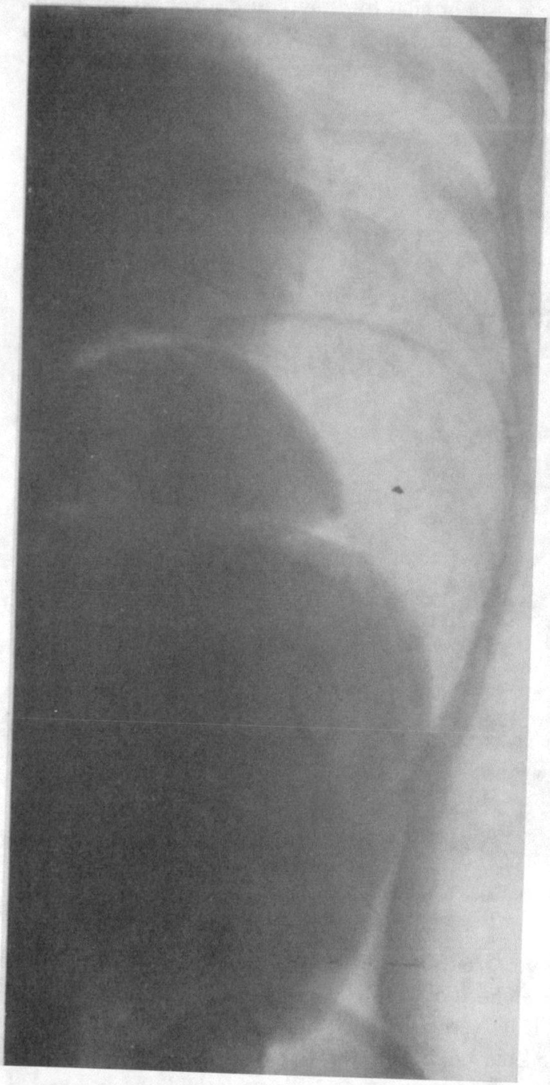

Nierentumoren. Schließlich hätten wir uns noch mit dem Kapitel der Nierentumoren zu Pyelogramm zu beschäftigen. Die veröffentlichten Bilder sind auf diesem Gebiete außerordentlich spärlich. Es mag seinen Grund darin haben, daß ein großer Teil der Nierentumoren lange Zeit latent bleibt und erst im infausten Stadium in die ärztliche Behandlung kommt. Dies ist besonders der Fall bei den kongenitalen und in den ersten Lebensjahren entstandenen Nierentumoren. Es handelt sich meist um Adenosarkome, Mischgeschwülste von außerordentlicher Bösartigkeit. Ihr maligner Verlauf ist ein so rapider, daß wir in den allermeisten Fällen mit unserer Diagnose zu spät kommen. Diese Kategorie von Neubildungen scheidet also, ganz abgesehen von den technischen Schwierigkeiten (im frühesten Kindesalter) von vornherein aus.

Gleichfalls ungeeignet zur pyelographischen Darstellung sind die Zottengeschwülste, die Papillome des Nierenbeckens. Im Initialstadium machen sie zu geringe Füllungsdefekte, um manifest zu werden. Gewinnen sie weiter an Ausdehnung, so ziehen sie bereits durch abundante Blutungen die Aufmerksamkeit auf sich. Besonders in letzterer Zeit sind mehrere Fälle veröffentlicht (Brütt u. a.), bei denen die an sich gutartigen Zottengeschwülste einen malignen Verlauf nahmen, d. h. bei denen sich auf Basis eines benignen Papilloms echte Carcinome bildeten. In solchen Fällen kann der Verlauf ein schleichender werden und es kann, sofern der Tumor am Nierenbeckenausgang lokalisiert ist, zur Dilatationshydronephrose infolge chronischer Harnstauung kommen. Unter diesen Bedingungen finden wir auf dem Pyelogramm genau wie bei dem echten Nierencarcinom ausgesprochene Füllungsdefekte.

Das Nierencarcinom, welches an sich zu den Seltenheiten gehört, ist meistenteils im Nierenbecken lokalisiert oder bricht zum mindesten in der Mehrzahl der Fälle in dasselbe durch. Wir finden beim Carcinom deutliche Füllungsdefekte analog den Aussparungen in der Magenradiologie. Ist der Tumor in den Papillen lokalisiert oder aber nimmt er seinen Ausgang aus einem der Calices, so fällt das Ausgußbild eines Kelches oder eines ganzen Komplexes aus und das Röntgenbild des Nierenbeckens macht einen eigentümlich verstümmelten Eindruck.

Weniger günstige Resultate liefert uns das Pyelogramm auf dem Gebiete der anderen großen Tumorengruppe, die wir im Bereiche der Niere antreffen, in der Diagnostik des Hypernephroms. Die Hypernephrome nehmen wohl die höchste Frequenz von allen Nierentumoren für sich in Anspruch. Wie es die Natur der Sache mit sich bringt, gehen sie meistenteils vom oberen Nierenpole aus und halten sich zunächst auch mehr an der Peripherie des Organs. Es ist einleuchtend, daß bei einer derartigen Lokalisation das Vorhandensein des Krankheitsprozesses im Pyelogramm keine tiefgreifenden Veränderungen nach sich ziehen kann. Wenn Joseph angibt, beim Hypernephrom auf dem Röntgenbilde mit Kontrastfüllung ein Tieferrücken des Nierenbeckens und eine Schlängelung des Ureters beobachtet zu haben, so dürfte es sich jeweils um schon vorgeschrittene Fälle gehandelt haben, bei denen der Tumor bereits eine solche Ausdehnung gewann, daß er das Organ aus seiner normalen Lage verdrängte und vor sich her nach abwärts schob. — Ich möchte beim Verdacht auf Hypernephrom immer wieder davor warnen, allzuviel auf den pyelographischen Befund zu geben und sich auf ihn zu verlassen. Nach unserer Beobachtung (Baensch, Boeminghaus) leistet in der Dignostik der Nierengeschwülste (besonders der Hypernephrome) viel mehr das Pneumoperitoneum (Abb. 21). wie wir diese Methode überhaupt als die Methode der Wahl für die Diagnostik der Neubildungen auffassen wollen.

VII. Das Pyelogramm des Ureters.

Der Röntgenbefund des Ureters steht in allerengstem Zusammenhange mit dem des Nierenbeckens und ist von mir in den jeweiligen Kapiteln mit besprochen worden, so daß ich hier teilweise auf Vorerwähntes verweisen muß, um nicht bereits Besprochenes zu wiederholen.

Die Technik der Röntgenuntersuchung der Harnleiter unterscheidet sich in nichts von der des Nierenbeckens. Auch hier ist ganz besonders Wert darauf zu legen, daß es nicht zu Drucksteigerungen kommt. Im Bereiche des Ureters ist hierdurch weniger eine Schädigung zu befürchten, da wir einen derben Schlauch mit kräftiger Muscularis vor uns haben, als vielmehr die Produktion artifiziell pathologischer Bilder. Aus diesem Grunde sind auch hier kleinkalibrige Katheter zu verwenden, die einen hinreichenden Rückfluß gewährleisten. Verabsäumt man diese Vorsichtsmaßregel und erzeugt durch Verwendung dicker Katheter Überdruck, so ist es ein Leichtes, bei jedem gesunden Ureter das Bild einer Ureterstenose mit nachfolgender Dilatation zu produzieren. Fernerhin empfehlen sich dünne Ureterkatheter schon aus diesem Grunde, weil sie sich vielmehr dem oft stark geschlängelten Verlaufe des Ureters anschmiegen und so die wahre Topographie desselben wiedergeben. Umgekehrt ist es bei der Benutzung eines harten, grobkalibrigen Katheters der Fall; bei diesem streift sich der Ureter wie der Handschuh über den Finger und paßt sich dem Verlauf des Katheters an. Aus diesem Grunde erscheint es angezeigt, in Fällen, bei denen es darauf ankommt, sich über den Harnleiterverlauf zu orientieren, von dem Gebrauch der wenig geschmeidigen Kontrastkatheter (mit Wismuteinlage) oder der spröden Metallsonden abzusehen und vielmehr einen einfachen Ureterenkatheterismus mit Kontrastfüllung auszuführen. Der Kontrastkatheter (Göbell, Marshall) leistet uns dagegen gute Dienste, sofern wir den Verdacht auf Ureterstein hegen. Hier zeigt uns das Röntgenogramm, wie sich der Steinschatten mit dem des Katheters berührt oder deckt. — Kommt es darauf an, pathologische Veränderungen besonders im Verlauf des Ureters nachzuweisen und wird weniger Wert auf die Darstellung des Nierenbeckens gelegt, so kann man die Technik des Ureterenkatheterismus auch so handhaben, daß man den Ureterkatheter nur wenige Zentimeter in das Orificium uretris einführt und die Kontrastfüllung vornimmt. In diesem Falle erfährt die feine Konturierung der Ureterwand keine Alteration durch den Verlauf des Katheters.

Normaler Befund. Das Radiogramm des normalen Ureters zeigt in seinem Verlaufe drei physiologische Engen, die mehr oder weniger stark ausgeprägt sein können. Die erste findet sich an der Grenze vom Nierenbecken und Ureter, die zweite am Übertritt des Ureters über die Linea innominata und die dritte endlich liegt dicht an der Einmündungsstelle des Harnleiters in die Blase. Von den beiden entstandenen Ureterabschnitten wird der obere als Pars abdominalis, der untere als Pars pelvina bezeichnet. Der die Blasenwand schräg durchsetzende Teil der Pars pelvina trägt den Namen intramurales Segment. Dies kann unter Umständen ampullenartig erweitert sein und hat nach den Untersuchungen von Zondek und Grether bei der Frau eine Länge von 1,5—2 cm, beim Manne eine solche von 1,6—2,4 cm.

Auf die Entwicklungsstörungen des Ureters habe ich oben bereits zum Teil im Kapitel Nierenbeckenmißbildungen hingewiesen. Wie die Arbeiten von Bostroem, Séjournet, Kingslays u. a. zeigen, wird der bei weitem größte Teil der Ureter- und Nierenmißbildungen erst bei der Obduktion als Nebenbefund manifest, während in vivo nicht die geringsten Beschwerden von seiten des Harnapparates bestanden haben. Die wohl am häufigsten angetroffene Anomalie des Harnleiters ist die teilweise oder totale Spaltung desselben. Nach Bostroem kommen auf 100 Obduktionen 6 teilweise und 3 totale Längsspaltungen des einen oder beider Ureteren. Im letzteren Falle haben wir das Bild der Doppelung des Harnleiters vor uns. Diese kann bereits an der Blasenwand ihren Anfang nehmen oder aber erst weiter oben beginnen. Je nachdem an welchem Punkte sich die bleibende Nierenanlage bei ihrer Ascendens teilt, sind die zahlreichsten Varianten möglich (English, Furniss, Mauclaire, Nemenow u. a.).

Wie sich die Harnleiter beim Vorhandensein der Solitärniere verhalten, habe ich an der betreffenden Stelle beschrieben. Ebenfalls erwähnte ich bereits, daß die Hufeisenniere auffallend kurze Ureteren besitzt und diese meist in der Mitte dicht zusammenrücken. Die Kürze des Harnleiters ist ferner typisch für das Vorhandensein der kongenitalen Senkniere.

Bei der **erworbenen Wanderniere** unterscheidet man nach **Voelcker** 3 Typen des Ureterverlaufes. Einmal bleibt der Harnleiter im retroperitonealen Gewebe in toto fixiert und erfährt nur dicht vor seinem Übergange in das Nierenbecken eine Abwinkelung (Abb. 12), oder aber sein ganzer Verlauf ist freibeweglich, so daß er beliebig geschlängelt ist (Abb. 9). Und endlich ist als Mittelding zwischen beiden der eine Teil des Ureters fixiert, der andere freibeweglich; an der Grenze findet sich meist eine Abknickung oder Siphonbildung (Abb. 13). Nach **Francois** und anderen Autoren scheinen es diese Abknickungen und die hierdurch bedingten temporären Harnstauungen zu sein, die die Beschwerden der Senknieren hervorrufen und aus denen nicht zu selten die Dilatationshydronephrosen bei dystoper Niere resultieren. Hier ist es Aufgabe der Pyelographie, den Krankheitsprozeß so frühzeitig aufzudecken, daß es nicht erst zur Ausbildung der Hydronephrose kommt.

Uretersteine. Die Zahl der möglichen Fehldiagnosen ist beim Ureterstein eine noch bei weitem größere als beim Nierenstein aus dem einfachen Grunde, weil die Harnleiter eine größere Körperregion durchziehen, die eine Fülle von Fehldiagnosen zulassen, während die Niere normalerweise in einem kleinen Bezirk lokalisiert ist. Die große Menge von Schattenbildungen, die Uretersteine vortäuschen können, sind in so zahlreichen Arbeiten in breitester Form niedergelegt worden, daß ich an dieser Stelle darauf verzichten muß, alle diese Fehlerquellen nochmals zu erörtern, und verweise auf die größeren Zusammenfassungen von v. **Engelbrecht, Immelmann, Rubaschow** u. a. — Findet sich im Bereiche des Ureters ein Schatten, der der Form und Lage nach als Ureterstein gelten kann, so führt man am besten, ehe man zum pyelographischen Verfahren übergeht, einen Kontrastkatheter ein und stellt eine Aufnahme her. Deckt oder berührt sich Katheter und fraglicher Schatten, so besteht hohe Wahrscheinlichkeit für die Steindiagnose. Jedoch ist sie damit noch nicht ganz sicher gestellt, kann doch z. B. der Katheter zufällig unter einem anderweitig hervorgerufenen Kontrastfleck herlaufen und so beide Schatten aufeinander projiziert werden. In diesem Falle macht man am besten eine stereoskopische Röntgenaufnahme (**Zondek**) unter Verschiebung der Röhre um 6 cm. Wenn sich auch jetzt wieder beide Schattenkomplexe decken, so erscheint die Steindiagnose in den meisten Fällen gesichert. Letzteres Verfahren ist besonders angebracht bei Uretersteinen, die im Bereiche des kleinen Beckens liegen, da hier die Verwechslung mit Phlebolithen, die sich oft in außerordentlich großer Menge im Plexus haemorrhoidalis und uterinus finden, sehr nahe liegt.

In seltensten Fällen ist noch dadurch ein Irrtum möglich, daß ein Stein in einem Ureterdivertikel liegt. Hier würde uns das Röntgenbild den Steinschatten unter Umständen in einiger Entfernung vom Kontrastkatheter zu Gesicht bringen. Besteht nach den klinischen Symptomen Verdacht auf einen derartigen Befund, so hilft uns die Kontrastfüllung über diesen Zweifel hinweg. Wir führen den Ureterkatheter nur ein kleines Stück in den Harnleiter ein und füllen diesen mit einer Kontrastflüssigkeit auf. Haben wir es mit einem

Divertikel zu tun, so kommt es auf diese Weise zur Füllung und einwandfreien radiographischen Darstellung. Der Steinkontrast wird dann in den Divertikelschatten aufgenommen oder ruft in demselben einen Füllungsdefekt hervor.

Die **Ureterdivertikel** gehören an sich zu den Seltenheiten. In der Mehrzahl der Fälle handelt es sich um solche kongenitaler Natur (Hale, Nathan, von Geldern), während die mechanische Stenosierung der Harnleiterpassage mehr

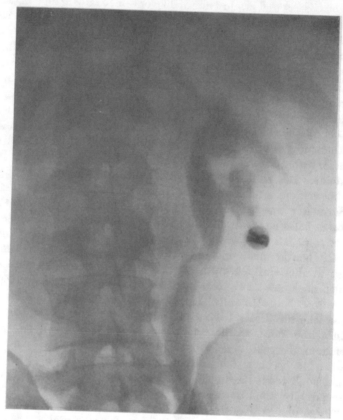

Abb. 22. Ureterstenose (infolge verkäster Mesenterialdrüse).

eine Dilatation des ganzen kranialwärts gelegenen Ureterabschnittes und sekundär des Nierenbeckens hervorruft.

Ureterstenose. Wie wir oben im Kapitel der Hydronephrose sahen, ist es von außerordentlicher Bedeutung, die Stenosen des Ureters frühzeitig zu diagnostizieren, um den Kranken vor der unumgänglichen Folge, der Dilatationshydronephrose, zu bewahren. Die Stenosierungen des Harnleiters können auf verschiedenster Basis beruhen. Einmal kann es sich um Strikturen der Ureterschleimhaut selbst handeln, die sich im Anschluß an tuberkulöse Ulcerationen bildeten, oder aber es kommt zu Kompressionen und Strangulationen von außen, die durch Adhäsionsprozesse im Abdomen oder durch verkäste Lymphdrüsen hervorgerufen werden. Voelcker teilt einen derartigen Fall mit, der noch dadurch kompliziert wurde, daß Kalkherde in einer derartigen komprimierenden Lymphdrüse einen Ureterstein vortäuschten. Ich gebe aus unserem Material ein Pyelogramm (Abb. 22) wieder, das sehr deutlich eine Ureterstenose zur Darstellung bringt, die ebenfalls durch eine verheilte Drüseneinschmelzung (tuberkulöser Natur) hervorgerufen wurde. Wir sehen auf dem Bilde, wie bereits eine ausgesprochene spindelförmige Dilatation des Ureters stattgefunden hat, die bereits auf das Nierenbecken übergreift. — Daß eine Stenosierung des Harnleiters auch auf der Grundlage von Abknickungen, z. B.

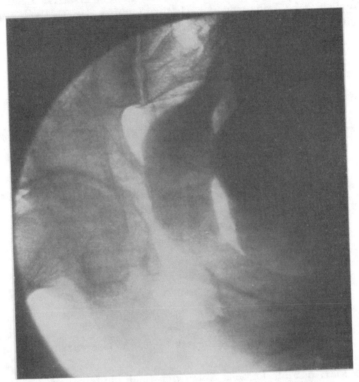

Abb. 23. Ureterinsuffizienz (infolge Blasendivertikels).

bei Senkniere, entstehen kann, ist bekannt und bereits in dem betreffenden Kapitel besprochen worden. Wie das Radiogramm (Abb. 13) deutlich zeigt, ist in derartigen Fällen besondere Vorsicht bei Ausübung des Ureterenkatheterismus am Platze. Besteht nach dem chromocystoskopischen Befunde Verdacht auf eine Ureterstenose, so vermeide man peinlich, den Katheter mit Gewalt über das bestehende Hindernis hinwegschieben zu wollen. Sofern es gelingt, ihn nur wenige Zentimeter in das Orificium einzuführen, so kommt es beim Einlassen der Kontrastflüssigkeit von selbst zur deutlichen Darstellung sämtlicher Engen und Buchten. Unmöglich ist natürlich die Pyelographie, wenn wir die Stenose am Orificium uretris oder im intramuralen Segment selbst vorfinden. In diesen Fällen müssen wir uns mit der Chromocystoskopie allein begnügen.

Ureterinsuffizienz. Endlich hätten wir uns noch dem Bilde der Ureter-insuffizienz zuzuwenden. Dieses Krankheitsbild hat seine Ursache in der Regel in einer dreifachen Ätiologie. Einmal kann die Schlußunfähigkeit der Uretermündung auf einer kongenitalen Mißbildung beruhen; zweitens versagt das automatische Harnleiterventil bei allen jenen Erkrankungen, die zu einer chronischen Überdehnung der Blase führen — an erster Stelle steht hier die Prostatahypertrophie — und endlich wird der Klappenapparat insuffizient, wenn die Blasenwand der Nachbarschaft durch irgendeinen Krankheitsprozeß ihre Elastizität einbüßt und zu einem derben Gewebe erstarrt. Letzteres dürfte hauptsächlich bei Carcinomen der Uretermündung der Fall sein; aber auch bei entzündlichen Prozessen finden wir derartige Erscheinungen.

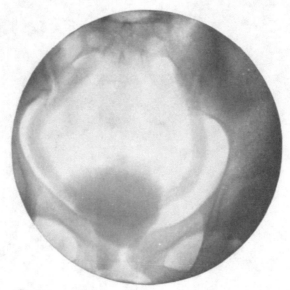

Abb. 24. Ureterinsuffizienz beiderseits (congenital).

Es ist klar, daß als logische Folge der Schlußunfähigkeit der Harnleiter-mündung eine Rückstauung des Harns aus der Blase und eine Dilatation der Ureteren (und später des Nierenbeckens) eintritt. Diese Erscheinung machen wir uns zur Manifestierung des Krankheitsbildes zunutze. Vermuten wir eine Ureterinsuffizienz, so können wir uns den Ureterkatheterismus sparen; wir füllen vielmehr die Blase mit einem Kontrastmittel, verschließen die Harn-röhre und lassen den Kranken wie bei der Miktion pressen. Besteht eine Ureter-insuffizienz, so steigt die Kontrastflüssigkeit glatt durch die offenstehenden Orificia in die Ureteren hinauf, die zumeist eine ganz erhebliche Dilatation (bis-weilen bis zu Dünndarmdicke) (Abb. 23) erfahren haben. Der Kranke hat so ge-wissermaßen retrograd uriniert. Nehmen wir diese Prozedur auf dem Röntgen-tische vor und bringen das Becken mit den Ureteren auf die Platte, so be-kommen wir ohne jede Schwierigkeit ein einwandfreies Pyelogramm (Abb. 24). Die Abbildung zeigt uns das Pyelogramm einer congenitalen Insuffizienz bei einem 19jährigen Mädchen. Ein Beispiel für die Erstarrung der Blasenwand sehen wir in Abb. 25, die uns das Radiogramm eines Patienten wiedergibt, der an akutem Gelenkrheumatismus mit einer eitrigen Cystitis erkrankt war. In diesem Falle war die Insuffizienz dadurch zustande gekommen, daß die Blasenwand durch entzündliche Schwellung so aufgelockert war, daß das sonst schräg verlaufende intramurale Segment zu einem die Blasenwand senkrecht durchsetzenden starren Kanal wurde und somit eine Insuffizienz resultierte.

Trauma. Zum Schluß mögen noch die traumatischen Veränderungen der Ureteren Erwähnung finden. Schon die zentrale, allseitig geschützte Lage des Harnleiters bringt es mit sich, daß seine Verletzungen durch äußere Gewalteinflüsse relativ selten sind. Es handelt sich da meist um Schußverletzungen,

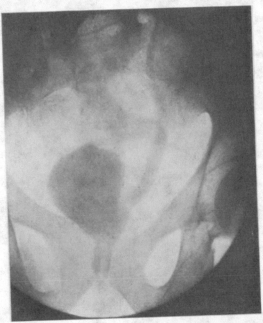

Abb. 25. Ureterinsuffizienz nach entzündlichem Prozeß der Blasenwand.

Zerreißungen durch schwerste stumpfe Gewalteinwirkung und endlich Durchquetschung oder Anspießung, durch frakturierte Wirbelfortsätze All diese Traumen bringen für gewöhnlich jedoch so abundante Blutungen, Harnphlegmonen und abdominelle Erscheinungen (Darmkomplikationen) mit sich, daß sie von selbst zur Frühoperation drängen. Der meist vorhandene Chok und die alarmierenden peritonealen Reizerscheinungen lassen eine komplizierte Röntgenuntersuchung in den allermeisten Fällen gar nicht diskutabel erscheinen. Daß es auch hier Ausnahmen gibt und wir bisweilen imstande sind, durch eine geeignete Röntgendiagnose den Therapieplan zu präzisieren, geht z. B. aus dem Fall hervor, den ich seinerzeit mit Boeminghaus zusammen publizierte. Ich lasse ihn hier seiner Instruktivität halber im Auszuge folgen:

Patient R. D., 25 Jahre alt, wird eingeliefert mit der Angabe, daß ihm ein vollbeladener Rübenwagen über den Leib gefahren sei. Von seiten des Abdomens wenig Erscheinungen (mäßige Druckempfindlichkeit im rechten Hypogastrium). Harn o. B.

Das Röntgenbild zeigt eine Fraktur des rechten III. und IV. Lendenwirbelquerfortsatzes.

Nach 10 Tagen Bettruhe steht Patient auf. Stuhl und Harn o. B. Befinden gut. Am 12. Tage fühlt sich Patient plötzlich schlecht; leichter Kollaps; Erbrechen. Patient bleibt zu Bett. Rechts neben dem Nabel bildet sich im Verlaufe des gleichen Tages eine kleine Schwellung, dieselbe nimmt am folgenden Tage rapide zu; sie hat elastische Konsi-

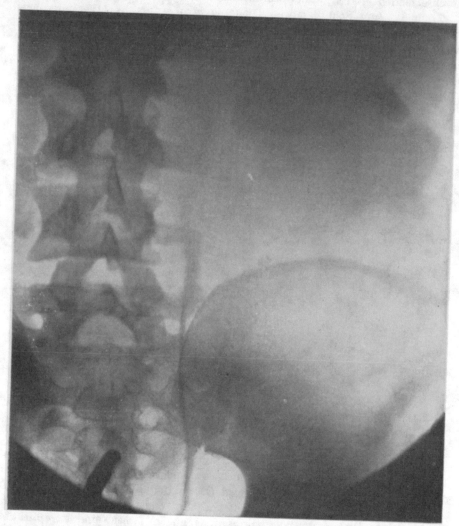

Abb. 26. Perirenale Urincyste (traumatisch).

stenz und ballottiert nach dem Rücken durch. Die Cystoskopie ergibt, daß der rechte Ureter keinen Harn mehr abgibt. Nach Ausführung eines Pneumoperitoneums und einer Pyelographie konnten wir sehen, wie in Seitenlage die rechte Niere in einem mit Flüssigkeit gefüllten Sack frei beweglich lag (Abb. 26). Diagnose: Nierenbeckenruptur.

Die Operation ergab: Vom Zwerchfell bis zur rechten Darmbeinschaufel erstreckte sich eine derbwandige Höhle, die massenhaft von Kollargol schwarzgefärbten Urin entleerte. In ihr lag, ringsumspült, an den Gefäßen fixiert, die rechte Niere, die am unteren

Pol einen anämischen Infarkt zeigte. Die Übergangsstelle des Nierenbeckens auf den Ureter war nekrotisch und durchtrennt. Die Niere wurde exstirpiert, da eine Naht des Ureters technisch unmöglich erschien. Die Wundhöhle wurde tamponiert. Der Wundverlauf war ein guter. Patient wurde nach 3 Wochen geheilt entlassen.

Der Gang des Krankheitsprozesses war nach unserer Ansicht folgender: Der Ureter wurde durch den Druck des Wagenrades so energisch gegen die Querfortsätze gepreßt, daß diese (III. und IV.) abbrachen; der Harnleiter gleichzeitig aber eine solche Quetschung erlitt, daß es zu einer Nekrose kam, die sich nach 12 Tagen demarkiert hatte. Von dem Augenblick an setzte das schlechte Allgemeinbefinden ein, der Harn wurde aus dem oberen Ureterstumpf in das perirenale Bindegewebe entleert und es resultierte eine perirenale Urincyste (Kaiser), die mit steigendem Druck an Ausdehnung gewann.

Über einen anderen instruktiven Fall von Trauma des Ureters, und zwar eine Schußverletzung, habe ich bereits unter dem Kapitel der traumatischen Hydronephrose berichtet und verweise daher auf diese Stelle.

VIII. Zusammenfassung.

Zusammenfassend rekapituliere ich, daß die Pyelographie unter den diagnostischen Hilfsmitteln für die Erkennung der chirurgischen Nierenerkrankungen das Mittel der Wahl ist. Sie ist durchaus imstande, die Diagnostik auf diesem Gebiete in weitgehendstem Maße zu vertiefen, und gibt in zahlreichen Fällen den Ausschlag für den ganzen Therapieplan. Es ist natürlich weit von der Hand zu weisen, die übrigen klinischen Untersuchungsmethoden, wie die Nierenfunktionsprüfungen, Chromocystoskopie usw. durch die Pyelographie ersetzen oder gar verdrängen zu wollen. Das Pyelogramm soll sich vielmehr nur als willkommener Baustein ergänzend in den Bau einer präzisen Diagnose einfügen und dieselbe zu erhärten helfen.

Was die Gefährlichkeit des Verfahrens anbetrifft, so läßt sich diese auf ein Minimum herabdrücken und bleibt in den Grenzen der Gefahrzone der übrigen Diagnostica, sofern man all die Vorsichtsmaßregeln, wie sie sich aus der Praxis ergeben haben, streng innehält und eine exakte Indikation stellt.

Endlich ist noch zu erwähnen, daß in dieser Arbeit die Radiopyeloskopie noch unberücksichtigt blieb, weil sie einmal nicht im Rahmen dieses Referats liegt und fernerhin die Erfahrungen auf dem Gebiete noch zu gering sind.

Namenverzeichnis.

Die *kursiv* gedruckten Ziffern beziehen sich auf die Literaturverzeichnisse.

Sachverzeichnis.

Inhalt der Bände I—XVI.

I. Namenverzeichnis.

II. Sachverzeichnis.

53

Chirurgische Anatomie und Operationstechnik des Zentralnervensystems. Von Dr. J. Tandler, o. ö. Professor der Anatomie an der Universität Wien, und Dr. E. Ranzi, a. o. Professor der Chirurgie an der Universität Wien. Mit 94 zum großen Teil farbigen Figuren. 1920.

Gebunden 12 Goldmark / Gebunden 4 Dollar

Die chirurgischen Indikationen in der Nervenheilkunde. Ein kurzer Wegweiser für Nervenärzte und Chirurgen. Von Dr. Siegmund Auerbach, Vorstand der Poliklinik für Nervenkranke in Frankfurt a. M. Mit 20 Textabbildungen. 1914.

6,40 Goldmark / 1,55 Dollar

Die Knochenbrüche und ihre Behandlung. Ein Lehrbuch für Studierende und Ärzte. Von Dr. med. Hermann Matti, a. o. Professor für Chirurgie an der Universität und Chirurg am Jennerspital in Bern.

Erster Band: **Die allgemeine Lehre von den Knochenbrüchen und ihrer Behandlung.** Mit 420 Textabbildungen. 1918. 18 Goldmark / 4,80 Dollar

Zweiter Band: **Die spezielle Lehre von den Knochenbrüchen und ihrer Behandlung, einschließlich der komplizierenden Verletzungen des Gehirns und Rückenmarks.** Mit 1050 Abbildungen im Text und auf 4 Tafeln. 1922.

40 Goldmark; gebunden 44 Goldmark

Frakturen und Luxationen. Ein Leitfaden für den Studenten und den praktischen Arzt. Von Professor Dr. Georg Magnus, Oberarzt der Chirurgischen Universitätsklinik in Jena. Mit 45 Textabbildungen. 1923. 3,6 Goldmark / 0,85 Dollar

Der Verband. Lehrbuch der chirurgischen und orthopädischen Verbandbehandlung. Von Prof. Dr. med. Fr. Härtel, Oberarzt der Chirurgischen Universitätsklinik zu Halle a. S. und Privatdozent Dr. med. Fr. Loeffler, leitender Arzt der Orthopädischen Abteilung der Chirurgischen Universitätsklinik zu Halle a. S. Mit 300 Textabbildungen. 1922.

9,50 Goldmark; gebunden 11,50 Goldmark / 2,30 Dollar; gebunden 2,75 Dollar

Grundriß der Wundversorgung und Wundbehandlung sowie der Behandlung geschlossener Infektionsherde. Von Privatdozent Dr. W. v. Gaza, Assistent an der Chirurgischen Universitätsklinik Göttingen. Mit 32 Abbildungen. 1921. 10 Goldmark; gebunden 13 Goldmark / 2,40 Dollar; gebunden 3,15 Dollar

Die Nachbehandlung nach chirurgischen Eingriffen. Ein kurzer Leitfaden. Von Dr. M. Behrend, Chefarzt des Kreiskrankenhauses in Frauendorf bei Stettin. Mit 4 Textabbildungen. 1914. 2,5 Goldmark / 0,60 Dollar

Jahresbericht über die gesamte Chirurgie und ihre Grenzgebiete. Zugleich bibliographisches Jahresregister des Zentralorgans für die gesamte Chirurgie und ihre Grenzgebiete und Fortsetzung des Hildebrandschen Jahresberichtes über die Fortschritte auf dem Gebiete der Chirurgie und des Glaeßnerschen Jahrbuchs für orthopädische Chirurgie. Herausgegeben von Generalarzt Professor Dr. Carl Franz-Berlin. 26. Jahrgang. Bericht über das Jahr 1920. 1922.

40 Goldmark / 10,35 Dollar

Die ersten 25 Jahre der Deutschen Gesellschaft für Chirurgie. Ein Beitrag zur Geschichte der Chirurgie. Von Friedrich Trendelenburg. Mit 3 Bildnissen. 1923.

Gebunden 12 Goldmark / Gebunden 2,90 Dollar

Für das Inland: Goldmark zahlbar nach dem amtlichen Berliner Dollarbriefkurs des Vortages. Für das Ausland: Gegenwert des Dollars in der betreffenden Landeswährung, sofern sie stabil ist oder in Dollar, englischen Pfunden, Schweizer Franken, holländischen Gulden.

Verlag von Julius Springer in Berlin W 9

Topographische Anatomie dringlicher Operationen. Von
J. Tandler, o. ö. Prof. der Anatomie an der Universität Wien. Zweite, verbesserte
Auflage. Mit 56 zum großen Teil farbigen Abbildungen im Text. 1923.
Gebunden 10 Goldmark / Gebunden 2,40 Dollar

Grundriß der gesamten Chirurgie. Ein Taschenbuch für Studierende
und Ärzte. (Allgemeine Chirurgie. Spezielle Chirurgie. Frakturen und Luxationen.
Operationskurs. Verbandlehre.) Von Professor Dr. Erich Sonntag, Vorstand des
Chirurgisch-Poliklinischen Instituts der Universität Leipzig. Zweite, vermehrte und
verbesserte Auflage. 1923. Gebunden 14 Goldmark / Gebunden 3,55 Dollar

Die Chirurgie des Anfängers. Vorlesungen über chirurgische Propä-
deutik. Von Dr. Georg Axhausen, a. o. Professor für Chirurgie an der Universität
Berlin. Mit 253 Abbildungen. 1923. Gebunden 15 Goldmark / Gebunden 4,50 Dollar

Diagnostik der chirurgischen Nierenerkrankungen. Praktisches
Handbuch zum Gebrauch für Chirurgen und Urologen, Ärzte und Studierende. Von
Professor Dr. Wilhelm Baetzner, Privatdozent, Assistent der Chirurgischen Universitäts-
klinik in Berlin. Mit 263 größtenteils farbigen Textabbildungen. 1921.
30 Goldmark / 7,50 Dollar

Die Nierenfunktionsprüfungen im Dienst der Chirurgie.
Von Dr. Ernst Roedelius, Privatdozent an der Chirurgischen Universitätsklinik zu
Hamburg-Eppendorf. Mit 9 Abbildungen. 1923. 6 Goldmark / 1,45 Dollar

Studien zur Anatomie und Klinik der Prostatahypertrophie.
Von Dr. Julius Tandler, o. ö. Professor, Vorstand des Anat. Instituts an der Universität
Wien, und Dr. Otto Zuckerkandl †, a. o. Professor der Chirurgie an der Universität
Wien. Mit 121 zum Teil farbigen Textabbildungen. 1922. 12 Goldmark / 2,90 Dollar

Kystoskopische Technik. Ein Lehrbuch der Kystoskopie, des Ureteren-
Katheterismus, der funktionellen Nierendiagnostik, Pyelographie, intravesikalen Operationen. Von Dr. Eugen Joseph, a. o. Professor an der Universität Berlin, Leiter
der Urologischen Abteilung der Chirurgischen Universitätsklinik. Mit 262 größtenteils farbigen Abbildungen. 1923.
16 Goldmark; gebunden 18 Goldmark / 3,85 Dollar; gebunden 4,35 Dollar

Jahresbericht über die gesamte Urologie und ihre Grenz-
gebiete. Zugleich bibliographisches Jahresregister der Zeitschrift für urologische
Chirurgie und Fortsetzung des urologischen Jahresberichtes. Herausgegeben und
redigiert von Professor Dr. A. von Lichtenberg. Erster Band. Bericht über das
Jahr 1921. 1922.
35 Goldmark / 8,40 Dollar

Die Erkrankungen der Milz, der Leber, der Gallenwege und
des Pankreas. Bearbeitet von H. Eppinger, O. Groß, N. Guleke, H. Hirschfeld, E. Ranzi. — Die Erkrankungen der Milz. Von Privatdozent Dr. med. Hans
Hirschfeld in Berlin. Mit 16 zum größten Teil farbigen Textabbildungen. — Die
hepato-lienalen Erkrankungen. (Pathologie der Wechselbeziehungen zwischen Milz,
Leber und Knochenmark.) Von Professor Dr. Hans Eppinger in Wien. Mit einem
Beitrag: Die Operationen an der Milz bei den hepato-lienalen Erkrankungen.
Von Professor Dr. Egon Ranzi in Wien. Mit 90 zum größten Teil farbigen Textabbildungen. (Aus: „Enzyklopädie der klinischen Medizin", Spezieller Teil.) 1920.
23,5 Goldmark / 5,65 Dollar

*Für das Inland: Goldmark zahlbar nach dem amtlichen Berliner Dollarbriefkurs des Vortages. Für das
Ausland: Gegenwert des Dollars in der betreffenden Landeswährung, sofern sie stabil ist oder in Dollar,
englischen Pfunden, Schweizer Franken, holländischen Gulden.*

Printed in the United States
By Bookmasters